E. Mönch und R. Link

**Diagnostik und Therapie
bei angeborenen Stoffwechselstörungen**
2. überarbeitete und erweiterte Auflage

2. Auflage 2006

Eberhard Mönch
Reinhild Link

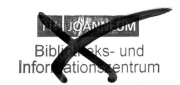

Diagnostik und Therapie bei angeborenen Stoffwechselstörungen

2. überarbeitete und erweiterte Auflage

Autoren:	**Prof. Dr. Eberhard Mönch** Klinikum Charité der Humboldt-Universität Rudolf-Virchow-Klinikum Augustenburger Platz 1 D-13353 Berlin Tel.: +49/30/450-566 286 Fax: +49/30/82098614 E-Mail: eberhard.moench@charite.de E-Mail: eberhard.moench@t-online.de
	Dr. oec. troph. Reinhild M. Link Ernährungswissenschaftliche Beratung bei angeborenen Stoffwechselstörungen Friedrich-Lang-Straße 9a D-65193 Wiesbaden Tel.: +49/7131/58 30 80 Fax: +49/7131/58 30 81 E-Mail: reinhild.link@shs-heilbronn.de
Getaltung:	Arthur Elser, Heilbronn
Satz	dmk Datenservice, Marketing, Kommunikation OHG, Heilbronn
Druck:	METZGERDRUCK GmbH, Obrigheim

Das Werk ist urheberrechtlich geschützt. Die dadurch begründeten Rechte, insbesondere die der Übersetzung, des Nachdrucks, der Entnahme von Abbildungen, Grafiken und Tabellen, der Aufnahme, Verarbeitung, Wiedergabe in elektronischen Medien und die Speicherung in Datenverarbeitungsanlagen ist ohne schriftliche Zustimmung des Verlages, auch bei auszugsweiser Verarbeitung, unzulässig.

Die Wiedergabe von Gebrauchsnamen, Handelsnamen, Produktbezeichnungen usw. in diesem Buch berechtigt auch ohne besondere Kennzeichnung nicht zu der Annahme, dass solche Namen im Sinne der Warenzeichen- und Markenrecht-Gesetzgebung als frei zu betrachten wären und daher von jedermann benutzt werden dürfen.

Sämtliche Angaben in diesem wissenschaftlichen Werk erfolgen trotz sorgfältiger Bearbeitung und Kontrolle ohne Gewähr. Eine Haftung der Autoren oder des Verlages aus dem Inhalt dieses Werkes ist ausgeschlossen.

Copyright © 2006 SPS Verlagsgesellschaft mbH, Heilbronn

Die Deutsche Bibliothek – CIP-Einheitsaufnahme

Diagnostik und Therapie bei angeborenen Stoffwechselstörungen;
von E. Mönch und R. Link
Heilbronn: SPS Verlagsgesellschaft, 2006
ISBN 3-936145-26-1

Inhaltsverzeichnis

Adrenoleukodystrophie ... 11

Ahornsirup-Krankheit ... 27

Alkaptonurie ... 55

Argininbernsteinsäure-Krankheit ... 73

Biotinidase-Defekt ... 100

Carbamylphosphatsynthetase-I (CPS-I)-Mangel ... 111

Citrullinämie I ... 139

Glutaracidurie Typ I ... 169

HHH-Syndrom (Hyperornithinämie-Hyperammonämie-Homocitrullinurie-Syndrom) ... 195

Homocystinurie Typ I ... 224

Homocystinurie Typ II (inclusive Homocysteinämie) ... 253

Hyperargininämie ... 272

Hyperornithinämie mit Gyratatrophie ... 294

Hypertyrosinämie Typ I ... 308

Hypertyrosinämie Typ II ... 331

Hypertyrosinämie Typ III ... 346

Isovalerianacidämie ... 360

Lysinurische Proteinintoleranz (LPI) ... 386

3-Methylcrotonylglycinurie, 3-Methylglutaconaturie, 3-Hydroxy-3-Methylglutaraturie ... 410

Methylmalonacidämie (isolierte, aufgrund von Stoffwechseldefekten von Adenosylcobalamin) (Cobalamin A-, B- und H-Defekt) ... 443

Methylmalonacidämie (Mutase-Defekt) ... 478

Mevalonaturie ... 513

Multipler Carboxylase-Defekt (Holocarboxylase-Synthetase-Defekt) ... 521

N-Acetylglutamatsynthetase-Mangel ... 531

Nichtketotische Hyperglycinämie ... 558

Ornithintranscarbamylase (OTC)-Mangel ... 574

Phenylalanin-Embryopathie, Maternale Phenylketonurie ... 608

Phenylketonurie, Hyperphenylalaninämie ... 621

Propionacidämie ... 655

Medikamentenliste ... 684

Präparateliste ... 694

Vorwort

Die Zahl der Patienten mit behandelbaren angeborenen Stoffwechselstörungen nimmt ständig zu. Das Neugeborenenscreening, neuestens sogar mit der Tandem-MS-Technik, die modernen Möglichkeiten der intensivmedizinischen Betreuung, aber auch das häufigere „daran Denken" haben die Chancen der Betroffenen einerseits frühzeitig erfaßt zu werden und andererseits die Akutphasen im Neugeborenenalter und bei Stoffwechselkrisen zu überleben deutlich verbessert. Die ambulante Dauerbetreuung solcher nicht selten lebensbedrohlich entgleisender Patienten ist schwierig und benötigt Erfahrungen. Natürlich wohnen nur eine geringe Zahl der Eltern von Kindern mit angeborenen Stoffwechselstörungen in der Nähe von Stoffwechselzentren, weshalb bei metabolischen Entgleisungen zunehmend Ärzte konsultiert werden, die wenig oder keine Erfahrung in der Diagnostik und Therapie metabolischer Erkrankungen haben. Ähnliche Situationen können natürlich auch während einer Reise oder im Urlaub auftreten.

Allen stoffwechselunerfahrenen Kolleginnen und Kollegen soll dieses Buch Hilfestellung geben, die diagnostischen und therapeutischen Maßnahmen besonders in Notfällen lege artis durchzuführen. Andererseits soll es auf die Kompliziertheit der Materie hinweisen und Anhaltspunkte zum Erkennen der Grenzen der eigenen Möglichkeiten bieten. Für eine erfolgreiche diätetische Dauerbehandlung von Patienten mit angeborenen Stoffwechselstörungen ist ein erfahrenes und mit der speziellen Materie vertrautes Team und ganz besonders eine Ernährungsberaterin bzw. Diätassistentin unverzichtbar.

Meine langjährigen Erfahrungen in der Betreuung von Patienten mit angeborenen Stoffwechselstörungen sind in dieses Buch, das als Sammlung von Einzeldarstellungen geplant und konzipiert ist, eingegangen, ohne den Anspruch zu erheben, Patienten mit sämtlichen hier beschriebenen Krankheiten selbst behandelt zu haben.

Falls Sie als Leserin bzw. Leser oder als Benutzer Ergänzungen für sinnvoll oder Berichtigungen für notwendig halten, bitte schreiben, faxen oder e-mail'en Sie mir bzw. Frau Dr. R. Link, die für die Kapitel „Diätetische Behandlung" verantwortlich zeichnet.

Zu erwähnen wäre noch, daß es natürlich bei der Zusammenstellung von Daten seltenerer Krankheiten Schwierigkeiten mit verbindlichen Labornormwerten gibt. In der Regel sind deshalb die Quellen angegeben. Bei den Aminosäuren stammen die Normwerte aus: Clayton, BE, Jenkins P, Round JM: Pediatric Chemical Pathology – Clinical Tests and Reference Range. Blackwell, Oxford 1980 (siehe auch Dörner K: Ausgewählte allgemeine Referenzwerte, in: Bachmann K-D et al. [Hrsg.]: Pädiatrie in Praxis und Klinik, Bd. III, S. 1163 ff, Fischer & Thieme, Stuttgart 1990). Obwohl diese Normwerte nicht jüngsten Datums sind, zeichnen sie sich von anderen dadurch aus, daß zwischen „nüchtern" und „nicht nüchtern" unterschieden wird.

Um Ihnen das Einholen weiterer Informationen zur erleichtern, sind bei den Krankheiten die Nummern nach der Auflistung von McKusick verzeichnet, die bei Internetbenutzung unter OMIM (Online Mendelian Inheritance in Man) den schnellsten Zugriff zu den Beschreibungen ermöglichen (z. B.: http://www.ncbi.nlm.nih.gov/Omim/searchomim.htlm). Die dort verwendete Nomenklatur der Mutation wurde der Übersicht wegen übernommen, obwohl es für eine ganze Reihe von Defekten bereits andere, präzisere Bezeichnungen gibt.

Prof. Dr. Eberhard Mönch, Berlin 2000

Vorwort zur 2. Auflage

Nach sechs Jahren war es notwendig geworden, das Buch zu überarbeiten und zu aktualisieren. Das Prinzip, jede Stoffwechselstörung in einem in sich geschlossenem Kapitel abzuhandeln hatte sich bewährt und wurde beibehalten. Die Gelegenheit der Überarbeitung wurde genutzt, um einige neue Kapitel hinzuzufügen. Wieder beschränken wir uns auf bestimmte angeborene Stoffwechselstörungen. Besonderen Dank gilt wieder Frau Dr. Link für die konstruktive und erfreuliche Zusammenarbeit. Sie hat auch die mühevolle Aufgabe übernommen, die Listen der Spezialprodukte zusammenzustellen bzw. zu ergänzen.

Prof. Dr. Eberhard Mönch, Berlin

März 2006

Adrenoleukodystrophie
OMIM 300100

Definition

Bei der Adrenoleukodystrophie handelt es sich um eine X-chromosomal rezessiv vererbte, peroxisomale Störung, bei der es zur Ansammlung von unverzweigten, gesättigten, sehr langkettigen Fettsäuren (C22–C26) in allen Geweben und im Blut [1-5] kommt. Die peroxisomale ß-Oxidation der sehr langkettigen Fettsäuren ist direkt nicht gestört, wohl aber der Transport der Fettsäuren aus dem Cytoplasma in die Peroxisomen (Defekt im Transportprotein, Adrenoleukodystrophieprotein [OMIM 300371]). Die gemessenen Veränderungen in der Synthese und dem Abbau der sehr langkettigen Fettsäuren scheinen eher sekundärer Natur zu sein.

Es kommt zur Speicherung besonders von Hexacosansäure (C 26:0) [3-13]. Der Organbefall ist unterschiedlich ausgeprägt und betrifft bei der schweren cerebralen Form die weiße Substanz des Gehirns, die Nervi optici und acustici, bei milder Form das Rückenmark, die peripheren Nerven, die Nebennierenrinden und die Hoden [1,14,15]. Schwere neurologische Störungen, psychische Auffälligkeiten und/oder Zeichen der Nebenniereninsuffizienz sind die Folge [16,17]. Aber auch ein Teil der diesen genetischen Defekt übertragenden Frauen bildet klinische Symptome aus [1,15,18].

Synonyme

Adrenomyeloneuropathie, Morbus Addison mit Hirnsklerose, Siemerling-Creutzfeldt-Syndrom. Defekt der sehr langkettigen Fettsäuren-Acyl-CoA-Synthetase (peroxisomal very-long-chain fatty acid acyl-CoA synthetase), peroxisomal lignoceroyl-CoA ligase deficiency

Adrenoleukodystrophieprotein, Adrenoleukodystrophy protein, ALDP, ATP-binding cassette – subfamily D, Member 1, ABCD1 (OMIM 300371)

[Bei der neonatalen Form der Adrenoleukodystrophie handelt es sich um eine andere autosomal rezessiv vererbte Störung der Peroxisomenbiogenese (OMIM 202370)].

Manifestationsalter

Die verschiedenen Formen der Adrenoleukodystrophie haben unterschiedliche Manifestationsalter [1,5,11,15].

ADRENO

1. Jungen mit klassischer Adrenoleukodystrophie zeigen erste klinische Symptome zwischen dem vierten und dem zwölften Lebensjahr. In der Regel versterben die Kinder 2 bis 4 Jahre nach Manifestation.
2. Die Erscheinungsform bei Jugendlichen (erste Symptome im Alter von 11-21 Jahren) ähnelt dem Jungentyp, verläuft aber mit langsamerer Progredienz.
3. Bei der Adrenomyeloneuropathie handelt es sich um eine mildere Verlaufsform des gleichen genetischen Defekts mit Beginn im Jugend- bzw. Erwachsenenalter. Sie ist von langsamem Forschreiten gekennzeichnet. Viele Betroffene haben eine normale Lebenserwartung.
4. Die Erwachsenenform der Adrenoleukodystrophie ist seltener und beginnt frühestens im jungen Erwachsenenalter.
5. Die olivo-ponto-cerebellare Form der Adrenoleukodystrophie ist die seltenste Variante und tritt erst im Jugend- oder Erwachsenenalter auf.
6. Bei dem „Nebennieren"- bzw. Addison-Typ bestehen isoliert nur Zeichen der Nebenniereninsuffizienz, die in jedem Alter auftreten können.
7. Auch heterozygote Frauen können erkranken. Bei ihnen treten klinische Symptome in der Regel erst ab dem 3. Lebensjahrzehnt auf. Die Symptome sind geringgradig progredient.

Klinische Symptome

Entsprechend dem Namen der Erkrankung sind die Nebennieren und die weiße Hirnsubstanz betroffen, woraus sich die verschiedenen Manifestationen ableiten lassen. Die Dystrophie bezieht sich einerseits auf die Hirnveränderung, andererseits auf den allgemeinen körperlichen Zustand der Patienten.

1. Bei der **klassischen Form** (kindliche Form) der Adrenoleukodystrophie kommt es wegen des im Vordergrund stehenden Hirnbefalls (Beginn mit Demyelinisierung, z.B. im Corpus callosum, der Sehbahn und später der gesamten weißen Substanz) zu schnellem Verlust der intellektuellen Fähigkeiten, Verhaltensauffälligkeiten, Störungen der optischen und akustischen Wahrnehmungen, Verlust der motorischen Fähigkeiten (Ataxie, Sprachverlust), häufig auch zu Krampfanfällen (33%), im Spätstadium zu Demenz, Spastizität und Paralyse. Die Progredienz ist kontinuierlich (etwa 2-4 Jahre), nicht episodisch. Diese Krankheitsform zeigt auch entzündliche Hirnveränderungen. Remissionen wurden bisher nicht beobachtet.
2. In gleicher klinischer Symptomatik wie bei der klassischen Form verläuft die **Jugendlichenform** (erste klinische Zeichen im Alter von 11-21 Jahren), sie hat aber eine deutlich geringere Progredienz.
3. Betroffen sind bei der milderen Form, der **Adrenomyeloneuropathie,** besonders das Rückenmark und die peripheren Nerven, was sich einerseits in einer peripheren Neuropathie, andererseits in Inkontinenz aufgrund einer Sphinkterschwäche zeigt. Gelegentlich findet sich eine Tetraspastik. Nur bei etwa 33 % der Betroffenen treten auch

Veränderungen der weißen Hirnsubstanz auf. Zusätzlich beobachtet man wegen der primären Nebennierenrindeninsuffizienz Symptome wie beim Morbus Addison. Der Hodenbefall (Hypogonadismus) kann zu einer Impotenz führen (meist erst im 3. bis 4. Jahrzehnt, so dass viele dieser Männer Kinder haben).

4. Die **Erwachsenenform** der Adrenoleukodystrophie tritt in der Regel erst jenseits des 20. Lebensjahres auf und ist zunächst gekennzeichnet durch Verhaltensauffälligkeiten, Demenz, neurologische Symptome und entzündliche Hirnaffektionen wie bei der klassischen Form, jedoch keine Zeichen der Adrenomyeloneuropathie. Die Krankheit schreitet ähnlich schnell wie bei den Jungen fort.
5. Die seltenste Form der Adrenoleukodystrophie ist gekennzeichnet durch einen Befall nur von Teilen des Kleinhirns und des Hirnstamms: die **olivo-ponto-cerebellare Form (spinocerebellare Form)**. Sie tritt im Jugend- oder Erwachsenenalter auf.
6. Die Form der Adrenoleukodystropie, die nur die Nebennierenrinde betrifft und das klinische Bild des Morbus Addison zeigt, ist ebenfalls selten und kann in jedem Lebensalter manifest werden. Etwa 50% der Fälle betreffen aber die Kindheit.

Obwohl allen Formen der X-chromosomalen vererbten Adrenoleukodystrophie ein gleicher, noch längst nicht in allen Einzelheiten geklärter Stoffwechseldefekt zugrunde liegt, gibt es sowohl hinsichtlich der Symptomatik als auch des Verlaufs wesentlich unterschiedliche Formen, die sogar gleichzeitig in einer Familie vorkommen können.

Prozentual verteilen sich die verschiedenen Verlaufsformen auf die Gesamtheit der Betroffenen bezogen nach Übersichten aus den USA, den Niederlanden und Frankreich etwa wie folgt [1,11,15,19,20]:

- Klassische Adrenoleukodystrophie   31–35%
- Jugendlichenform   4– 7%
- Adrenomyeloneuropathie   29–46%
- Erwachsenenform   2– 5%
- Olivo-ponto-cerebellare Form   1– 2%
- Isolierter Morbus Addison   10–14%
- Asymptomatische männliche Genträger   4– 8%

7. Bei Frauen, die heterozygot für die Adrenoleukodystrophie sind, treten jenseits des zweiten, in der Regel erst Mitte des dritten Jahrzehnts in bis zu 50% klinische Symptome auf. Die Symptome sind [5,15,18,21]:
   - Milde Myelopathie mit gesteigerten Sehnenreflexen und Sensibilitätsverlust in den Extremitäten
   - Mittel- bis schwergradige Myeloneuropathie in 15% der Heterozygoten mit leichter Progredienz
   - Klinische Erscheinungsbilder mit cerebraler Beteiligung, selten schon bei Mädchen zu beobachten, meist im mittleren Erwachsenenalter auffallend (insgesamt bei etwa 2% der Überträgerinnen)

- Symptome von isoliertem Mangel an Mineralocorticoiden als Ausdruck der Nebennierenrindeninsuffizienz (etwa in 1% der Heterozygoten). Bilder eines Morbus Addison entstehen aber nicht!

Veränderungen der Konzentrationen der sehr langkettigen Fettsäuren findet man nur bei 85% der heterozygoten Frauen. Eine sichere Diagnose kann dann nur mittels molekulargenetischer Untersuchungen gestellt werden.

Bei Verdacht auf das Vorliegen einer Adrenoleukodystrophie (hemi- oder heterozygot) sollten untersucht bzw. erhoben werden:

- Konzentration der sehr langkettigen Fettsäuren im Blut
- MRT des Gehirns
- Detaillierter neurologischer Status incl. Prüfung der Seh- und Hörfähigkeit
- Neuropsychologische Testung
- EEG
- Messung der Nebennierenrindenhormone
- Gen-Analyse

Biochemische Befunde

Bei der X-chromosomal rezessiv vererbten Adrenoleukodystrophie kommt es zu Störungen in der peroxisomalen ß-Oxidation der sehr langkettigen Fettsäuren, evtl. auch zu deren Überproduktion [5-8]. Die wahrscheinlichste Ursache ist ein Defekt in einem in der Peroxisomenmembran lokalisierten Transportprotein (Adrenoleukodystrophieprotein). Dieses Protein ist kein Enzym. Es ist Bestandteil eines größeren Komplexes, des sogenannten ABC-Transporters (ATP-binding cassette) [1,10,13].

Die sehr langkettigen Fettsäuren werden als Ester gespeichert und führen letztendlich zum Zelluntergang, wobei histologische Bilder auf Entzündungs- bzw. Autoimmunreaktionen hinweisen (perivasculäre Lymphocyteninfiltrationen).

Die Anhäufung der sehr langkettigen Fettsäuren lässt sich in allen Körpergeweben nachweisen [2-5]. Auch die Plasmakonzentration ist deutlich erhöht, was zusammen mit der Relation von länger- zu kürzerkettigen Fettsäuren sowohl zum Erkennen der hemizygoten Männer, aber auch der heterozygoten Frauen (zu 85%) diagnostisch genutzt wird. Neben dünnschichtchromatographisch/gaschromatographischen Mischtechniken werden heute die sehr langkettigen Fettsäuren als Methylester gaschromatographisch analysiert [19]. Tabelle 1 zeigt die Konzentrationen und Relationen im Plasma von Gesunden, Heterozygoten und Hemizygoten.

	C 26:0 µg/ml	Plasma C 24:0 / C 22:0 Relation	C 26:0 / C 22:0 Relation
Hemizygote	1,60 ± 0,84	1,60 ± 0,17	0,075 ± 0,020
Heterozygote	0,81 ± 0,33	1,30 ± 0,20	0,039 ± 0,017
Gesunde	0,33 ± 0,16	0,81 ± 0,09	0,014 ± 0,056

Tab. 1: Plasmakonzentrationen von sehr langkettigen Fettsäuren und einige Relationen untereinander [19]

Aufgrund des Zellunterganges in der Nebennierenrinde kommt es zum Mangel an Nebennierenrindenhormonen. Der Serumcortisolspiegel ist niedrig bei hohem ACTH. In 85% der Fälle ist die Cortisonausschüttung nach ACTH-Gabe gestört (ACTH-Rezeptorenblockade) [1,11,21].

Die histologischen/histochemischen Untersuchungen, die in früheren Jahrzehnten zur Diagnostik herangezogen wurden, zeigen zwar markante Speicherphänomene, die aber nicht ausschließlich bei der Adrenoleukodystrophie zu beobachten sind, also nicht für die Erkrankung pathognomonisch sind.

Genetische Befunde

Das Adrenoleukodystrophie-Gen ist auf dem X-Chromosom (Xq28) lokalisiert [22,23]. Bisher sind über 300 Mutationen dieses Gens bekannt geworden (50% davon Missense-Mutationen) [24-28]. Eine vorbildliche Auflistung der Mutationen mit den dazugehörenden Literaturquellen findet sich im Internet: www.x-ald.nl/sort.htm
Eine Zuordnung von Genotypen zu klinischen Ausprägungen gibt es leider nicht. Die Häufigkeit der Hemizygoten der Adrenoleukodystrophie wird mit 1:20.000–1:40.000 angegeben [1]. Fügt man zu dieser Zahl die Heterozygoten hinzu, kommt man auf eine Inzidenz von 1:16.800.
Die Zahl der Spontanmutationen wird auf nur etwa 5% geschätzt [1].

Therapie

Langzeitbehandlung

Unabhängig von den spezifischen Therapien sind die Patienten in der Regel sehr krank und benötigen neben allgemeinärztlicher Betreuung (symptomatische Behandlung der Ernährungsprobleme, der Krämpfe, der Kontrakturen etc.) intensive physische (z.B. Krankengymnastik, Atemtherapie, Sondenernährung) und psychische Hilfe bzw. Pflege.

ADRENO

Zur spezifischen Behandlung der Adrenoleukodystrophie bestehen folgende Möglichkeiten [1,5,13,28]:
- Diätetische Therapie zur Vermeidung der Speicherung der sehr langkettigen Fettsäuren
- Knochenmarktransplantation
- Corticoidsubstitution bei Addison-Symptomatik
- Antientzündliche-immunsuppressive Therapie
- Medikamentöse Therapie durch Stimulierung des Abbaus der gespeicherten sehr langkettigen Fettsäuren (Entspeicherung)
- Gentherapie

Diätetische Behandlung

Das Prinzip der diätetischen Behandlung besteht in einer Senkung und Normalisierung der Konzentration an überlangkettigen gesättigten Fettsäuren (VLCFA, very long chain fatty acids) mit einer fettarmen Diät, die arm an überlangkettigen Fettsäuren ist, in Kombination mit der Gabe von Ölsäure und Erucasäure bzw. einer Mischung dieser beiden Triglyceride, die als „Lorenzo's Öl" bekannt ist. Es gibt zum Erfolg der Diättherapie bei asymptomatischen Merkmalsträgern der ALD und AMN unterschiedliche Meinungen, jedoch ist man sich über den Einsatz dieser Therapie vor einer Knochenmarktransplantation einig [29].

Die Kombinationstherapie basiert auf der Tatsache, dass die im Körper vorkommenden über-langkettigen Fettsäuren sowohl aus der Nahrung als auch (zu einem Teil) aus der Eigensynthese stammen. Aus diesem Grunde bringt die Einschränkung der Zufuhr an VLCFA über die Nahrung allein nur wenig Erfolg. Es muss neben der drastischen Reduktion der Aufnahme von Fett, insbesondere von gesättigten überlangkettigen Fettsäuren, die endogene Synthese der VLCFA blockiert werden, was durch eine hochdosierte Gabe der einfach ungesättigten Fettsäuren Ölsäure (C 18:1) und Erucasäure (C 22:1) erzielt werden kann bzw. in deren Mischung von 4:1, die als „Lorenzo's Öl" bekannt ist. Diese Wirkung ist seit 1986 bekannt [30,31].

Die Therapie mit Ölsäure kann ab dem 1. Lebensjahr erfolgen, die mit Erucasäure darf aufgrund möglicher Nebenwirkungen erst ab dem 3. Lebensjahr begonnen werden.
Zu den gesättigten VLCFA zählen die Docosansäure (C 22:0), Tetracosansäure (C 24:0) und die wichtigste und am häufigsten vorkommende Hexacosansäure (C 26:0), die in geringer Menge in Lebensmitteln mit einem hohem Gehalt an anderen gesättigten Fettsäuren vorkommen, z.B. in fettem Fleisch, aber auch in pflanzlichen Lebensmitteln, z.B. in den Schalen bzw. oberen Zellschichten von Obst und Gemüse sowie in Nüssen und Samen. Um die Aufnahme von C 26:0 zu reduzieren, wäre eine Liste mit den C 26:0-Gehalten in Lebensmitteln hilfreich, die zwar in den USA (Moser) nicht, jedoch vollständig für Lebensmittel in Europa vorliegt. Verboten sind Erdnüsse und daraus gewonnene Produkte, Streich- und Kochfette, sichtbare Fette sowie fettreiche Lebensmittel wie Crois-

sants, Schokolade, Gebäck, Chips und fettreiche Fertigprodukte wie Pizza etc. und eingeschränkt Eier und Bananen. Dagegen sind Obst, Gemüse, Kartoffeln, Teigwaren ohne Ei, Reis, mageres Fleisch, magere Wurst, magerer Fisch, fettreicher Seefisch 1 x pro Woche, Geflügel (ohne Haut; keine Gans und Ente), Brot, Milch und Milchprodukte mit nur 1,5% Fett, Käse bis 20% Fett und Süßigkeiten wie z.b. Gummibärchen erlaubt [29].

Unter der Diät sollte die Zufuhr an VLCFA von normalerweise 12-40 mg/Tag auf bis zu 5-8 mg/Tag reduziert werden. Dazu ist eine strikte Einschränkung der Zufuhr an natürlichem Fett bis zu 10-15% der Gesamtkalorien erforderlich. Die restliche Fettzufuhr von 15-20% wird ausschließlich über Ölsäure und Erucasäure, die beide als Triglyceride (Glycerintrioleat, GTO, bzw. Glycerintrierucat, GTE) im Verhältnis 4:1 gegeben werden, oder Lorenzo's Öl und die essentiellen Fettsäuren gedeckt [20]. (Lorenzo's Öl, GTE-Öl und GTO-Öl sind über die Firma SHS, Heilbronn beziehbar). GTO-Öl kann wie andere Öle zum Kochen, Backen, Braten oder als Salatöl verwendet werden. GTE-Öl darf nicht über 40 °C erhitzt werden, das Gleiche gilt für Lorenzo's Öl. Die verabreichte Menge wird individuell für jeden Patienten festgelegt und beträgt in der Anfangsdosis etwa 1 ml Lorenzo's Öl/kg KG, die gleichmäßig über den Tag verteilt eingenommen werden soll.

Bei der Diät kommt es leicht zu einer Unterversorgung mit essentiellen Fettsäuren, da Ölsäure und Erucasäure die Umwandlung von essentiellen Fettsäuren zu den längerkettigen Derivaten erschweren, was eine Substitution mit Ölen, die einen hohen Gehalt an essentiellen Fettsäuren haben (Rapsöl, Leinöl, Walnussöl), und evtl. Fischöl erforderlich macht (max. 1 Esslöffel/Tag). Außerdem wird die regelmäßige Einnahme eines Vitamin-, Mineralstoff- und Spurenelementpräparates (z.B. Seravit, SHS, Heilbronn) bei Unterversorgung empfohlen [20]. In Tabelle 2 ist beispielhaft die Tagesmenge an einer Auswahl von Nahrungsmitteln angegeben, die 6-7 mg C 26:0 liefern und den Bedarf an Vitaminen, Mineralstoffen und Spurenelementen decken.

Menge	Nahrungsmittel
250 g	Mischbrot oder Brötchen
50 g	Reis oder Cornflakes oder Nudeln
300 g	Joghurt oder Milch (1,5% Fett)
50 g	Harzerkäse oder 50 g Quark (mager)
250 g	Obst (Pfirsich, Pflaume, Aprikose, Ananas)
50 g	Getrocknetes Obst
150 g	Kartoffeln oder 350 g Gemüse
200 g	Gemüse (Broccoli, Zucchini, Blumenkohl, Gurke, Radieschen, Feldsalat, Zwiebeln, Tomaten, Kohlrabi, Kresse)
200 ml	Gemüsesaft (Tomate, Karotte)
50 g	Zwiebeln, Meerrettich, Pilze oder 15 g frische Hefe oder ein Linseneintopf/Woche

150 g	Fleisch, Geflügel (mager) oder maximal 2 Eier/Woche (inkl. in verarbeiteter Form)
50 g	Fisch (Thunfisch, Lachs, Makrelen), Garnelen, Muscheln, oder 2 mal/Woche 150 g
50 g	Zucker, Honig, Konfitüre, Süßigkeiten
10 g	Rapsöl oder Leinöl oder Walnussöl (1 EL) zur Deckung des Bedarfs an essentiellen Fettsäuren
10 g	Olivenöl (1 EL) anstelle von GTO-Öl
	Kochfett: 100% Kokosfett und GTO-Öl
	Lorenzo's Öl (bzw. GTE-Öl) nach ärztlicher Verordnung

Tab. 2: Empfohlene Nahrungsmittelmengen/Tag für Erwachsene (nach Z. Michalek, Berlin, persönliche Mitteilung)

Bei der Mehrzahl der Patienten kommt es als Folge der diätetischen Therapie zur Senkung und Normalisierung der gesättigten sehr langkettigen Fettsäuren im Plasma [31]. Allerdings gibt es auch bis zu 10% „Therapieversager", d. h. die Fettsäurenplasmakonzentrationen ändern sich nicht.

Hinsichtlich des klinischen Therapieerfolgs sind die Plasmaspiegel nur eine unzureichende Messgröße, da offensichtlich die hohen Fettsäurenkonzentrationen im Gehirn vom Absinken im Plasma unbeeinflusst bleiben. Diese Erkenntnisse erklären die erfolglosen Therapieversuche bei Jungen, die vor Beginn der Diät bereits schwere cerebrale Schädigungen zeigten. Erfolg scheint die Behandlung bei den milden Formen der Adrenoleukodystrophie zu haben, besonders hinsichtlich peripherer Neuropathien und vor allem im präsymptomatischen Stadium. Sicher ist bereits heute schon, dass diese Diät in einer ganzen Reihe von Fällen die Progredienz verlangsamt, wenn nicht sogar gestoppt hat. Am meisten profitieren von der Diät Jungen mit ALD < 7 Jahre, die keine neurologischen Veränderungen und normale MRI Befunde haben. Denn das Risiko für eine cerebrale Schädigung ist im Alter < 7 Jahre am größten und nimmt nach dem 10. Lebensjahr ab [31a]. Das Ausmaß der Behandlungserfolge bei betroffenen Männern und heterozygoten Frauen kann erst nach Abschluss mehrerer derzeit weltweit durchgeführter Therapiestudien genauer angegeben werden [32-34].

Die häufigste Nebenwirkung (vor allem des Erucasäureanteils) ist bei ca. 75 % der Behandelten die Thrombocytopenie, die kontrolliert werden muss, aber in der Regel kein dramatisches Ausmaß hat [1,5,20,35–38]. Eine Senkung der GTE-Ölzufuhr ist in diesen Fällen erforderlich. Möglicherweise ist die Thrombocytopenie die Folge eines diätetisch erzeugten Mangels an essentiellen Fettsäuren!

Therapie mittels Knochenmarktransplantation

Die normalen Knochenmarkzellen und die daraus hervorgehenden Lymphocyten enthalten komplette Peroxisomen. Diese gelangen nachweislich auch in das Gehirn betroffener Patienten. Seit 1984 (Moser) werden Knochenmarktransplantationen bei Adrenoleukodystrophie-Patienten durchgeführt. Die Erfolge sind trotz einer Reihe von Versagern vielversprechend, da in manchen Fällen sogar die cerebralen (allerdings erst minimalen) Veränderungen wieder verschwanden. Überschattet werden die Erfolge aber von den allgemein hohen Risiken, die Knochenmarktransplantationen mit sich bringen, weshalb sie bisher den Patienten mit cerebraler Erscheinungsform vorbehalten ist [1,5,38-41].
Auch bei dieser Therapieform werden die Erfahrungen derzeit in internationalen Studien gesammelt.

Therapie bei Addison-Symptomatik mit Corticoidsubstitution

Zur Behandlung des Morbus Addison bei Adrenoleukodystrophie reicht in der Regel die Gabe von Mineralocorticoiden, gelegentlich zusätzlich auch von Glucocorticoiden aus. Allerdings sollte die Substitutionstherapie dem normalen Tageszyklus entsprechen (d.h. morgens höhere Dosen) [1].

Antientzündliche-immunsuppressive Therapie

Aufgrund der Autopsiebefunde, bei denen die Hirnuntersuchungen auf entzündliche bzw. Autoimmunprozesse hinwiesen, wurden antientzündliche bzw. immunsuppressive Therapien durchgeführt. Die Gabe von Cyclophosphamid brachte bei einem Patienten mit klassischer Adrenoleukodystrophie keine Besserung [1,15]. Allerdings besserte sich der Zustand eines Patienten mit einer milderen Form der Erkrankung nach Gabe von Gammaglobulin [42,43]. Andere Autoren konnten bei gleicher Therapie diesen Erfolg nicht bestätigen [13]. Ganz erfolglos scheinen diese Therapien nicht zu sein. Derzeit befinden sich diesbezügliche Studien noch im Experimentierstadium.
Der Therapieversuch mit Interferon-ß brachte keinen Erfolg, die Progression konnte nicht gestoppt werden [44].

Medikamentöse Behandlung

Vielversprechende Ansätze wurden bisher nur an Fibroblastenkulturen erfolgreich getestet. Die Behandlung besteht in der medikamentösen Stimulierung der ß-Oxidation der C 24:0-Fettsäure, der Lignocerinsäure. Dazu sind sowohl Lovastatin, ein Hemmer der 3-Hydroxy-3-methylglutaryl-CoA-Reduktase als auch Natriumphenylacetat (bzw. 4-Phenylbutyrat, Ammonaps®) in der Lage, das offensichtlich mehrere Wirkungsmechanismen hat, jeder für sich oder auch in Kombination. Nach Verwendung dieser Substanzen entspeicherten sich die Fibroblasten der an Adrenoleukodystrophie leidenden Patienten (in vitro). Berichte über diesbezügliche Therapieversuche beim Menschen sind selten und zeigen meist zwar einen Erfolg hinsichtlich der Senkung der Blutkonzentrationen der sehr langkettigen Fettsäuren, jedoch keine Beeinflussung des klinischen Bildes oder der Progredienz des Leidens [1,45-48].

Gentherapie

In Adrenoleukodystrophie-Zellkulturen ist der virusvermittelte Gentransfer für das Adrenoleukodystrophie-Protein und damit die Korrektur der Fettsäurenoxidationsstörung gelungen [49]. Zu einer klinischen Anwendung ist es aber bisher nicht gekommen.

Allgemeine Hinweise zur Therapie:

Bei auftretenden Schmerzen sollte wegen der beschriebenen Thrombocytopenien unter diätetischer Therapie auf Acetylsalicylsäure verzichtet werden. Müssen operative Eingriffe vorgenommen werden, sollte ebenfalls wegen der Thrombocytopenien die Gabe von Lorenzo's Öl ausgesetzt werden.
Bei der Behandlung der Krampfleiden sind keine die Wahl der Antikonvulsiva betreffenden Einschränkungen zu machen [1,20].

Pränatale Diagnostik

Die pränatale Diagnostik ist aus kultivierten Chorionzotten und Amniocyten mittels Bestimmung der Konzentrationen der sehr langkettigen Fettsäuren und deren Relationen zu anderen Fettsäuren möglich. Für die pränatale Diagnostik bietet sich darüber hinaus der immunologische Nachweis des Genprodukts, ALD-Protein, in den Chorionzotten an. Eine Mutationsanalyse aus fetalen Zellen kann bei Vorhandensein eines Indexfalles in der Familie wegen der relativ geringen Zahl an Neumutationen aber auch direkt in Betracht gezogen werden. [1,5,50,51].

Differentialdiagnostik

In der Differentialdiagnostik steht besonders bei Jungen im Kleinkindalter die autosomal rezessiv vererbte Adrenoleukodystrophie im Vordergrund (OMIM 202370). Hierbei handelt es sich um eine Störung der Peroxisomenbiogenese, bei der aber neben den sehr langkettigen Fettsäuren u.a. auch Pipecolinsäure im Blut vermehrt ist. Der Genlocus ist bisher nicht identifiziert.

Außerdem müssen in Einzelfällen je nach klinischer Symptomatik folgende differentialdiagnostische Abklärungen erfolgen (1):
- Hirntumoren
- Encephalitis
- Multiple Sklerose
- Metachromatische Leukodystrophie (OMIM 250100)
- Ceroidlipofuscinosen verschiedener Art
- Schildersche Erkrankung (OMIM 272100)
- Subakute nekrotisierende Panencephalitis (OMIM260470)
- Alzheimer'sche Erkrankung
- Andere Ursachen des Morbus Addison:
    - X-chromosomal vererbter Glycerokinase-Mangel mit Nebenniereninsuffizienz (OMIM 307030),
    - X-chromosomal vererbte isolierte Nebennierenrindenhypoplasie (OMIM 300200)
    - autosomal dominant vererbte chronische kongenitale Nebennierenrindenunterfunktion (OMIM 103230)
- Psychosen
- Schizophrenie

Sonderformen und Anmerkungen

Das klinische Bild der Adrenoleukodystrophie ist sehr variabel, weshalb es eine ganze Reihe von Versuchen gibt, eine Vielzahl besonderer Verlaufsformen und Ausprägungen detailliert zu benennen. Dies führt eher zu Verwirrungen, da viele Symptomenkomplexe nur passageren Charakter haben.

Zu erwähnen wäre als Sonderform die Kombination zweier X-chromosomal vererbter Störungen, der Adrenoleukodystrophie und der Rot-Grün-Blindheit [23].

LITERATUR:

1. Moser HW, Smith KD, Watkins PA, Powers JM, Moser AB: X-linked Adrenoleukodystrophy. In: Scriver CR, Beaudet AL, Valle D, Sly WS, Vogelstein B, Childs B, Kinzler KW. (Online Eds.): The Metabolic and Molecular Bases of Inherited Disease. *McGraw-Hill, New York, Part 15: Peroxismes* 2001-2004; Chapter 131

1a. Menkes JH, Corbo LM. Adrenoleukodystrophy: accumulation of cholesterol esters with very long chain fatty acids. *Neurology* 1977; 27:928-932

2. Moser HW, Moser AB, Kawamura N, Murphy J, Suzuki K, Schauburg H, Kishimoto Y. Adrenoleukodystrophy: elevated C26 fatty acid in cultured skin fibroblasts. *Ann Neurol* 1980; 7:542-549

3. Moser HW, Moser AB, Frayer KK, Chen W, Schulman JD, O'Neill BP, Kishimoto Y. Adrenoleukodystrophy: increased plasma content of saturated very long chain fatty acids. *Neurology* 1981; 31:1241-1249

4. O'Neill BP, Moser HW, Saxena KM. Familial X-linked Addison disease as an expression of adrenoleukodystrophy (ALD): elevated C26 fatty acid in cultured skin fibroblasts. *Neurology* 1982; 32:543-547

5. Moser HW. Adrenoleukodystrophy: phenetype, genetics, pathogenesis and therapy. *Brain* 1997; 120:1485-1506

6. Wanders RJA, van Roermund CWT, van Wijland MJA, Nijenhuis AA, Tromp A, Schutgens RBH, Brouwer-Kelder EM, Schram AW, Tager JM, van den Bosch H, Schalkwijk C. X-linked adrenoleukodystrophy: defective peroxisomal oxidation of very long chain fatty acids but not of very long chain fatty acyl-CoA esters. *Clin Chim Acta* 1987; 165:321-329

7. Wanders RJA, van Roermund CWT, van Wijland MJA, Schutgens RBH, Heikoop J, van den Bosch H, Schram AW, Tager JM. Peroxisomal fatty acid beta-oxidation in relation to the accumulation of very long chain fatty acids in cultured skin fibroblasts from patients with Zellweger syndrome and other peroxisomal disorders. *Clin Invest* 1987; 80:1778-1783

8. Wanders RJA, van Roermund CWT, van Wijland MJA, Schutgens RBH, van den Bosch H, Schram AW, Tager JM. Direct demonstration that the deficient oxidation of very long chain fatty acids in X-linked adrenoleukodystrophy is due to an impaired ability of peroxisomes to activate very long chain fatty acids. *Biochem Biophys Res Commun* 1988; 153:618-624

9. Berg KA, Beaty TH, Raven MB, Moser AB, Moser HW. X-linked adrenoleukodystrophy in a 362 member kindred. *Am J Hum Genet* 1989; 45 (Suppl):A39

10. Kemp S, Pujol A, Waterham HR, van Geel BM, Boehm CD, Raymond GV, Cutting GR, Wanders RJ, Moser HW. ABCD1 mutations and the X-linked adrenoleukodystrophy mutation database: role in diagnosis and clinical correlations. *Hum Mutat* 2001; 18:499-515

11. Klusmann A, Dehmel T, Gärtner J. X-chromosomale Adrenoleukodystrophie. Eine peroxisomale Stoffwechselerkrankung der Gruppe II. *Mschr Kinderheilk* 2003; 151:444-458

12. Mosser J, Douar A-M, Sarde C-O, Kioschis P, Feil R, Moser H, Poustka A-M, Mandel J-L, Aubourg P. Putative X-linked adrenoleukodystrophy gene shares unexpected homology with ABC transporters. *Nature* 1993; 361:726-730

13. Mosser J, Lutz Y, Stoeckel ME, Sarde CO, Kretz C, Douar AM, Lopez J, Aubourg P, Mandel JL. The gene responsible for adrenoleukodystrophy encodes a peroxisomal membrane protein. *Hum Mol Genet* 1994; 3:265-271

14. Moser HW, Moser AB, Smith KD, Bergin A, Borel J, Shankroff J, Stine OC, Merette C, Ott J, Krivit W, Shapiro E. Adrenoleukodystrophy: Phenotypic variability and implications for therapy. *J Inher Metab Dis* 1992; 15:645-664

15. Griffin JW, Goren E, Schaumburg HH, Enge WK, Loriaux L. Adrenomyeloneuropathy: a probable variant of adrenoleukodystrophy. I. Clinical and endocrinologic aspects. *Neurology* 1977; 27:1107-1113

16. Schaumburg HH, Powers JM, Raine CS, Spencer PS, Griffin JW, Prineas JW, Boehme DM: Adrenomyeloneuropathy: a probable variant of adrenoleukodystrophy. II. General pathologic, neuropathologic, and biochemical aspects. *Neurology* 1977; 27:1114-1119

17. Probst A, Ulrich J, Heitz PU, Herschkowitz N. Adrenomyeloneuropathy: a protracted, pseudosystematic variant of adrenoleukodystrophy. *Acta Neuropath* 1980; 49:105-115

18. Schmidt S, Traber F, Block W, Keller E, Pohl C, von Oertzen J, Schild H, Schlegel U, Klockgether T. Phenotype assignment in symptomatic female carriers of X-linked adrenoleukodystrophy. *J Neurol* 2001; 248:36-44

19. Moser HW, Moser AB. Measurement of saturated very long chain fatty acids in plasma. In: Hommes FA (Ed. Techniques in diagnostic human biochemical genetics. *Wiley-Liss, NY, pp.*1991; 177-203

20. Theda C, Köhler W, Moser A, Moser H. Diätetische Therapie der Adrenoleukodystrophie. *Mschr Kinderheilk* 1994; 142:850-856

21. El-Deiry SS, Naidu S, Blevins LS, Ladenson PW. Assessment of adrenal function in women heterozygous for adrenoleukodystrophy. *J Clin Endocr Metab* 1997; 82:856-860

22. Oberle I, Drayna D, Camerina G, White R, Mandel JL. The telomere of the human X-chromosome long arm: Presence of a highly polymorphic DNA marker and analysis of recombination frequency. *Proc Natl Acad Sci USA* 1985; 82:2824-2828

23. Feil R, Aubourg P, Mosser J, Douar A-M, Le Paslier D, Philippe C, Mandel J-L. Adrenoleukodystrophy: a complex chromosomal rearrangement in the Xq28 red/green-color-pigment gene region indicates two possible gene locations. *Am J Hum Genet* 1991; 49:1361-1371

24. Kok F, Neumann S, Sarde C-O, Zheng S, Wu K-H, Wie H-M, Bergin J, Watkins PA, Gould S, Sack G, Moser H, Mandel J-L, Smith KD. Mutational analysis of patients with X-linked adrenoleukodystrophy. *Hum Mutat* 1995; 6:104-115

25. Krasemann EW, Meier V, Korenke GC, Hunneman DH, Hanefeld F. Identification of mutations in the ALD-gene of 20 families with adrenoleukodystrophy/adrenomyeloneuropathy. *Hum Genet* 1996; 97:194-197

26. Dodd A, Rowland SA, Hawkes SLJ, Kennedy MA, Love DR. Mutations in the adrenoleukodystrophy gene. *Hum Mutat* 1997; 9:500-511

27. van Geel BM, Assies J, Wanders RJ, Barth PG. X-linked adrenoleukodystrophy: clinical presentation, diagnosis, and therapy. *J Neurol Neurosurg Psychiatry* 1997; 63:4-14

28. Dvorakova L, Storkanova G, Unterrainer G, Hujova J, Kmoch S, Zeman J, Hrebicek M, Berger J. Eight novel ABCD1 gene mutations and three polymorphisms in patients with X-linked adrenoleukodystrophy: The first polymorphism causing an amino acid exchange. *Hum Mutat* 2001; 18:52-60

29. Medefindt M. Diät mit Lorenzo's Öl für Patienten mit X-chromosomaler Adrenoleukodystrophie (ALD). In:Dokoupil K, Riemann E: Diät bei angeborenen Fettstoffwechselstörungen. *Symposia Proceedings, sps Verlag Heilbronn* 2003; S.81-89

30. Rizzo WB, Watkins PA, Phillips WM, Vranin D, Campbell B, Avigan J. Adrenoleukodystrophy: oleic acid lowers fibroblast saturated C22–C26 fatty acids. *Neurology* 1986; 36:357-361

31. Rizzo WB, Leshner RT, Odone A, Dammann AL, Craft DA, Jensen ME, Jennings SS, Davis S, Jaitly R, Segro JA Dietary erucic acid therapy for x-linked adrenoleucodystrophy. *Neurology* 1989; 39: 1415-1422

31a. Moser HW, Raymond GV, Lu SE, Muenz LR, Moser AB, Xu J, Lones RO, Loes DJ, Melhem ER, Dubey P, Bezman L, Brereton NH, Odone A. Follow-up of 89 asymptomatic patients with adrenoleucodystrophy treated with Lorenzo's oil. *Arch Neurol* 2005; 62: 1073-1080

32. Moser HW, Bezman L, Lu SE, Raymond. Therapy of X-linked adrenoleukodystrophy: prognosis based upon age and MRI abnormality and plans for placebo-controlled trials. *J Inher Metab Dis* 2000; 23:273-177

33. Alger S, Green A, Kohler W, Sokolowski P, Moser H. Proceedings of the 4th International Workshop of the Adrenoleukodystrophy International Research Group (ALD-IRG), University of York, 3 September 1998. *J Inher Metab Dis* 2000; 23:449-452

34. Suzuki Y, Imamura A, Shimozawa N, Kondo N. The clinical course of childhood and adolescent adrenoleukodystrophy before and after Lorenzo's oil. *Brain Dev* 1991; 23:30-33

35. Stöckler S, Molzer B, Plecko B, Zenz W, Muntean W, Söling U. Hunnemann DH, Korenke K, Hanefeld F. Ginat platelets in erucic acid therapy for adrenoleucodystrophy. *Lancet* 1993; 341: 1414-1415

36. Aubourg P, Adamsbaum C, Lavallard-Rousseau M-C, Rocchiccioli F, Cartier N, Jambaque I, Jakobezak C, Lemaitre A, Boureau F, Wolf C, Bougneres P-F. A two-year trial of leic and erucic acids ('Lorenzo's oil') as treatment for adrenomyeloneuropathy. *New Engl J Med* 1993; 329:745-752

37. Poulos A, Gibson R, Sharp P, Beckman K, Grattan-Smith P. Very long chain fatty acids in X-linked adrenoleukodystrophy brain after treatment with Lorenzo's oil. *Ann Neurol* 1994; 36:741-746

38. Moser HW, Tutschka PJ, Brown FR III, Moser AE, Yeager AM, Singh I, Mark SA, Kumar AAJ, McDonnell JM, White CL III, Maumenee IH, Green WR, Powers JM, Santos GW. Bone marrow transplant in adrenoleukodystrophy. *Neurology* 1984; 34:1410-1417

39. Aubourg P, Blanche S, Jambaque I, Rocchiccioli F, Kalifa G, Naud-Saudreau C, Rolland M-O, Debre M, Chaussain J-L, Griscelli C, Fischer A, Bougneres P-F. Reversal of early neurologic and neuroradiologic manifestations of X-linked adrenoleukodystrophy by bone marrow transplantation. *New Engl J Med* 1990; 322:1860-1866

40. Malm G, Ringden O, Anvret M, von Dobeln U, Hagenfeldt L, Isberg B, Knuutila S, Nennesmo I, Winiarski J, Marcus C. X Treatment of adrenoleukodystrophy with bone marrow transplantation. *Acta Paediat* 1990; 86:484-492

41. Shapiro E, Krivit W, Lockman L, Jambaque I, Peters C, Cowan M, Harris R, Blanche S, Bordigoni P, Loes D, Ziegler R, Crittenden M, Ris D, Berg B, Cox C, Moser H, Fischer A, Aubourg P. Long-term effect of bone-marrow transplantation for childhood-onset cerebral X-linked adrenoleukodystrophy. *Lancet* 2000; 356(9231):713-718

42. Miike T, Taku K, Tamura T, Ohta J, Ozaki M, Yamamoto C, Sakai T, Antoku Y, Yadomi C. Clinical improvement of adrenoleukodystrophy following intravenous gammaglobulin therapy. *Brain Dev* 1989; 11:134-137

43. Cappa M, Bertini E, del Balzo P, Cambiaso P, Di Biase A, Salvati S. High dose immunoglobulin IV treatment in adrenoleukodystrophy. *J Neurol Neurosurg Psychiat* 1994; 57 (suppl.): 69-70

44. Korenke GC, Christen HJ, Kruse B, Hunnemann DH, Hanefeld F. Progression of x-linked adrenoleukodystrophy under interferon-beta therapy. *J Inher Metab Dis* 1997; 20:59-66

45. Singh I, Khan M, Key L, Pai S. Lovastatin for X-adrenoleukodystrophy. *(Letter) New Engl J Med* 1998; 339:702-703

46. Singh I, Pahan K, Khan M. Lovastatin and sodium phenylacetate normalize the levels of very long chain fatty acids in skin fibroblasts of X-adrenoleukodystrophy. *FEBS-Lett* 1998; 426:342-346

47. Kemp S, Wei HM, Lu JF, Braiterman LT, McGuinness MC, Moser AB, Watkins PA,

Smith KD. Gene redundancy and pharmacological gene therapy: implications for X-linked adrenoleukodystrophy. *Nat Med* 1998; 4:1261-268

48. McGovern MM, Wasserstein MP, Aron A, Perrine SP. Biochemical effect of intravenous arginine butyrate in X-linked adrenoleukodystrophy. *J Pediatr* 2003; 142:709-713

49. Flaviguy E, Sanhaj A, Aubourg P, Cartier N. Retroviral-mediated adrenoleukodystrophy-related gene transfer corrects very long chain futty acid metabolism in adrenoleukodystrophy fibroblasts: implications for therapy. *FEBS Letters* 1999; 448:261-264

50. Boue J, Oberle I, Heilig R, Mandel JL, Moser A, Moser H, Larsen JW Jr, Dumez Y, Boue A. First trimester prenatal diagnosis of adrenoleukodystrophy by determination of very long chain fatty acid levels and by linkage analysis to a DNA probe. *Hum Genet* 1985; 69:272-274

51. Wanders RJ, Mooyer PW, Dekker C, Vreken P. X-linked adrenoleukodystrophy: improved prenatal diagnosis using both biochemical and immunological methods. *J Inher Metab Dis* 1998; 21:285-287

Ahornsirup-Krankheit

OMIM 248600 Typ IA
      248611 Typ IB
      248610 Typ II
      246900 Typ III

Definition

Die Ahornsirup-Krankheit beruht auf einer gestörten oxidativen Decarboxylierung der verzweigtkettigen Aminosäuren Leucin, Isoleucin und Valin. Durch unterschiedliche Defekte des aus mehreren Untereinheiten bestehenden mitochondrialen Verzweigtketten-Ketosäuren-Dehydrogenase-Enzymkomplexes kommt es zur Akkumulation der 3 Aminosäuren und ihrer Abbauprodukte (Keto- und Hydroxysäuren) in allen Organen und Körperflüssigkeiten. Ausschlaggebend für den an Ahornsirup (Maggi-Würze) erinnernden Geruch der Patienten ist ein Abbauprodukt von Isoleucin, die 2-Keto-3-Methylvaleriansäure [1,2].

Synonyme

Verzweigtkettendecarboxylasemangel-Syndrom, Leucinose, Leucinose-Syndrom, Maple syrup urine disease (MSUD), Maple sugar syndrome, Branched-chain ketoaciduria, Branched-chain α-keto acid dehydrogenase (BCKD) deficiency
MSUD Type IA = E1-α Subunit der BCKD
Branched-chain α-keto acid dehydrogenase (E1-alpha subunit) deficiency (BCKD, BCKHA)
MSUD Type IB = E1-ß Subunit der BCKD
Branched-chain α-keto acid dehydrogenase (E1-beta subunit) deficiency (BCKD, BCKHB)

Thiamin-sensible Ahornsirup-Krankheit (Thiamine-responsive MSUD) [3]

Dihydrolipoamide branched chain transacylase (DBT)
Dihydrolipoamide dehydrogenase (DLD)

Manifestationsalter

Die klassische, schwere Form der Ahornsirup-Krankheit manifestiert sich in den ersten Lebenstagen. Mildere Formen wie die intermittierende und die intermediäre Form sowie die thiaminsensible Form fallen im Säuglings- und Kindesalter, selten auch erst im Erwachsenenalter auf.

MSUD

Klinische Symptome

Unabhängig vom Genotyp der Ahornsirup-Krankheit kann man bei allen Patienten die gleichen klinischen Symptome feststellen. Nach deren Schweregrad unterscheidet man verschiedene Verlaufsformen:

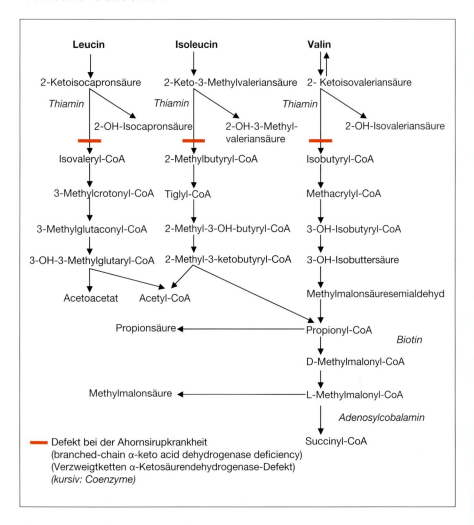

Schwere neonatale Form (klassische Form):
Schon in den ersten Lebenstagen nach einem symptomfreien Intervall von bis zu 5 Tagen Erbrechen, Atemstörungen bis zur Apnoe, Lethargie, schrilles Schreien, Koma, Krämpfe, häufig ein ausgeprägter Opisthotonus, typischer Ahornsirupgeruch. Unbehandelt verster-

ben die Patienten in einer schweren Ketoacidose mit Herz-Kreislaufversagen bzw. Atemstillstand.

Mildere Formen (intermediär oder intermittierend):
Ernährungsprobleme (wenn episodisch, dann als intermittierende Form bezeichnet) mit häufigem Erbrechen, Entwicklungsrückstand, psychomotorische Retardierung, Ataxien, zunehmende Lethargie.
Alle Patienten können den typischen Ahornsirupgeruch aufweisen.
Die Symptome treten bei den milderen Formen meist erst nach hoher Eiweißzufuhr auf.

Die Prognose der Patienten mit klassischer Ahornsirupkrankheit ist abhängig von dem Zeitpunkt der Erfassung (präklinisch oder bei schwerer klinischer Symptomatik) und von der Güte der Stoffwechseleinstellung. Die älteren Patienten weisen gehäuft offenbar für diese Krankheit typische Veränderungen im Mesencephalon und/oder im Hirnstamm auf, die mittels MRT dargestellt werden können. Die Schwere der Veränderungen korreliert mit dem medianen Plasmaleucinspiegel [4,5].

Biochemische Grundlagen und Befunde

Der Krankheit liegt eine Störung im Verzweigtketten-2-Ketosäurendehydrogenase-Komplex zugrunde. Dieser Komplex besteht aus drei Enzymen:

- Decarboxylase (E1, mit 2 Untereinheiten, E1-α und E1-ß),
- Dihydrolipoamid-Verzweigtketten-Transacylase (E2) und
- Lipoamiddehydrogenase (E3).

Die Aktivitäten der einzelnen Enzyme des intramitochondrial gelegenen Komplexes können in Leukocyten oder Hautfibroblasten gemessen werden [2].

Die derzeit diskutierten Wege der Entstehung der für die Ahornsirup-Krankheit typischen Aminosäure Allo-Isoleucin zeigt die folgende Abbildung, obwohl auch an den beiden gezeigten Synthesemöglichkeiten nach wie vor Zweifel bestehen [6].

Die Vermehrung der verzweigtkettigen Aminosäuren Valin, Leucin und Isoleucin sowie in besonderer Weise von Allo-Isoleucin im Blut und Urin sowie deren Keto- und Hydroxymetaboliten ist typisch für alle Formen der Erkrankung. Die klinische Symptomatik wird wahrscheinlich nur durch hohe Konzentrationen der Ketometabolite der verzweigtkettigen Aminosäuren verursacht (Ketoacidose) z.B. können sie die Aktivität der Komplexe I–III der Atmungskette bis zu 60% blockieren [7].

Die Konzentrationen der verzweigtkettigen Aminosäuren im Plasma sowie die Ausscheidung der organischen Säuren sind in den Tabellen 1 und 2 dargestellt. Hypoglykämien sind häufig gekoppelt mit niedrigen Alaninkonzentrationen im Plasma.

MSUD

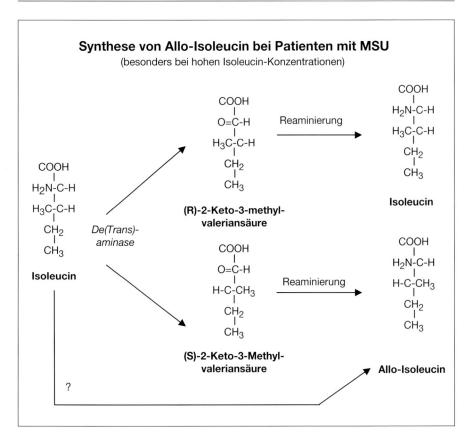

Die Früherfassung von Neugeborenen mit Ahornsirup-Krankheit im Rahmen eines Screenings ist aufgrund der Einführung der Methode der Tandem-Massenspektrometrie zur Routine geworden. Gemessen werden aus dem Trockenblut die Konzentrationen von Leucin, Isoleucin und Allo-Isoleucin. Diese lassen sich aufgrund der identischen Massenzahl nicht differenzieren und werden als Summe erfasst (Xle). Valin und diese Aminosäuren können in Relation zu den Konzentrationen anderer im Blut gesetzt werden (z.B. Methionin/Xle; Xle/Phenylalanin, Xle/Alanin). Da die Abnahme des Blutes für die Screeninguntersuchungen am 3. Lebenstag empfohlen wird, aber schon ab der 36. Stunde als sicher anzusehen ist, werden jetzt immer häufiger die betroffenen Neugeborenen im präklinischen Stadium erfasst. Zur differentialdiagnostischen Abklärung bei Erhöhung von Xle sind die Messungen der einzelnen verzweigtkettigen Aminosäuren im Plasma/Serum mittels Ionenaustauschchromatographie (Säulenchromatographie) oder HPLC sowie der organischen Säuren im Urin unerlässlich.

MSUD

MSUD-Form		Leucin	Valin	Isoleucin	Allo-Isoleucin	Enzymaktivität in% von normal
klassisch	µmol/l	518–5.091	496–1.846	199–1.298	72–310	<2
	mg/dl	6,8–66,7	5,8–21,6	2,6–17,0	0,9–4,1	
intermediär	µmol/l	400–2.000	bis 1.000	bis 1.000	nachweisbar	2–20
	mg/dl	5,2–26,2	bis 11,7	bis 13,1		
intermittierend	µmol/l	50–4.000	bis 1.000	bis 1.000	nachweisbar	2–40
	mg/dl	0,7–52,2	bis 11,7	bis 13,1		
Thiamin-sensibel	µmol/l	50–5.000	bis 1.000	bis 1.000	nachweisbar	2–40
	mg/dl	0,7–65,5	bis 11,7	bis 13,1		
normal, <3 Monate	µmol/l	bis 230	bis 270	bis 105	–	100
	mg/dl	bis 3,0	bis 4,3	bis 1,4		
normal, 3 Mon. bis 14 Jahre nicht nüchtern	µmol/l	59–223	99-327	23–95	–	100
	mg/dl	0,8–2,9	1,2-3,8	0,3–1,3		
normal, 3 Mon. bis 14 Jahre nüchtern	µmol/l	69–161	145–305	36–84	–	100
	mg/dl	0,9–2,2	1,7–3,6	0,5–1,1		

Tab. 1: Plasmaaminosäurenkonzentrationen und Aktivitäten des Enzymkomplexes bei Ahornsirup-Krankheit [8]

Molekulargewicht von Leucin, Isoleucin und Allo-Isoleucin: 131, von Valin: 117.

Metabolit	normal	Klassische MSUD
2-Ketoisocapronsäure	<2	400–4.400
2-Keto-3-Methylvaleriansäure	<2	500–2.500
2-Ketoisovaleriansäure	<2	300–800
2-Hydroxyisovaleriansäure	<2	850–3.600
2-Hydroxyisocapronsäure	<2	3–80
2-Hydroxy-3-Methylvaleriansäure	<2	60–00

Tab. 2: Ausscheidung der organischen Säuren mit dem Urin bei Ahornsirup-Krankheit (MSUD) in mmol/mol Kreatinin [9]

Genetische Befunde

Die Ahornsirup-Krankheit wird autosomal rezessiv vererbt. Sie wird in einer Häufigkeit zwischen 1:55.000 bis 1:300.000 beobachtet (Häufigkeit bei den nordamerikanischen

MSUD

Mennoniten 1:760). Die Gene der vier Proteine des Enzymkomplexes sind auf verschiedenen Chromosomen lokalisiert:

E1a auf dem Chromosom 19 (19q13.1-q13.2),
E1b auf dem Chromosom 6 (6p21-p22),
E2 auf dem Chromosom 1 (1p21-31) und
E3 auf dem Chromosom 7 (7q31).

Angaben über einige Mutationen (siehe auch OMIM) [10-12]:

248600 Typ IA, Defekt in der E1-a-Subunit der BCKD (BCKDHA)(248600.0001-0004)
Y394N; 8-BP Del 887-894; G245R; F364C; Q80E; C213Y; T106M; F280F Polymorphismus; G245R; L362L Polymorphismus; C219W

248611 Typ IB, Defekt in der E1-ß-Subunit BCKD (BCKDHB)(248611.0001-0002)
11BP Del; R183P; Y317ter Nonsenmutation, H156Y; V96G;IVS Del

248610 Typ II, Defekt in der E2-Subunit (DBT)(248610.0001-0009)
124BP Del; F215C (Thiaminsensibel); 17BP INS (Thiaminsensibel); 78BP Del; 126BP Ins (Intermediäre Form); T422L (Intermediäre Form); I37M (Intermediäre Form); G323S (Intermediäre Form); 2-BP del, IVS3-1G>A; H391R (Thiaminsensibel); S133stop

246900 Typ III, Defekt in der E3-Subunit (betroffen sind BCKD, Pyruvatdehydrogenase und a-Ketoglutaratdehydrogenase)
(DLD)(246900.0001-0004, 0006-0010) (1,2)
K837E; P453L; 1-BP Ins 105A; R215G; G229C; I393T; IVS9,G<A,+1; E375K; M361V

und bei allen Gruppen viele weitere Varianten.

Therapie

Prinzip der Behandlung

Bei der Erstversorgung oder bei einer Stoffwechselentgleisung steht an erster Stelle der Behandlung die Elimination der schädigenden Aminosäuren und der organischen Säuren sowie die Vermeidung der Synthese der toxischen Ketosäuren. Durch Stop der Eiweißzufuhr bei ausreichender Kalorienzufuhr kann die Synthese gestoppt werden. Die Senkung der Blut- und Gewebespiegel der verzweigtkettigen Ketosäuren erreicht man mit Maßnahmen, die von der forcierten Diurese, einer Infusionsbehandlung bis zur Hämodiafiltration reichen.
Einige Mutationen der Ahornsirup-Krankheit sprechen auf die Zufuhr von Thiamin an. Die Sensibilität sollte in jedem Fall geprüft werden.

MSUD

Die Dauertherapie besteht in der Beschränkung der Zufuhr der verzweigtkettigen Aminosäuren, einer altersentsprechenden Stickstoffzufuhr (natürliches Protein plus isoleucin-, leucin- und valinfreies Aminosäurengemisch) sowie Gabe ausreichender Mengen aller Makro- und Mikronährstoffe. Stoffwechselentgleisungen mit Katabolismus müssen unter allen Umständen vermieden werden.

Erstversorgung

Die Erstmanifestation einer Ahornsirup-Krankheit geht meist mit einer lebensbedrohlichen Stoffwechselentgleisung einher, die eine sofortige konsequente Behandlung erfordert.

Bei der Erstversorgung sind die nachfolgend aufgeführten allgemeinen Maßnahmen zu befolgen:
Intubation und umgehender Transport des Patienten in ein Stoffwechselzentrum!
Besteht eine extreme Ketoacidose, muss eine Akutbehandlung durchgeführt werden, deren Prinzipien folgende sind:

- Stop der Proteinzufuhr
- Acidoseausgleich
- Forcierte Diurese
- Hochkalorische Ernährung (Kohlenhydrate, Fett, Insulin)
- Gabe von Thiamin (5-10 mg/Tag)
- Hämodiafiltration, ersatzweise Hämofiltration oder Hämodialyse (bei Leucinkonzentrationen über 1500 µmol/l bzw. 19,6 mg/dl) (13-15)

Acidoseausgleich mit Natriumbicarbonat (8,4%-ige = 1 molare Lösung zur i. v. Gabe)
Die zu infundierende Menge an Bicarbonat wird berechnet:

Negativer Basenüberschuss (BE) x kg KG x 0,3 = fehlende Menge an Natriumbicarbonat in mmol

Vorsicht vor Osmolalitätsveränderungen durch zu schnelle oder zu umfangreiche Infusion! Osmolalitätskontrolle! Der Bicarbonatbedarf ist individuell sehr unterschiedlich!

Die Menge der notwendigen Flüssigkeitszufuhr hängt sowohl vom Alter als auch der Nierenfunktion des Patienten ab. Man soll mit einer Infusion von mindestens 10 g/kg KG Glukose mit Elektrolyten (evtl. auch in Kombination mit der Natriumbicarbonatgabe) für 24 Stunden beginnen. Die Glukosemenge kann bis auf 20-30 g/kg KG erhöht werden. Falls notwendig, kann zusätzlich Insulin (0,01-0,5 I.E./kg KG Stunde) verabreicht werden, um den Glukoseblutspiegel zwischen 80 und 200 mg/dl zu halten. Das Ziel der hohen Kalorieingabe (>100 kcal/kg KG Tag) ist die Verminderung des Katabolismus. Zusätzlich sollte Fett infundiert werden (am Anfang 0,5-1 g/kg KG Tag und wenn möglich Steigerung auf

MSUD

2-3 g/kg KG Tag) unter Kontrolle der Triglyceridkonzentrationen im Blut. Gelingt es nicht, die Blutglukosekonzentration unter 200 mg/dl (11,1 mmol/l) zu halten, selbst unter Infusion von 0,5 I.E. Insulin/kg KG Stunde, muss die Glukosezufuhr reduziert werden. Zu beachten ist, dass sich nach Gabe von Katecholaminen die Blutglukosekonzentrationen erhöhen.

Die Diurese sollte forciert werden mittels Furosemid (Lasix) (1-2 mg oral oder 0,5-1 mg/kg KG i.v., alle 6-12 Stunden).

Die Infusionstherapie sollte ab dem dritten Tag durch Proteingabe, wenn möglich oral, ergänzt werden. Beginn mit 0,5 g/kg KG Tag natürlichem Eiweiß, eventuelle Steigerung bis auf 1 g/kg KG Tag unter Kontrolle der Aminosäurenspiegel im Plasma und zusätzliche Gabe von 0,5 g spezieller Aminosäurenmischung/kg KG Tag (siehe: Diätetische Behandlung).

Allgemeine Kontrollparameter der Akuttherapie/Erstbehandlung

- Säure-Basen-Status (Blutgasanalyse, Astrup)
- Blutglukose
- Ammoniak im Blut
- Osmolalität des Serums
- Elektrolyte im Blut
- Blutgerinnung
- Blutbild (Thrombo- und Leukocytenzahl)

im Neugeborenenalter zusätzlich:

- CRP
- Schädel-Sonographie

Spezifische Kontrollparameter der Akuttherapie

- Die vermehrte Ausscheidung von Ketosäuren lässt sich durch den 2,4-Dinitrophenylhydrazin (DNPH)-Test schnell feststellen. Allerdings reagieren alle Ketosäuren, so dass beispielsweise 2-Ketoglutarat und Pyruvat, die im Neugeborenenalter häufig in hohen Konzentrationen ausgeschieden werden, ebenfalls erfasst werden und zu falsch pathologischen Ergebnissen führen können.
- Aminosäuren im Serum inkl. Allo-Isoleucin (dies ist mittels Tademmassenspektrometrie nur eingeschränkt möglich, da dort wegen der gleichen Masse Leucin, Isoleucin und Allo-Isoleucin nicht unterschieden werden können)!
- Organische Säuren im Urin
- Carnitin im Blut

MSUD

Langzeitbehandlung

Medikamentöse Behandlung

Prinzip

Eine medikamentöse Behandlung der Ahornsirup-Krankheit ist nur möglich, wenn eine Thiaminsensitivität besteht.
Die zusätzliche Gabe von L-Carnitin ist bei niedrigen Konzentrationen von freiem Carnitin im Blut zur Bildung von Estern der verzweigtkettigen Ketosäuren zu empfehlen.

Dosierungen

- Thiamin 10 bis 800 mg/Tag
- L-Carnitin 30-50 (100) mg/kg KG Tag, nur wenn ein nachgewiesener Mangel an freiem Carnitin besteht

Diätetische Behandlung

Behandlungsprinzip

Bei der *schweren Form* der Ahornsirup-Krankheit besteht die diätetische Behandlung in einer strengen Eiweißrestriktion, mit der die Aufnahme an den Aminosäuren Isoleucin, Leucin und Valin bis zu der Menge reduziert wird, die der Körper für seine Eiweißsynthese benötigt. Im Säuglingsalter und in Phasen schnellen Wachstums (z.b. Pubertäts-Wachstumsschub) liegt die tolerierte Isoleucin-, Leucin- und Valinmenge pro kg Körpergewicht höher als im Kindesalter. Die isoleucin-, leucin- und valinberechnete Ernährung ist verbunden mit einem Verzicht auf eiweißreiche Lebensmittel wie z.b. Fleisch, Fisch, Milch, Eier, Getreideerzeugnisse – außer berechneten Mengen an Muttermilch und Säuglingsmilch im Säuglingsalter – sowie einer begrenzten Aufnahme von genau berechneten Mengen an eiweißarmen Lebensmitteln wie z.b. Obst, Gemüse und Kartoffeln. Wegen der eingeschränkten Aufnahme von natürlichem Nahrungseiweiß (60-80% niedriger als bei Gesunden) ist zur Deckung des Bedarfs an Stickstoff und essentiellen Aminosäuren die Einnahme eines isoleucin-, leucin- und valinfreien Aminosäurengemisches erforderlich. Das Aminosäurengemisch muss mit Vitaminen, Mineralstoffen und Spurenelementen angereichert sein, da die isoleucin-, leucin- und valinfreie Ernährung kein tierisches Eiweiß zulässt, das reich an diesen Mikronährstoffen ist. Darüber hinaus ist eine ausreichende Energiezufuhr von entscheidender Bedeutung, um normale Wachstumsraten zu erzielen und Eiweißabbau zu vermeiden. Im Wesentlichen wird dies mit industriell hergestellten eiweißarmen Speziallebensmitteln (eiweißarme Mehle, Nudeln, Gebäck, Brot, Milchgetränk) erzielt, die eiweißreiche Lebensmittel ersetzen, sowie mit Fett (Streichfette und Öle) und Kohlenhydraten (z.B. Rohrzucker, eiweißfreies Kohlenhydrat-Fett-Gemisch, zuckerhaltige Getränke).

MSUD

Bei den *milderen Formen* besteht eine höhere Leucintoleranz, so dass eine eiweißarme Diät (1,5 g Eiweiß/kg KG) ohne Zusatz einer isoleucin-, leucin- und valinfreien Aminosäurenmischung ausreichend sein kann. Bei vorübergehenden Krisen kann zum Ausgleich der Stoffwechselimbalanz wieder eine strengere Diät erforderlich sein.

Die diätetische Therapie muss lebenslang eingehalten werden. Nach eigenen Erfahrungen scheint die Leucintoleranz der Patienten mit dem Alter zuzunehmen, d.h. aber nur, dass klinische Symptome (z.B. Ataxie) erst bei höheren Leucinkonzentrationen im Blut auftreten.

Während einer Schwangerschaft muss unter Kontrolle der Blutspiegel ebenfalls eine isoleucin-, leucin- und valinarme Diät eingehalten werden, gegebenenfalls mit Zusatz einer isoleucin-, leucin- und valinfreien Aminosäurenmischung. Auf den zunehmenden Bedarf an Leucin, Isoleucin und Valin im 3. Trimenon muss besonders geachtet werden [16,17].

Bei der thiaminsensiblen Ahornsirup-Krankheit genügt die Gabe von Thiamin (siehe Medikamentöse Behandlung). Die diätetische Behandlung entfällt.

Ziele der Ernährungsbehandlung

Mit der diätetischen Behandlung sollen folgende Ziele erreicht werden:
- Senkung und Aufrechterhaltung der Plasma-Leucinkonzentration von <300 µmol/l (4 mg/dl) (siehe Tabelle 1)
- Normale Ausscheidung von Keto- und Hydroxymetaboliten der verzweigtkettigen Aminosäuren im Urin (Metaboliten <2 mmol/mol Kreatinin, siehe Tabelle 2)
- Normale statomotorische und geistige Entwicklung
- Normale Gewichtszunahme bei Säuglingen und Kindern und Gewichtserhaltung bei älteren Patienten
- Vermeidung von katabolen Zuständen, z.B. bei Gewichtsverlust (Eiweißabbau überwiegt Eiweißsynthese), die durch eine nicht ausreichende Energie- und Eiweißzufuhr entstehen und zu einem Anstieg der Konzentration der toxischen Aminosäuren führen können
- Schnelle Beendigung kataboler Zustände (wie bei fieberhaften Erkrankungen, Erbrechen, Durchfall) durch hohe Energie- und Flüssigkeitszufuhr und kurzfristigen Stopp der Zufuhr von natürlichem Eiweiß (maximal für 2 Tage, siehe Akutbehandlung).

Diätvorschrift

Leucin, Isoleucin und Valin

1. Die Berechnung der Diät basiert lediglich auf dem individuellen Leucinbedarf, da Leucin am toxischsten wirkt.

MSUD

2. Die tolerierte Menge an Leucin ist unterschiedlich und muss für jeden Patienten individuell ermittelt werden. Sie ist abhängig von der Aktivität des „Verzweigtkettigen-Ketosäuren-Dehydrogenase-Enzymkomplexes", dem Alter, der Wachstumsrate, der Energie- und Eiweißzufuhr und dem Gesundheitszustand. Die Leucintoleranz wird im Säuglingsalter mit durchschnittlich 200-400 mg/Tag (50-60% niedriger als bei gesunden Säuglingen) und bei Kindern und Jugendlichen mit 500 bis 700 mg/Tag [18,19] bzw. 400-600 mg/Tag jenseits der Säuglingsperiode [20] angegeben. Der durchschnittliche Bedarf an Aminosäuren pro kg Körpergewicht ist in Tabelle 3 angegeben.

Alter	Leucin mg/kg KG Tag	Isoleucin mg/kg KG Tag	Valin mg/kg KG Tag
0 < 6 Monate	100–60	90–30	95–40
6 <12 Monate	75–40	90–30	60–30
1 < 4 Jahre	70–40	85–20	85–30
4 < 7 Jahre	65–35	80–20	50–30
7 <11 Jahre	60–30	30–20	30–25
11 <15 Jahre	50–30	30–20	30–20
15 <19 Jahre	40–15	30–10	30–15

Tab. 3: Durchschnittlicher Leucin-, Isoleucin- und Valinbedarf für Patienten mit Ahornsirup-Krankheit [21]

3. Bei der Erstversorgung kann eine Ernährung ohne Leucin, Isoleucin und Valin zur raschen Senkung des Leucinplasmawertes erforderlich sein (z.B. mit ilv-am Analog oder MSUD 1-Mix) und anschließender Gabe von L-Isoleucin und L-Valin (300 mg/Tag), die zu einem weiteren raschen Abfall des Leucinplasma-Wertes führt [22]. Die Mengen an Valin und Isoleucin sind den Plasmakonzentrationen anzupassen, wobei Näherungswerte für Valin bei 300-400 mg/Tag und für Isoleucin bei 200-300 mg/Tag liegen.
4. Die Leucinzufuhr muss häufig (siehe Kontrolluntersuchungen) an die Veränderungen der Plasmaleucinkonzentration angepasst werden.
5. Da die Toleranz für Leucin niedriger liegt als für Isoleucin und Valin, kann mit einer niedrigen Leucinzufuhr eine noch geringere Zufuhr an Isoleucin und Valin verbunden sein, die zu einem Absinken der Plasmawerte unter die untere Normwertgrenze führt (siehe Tabelle 1). Eine zusätzliche Gabe von L-Isoleucin und L-Valin als kristalline Aminosäuren ist in diesem Fall erforderlich, da es bei einem Mangel an Isoleucin oder Valin zu einer anhaltenden Erhöhung der Plasma-Leucinkonzentration als Folge eines Abbaus von Muskeleiweiß oder einer verminderten Eiweißsynthese kommt. Auch bei hohen Leucinblutspiegeln, z.B. nach akuten Entgleisungen, führt eine Leucinreduktion zusammen mit einer vorübergehenden Gabe an Isoleucin und Valin (100–200 mg/Tag) zu einer rascheren Senkung des Leucinspiegels. Der minimale Bedarf an Isoleucin und

MSUD

Valin beträgt annähernd 200-250 mg/Tag [21]. Die empfohlenen Mengen pro kg Körpergewicht sind in Tabelle 3 angegeben.

Eiweiß

Der Eiweißbedarf entspricht dem von Stoffwechselgesunden und orientiert sich an den Empfehlungen der DGE 2000 [23]. Er wird jedoch erfahrungsgemäß höher angesetzt, wenn die Gesamteiweißzufuhr mit einem kleinen prozentualen Anteil an vorwiegend pflanzlichem Nahrungseiweiß (zur Deckung des Leucinbedarfs) und einem hohen Anteil an einem isoleucin-, leucin- und valinfreien Aminosäurengemisch gedeckt wird. Mit diesem Zuschlag soll der geringeren Eiweißqualität und Verdaulichkeit der Eiweiße und der sehr schnellen Resorption und Verstoffwechselung von Aminosäuren [24-26] sowie einer ausreichenden Versorgung mit Mikronährstoffen Rechnung getragen werden. Aus diesem Grund liegt die Eiweißzufuhr häufig über den Empfehlungen und richtet sich erfahrungsgemäß nach den DGE-Empfehlungen 1985 [27], die über denen von 2000 [23] liegen (siehe Tabelle 4). Auf jeden Fall sollte die Eiweißzufuhr in der Regel nicht unterhalb der altersentsprechenden Empfehlung liegen.

Alter	Eiweiß (natürliches Eiweiß + Aminosäurengemisch)
Monate	g/kg KG Tag
0–2	2,3
3–5	2,1
6–11	2,0
Jahre	g/Tag
1–3	22
4–6	32
7–9	40
10–12	45
13–14	55–60
15–18	50–60

Tab. 4: Empfohlene Eiweißzufuhr (DGE 1985) bei Ahornsirup-Krankheit

Fett

Die Fettzufuhr soll in Abhängigkeit vom Alter bei 30-40% der Gesamtkalorien liegen. Im 1. Lebensjahr beträgt sie 4-5 g pro kg KG Tag (35-50% der Gesamtkalorien). Eine altersabhängige Zufuhr von 2,5-4,0% der Gesamtkalorien als Linolsäure (n-6) sowie 0,5% als α-Linolensäure (n-3) wird empfohlen [23]. Dabei sollte ein Verhältnis n-6 zu n-3 von 5:1

MSUD

angestrebt werden, das als präventiv wirksam angesehen wird und mit der Aufnahme von Soja- und Rapsöl am besten zu erzielen ist [28]. Auf eine ausreichende Aufnahme von Fett in Form von Streichfetten und Ölen ist zu achten, da fettreiche Lebensmittel mit sog. „versteckten" Fetten, wie man sie in Fleisch, Wurst, Käse, Milch, Schokolade findet, im eiweißarmen Ernährungsplan nicht erlaubt sind und als Fettlieferanten nicht zur Verfügung stehen. Besonders in Phasen schnellen Wachstums – während der ersten Lebensjahre und während eines Pubertäts-Wachstumsschubes – wird ein zusätzlicher Energiebedarf durch einen erhöhten Fettanteil in der Nahrung leichter befriedigt.

Energie

Der Energiebedarf orientiert sich an den Empfehlungen der DGE 2000 [23] (siehe Tabelle 5). Die Energiezufuhr sollte bei Behandlungsbeginn in der akuten neonatalen Phase hochkalorisch (bis zu 120-150 kcal/kg KG) und anschließend ausreichend sein. Eine normale Gewichtszunahme bei Säuglingen und Kindern sollte sie ermöglichen und zur Gewichtserhaltung bei älteren Patienten beitragen.

Alter	kcal/Tag		kcal/kg KG Tag	
	m	w	m	w
0 – < 4 Monate	500	450	94	91
4 – <12 Monate	700	700	90	91
1 – < 4 Jahre	1100	1000	91	88
4 – < 7 Jahre	1500	1400	82	78
7 – <10 Jahre	1900	1700	75	68
10 – <13 Jahre	2300	2000	64	55
13 – <15 Jahre	2700	2200	56	47
15 – <19 Jahre	3100	2500	46	43
19 – <25 Jahre	3000	2400	41	40

Tab. 5: Richtwerte für die Energiezufuhr (DGE 2000) [23] bei mittlerer körperlicher Aktivität

Flüssigkeit

Die empfohlene Flüssigkeitsmenge richtet sich nach den Empfehlungen der DGE 2000 [23] (siehe Tabelle 6). Unter normalen Bedingungen ist eine minimale Flüssigkeitszufuhr von 1 ml/kcal zu verabreichen.

MSUD

Alter	ml/kg KG Tag
0 – < 4 Monate	130
4 – <12 Monate	110
1 – < 4 Jahre	95
4 – < 7 Jahre	75
7 – <10 Jahre	60
10 – <13 Jahre	50
13 – <15 Jahre	40
15 – <19 Jahre	40
19 – <25 Jahre	35

Tab. 6: Richtwerte für die Flüssigkeitszufuhr (DGE 2000) [23]

Vitamine, Mineralstoffe und Spurenelemente

1. Die Vitamin-, Mineralstoff- und Spurenelementversorgung richtet sich nach den Empfehlungen der DGE 2000 [23]. Normalerweise wird der Bedarf mit dem isoleucin-, leucin- und valinfreien Aminosäurengemisch, das mit Vitaminen, Mineralstoffen und Spurenelementen angereichert ist, ausreichend gedeckt (siehe Tabelle 8). Im Einzelfall, insbesondere bei höherer Leucintoleranz, d. h. höherer Zufuhr an natürlichem Eiweiß ohne Aminosäurenmischung, kann jedoch die Zugabe eines Vitamin-, Mineralstoff- und Spurenelementpräparates (z.B. Seravit, Fa. SHS, Heilbronn) notwendig werden.
2. Eine Berechnung der Mikronährstoffzufuhr durch die Diät in größeren Abständen wird empfohlen.

Zubereitung nach Diätvorschrift

Leucin

1. Es wird die Menge an Muttermilch oder Säuglingsmilchnahrung berechnet, die zur Deckung des Leucinbedarfs benötigt wird. Wegen des niedrigeren Leucingehalts ist Muttermilch gegenüber Säuglingsmilchnahrung für die leucinarme Ernährung des Säuglings zu bevorzugen (siehe Tabelle 7). In einzelnen Fällen kann sie ausschließlich ohne ein Aminosäurengemisch verwendet werden.
2. Beim Stillen wird die normale Muttermilchmenge durch sog. Teilstillen auf die Hälfte reduziert, d.h. der Säugling erhält entweder bei jeder Mahlzeit eine kleine Menge isoleucin-, leucin- und valin-freie Nahrung und wird anschließend gestillt oder der Säugling wird jede zweite Mahlzeit gestillt und erhält dazwischen eine isoleucin-, leucin- und valinfreie Flaschennahrung. Die getrunkene Muttermilchmenge wird durch (gelegentliches) Wiegen des Säuglings vor und nach dem Anlegen festgestellt [29].

MSUD

3. Bei Fütterung von Säuglingsmilchnahrung oder abgepumpter Muttermilch wird diese mit dem Messbecher abgemessen bzw. abgewogen. Die Tagesmenge wird auf die Anzahl der Mahlzeiten verteilt und entweder zuerst gefüttert und anschließend die isoleucin-, leucin- und valinfreie Flaschennahrung oder sie wird mit der isoleucin-, leucin- und valinfreie Flaschennahrung gemischt verabreicht.
4. Vom 5. Monat (spätestens vom 7. Monat) an wird die Milchnahrung teilweise durch feste Kost (Beikost) ersetzt. Sie wird aus der Nährwerttabelle zur Behandlung von angeborenen Aminosäurenstoffwechselstörungen [30] ausgewählt, die den Eiweiß- und Leucingehalt in Lebensmitteln angibt, und die erlaubte Menge wird berechnet und abgewogen bzw. geschätzt.
Im Durchschnitt enthält Nahrungsmittelprotein zwischen 4-10% Leucin bzw. 40-100 mg Leucin / g Nahrungseiweiß.

Lebensmittelgruppe	Leucin (%)
Obst	3,5
Gemüse	5,3
Kartoffelprodukte	6,6
Milchprodukte	10,4
Brot	8,1
Getreide	7,9
Fleisch, Wurst	9,0

Tab. 7: Durchschnittlicher Leucingehalt in Lebensmitteln (in% vom Eiweißgehalt) [30]

(Der Leucingehalt in Muttermilch beträgt durchschnittlich 130 mg/100 ml; der Leucingehalt in Säuglingsmilchnahrungen ist der Nährwerttabelle zur Behandlung von angeborenen Aminosäurenstoffwechselstörungen [30] oder den Herstellerangaben zu entnehmen).

Valin und Isoleucin

Valin und Isoleucin werden in abgekochtem und abgekühltem Wasser bis zu einer Konzentration von 10 mg/ml aufgelöst. Die Lösung wird verschlossen im Kühlschrank aufbewahrt und die benötigte Menge – kurz vor der Verabreichung der Nahrung – mit einer Spritze dosiert und zugefügt (gleichmäßig verteilen durch Umrühren oder Schütteln).

Eiweiß

1. Es wird die Eiweißmenge aus der Muttermilch oder Säuglingsnahrung und/oder festen Kost berechnet.
2. Die Eiweißmenge wird vom errechneten Eiweißbedarf abgezogen.

MSUD

3. Der restliche Eiweißbedarf wird mit dem isoleucin-, leucin- und valinfreien Aminosäurengemisch gedeckt, dessen Eiweißgehalt sich durch Division des Aminosäurengehaltes mit dem Faktor 1,2 ergibt, d. h. 1,2 g Aminosäuren entsprechen 1 g Eiweiß [31].
4. Das Aminosäurengemisch wird abgewogen und in der entsprechenden Menge mit Muttermilch oder Säuglingsmilchnahrung verabreicht. Beim Stillen kann es entweder im Wechsel mit der Brustmahlzeit oder in einer kleinen Menge vor jeder Brustmahlzeit gefüttert werden. Später sollte es in Gemüse- bzw. Obstsäfte, Tee, Limonade etc. eingerührt oder gemixt (Schüttelbecher) und gemeinsam mit dem natürlichen Nahrungseiweiß in mindestens drei Einzelportionen über den Tag verteilt eingenommen werden Moderne Aminosäurenmischungen sind bereits portioniert, leichter löslich und mit Energiekomponenten versetzt, die eine verbesserte Verwertbarkeit und Verträglichkeit erwarten lassen und auch unabhängig von den Mahlzeiten eine häufigere Einnahme ermöglichen.

ilv-am Analog	für Säuglinge zur Zubereitung der Flaschennahrung (SHS, Heilbronn)
ILV-AM 1	zur Anreicherung der Beikost im 1. Lebensjahr (SHS, Heilbronn)
ILV-AM 2 ilv-am Anamix	für Klein- und Schulkinder (SHS, Heilbronn)
ILV-AM 3 ilv-am Anamix	für Jugendliche und Erwachsene (SHS, Heilbronn)
msud 1 Mix	für Säuglinge zur Zubereitung der Flaschennahrung
msud 1	(Milupa, Friedrichsdorf)
msud 2	für Klein- und Schulkinder, Jugendliche und Erwachsene (Milupa, Friedrichsdorf)
msud 2-prima	für Klein- und Schulkinder ab 1 Jahr (Milupa, Friedrichsdorf)
msud 2-secunda	für Schulkinder und Jugendliche ab 9 Jahre (Milupa, Friedrichsdorf)
msud 3-advanta	für Jugendliche und Erwachsene ab 15 Jahre (Milupa, Friedrichsdorf)

Tab. 8: Isoleucin-, leucin- und valinfreie Aminosäurengemische, angereichert mit Vitaminen, Mineralstoffen und Spurenelementen

Energie

1. Es wird der Energiegehalt aus Muttermilch oder Säuglingsmilchnahrung und/oder fester Kost und dem isoleucin-, leucin- und valinfreien Aminosäurengemisch berechnet.
2. Der berechnete Energiegehalt wird vom täglichen Energiebedarf abgezogen.
3. Ein restlicher Bedarf wird zunächst mit Fetten (Streich- und Kochfett) und Ölen – bis zu 30-45% der Gesamtenergie – gedeckt, wobei nicht ausschließlich pflanzliche Fette, sondern auch tierische Fette wie Butter, Schmalz und Sahne verwendet werden sollten, um ein ausgewogenes Verhältnis zwischen gesättigten und ungesättigten Fettsäuren zu erzielen. Anschließend wird mit Maltodextrin (SHS, Heilbronn), Rohr-

MSUD

oder Traubenzucker, Duocal (SHS, Heilbronn) oder eiweißfreien Lebensmitteln und gesüßten Getränken ein weiteres Defizit ausgeglichen.

Flüssigkeit (Trinkmenge)

Für die Flaschenzubereitung

- Trinkwasser abkochen, auf 60°C abkühlen lassen und 2/3 der erforderlichen Menge in ein steriles Fläschchen füllen
- Die verordnete Menge Aminosäurengemisch mit/ohne Milchnahrung abwiegen und hinzufügen
- Fläschchen verschließen und gut schütteln
- Mit abgekochtem Wasser auf die entsprechende Trinkmenge auffüllen
- Jedes Fläschchen frisch zubereiten

Bei Zubereitung der gesamten Tagestrinkmenge wird diese in die gewünschte Anzahl von Fläschchen verteilt und gut verschlossen im Kühlschrank aufbewahrt. Das Fläschchen wird vor dem Füttern auf Trinktemperatur erwärmt und sofort verwendet.

Für die Getränkezubereitung

Das Aminosäurengemisch ist portionsweise mit einer ausreichenden Menge Flüssigkeit einzunehmen (10-15 g in 150 ml Flüssigkeit), um eine hinreichend niedrige Osmolalität zu erreichen, die im Säuglingsalter unter 450 mosm/kg und danach zwischen 450-700 (nicht >1000) mosm/kg liegen sollte, denn Diarrhoe, gastrointestinale Beschwerden, Übelkeit und Erbrechen können als Folge hyperosmolarer Nahrung auftreten.

Vitamine, Mineralstoffe und Spurenelemente

1. Es wird die Vitamin-, Mineralstoff- und Spurenelementzufuhr aus der Milchnahrung, der festen Kost, dem isoleucin-, leucin- und valinfreien Aminosäurengemisch berechnet.
2. Die berechnete Menge wird vom empfohlenen Bedarf abgezogen.
3. Der Restbedarf wird mit Seravit (SHS, Heilbronn) gedeckt und den Getränken in kleinen Portionen zugefügt.

Kontrolluntersuchungen bei Langzeitbehandlung

Im Rahmen der Langzeitbehandlung von Patienten mit schwerer Form der Ahornsirup-Krankheit sollten folgende Parameter kontrolliert werden:

MSUD

Allgemeine Kontrolluntersuchungen

Alle 1-4 Monate:
- Körpergewicht, Länge, Kopfumfang.

Bei jeder 5.-12. Kontrolluntersuchung:
- Transaminasen, Harnsäure, Ferritin, Transferrin, Eisen, Natrium, Kalium, Calcium, Phosphat, Magnesium, alkalische Phosphatase, Eiweiß, Albumin, Prä-Albumin und Carnitin
- Blutgasanalyse
- Blutbild

Spezielle Kontrolluntersuchungen

- Quantitative Bestimmung der verzweigtkettigen Aminosäuren inkl. Allo-Isoleucin im Serum/Plasma (mittels Säulenchromatographie oder HPLC, nur in Ausnahmefällen als Übersichts- oder Tendenzuntersuchung mittels Tandem-Massenspektrometrie). Wegen erheblicher Tagesschwankungen sollte generell die Kontrolle mit nüchtern abgenommenem Blut erfolgen [32].

Untersuchungsfrequenz:	
im ersten Lebensjahr	wöchentlich
von 1-15 Jahren	14-tägig
ab dem vollendeten 15 Lebensjahr	monatlich

Obwohl die Toleranz gegenüber Leucin mit zunehmendem Alter größer zu werden scheint, sollen die Leucinserumkonzentrationen bis zur Vollendung des 15 Lebensjahres die 4 mg/dl-Grenze (305 µmol/l) nicht überschreiten. Danach können Konzentrationen bis 5,3 mg/dl (400 µmol/l) akzeptiert werden (persönliche Mitteilung E. Simon und U. Wendel, Univ. Kinderklinik Düsseldorf, 2005).

- Carnitin im Serum (gesamt und frei) mehrmals im Jahr

1 mal jährlich:
- Bestimmung der Spurenelemente im Blut
- Knochendichte-/Skelettalterbestimmung
- EEG
- Magnetresonanzuntersuchung des Gehirns [33]
- Im Kindes- und Jugendalter auch psychologische Testungen

Mangel an Isoleucin und/oder Leucin aber auch an anderen Nährstoffen äußert sich bevorzugt in Form von Dermatitiden [34], trockener Haut, schütterem Haar und nicht wachsenden Fingernägeln.

MSUD

Trotz strikt eingehaltener Therapie entwickeln sich die Patienten in der Regel nicht altersentsprechend, meist zeigen sie Intelligenzminderungen, häufig auch Verzögerungen der statomotorischen Entwicklung [35, 35a].

Jeder Patient muss einen Notfallausweis besitzen mit allen wichtigen klinischen Daten, die für eine Notfallbehandlung wichtig sind, mit der Telefonnummer des den Patienten betreuenden Stoffwechselzentrums und Angaben über die ersten unverzüglich durchzuführenden medizinischen Maßnahmen.

Notfallbehandlungen bei Ahornsirup-Krankheit

Eine Notfallbehandlung ist bei drohender und/oder schon eingetretener metabolischer Stoffwechselentgleisung (metabolische Acidose) des Patienten durchzuführen. Ziel der Notbehandlung ist die Wiederherstellung einer ausgeglichenen, anabolen Stoffwechsellage, im besonderen die Senkung der Konzentration von Leucin im Serum/Plasma möglichst bis in den Normbereich.

Für eine Beurteilung der Stoffwechselsituation sind folgende Laborparameter unbedingt erforderlich:

- Säure-Basen-Status (Astrup)
- Ketonkörper im Blut bzw. Urin
- Hämoglobin oder Hämatokrit
- (zur Kontrolle der Dehydratation/Rehydratation bei Erbrechen und/oder Durchfall)
- Aminosäuren im Serum/Plasma (quantitativ, innerhalb von 3-5 Stunden!)
  - Elektrolyte im Blut (ab Stufe II)
  - Glukose im Blut (ab Stufe II)

Folgende Medikamente bzw. Infusionslösungen sollten für die Behandlung bereitstehen:

- Natriumbicarbonatlösung 8,4%   i. v.
- Glukoselösung 10%   i. v.
- Glukoselösung 20%   i. v.
- Glukoselösung 50%   i. v.
- Glukoseelektrolytlösung, z.B. Jonosteril päd I   i. v.
- Maltodextrin   oral
- Insulin   subkutan
- Lasix   oral
- Thiamin (bei Thiaminsensibiltät)   oral
- L-Carnitin (bei Carnitinmangel)   oral, i. v.

MSUD

Die Toleranz der Patienten mit Ahornsirup-Krankheit gegenüber erhöhten Leucinkonzentrationen ist nicht nur interindividuell sehr variabel, sondern auch intraindividuell in Abhängigkeit vom Lebensalter. In der Regel nimmt jenseits des dritten Lebensjahres die Toleranz gegenüber erhöhten Leucinkonzentrationen im Blut zu. In der Regel gibt es für Patienten, die lebensbedrohliche Stoffwechselentgleisungen erleiden können, einen vom betreuenden Stoffwechselzentrum erstellten Notfallplan, der die individuellen Besonderheiten des Betroffenen berücksichtigt. Liegt ein solcher Notfallplan nicht vor, ist das erste und oberste Prinzip die Vermeidung bzw. Behebung eines Katabolismus (Eiweißabbau überwiegt Eiweißsynthese) durch ausreichende Kalorienzufuhr, Reduktion bzw. Stopp der Proteinzufuhr, Forcieren der Ausscheidung der vermehrten verzweigtkettigen Amino-, Hydroxy- und Ketosäuren. Die nachstehenden Empfehlungen können nur pauschal sein und dürfen deshalb nur unter ständigen Kontrollen und Angleichungen an die individuellen Gegebenheiten angewendet werden. Entsprechend der klinischen Symptomatik, die man in drei Stufen einteilen kann, ist ein situationsentsprechendes Vorgehen zu empfehlen. Dabei bietet sich je nach Gegebenheit bei den Stufen I und II eine orale und/oder parenterale, ab Stufe III ausschließlich eine parenterale Behandlung an.

Das Prinzip der Behandlung ist immer die zusätzliche Gabe von Flüssigkeit und Zufuhr von reichlich Kalorien (Glukose/Insulin, Fett) bei gleichzeitiger Reduktion der Eiweißmenge bis zur eiweißfreien Ernährung. Diese darf aber nicht länger als 2 Tage dauern. Die Zufuhr von natürlichem Eiweiß und/oder Aminosäurengemischen nach Ausgleich der Stoffwechselparameter sollte schrittweise erfolgen und sich über mehrere Tage erstrecken. Als Richtgrößen gelten: am 3. Tag 25%, am 4. Tag 50% und am 5. Tag 100% der ursprünglich verabreichten Eiweißmenge.

Klinische Symptomatik

Stufe I   Gelegentliches Erbrechen (Nachfüttern gelingt), Schwierigkeiten beim Essen (Appetitlosigkeit), Bewusstsein und neurologischer Status unbeeinträchtigt, keine Infektzeichen, keine erhöhte Körpertemperatur.
Leucinkonzentration im Blut <4 mg/dl (305 mmol/l), Säure-Basen-Status ausgeglichen, keine Ketonkörpervermehrung

Stufe II   Eventuell Temperaturerhöhung, wiederholtes Erbrechen, Inappetenz, Durchfall, Übererregbarkeit, Ataxie und/oder Schläfrigkeit.
Leucinkonzentration im Blut <7-9 mg/dl (534-687 mmol/l) bei Säuglingen und Kindern unter 10 Jahren und <14 mg/dl (1069 µmol/l) bei älteren Kindern, Jugendlichen und/oder Erwachsenen

Stufe III   Somnolenz, Hyperventilation, Krampfanfälle
Leucinkonzentration im Blut >10 mg/dl (763 mmol/l) bei Säuglingen und Kindern bzw. >14 mg/dl (1069 mmol/l) bei älteren Kindern, Jugendlichen und/oder Erwachsenen

MSUD

Falls der Patient nicht oral ernährt werden kann (trotz Magenverweilsonde, z.B. wegen Erbrechens) oder sich der klinische Zustand verschlechtert, muss er in ein Stoffwechselzentrum gebracht werden. Für den Transport ist unbedingt ein venöser Zugang zu legen und es sind Infusionen wie unter der Therapie zu Stufe II/III angegeben zu verabreichen. Bei Stufe III sollte zum Transport eventuell vorsorglich intubiert werden!

a) Orale Notfallbehandlung

Orale Notfallbehandlungen sind nur bei Entgleisungen der oben genannten Stufen I und II durchzuführen. Bei Stufe II mit Acidose, aber vor allem bei Stufe III ist mindestens zusätzlich eine sofortige parenterale Versorgung notwendig.

Stufe I

Therapie:
Fortsetzung der oralen Ernährung und zusätzliche Verabreichung von Maltodextrinlösung (oder Glukose) nach den Vorschlägen von Dixon und Leonard [36] (siehe Tabelle 9), notfalls per Magenverweilsonde.

Erneute Beurteilung der Situation (Klinik, Labor) nach 2-4 Stunden

Alter in Jahren	Maltotrinlösung %	kcal/100 ml	Tagesmengen
0– 1	10	40	150–200 ml/kg KG
>1– 2	15	60	95 ml/kg KG
>2– 6	20	80	1.200–1.500 ml
>6–10	20	80	1.500–2.000 ml
>10	25	100	2000 ml

Tab. 9: *Orale Notfallbehandlung von Patienten mit Ahornsirup-Krankheit (nach Dixon and Leonard) [36]*

Stufe II

Therapie:
Unterbrechung der Zufuhr von natürlichem Protein. Das Aminosäurengemisch sollte aber weiter gegeben werden.
Verabreichung von Maltodextrinlösung (oder Glukose) nach den Vorschlägen von Dixon und Leonard [36] (siehe Tabelle 9)

MSUD

Bei Fieber ist immer zu berücksichtigen, dass bei einer Temperaturerhöhung von nur 1°C der gesamte Energiestoffwechsel um 10-15% steigt und dann entsprechend mehr Kalorien, aber auch mehr Flüssigkeit gegeben werden müssen!

Erneute Beurteilung der Situation (Klinik, Labor) nach 4-6 Stunden (ggf. ohne Aminosäurenbestimmung im Serum/Plasma). Falls Befund unverändert: Maßnahmen um 4 Stunden verlängern und erneute Entscheidung.

Bei zusätzlich aufgetretener Acidose (z.B. durch die Vermehrung der verzweigtkettigen Ketosäuren) mit einem aktuellen Blut-pH <7,25 und/oder einem Standardbikarbonat <12 mmol/l ist zusätzlich eine Bikarbonatsubstitution erforderlich. Die benötigte Menge (in mmol) berechnet sich aus:

> **Negativer Basenüberschuss (BE) x kg KG x 0,3 = zu verabreichende Menge Natriumbikarbonat (mmol)**

Intravenös gegeben z.b. als 8,4%-ige (1 molare) Bikarbonatlösung (1 ml = 1 mmol) mit Wasser oder 5% Glukoselösung im Verhältnis 1:1 verdünnt.

Falls klinische Besserung und Abfall der Leucinkonzentration kann zur oralen Ernährung zurückgekehrt werden. Gabe von zunächst 25%, dann der Hälfte und schließlich der gesamten üblichen Menge an natürlichem Eiweiß und an Aminosäurengemisch/Tag und entsprechende Reduktion der zusätzlich verabreichten Glukose- bzw. Maltodextrinmenge.

Erneute Beurteilung der Situation (Klinik, Labor) nach ca. 8 Stunden.
Falls weitere Besserung bzw. Stoffwechselnormalisierung:
Rückkehr zu üblichen Ernährung (innerhalb von 24-36 Stunden)

b) Parenterale Notfallbehandlung

Stufe II
Therapie beginnen, ohne die Laboruntersuchungsergebnisse (außer evtl. Blutgasanalyse) abzuwarten:

> Infusion von:
> - Glukose-Elektrolytlösung (z.B. Jonosteril päd I) 120 ml/kg KG Tag
> - + 20%-ige Glukoselösung entsprechend einer Menge von 10 g Glukose/kg KG Tag
> - Bei zusätzlich aufgetretener Acidose (z.B. durch die Vermehrung der verzweigtkettigen Ketosäuren) mit einem aktuellen Blut pH <7,25 und/oder einem Standardbikarbonat <12 mmol/l ist zusätzlich eine Bikarbonatsubstitution erforderlich.
>   Einzelheiten siehe oben.
> - Unterbrechung der Eiweißzufuhr für 4-6 Stunden

MSUD

Nach 4-8 Stunden Laborkontrolle (Säure-Basen-Status, Ketonkörper, Elektrolyte, Glukose im Blut, Hämoglobin/Hämatokrit, Aminosäuren im Serum/Plasma)

Falls die Leucinkonzentration im Serum/Plasma nicht wesentlich abgefallen oder angestiegen:
- Glukosezufuhr erhöhen auf z.B. 20 g/kg KG evtl. unter zusätzlicher Gabe von Insulin, Einzelheiten siehe im Kapitel Erstversorgung.
- Weiterhin konsequenter Acidoseausgleich

Nach weiteren 4-8 Stunden Laborkontrolle (Säure-Basen-Status, Ketonkörper im Blut und/oder Urin, Elektrolyte, Glukose im Blut, Hämoglobin/Hämatokrit, Aminosäuren im Serum/Plasma, Lactat im Blut)

Stufe III
Therapie:

> Sofortiger Beginn einer Infusionstherapie wie unter Stufe II beschrieben, evtl. bereits mit 20 g Glukose/kg KG Tag
> Unterbrechung der Eiweißzufuhr (Weiterführen der oralen Ernährung mit reichlich Flüssigkeitszufuhr, falls möglich)

Klinische Beurteilung und Laboruntersuchungen 2- bis 3-stündlich (Kontrolle der Aminosäurenkonzentrationen 2 mal täglich)

Falls die Leucinkonzentration im Serum/Plasma abgefallen, aber immer noch >10 mg/dl (763 µmol/l) bei Säuglingen und Kindern bzw. >14 mg/dl (1069 µmol/l) bei älteren Kindern, Jugendlichen und/oder Erwachsenen:
- Fortsetzung der Infusionstherapie

Falls Leucin abgefallen, aber noch zwischen 7-10 mg/dl (534-763 µmol/l) bzw. 9-14 mg/dl (687-1069 µmol/l):
- Fortsetzung der Infusionstherapie

Falls eine klinische Besserung deutlich wird und die Leucinkonzentration im Serum/Plasma auf Werte zwischen 4 und 7 mg/dl (305-534 µmol/l) abgefallen ist: langsamer Übergang zur enteralen Ernährung mit Gabe von zunächst 25%, dann der Hälfte und schließlich der gesamten üblichen Menge an natürlichem Eiweiß und Aminosäurengemisch/Tag, evtl. auch im Verhältnis 1/3 natürliches Eiweiß und 2/3 Aminosäurengemisch, bei gleichzeitiger entsprechender Reduktion der Infusionsmengen.
Sollten unter dieser Therapie die Leucinkonzentrationen im Blut nicht oder nur sehr langsam absinken, sind gegebenenfalls Maßnahmen zu ergreifen, wie sie in der Akutbehandlung bereits beschrieben wurden (Gabe größerer Mengen von Glukose evtl. zusammen mit Insulin und/oder forcierte Diurese).

Erneute Beurteilung der Situation (Klinik, Labor) nach 4-8 Stunden

Falls weitere Besserung bzw. Stoffwechselnormalisierung, kann innerhalb von 2-3 Tagen wie oben beschrieben schrittweise zur üblichen oralen Ernährung (natürliches Eiweiß und Aminosäurengemisch) unter entsprechender Reduktion der Infusionslösungen zurückgekehrt werden.

Falls kein signifikanter Abfall des Leucins nach 8 Stunden und die Acidose weiterhin besteht, die Lactat- oder Leucinkonzentration evtl. noch zugenommen haben, bleiben als weitergehende Therapiemaßnahmen nur noch die Hämodiafiltration, ersatzweise Hämodialyse oder Hämofiltration.

Pränatale Diagnostik

Die pränatale Diagnostik einer Ahornsirup-Krankheit ist durch Enzymbestimmungen aus Chorionzottenbiopsat, aber auch aus kultivierten Amnionzellen und durch Metabolitenanalyse des Fruchtwassers möglich.

Differentialdiagnostik

Hinsichtlich der Ausscheidung von organischen Säuren und Veränderungen der Aminosäurenkonzentrationen im Blut und Urin kommen folgende angeborene Störungen differentialdiagnostisch in Frage:
- Hypervalinämie (OMIM 277100)
- Isovalerianacidämie (OMIM 243500)
- Hyperleucin-Isoleucinämie (OMIM 238340)
- 3-Methylglutaconacidurie mit verschiedenen Typen (OMIM 250950)
- 3-Hydroxy-3-Methylglutaracidurie (OMIM 246450)
- 3-Ketothiolase-Defekt (OMIM 203750)
- Multipler-Carboxylase Defekt (OMIM 253270)

Klinisch sind besonders im Neugeborenenalter auch Hirnblutung, Sepsis und Meningitis sowie schwere Hyoglykämien und/oder Hyperammonämien verschiedener Ursachen differentialdiagnostisch zu erwägen.

Sonderformen und Anmerkungen

In der Literatur wird von fünf erfolgreich abgeschlossenen Schwangerschaften von Patientinnen mit Ahornsirup-Krankheit berichtet, bei der die kritischste Stoffwechselphase die des Wochenbettes darstellte [2, 16, 17]. Nach Abnabelung stand dem mütterlichen Stoff-

MSUD

wechsel offensichtlich die kindliche Leber zum Abbau verzweigtkettiger Aminosäuren nicht mehr zur Verfügung.

Die klinischen Erscheinungsbilder bei Stoffwechselentgleisungen (d.h. bei hohen Leucinkonzentrationen im Serum/Plasma) sind sehr unterschiedlich. Nach eigenen Beobachtungen zeigen sich in den ersten 3-8 Jahren zunächst Symptome im Sinne von Ataxien (z.B. Stolpern beim Gehen, krakelige Schrift). Im Erwachsenenalter stehen mehr psychotische Veränderungen im Vordergrund (z.B. panische Angst, Gespenstersehen).

Bei einem 7,4 Jahre alten Patienten mit Ahornsirupkrankheit wurde aufgrund einer Hepatitis-A-induzierten Leberinsuffizienz eine orthotope Lebertransplantation vorgenommen. Nach diesem Eingriff werden die verzweigtkettigen Aminosäuren im Blut des Patienten bei uneingeschränkter Ernährung nur leicht vermehrt (2-3fache der Kontrollen), die Konzentration von Allo-Isoleucin jedoch nach wie vor stark erhöht (>5fache der Kontrollen) [37].

Bei der Störung der Verzweigtkettendecarboxylase wird vermehrt 2-Keto-3-Methylvaleriansäure gebildet [1, 2]. Ihr Geruch erinnert an Ahornsirup oder Maggi-Würze, einige Autoren meinen, der Geruch ähnele sehr dem des im Mittelmeerraum bekannten Bockshornklee-Tee (Griechisch Heu-Tee, Fenugreek-Tea Trigonella foenum graecum L.) [38].

LITERATUR

1. Menkes JH, Hurst BL, JM Craig. A new syndrome: Progressive familial infantile cerebral dysfunction associated with an unusual urinary substance. Pediatrics 1954; 14:462-467

2. Chuang DT, Shih VE. Maple Syrup Urine Disease (Branched-Chain Ketoaciduria) In: Scriver CR, Beaudet AL, Valle D, Sly WS, Vogelstein B, Childs B, Kinzler KW (Online Eds): The Metabolic and Molecular Bases of Inherited Disease. McGraw-Hill, New York, Part 8 Amino Acids, 2001-2004; Chapter 87

3. Scriver CR, Clow CL, George H. So-called thiamine-responsive maple syrup urine disease: 15-year follow-up of the original patient. J Pediat 1985; 107:763-765

4. Schönberger S, Schweiger B, Schwahn B, Scharz M, Wendel U. Ahornsirupkrankheit (MSUD): Morphologische Veränderungen des Gehirns im MRT bei Jugendlichen und jungen Erwachsenen. Referat auf der Jahrestagung der Arbeitsgemeinschaft für Pädiatrische Stoffwechselstörungen (APS), Fulda 2003

5. Eyskens FJM, Lefevere M. Magnetic Resonance Spectroscopy of the brain in an infant with MSUD: Leigh-like-Syndrome disturbances. J Inher Metab Dis 2002; 25(Suppl 1): 26 (Abstract)

6. Schadewaldt P, Hammen H-W, Bodner A, Wendel U. On the mechanisms of L-alloisoleucine formation in vivo: 13C-transfer into isoleucine metabolites after oral application of L-[13C]isoleucine. J Inher Metab Dis 1997; 20(Suppl 1):19 (Abstract)

7. Sgaravatti AM, Rosa RB, Schuck PF, Ribeiro CA, Wannmacher CM, Wyse AT, Dutra-Filho CS, Wajner M. Inhibition of brain energy metabolism by the alpha-keto acids accumulating in maple syrup urine disease. Biochim Biophy Acta 2003; 1639:232.2-38

8. Gibson MK, Elpeleg ON, Wappner RS. Disorders of leucine metabolism. In: Blau N, Duran M, Blaskovics M (Edts) Physician's guide to the laboratory diagnosis of metabolic diseases. Chapman & Hall, London, pp 1996; 125-144

9. Sweetman L. Organic acid analysis. In: Hommes FA (Ed) Techniques in diagnostic human biochemical genetics. Wiley-Liss, New York, pp. 1991; 143-176

10. Dursun Am Henneke M, Özgul K, Gartner J, Coskun T, Tokatli A, Kalkanoglu HS, Demirkol M, Wendel U, Özalp I. Maple syrup urine disease: Mutation analysis in Turkish patients. J Inher Metab Dis 2002; 25:89-97

11. Henneke M, Flaschker N, Helbling C, Müller, Schadewaldt P, Gärtner J, Wendel U. Identification of twelve novel mutations in patients with classical and variant forms of maple syrup urine disease. Hum Mut 2003; 22:417

12. Chuang JL, Wynn RM, Moss CC, Song JL, Li J, Awad N, Mandel H, Chuang DT. Structural and biochemical basis for novel mutations in homozygous Israeli maple syrup urine disease patients: a proposed mechanism for the thiamine responsive phenotype. J Biol Chem 2004; 279:17792-17800

13. Gouyon JB, Semama D, Prevot A, Desgres J. Removal of branched-chain amino acids and alpha-ketoisocaproate by haemofiltration and haemodiafiltration. J Inher Metab Dis 1996; 19:610-620

14. Jouvet P, Poggi F, Rabier D, Michel JL, Hubert P, Sposito M, Saudubray JM, Man NK. Continuous venovenous haemodiafiltration in the acute phase of neonatal maple syrup urine disease. J Inher Metab Dis 1997; 20:463-472

15. Jouvet P, Jugie M, Rabier D, Desgres J, Hubert P, Saudubray JM, Man NK. Combined nutritional support and continuous extracorporal removal therapy in the acute phase of maple syrup urine disease. Intensive Care Med 2001; 27:1798-1806

16. Van Calcar SC, Harding CO, Davidson SR, Barness LA, Wolff JA. Case report of successful pregnancy in women with maple syrup urine disease and propionic acidemia. Am J Med Genet 1994; 44:641-646

17. Grünewald S, Hinrichs F, Wendel U. Pregnancy in a woman with maple syrup urine disease. J Inher Metab Dis 1998; 21: 89-94

18. Ogier de Baulny H, Saudubray JM. Branched-Chain Organic Acidurias. In: Fernandes J, Saudubray JM, v. d. Berghe G.(Eds): Inborn Metabolic Diseases. Diagnosis and Treatment. Springer Verlag, Berlin (3. ed), pp. 2000; 196-222

19. Thompson GN, Francis DEM, Halliday D. Acute illness in maple syrupe urine disease: dynamics of protein metabolism and implications for management. J Pediat 1991; 119:35-41

20. Müller E. Ahornsirupkrankheit. In: Müller E. Praktische Diätetik in der Pädiatrie. Grundlagen für die Ernährungstherapie. sps Verlag, Heilbronn 2003

21. Elsas LJ, Acosta PB. Nutritional support of inherited metabolic disease. In: Shils ME, Olson JA, Shike M, Ross AC (Eds): Modern Nutrition in Health and Disease, Lea & Febiger, Philadelphia, (9th ed), pp.1999; 1003-1056

22. Heldt K, Schwahn B, Marquardt I, Grotzke M, Wendel U. Diagnosis of MSUD by newborn screening allows early intervention without extravenous detoxification. J Mol genet metab (in press) 2004

23. Deutsche Gesellschaft für Ernährung, Österreichische Gesellschaft für Ernährung, Schweizerische Gesellschaft für Ernährungsforschung, Schweizerische Vereinigung für Ernährung. Referenzwerte für die Nährstoffzufuhr 1. Auflage, Umschau/Braus, Frankfurt/M 2000

24. Metges CC, El-Khoury AE, Selvaraj AB, Tsay RH, Atkinson A, Regan MM, Bequette BJ, Young VR. Kinetics of L-[1-(13)C]leucine when ingested with free amino acids, unlabeled or intrinsically labeled casein. Am J Physiol Endocrinol Metab. 2000; 278:E1000-9

25. Gropper S, Acosta PB. The effect of simultaneous ingestion of L-amino acids and whole protein on plasma amino acid concentrations. JPEN 1991; 15:48-53

26. Herrmann ME, Brösicke HG, Keller M, Mönch E, Helge H. Dependence of the utilization of a phenylalanine-free amino acid mixture on different amounts of single dose ingested. A case report. Eur J Pediatr 1994; 153(7):501-503

27. Deutsche Gesellschaft für Ernährung. Empfehlungen für die Nährstoffzufuhr, 4. Erweiterte Überarbeitung, Umschau Verlag, Frankfurt 1985

28. Acosta PB, Yannicelli S, Singh R, Eisas L, Kennedy J, Bernstein L, Rohr F, Trahms C, Koch R, Breck J. Intake and blood levels of fatty acids in treated patients with phenylketonuria. J Pediatr Gastro Nutr 2001; 33: 253-259

29. Lang F, Schwahn B, Huisman J, Helbling Ch, Wendel U. Einsatz von gebrauchsfertiger leucin-, isoleucin- und valinfreier Säuglingsnahrung für die Ernährung bei Ahornsirupkrankheit im ersten Lebensjahr. Akt Ernähr Med 1998; 23:230-233

30. Arbeitsgemeinschaft für Pädiatrische Diätetik (APD). Nährwerttabelle zur Behandlung von angeborenen Aminosäuren-Stoffwechselstörungen 2002

31. Bremer HJ, Mönch E, Przyrembel H. Eiweißzufuhr von Patienten mit Phenylketonurie. Mschr Kinderheilk 1995; 143: 548-549

32. Schwahn B, Wendel U, Schadewaldt P, Falkenberg N, Mönch E. Diurnal changes in plasma amino acids in maple syrup urine disease. Acta Paediatr 1998; 87:1245-1246

33. Felber SR, Sperl W, Chemelli A, Murr C, Wendel U. Maple syrup urine disease: metabolic decompensation monitored by proton magnetic resonance imaging and spectroscopy. Ann Neurol 1993; 33:396-403

34. Koch SE, Packman S, Koch TK, Williams ML. Dermatitis in treated maple syrup urine disease. J Am Acad Dermatol 1993; 28:289-292

35. Hilliges C, Awiszus D, Wendel U. Intellectual performance of children with maple syrup urine disease. Europ J Pediat 1993; 152:144-147

35a. Simon E, Rupp A, Burgard P, Schwarz M, Wendel U. MSUD: Adherence to recommendations for dietary control. First steps towards benchmarking. *J Inher Metab Dis.* 2005; 28(Suppl. 1):52

36. Dixon AM, Leonard JV. Intercurrent illness in inborn errors of intermediary metabolism. Arch Dis Child 1992; 67:1387-1391

37. Bodner-Leidecker A, Wendel U, Saudubray J-M, Schadewaldt P. Branched-chain L-amino acid metabolism in classical maple syrup urine disease after orthotopic liver transplantation. J Inher Metab Dis 2000; 23:805-818

38. Monastiri K, Limame K, Kaabachi N, Kharrat H, Bousnina S, Pousse H, Radhouane M, Gueddiche MN, Snoussi N. Fenugreek odour in maple syrup urine disease. J Inher Metab Dis. 1997; 20: 614-615:

Alkaptonurie

OMIM 203500

Definition

Bei der Alkaptonurie* handelt es sich um einen autosomal rezessiv vererbten Defekt der Homogentisinsäureoxidase, einem Enzym im Abbauweg von Phenylalanin und Tyrosin.

*Alkaptonurie genannt wegen der Dunkelfärbung der mit dem Urin ausgeschiedenen Substanz nach Zugabe von Alkali („Alkalifänger").

Synonyme

Homogentisinsäururie, Homogentisinaturie, Homogentisinsäureoxidase-Mangel, Homogentisinic acid oxidase deficiency

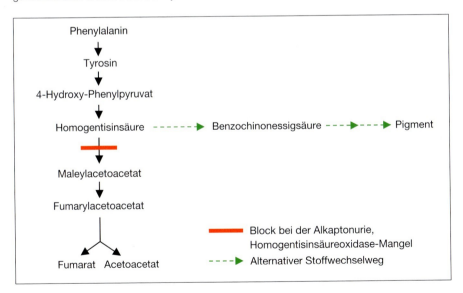

Manifestationsalter

Ein typisches Manifestationsalter der Alkaptonurie ist nicht anzugeben. Die Dunkelfärbung des Urins aufgrund vermehrter Ausscheidung und Polymerisierung von Homogentisinsäure kann gelegentlich bereits im Neugeborenenalter festgestellt werden, bei anderen

Patienten tritt dieses Phänomen nie auf. Dunkle Flecken in der Bindehaut sowie Verfärbungen von Knorpel (sichtbar am Ohr oder bei Operationen) treten erst im Erwachsenenalter auf. Röntgenologisch sichtbare Knorpelveränderung und/oder Arthritiden sowie Verkalkungen werden in der Regel erst jenseits des 30. Lebensjahres beobachtet [1].

Klinische Symptome

Homogentisinsäure lagert sich in Gegenwart von Sauerstoff bevorzugt bei alkalischem pH zu melaninartigem, dunkelbraun-schwarz gefärbtem Pigment zusammen. Die Dunkelfärbung des Urins durch dieses Pigment ist bei Patienten mit Alkaptonurie vor allem in Zuständen mit alkalischem Urin zu beobachten: entweder bei der Alkalisierung des an Luft stehen gelassenen Urins durch Bakterienwachstum oder bei Harnwegsinfekten sowie nach kohlenhydratreicher Kost. Aber auch bei Vitamin-C-Mangelzuständen kommt es beschleunigt zur Polymerisierung und zur Ausscheidung von dunklem Urin. Gelegentlich findet man dunkel verfärbtes Cerumen [2] und Pigmentierungen der Handteller, der Fußsohlen und der Achselhöhlen [3]. Wegen des eher alkalischen Milieus in Knorpel und Bindegewebe kommt es auch dort zur Bildung der Pigmente und deren Ablagerung in den Geweben (Ochronose). So kann man dunkle Pigmentflecken an der Bindehaut und im Ohrknorpel sehen. Bei Operationen oder Sektionen findet man die Ablagerungen auch in den Blutgefäßwänden und im Endocard sowie in Schleimhäuten [4] und der Dura mater [5]. Klinisch äußert sich dies im höheren Erwachsenenalter in Form von Arthritiden [6] und von Herzklappeninsuffizienzen [7]. Besonders schmerzhafte Beschwerden treten durch strukturell veränderte verkalkte Zwischenwirbelknorpel mit typischen radiologischen Zeichen auf. Selten kommt es auch zu Nierensteinen und zur Ausbildung einer Niereninsuffizienz (Tubulopathie) [8,9]. Als Kasuistiken ist von spontanen Abrissen der Patella- oder Achillessehne bei Alkaptonuriepatienten berichtet worden [10].

Biochemische Grundlagen

Die Homogentisinsäureoxidase ist ein cytoplasmatisches Enzym, bestehend aus sechs Proteinkomplexen. Exprimiert wird das Enzym nur in der Leber und den Nieren. Ein Coenzym wird nicht benötigt. Normalerweise ist die Homogentisinsäureoxidase so aktiv, dass sie nicht das Schlüsselenzym im Katabolismus von Phenylalanin oder Tyrosin ist. Gesunde scheiden mit dem Urin nur Spuren von Homogentisinsäure aus. Homogentisinsäure ist nicht toxisch und gut wasserlöslich (besonders im sauren Milieu).

Biochemische Befunde

Aufgrund der defekten Homogentisinsäureoxidase kommt es zum Metabolitenstau vor dem Block, d. h. zur Vermehrung von Homogentisat in allen Körperflüssigkeiten, beson-

ders aber im Urin. Zusätzlich ist eine Vermehrung von Benzochinonessigsäure zu messen. Diese Substanz entsteht als erster Schritt in der Polymerbildung mittels der Homogentinsinatpolyphenoloxidase (Polyphenyloxidase). Benzochinonessigsäure hemmt Enzyme des Knorpelstoffwechsel [1].
Die Konzentrationen von Phenylalanin und Tyrosin sind unverändert. Bevorzugt im alkalischen Milieu (ph <7,5) kommt es in Gegenwart von Sauerstoff zur Polymerbildung, wobei das sich bereits im Körper gebildete Pigment im Gewebe ausfällt und Kristalle bildet. Dies führt zunächst zu strukturellen, dann aber auch zu funktionellen Veränderungen.

Alter	Normal		Alkaptonurie	
in Jahren	mg/mmol Crea.	mg/l	mg/mmol Crea.	mg/l
0–1	2,41 ± 1,56*	5,33 ± 4,69*	353	2.466
2–3	2,82 ± 2,23*	9,29 ± 6,43*	786–843	2.634–3.460
4–6	2,79 ± 2,06*	11,53 ± 6,24*	333–455	3.335–3.502
7–10	1,29 ± 0,56*	11,25 ± 7,37*		
11–18	1,23 ± 0,79*	12,26 ± 4,98*		

*) ± 1 SD

Tab. 1: Konzentrationen von Homogentisinsäure bei einem Alkaptonuriepatienten und bei Gesunden (Colorimetrie bzw. GC) [11]

Genetische Befunde

Die Alkaptonurie wird autosomal rezessiv vererbt, der Genlocus befindet sich auf dem Chromosom 3 (3q21–q23). Die Häufigkeit der Erkrankung wird in der Welt sehr unterschiedlich angegeben. Statistiken, die nur nach dem Auftreten klinischer Symptome geführt werden, weisen niedrige Frequenzen auf (1:100.000-250.000 [12]). Pilotstudien mit Urinmassenscreening geben Zahlen zwischen 1:31.000 in Berlin [13] bis 1:19.000 in der Slowakei [14] an.

Folgende Mutationen des Homogentisinsäureoxidasegens wurden beispielsweise gefunden [15-18]:

G161R; G270R; P230S; V300G; Inv 4+31A-G; Inv11+18A-G; W60G; X62C; A122D; P230T; D291E; Inv1-1G-A; R58fs, R330S, H371R; M368V; L25P; P370fs;G125fs; R58fs;, R225H; E42A; W97G; D153G; S189I; I126T, R225H; F227S.

Trotz der vielen Mutationen gibt es lokale Häufigkeiten. So ist in Mitteleuropa die Mutation G131R oft nachzuweisen, in der Slowakei G270R und in der Türkei R225 H [19,20].

Therapie

Für die Behandlung der Alkaptonurie bestehen verschiedene Möglichkeiten:

Medikamentöse Therapie
a) Verhinderung der Bildung des Pigments
b) Verhinderung der Synthese von Homogentisinsäure

Diätetische Behandlung
a) Reduzierung der Bildung von Homogentisinsäure
b) Behandlung der Erhöhung von Tyrosin und Phenylalanin bei Therapie mit NTBC

Operative Therapie bei Ochonose
Operative Beseitigung von Geweben und Organen, die durch die Pigmentablagerungen funktionell insuffizient wurden (Herzklappenersatz) oder unerträgliche Schmerzen verursachten (Gelenkersatz).

Medikamentöse Behandlung

a) Verhinderung der Pigmentbildung

Vitamin C ist als mildes Reduktionsmittel in der Lage, die Bildung von Benzochinonessigsäure, dem ersten Schritt zur Pigmentbildung, zu reduzieren. Bei Untersuchungen konnte festgestellt werden, dass nach Gabe von Ascorbinsäure die Ausscheidung von Homogentisinsäure gar nicht oder nur geringgradig abnimmt, wohl aber in ausgeprägter Weise die von Benzochinonacetat [21,22]. Einzelne klinische Besserungen nach Vitamin-C-Substitution sind beschrieben [23]. Leider gibt es bisher keine Langzeitstudie für die Erfolge der Behandlung der Alkaptonurie mit Ascorbinsäure. Im Allgemeinen wird eine Dosierung von:

Ascorbinsäure 1 (–2) g / Tag

angegeben. Höhere Dosen bis zu 10 g/Tag bringen keinen wesentlich besseren Erfolg und könnten zu Nebenwirkungen führen [1,22].

b) Verhinderung der Synthese von Homogentisinsäure

Aus der Behandlung der Tyrosinose Type I ist bekannt, dass durch die Blockierung der 4-Hydroxyphenylpyruvatdioxigenase mit 2-(2-Nitro-4-Trifluoromethylbenzoyl)-1,3-Cyclohexanedion (NTBC) der Abbau von 4-Hydroxyphenylpyruvat und damit die Bildung der toxisch wirkenden Metabolite, z.B. Succinylaceton, aber auch von Homogentisinsäure vermieden werden kann [24,25].

ALKAP

Da durch NTBC ein Enzymblock wie bei der Hypertyrosinämie Typ II entsteht, muss bei einer Plasmatyrosinerhöhung von >900 µmol/l (16 mg/dl) unbedingt zusätzlich eine tyrosin- und phenylalaninreduzierte Diät und eventuell entsprechende Aminosäurengemische verordnet werden. Da jedoch bei der Behandlung der Alkaptonurie etwas niedrigere Dosen an NTBC empfohlen werden als bei der Tyrosinose Typ I, ist in der Regel eine Eiweißrestriktion ohne zusätzliche Aminosäurenmischung ausreichend.

Dosierung von NTBC in der Langzeittherapie:

0,5–0,7 mg/kg KG Tag, 1 x täglich p. o. (Halbwertszeit ca. 30 h)

Nebenwirkungen sind nach mehrjähriger Therapie bei Patienten mit Tyrosinose Type I bisher nur in wenigen Einzelfällen (in Form von Keratokonjunktivitiden bei unzureichend eingehaltener Diät) beschrieben worden. Als Komplikation werden Thrombocytopenien angegeben (in ca. 4% der Fälle), die bei Hypertyrosinämie Typ I aber auch ohne NTBC-Gabe zu beobachten sind.
Der Erfolg von NTBC bei der Behandlung der Alkaptonurie ist auch in Tierversuchen nachgewiesen worden [26].

Das Prinzip der Wirkung von NTBC ist im nachfolgenden Stoffwechselschema verdeutlicht.

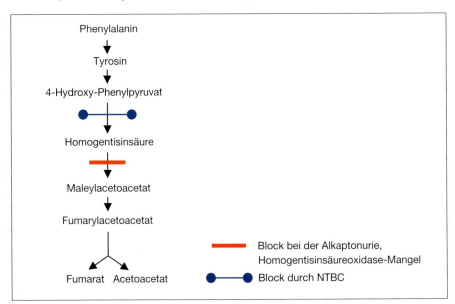

Leider gibt es bisher keine Langzeitstudien in der Behandlung der Alkaptonurie mit NTBC. Derzeit besteht die Schwierigkeit, dass das Medikament nur zur Behandlung der Hypertyrosinämie Typ I zugelassen ist.

Diätetische Behandlung

Behandlungsprinzip

Die diätetische Behandlung zur Verringerung der Synthese von Homogentisinsäure erfolgt entweder mit einer eiweißreduzierten Diät allein oder zusammen mit einer medikamentösen Gabe von NTBC. Mit der eiweißreduzierten Diät allein wird die Zufuhr von Phenylalanin und Tyrosin als Präkursoren der Homogentisinsäure reduziert [22,23,27,28], womit sich die Syntheserate von Homogentisinsäure (und damit die Konzentration im Blut und Urin) deutlich senken läßt [1,27]. Der Effekt ist bei Kindern deutlicher als bei Erwachsenen. Leider gibt es aber keine Langzeitbeobachtungen über den Erfolg der eiweißarmen Diät. Einerseits wurde der Effekt als zu gering angesehen [22] oder scheiterte an der mangelnden Compliance, da die Symptome erst im Erwachsenenalter auftreten [27].

Die effektivste Behandlung ist diejenige mit NTBC, bei der als Nebenwirkung die Konzentrationen von Phenylalanin und Tyrosin ansteigen (wie bei Hypertyrosinämie Typ I bekannt). Ist aufgrund der erhöhten Tyrosinwerte (>900 umol/l bzw. 16 mg/dl) mit Kristallbildung in der Haut oder den Konjunktiven zu rechnen, muss eine Eiweißrestriktion erfolgen, mit der die Zufuhr an Tyrosin und Phenylalanin bis auf die Menge reduziert wird, die normale Tyrosinkonzentrationen ermöglicht. Die tyrosin- und phenylalaninarme Ernährung ist mit einem Verzicht auf eiweißreiche Lebensmittel wie z.B. Fleisch, Fisch, Milch, Eier, Getreideerzeugnisse – außer berechneten Mengen an Muttermilch und Säuglingsmilch im Säuglingsalter – verbunden sowie mit einer begrenzten Aufnahme von genau berechneten Mengen an eiweißarmen Lebensmitteln wie z.B. Obst, Gemüse und Kartoffeln. Ist die Aufnahme von natürlichem Nahrungseiweiß so sehr eingeschränkt, dass sie kein normales Wachstum zulässt, ist zur Deckung des Bedarfs an Stickstoff und essentiellen Aminosäuren die Einnahme eines tyrosin- und phenylalaninfreien Aminosäurengemisches erforderlich. Das Aminosäurengemisch ist mit Vitaminen, Mineralstoffen und Spurenelementen angereichert, da die tyrosin-und phenylalaninarme Ernährung kein tierisches Eiweiß und nur begrenzte Mengen an pflanzlichem Eiweiß zulässt, das reich an diesen Nährstoffen ist. Darüber hinaus ist eine ausreichende Energiezufuhr von entscheidender Bedeutung, um normale Wachstumsraten zu erzielen und Eiweißabbau zu verhindern. Bei sehr eingeschränkter Eiweißaufnahme wird dies im Wesentlichen mit industriell hergestellten eiweißarmen Speziallebensmitteln (eiweißarme Mehle, Nudeln, Gebäck, Brot, Milchgetränk) erzielt, die eiweißreiche Lebensmittel ersetzen, sowie mit Fett (Streichfette und Öle) und Kohlenhydraten (z.B. Rohrzucker, zuckerhaltige Getränke, eiweißfreie Fett-Kohlenhydrat-Gemische).

Ziele der Ernährungsbehandlung

Mit der diätetischen Behandlung sollen folgende Ziele erreicht werden:
- Normale Konzentrationen von Tyrosin und Phenylalanin* im Serum/Plasma bei der Gabe von NTBC (siehe Tabelle 2)

ALKAP

- Verringerung der Synthese von Homogentisinsäure
- Verringerung der Ausscheidung von Homogentisinsäure (siehe Tabelle 1)

*Häufig besteht als Folge der Reduktion der Tyrosinzufuhr das Problem zu niedriger Phenylalaninkonzentrationen. Die Zulage von L-Phenylalanin bis zum Erreichen eines im Normbereich liegenden Nüchternwertes ist in diesen Fällen erforderlich. Eine damit verbundene höhere Konzentration von Tyrosin ist zu akzeptieren, da offensichtlich Tyrosinwerte bis über 1000 μmol auch über längere Zeit komplikationslos toleriert werden.

Aminosäuren	0–3 Monate	3 Monate–14 Jahre	
		nicht nüchtern	nüchtern
Tyrosin	<196	67 (25–99)	54 (32–76)
Phenylalanin	<182	77 (21–133)	48 (34–62)

Tab. 2: Normale Tyrosin- und Phenylalaninkonzentrationen im Serum (3 Monate bis 14 Jahre) in μmol/l

Diätvorschrift

Phenylalanin und Tyrosin

1. Die tolerierte Menge an Tyrosin ist sehr unterschiedlich und muss bei jedem Patienten individuell ermittelt werden. Sie hängt von der Restaktivität der Homogentisinsäureoxidase, dem Alter, der Wachstumsrate, der Energie- und Eiweißzufuhr und dem Gesundheitszustand ab. Der Bedarf orientiert sich an dem bei Hypertyrosinämie Typ I (Tabelle 3), wobei der Bedarf höher liegt, da bei Alkaptonurie niedrigere Dosen an NTBC als bei Hypertyrosinämie Typ I empfohlen werden.
2. Bei der Erstversorgung kann eine Ernährung ohne Phenylalanin und Tyrosin zur Senkung des Tyrosinplasmawertes erforderlich sein (z.B. mit pt-am Analog oder TYR1-Mix).

Alter Monate	Tyrosin mg/kg KG Tag
0 <6	80–60
6 <12	60–40
Jahre	mg/kg KG Tag
1 <4	60–30
4 <7	50–25
7 <11	40–20
11 <15	30–15
15 <19	30–10

Tab. 3: Durchschnittlicher Tyrosinbedarf [29]

3. Die Zufuhr muss häufig (siehe Kontrolluntersuchungen) an die Veränderungen der Phenylalanin- und Tyrosinwerte und der Konzentrationen von Homogentisinsäure im Plasma und Urin angepasst werden.
4. Bei Absinken des Phe-Spiegels unter den Normbereich muss L-Phenylalanin substituiert werden.

Eiweiß

Bei eiweißarmer Ernährung ohne Aminosäurenmischung richtet sich der Eiweißbedarf nach den Erfahrungswerten für die Eiweißzufuhr bei eiweißarmer Kost (Tabelle 4) [30]. Liegt die tolerierte Eiweißmenge deutlich unterhalb der empfohlenen altersgerechten Zufuhr und berücksichtigt man die Eiweißqualität des Nahrungseiweißes, ist die zusätzliche Gabe eines tyrosin- und phenylalaninfreien Aminosäurengemisches erforderlich. Wird die Gesamteiweißzufuhr mit einem kleinen prozentualen Anteil an vorwiegend pflanzlichem Nahrungseiweiß und einem tyrosin- und phenylalaninfreien Aminosäurengemisch gedeckt, wird der Eiweißbedarf erfahrungsgemäß höher angesetzt. Mit diesem Zuschlag soll die geringere Eiweißqualität und Verdaulichkeit der Nahrungseiweiße und die sehr schnelle Resorption und Verstoffwechslung von Aminosäuren [32-34] ausgeglichen sowie eine ausreichende Versorgung auch mit Mikronährstoffen gewährleistet werden. Aus diesem Grund richtet sich die Eiweißzufuhr bei Gabe einer Aminosäurenmischung erfahrungsgemäß nach den DGE-Empfehlungen 1985 [35], die über denen von 2000 [31] liegen (siehe Tabelle 5). Auf jeden Fall sollte die Eiweißzufuhr niemals unterhalb der entsprechenden Empfehlung liegen.

Alter	Natürliches Eiweiß (g/kg KG Tag)
0-2 Monate	Keine Reduktion
3-12 Monate	1,5–2,0
Kleinkinder	1,4–1,6
Schulkinder	1,3–1,6
Jugendliche	0,8–1,1

Tab. 4: Erfahrungswerte für die Eiweißzufuhr bei eiweißarmer Kost [30]

Fett

Die Fettzufuhr soll in Abhängigkeit vom Alter bei 40-30% der Gesamtkalorien liegen. Im 1. Lebensjahr beträgt sie 4-5 g/kg KG (35-50% der Gesamtkalorien). Eine altersabhängige Zufuhr von 2,5-4,0% der Gesamtkalorien als Linolsäure (n-6) sowie 0,5% als α-Linolensäure (n-3) wird empfohlen (31). Dabei sollte ein Verhältnis n-6 zu n-3 von weniger als 5:1 angestrebt werden, das als präventiv wirksam angesehen wird und mit der Aufnahme von Soja-, Walnuss- und Rapsöl am besten zu erzielen ist. Auf eine ausreichende Aufnahme von Fett in Form von Streichfetten und Ölen ist zu achten, da fettreiche Lebensmittel mit sog. „versteckten" Fetten, wie man sie in Fleisch, Wurst, Käse, Milch, Schokolade findet, im eiweißarmen Ernährungsplan nicht erlaubt sind und als Fettlieferanten nicht zur Verfügung stehen. Besonders in Phasen schnellen Wachstums – während der ersten Lebensjahre und während eines Pubertäts-Wachstumsschubes – wird ein zusätzlicher Energiebedarf durch einen erhöhten Fettanteil in der Nahrung leichter befriedigt.

Alter	Eiweiß (natürliches Eiweiß + Aminosäurengemisch)
Monate	g/kg KG Tag
0–2	2,3
3–5	2,1
6–1	2,0
Jahre	g/Tag
1–3	22
4–6	32
7–9	40
10–12	45
13–14	55–60
15–18	50–60

Tab. 5: Empfohlene Eiweißzufuhr (DGE 1985) bei Gabe von Aminosäurenmischung bei Alkaptonurie [35]

Energie

Die Energiezufuhr soll ausreichend sein und richtet sich nach den Empfehlungen der DGE 2000 [31] (siehe Tabelle 6). Sie soll eine normale Gewichtszunahme bei Säuglingen und Kindern ermöglichen und zur Gewichtserhaltung bei älteren Patienten beitragen.

Alter	kcal/Tag		kcal/kg KG Tag	
	M	W	M	W
0 – < 4 Monate	500	450	94	91
4 – <12 Monate	700	700	90	91
1 – < 4 Jahre	1.100	1.000	91	88
4 – < 7 Jahre	1.500	1.400	82	78
7 – <10 Jahre	1.900	1.700	75	68
10 – <13 Jahre	2.300	2.000	64	55
13 – <15 Jahre	2.700	2.200	56	47
15 – <19 Jahre	3.100	2.500	46	43
19 – <25 Jahre	3.000	2.400	41	40

Tab. 6: Richtwerte für die Energiezufuhr *bei mittlerer körperlicher Aktivität (DGE 2000) [31]

Flüssigkeit

Die empfohlene Flüssigkeitsmenge richtet sich nach den Empfehlungen der DGE 2000 [31] (siehe Tabelle 7). Unter normalen Bedingungen ist eine minimale Flüssigkeitszufuhr von 1 ml/kcal zu verabreichen.

Alter	ml/kg KG Tag
0 – < 4 Monate	130
4 – <12 Monate	110
1 – < 4 Jahre	95
4 – < 7 Jahre	75
7 – <10 Jahre	60
10 – <13 Jahre	50
13 – <15 Jahre	40
15 – <19 Jahre	40
19 – <25 Jahre	35

Tab. 7: Richtwerte für die Flüssigkeitszufuhr (DGE 2000) [31]

Vitamine, Mineralstoffe und Spurenelemente

1. Die Vitamin-, Mineralstoff- und Spurenelementversorgung richtet sich nach den Empfehlungen der DGE 2000 [31]. Bei eiweißarmer Ernährung mit eingeschränkter Lebensmittelauswahl ohne Aminosäurenmischung kann die Zugabe eines Vitamin-, Mineralstoff- und Spurenelementpräparats (z.B. Seravit, SHS, Heilbronn) notwendig werden. Bei Gabe eines tyrosin- und phenylalaninfreien Aminosäurengemisches, das mit Vitaminen, Mineralstoffen und Spurenelementen angereichert ist, wird der Bedarf normalerweise ausreichend gedeckt.
2. Eine Berechnung der Mikronährstoffzufuhr durch die Diät in größeren Abständen wird empfohlen.

Zubereitung nach Diätvorschrift

Tyrosin und Phenylalanin

1. Es wird die Menge an Muttermilch oder Säuglingsmilchnahrung berechnet, die zur Deckung des Tyrosinbedarfs benötigt wird. Wegen des niedrigeren Tyrosingehalts ist Muttermilch gegenüber Säuglingsmilchnahrung für die Ernährung des Säuglings zu bevorzugen (siehe Tabelle 8). In vielen Fällen kann sie ausschließlich verwendet werden ohne ein Aminosäurengemisch. Der Eiweißgehalt in Muttermilch beträgt durch-

schnittlich 1,1 g/100 ml; der Eiweißgehalt in Säuglingsmilchnahrungen ist der Nährwerttabelle zur Behandlung von angeborenen Aminosäurenstoffwechselstörungen [36] oder den Herstellerangaben zu entnehmen. Es wird der Phenylalaningehalt in dieser Menge berechnet.

2. Bei strikter Eiweißrestriktion wird die normale Muttermilchmenge nach Bedarf reduziert (sog. Teilstillen), indem entweder bei jeder Mahlzeit eine kleine Menge tyrosin- und phenylalaninfreie Nahrung gefüttert und anschließend gestillt wird oder der Säugling bei jeder zweiten Mahlzeit gestillt wird und dazwischen eine tyrosin- und phenylalaninfreie Flaschennahrung bekommt. Der Säugling wird gelegentlich vor und nach dem Anlegen gewogen, um die getrunkene Menge festzustellen.
3. Bei Fütterung von Säuglingsmilchnahrung oder abgepumpter Muttermilch wird diese mit dem Messbecher abgemessen bzw. abgewogen. Die Tagesmenge wird auf die Anzahl der Mahlzeiten verteilt und die Teilmenge wird entweder zuerst gefüttert und anschließend die phenylalanin- und tyrosinfreie Flaschennahrung oder sie wird mit der tyrosin- und phenylalaninfreien Flaschennahrung gemischt verabreicht.
4. Vom 5. Monat (spätestens vom 7. Monat) an wird die Milchnahrung teilweise durch feste Kost ersetzt. Sie wird aus der Nährwerttabelle zur Behandlung von angeborenen Aminosäurenstoffwechselstörungen [36] ausgewählt, die den Eiweiß-, Phenylalanin- und Tyrosingehalt in Lebensmitteln angibt, und die erlaubte Menge wird berechnet und abgewogen bzw. geschätzt. Neben der begrenzten Auswahl an berechneten Mengen an Gemüse, Obst, Kartoffeln und evtl. Sahne setzt sich die Diät aus eiweißarmen Speziallebensmitteln sowie Fett und Kohlenhydraten zusammen. Im Durchschnitt enthält Nahrungsmittelprotein zwischen 3-6% Tyrosin bzw. 30-60 mg Tyrosin / g Nahrungseiweiß. Bei eiweißarmer Ernährung sollten wenn möglich 30-50% der Eiweißzufuhr mit höherwertigem Eiweiß z.B. als Milch oder Milchprodukt verabreicht werden. Bei Verwendung von normalen Getreideprodukten (z.B. Brot) sind tierische Eiweißträger nicht möglich [30].

Lebensmittelgruppe	Phenylalanin (%)	Tyrosin (%)
Obst	2,7	2,5
Gemüse	3,5	2,5
Kartoffelprodukte	4,9	5,9
Milchprodukte	5,1	5,0
Brot	5,8	2,9
Getreide	5,5	3,5
Fleisch, Wurst	4,6	4,1

Tab. 8: Durchschnittlicher Phenylalanin- und Tyrosingehalt in Lebensmitteln (in% vom Eiweißgehalt) [36]

Der Tyrosingehalt in Muttermilch beträgt durchschnittlich 56 mg/100 ml; der Tyrosingehalt in Säuglingsmilchnahrungen ist der Nährwerttabelle zur Behandlung von angeborenen Aminosäurenstoffwechselstörungen [36] oder den Herstellerangaben zu entnehmen.

ALKAP

Eiweiß

1. Es wird die Eiweißmenge aus der Muttermilch oder Säuglingsnahrung und/oder festen Kost berechnet.
2. Die Eiweißmenge wird vom errechneten Eiweißbedarf abgezogen.
3. Der restliche Eiweißbedarf wird mit dem tyrosin- und phenylalaninfreien Aminosäurengemisch gedeckt, dessen Eiweißgehalt sich durch Division des Aminosäurengehaltes mit dem Faktor 1,2 ergibt, d. h.1,2 g Aminosäuren entsprechen 1 g Eiweiß [37].
4. Die Aminosäurenmischung wird abgewogen und in der entsprechenden Menge mit Muttermilch oder Säuglingsmilchnahrung verabreicht. Beim Stillen wird sie im Wechsel mit der Brustmahlzeit oder in kleinen Mengen vor jeder Brustmahlzeit gefüttert. Später sollte sie in Gemüse- bzw. Obstsäfte, Tee, Limonade etc. eingerührt oder gemixt (Schüttelbecher) und gemeinsam mit dem natürlichen Nahrungseiweiß in mindestens drei Einzelportionen über den Tag verteilt eingenommen werden. Moderne Aminosäurenmischungen sind bereits portioniert, leichter löslich und mit Energiekomponenten versetzt, die eine verbesserte Verwertbarkeit und Verträglichkeit erwarten lassen und eine häufigere Einnahme ermöglichen, auch unabhängig von den Mahlzeiten.

pt-am Analog	für Säuglinge zur Zubereitung der Flaschennahrung (SHS, Heilbronn)
PT-AM 1	zur Anreicherung der Breikost vom 6. Lebensmonat bis 3 Jahre (SHS, Heilbronn)
PT-AM 2, pt-am Anamix	für Klein- und Schulkinder ab 4 Jahre (SHS, Heilbronn)
PT-AM 3, pt-am Anamix	für Jugendliche und Erwachsene ab 12 Jahre (SHS, Heilbronn)
MPT-AM 1,2,3	für die entsprechenden Altersstufen (SHS, Heilbronn)
tyr 1-Mix tyr 1	für Säuglinge 0-1 Jahr (Milupa, Friedrichsdorf)
tyr 2	für Klein- und Schulkinder (Milupa, Friedrichsdorf)
tyr 2-prima	für Klein- und Schulkinder ab 1 Jahr (Milupa, Friedrichsdorf)
tyr 2-secunda	für Schulkinder und Jugendliche ab 9 Jahre (Milupa, Friedrichsdorf)
tyr 3-advanta	für Jugendliche und Erwachsene ab 15 Jahre (Milupa, Friedrichsdorf)

Tab. 9: Tyrosin- und phenylalaninfreie Aminosäurengemische, angereichert mit Vitaminen, Mineralstoffen und Spurenelementen

Energie

1. Es wird der Energiegehalt aus Muttermilch oder Säuglingsmilchnahrung und/oder fester Kost und dem tyrosin- und phenylalaninfreien Aminosäurengemisch berechnet.

2. Der berechnete Energiegehalt wird vom täglichen Energiebedarf abgezogen.
3. Ein restlicher Bedarf wird zunächst mit Fetten (Streich- und Kochfett) und Ölen – bis zu 30–45% der Gesamtenergie – gedeckt, wobei nicht ausschließlich pflanzliche Fette, sondern auch tierische Fette wie Butter, Schmalz und Sahne verwendet werden sollten, um ein ausgewogenes Verhältnis zwischen gesättigten und ungesättigten Fettsäuren zu erzielen. Anschließend wird mit Maltodextrin (SHS, Heilbronn), Rohr- oder Traubenzucker, Duocal (SHS, Heilbronn) oder eiweißfreien Lebensmitteln und gesüßten Getränken ein weiteres Defizit ausgeglichen.

Flüssigkeit (Trinkmenge)

Für die Flaschenzubereitung

- Trinkwasser abkochen, auf 60°C abkühlen lassen und 2/3 der erforderlichen Menge in ein steriles Fläschchen füllen
- Die verordnete Menge Aminosäurengemisch und Milchnahrung abwiegen und hinzufügen
- Fläschchen verschließen und gut schütteln
- Mit abgekochtem Wasser auf die entsprechende Trinkmenge auffüllen
- Jedes Fläschchen frisch zubereiten

Bei Zubereitung der gesamten Tagestrinkmenge wird diese in die gewünschte Anzahl von Fläschchen verteilt und gut verschlossen im Kühlschrank aufbewahrt. Das Fläschchen wird vor dem Füttern auf Trinktemperatur erwärmt und sofort verwendet.

Für die Getränkezubereitung

Das Aminosäurengemisch wird portionsweise mit einer ausreichenden Menge Flüssigkeit eingenommen (10–15 g in 150 ml Flüssigkeit), um eine hinreichend niedrige Osmolalität zu erreichen, die im Säuglingsalter unter 450 mOsm/kg und danach zwischen 450 und 700 (nicht >1000) mOsm/kg liegen sollte. Denn Diarrhoe, gastrointestinale Beschwerden, Übelkeit und Erbrechen können als Folge hyperosmolarer Nahrung auftreten.

Vitamine, Mineralstoffe und Spurenelemente

1. Es wird die Vitamin-, Mineralstoff- und Spurenelementzufuhr aus der Milchnahrung, der festen Kost und dem tyrosin- und phenylalaninfreien Aminosäurengemisch berechnet.
2. Die berechnete Menge wird vom empfohlenen Bedarf abgezogen.
3. Ein Restbedarf wird mit Seravit (SHS, Heilbronn) gedeckt und der Flaschennahrung und/oder dem Getränk in kleinen Portionen zugefügt.

Kontrolluntersuchungen bei Langzeitbehandlung

Allgemeine Kontrolluntersuchungen (bei Therapie mit NTBC und Diät)

Im Säuglings- und Kleinkindesalter sollten monatlich und im späteren Alter mindestens alle drei Monate kontrolliert werden:
- Körpergewicht, Länge, Kopfumfang
- Blutbild (mit Thrombocyten)

Mindestens einmal im Jahr sollten im Blut kontrolliert werden:
- Konzentrationen der Spurenelemente (Kupfer, Zink, Selen).

Spezielle Kontrolluntersuchungen

Folgende Untersuchungen sollten im Säuglingsalter und Kleinkindesalter viertel- bis halbjährlich, und im späteren Alter mindestens 1 x im Jahr durchgeführt werden:
- Quantitative Bestimmung der Serum-/Plasmaaminosäuren, besonders von Tyrosin, Phenylalanin, Methionin, Isoleucin, Leucin und Valin. Organische Säuren (z.B. Homogentisinsäure im Urin)
Die Phenylalaninkonzentration sollte unabhängig von der von Tyrosin im Normbereich liegen!

Die NTBC-Konzentrationen im Blut sollte alle 6 bis 12 Monate kontrolliert werden!

Zweimal im Jahr sollten sonographische und/oder röntgenologische Kontrollen z.B. der Wirbelsäule durchgeführt sowie jährlich der Mineralsalzgehalt der Knochen (Knochendichte) bestimmt werden.

Bei ausschließlicher Vitamin-C-Gabe sind Körpergewicht, Länge, Kopfumfang in der oben genannten Frequenz sowie die Ausscheidung der Homogentisinsäure und Benzochinonessigsäure mit dem Urin 1-2 x im Jahr zu messen, möglichst zusammen mit den sonographischen und/oder radiologischen Kontrollen.

Pränatale Diagnostik

Über eine pränatale Diagnostik einer Alkaptonurie ist bisher nicht berichtet worden. Theoretisch müsste eine Enzymbestimmung aus Chorionzottenmaterial und eine DNA-Analyse möglich sein.

Differentialdiagnostik

Bei Ausscheidung von dunklem Urin kommen differentialdiagnostisch besonders die verschiedenen Porphyrien infrage:

- Akute intermittierende Porphyrie (OMIM 176000)
- Erythropoetische Porphyrie (OMIM 263700)
- δ-Aminolaevulinsäuredehydratase-Defekt (OMIM 125270)
- Porphyria cutanea tarda, Typ I (OMIM 176090)
- Coproporphyrie (OMIM 121300)

- Rote-Beete-Farbstoff-Exkretoren (Beeturia) (OMIM 109600)
- Blut im Urin

Bei Kristallablagerungen in den Gelenken sind auszuschließen:
- Gicht (OMIM 138900)
- Pseudogicht Chondrocalcinose Typ I (OMIM 600668)
  Chondrocalcinose Typ II (OMIM118600)
- Chondrocalcinosen, nicht erblich bedingte, z.B. bei hormonellen Störungen

Sonderformen und Anmerkungen

Intermittierende Alkaptonurie sind beschrieben worden, scheinen aber mit dem angeborenen Defekt der Homogentisinsäureoxidase nichts zu tun zu haben [1].

Seit Juni 2000 wird im National Human Genome Research Institute (NHGRI) in Bethesda, Maryland (USA) eine Pilotstudie zur NTBC-Therapie bei Alkaptonuriepatienten durchgeführt.

LITERATUR

1. La Du BN Jr. Alkaptonuria. In: Scriver CR, Beaudet AL, Valle D, Sly WS, Vogelstein B, Childs B, Kinzler KW. (Online Eds.): The Metabolic and Molecular Bases of Inherited Disease. McGraw-Hill, New York, Part 9: *Organic Acids* 2001–2004; Chapter 92

2. Srsen S. Dark pigmentation of ear cerumen in alkaptonuria. *Lancet* 1978; 2(8089):577

3. Vijaikumar M, Thappa DM, Srikanth S, Sethuraman G, Nadarajan S. Alkaptonuric ochronosis presenting as palmoplantar pigmentation. *Clin Exp Dermatol* 2000; 25:305-307

4. Gatcliffe TA, Soto-Wright V, Kasznica J. Vaginal hyperpigmentation due to ochronosis. *Obstet Gynecol* 2003; 101:1066-1068

5. Liu W, Prayson RA. Dura mater involvement in ochronosis (alkaptonuria). *Arch Pathol Lab Med* 2001; 125:961-963

6. Mannoni A, Selvi E, Lorenzini S, Giorgi M, Airo P, Cammelli D, Andreotti L, Marcolongo R, Porfirio B. Alkaptonuria, ochronosis, and ochronotic arthropathy. *Semin Arthritis Rheum* 2004; 33:239-348

7. Kenny D, Ptacin MJ, Bamrah VS, Almagro U. Cardiovascular ochronosis: a case report and review of the medical literature. *Cardiology* 1990; 77:477-483

8. Krizek V. Urolithiasis and prostatolithiasis in alcaptonuria with ochronosis. *Int Urol Nephrol.* 1971; 3(3):245-250

9. Venkataseshan VS, Chandra B, Graziano V, Steinlauf P, Marquet E, Irmiere V, Needle MA. Alkaptonuria and renal failure: a case report and review of the literature. *Mod Pathol* 1992; 5:464-471

10. Manoj Kumar RV, Rajasekaran S. Spontaneous tendon ruptures in alkaptonuria. *J Bone Joint Surg Br.* 2003; 85:883-886

11. Olah AV, Llyes I, Szoke A, Csizy I, Toth J, Varga J. Urinary homogentisic acid in alkaptonuric and healthy children. *Clin Chem Lab Med* 2003; 41:356-359

12. Zatkova A, de Bernabe DB, Polakova H, Zvarik M, Ferakova E, Bosak V, Ferak V, Kadasi L, de Cordoba SR. High frequency of alkaptonuria in Slovakia: evidence for the appearance of multiple mutations in HGO involving different mutational hot spots. *Am J Hum Genet* 2000; 67:1333-1339

13. Hennermann J, Mönch E. Häufigkeit der Alkaptonurie in Berlin. Ergebnis der Untersuchung von 250.000 Urinen von Neugeborenen. Unveröffentlicht. 2003

14. Zatkova A, Chmelikova A, Polakova H, Ferakova E, Kadasi L. Rapid detection methods for five HGO gene mutations causing alkaptonuria. *Clin Genet* 2003; 63:145-149

15. Beltran-Valero de Bernabe D, Jimenez FJ, Aquaron R, Rodriguez de Cordoba S. Analysis of alkaptonuria (AKU) mutations and polymorphisms reveals that the CCC sequence motif is a mutational hot spot in the homogentisate 1,2 dioxygenase gene (HGO). *Am J Hum Genet* 1999; 64:1316-1322

16. Beltran-Valero de Bernabe D, Peterson P, Luopajarvi K, Matintalo P, Alho A, Konttinen Y, Krohn K, Rodriguez de Cordoba S, Ranki A. Mutational analysis of the HGO gene in Finnish alkaptonuria patients. *J Med Genet* 1999; 36:922-923

17. Muller CR, Fregin A, Srsen S, Srsnova K, Halliger-Keller B, Felbor U, Seemanova E, Kress W. Allelic heterogeneity of alkaptonuria in Central Europe. *Eur J Hum Genet* 1999; 7:645-651

18. Felbor U, Mutsch Y, Grehn F, Muller CR, Kress W. Ocular ochronosis in alkaptonuria patients carrying mutations in the homogentisate 1,2-dioxygenase gene. *Br J Ophthalmol* 1999; 83:680-683

19. Srsen S, Muller CR, Fregin A, Srsnova K. Alkaptonuria in Slovakia: thirty-two years of research on phenotype and genotype. *Mol Genet Metab* 2002; 75:353-359

20. Uyguner O, Goicoechea de Jorge E, Cefle A, Baykal T, Kayserili H, Cefle K, Demirkol M, Yuksel-Apak M, Rodriguez de Cordoba S, Wollnik B. Molecular analyses of the HGO gene mutations in Turkish alkaptonuria patients suggest that the R58fs mutation originated from central Asia and was spread throughout Europe and Anatolia by human migrations. *J Inher Metab Dis* 2003; 26:17-23

21. Wolff JA, Barshop B, Nyhan WL, Leslie J, Seegmiller JE, Gruber H, Garst M, Winter S, Michals K, Matalon R (1989). Effects of ascorbic acid in alkaptonuria: alterations in benzoquinone acetic acid and an ontogenic effect in infancy. Pediatr Res 26:140-144

22. Mayatepek E, Kallas K, Anninos A, Muller E. Effects of ascorbic acid and low-protein diet in alkaptonuria. *Eur J Pediatr* 1998; 157:867-868

23. Morava E, Kosztolanyi G, Engelke UF, Wevers RA. Reversal of clinical symptoms and radiographic abnormalities with protein restriction and ascorbic acid in alkaptonuria. *Ann Clin Biochem* 2003; 40:108-111

24. Phornphutkul C, Introne WJ, Perry MB, Bernardini I, Murphey MD, Fitzpatrick DL, Anderson PD, Huizing M, Anikster Y, Gerber LH, Gahl WA. Natural history of alkaptonuria. *N Engl J Med* 2003; 347:2111-2121

25. Anikster Y, Nyhan WL, Gahl WA. NTBC and Alkaptonuria. *Am J Hum Genet* 1998; 63:920-921

26. Suzuki Y, Oda K, Yoshikawa Y, Maeda Y, Suzuki T. A novel therapeutic trial of homogentisic aciduria in a murine model of alkaptonuria. *J Hum Genet* 1999; 44:79-84

27. de Haas V, Carbasius Weber EC, de Klerk JB, Bakker HD, Smit GP, Huijbers WA, Duran M, Poll-The BT. The success of dietary protein restriction in alkaptonuria patients is age-dependent. *J Inher Metab Dis* 1998; 21:791-798

28. Kvittingen EA, Holme E. Disorders of tyrosine metabolism. In: Fernandes J, Saudubray J-M, Tada K (Eds): Inborn Metabolic Diseases. Diagnosis and Treatment. *Springer Verlag, Berlin,* 2000; pp. 192-194

29. Elsas LJ, Acosta PB. Nutritional support of inherited metabolic disease. In: ShilsME, Olson JA, Shike M, Ross AC (Eds): Modern Nutrition in Health and Disease. *Lea & Febiger, Philadelphia, 9th ed.,* 1999; pp. 1003-1056

30. Müller E. Aminosäurenstoffwechselstörungen mit mildem Verlauf. In: Müller E. Praktische Diätetik in der Pädiatrie. Grundlagen für die Ernährungstherapie. *sps Verlag, Heilbronn* 2003; S.73-75

31. Deutsche Gesellschaft für Ernährung, Österreichische Gesellschaft für Ernährung, Schweizerische Gesellschaft für Ernährungsforschung, Schweizerische Vereinigung für Ernährung. Referenzwerte für die Nährstoffzufuhr 1. Auflage, *Umschau/Braus, Frankfurt/M* 2000

32. Gropper S, Acosta PB. The effect of simultaneous ingestion of L-amino acids and whole protein on plasma amino acid concentrations. *JPEN* 1991; 15:48-53

33. Herrmann ME, Brösicke HG, Keller M, Mönch E, Helge H. Dependence of the utilization of a phenylalanine-free amino acid mixture on different amounts of single dose ingested. A case report. *Eur J Pediatr* 1994; 153:501-503

34. Metges CC, El-Khoury AE, Selvaraj AB, Tsay RH, Atkinson A, Regan MM, Bequette BJ, Young VR. Kinetics of L-[1-(13)C]leucine when ingested with free amino acids, unlabeled or intrinsically labeled casein. *Am J Physiol Endocrinol Metab.* 2000; 278:E1000-1009

35. Deutsche Gesellschaft für Ernährung. Empfehlungen für die Nährstoffzufuhr. 4. Erweiterte Überarbeitung. *Umschau Verlag, Frankfurt* 1985

36. Arbeitsgemeinschaft für Pädiatrische Diätetik (APD). Nährwerttabelle zur Behandlung von angeborenen Aminosäuren-Stoffwechselstörungen 2002

37. Bremer HJ, Mönch E, Przyrembel H. Eiweißzufuhr von Patienten mit Phenylketonurie. *Mschr Kinderheilk* 1995; 143:548-549

Argininbernsteinsäure-Krankheit

OMIM 207900

Definition

Der autosomal rezessiv vererbte Argininsuccinatlyase-Mangel ist eine Stoffwechselstörung des Harnstoffzyklus. Sie führt zur Anhäufung von Argininbernsteinsäure in Plasma und Urin sowie zur Hyperammonämie. Die nicht in allen Fällen zu beobachtenden schweren klinischen Symptome entstehen in Abhängigkeit von der Ammoniakvermehrung [1-4].

Synonyme

Argininsuccinaturie, Argininbernsteinsäurelyase-Mangel, ASL-Mangel, Argininsuccinase-Defekt, ASA-Mangel, Argininosuccinic aciduria

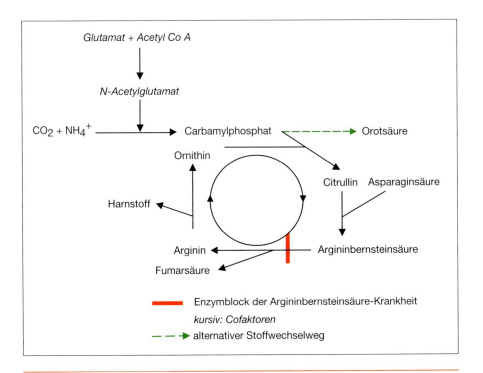

Manifestationsalter

Hinsichtlich der klinischen Symptomatik und des Manifestationsalters unterscheidet man drei Verlaufsformen der Argininbernsteinsäure-Krankheit [2,3,5,6]:

a) Neonatale Form: Beginn in den ersten Lebenstagen mit zunehmender Apathie, Trinkschwäche, muskulärer Hypotonie und Krämpfen.
b) Infantile Form: Beginn im 1. Lebensjahr mit Episoden von rezidivierendem Erbrechen, Tremor und Krampfanfällen bis zum Koma.
c) Chronische (späte) Form: Beginn nach dem 1. Lebensjahr, wobei die Kinder erst durch die Entwicklungsverzögerung auffallen. Häufig sind Krampfanfälle, intermittierende Ataxien und Lethargie, die durch eiweißreiche Mahlzeiten oder Infektionen ausgelöst werden sowie durch Leberfibrose [6].

Klinische Symptome

Hinsichtlich des klinischen Verlaufs werden drei Formen unterschieden [2,3,5-7]:
a) Neonatale oder maligne Form: Beginn in den ersten Lebenstagen; nach symptomfreiem Intervall zunehmende Apathie, Trinkschwäche, muskuläre Hypotonie und Krämpfe; führt unbehandelt schnell zum Tode. Wie bei anderen Harnstoffzyklusdefekten spielt hier die Ammoniakintoxikation die entscheidende Rolle. Ohne suffiziente Ammoniakelimination versterben die Betroffenen schon im Neugeborenenalter.
b) Infantile Form: Beginn im Säuglingsalter; Episoden von rezidivierendem Erbrechen, Tremor und Krampfanfällen bis zum Koma; Hepatomegalie, trockene, schuppige Haut. Ohne frühzeitige konsequente Behandlung resultiert körperliche und geistige Retardierung.
c) Chronische Form: Beginn nach dem 1. Lebensjahr; die Kinder fallen erst durch die Entwicklungsverzögerung auf. Häufig sind Krampfanfälle, intermittierende Ataxie und Lethargie, die in Situationen von Stoffwechselstress z.B. bei Infektionskrankheiten oder nach proteinreichen Mahlzeiten auftreten, sowie Hepatomegalie mit Leberfibrose. Die Patienten haben häufig Kopfschmerzen.

Möglicherweise in Abhängigkeit von einer unzureichenden Arginingabe treten die bei der Argininbernsteinsäure-Krankheit als typisch angesehenen Haarveränderungen auf (sprödes, struppiges Haar; Trichorrhexis nodosa).

Biochemische Befunde

Deutliche Vermehrung von Argininbernsteinsäure und seiner zwei Anhydride im Serum und Urin (und Liquor cerebrospinalis) in Abhängigkeit von der Proteinzufuhr, vor allem von der Argininzufuhr. Bei den schweren neonatalen Verlaufsformen und während akuter Episoden bei den milderen Formen sind die Ammoniakvermehrungen mit sekundären Erhöhungen von Glutamin und Glutamat (sowie Asparagin und Alanin) das Entscheidende.

Neben der Argininbernsteinsäure ist auch Citrullin im Blut meist vermehrt, im Urin zusätzlich oft auch Orotat, niedrig dagegen sind Arginin und Ornithin.

Als sekundäre Stoffwechselveränderung lassen sich bei Patienten mit Argininbernsteinsäure-Krankheit besonders bei Argininsubstitutionstherapie niedrige Konzentrationen von Asparaginsäure und Citrat im Blut und Urin nachweisen.

Die Höhe der Konzentrationen von Argininbernsteinsäure und deren Anhydride im Blut korreliert nicht mit der Schwere der Erkrankung.

Die Argininbernsteinsäure ist offensichtlich weder toxisch noch teratogen. So sind hohe Argininbernsteinsäurekonzentrationen keine Indikation zur Reduzierung der Argininsubstitution [8,9].

Die cytoplasmatische Argininbernsteinsäurelyase (EC 4.3.2.1) lässt sich in Leber-, Nieren- und Hirngewebe nachweisen, außerdem in Fibroblasten und in Erythrocyten.

Prinzipiell scheint es möglich zu sein, die Argininbernsteinsäure-Krankheit auch durch Messungen der Aminosäuren mittels Tandem-Massenspektrometrie zu diagnostizieren. Argininbernsteinsäure kann mit dieser Methode direkt gemessen werden; hilfreich sind dann auch die Relationen anderer Aminosäuren untereinander, Citrullin, Glutamin und Alanin eventuell erhöht und Arginin und Ornithin niedrig (10). Berichte von Massenuntersuchungen liegen aber bisher nicht vor.

Genetische Befunde

Bei der Argininbernsteinsäure-Krankheit handelt es sich um ein autosomal rezessiv vererbtes Leiden. Das Gen ist auf dem Chromosom 7 (7cen-q11.2) lokalisiert.

Bisher sind eine Vielzahl von Mutationen gefunden worden, z.B.
R95C; Q286R;IVS5, G-A,+1; R385C;V178M;R379C;E86A;R113W;X465Y;R193Q.
Die immunologisch nachgewiesene Proteinmenge des Enzyms korreliert nicht mit dessen Aktivität [11-18].

Über die Häufigkeit der Argininbernsteinsäure-Krankheit gibt es keine zuverlässigen Angaben. Sie ist aber seltener als der OTC-Mangel, der CPS-Mangel oder die Citrullinämie. Harnstoffsynthese-Defekte insgesamt findet man in einer Häufigkeit von ca. 1:8.000 [7]. Heterozygote scheiden meist geringe Mengen an Argininbernsteinsäure bzw. deren beider Anhydride aus.

Therapie

Bei der schweren neonatalen Form steht die Hyperammonämie und deren Behandlung im Vordergrund (wie beim Carbamylphosphatsynthetase- und dem Ornithintranscarbamylase-Mangel sowie der Citrullinämie).
Als generelle Regel für Zustände mit Hyperammonämien bei Neugeborenen gilt, dass mindestens bis zum Abschluss der speziellen Untersuchungen und Vorliegen einer endgültigen Diagnose alle zur Verfügung stehenden Möglichkeiten zur Senkung des Ammoniakspiegels genutzt werden müssen.

Erstversorgung/Behandlung der Hyperammonämie [19]

Sind die Ammoniakwerte höher als 200 µmol/l (340 µg/dl), muss eine Akut-/Notfallbehandlung durchgeführt werden.

Prinzip der Akutbehandlung

- Reduktion/Stopp der Proteinzufuhr (für maximal 2 Tage)
- Hochkalorische Ernährung (Kohlenhydrate, Fett, Insulin)
- Forcierte Diurese
- Gabe von Medikamenten, die den Ammoniakspiegel senken. Hämodiafiltration, ersatzweise Hämofiltration oder Hämodialyse bei Ammoniakspiegeln über 400 µmol/l (680 µg/dl) [20]

Die Akutbehandlung sollte mit folgenden Infusionen begonnen werden:

- Natriumbenzoat 250 mg/kg KG in 10%-iger Glukoselösung, über 2 Stunden, und/oder
- Natriumphenylacetat oder Natriumphenylbutyrat 250 mg/kg KG in 10%-iger Glukoselösung, über 1-2 Stunden, und
- Argininhydrochlorid 210 mg (1 mmol)/kg KG in 10%-iger Glukoselösung, über 2 Stunden (210 mg sind in 1 ml einer 21,0%-igen Lösung enthalten)

Die Infusionstherapie mit Natriumbenzoat wird fortgesetzt mit 250-350 mg/kg KG über 24 Stunden und/oder Natriumphenylacetat bis zu 500 mg/kg KG über 24 Stunden (alternativ dazu, wenn kein Natriumphenylacetat zur Verfügung steht, die gleiche Menge Natriumphenylbutyrat per os) und Argininhydrochlorid 420 mg (2 mmol)/kg KG über 24 Stunden.

Sind die Ammoniakspiegel unter 200 µmol/l (340 µg/dl) abgefallen, kann die Zufuhr von Natriumbenzoat auf 250 mg/kg KG über 24 Stunden und von Natriumphenylacetat/-butyrat auf 250 mg/kg KG über 24 Stunden gesenkt werden.

Die Menge der notwendigen Flüssigkeitszufuhr hängt sowohl vom Alter als auch der Nierenfunktion des Patienten ab. Man sollte mit einer Infusion von mindestens 10 g Glukose/kg KG mit Elektrolyten für 24 Stunden beginnen. Die Glukosemenge kann bis auf 20-30 g/kg KG erhöht werden. Falls notwendig, kann zusätzlich Insulin (0,01-0,50 I.E./kg KG Stunde) verabreicht werden, um den Glukoseblutspiegel zwischen 80 und 200 mg/dl zu halten. Das Ziel der hohen Kaloriengabe (>100 kcal/kg KG Tag) ist die Vermeidung von Katabolismus. Zusätzlich sollte Fett infundiert werden (am Anfang 0,5-1 g/kg KG Tag und wenn möglich Steigerung auf 2-3 g/kg KG Tag unter Kontrolle der Triglyceridkonzentrationen im Blut). Gelingt es nicht, die Blutglukosekonzentration unter 200 mg/dl (11,1 mmol/l) zu halten, selbst unter Infusion von 0,5 I.E. Insulin/kg KG Stunde, muss die Glukosezufuhr reduziert werden.

Die Diurese sollte mittels Furosemid (Lasix) (1-2 mg oral oder 0,5-1 mg/kg KG i. v., alle 6-12 Stunden) forciert werden.

Falls die Möglichkeit einer oralen Zufuhr besteht, sollte eine 4%-ige Natriumphenylbutyratlösung, 500 mg/kg KG in 24 Stunden, verabreicht werden.

Prinzip der Ammoniakausschleusung mittels **Benzoat** und **Phenylbutyrat:**

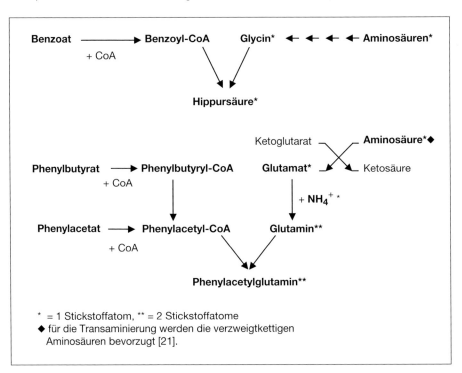

* = 1 Stickstoffatom, ** = 2 Stickstoffatome
♦ für die Transaminierung werden die verzweigtkettigen Aminosäuren bevorzugt [21].

ARGIBERN

Bei der Erstversorgung sind die nachfolgend aufgeführten allgemeinen Maßnahmen zu befolgen:

Intubation und umgehender Transport des Patienten in ein Stoffwechselzentrum!
Keine Hyperventilation!
Keine Infusion von Ketosäuren!

Bei Plasmaammoniakspiegeln über 400 µmol/l (680 µg/dl) sollten eine Hämodiafiltration, wahlweise Hämodialyse oder Hämofiltration veranlasst werden. Die Hämodiafiltration etc. sollte alle 2-4 Stunden wiederholt werden [20].
Blutaustauschtransfusionen sind weniger effektiv und mit Peritonealdialyse erfolgt die Ammoniakelimination viel zu langsam!

Die Infusionstherapie sollte spätestens am dritten Tag durch orale Proteingabe ergänzt werden. Beginn mit 0,5 g/kg KG Tag natürlichem Eiweiß, Steigerung bis auf 1 g/kg KG Tag und zusätzliche Gabe von 0,5 g Aminosäurenmischung/kg KG Tag (essentielle Aminosäuren) (siehe: Diätetische Behandlung).

Spezifische Kontrollparameter der Akuttherapie/Erstversorgung:

Kontrolle der Blutkonzentrationen von (mit empfohlenen Werten):

Ammoniak	<150 µmol/l (263 µg/dl)
Glutamin	<800-1000 µmol/l
Citrullin	<200 µmol/l
Arginin	100-200 µmol/l
Benzoat	<2 mmol/l (<24,4 mg/dl) (besonders bei intravenöser Natriumbenzoatgabe)

Langzeitbehandlung (besonders der neonatalen Form)

Medikamentöse Behandlung

Bei der Behandlung der Argininbernsteinsäure-Krankheit richtet sich das Augenmerk auf die Vermeidung übermäßiger Freisetzung und die Eliminierung von Ammoniak sowie auf die Substitution von Citrat. Die medikamentöse Behandlung muss immer zusammen mit einer diätetischen Therapie erfolgen!

Bei den milderen/späteren Formen, bei denen es selten zu dramatischen Hyperammonämien kommt, genügt meist eine Eiweißreduktion (evtl. unter Substitution von Argininhydrochlorid und Natriumcitrat) (siehe: Diätetische Behandlung).

Zu verabreichende Medikamente bei Langzeittherapie **(mg/kg KG Tag)**:

- Natriumbenzoat 250
- Natriumphenylbutyrat bis zu 500
- Argininhydrochlorid 210 (1 mmol) oder mehr (maximal bis 800). (Bei der Arginin-bernsteinsäure-Krankheit wird in der Regel mehr Arginin verabreicht als beim Carbamylphosphatsynthetase- oder Ornithintranscarbamylase-Mangel.)
- L-Carnitin 30-50, nur wenn ein nachgewiesener Mangel besteht
- Natriumcitrat (oral, bis zu 650), nur wenn weniger als 0,3 mol Citrat/mol Kreatinin mit dem Urin ausgeschieden werden [22]
- Gabe von Vitaminen, Mineralstoffen und Spurenelementen, besonders von Folsäure, Vitamin B6, Kalzium, Selen, etc. (z.B. als Seravit, SHS, Heilbronn).
- Lactulose (3 x 4-20 g Tag) (Dosis für Erwachsene! Bei Kindern die Dosierung so wählen, dass weiche, aber nicht wässrige Stühle und keine Bauchschmerzen auftreten.) [23]

Gelegentlich werden bei Langzeitgabe von Natriumbenzoat Magenbeschwerden geäußert, die auf der Reizung der Magenschleimhaut beruhen und zur Dosisreduktion zwingen. Ein anderer Anlass zur Reduzierung der Benzoatmenge ist, wenn die Glycinkonzentration im Plasma/Serum unter 100 µmol/l abgesunken ist.
Als Nebenwirkung von Natriumphenylbutyrat treten selten Übelkeit, Stimmungslabilität, Atemfrequenzerhöhung, Magen- und Muskelschmerzen, Schwellungen der Füße und/oder Menstruationsstörungen auf (Persönliche Mitteilung F. Roels, Gent). Häufiger dagegen sind Amenorrhöen (bis zur 23% der behandelten Frauen). Außerdem ist zu berücksichtigen, dass nicht die gesamte Menge an verabreichtem Phenylbutyrat an Glutamin gekoppelt und ein nicht geringer Anteil unkonjugiert mit dem Urin ausgeschieden wird. Bei Phenylbutyratbehandlung ist auf die Konzentrationen der verzweigtkettigen Aminosäuren zu achten, da ein Großteil des gebundenen Glutamins aus Transaminierungen dieser Aminosäuren stammt [21,24,25].
Im Urin der mit Phenylbutyrat behandelten Patienten findet man eine Vielzahl von Metaboliten, außer Phenylbutyrat auch Phenylacetat, Phenylbutyrylglutamin und Phenylacetylglutamin [25].
Zu große Mengen an Lactulose führen zu Durchfällen.

Diätetische Behandlung

Behandlungsprinzip

Die diätetische Behandlung besteht in einer strengen Eiweiß- und Stickstoffrestriktion, bei der die Eiweißzufuhr bis auf den minimalen sicheren Bedarf zur Senkung des Ammoniakspiegels in den Normbereich reduziert wird. Mit der begrenzten exogenen Stickstoffzufuhr und der gleichzeitigen Verminderung des endogenen Eiweißabbaus (durch eine ausreichende Kalorienzufuhr!) soll der Freisetzung von Ammoniak entgegen gewirkt werden.

Dabei liegt die tolerierte Eiweißmenge pro kg Körpergewicht im Säuglingsalter und in Phasen schnellen Wachstums höher als im Kindesalter.

Mit der eiweißarmen bzw. eiweißberechneten Diät (je nach Einschränkung der Eiweißzufuhr) ist ein Verzicht auf eiweißreiche Lebensmittel wie z.B. Fleisch, Fisch, Milch, Eier, Getreideprodukte – außer berechneten Mengen an Muttermilch und Säuglingsmilchnahrung im Säuglingsalter – verbunden sowie eine begrenzte Aufnahme von genau berechneten Mengen an eiweißarmen Lebensmitteln wie z.B. Obst, Gemüse und Kartoffeln.

Bei einer Eiweißtoleranz, die deutlich unterhalb der empfohlenen altersgerechten minimalen Eiweißzufuhr liegt, ist für ein optimales Wachstum und zur Deckung des Bedarfs an essentiellen Aminosäuren die Einnahme eines Gemisches aus essentiellen Aminosäuren erforderlich. Es werden mit dem Gemisch nur essentielle Aminosäuren zugeführt, damit der Körper überschüssigen Stickstoff für die Synthese von nicht-essentiellen Aminosäuren verwenden und auf diese Weise eliminieren kann. Das Aminosäurengemisch muss mit Vitaminen, Mineralstoffen und Spurenelementen angereichert sein, da die eiweißarme Ernährung kein tierisches Eiweiß zulässt, das reich an diesen Nährstoffen ist. Darüber hinaus ist eine ausreichende Energiezufuhr von entscheidender Bedeutung, um normale Wachstumsraten zu erzielen und Eiweißabbau zu verhindern. Dies wird im Wesentlichen mit industriell hergestellten eiweißarmen Speziallebensmitteln (eiweißarme Mehle, Nudeln, Gebäck, Brot, Milchgetränk) erreicht, die eiweißreiche Lebensmittel ersetzen, sowie mit Fett (Streichfette und Öle) und Kohlenhydraten (z.B. Rohrzucker, zuckerhaltige Getränke) (26,27). Eine Argininsupplementierung ist erforderlich (siehe Medikamentöse Behandlung), da als Folge des Stoffwechseldefekts keine Argininsynthese stattfindet.

Ziele der Ernährungsbehandlung

Mit der diätetischen Behandlung sollen folgende Ziele erreicht werden:
- Senkung des Ammoniakspiegels auf Normalwerte (siehe Tabelle 1)
- eine Vermeidung von hyperammonämischen Krisen
- eine normale Wachstumsrate bei Säuglingen und Kindern und Gewichtserhaltung bei älteren Patienten
- Vermeidung und schnelle Beendigung von katabolen Zuständen (z.B. bei Infekten, Erbrechen, Durchfall, Gewichtsverlust), die zu einem Anstieg der Ammoniakkonzentration im Blut führen, durch eine ausreichende Energie- und angepasste Eiweißzufuhr, evtl. auch durch konsequentes Sondieren der Nahrung sowie häufige kleine Mahlzeiten.

Alter	Ammoniak (µmol/l)	Ammoniak (µg/dl)
Neugeborene	bis 110	bis 187
jenseits des Neugeborenenalters	unter 80	unter 136

Tab. 1: Normalwerte der Ammoniakkonzentration (venöses Plasma!, enzymatisch) [28]

Diätvorschrift

Eiweiß

1. Die tolerierte Eiweißmenge ist sehr unterschiedlich und muss bei jedem Patienten individuell durch Titrieren gegen die Blutammoniakkonzentration ermittelt werden. Sie ist abhängig von der Aktivität der Argininsuccinatlyase, dem Alter, der Wachstumsrate und dem Gesundheitszustand. Im frühen Säuglingsalter kann sie bei 1,8-2,0 g/kg Tag und in Phasen schnellen Wachstums auch höher liegen [26].
2. Die empfohlene Eiweißzufuhr, die normale „NH3-Spiegel" gewährleistet, orientiert sich an dem minimalen Eiweißbedarf (siehe Tabelle 2), der nur bei Aufnahme eines biologisch hochwertigen Eiweißes für einen altersabhängigen Erhaltungsbedarf und ein altersabhängiges Wachstum ausreichend ist. Liegt die tolerierte Eiweißmenge unterhalb des minimalen Bedarfs und berücksichtigt man die Eiweißqualität und Verdaulichkeit des Nahrungseiweißes, kann der Zusatz eines Gemisches aus essentiellen Aminosäuren für eine ausreichende Ernährung und normale Wachstumsrate erforderlich sein (Tabelle 3). Bei Gabe von 1,5-2,0 g Eiweiß/kg Tag im Säuglingsalter ist der Zusatz eines Gemisches aus essentiellen Aminosäuren nicht erforderlich [29].
3. Die 2-tägige eiweißfreie Ernährung bei Erstversorgung soll am 3. Tag beginnend mit 0,5 g natürlichem Eiweiß/kg KG Tag und schrittweiser Steigerung auf 1 g/kg KG Tag zusammen mit 0,5 g/kg KG Tag eines Gemisches aus essentiellen Aminosäuren ergänzt werden.
4. Die tolerierte Eiweißmenge erhöht sich, wenn Natriumbenzoat, -phenylacetat oder -phenylbutyrat verabreicht werden [26].
5. Die Zufuhr muss häufig (siehe Kontrolluntersuchungen) an die Veränderung der Aminosäurenwerte im Serum und die Ammoniak- und/oder Glutaminkonzentration im Plasma angepasst werden.
6. Im Bedarfsfall sollte die Ernährung auch unter Verwendung einer Magenverweilsonde, gegebenenfalls über ein Gastrostoma (PEG) vorgenommen werden.

Alter	Eiweiß (g/kg KG Tag) * (natürliches Eiweiß mit/ohne Aminosäurengemisch)
Säuglinge	1,8–2,0
Kleinkinder	1,2–1,5
Schulkinder	1,0
Jugendliche/Erwachsene	<0,5 (0,6–0,8 WHO)

*Der tatsächliche Bedarf kann von dem angegebenen erheblich abweichen

Tab. 2: Durchschnittliche Eiweißzufuhr von Patienten mit Harnstoffzyklusstörungen [26]

Essentielle Aminosäuren

1. Reicht die Einschränkung der Zufuhr an natürlichem Nahrungseiweiß bis zum minima-

len Bedarf allein nicht aus oder wird von den Patienten nicht toleriert, muss ein Teil der natürlichen Eiweißmenge durch ein Gemisch aus essentiellen Aminosäuren (bis 0,7 g/kg Tag) ersetzt werden (siehe Tabelle 3), das reich an verzweigtkettigen Aminosäuren und arm (jedoch bedarfsdeckend!) an Tryptophan ist. (Hohe Tryptophankonzentrationen führen zu Appetitmangel!) [26,30]
2. Dabei soll die Menge an natürlichem Eiweiß und an Gemisch aus essentiellen Aminosäuren etwa 1:1 betragen (z.B. 0,5 g/kg KG natürliches Eiweiß + 0,6 g/kg KG essentielle Aminosäuren) [30].
3. Ausgehend davon, dass 0,6 g essentielle Aminosäuren 1 g Eiweiß-Äquivalent entsprechen (19,31), werden mit 0,5 g/kg KG natürlichem Eiweiß plus 0,6 g/kg KG essentiellen Aminosäuren (= 1,0 g Eiweiß-Äquivalent) 1,5 g Eiweiß-Äquivalent/kg KG zugeführt, das den Bedarf für ein Kleinkind bei gleichzeitiger ausreichender Energiezufuhr deckt.

Alter	Natürliches Eiweiß g/kg KG Tag	Aminosäurengemisch* g/kg KG Tag
Säuglinge	0,5–1,3	0,3–0,6
Kleinkinder	0,5–1,0	0,3–0,5
Schulkinder	0,5–1,0	0,2–0,3

* 0,6 g essentielle Aminosäuren entsprechen 1 g Eiweiß-Äquivalent

Tab. 3: Erfahrungswerte für die Eiweißzufuhr bei Harnstoffzyklusstörungen [27]

Fett

Die Fettzufuhr soll in Abhängigkeit vom Alter bei 30-40% der Gesamtkalorien liegen. Im 1. Lebensjahr beträgt sie 4-5 g/kg KG (35-50% d. Gesamtkalorien). Eine altersabhängige Zufuhr von 2,5-4,0% der Gesamtkalorien als Linolsäure (n-6) sowie 0,5% als α-Linolensäure (n-3) wird empfohlen [32]. Dabei sollte ein Verhältnis n-6 zu n-3 von weniger als 5:1 (bis 15:1 bei Säuglingen) angestrebt werden, das als präventiv wirksam angesehen wird und mit der Aufnahme von Soja-, Walnuss- und Rapsöl am besten zu erzielen ist, da diese Öle einen hohen Gehalt an α-Linolensäure haben. Auf eine ausreichende Aufnahme von Fett in Form von Streichfetten und Ölen ist zu achten, da Lebensmittel mit sog. „versteckten" Fetten, wie man sie in Fleisch, Wurst, Käse, Milch, Schokolade findet, im eiweißarmen Ernährungsplan nicht erlaubt sind und als Fettlieferanten nicht zur Verfügung stehen. Besonders in Phasen schnellen Wachstums – während der ersten Lebensjahre und während eines Pubertäts-Wachstumsschubes – wird ein zusätzlicher Energiebedarf durch einen erhöhten Fettanteil in der Nahrung leichter befriedigt.

Energie

Die Energiezufuhr richtet sich nach den Empfehlungen der DGE 2000 [32] und soll ausreichend bis hochnormal (10-20% über den Richtwerten) sein – besonders im Neugeborenenalter (siehe Tabelle 4). Bei Infekten und hyperammonämischen Krisen ist sie bis auf

120% der Richtwerte zu erhöhen (z.B. mit Minus_1 *Eiweißfrei* (SHS, Heilbronn) oder basic-p (Milupa, Friedrichsdorf)). Sie soll eine normale Gewichtszunahme bei Säuglingen und Kindern ermöglichen und zur Gewichtserhaltung bei älteren Patienten beitragen.

Alter	kcal/Tag		kcal/kg KG Tag	
	m	w	m	w
0 – < 4 Monate	500	450	94	91
4 – <12 Monate	700	700	90	91
1 – < 4 Jahre	1.100	1.000	91	88
4 – < 7 Jahre	1.500	1.400	82	78
7 – <10 Jahre	1.900	1.700	75	68
10 – <13 Jahre	2.300	2.000	64	55
13 – <15 Jahre	2.700	2.200	56	47
15 – <19 Jahre	3.100	2.500	46	43
19 – <25 Jahre	3.000	2.400	41	40

Tab. 4: Richtwerte für die Energiezufuhr bei mittlerer körperlicher Aktivität (DGE 2000) [32]

Flüssigkeit

Die empfohlene Flüssigkeitsmenge richtet sich nach den Empfehlungen der DGE 2000 [32] (siehe Tabelle 5). Unter normalen Bedingungen ist eine minimale Flüssigkeitszufuhr von 1 ml/kcal zu verabreichen.

Alter	ml/kg KG Tag
0 – < 4 Monate	130
4 – <12 Monate	110
1 – < 4 Jahre	95
4 – < 7 Jahre	75
7 – <10 Jahre	60
10 – <13 Jahre	50
13 – <15 Jahre	40
15 – <19 Jahre	40
19 – <25 Jahre	35

Tab. 5: Richtwerte für die Flüssigkeitszufuhr (DGE 2000) [32]

Vitamine, Mineralstoffe und Spurenelemente

1. Die Vitamin-, Mineralstoff- und Spurenelementversorgung richtet sich nach den Empfehlungen der DGE 2000 [32]. Bei starker Einschränkung der Zufuhr an natürlichem

Eiweiß kommt es regelmäßig zu einer Unterversorgung, die die Zugabe eines Vitamin-, Mineralstoff- und Spurenelementpräparats (z.B. Seravit, Fa. SHS, Heilbronn) erforderlich macht. Bei Zugabe eines Gemisches essentieller Aminosäuren zusammen mit Minus_1 *Eiweißfrei* bzw. basic-p, die beide mit Vitaminen, Mineralstoffen und Spurenelementen angereichert sind, wird der Bedarf normalerweise gedeckt (siehe Tabelle 6).
2. Eine Berechnung der Mikronährstoffzufuhr durch die Diät in größeren Abständen wird empfohlen.

Zubereitung nach Diätvorschrift

Eiweiß

1. Es wird die Menge an Muttermilch oder Säuglingsmilchnahrung berechnet, die der tolerierten Menge an natürlichem Eiweiß entspricht. Muttermilch ist gegenüber Säuglingsmilchnahrung wegen des geringeren Eiweißgehalts bei gleicher Energiezufuhr und der bifidogenen Wirkung auf die Darmflora zu bevorzugen. Der Eiweißgehalt in Muttermilch beträgt durchschnittlich 1,1 g/100 ml; der Eiweißgehalt in Säuglingsmilchnahrungen ist der Nährwerttabelle zur Behandlung von angeborenen Aminosäurenstoffwechselstörungen [33] oder den Herstellerangaben zu entnehmen.
2. Beim Stillen wird die normale Muttermilchmenge nach Bedarf reduziert (sog. Teilstillen), indem der Säugling entweder bei jeder Mahlzeit eine kleine Menge Minus_1 *Eiweißfrei* zusammen mit einem Gemisch aus essentiellen Aminosäuren bekommt und anschließend gestillt wird, oder der Säugling bei jeder zweiten Mahlzeit gestillt und dazwischen Minus_1 *Eiweißfrei* zusammen mit einem Gemisch aus essentiellen Aminosäuren bekommt. Die getrunkene Muttermilchmenge wird durch (gelegentliches) Wiegen des Säuglings vor und nach dem Anlegen festgestellt.
3. Bei Fütterung von Säuglingsmilchnahrung oder abgepumpter Muttermilch wird diese mit dem Messbecher abgemessen bzw. abgewogen. Die Tagesmenge wird auf die Anzahl der Mahlzeiten verteilt und die Teilmenge wird entweder zuerst gefüttert und anschließend Minus_1 *Eiweißfrei* zusammen mit einem Gemisch aus essentiellen Aminosäuren oder sie wird mit Minus_1 *Eiweißfrei* und einem Gemisch aus essentiellen Aminosäuren gemischt verabreicht.
4. Vom 5. Monat (spätestens 7. Monat) an wird die Milchnahrung teilweise durch feste Kost ersetzt. Sie wird aus der Nährwerttabelle zur Behandlung von angeborenen Aminosäurenstoffwechselstörungen [33] ausgewählt und die erlaubte Menge berechnet und abgewogen. Bei Patienten mit milden Verlaufsformen sollte ca. 30-50% des natürlichen Eiweißes in biologischer hochwertiger Form, z.B. als Milch und Milchprodukte, verabreicht werden. Bei der Verwendung von eiweißarmen Spezialebensmittel wie Brot und Teigwaren können hochwertige Eiweißträger großzügiger eingesetzt werden.
5. Es wird die erforderliche Menge an dem Gemisch essentieller Aminosäuren berechnet, dessen Eiweißäquivalentgehalt sich durch Division des Aminosäurengehalts mit dem Faktor 0,6 ergibt, da 0,6 g essentielle Aminosäuren 1 g Eiweißäquivalent entsprechen [19, 31].

6. Das Aminosäurengemisch wird zusammen mit Minus_1 Eiweißfrei bzw. basic-p abgewogen und in der entsprechenden Menge mit Muttermilch oder Säuglingsmilchnahrung verabreicht. Beim Stillen wird es entweder im Wechsel mit der Brustmahlzeit oder in einer kleinen Menge vor jeder Brustmahlzeit verabreicht. Später sollte es in Gemüse- bzw. Obstsäfte, Tee, Limonade etc. eingerührt oder gemixt (Schüttelbecher) und gemeinsam mit dem natürlichen Nahrungseiweiß in mindestens drei Einzelportionen gleichmäßig über den Tag verteilt eingenommen werden. Moderne Aminosäurenmischungen sind bereits portioniert, leichter löslich und mit Energiekomponenten versetzt, die eine verbesserte Verwertbarkeit und Verträglichkeit erwarten lassen und eine häufigere Einnahme ermöglichen, auch unabhängig von den Mahlzeiten.

E-AM 1	Für Säuglinge zur Zubereitung der Flaschennahrung und Anreicherung der Beikost im 1. Lebensjahr (SHS, Heilbronn)
E-AM 2 e-am Anamix	für Klein- und Schulkinder (SHS, Heilbronn)
UCD 1	für Säuglinge 0-1 Jahr (Milupa, Friedrichsdorf)
UCD 2	für Klein- und Schulkinder, Jugendliche und Erwachsene (Milupa, Friedrichsdorf)

Tab. 6: Gemische essentieller Aminosäuren, angereichert mit Vitaminen, Mineralstoffen und Spurenelementen

Energie

1. Es wird der Energiegehalt aus Muttermilch oder Säuglingsmilchnahrung und/oder fester Kost und dem Gemisch essentieller Aminosäuren berechnet.
2. Der berechnete Energiegehalt wird vom täglichen Energiebedarf abgezogen.
3. Der restliche Bedarf wird bei der Flaschen- und Beikostzubereitung mit Minus_1 *Eiweißfrei* (SHS, Heilbronn) bzw. *basic-p* (Milupa, Friedrichsdorf) (Fett- und Kohlenhydratgemisch mit Vitaminen, Mineralstoffen, Spurenelementen) und später mit Fetten (Streich- und Kochfett) und Ölen – bis zu 30-45% der Gesamtenergie – zugeführt, wobei nicht ausschließlich pflanzliche Fette, sondern auch tierische Fette wie Butter, Schmalz und Sahne verwendet werden sollten, um ein ausgewogenes Verhältnis zwischen gesättigten und ungesättigten Fettsäuren zu erzielen. Mit Maltodextrin (SHS, Heilbronn), Rohr- oder Traubenzucker, Duocal (SHS, Heilbronn) oder eiweißfreien Lebensmitteln und gesüßten Getränken wird ein weiteres Defizit ausgeglichen.

Flüssigkeit

Für die Flaschenzubereitung:

- Trinkwasser abkochen, auf 60°C abkühlen lassen und 2/3 der erforderlichen Trinkmenge in ein Fläschchen füllen

- verordnete Menge an Aminosäurengemisch, Säuglingsmilchnahrung und Minus_1 *Eiweißfrei* bzw. basic-p abwiegen und hinzufügen
- Fläschchen gut verschließen und schütteln
- Mit abgekochtem Wasser auf die entsprechende Trinkmenge auffüllen
- Jedes Fläschchen frisch zubereiten

Bei Zubereitung der gesamten Tagestrinkmenge wird diese in die gewünschte Anzahl von Fläschchen verteilt und gut verschlossen im Kühlschrank aufbewahrt. Das Fläschchen wird vor dem Füttern auf Trinktemperatur erwärmt und sofort verwendet.

Für die Getränkezubereitung:
Das Aminosäurengemisch ist portionsweise mit einer ausreichenden Menge Flüssigkeit einzunehmen (5-10 g in 150 ml Flüssigkeit), um eine hinreichend niedrige Osmolalität zu erreichen, die im Säuglingsalter unter 450 mOsm/kg und danach zwischen 450 und 700 (nicht >1000) mOsm/kg liegen sollte. Denn Diarrhoe, gastrointestinale Beschwerden, Übelkeit und Erbrechen können als Folge hyperosmolarer Nahrung auftreten.

Vitamine, Mineralstoffe und Spurenelemente

1. Es wird die Vitamin-, Mineralstoff- und Spurenelementzufuhr aus der Milchnahrung, der festen Kost, dem Gemisch essentieller Aminosäuren und Minus_1 *Eiweißfrei* oder basic-p berechnet.
2. Die berechnete Menge wird vom empfohlenen Bedarf abgezogen.
3. Der Restbedarf wird mit Seravit (SHS, Heilbronn) gedeckt und der Flaschennahrung und/oder dem Getränk in kleinen Portionen zugefügt.

Kontrolluntersuchungen bei Langzeitbehandlung

Allgemeine Kontrolluntersuchungen

Im Rahmen der Langzeitbehandlung von Patienten mit Argininbernsteinsäure-Krankheit sollten im Säuglingsalter alle zwei bis vier Wochen und im Kindesalter alle 3 Monate folgende Parameter kontrolliert werden:
- Körpergewicht, Länge, Kopfumfang
- Quantitative Bestimmung der Aminosäuren im Plasma, besonders die Plasmakonzentrationen von Argininbernsteinsäure inkl. Anhydride, Arginin, Citrullin, Glutamin, Alanin, Asparaginsäure, Isoleucin, Leucin, Valin, Glycin und Threonin
- Ammoniak, Blutgase, Transaminasen, Ferritin, Transferrin, Natrium, Kalium, Calcium, Phosphat, Eisen, Magnesium, Selen, Eiweiß, Albumin, Prä-Albumin, alkalische Phosphatase und Carnitin
- Gerinnungsstatus, Blutbild

Spezielle Kontrolluntersuchungen

- Benzoat im Blut
- Phenylbutyrat im Blut und Urin
- Citrat im Urin

Folgende Konzentrationen der angegebenen Kontrollparameter sollten bei der Langzeittherapie angestrebt werden (Aminosäuren im Nüchternzustand!):

Im Plasma:	Ammoniak	<110 µmol/l (187 µg/dl)
	Threonin	>81 µmol/l
	Glutamin	<800 µmol/l
	Glycin	>100 µmol/l
	Alanin	<800 µmol/l
	Valin	>99 µmol/l
	Isoleucin	>23 µmol/l
	Leucin	>59 µmol/l
	Arginin	100 bis 150 µmol/l
	Benzoat	<2 mmol/l (<24,4 mg/dl)
Im Urin:	Citrat	>0,3 mmol/mol Kreatinin

Die quantitative Bestimmung von Orotsäure im Urin oder Plasma ist für die Therapieüberwachung nicht notwendig.

Folgende Medikamente und Nahrungsmittel sollten bei der Behandlung von Patienten mit Argininbernsteinsäure-Krankheit vermieden werden:

- Valproat
- Lakritze

Wichtig für jeden Patienten ist, dass er einen Notfallausweis mit allen wichtigen klinischen Daten besitzt, die für eine Notfallbehandlung wichtig sind, mit der Telefonnummer des den Patienten betreuenden Stoffwechselzentrums und Angaben über die ersten unverzüglich durchzuführenden medizinischen Maßnahmen.
Es wird empfohlen, die Patienten wie Gesunde zu impfen, zusätzlich gegen Windpocken und Pneumokokken.

Notfallbehandlungen bei Argininbernsteinsäure-Krankheit
(besonders bei schwerer/neonataler Form)

Eine Notfallbehandlung ist bei drohender und/oder schon eingetretener metabolischer Stoffwechselentgleisung (Hyperammonämie) des Patienten durchzuführen. Ziel der Notfallbehandlung ist die Wiederherstellung einer ausgeglichenen anabolen Stoffwechsellage, im

ARGIBERN

Besonderen die Senkung der Ammoniakblutkonzentrationen bis in den Normbereich. Für eine Beurteilung der Stoffwechselsituation sind folgende Laborparameter unbedingt erforderlich:

- Ammoniak im Blut
- Säure-Basen-Status (Astrup)
- Ketonkörper im Blut bzw. Urin
- Hämoglobin oder Hämatokrit (zur Kontrolle der Dehydratation/Rehydratation bei Erbrechen und/oder Durchfall)
- Elektrolyte im Blut (ab Stufe II)
- Glukose im Blut (ab Stufe II)
- Laktat im Blut (ab Stufe II)
- Transaminasen (ab Stufe II)
- Aminosäuren (quantitativ, innerhalb von 3-5 Stunden!) (ab Stufe II)

Folgende Medikamente bzw. Infusionslösungen sollten für die Behandlung bereitstehen:

- Argininhydrochlorid (21,0% = 1 mol)   oral oder i. v.
- Natriumbenzoat   oral (oder i. v.)
- Natriumbicarbonatlösung 8,4%   i. v.
- Natriumphenylbutyrat (Ammonaps)   oral
- (Natriumphenylacetat   i. v.)
- L-Carnitinlösung   oral oder i. v.
- Glukoselösung 10%ig   i. v.
- Glukoselösung 20%ig   i. v.
- Glukoselösung 50%ig   i. v.
- Jonosteril päd I o.ä.   i. v.
- Maltodextrin   oral
- (Insulin)   subkutan

Die Berechnung der Anionenlücke (Anion gap) zum Abschätzen des Ausmaßes der Hyperammonämie ist nur sinnvoll und aussagekräftig, wenn die Blutlaktatkonzentration noch nicht erhöht ist (z.B. aufgrund von Kreislaufzentralisierung):

A N I O N E N L Ü C K E (G A P): $Na^+ + K^+ - (Cl^- + HCO_3^-) = 16 \pm 4$ (normal)

Das oberste Prinzip der Notfallbehandlung ist die Vermeidung bzw. Behebung eines Katabolismus (Eiweißabbau überwiegt Eiweißsynthese) durch ausreichende Verabreichung von Kalorien, Reduktion bzw. Stopp der Proteinzufuhr, Forcieren der Bindung und Ausscheidung von Ammoniak bzw. von Aminogruppen durch Gabe von Medikamenten sowie der Ausgleich des Säure-Basen-Status.

Entsprechend der klinischen Symptomatik, die in 3 Stufen eingeteilt wird (in Anlehnung an M. Lindner, Ulm/Heidelberg, persönliche Mitteilung), ist ein situationsentsprechendes Vorgehen zu empfehlen. Dabei bietet sich je nach Gegebenheit bei den Stufen I und II eine orale und/oder parenterale, ab Stufe II A ausschließlich eine parenterale Behandlung an. Das Prinzip der Behandlung ist die zusätzliche Gabe von Flüssigkeit und Zufuhr von reichlich Kalorien (Glukose/Insulin, Fett) und die gleichzeitige Reduktion der Eiweißmenge bis zur eiweißfreien Ernährung. Diese darf aber nicht länger als 2 Tage dauern, da sonst als Folge des Eiweißkatabolismus eine vermehrte Freisetzung von Ammoniak nicht zu vermeiden ist. Die schrittweise Zufuhr von natürlichem Eiweiß mit/ohne Aminosäurengemischen nach Ausgleich der Stoffwechselparameter sollte langsam über mehrere Tage in kleinen Schritten erfolgen. Als Richtgrößen gelten: am 3. Tag 25%, am 4. Tag 50% und am 5. Tag 100% der ursprünglich verabreichten Eiweißmenge.

Klinische Symptomatik:

Stufe I Gelegentliches Erbrechen (Nachfüttern gelingt), Schwierigkeiten beim Essen (verminderte Appetenz), Bewusstsein und neurologischer Status unbeeinträchtigt, keine Infektzeichen, keine erhöhte Körpertemperatur, Ammoniak <60 µmol/l (102 µg/dl), Säure-Basen-Status ausgeglichen, keine Ketonkörpervermehrung

Stufe II Temperaturerhöhung, wiederholtes Erbrechen, Inappetenz, Durchfall, Übererregbarkeit oder Schläfrigkeit
Ammoniak <100 µmol/l (<170 µg/dl)

Stufe II A Klinische Zeichen wie Stufe II, aber Ammoniak 100-200 µmol/l (170-340 µg/dl)

Stufe III Somnolenz, Hyperventilation, Krampfanfälle und/oder Ammoniak >200 µmol/l (>340 µg/dl).

Falls der Patient nicht oral ernährt werden kann (trotz Magenverweilsonde, z.B. wegen Erbrechens) oder sich der klinische Zustand verschlechtert, muss er in ein Stoffwechselzentrum gebracht werden. Für den Transport ist unbedingt ein venöser Zugang zu legen und es sind Infusionen wie unter der Therapie zu Stufe II/III angegeben zu verabreichen. Bei Stufe III sollte zum Transport vorsorglich intubiert werden!

a) Orale Notfallbehandlung

Orale Notfallbehandlungen sind nur bei Entgleisungen der oben genannten Stufen I und II durchzuführen. Schon bei der Stufe II A und selbstverständlich bei Stufe III ist mindestens zusätzlich eine sofortige parenterale Versorgung notwendig.
Für die Wahl der jeweiligen Therapie sind die klinischen Symptome entscheidender als die Ammoniakspiegel im Blut! Andererseits sollten erhöhte Ammoniakkonzentrationen bei Fehlen klinischer Symptome nicht als „Laborfehler" abgetan werden.

Stufe I

Therapie:
Fortsetzung der oralen Ernährung und oralen Gabe der Medikamente; Verabreichung von Glukose oder Maltodextrinlösung nach den Vorschlägen von Dixon und Leonard [34] (siehe Tabelle 7), notfalls per Magenverweilsonde

Erneute Beurteilung der Situation (Klinik, Labor) nach 6 Stunden

Alter in Jahren	Maltodextrinlösung %	kcal/100 ml	Tagesmengen
0–1	10	40	150–200 ml/kg KG
>1–2	15	60	95 ml/kg KG
>2–6	20	80	1.200–1.500 ml
>6–10	20	80	1.500–2.000 ml
>10	25	100	2.000 ml

Tab. 7: Orale Notfallbehandlung von Patienten mit Argininbernsteinsäure-Krankheit (nach Dixon and Leonard) [34]

Stufe II

Therapie:
Unterbrechung der oralen Ernährung in der bisherigen Zusammensetzung.
Fortsetzung der oralen Medikamentensubstitution, Erhöhung der Gabe von Argininhydrochlorid, Natriumbenzoat bzw. von Natriumphenylbutyrat um ca. 25% bei Einzelmedikation (Vorsicht vor Natriumbenzoatüberdosierung!) bzw. je 10% bei Doppelmedikation, Verabreichung von Maltodextrinlösung (oder Glukose) nach den Vorschlägen von Dixon und Leonard [34] (siehe Tabelle 7)

Erneute Beurteilung der Situation (Klinik, Labor) nach 4 Stunden
Falls die Befunde unverändert sind:
  Maßnahmen um 4 Stunden verlängern und erneute Entscheidung
Falls Übergang zur Stufe II A:
  unverzüglicher Beginn der parenteralen Notfallbehandlung
Falls klinische Besserung und Abfall der Ammoniakkonzentration:
  Rückkehr zur üblichen Medikation; Gabe von zunächst 25% der üblichen Menge an natürlichem Eiweiß/Tag
Erneute Beurteilung der Situation (Klinik, Labor) nach ca. 8 Stunden
Falls weitere Besserung bzw. Stoffwechselnormalisierung:
  Rückkehr zur üblichen Ernährung, zunächst aber nur mit 50% der Menge an natürlichem Eiweiß und nach weiteren 8-24 Stunden die volle ursprüngliche Menge

b) Parenterale Notfallbehandlung

Ein zentraler Zugang ist erforderlich!

Stufe II

Therapie beginnen, ohne die Laboruntersuchungsergebnisse (außer von Ammoniak) abzuwarten:

Infusion von:
120 ml/kg KG Tag Glukose-Elektrolytlösung (z.B. Jonosteril päd I)
+ 30-50 ml/kg KG Tag Glukose 20%
+ Argininhydrochlorid 21,0% (1 M), 2-3 ml/kg KG Tag
+ Natriumbenzoat 200 mg/kg KG Tag
(+ Natriumphenylacetat, falls verfügbar, in der gleichen Dosierung wie Natriumbenzoat)
+ L-Carnitin 100 mg/kg KG Tag (bei bekannter Carnitinsensibilität)

Unterbrechung der Eiweißzufuhr für 4 Stunden

Nach 4 Stunden Laborkontrolle (Ammoniak, Säure-Basen Status, Ketonkörper, Hämoglobin/Hämatokrit, Elektrolyte)
Falls Ammoniak >100 µmol/l und <200 µmol/l (>170 µg/dl und <340 µg/dl) (entspricht der Ammoniakkonzentration der Stufe II A):
  Natriumbenzoatzufuhr erhöhen auf 250 mg/kg KG Tag
  Evtl. Glukosezufuhr erhöhen (falls Laktat <4 mmol/l, d.h. <36 mg/dl)

Nach weiteren 4 Stunden Laborkontrolle (Ammoniak, Säure-Basen Status, Glukose, Ketonkörper, Hämoglobin/Hämatokrit), danach in Abhängigkeit von der Ammoniakkonzentration (weiterer Anstieg oder Abfall) wie in der Stufe II A angegeben (siehe unten). Die unter Argininhydrochloridinfusion gelegentlich auftretende metabolische Acidose ist wünschenswert, falls der pH-Wert = oder >7,30 liegt.

Stufe II A

Therapie:

Unterbrechung der Eiweißzufuhr
Sofort intravenöse Infusion (zentraler Zugang) von:
150 ml/kg KG Tag Glukose-Elektrolytlösung (z.B. Jonosteril päd I)
mit 50 ml Glukose 50% pro 500 ml (Mischung herstellen)
+ Argininhydrochlorid 21,0% (1 M), 2-3 ml/kg KG Tag
+ Natriumbenzoat 250 mg/kg KG Tag
(+ Natriumphenylacetat, falls verfügbar, in der gleichen Dosierung wie Natriumbenzoat)
+ L-Carnitin 100 mg/kg KG Tag (bei bekannter Carnitinsensibilität)
+ evtl. Insulin 0,01-0,5 I.E./kg KG

Klinische Beurteilung und Laborkontrolluntersuchungen nach 4 Stunden.

(Ammoniak, Ketonkörper, Glukose, Säure-Basen-Status, Elektrolyte, Laktat, Transaminasen, Hämoglobin/Hämatokrit)
Falls Ammoniak >200 µmol (>340 µg/dl) angestiegen:
  weiteres Vorgehen wie in Stufe III angegeben
Falls Ammoniak immer noch zwischen 100 und 200 µmol/l (170–340 µg/dl):
  Fortsetzung der obigen Infusionstherapie

ARGIBERN

Falls Ammoniak <100 µmol/l (170 µg/dl):
Fortsetzung der Infusionstherapie mit Natriumbenzoat 250 mg/kg KG Tag, weiter siehe wie bei Stufe I

Stufe III

Therapie:
Unterbrechung der Eiweißzufuhr

> Sofortige **Kurzinfusion** über 90 Minuten mit
> Natriumbenzoat 200 mg/kg KG
> Argininhydrochlorid 21% (1 M) 3 ml/kg KG
> in 30 ml Glukose 10%/kg KG
>
> Danach **zusätzlich**
> Infusion für 24 Stunden:
> 150 ml/kg KG Tag Glukose-Elektrolytlösung (z.B. Jonosteril päd I) mit
> 50 ml Glukose 50% pro 500 ml (Mischung herstellen)
> + Argininhydrochlorid 21,0% (1 M), 3-7 ml/kg KG Tag
> + Natriumbenzoat 300 mg/kg KG Tag
> (+ Natriumphenylacetat, falls verfügbar, in der gleichen Dosierung wie Natriumbenzoat)
> + L-Carnitin 100 mg/kg KG Tag (bei bekannter Carnitinsensibilität)
> + evtl. Insulin 0,01-0,5 I.E./kg KG

Klinische Beurteilung und Laboruntersuchungen 2 bis 3-stündlich

Bei verstärkter Acidose (Lactatvermehrung) mit einem aktuellen Blut-pH <7,25 und einem Standartbicarbonat <12 mmol/l ist zusätzlich eine Puffertherapie erforderlich. Die erforderliche Bicarbonatmenge (in mmol) berechnet sich aus:

> **Negativer Basenüberschuss (BE) x kg KG x 0,3 = zu verabreichende Menge Natriumbicarbonat (mmol)**

Intravenös gegeben z.B. als 8,4%-ige (1 molare) Bicarbonatlösung (1 ml = 1 mmol) mit Wasser oder 5%-iger Glukoselösung im Verhältnis 1:1 verdünnt.

Falls die Ammoniakkonzentration abgefallen ist, aber noch >200 µmol/l (>340 µg/dl):
Fortsetzung der Infusionstherapie

Falls die Ammoniakkonzentration abgefallen ist auf Werte zwischen 100-200 µmol/l (170-340 µg/dl):
Fortsetzung der Infusionstherapie

ARGIBERN

Falls die Ammoniakkonzentration abgefallen ist auf <100 µmol/l (170 µg/dl):
Fortsetzung der Infusionstherapie mit Natriumbenzoat 250 mg/kg KG Tag.

Falls klinische Besserung und Abfall der Ammoniakkonzentration:
Rückkehr zur üblichen Medikation. Langsamer Übergang zur enteralen Ernährung mit Gabe von zunächst 25%, dann der Hälfte, schließlich der gesamten üblichen Menge an natürlichem Eiweiß/Tag

Sollten unter dieser Therapie die Ammoniakkonzentrationen im Blut nicht oder nur sehr langsam absinken, sind gegebenenfalls Maßnahmen zu ergreifen, wie sie in der Akutbehandlung bereits beschrieben wurden (Gabe größerer Mengen von Glukose evtl. zusammen mit Insulin und/oder forcierte Diurese).

Erneute Beurteilung der Situation (Klinik, Labor) nach ca. 8 Stunden.

Falls weitere Besserung bzw. Stoffwechselnormalisierung:
schrittweise Rückkehr zur üblichen Ernährung innerhalb von 2 Tagen wie oben angegeben

Falls kein signifikanter Abfall des Ammoniaks nach 8 Stunden zu verzeichnen ist, verbleiben nur noch die Hämodiafiltration, ersatzweise Hämofiltration oder Hämodialyse als weitergehende therapeutische Möglichkeiten

Langzeitbehandlung der infantilen und der chronischen (späten) Formen:

Für die Langzeitbehandlung der infantilen und der chronischen (späten) Formen [8] genügt häufig eine medikamentöse Therapie mit:

Arginin 180-800 mg/kg KG Tag (evtl. auch als Argininhydrochlorid)

zusätzlich zu einer Eiweißreduktion ohne Zusatz von Mischungen essentieller Aminosäuren. Der überschüssige Stickstoff wird dann in Form von Argininbernsteinsäure und nicht als Harnstoff ausgeschieden. Auf eine ausreichende Flüssigkeitszufuhr ist deshalb besonders zu achten.
Als Nebenwirkung der Arginingabe bei der Argininbernsteinsäure-Krankheit wird eine verminderte Ausscheidung von Citrat mit dem Urin (und eine Verschiebung des Laktat/Pyruvat-Quotienten zugunsten von Laktat) beobachtet, so dass eine Citratsubstitution notwendig wird [22].

Natriumcitrat (oral, bis zu 650 mg/kg KG Tag), nur, wenn weniger als 0,3 mmol/mol Creatinin mit dem Urin ausgeschieden werden [22].

Der genaue Pathomechanismus der Verminderung von Citrat, der gekoppelt ist an eine Verminderung von Asparaginsäure, ist bisher nicht geklärt. Eventuell wird dem Citratzyklus zu viel Oxalacetat zur Synthese von Aspartat entzogen.
Bei einigen Patienten wurde nach Citrattherapie ein Rückgang der Hepatomegalie beobachtet.
Bei Infektion oder anderen Situationen mit Stoffwechselstress müssen katabole Zustände in der oben genannten Weise (siehe: **Notfallbehandlung**) vermieden werden.

Pränatale Diagnostik

Eine pränatale Diagnostik ist mittels Enzymdiagnostik aus Fruchtwasser, Amnionzellen und Chorionvilli möglich. Der Nachweis von Argininbernsteinsäure im Fruchtwasser ist eine sichere Methode zum Nachweis sowohl der schwereren als auch der milderen Formen der Argininbernsteinsäure-Krankheit [17,18,35,36].

Bei bekannter genetischer Mutation ist aus den gleichen Zellen ebenfalls eine pränatale Diagnostik durch DNA-Analysen möglich (mit der gleichen Technik aber auch eine Erfassung von Heterozygoten). Die direkte genetische Analyse ist auch schon ohne Indexfall zur Diagnostik empfohlen worden [18].

Differentialdiagnostik

Ammoniakvermehrungen im Blut und die daraus folgenden klinischen Symptome sind die typischen Zeichen von Störungen des Harnstoffzyklus. Insgesamt sind 6 angeborene Störungen des Harnstoffzyklus bekannt:
- Carbamylphosphatsynthetase-Mangel (CPS) (EC 2.3.4.16) (OMIM 237300)
- N-Acetylglutamatsynthetase-Mangel (NAGS) (EC 6.3.11) (OMIM 237310)
- Ornithintranscarbamylase-Mangel (OTC) (EC 2.1.3.3.) (OMIM 311250)
- Citrullinämie (EC 6.3.4.5) (OMIM 238970)
- Argininbernsteinsäure-Krankheit (EC 4.3.2.1.) (OMIM 207900)
- Hyperargininämie (EC 3.5.3.1) (OMIM 207800)

Hyperammonämien können auch durch andere angeborene Störungen des Aminosäurenstoffwechsels oder des -transports, aber auch durch Störungen der Leberfunktion verursacht sein:
- HHH-Syndrom (Hyperammonämie, Hyperornithinämie, Homocitrullinämie) (OMIM 238970)
- Lysinurische Proteinintoleranz (OMIM 222700)
- Glutamatdehydrogenase-Defekt mit Hyperammonämie und Hyperinsulinismus (mit Hypoglykämien) (OMIM 138130)
- angeborene Hepatitis

- Tyrosinose Typ I (OMIM 276700)
- Galaktosämie (Galaktose-1-Phosphat-Uridyltransferase-Mangel) (OMIM 230400)
- Mitochondriopathien
- α-1-Antitrypsin-Mangel (OMIM 107410)
- Synthesestörungen der Gallensäuren
- Pyrrolin-5'-Carboxylatsynthetase Mangel (OMIM 138250)
- Leberbypass
- Vorübergehende, reifungsbedingte Hyperammonämien bei Neugeborenen

Darüber hinaus kann die Harnstoffsynthese bei Organoacidurie sekundär blockiert sein, wie z. B. bei:
- Propionacidurie (OMIM 232000)
- Methylmalonacidurie (OMIM 251000)
- Andere Organoacidurien (z. B. Isovalerianacidämie (OMIM 243500)), die ebenfalls mit Hyperammonämien einhergehen können.

Folgende Untersuchungen bei Hyperammonämien bringen innerhalb weniger Stunden eine differentialdiagnostische Klärung:
- Messung der freien Aminosäuren im Blut und Quantifizierung der Harnstoffzyklusmetaboliten Citrullin, Ornithin, Arginin und Argininbernsteinsäure, sowie von Glutamin, Glutamat, Alanin, Homocitrullin, Lysin, Ornithin und Arginin im Urin.
- Gaschromatographisch/massenspektrometrische Analyse der organischen Säuren im Urin.
- Messung der Orotsäure im Urin

Hinsichtlich der Haarveränderungen ist differentialdiagnostisch an ein Trichorrhexis nodosa-Syndrom (OMIM 275550) zu denken. Dieses Krankheitsbild ist zusätzlich durch Katarakte, schwere neurologische Veränderungen (Ataxie, Hypotonie) und geistige Retardierung gekennzeichnet.

Sonderformen und Anmerkungen

In einigen Publikationen über Patienten mit Argininbernsteinsäure-Krankheit sind spröde, struppige Haare (trichorrhexis nodosa) beschrieben worden. Dieses klinische Symptom wurde aber bisher nur in England, nicht jedoch in den USA beobachtet. Es wird vermutet, dass es sich um eine Auswirkung niedriger Argininkonzentrationen handelt, da einerseits die Ernährung in England argininärmer als in den USA ist und andererseits diese Haarveränderungen nach Argininsupplementierung verschwinden.
Ein komplikationsloser Schwangerschaftsverlauf einer Patientin mit Argininbernsteinsäure-Krankheit ist bisher beschrieben worden [9,37].
Das nachfolgende Schema symbolisiert das diagnostische Vorgehen zur Klärung der Ursache einer Hyperammonämie.

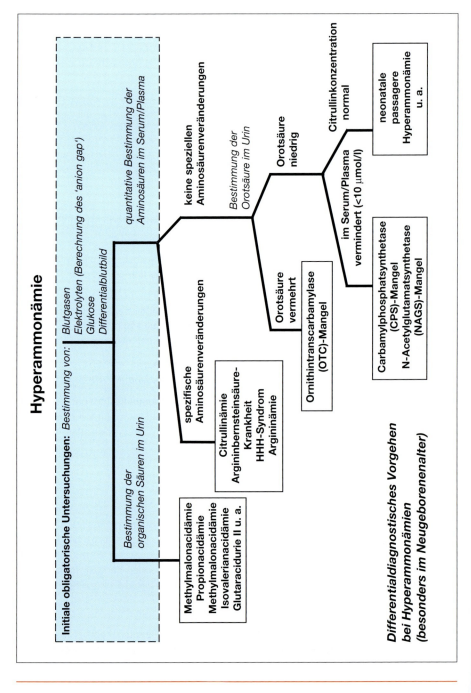

LITERATUR

1. Allan JD, Cusworth DC, Dent CE, VK Wilson. Disease, probably hereditary, characterized by severe mental deficiency and constant gross abnormalitiy of amino acid metabolism. *Lancet* 1958; I:182-187

2. Goodmann SI. Inherited Metabolic Disease in the Newborn. Approach to Diagnosis and treatment. In: *Barnes LA (Ed)"Advances in Pediatrics", Vol 33: pp.* 1986; 197-223

3. Brusilow SW, Horwich AL Urea Cycle Enzymes. In: Scriver CR, Beaudet AL, Valle D, Sly WS, Vogelstein B, Childs B, Kinzler KW. (Online Eds): The Metabolic and Molecular Bases of Inherited Disease. *McGraw-Hill, New York, Part 8 Amino Acids* 2001–2004; Chapter 85

4. Bachmann C. Inherited Hyperammonemias. In: Blau N, Duran, Blaskovics, Gibson KM (Eds.) Physician's Guide to the Laboratory Diagnosis of Metabolic Diseases. *Springer, Berlin, Heidelberg, New York* 2003; 261-276

5. Glick NR, Snodgrass PJ, Schäfer IA. Neonatal argininosuccinic aciduria with normal brain and kidney but absent liver argininosuccinate lyase activity. *Am J Hum Genet* 1976; 28:22-30

6. Mori T, Nagai K, Mori M, Nagao M, Imamura M, Iijima M, Kobayashi K. Progressive liver fibrosis in late-onset argininosuccinate lyase deficiency Pediatr *Dev Pathol* 2002; 5:597-601

7. Brusilow SW, Maestri NE. Urea cycle disorders: Diagnosis, pathophysiology, and therapy. *Advances in Pediatrics, Vol. 43. Morby-Year Book, Inc. Pp.* 1996; 127-170

8. Brusilow SW, Batshaw ML. Arginine therapy of argininosuccinase deficiency. *Lancet* 1979; I:124-127

9. Worthington S, Christodoulou J, Wilcken B, Peat B. Pregnancy and argininosuccinic aciduria. *J Inher Metab Dis* 1996; 19:621-623

10. Stadler S, Gempel K, Bieger I, Pontz BF, Gerbitz KD, Bauer MF, Hofmann S. Detection of neonatal argininosuccinate lyase deficiency by serum tandem mass spectrometry. *J Inher Metab Dis* 2001; 24:370-378

11. McInnes RR, Shih V, Chilton S. Interallelic complementation in an inborn error of metabolism: genetic heterogeneity in argininosuccinate lyase deficiency. *Proc Nat Acad Sci* 1984; 81:4480-4484

12. Walker DC, McCloskey DA, Simard LR, McInnes RR. Molecular analysis of human argininosuccinate lyase: mutant characterization and alternative splicing of the coding region. *Proc Nat Acad Sci* 1990; 87:9625-9629

13. Abramson RD, Barbosa P, Kalumuck K, O'Brien WE. Characterization of the human argininosuccinate lyase gene and analysis of exon skipping. *Genomics* 2000; 10:126-132

14. Linnebank M, Homberger A, Rapp B, Winter C, Marquardt T, Harms E, Koch HG. Two novel mutations (E86A, R113W) in argininosuccinate lyase deficiency and evidence for highly variable splicing of the human argininosuccinate lyase gene. *J Inher Metab Dis* 2000; 23:308-312

15. Tanaka T, Nagao M, Mori T, Tsutsumi H. A novel stop codon mutation (X465Y) in the argininosuccinate lyase gene in a patient with argininosuccinic aciduria. *Tohoku J Exp Med* 2002; 198:119-124

16. Linnebank M, Tschiedel E, Haberle J, Linnebank A, Willenbring H, Kleijer WJ, Koch HG. Argininosuccinate lyase (ASL) deficiency: mutation analysis in 27 patients and a completed structure of the human ASL gene. *Hum Genet* 2002; 111:350-359

17. Kleijer WJ, Garritsen VH, Linnebank M, Mooyer P, Huijmans JG, Mustonen A, Simola KO, Arslan-Kirchner M, Battini R, Briones P, Cardo E, Mandel H, Tschiedel E, Wanders RJ, Koch HG. Clinical, enzymatic, and molecular genetic characterization of a biochemical variant type of argininosuccinic aciduria: prenatal and postnatal diagnosis in five unrelated families. *J Inher Metab Dis* 2002; 25:399-410

18. Häberle J, Koch HG. Genetic approach to prenatal diagnosis in urea cycle defects. *Prenat Diagn* 2004; 24:378-383

19. Mönch E, Hoffmann GF, Przyrembel H, Colombo J-P, Wermuth B. Diagnose und Behandlung des Ornithintranscarbamylase (OTC)-Mangels. *Mschr Kinderheilk* 1997; 146:652-658

20. Ermisch B, Hildebrandt E, Zimmerhackl LB, Pohl M, Gordjani N, Niederhoff H, Matern D, Seydewit HH, Lehnert W, Leititis JU, Brandis M . Behandlung des hyperammonämischen Komas bei Neugeborenen und Säuglingen durch Hämodialyse oder Hämofiltration. *Mschr Kinderheilk* 1997; 145:714-718

21. Scaglia F, Carter S, O'Brien WE, Lee B. Effect of alternative pathway therapy on branched chain amino acid metabolism in urea cycle disorder patients. *Mol Genet Metab* 2004; 81 (Suppl 1):79-85

22. Iafolla AK, Gale DS, Roe CR. Citrate therapy in argininosuccinate lyase deficiency. *J Pediat* 1990; 117:102-105 und Bachmann C: persönliche Mitteilung

23. Müting D. Behandlung chronisch Leberkranker mit Laktulose und Bifidum-Milch. Grundlagen und Probleme (Treatment of chronic liver disease with lactulose and bifidum-milk. Basic considerations and problems). *Fortschr Med* 1988; 106:369-372

24. Comte B, Kasumov T, Pierce BA, Puchowicz MA, Scott ME, Dahms W, Kerr D, Nissim I, Brunengraber H. Identification of phenylbutyrylglutamine, a new metabolite of phenylbutyrate metabolism in humans. *J Mass Spectrom* 2002; 37:581-590

25. Kasumov T, Brunengraber LL, Comte B, Puchowicz MA, Jobbins K, Thomas K, David F, Kinman R, Wehrli S, Dahms W, Kerr D, Nissim I, Brunengraber H. New secondary metabolites of phenylbutyrate in humans and rats. *Drug Metab Dispos* 2004; 32:10-19

26. Leonard JV. Disorders of the urea cycle. In: Fernandes J, Saudubray JM, v. d. Berghe G (Eds): Inborn Metabolic Diseases. Diagnosis and Treatment. *Springer Verlag, Berlin,* 2000; pp. 214-222

27. Müller E. Harnstoffzyklusstörungen. In: Müller E. Praktische Diätetik in der Pädiatrie. Grundlagen für die Ernährungstherapie. *sps Verlag, Heilbronn* 2003; S.89-94

28. Clayton BE, Jenkins P, Round JM. Pediatric Chemical Pathology – Clinical Tests and Reference Range. Blackwell, Oxford [siehe auch Dörner K: Ausgewählte allgemeine Referenzwerte. In: Bachmann K-D et al. (Hrsg.): Pädiatrie in Praxis und Klinik, Bd. III, S.1163 ff, *Fischer & Thieme, Stuttgart 1990]* 1980

29. Berry GT, Steiner RD. Long-term management of patients with urea cycle disorders. *J Pediatr* 2001; 138:56-61

30. Bachmann C. In: Fernandes J, Saudubray JM, Tada K (Eds): Inborn Metabolic Diseases. Diagnosis and treatment, *Springer Verlag, Berlin,* 1990; pp. 211-228

31. Przyrembel H. Störungen des Aminosäurenstoffwechsels. In: Palitzsch D (Ed): Jugendmedizin. *Urban & Fischer, München,* 1999; pp. 198-210

32. Deutsche Gesellschaft für Ernährung, Österreichische Gesellschaft für Ernährung, Schweizerische Gesellschaft für Ernährungsforschung, Schweizerische Vereinigung für Ernährung. Referenzwerte für die Nährstoffzufuhr 1. Auflage, *Umschau/Braus, Frankfurt/M* 2000

33. Arbeitsgemeinschaft für Pädiatrische Diätetik (APD). Nährwerttabelle zur Behandlung von angeborenen Aminosäuren-Stoffwechselstörungen 2002

34. Dixon AM, Leonard JV. Intercurrent illness in inborn errors of intermediary metabolism. *Arch Dis Child* 1992; 67:1387-1391

35. Vimal CM, Fensom AH, Heaton D, Ward RH, Garrod P, Penketh RJ. Prenatal diagnosis of argininosuccinicaciduria by analysis of cultured chorionic villi. *Lancet* 1984; 2(8401):521-522

36. Mandell R, Packman S, Laframboise R, Golbus MS, Schmidt K, Workman L, Saudubray JM, Shih VE. Use of amniotic fluid amino acids in prenatal testing for argininosuccinic aciduria and citrullinaemia. *Prenat Diagn* 1996; 16:419-424

37. Mardach MR, Roe K, Cederbaum SD. Successful pregnancy outcome in a woman with argininosuccinate lyase deficiency. *J Inher Metab Dis* 1999; 22:102-106

BIO

Biotinidase-Defekt

OMIM 253260

Definition

Angeborene, autosomal rezessiv vererbte Störung mit Mangel an Biotinamidamidohydrolase-Aktivität (Biotinidase: EC 3.5.1.12) und sekundär der Propionyl-CoA-Carboxylase, 3-Methylcrotonyl-CoA-Carboxylase, Pyruvatcarboxylase und der Acetyl-CoA-Carboxylase [1-6].

Synonyme

Biotinidase-Mangel, profunder, kompletter, partieller;
Spätform des Multiplen Carboxylase-Defekts,
Biotin recycling defect, late onset form of multiple carboxylase deficiency, BTD

Manifestationsalter

Folgende Schweregrade des Biotinidase-Mangels entsprechend den noch vorhandenen Restenzymaktivitäten werden unterschieden:

- Profunder Biotinidase-Mangel mit Restenzymaktivität bis 10%
- Kompletter Biotinidase-Mangel mit Restenzymaktivität unter 1%
- Partieller Biotinidase-Mangel mit Restenzymaktivitäten zwischen 10 und 30%.

Die klinischen Symptome finden sich in der Regel erst im späten Säuglings- oder Kleinkindesalter (late onset), wenn die Reserven an frei verfügbarem Biotin verbraucht sind. Der Umfang der Reserven ist einerseits abhängig von der Biotinidaserestaktivität und andererseits von der exogenen Zufuhr. Einzelne Fallbeschreibungen betreffen allerdings auch das Neugeborenenalter (nur bei dem sehr seltenen kompletten Biotinidase-Mangel). Beobachtet wurde in diesem Alter eine diffuse, besonders den Temporallappen betreffende Hirnatrophie. Die Neugeborenen sind neurologisch auffällig und weisen eine Gedeihstörung auf [7-9]. Bei der im Säuglingsalter beginnenden Form entwickelt sich eine Opticusatrophie- und/oder – häufiger noch – eine sensorineurale Hörstörung [1,10]. Ebenfalls selten sind Erstmanifestationen im späten Kindes- und Jugendalter (delayed onset) [11]. Einige Beschreibungen betreffen symptomlose Erwachsene, die nur durch ihre im Neugeborenenscreening erfassten Kinder diagnostiziert wurden [12].

Klinische Symptome

Beim Biotinidase-Mangel findet man schwere, episodisch auftretende Symptome mit erythematösem, schuppigem, manchmal nässendem Exanthem oder Seborrhoe, gelegentlich Alopezie, Acidose (Laktatacidose), Erbrechen, Dehydratation, Tachypnoe und/oder Stridor [1,5,13-15], Neigung zu Leukopenie oder Monocytopenie, Störung der T-Lymphocytenfunktion [16]. In schweren Fällen treten zusätzlich noch Ataxien (Gangunsicherheit) auf, Muskelhypotonie, Hörverlust (sensorineural), Visusverlust (Opticusatrophie), Keratokonjunktivitis, Krämpfe, Koma, mentale Retardierung, spastische Parese und im CT feststellbare Veränderungen des Gehirns ähnlich wie bei einer Leukodystrophie oder Leigh'schen Encephalopathie, häufig den Temporallappen bevorzugend.

Erwachsene mit Biotinidase-Mangel ohne klinische Symptome sind beschrieben [15].

Die typischen klinischen Symptome scheinen erst aufzutreten, wenn die Enzymaktivität unter 10% der altersentsprechenden Norm liegt. Allerdings gewinnt bei erniedrigter Enzymaktivität die Zufuhr von freiem Biotin mit der Nahrung eine größere Bedeutung.

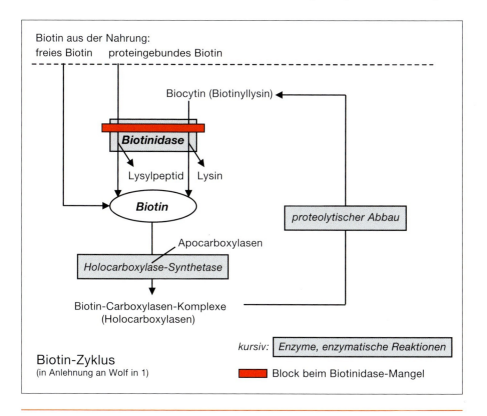

Biotin-Zyklus
(in Anlehnung an Wolf in 1)

BIO

Biochemische Grundlagen und Befunde

Beim Biotinidase-Mangel stauen sich Substrate entsprechend den durch Coenzymmangel gehemmten Carboxylasen an. Es sind die gleichen wie beim Multiplen Carboxylase-Defekt (Holocarboxylase-Synthetase-Defekt), bei dem die Aktivierung der vier Biotin-sensiblen Apocarboxylasen betroffen sind. Es finden sich dann Metaboliten, wie sie einzeln auch bei einer Methylcrotonylglycinurie, Propionacidämie sowie einer Störung des Pyruvat-Abbaus auftreten. Im Blut sind Laktat, Pyruvat und Propionat, im Urin 3-Hydroxypropionat, Methylcitrat, 3-Hydroxy-isovaleriat, 3-Methylcrotonylglycin und Tiglylglycin sowie Laktat und Pyruvat vermehrt (17, 18). Im Liquor cerebrospinalis finden sich Laktat und Propionsäure leicht vermehrt.

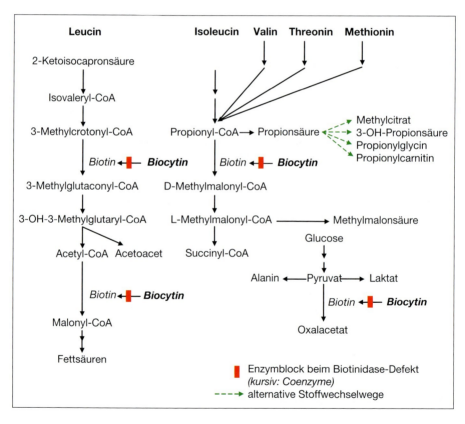

Biocytin (Biotinyllysin) wird bei Vorliegen eines Biotinidase-Mangels ebenfalls vermehrt ausgeschieden [1].
Ammoniak ist im Unterschied zum Multiplen Carboxylase-Defekt in der Regel nicht erhöht.

Die Metabolitenmuster sind zwar beim Biotinidase-Mangel mit denen des Holocarboxylase-Mangels identisch, jedoch findet man meist geringere Konzentrationen (siehe Tabelle 1). In seltenen Fällen wurde trotz kompletten Biotinase-Mangels eine völlig normale Urinausscheidung (auch der 3-Hydroxyisovalerinsäure) gefunden [9].

Metabolit	normal	Multipler Carboxylase-Defekt/ Biotinidase-Mangel
		mmol/mol Kreatinin
3-Hydroxyisovaleriansäure	0–46	250–3.600
3-Methylcrotonylglycin	<2	30–260
Methylcitrat	0–12	15–200
3-Hydroxypropionsäure	3–10	45–1.300
Laktat	0–25	100–75.000

Tab. 1: *Ausscheidung der organischen Säuren mit dem Urin beim Multiplen Carboxylase-Defekt (Holocarboxylasesynthetase Mangel). In etwas geringerer Konzentration ist das gleiche Metabolitenmuster auch beim Biotinidase-Mangel zu finden [19].*

Die Bestimmung der Metaboliten erfolgt mittels Gaschromatographie/Massenspektrometrie.

Bei deutlichem Biotinmangel ist auch anhand des Musters der Acylcarnitine im Blut die Verdachtsdiagnose mittels Tandem-Massenspektrometrie (aus getrocknetem Blut) zu stellen.

Die Aktivität der Biotinidase kann in Leukocyten und Fibroblasten aber auch im Serum gemessen werden. Klinische Symptome sind erst zu erwarten, wenn die Aktivität deutlich geringer als 10% der von Normalpersonen ist.

Ein Test unter Verwendung von getrocknetem Blut (Guthrie-Karte) und Anwendung eines einfachen chemischen Farbtests ist etabliert und in der Bundesrepublik Deutschland für das Neugeborenenmassenscreening seit mehr als 10 Jahren empfohlen. Nur Enzymaktivitätsminderungen unter 30% der Norm werden registriert und zunächst kontrolliert. Einer Substitutionsbehandlung werden in der Regel nur Personen mit Enzymaktivitäten unter 10% der Norm zugeführt.

Von der Biotinidase sind bisher viele Isoenzyme beschrieben worden. Die Ausprägung der Isoenzyme bzw. deren Mangel hat keinen Einfluss auf das klinische Bild. Es konnte bisher keine Relation zwischen Isoenzym-Mangel und der klinischen Ausprägung des Biotinidase-Defektes festgestellt werden [1].

Der Nachweis von Biotin im Serum und von Biocytin (Biotinyllysin) im Urin kann zur Diagnostik und zur Therapiekontrolle herangezogen werden. Die Biotinidase-Aktivität im Serum repräsentiert leider nicht sicher die im Gewebe, obwohl sie für Kontrolluntersuchungen herangezogen wird.

BIO

Genetische Befunde

Bei der angeborenen Störung, die sowohl die im Cytoplasma als auch die in den Mitochondrien lokalisierte Biotinidase betrifft, handelt es sich um einen autosomal-rezessiv vererbten Defekt. Das Gen wurde auf dem Chromosom 3p25 lokalisiert [20].

Den verschiedenen Schweregraden des Biotinidase-Mangels lassen sich mit einiger Vorsicht entsprechende Mutationen, die in einer Vielzahl identifiziert werden konnten, zuordnen. Hier einige Beispiele von Mutationen die bei den verschiedenen Formen gefunden wurden (siehe auch unter OMIM 253260.0001–0011):
- Kompletter Biotinidase-Mangel: G98:d7i3, R157H, Q456H
- Profunder Biotinidase-Mangel (ohne den kompletten Mangel): T532M, A171T, D444H, V62M, C432W, Doppelmutation A171 + D444H
- Partieller Biotinidase-Mangel: T404I, N489T und einige Deletionen [1, 6, 21-23]

Aus den an vielen Orten in der Welt durchgeführten Massenscreeninguntersuchungen ergibt sich eine Häufigkeit des schweren Biotinidase-Mangels (Aktivität unter 10%) von 1:85.000–145.000 und des partiellen Mangels von 1:112.700–177.000, in der Summe von 1:60.000 (1:50.000–73.000) [24-29].

Therapie

Obwohl die Therapie der Spätform des Multiplen Carboxylase-Defekts bzw. des Biotinidase-Mangels eindrucksvoll und schnell ihre Wirkung zeigt, sind bereits eingetretene Seh- und/oder Hörverluste nicht mehr zu beseitigen. Frühzeitige bzw. rechtzeitige Substitutionsbehandlung verhindert die Nervenatrophien. Die im CT nachweisbaren Hirnveränderungen scheinen unter der Behandlung reversibel zu sein [8].

Medikamentöse Behandlung

Prinzip

Das Prinzip der Behandlung des Biotinidase-Defekts besteht im Wesentlichen in der Substitution von freiem Biotin.
Dosierung [30, 31]:   5-40 mg Biotin pro Tag (freies Biotin!) oral

Nebenwirkungen der Biotin-Gabe in dieser Dosierung sind nicht beschrieben.

Diätetische Behandlung

Eine effektive diätetische Behandlung der Spätform des Multiplen Carboxylase-Defekts bzw. des Biotinidase-Mangels gibt es zwar nicht, jedoch können diätetische Maßnahmen

die Substitutionstherapie unterstützen, und zwar durch die Reduktion oder Elimination von Avidin (ein im Eiweiß der Eier vorkommendes Glykoprotein), welches Biotin irreversibel bindet.
Dies ist besonders wichtig bei den Personen, die eine verminderte Restenzymaktivität haben (partieller Biotinidase-Mangel), aber nicht zur Risikogruppe gehören und deshalb nicht a priori substituiert werden.
Gabe von Antikonvulsiva oder häufige Infektionskrankheiten können den Bedarf an Biotin erhöhen.
Auch bei Gesunden kann es bei (täglichem) reichlichem Genuss an rohen Eiern zum Biotin-Mangel kommen.

Kontrolluntersuchungen bei Langzeitbehandlung
(bei profundem Biotinidase-Mangel)

Allgemeine Kontrolluntersuchungen

Ca. alle 3 Monate (und bei Infekten etc. öfter) sollten untersucht werden:
- Länge, Gewicht und Kopfumfang
- Neurologischer Status
- Dermatologische Untersuchung
- Blutbild
- Laktat-Konzentration im Blut

Spezielle Kontrolluntersuchungen etwa alle 3–6 Monate:

- Biotin im Serum
- Alternativ: Biocytin (Biotinyllysin) im Urin
- Ungeradzahlige Fettsäuren im Serum [32])
- Organische Säuren im Urin (z.B. 3-Hydroxyisovaleriansäure)

Zusätzlich 1x jährlich:

- Hörprüfung
- Augenhintergrund/Visusuntersuchung
- EEG
- Im Fall einer Spätbehandlung auch CT bzw. MRT des Schädels zur Kontrolle des Hirnwachstums

Bei partiellem Biotinidase-Mangel sollten die allgemeinen und speziellen Kontrolluntersuchungen z.B. 1x jährlich vorgenommen werden.

BIO

Pränatale Diagnostik

Eine pränatale Diagnostik ist aus kultivierten Amnionzellen durch Bestimmung der Enzymaktivität, aber auch durch Metabolitennachweis im Fruchtwasser möglich [1]. Bei bekannter Mutation ist eine molekulargenetische Untersuchung aus den Amnionzellen zur Erfassung sowohl des Homo- als auch des Heterozygotenstatus erfolgreich.

Obwohl über Embryo- und/oder Fetopathien durch Biotinmangel der Mutter bisher keine Informationen vorliegen, sollte während der Schwangerschaft einer Betroffenen besonders auf eine ausreichende Biotin-Substitution geachtet werden.

Differentialdiagnostik

An erster Stelle steht bei der Differentialdiagnostik der

- Multiple Carboxylase-Defekt (Holocarboxylase-Synthetase-Mangel) (OMIM 253270). Im Gegensatz zum Biotinidase-Defekt tritt der Multiple Carboxylase-Defekt eher beim Neugeborenen als beim Säugling auf, im Säuglingsalter auch assoziiert mit Hyperammonämie.

Bei Bestimmung der Metaboliten kommen differentialdiagnostisch in Frage:

- Methylcrotonylglycinurie (OMIM 210200)
- Propionacidämie (OMIM 232000, 232050)
- Störungen des Pyruvat-Abbaus
- (z.B. Pyruvatcarboxylase-Mangel [OMIM 266150] und Pyruvatdehydrogenase-Defekte)
- Acetyl-CoA-Carboxylase-Mangel (OMIM 200350)
- Leigh-Syndrom (OMIM 256000)

Biotin-Mangelzustände können bei reichlichem Genuss von rohem Hühnereiweiß auftreten, da das darin enthaltene Avidin Biotin nicht lösbar bindet (1). Eigelb enthält dagegen viel Biotin.
Bei Biotin-Mangelzuständen muss außerdem daran gedacht werden, dass sowohl eine Biotin-Resorptionsstörung als auch eine Fehlbesiedlung des Darmes mit Bakterien, die kein Biotin bilden, vorliegen kann. [33-34]

Sonderformen und Anmerkungen

Niedrige Biotinidase-Aktivitäten sind bei Frühgeborenen gefunden worden und führten zu falsch positiven Screeningtests [35].

BIO

Falsch positive Screeningergebnisse wurden in 2 Fällen von Lipoproteinlipase-Mangel beschrieben [36].
Die Vermutung der Häufung von Vitiligo bei Biotinidase-Mangel-Patienten hat sich bisher nicht bestätigt; eine Kombination mit Autismus wurde beschrieben [37].

Das Enzymprotein der Biotinidase scheint eine weitere Funktion zu haben, nämlich die der Lipoamidase [38]. Einzelheiten und besonders die klinische Relevanz dieser Doppelfunktion sind bisher nicht bekannt.

Bei Patienten mit Glykogenose Typ Ia (Glukose-6-Phosphatase-Mangel; von Gierke; OMIM 232200) findet man deutliche Erhöhungen der Biotinidase-Aktivität im Serum [39].

LITERATUR

1. Wolf B. Disorders of Biotin Metabolism In: Scriver CR, Beaudet AL, Valle D, Sly WS, Vogelstein B, Childs B, Kinzler KW. (Online Eds): The Metabolic and Molecular Bases of Inherited Disease. *McGraw-Hill, New York, Part 17 Vitamins* 2001–2004; Chapter 156

2. Thoene J, Wolf B. Biotinidase deficiency in juvenile multiple carboxylase deficiency (Letter). *Lancet* 1983; II:398

3. Wolf B, Grier RE, Parker WD Jr, Goodman SI, Allen RJ. Deficient biotinidase activity in late-onset multiple carboxylase deficiency. (Letter) *New Engl J Med* 1983; 308:161

4. Wolf B, Grier RE, Secor McVoy JR, Heard GS. Biotinidase deficiency: a novel vitamin recycling defect. *J Inher Metab Dis* 1985; 8 (Suppl 1): 53-58

5. Sweetman L, Nyhan, WL. Inheritable biotin-treatable disorders and associated phenomena. *Ann Rev Nutr* 1986; 6: 317-343

6. Swango KL, Demirkol M, Huner G, Pronicka E, Sykut-Cegielska J, Schulze A, Wolf B. Partial biotinidase deficiency is usually due to the D444H mutation in the biotinidase gene. *Hum Genet* 1998; 102:571-575

7. Kalayci O, Coskun T, Tokatli A, Demir E, Erdem G, Gungor C, Yukselen A, Özalp I. Infantile spasms as the initial symptom of biotinidase deficiency. *J Pediatr* 1994; 124: 103-104

8. Haagerup A, Andersen JB, Blichfeldt S, Christensen MF. Biotinidase deficiency: two cases of very early presentation. *Dev Med Child Neurol* 1997; 39: 832-835

9. Tsao CY, Kien CL. Complete biotinidase deficiency presenting as reversible progressive ataxia and sensorineural deafness. *J Child Neurol* 2002; 17:146

10. Wolf B, Grier RE, Heard GS. Hearing loss in biotinidase deficiency. (Letter) *Lancet* 1983; II: 1365-1366

11. Wolf B, Pomponio RJ, Norrgard KJ, Lott IT, Baumgartner ER, Suormala T, Ramaekers VT, Coskun T, Tokatli A, Özalp I, Hymes J. Delayed onset profound biotinidase deficiency. *J Pediatr* 1998; 132: 362-385

12. Wolf B, Norrgard KJ, Pomponio RJ, Mock DM, McVoy JR, Fleischhauer K, Shapiro S, Blitzer MG, Hymes J. Profound biotinidase deficiency in two asymptomatic adults. *Amer J Med Genet* 1997; 28: 5-9

13. Wastell HJ, Bartlett K, Dale G, Shein A. Biotinidase deficiency: a survey of 10 cases. *Arch Dis Child* 1988; 63:1244-1249

14. Wolf B, Heard GS, Weissbecker KA, Secor McVoy JR, Grier RE, Leshner RT. Biotinidase deficiency: initial clinical features and rapid diagnosis. *Ann Neurol* 1985; 18: 614-617

15. Schulz PE, Weiner SP, Belmont JW, Fishman MA. Basal ganglia calcifications in a case of biotinidase deficiency. *Neurology* 1988; 38: 1326-1328

16. Cowan MJ, Wara DW, Packman S, Ammann AJ, Yoshino M, Sweetman L, Nyhan WL. Multiple biotindependent carboxylase deficiencies associated with defects in T-cells and B-cells immunity. *Lancet* 1979; II:115

17. Greter J, Holme E, Lindstedt S, Koivikko M. Biotin-responsive 3-methylcrotonyl-glycinuria with biotinidase deficiency. *J Inher Metab Dis* 1985; 8:103-104

18. Sweetman L, Bates SP, Hull D and Nyhan WL. Propionyl-CoA-carboxylase deficiency in a patient with biotine responsive 3-methylcrotonylglycinuria. *Pediat Res 11* 1977; 1144-1147

19. Sweetman L. Organic acid analysis. In: Hommes FA (Ed): Techniques in diagnostic human biochemical genetics. *Wiley-Liss, New York, pp.* 1991; 143-176

20. Cole H, Weremowicz S, Morton CC, Wolf B. Localization of serum biotinidase (BTD) to human chromosome 3 in band p25. *Genomics* 1994; 22:662-663

21. Wolf B, Jensen K, Huner G, Demirkol M, Baykal T, Divry P, Rolland MO, Perez-Cerda C, Ugarte M, Straussberg R, Basel-Vanagaite L, Baumgartner ER, Suormala T, Scholl S, Das AM, Schweitzer S, Pronicka E, Sykut-Cegielska J. Seventeen novel mutations that cause profound biotinidase deficiency. *Mol Genet Metab* 2002; 77:108-111

22. Funghini S, Donati MA, Pasquini E, Gasperini S, Ciani F, Morrone A, Zammarchi E. Two new mutations in children affected by partial biotinidase deficiency ascertained by newborn screening. *J Inher Metab Dis* 2002; 25:328-330

23. Möslinger , Mühl A, Suormala T, Baumgartner R Stöckler-Ipsiroglu S. Molecular cha-

racterisation and neuropsychological outcome of 21 patients with profound biotinidase deficiency detected by newborn screening and family studies *Eur J Pediatr* 2003; 162, Suppl.1:46-49

24. Dunkel G, Scriver CR, Clow CL, Melancon S, Lemieux B, Grenier A, Laberge C. Prospective ascertainment of complete and partial serum biotinidase deficiency in the newborn. *J Inher Metab Dis* 1989; 12:131-138

25. Suormala TM, Baumgartner ER, Wick H, Scheibenreiter S, Schweitzer S. Comparison of patients with complete and partial biotinidase deficiency: biochemical studies. *J Inher Metab Dis* 1990; 13:76-92

26. Weissbecker KA, Nance WE, Eaves LJ, Piussan C, Wolf B. Statistical approaches for the detection of heterozygotes for biotinidase deficiency. *Am J Med Genet* 1991; 39: 385-390

27. Wolf B, Heard GS, Jefferson LG, Proud VK, Nance WE, Weissbecker KA. Clinical findings in four children with biotinidase deficiency detected through a statewide neonatal screening program. *New Eng J Med* 1985; 313:16-19

28. Heard GS, Wolf B, Jefferson LG, Weissbecker KA, Nance WE, Secor McVoy JR, Napolitano A, Mitchell PL, Lambert FW, Linyear AS. Neonatal screening for biotinidase deficiency: results of a 1-year pilot study. *J Pediat* 1986; 108:40-46

29. Wolf B. Worldwide survey of neonatal screening for biotinidase deficiency. *J Inher Metab Dis* 1991; 14:923-927

30. Wallace SJ. Biotinidase deficiency: presymptomatic treatment. *Arch Dis Child* 1985; 60:574-575

31. Baumgartner ER, Suormala T, Wick H, Bausch J, Bonjour J-P. Biotinidase deficiency: factors responsible for the increased biotin requirement. *J Inher Metab Dis* 1985; 8 (Suppl 1):59-64

32. Coker M, de Klerk JB, Poll-The BT, Huijmans JG, Duran M. Plasma total odd-chain fatty acids in the monitoring of disorders of propionate, methylmalonate and biotin metabolism. *J Inher Metab Dis* 1996; 19:743-51

33. Munnich A, Saudubray JM, Carre G, Coude FX, Ogier H, Charpentier C, Frezal J. Defective biotin absorption in multiple carboxylase deficiency. (Letter) *Lancet* 1981; II:263

34. Suormala T, Wick H, Bonjour J-P, Baumgartner ER. Intestinal absorption and renal excretion of biotin in patients with biotinidase deficiency. *Europ J Pediat* 1985; 144:21-26

35. Suormala T, Wick H, Baumgartner ER. Low biotinidase activity in plasma of some preterm infants: possible source of false-positive screening results. *Eur J Pediatr* 1988; 147:478-480

36. Santer R, Gokcay G, Demirkol M, Gal A, Lukacs Z. Hyperchylomicronaemia due to lipoprotein lipase deficiency as a cause of false-positive newborn screening for biotinidase deficiency. *J Inher Metab Dis* 2005; 28:137-140

37. Zaffanello M, Zamboni G, Fontana E, Zoccante L, Tato L. A case of partial biotinidase deficiency associated with autism. *Neuropsychol Dev Cogn Sect Seet C Child Neuropsychol* 2003; 9:184-188

38. Nilsson L, Ronge E. Lipoamidase and biotinidase deficiency: Evidence that lipoamidase and biotinidase are the same enzyme in human serum. *Eur J Clin Chem Clin Biochem* 1992; 30:119-126

39. Wolf B, Freehauf CL, Thomas JA, Gordon PL, Greene CL, Ward JC. Markedly elevated serum biotinidase activity may indicate glycogen storage disease type Ia. *J Inher Metab Dis* 2003; 26:805-809

CPS

Carbamylphosphatsynthetase-I (CPS-I)-Mangel
OMIM 237300

Definition

Bei dem autosomal rezessiv vererbten Mangel an mitochondrialer Carbamylphosphatsynthetase (EC 6.3.4.16) (CPS-I) handelt es sich bei einem Defekt des ersten Schrittes in der Harnstoffsynthese, um einen Harnstoffzyklus-Defekt.

Synonyme

Carbamoylphosphatsynthetase-I-Mangel, CPS I-Mangel
Carbamoyl phosphate synthase deficiency

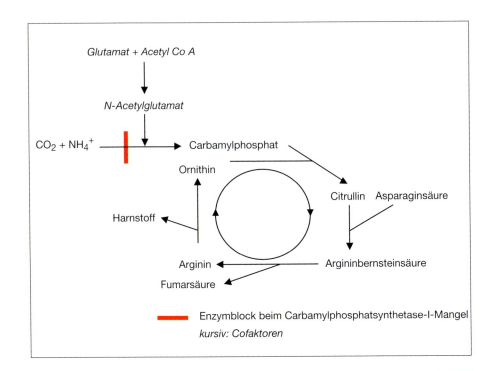

Manifestationsalter

Die charakteristischen Symptome der Proteinintoleranz mit schwerer Hyperammonämie und Vermehrung von Glutamin zeigen sich bei den Betroffenen in der Regel bereits in den ersten Lebenstagen (neonatale Form). Häufig versterben die Patienten in den ersten Lebenswochen durch therapeutisch nicht nachhaltig beeinflussbare Hyperammonämien im hyperammonämischen Koma. Aber auch mildere Verlaufsformen sind beschrieben (leichte oder späte Formen), bei denen es erst in Situationen des Stoffwechselstresses zu Hyperammonämien und deren klinischen Manifestationen, z.B. Encephalopathien mit den verschiedenen klinischen, altersabhängigen Ausdrucksformen kommt [1-5].

Klinische Symptome

Bei der schweren neonatalen Form treten bereits am ersten bis dritten Lebenstag in Abhängigkeit von der Aufnahme von Eiweiß (mit der oralen Nahrung oder i. v. Gabe von Aminosäurengemischen) Lethargie, Koma und Krämpfe, Erbrechen, evtl. Hyperventilation, Hirnödem, Hypotonie und Hepatomegalie auf. Werden die akuten Phasen mit Hyperammonämie überlebt, bleiben Ernährungsschwierigkeiten mit häufigem Erbrechen, statomotorischer Entwicklungsrückstand, Hirnatrophie, aber auch Hypotonie, Ataxie und weitere neurologische Symptome.
Spät manifestierende Varianten dieser Krankheit können durch Entwicklungsrückstand auffallen, einen Hirninfarkt als Erstmanifestation zeigen oder wie die neonatale Form ebenfalls schwere Verlaufsformen aufweisen [1-5].

Über die Ursache der schweren Encephalopathie bei Hyperammonämie sind nur einige Details bekannt. So findet im Gehirn eine Ammoniakdetoxifizierung durch Bildung von Glutamat und Glutamin statt, was zur Verarmung von α-Ketoglutarat und anderen Citratzyklusmetaboliten und damit zum Energiemangel führt. Dieses ist zumindest eine Ursache des sich dann ausbildenden Hirnödems. Außerdem werden Bildung und Speicherung verschiedener Neurotransmitter und deren Rezeptoren beeinflusst [3].

Biochemische Befunde

Das Kardinalmerkmal des CPS I-Mangels ist die Hyperammonämie bei gleichzeitiger starker Vermehrung von Glutamin.

> Normwerte der Ammoniakkonzentration im venösen Blutplasma liegen bei Neugeborenen, gemessen mit einer enzymatischen Methode, unter 110 µmol/l (187 µg/dl), im späteren Alter unter 80 µmol/l (136 µg/dl). Ist die Ammoniakkonzentration über 150 µmol/l (255 µg/dl) bei Neugeborenen oder über 100 µmol/l (170 µg/dl) bei Kindern erhöht, liegt eine Hyperammonämie vor.

CPS

Entsprechend der Hyperammonämie sind Glutamin, in der Regel auch Glutamat und Asparagin, sowie meist Alanin stark vermehrt. Die Analyse der Aminosäuren im Urin und Plasma zeigt darüber hinaus niedrige Konzentrationen von Citrullin und Arginin (wie auch von Harnstoff). Die Konzentration von Orotsäure im Urin ist nicht erhöht [2].

Mit Metabolitenbestimmungen ist eine differentialdiagnostische Trennung zwischen Carbamylphosphatsynthetase- und N-Acetylglutamatsynthetase-Mangel nicht möglich (siehe Kapitel Differentialdiagnose)! Bei zunehmender Kreislaufinsuffizienz mit Zentralisierung steigt die Lactatkonzentration im Blut an, so dass trotz Hyperammonämie, die sonst zu einer Alkalose führt, eine Acidose nachgewiesen werden kann. Aus diesem Grund muss man vor einer zu großen Gewichtung der berechneten Anionenlücke bei der Diagnostik warnen (siehe auch Kapitel Notfallbehandlung).

Evtl. infolge einer Akkumulation von Glutamin im Gehirn kommt es zu osmotisch bedingtem Einstrom von Wasser in die Zellen und damit zum Hirnödem mit der möglichen Folge von Einklemmungserscheinungen.

CPS-I ist in der Leber und in der Darmschleimhaut lokalisiert. Das Enzym in der Leber und den Darmzotten ist genetisch identisch. Die Messung der CPS I-Aktivität ist zur Sicherung der Diagnose notwendig [3].

Die Restaktivität des Enzyms korreliert mit dem klinischen Bild, d.h. je höher die Restaktivität ist, um so milder ist das Erscheinungsbild bzw. der Verlauf.

Genetische Befunde

Das CPS I-Gen befindet sich auf dem Chromosom 2 (2q35) [6].
Obwohl der Carbamylphosphatsynthetase-Mangel selten ist, liegen eine ganze Reihe von Berichten über Genveränderungen vor. Neben Punktmutationen wurden auch Deletionen, Splicingdefekte und Insertionen im CPS-Gen gefunden [3,7-12], z.B.:

9-bp del; T544M; Q44X; H337R; 375-bp del; 2170delGCTCinsCCA; 238-362del;Q375X; c3036_3038delGGT.

Nach dem Ornithintranscarbamylase-Mangel gehört der CPS I-Mangel zusammen mit der Citrullinämie (Argininbernsteinsäuresynthetase-Defekt) zu den häufigeren angeborenen Störungen in der Harnstoffsynthese. Die Häufigkeit des CPS I-Mangels liegt zwischen 1:60.000 und 1:100.000. Harnstoffsynthese-Defekte insgesamt findet man in einer Häufigkeit von ca. 1:8.000 [2].

Eine Screeningmethode zur Früherfassung der Patienten mit OTC-Defekt schon vor Ausbildung klinischer Symptome gibt es nicht.

Therapie

Als generelle Regel für Zustände mit Hyperammonämien bei Neugeborenen gilt, dass mindestens bis zum Abschluss der speziellen Untersuchungen und Vorliegen einer endgültigen Diagnose alle zur Verfügung stehenden Möglichkeiten zur Senkung des Ammoniakspiegels genutzt werden müssen.
Die besten Behandlungserfolge, d. h. eine normale geistige und körperliche Entwicklung, weisen die Patienten auf, bei denen die Zeitspanne zwischen den ersten Symptomen und einer suffizienten Behandlung sehr kurz war [13] und die initialen Ammoniakwerte unter 180 bzw. 300 µmol/l lagen sowie die maximale Konzentration nicht 350 bzw. 500 µmol/l überschritten (jeweils erster Wert aus 14, zweiter Wert persönliche Mitteilung C. Bachmann, Lausanne).

Bis zum Vorliegen einer endgültigen Diagnose, besonders hinsichtlich CPS I- oder N-Acetylglutamatsynthetase-Mangels, d.h. bis zum Vorliegen des Ergebnisses der enzymatischen Bestimmungen aus Lebergewebe sollte Carbamylglutamat (Carbaglu®, ORPHAN Europe) oral verabreicht werden. Carbamylglutamat hat ähnlich stimulierende Wirkung auf die CPS I wie Acetylglutamat, ist aber im Gegensatz zum Acetylglutamat zellmembranpermeabel.

Dosierung: 100-250 mg/kg KG Tag [7, ORPHAN-Information].

Erstversorgung/Behandlung der Hyperammonämie
(in Anlehnung an [15])

Bei Ammoniakkonzentrationen über 150 µmol/l (255 µg/dl) im Neugeborenenalter oder über 100 µmol/l (170 µg/dl) bei Kindern liegt eine Hyperammonämie vor.

Sind die Ammoniakwerte höher als 200 µmol/l (340 µg/dl), muss eine Akut-/Notfallbehandlung durchgeführt werden.

Prinzip der Akutbehandlung

- Reduktion/Stopp der Proteinzufuhr (für maximal 2 Tage)
- Hochkalorische Ernährung (Kohlenhydrate, Fett, Insulin)
- Forcierte Diurese
- Gabe von Medikamenten, die den Ammoniakspiegel senken
- Hämodiafiltration, ersatzweise Hämofiltration oder Hämodialyse bei Ammoniakspiegeln über 400 µmol/l (680 µg/dl)(16)

Die Akutbehandlung sollte mit folgenden Infusionen begonnen werden:

CPS

- Natriumbenzoat 250 mg/kg KG in 10%-iger Glukoselösung, über 2 Stunden, und/oder
- Natriumphenylacetat oder Natriumphenylbutyrat (Ammonaps®, ORPHAN Europe) 250 mg/kg KG in 10%-iger Glukoselösung, über 1-2 Stunden und
- Argininhydrochlorid 210 mg (1 mmol)/kg KG in 10%-iger Glukoselösung, über 2 Stunden

Die Infusionstherapie mit Natriumbenzoat wird fortgesetzt mit 250-350 mg/kg KG über 24 Stunden und/oder Natriumphenylacetat (alternativ dazu Natriumphenylbutyrat) bis zu 500 mg/kg KG über 24 Stunden und Argininhydrochlorid 420 mg (2 mmol)/kg KG über 24 Stunden. Sind die Ammoniakspiegel unter 200 µmol/l (340 µg/dl) abgesunken, kann die Zufuhr von Natriumbenzoat auf 250 mg/kg KG über 24 Stunden und von Natriumphenylbutyrat (Ammonaps) auf 250 mg/kg KG über 24 Stunden gesenkt werden.

Die Menge der notwendigen Flüssigkeitszufuhr hängt sowohl vom Alter als auch der Nierenfunktion des Patienten ab. Man sollte mit einer Infusion von mindestens 10 g Glukose/kg KG in Elektrolytlösung (z.b. Jonosteril päd I) für 24 Stunden beginnen. Die Glukosemenge kann bis auf 20-30 g/kg erhöht werden. Falls notwendig, kann zusätzlich Insulin (0,01-0,50 I.E./kg KG Stunde) verabreicht werden, um den Glukoseblutspiegel zwischen 80 und 200 mg/dl zu halten. Das Ziel der hohen Kaloriengabe (>100 kcal/kg KG Tag) ist die Vermeidung von Katabolismus. Zusätzlich sollte Fett infundiert werden (am Anfang 0,5-1 g/kg KG Tag und wenn möglich Steigerung auf 2-3 g/kg KG Tag unter Kontrolle der Triglyceridkonzentrationen im Blut). Gelingt es nicht, die Blutglukosekonzentration unter 200 mg/dl (11,1 mmol/l) zu halten, selbst unter Infusion von 0,5 I.E. Insulin/kg KG Stunde, muss die Glukosezufuhr reduziert werden.

Die Diurese sollte forciert werden mittels Furosemid (Lasix) (1-2 mg oral oder 0,5-1 mg/kg KG i. v., alle 6-12 Stunden).

Falls die Möglichkeit einer oralen Zufuhr besteht, sollte eine 4%-ige Natriumphenylbutyratlösung, 500 mg/kg KG in 24 Stunden, verabreicht werden.

Bei der Erstversorgung sind die nachfolgend aufgeführten allgemeinen Maßnahmen zu befolgen:

- Intubation und umgehender Transport des Patienten in ein Stoffwechselzentrum!
- Keine Hyperventilation!
- Keine Infusion von Ketosäuren!

Bei Plasmaammoniakspiegeln über 400 µmol/l (680 µg/dl) sollten eine Hämodiafiltration, wahlweise Hämodialyse oder Hämofiltration, veranlasst werden. Die Hämofiltration sollte alle 2-4 Stunden wiederholt werden [16,17].

CPS

Blutaustauschtransfusionen sind wenig effektiv und mit Peritonealdialyse erfolgt die Ammoniakeliminierung viel zu langsam.

Die Infusionstherapie sollte am dritten Tag durch orale Proteingabe ergänzt werden. Beginn mit 0,5 g/kg KG Tag natürlichem Eiweiß, Steigerung bis auf 1 g/kg KG Tag unter zusätzlicher Gabe von 0,5 g Aminosäurenmischung/kg KG Tag (essentielle Aminosäuren) (siehe Diätetische Behandlung).

Prinzip der Ammoniakausschleusung mittels **Benzoat** und **Phenylbutyrat:**

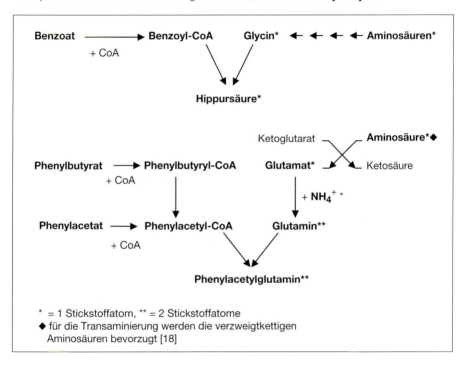

Spezifische Kontrollparameter der Akuttherapie/Erstversorgung

Kontrolle der Blutkonzentrationen von:

Glutamin   <800–1000 µmol/l
Ammoniak <150 µmol/l (263 µg/dl)
Arginin   100–200 µmol/l
Benzoat   <2 mmol/l (<24,4 mg/dl) (besonders bei intravenöser Natriumbenzoatgabe)
               Benzoat ist in höheren Konzentrationen (>1000 mg/dl) toxisch und führt zu ähnlichen klinischen Symptomen wie bei Hyperammonämien.

CPS

Langzeitbehandlung

Medikamentöse Behandlung

Bei der Behandlung des CPS-Mangels richtet sich das Augenmerk auf die Vermeidung einer übermäßigen Freisetzung und die Eliminierung von Ammoniak. Die medikamentöse Behandlung muss immer zusammen mit einer diätetischen Therapie erfolgen!

Zu verabreichende Medikamente bei Langzeittherapie (mg/kg KG Tag):

- Natriumbenzoat 250
- Natriumphenylbutyrat bis zu 500
- Argininhydrochlorid 210 (1 mmol)
- evtl. Carbamylglutamat 175 [19]
- Gegebenenfalls Gabe von Citrullin (äquimolar) anstatt Arginin (Citrullin bindet doppelt so viel NH3!)
- L-Carnitin 30-50, nur, wenn ein nachgewiesener Mangel besteht [20]
- Gabe von Vitaminen, Mineralien und Spurenelementen, besonders von Folsäure, Vitamin B6, Calcium, Selen (z.B. als Seravit, SHS, Heilbronn).
- Lactulose (3 x 4-20 g Tag) (Dosis für Erwachsene! Bei Kindern die Dosierung so wählen, dass weiche, aber nicht wässrige Stühle und keine Bauchschmerzen auftreten.) [21]

Gelegentlich werden bei Langzeitgabe von Natriumbenzoat Magenbeschwerden geäußert, die auf der Reizung der Magenschleimhaut beruhen und zur Dosisreduktion zwingen. Ein anderer Anlass zur Reduzierung der Benzoatmenge ist, wenn die Glycinkonzentration im Plasma/Serum unter100 µmol/l abgesunken ist.

Als Nebenwirkung von Natriumphenylbutyrat treten selten Übelkeit, Stimmungslabilität, Atemfrequenzerhöhung, Magen- und Muskelschmerzen, Schwellungen der Füße und/oder Menstruationsstörungen auf (Persönliche Mitteilung F. Roels, Gent). Häufiger dagegen sind Amenorrhöen (bis zur 23% der behandelten Frauen). Außerdem ist zu berücksichtigen, dass nicht die gesamte Menge an verabreichtem Phenylbutyrat an Glutamin gekoppelt und ein nicht geringes Anteil unkonjugiert mit dem Urin ausgeschieden wird. Bei Phenylbutyratbehandlung ist auf die Konzentrationen der verzweigtkettigen Aminosäuren zu achten, da ein Großteil des gebundenen Glutamins aus Transaminierungen dieser Aminosäuren stammt [18,22,23].

Im Urin der mit Phenylbutyrat behandelten Patienten findet man eine Vielzahl von Metaboliten, außer Phenylbutyrat auch Phenylacetat, Phenylbutyrylglutamin und Phenylacetylglutamin [23].

Diätetische Behandlung

Behandlungsprinzip

Die diätetische Behandlung besteht in einer strengen Eiweiß- und Stickstoffrestriktion, bei der die Eiweißzufuhr bis auf den minimalen sicheren Bedarf zur Senkung des Ammoniakspiegels in den Normbereich reduziert wird. Mit der begrenzten exogenen Stickstoffzufuhr und der gleichzeitigen Verminderung des endogenen Eiweißabbaus (durch eine ausreichende Kalorienzufuhr!) soll der Freisetzung von Ammoniak entgegen gewirkt werden. Dabei liegt die tolerierte Eiweißmenge pro kg Körpergewicht im Säuglingsalter und in Phasen schnellen Wachstums höher als im Kindesalter.

Die strenge eiweißarme Diät ist mit einem Verzicht auf eiweißreiche Lebensmittel wie z.B. Fleisch, Fisch, Milch, Eier, Getreideprodukte – außer berechneten Mengen an Muttermilch und Säuglingsmilchnahrung im Säuglingsalter – sowie einer begrenzten Aufnahme von genau berechneten Mengen an eiweißarmen Lebensmitteln wie z.B. Obst, Gemüse und Kartoffeln verbunden.

Bei einer Eiweißtoleranz, die deutlich unterhalb der empfohlenen altersgerechten minimalen Eiweißzufuhr liegt, ist zur Deckung des Bedarfs an essentiellen Aminosäuren die Einnahme eines Gemisches aus essentiellen Aminosäuren erforderlich. Es werden mit dem Gemisch nur essentielle Aminosäuren zugeführt, damit der Körper überschüssigen Stickstoff für die Synthese von nicht-essentiellen Aminosäuren verwenden und auf diese Weise eliminieren kann. Das Aminosäurengemisch muss mit Vitaminen, Mineralstoffen und Spurenelementen angereichert sein, da die eiweißarme Ernährung kein tierisches Eiweiß zulässt, das reich an diesen Nährstoffen ist. Darüber hinaus ist eine ausreichende Energiezufuhr von entscheidender Bedeutung, um normale Wachstumsraten zu erzielen und Eiweißabbau zu verhindern, die im Wesentlichen mit industriell hergestellten eiweißarmen Speziallebensmitteln (eiweißarme Mehle, Nudeln, Gebäck, Brot, Milchgetränk), die eiweißreichen Lebensmittel ersetzen, sowie mit Fett (Streichfette und Öle) und Kohlenhydraten (z.B. Rohrzucker, zuckerhaltige Getränke) erreicht wird [24,25]. Eine Argininsupplementierung ist erforderlich (siehe Medikamentöse Behandlung), da als Folge des Stoffwechseldefekts keine Argininsynthese stattfindet.

Ziele der Ernährungsbehandlung

Mit der diätetischen Behandlung sollen folgende Ziele erreicht werden:
- Senkung des Ammoniakspiegels auf Normalwerte (siehe Tabelle 1)
- Vermeidung von hyperammonämischen Krisen
- Normale Wachstumsrate bei Säuglingen und Kindern und Gewichtserhaltung bei älteren Patienten
- Vermeidung und schnelle Beendigung von katabolen Zuständen (z.B. bei Infekten,

Erbrechen, Durchfall, Gewichtsverlust), die zu einem Anstieg der Ammoniakkonzentration im Blut führen, durch eine ausreichende Energie- und angepasste Eiweißzufuhr, evtl. auch durch konsequentes Sondieren der Nahrung sowie häufige kleine Mahlzeiten.

Alter	Ammoniak (µmol/l)	Ammoniak (µg/dl)
Neugeborene	bis 110	bis 187
jenseits des Neugeborenenalters	unter 80	unter 136

Tab. 1: Normalwerte der Ammoniakkonzentration (venöses Plasma!, enzymatisch) [26]

Diätvorschrift

Eiweiß

1. Die tolerierte Eiweißmenge ist sehr unterschiedlich und muss bei jedem Patienten individuell durch Titrieren gegen die Blutammoniakkonzentration ermittelt werden. Sie ist abhängig von der Aktivität der Carbamylphosphatsynthetase, dem Alter, der Wachstumsrate und dem Gesundheitszustand. Im frühen Säuglingsalter kann sie bei 1,8-2,0 g/kg Tag und in Phasen schnellen Wachstums auch höher liegen [24].
2. Die Eiweißzufuhr, die den normalen „NH3-Spiegel" gewährleistet, orientiert sich an dem minimalen Eiweißbedarf (siehe Tabelle 2), der nur bei Aufnahme eines biologisch hochwertigen Eiweißes für einen altersabhängigen Erhaltungsbedarf und ein altersabhängiges Wachstum ausreichend ist. Liegt die tolerierte Eiweißmenge unterhalb des minimalen Bedarfs und berücksichtigt man die Eiweißqualität und Verdaulichkeit des Nahrungseiweißes, kann der Zusatz eines Gemisches aus essentiellen Aminosäuren für eine ausreichende Ernährung und normale Wachstumsrate erforderlich sein.
3. Eine 2-tägige eiweißfreie Ernährung bei Erstversorgung soll am 3. Tag beginnend mit 0,5 g natürlichem Eiweiß/kg KG Tag und schrittweiser Steigerung auf 1 g/kg KG Tag zusammen mit 0,5 g/kg KG Tag eines Gemisches aus essentiellen Aminosäuren ergänzt werden.
4. Die tolerierte Eiweißmenge erhöht sich, wenn Natriumbenzoat, -phenylacetat oder -phenylbutyrat verabreicht werden [24].
5. Die Zufuhr muss häufig (siehe Kontrolluntersuchungen) an die Veränderung der Aminosäurenkonzentrationen im Serum sowie die von Ammoniak- und/oder Glutamin angepasst werden.
6. Im Bedarfsfall sollte die Ernährung auch unter Verwendung einer Magenverweilsonde gegebenenfalls über ein Gastrostoma (PEG) vorgenommen werden.

CPS

Alter	Eiweiß (g/kg KG Tag) * (natürliches Eiweiß mit/ohne Aminosäurengemisch)
Säuglinge	1,8–2,0
Kleinkinder	1,2–1,5
Schulkinder	1,0
Jugendliche/Erwachsene	<0,5 (0,6-0,8 WHO)

* Der tatsächliche Bedarf kann von dem angegebenen erheblich abweichen

Tab. 2: Durchschnittliche Eiweißzufuhr von Patienten mit Harnstoffzyklus-Störungen [24]

Essentielle Aminosäuren

1. Reicht die Einschränkung der Zufuhr an natürlichem Nahrungseiweiß bis zum minimalen Bedarf allein nicht aus oder wird sie von den Patienten nicht toleriert, muss ein Teil der natürlichen Eiweißmenge durch ein Gemisch aus essentiellen Aminosäuren (bis 0,7 g/kg Tag) ersetzt werden (siehe Tabelle 3), das reich an verzweigtkettigen Aminosäuren und arm (jedoch bedarfsdeckend!) an Tryptophan ist (hohe Tryptophankonzentrationen führen zu Appetitmangel!) [27].
2. Dabei soll die Menge an natürlichem Eiweiß und an Gemisch aus essentiellen Aminosäuren etwa 1:1 betragen (z.B. 0,5 g/kg KG natürliches Eiweiß + 0,6 g/kg KG essentielle Aminosäuren) [27].
3. Ausgehend davon, dass 0,6 g essentielle Aminosäuren 1 g Eiweiß-Äquivalent entsprechen [15,28], werden mit 0,5 g/kg KG natürlichem Eiweiß plus 0,6 g/kg KG essentiellen Aminosäuren (= 1,0 g Eiweiß-Äquivalent) 1,5 g Eiweiß-Äquivalent/kg KG zugeführt, das den Bedarf für ein Kleinkind bei gleichzeitiger ausreichender Energiezufuhr deckt.

Alter	Natürliches Eiweiß g/kg KG Tag	Aminosäurengemisch* g/kg KG Tag
Säuglinge	0,5–1,3	0,3–0,6
Kleinkinder	0,5–1,0	0,3–0,5
Schulkinder	0,5–1,0	0,2–0,3

* 0,6 g essentielle Aminosäuren entsprechen 1 g Eiweiß-Äquivalent

Tab. 3: Erfahrungswerte für die Eiweißzufuhr bei Harnstoffzyklusstörungen [25]

Fett

Die Fettzufuhr soll in Abhängigkeit vom Alter bei 30-40% der Gesamtkalorien liegen. Im 1. Lebensjahr beträgt sie 4-5 g pro kg Körpergewicht (35-50% der Gesamtkalorien). Eine altersabhängige Zufuhr von 2,5-4,0% der Gesamtkalorien als Linolsäure (n-6) sowie 0,5%

als α-Linolensäure (n-3) wird empfohlen (29). Dabei sollte ein Verhältnis n-6 zu n-3 von weniger als 5:1 (bis 15:1 bei Säuglingen) angestrebt werden, das als präventiv wirksam angesehen wird und mit der Aufnahme von Soja-, Walnuss- und Rapsöl am besten zu erzielen ist, da diese Öle einen hohen Gehalt an α-Linolensäure haben. Auf eine ausreichende Aufnahme von Fett in Form von Streichfetten und Ölen ist zu achten, da Lebensmittel mit sog. „versteckten" Fetten, wie man sie in Fleisch, Wurst, Käse, Milch, Schokolade findet, im eiweißarmen Ernährungsplan nicht erlaubt sind und als Fettlieferanten nicht zur Verfügung stehen. Besonders in Phasen schnellen Wachstums – während der ersten Lebensjahre und während eines Pubertäts-Wachstumsschubes – wird ein zusätzlicher Energiebedarf durch einen erhöhten Fettanteil in der Nahrung leichter befriedigt.

Energie

Die Energiezufuhr richtet sich nach den Empfehlungen der DGE 2000 [29] und soll ausreichend bis hochnormal (10-20% über den Richtwerten) sein – besonders im Neugeborenenalter (siehe Tabelle 4). Bei Infekten und hyperammonämischen Krisen ist sie bis auf 120% der Richtwerte zu erhöhen (z.B. mit Minus_1 *Eiweißfrei* [SHS, Heilbronn] oder basic-p [Milupa, Friedrichsdorf]). Sie soll eine normale Gewichtszunahme bei Säuglingen und Kindern ermöglichen und zur Gewichtserhaltung bei älteren Patienten beitragen.

Alter	kcal/Tag		kcal/kg KG Tag	
	m	w	m	w
0 – < 4 Monate	500	450	94	91
4 – <12 Monate	700	700	90	91
1 – < 4 Jahre	1.100	1.000	91	88
4 – < 7 Jahre	1.500	1.400	82	78
7 – <10 Jahre	1.900	1.700	75	68
10 – <13 Jahre	2.300	2.000	64	55
13 – <15 Jahre	2.700	2.200	56	47
15 – <19 Jahre	3.100	2.500	46	43
19 – <25 Jahre	3.000	2.400	41	40

Tab. 4: Richtwerte für die Energiezufuhr bei mittlerer körperlicher Aktivität (DGE 2000) [29]

Flüssigkeit

Die empfohlene Flüssigkeitsmenge richtet sich nach den Empfehlungen der DGE 2000 [29] (siehe Tabelle 5). Unter normalen Bedingungen ist eine minimale Flüssigkeitszufuhr von 1 ml/kcal zu verabreichen.

Alter	ml/kg KG Tag
0 – < 4 Monate	130
4 – <12 Monate	110
1 – < 4 Jahre	95
4 – < 7 Jahre	75
7 – <10 Jahre	60
10 – <13 Jahre	50
13 – <15 Jahre	40
15 – <19 Jahre	40
19 – <25 Jahre	35

Tab. 5: Richtwerte für die Flüssigkeitszufuhr (DGE 2000) [29]

Vitamine, Mineralstoffe und Spurenelemente

1. Die Vitamin-, Mineralstoff- und Spurenelementversorgung richtet sich nach den Empfehlungen der DGE 2000 [29]. Bei starker Einschränkung der Zufuhr an natürlichem Eiweiß kommt es regelmäßig zu einer Unterversorgung, die die Zugabe eines Vitamin-, Mineralstoff- und Spurenelementpräparats (z.b. Seravit, SHS, Heilbronn) erforderlich macht. Bei Zugabe eines Gemisches essentieller Aminosäuren und Minus_1 *Eiweißfrei* bzw. basic-p, die beide mit Vitaminen, Mineralstoffen und Spurenelementen angereichert sind, wird der Bedarf normalerweise gedeckt (siehe Tabelle 6).
2. Eine Berechnung der Mikronährstoffzufuhr durch die Diät in größeren Abständen wird empfohlen.

Zubereitung nach Diätvorschrift

Eiweiß

1. Es wird die Menge an Muttermilch oder Säuglingsmilchnahrung berechnet, die der tolerierten Menge an natürlichem Eiweiß entspricht. Muttermilch ist gegenüber Säuglingsmilchnahrung wegen des geringeren Eiweißgehaltes bei gleicher Energiezufuhr und der bifidogenen Wirkung auf die Darmflora zu bevorzugen. Der Eiweißgehalt in Muttermilch beträgt durchschnittlich 1,1 g/100 ml; der Eiweißgehalt in Säuglingsmilchnahrungen ist der Nährwerttabelle zur Behandlung von angeborenen Aminosäurenstoffwechselstörungen [30] oder den Herstellerangaben zu entnehmen.
2. Beim Stillen wird die normale Muttermilchmenge nach Bedarf reduziert (sog. Teilstillen), indem der Säugling entweder bei jeder Mahlzeit eine kleine Menge Minus_1 *Eiweißfrei* zusammen mit einem Gemisch aus essentiellen Aminosäuren bekommt und anschließend gestillt wird oder der Säugling bei jeder zweiten Mahlzeit gestillt und dazwischen Minus_1 *Eiweißfrei* zusammen mit einem Gemisch aus essentiellen Ami-

nosäuren bekommt. Die getrunkene Muttermilchmenge wird durch (gelegentliches) Wiegen des Säuglings vor und nach dem Anlegen festgestellt.
3. Bei Fütterung von Säuglingsmilchnahrung oder abgepumpter Muttermilch wird diese mit dem Messbecher abgemessen bzw. abgewogen. Die Tagesmenge wird auf die Anzahl der Mahlzeiten verteilt und die Teilmenge wird entweder zuerst gefüttert und anschließend Minus_1 *Eiweißfrei* zusammen mit einem Gemisch aus essentiellen Aminosäuren oder sie wird mit Minus_1 *Eiweißfrei* und einem Gemisch aus essentiellen Aminosäuren gemischt verabreicht.
4. Vom 5. Monat (spätestens 7. Monat) an wird die Milchnahrung teilweise durch feste Kost ersetzt. Sie wird aus der Nährwerttabelle zur Behandlung von angeborenen Aminosäurenstoffwechselstörungen (30) ausgewählt und die erlaubte Menge berechnet und abgewogen. Bei Patienten mit milden Verlaufsformen sollte ca. 30-50% des natürlichen Eiweißes in biologischer hochwertiger Form, z.B. als Milch und Milchprodukte verabreicht werden.
5. Es wird die erforderliche Menge an dem Gemisch essentieller Aminosäuren berechnet, dessen Eiweißäquivalentgehalt sich durch Division des Aminosäurengehalts mit dem Faktor 0,6 ergibt, da 0,6 g essentielle Aminosäuren 1 g Eiweißäquivalent entsprechen.

E-AM 1	für Säuglinge zur Zubereitung der Flaschennahrung und Anreicherung der Beikost im 1. Lebensjahr (SHS, Heilbronn)
E-AM 2, e-am Anamix	für Klein- und Schulkinder (SHS, Heilbronn)
UCD 1	für Säuglinge (Milupa, Friedrichsdorf)
UCD 2	für Klein- und Schulkinder, Jugendliche und Erwachsene (Milupa, Friedrichsdorf)

Tab. 6: Gemische essentieller Aminosäuren, angereichert mit Vitaminen, Mineralstoffen und Spurenelementen

6. Das Aminosäurengemisch wird zusammen mit Minus_1 Eiweißfrei bzw. basic-p abgewogen und in der entsprechenden Menge mit Muttermilch oder Säuglingsmilchnahrung verabreicht. Beim Stillen kann es entweder im Wechsel mit der Brustmahlzeit oder in kleinen Mengen vor jeder Brustmahlzeit verabreicht werden. Später sollte es in Gemüse- bzw. Obstsäfte, Tee, Limonade etc. eingerührt oder gemixt (Schüttelbecher) und gemeinsam mit dem natürlichen Nahrungseiweiß in mindestens drei Einzelportionen gleichmäßig über den Tag verteilt eingenommen werden. Moderne Aminosäurenmischungen sind bereits portioniert, leichter löslich und mit Energiekomponenten versetzt, die eine verbesserte Verwertbarkeit und Verträglichkeit erwarten lassen und eine häufigere Einnahme ermöglichen, auch unabhängig von den Mahlzeiten.

Energie

1. Es wird der Energiegehalt aus Muttermilch oder Säuglingsmilchnahrung und/oder fester Kost und dem essentiellen Aminosäurengemisch berechnet.

CPS

2. Der berechnete Energiegehalt wird vom täglichen Energiebedarf abgezogen.
3. Der restliche Bedarf wird bei der Flaschen- und Beikostzubereitung mit Minus_1 *Eiweißfrei* (SHS, Heilbronn) bzw. basic-p (Milupa, Friedrichsdorf) (Fett- und Kohlenhydrat-Gemisch mit Vitaminen, Mineralstoffen, Spurenelementen) und später mit Fetten (Streich- und Kochfett) und Ölen – bis zu 30-45% der Gesamtenergie – gedeckt, wobei nicht ausschließlich pflanzliche Fette, sondern auch tierische Fette wie Butter, Schmalz und Sahne verwendet werden sollten, um ein ausgewogenes Verhältnis zwischen gesättigten und ungesättigten Fettsäuren zu erzielen. Mit Maltodextrin (SHS, Heilbronn), Rohr- oder Traubenzucker, Duocal (SHS, Heilbronn) oder eiweißfreien Lebensmitteln und gesüßten Getränken wird ein weiteres Defizit ausgeglichen.

Flüssigkeit

Für die Flaschenzubereitung
- Trinkwasser abkochen, auf 60 °C abkühlen lassen und 2/3 der erforderlichen Trinkmenge in ein Fläschchen füllen
- Die verordnete Menge an Aminosäurengemisch, Säuglingsnahrung und Minus_1 Eiweißfrei bzw. basic-p abwiegen und hinzufügen
- Fläschchen gut verschließen und schütteln
- Mit abgekochtem Wasser auf die entsprechende Trinkmenge auffüllen
- Jedes Fläschchen frisch zubereiten

Bei Zubereitung der gesamten Tagestrinkmenge wird diese in die gewünschte Anzahl von Fläschchen verteilt und gut verschlossen im Kühlschrank aufbewahrt. Das Fläschchen wird vor dem Füttern auf Trinktemperatur erwärmt und sofort verwendet.

Für die Getränkezubereitung
Das Aminosäurengemisch ist portionsweise mit einer ausreichenden Menge Flüssigkeit einzunehmen (5-10 g in 150 ml Flüssigkeit), um eine hinreichend niedrige Osmolalität zu erreichen, die im Säuglingsalter unter 450 mOsm/kg und danach zwischen 450 und 700 (nicht >1000) mOsm/kg liegen sollte. Denn Diarrhoe, gastrointestinale Beschwerden, Übelkeit und Erbrechen können als Folge hyperosmolarer Nahrung auftreten.

Vitamine, Mineralstoffe und Spurenelemente

1. Es wird die Vitamin-, Mineralstoff- und Spurenelementzufuhr aus der Milchnahrung, der festen Kost, dem Gemisch essentieller Aminosäuren und Minus_1 Eiweißfrei oder basic-p berechnet.
2. Die berechnete Menge wird vom empfohlenen Bedarf abgezogen.
3. Der Restbedarf wird mit Seravit (SHS, Heilbronn) gedeckt und der Flaschennahrung und/oder dem Getränk in kleinen Portionen zugefügt.

CPS

Kontrolluntersuchungen bei Langzeitbehandlung

Allgemeine Kontrolluntersuchungen

Im Rahmen der Langzeitbehandlung von Patienten mit Carbamylphosphatsynthetase-Mangel sollten im Säuglingsalter alle zwei bis vier Wochen und im Kindesalter alle 3 Monate folgende Parameter kontrolliert werden:

- Körpergewicht, Länge, Kopfumfang
- Quantitative Bestimmung der Aminosäuren, besonders die Plasmakonzentration von Arginin, Glutamin, Alanin, Threonin, Isoleucin, Leucin und Valin
- Ammoniak, Glukose, Transaminasen, Ferritin, Transferrin, Natrium, Kalium, Calcium, Phosphat; Eisen, Magnesium, Selen, Zink, Eiweiß, Albumin, Prä-Albumin, alkalische Phosphatase und Carnitin (besonders bei Benzoatgabe, da Benzoylcarnitin vermehrt ausgeschieden wird!
- Gerinnungsstatus, Blutbild

Spezielle Kontrolluntersuchungen

- Benzoat im Blut
- Phenylbutyrat im Blut und Urin

Folgende Plasmakonzentrationen der angegebenen Kontrollparameter sollten bei der Langzeittherapie angestrebt werden (Nüchternzustand!):

Ammoniak	<150 µmol/l (263 µg/dl)
Threonin	>81 µmol/l
Glutamin	<800 µmol/l
Glycin	<100 µmol/l
Alanin	<800 µmol/l
Citrullin	>15 µmol/l
Valin	>99 µmol/l
Isoleucin	>23 µmol/l
Leucin	>59 µmol/l
Arginin	<100–150 µmol/l
Benzoat	<2 mmol/l (<24,4 mg/dl)

Folgende Medikamente und Nahrungsmittel sollten bei der Behandlung von Patienten mit CPS I-Mangel vermieden werden:
- Valproat
- Lakritze

CPS

Jeder Patient muss einen Notfallausweis mit allen klinischen Daten besitzen, die für eine Notfallbehandlung wichtig sind, mit der Telefonnummer des betreuenden Stoffwechselzentrums und Angaben über die ersten unverzüglich durchzuführenden medizinischen Maßnahmen.

Es wird empfohlen, die Patienten wie Gesunde zu impfen, zusätzlich gegen Windpocken und Pneumokokken.

Notfallbehandlung bei CPS I-Mangel

Alle Patienten müssen einen vom betreuenden Stoffwechselzentrum erstellten Notfallplan besitzen, der die individuellen Besonderheiten des Betroffenen berücksichtigt.

Eine Notfallbehandlung ist bei drohender und/oder schon eingetretener metabolischer Stoffwechselentgleisung (Hyperammonämie) des Patienten durchzuführen. Ziel der Notfallbehandlung ist die Wiederherstellung einer ausgeglichenen, anabolen Stoffwechsellage, im besonderen die Senkung der Ammoniakblutkonzentrationen bis in den Normbereich.
Für eine Beurteilung der Stoffwechselsituation sind folgende Laborparameter unbedingt erforderlich:

- Ammoniak im Blut
- Säure-Basen-Status (Blutgase)
- Ketonkörper im Blut bzw. Urin
- Hämoglobin oder Hämatokrit (zur Kontrolle der Dehydratation/Rehydratation bei Erbrechen und/oder Durchfall)
- Elektrolyte im Blut (ab Stufe II)
- Glukose im Blut   (ab Stufe II)
- Lactat im Blut   (ab Stufe II)
- Transaminasen   (ab Stufe II)
- Aminosäuren (quantitativ, innerhalb von 3-5 Stunden!)   (ab Stufe II)

Die Berechnung des Anion gap (Anionenlücke) ist nur sinnvoll und aussagekräftig, wenn die Blutlaktatkonzentration noch nicht erhöht ist (z.B. aufgrund von Kreislaufzentralisierung).

A N I O N E N L Ü C K E (G A P): $Na^+ + K^+ - (Cl^- + HCO_3^-) = 16 \pm 4$ (normal)

Folgende Medikamente bzw. Infusionslösungen sollten für die Behandlung bereitstehen:

- Argininhydrochlorid (21,0% = 1 mol)   oral oder i. v.)
- Natriumbenzoat   oral (oder i. v.)
- Natriumbicarbonatlösung 8,4% (1 mol)   i. v.

CPS

- Natriumphenylbutyrat (Ammonaps)   oral
- (Natriumphenylacetat)   i. v.)
- L-Carnitinlösung   oral oder i. v.
- Glukoselösung 10%   i. v.
- Glukoselösung 20%   i. v.
- Glukoselösung 50%   i. v.
- Glukose-Elektrolytlösung, z.B. Jonosteril päd I   i. v.
- Maltodextrin   oral
- Insulin   subkutan
- Lasix   oral

Das oberste Prinzip der Notfallbehandlung ist die Vermeidung bzw. Beendigung eines Katabolismus (Eiweißabbau überwiegt Eiweißsynthese) durch ausreichende Verabreichung von Kalorien, Reduktion bzw. Stop der Proteinzufuhr, Forcieren der Bindung und Ausscheidung von Ammoniak bzw. von Aminogruppen durch Gabe von Medikamenten sowie der Ausgleich des Säure-Basen-Status.

Entsprechend der klinischen Symptomatik, die in 3 Stufen eingeteilt wird (in Anlehnung an M. Lindner, Ulm/Heidelberg, persönliche Mitteilung), ist ein situationsentsprechendes Vorgehen zu empfehlen. Dabei bietet sich bei den Stufen I und II eine orale und/oder parenterale, ab Stufe II A ausschließlich eine parenterale Behandlung an.

Das Prinzip der Behandlung ist die zusätzliche Gabe von Flüssigkeit und Zufuhr von reichlich Kalorien (Glukose/Insulin, Fett) und die gleichzeitige Reduktion der Eiweißmenge bis zur eiweißfreien Ernährung. Diese darf aber nicht länger als 2 Tage dauern, da sonst als Folge des Eiweißkatabolismus eine vermehrte Freisetzung von Ammoniak nicht zu vermeiden ist. Die schrittweise Zufuhr von natürlichem Eiweiß mit/ohne Aminosäurengemisch nach Ausgleich der Stoffwechselparameter sollte langsam über mehrere Tage in kleinen Schritten erfolgen. Als Richtgrößen gelten: am 3. Tag 25%, am 4. Tag 50% und am 5. Tag 100% der ursprünglich verabreichten Eiweißmenge.

Klinische Symptomatik:

Stufe I   Gelegentliches Erbrechen (Nachfüttern gelingt), Schwierigkeiten beim Essen (Appetitlosigkeit), Bewusstsein und neurologischer Status unbeeinträchtigt, keine Infektzeichen, keine erhöhte Körpertemperatur, Ammoniak <60 µmol/l (102 µg/dl), Säure-Basen-Status ausgeglichen, keine Ketonkörpervermehrung.

Stufe II   Gegebenenfalls Temperaturerhöhung, wiederholtes Erbrechen, Inappetenz, Durchfall, Übererregbarkeit oder Schläfrigkeit
Ammoniak <100 µmol/l (<170 µg/dl)

CPS

Stufe II A Klinische Zeichen wie Stufe II, aber Ammoniak 100-200 µmol/l (170-340 µg/dl)

Stufe III Somnolenz, Hyperventilation, Krampfanfälle und/oder Ammoniak >200 µmol/l (>340 µg/dl)

Falls der Patient nicht oral ernährt werden kann (trotz Magenverweilsonde, z.B. wegen Erbrechens) oder sich der klinische Zustand verschlechtert, muss er in ein Stoffwechselzentrum gebracht werden. Für den Transport ist unbedingt ein venöser Zugang zu legen und es sind Infusionen, wie unter der Therapie zu den Stufen II/III angegeben, zu verabreichen. Bei Stufe III sollte zum Transport vorsorglich intubiert werden!

a) Orale Notfallbehandlung

Orale Notfallbehandlungen sind nur bei Entgleisungen der oben genannten Stufen I und II durchzuführen. Schon bei der Stufe II A und selbstverständlich bei Stufe III ist mindestens zusätzlich eine sofortige parenterale Versorgung notwendig.

Für die Wahl der jeweiligen Therapie sind die klinischen Symptome entscheidender als die Ammoniakspiegel im Blut! Andererseits sollten erhöhte Ammoniakkonzentrationen bei Fehlen klinischer Symptome nicht als „Laborfehler" abgetan werden.

Stufe I

Therapie: Fortsetzung der oralen Ernährung und der oralen Gabe der Medikamente. Verabreichung von Glukose oder Maltodextrinlösung nach den Vorschlägen von Dixon und Leonard [31] (siehe Tabelle 7), notfalls per Magenverweilsonde.

Erneute Beurteilung der Situation (Klinik, Labor) nach 6 Stunden

Alter in Jahren	Maltodextrinlösung %	kcal/100 ml	Tagesmengen
0–1	10	40	150–200 ml/kg KG
>1–2	15	60	95 ml/kg KG
>2–6	20	80	1.200–1.500 ml
>6–10	20	80	1.500–2.000 ml
>10	25	100	2.000 ml

Tab. 7: Orale Notfallbehandlung von Patienten mit CPS I-Mangel (nach Dixon and Leonard) [31]

Stufe II

Therapie: Unterbrechung der oralen Ernährung in der bisherigen Zusammensetzung. Fortsetzung der oralen Medikamentengabe. Erhöhung der Dosis von Natriumbenzoat bzw. von -phenylbutyrat um ca. 25% bei Einzelmedikation (Vorsicht vor Natriumbenzoatüberdosierung!) bzw. je 10% bei Doppelmedikation

Verabreichung von Glukose oder Maltodextrinlösung nach den Vorschlägen von Dixon und Leonard [31] (siehe Tabelle 7)

Erneute Beurteilung der Situation (Klinik, Labor) nach 4 Stunden
Falls die Befunde unverändert sind:
 Maßnahmen um 4 Stunden verlängern und erneute Entscheidung

Falls Übergang zur Stufe II A:
 unverzüglicher Beginn der parenteralen Notfallbehandlung

Falls klinische Besserung und Abfall der Ammoniakkonzentration:
 Rückkehr zur üblichen Medikation. Gabe von zunächst 25% der üblichen Menge an natürlichem Eiweiß/Tag

Erneute Beurteilung der Situation (Klinik, Labor) nach ca. 8 Stunden
Falls weitere Besserung bzw. Stoffwechselnormalisierung:
 Rückkehr zur üblichen Ernährung, zunächst aber nur mit 50% der Menge an natürlichem Eiweiß und nach weiteren 8-24 Stunden zu der gesamten ursprünglichen Menge.

b) Parenterale Notfallbehandlung

Stufe II
Therapie beginnen, ohne die Laboruntersuchungsergebnisse (außer von Ammoniak) abzuwarten:
 Zentralen Zugang legen!

Infusion von:
 120 ml/kg KG Tag Glukose-Elektrolytlösung (z.B. Jonosteril päd I)
 + 30-50 ml/kg KG Tag Glukose 20%
 + Argininhydrochlorid 210 mg (1 M), 2 ml/kg KG Tag
 + Natriumbenzoat 200 mg/kg KG Tag
 (+ Natriumphenylacetat, falls verfügbar, in gleicher Dosierung wie Natriumbenzoat)
 + L-Carnitin 100 mg/kg KG Tag (bei bekannter Carnitinsensiblität)

Unterbrechung der Eiweißzufuhr für 4 Stunden.

CPS

Nach 4 Stunden Laborkontrolle (Ammoniak, Säure-Basen-Status, Laktat, Hämoglobin/Hämatokrit)
Falls Ammoniak >100 µmol/l und <200 µmol/l (>170 µg/dl und <340µg/dl)
(das entspricht der Ammoniakkonzentration der Stufe II A):
 Natriumbenzoatzufuhr erhöhen auf 250 mg/kg KG Tag
 Evtl. Glukosezufuhr erhöhen (falls Laktat <4 mmol/l d. h. <36 mg/dl)

Nach weiteren 4 Stunden Laborkontrolle (Ammoniak, Säure-Basen Status, Glukose, Laktat, Hämoglobin/Hämatokrit), danach in Abhängigkeit von der Ammoniakkonzentration (weiterer Anstieg oder Abfall) wie in der Stufe II A angegeben (siehe unten)

Stufe II A

Therapie:
Zentralen Zugang legen!

> Unterbrechung der Eiweißzufuhr
> Sofort intravenöse Infusion von
> 150 ml/kg KG Tag Glukose-Elektrolytlösung (z.B. Jonosteril päd I)
> mit 50 ml Glukose 50% pro 500 ml (Mischung herstellen)
> + Natriumbenzoat 250 mg/kg KG Tag
> (+ Natriumphenylacetat, falls verfügbar, in gleicher Dosierung wie Natriumbenzoat)
> + L-Carnitin 100 mg/kg KG Tag (bei bekannter Carnitinsensibilität)
> + evtl. Insulin 0,01-0,5 I.E./kg KG Tag

Klinische Beurteilung und Laborkontrolluntersuchungen nach 4 Stunden
(Ammoniak, Glukose, Säure-Basen-Status, Laktat, Ketonkörper, Elektrolyte, Transaminasen, Hämoglobin/Hämatokrit)

Falls Ammoniak >200 µmol (>340 µg/dl) angestiegen:
 weiteres Vorgehen wie in Stufe III angegeben
Falls Ammoniak immer noch zwischen 100 und 200 µmol/l (170-340 µg/dl):
 Fortsetzung der obigen Infusionstherapie
Falls Ammoniak <100 µmol/l (170 µg/dl):
 Fortsetzung der Infusionstherapie mit Natriumbenzoat 250 mg/kg KG Tag, weiter siehe wie bei Stufe I

Stufe III

Therapie:
Zentralen Zugang legen!

Unterbrechung der Eiweißzufuhr
Sofortige **Kurzinfusion** über 90 Minuten mit Natriumbenzoat 200 mg/kg KG

Danach **zusätzlich** Infusion für 24 Stunden:
150 ml/kg KG Tag Glukose-Elektrolytlösung (z.B. Jonosteril päd I) mit 50 ml Glukose 50% pro 500 ml (Mischung herstellen)
+ Natriumbenzoat 300 mg/kg KG Tag
(+ Natriumphenylacetat, falls verfügbar, in gleicher Dosierung wie Natriumbenzoat)
+ L-Carnitin 100 mg/kg KG Tag (bei bekannter Carnitinsensibilität)
+ ev. Insulin 0,01-0,5 I.E./kg KG Tag

Eventuell kann zur Forcierung der Diurese zusätzlich Furosemid (Lasix) (1-2 mg oral oder 0,5-1 mg/kg KG i. v., alle 6-12 Stunden) verabreicht werden:

Klinische Beurteilung und Laboruntersuchungen 2 bis 3-stündlich

Bei zusätzlich aufgetretener Acidose (Lactatvermehrung) mit einem aktuellen Blut-pH <7,25 und einem Standartbicarbonat <12 mmol/l ist zusätzlich eine Puffertherapie erforderlich. Die erforderliche Bicarbonatmenge (in mmol) berechnet sich aus:

Negativer Basenüberschuss (BE) x kg KG x 0,3 = zu verabreichende Menge Natriumbicarbonat (mmol)

Intravenös zu geben z.B. als 8,4%-ige (1 molare) Bicarbonatlösung (1 ml = 1 mmol) mit Wasser oder 5-%-iger Glukoselösung im Verhältnis 1:1 verdünnt. Der Ausgleich des Basendefizits sollte langsam erfolgen, z.B. 1/3 der zu infundierenden Menge innerhalb von 2 Stunden, ein weiteres Drittel in den folgenden 6-8 Stunden und das letzte Drittel innerhalb weiterer 8-12 Stunden.

Eine Acidose sollte aber nicht völlig ausgeglichen werden, da diese die Bildung von Ammoniumionen fördert. Ammoniumionen passieren die Blut-Liquorschranke schlecht. Gegebenenfalls ist sogar eine Ansäuerung indiziert.

Falls die Ammoniakkonzentration abgefallen ist, aber noch >200 µmol/l (>340 µg/dl):
    Fortsetzung der Infusionstherapie
Falls die Ammoniakkonzentration abgefallen ist auf Werte zwischen 100-200 µmol/l (170-340 µg/dl):
    Fortsetzung der Infusionstherapie
Falls die Ammoniakkonzentration abgefallen <100 µmol/l (170 µg/dl):
    Fortsetzung der Infusionstherapie mit Natriumbenzoat 250 mg/kg KG Tag.
Falls klinische Besserung und Abfall der Ammoniakkonzentration, Rückkehr zur üblichen Medikation, langsamer Übergang zur enteralen Ernährung mit Gabe von zunächst 25%, dann der Hälfte, schließlich der gesamten üblichen Menge an Eiweiß/Tag.

CPS

Sollten unter dieser Therapie die Ammoniakkonzentrationen im Blut nicht oder nur sehr langsam absinken, sind gegebenenfalls Maßnahmen zu ergreifen, wie sie in der Akutbehandlung bereits beschrieben wurden (Gabe größerer Mengen von Glukose evtl. zusammen mit Insulin und/oder forcierte Diurese).

Erneute Beurteilung der Situation (Klinik, Labor) nach ca. 8 Stunden

Falls weitere Besserung bzw. Stoffwechselnormalisierung schrittweise Rückkehr zur üblichen Ernährung innerhalb von 2-3 Tagen wie oben angegeben.

Falls kein signifikanter Abfall des Ammoniaks nach 8 Stunden zu verzeichnen ist, verbleiben nur noch die Hämodiafiltration, ersatzweise Hämofiltration oder Hämodialyse, als weitergehende therapeutische Möglichkeit.

Pränatale Diagnostik

Die pränatale Diagnostik des CPS I-Mangels ist mittels DNA-Analysen möglich. Erfahrungen liegen aber bisher im wesentlichen mit Amnionzellen, weniger mit Chorionzottenbiopsat vor [9,11].

Die Bestimmung der Aktivität der Carbamylphosphatsynthetase ist nur aus fetaler Leber möglich [32].

Differentialdiagnostik

Ammoniakvermehrungen im Blut und die daraus folgenden klinischen Symptome sind die typischen Zeichen von Störungen des Harnstoffzyklus. Insgesamt sind sechs angeborene Störungen des Harnstoffzyklus bekannt:

- Carbamylphosphatsynthetase-Mangel (CPS) (EC 2.3.4.16) (OMIM 237300)
- N-Acetylglutamatsynthetase-Mangel (NAGS) (EC 6.3.11) (OMIM 237310)
- Ornithintranscarbamylase-Mangel (OTC) (EC 2.1.3.3.) (OMIM 311250)
- Citrullinämie (EC 6.3.4.5) (OMIM 238970)
- Argininbernsteinsäure-Krankheit (EC 4.3.2.1.) (OMIM 207900)
- Hyperargininämie (EC 3.5.3.1) (OMIM 207800) (nur selten mit hohen Ammoniakwerten)

Hyperammonämien können auch durch andere angeborene Störungen des Aminosäurenstoffwechsels oder des -transports, aber auch durch Störungen der Leberfunktion verursacht sein:
- HHH-Syndrom (Hyperammonämie, Hyperornithinämie, Homocitrullinämie) (OMIM 238970)

CPS

- Lysinurische Proteinintoleranz (OMIM 222700)
- Glutamatdehydrogenase-Defekt mit Hyperammonämie und Hyperinsulinismus
- (mit Hypoglykämien) (OMIM 138130) (33)
- angeborene Hepatitis
- Tyrosinose Typ I (OMIM 276700)
- Galaktosämie (Galactose-1-Phosphat-Uridyltransferase-Mangel) (OMIM 230400)
- Mitochondriopathien
- α-1-Antitrypsin-Mangel (OMIM 107410)
- Synthesestörungen der Gallensäuren
- Pyrrolin-5'-Carboxylatsynthetase Mangel (OMIM 138250)
- Leberbypass
- Vorübergehende, reifungsbedingte Hyperammonämien bei Neugeborenen.

Darüber hinaus kann die Harnstoffsynthese bei Organoacidurie sekundär blockiert sein, wie z.B. bei:

- Propionacidurie (OMIM 232000)
- Methylmalonacidurie (OMIM 251000)
- Andere Organoacidurien (z.B. Isovalerianacidämie [OMIM 243500]), die ebenfalls mit Hyperammonämien einhergehen können.

Folgende Untersuchungen bei Hyperammonämien bringen innerhalb weniger Stunden eine differentialdiagnostische Klärung:

- Messung der freien Aminosäuren im Blut und Quantifizierung der Harnstoffzyklusmetaboliten Citrullin, Ornithin, Arginin und Argininbernsteinsäure, sowie von Glutamin, Glutamat, Alanin, Homocitrullin, Lysin, Ornithin und Arginin im Urin.
- Gaschromatographisch/massenspektrometrische Analyse der organischen Säuren im Urin.
- Bestimmung der Orotsäurekonzentrationen im Urin.

Der Unterschied zwischen dem CPS I-Mangel und dem Defekt der N-Acetylglutamatsynthetase kann nur enzymatisch, d. h. in der Regel durch Analyse von Lebergewebe geklärt werden.

Bei der Carbamylphosphatsynthetase II handelt es sich im Gegensatz zur CPS I um ein cytoplasmatisches Enzym, welches sich in einem Komplex mit zwei weiteren Enzymen befindet, die zusammen die ersten Schritte der Pyrimidinsynthese bedingen (Trifunktionales Protein, OMIM 114010).

Das nachfolgende Schema symbolisiert das diagnostische Vorgehen zur Klärung der Ursache einer Hyperammonämie.

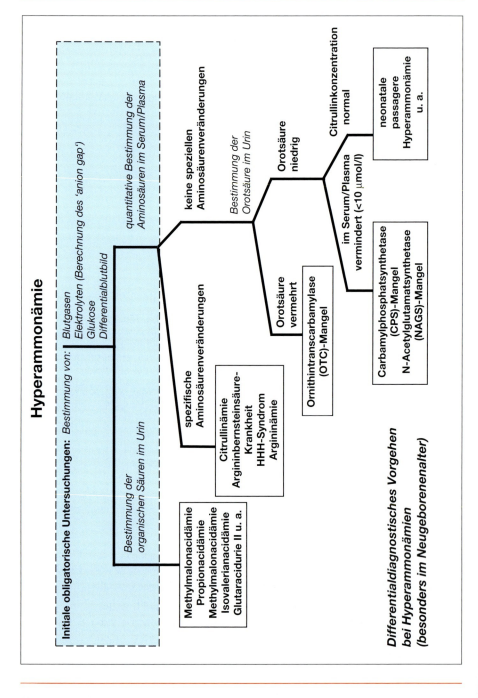

Sonderformen und Anmerkungen

Bei schweren, episodenhaft auftretenden Hyperammonämien kommt in zunehmendem Maß auch die Lebertransplantation als eine Therapieart infrage [34].

Die Erfassung von Heterozygoten ist schwierig. Klinisch sind sie gesund. Genetische Untersuchungen oder die Enzymaktivitätsbestimmungen aus Leberbiopsat bzw. Darmschleimhautepithel sind bisher die einzigen Wege zur Diagnostik.

2004 wurde ein Fall von Deletion auf dem Chromosom 2 (2q31-33) mit schweren Gefäß- und Nebennierenrindenfehlbildungen sowie Hirnschaden in Kombination mit einem CPS I-Mangel beschrieben [35].

LITERATUR

1. Bachmann C. Urea cyclus. In: Nyhan WL (Ed): Heriditable disorders of aminoacid metabolism. *John Wiley and Sons, New York,* 1974; pp. 361-386

2. Brusilow SW, Maestri NE. Urea cycle disorders: Diagnosis, pathophysiology, and therapy. Advances in Pediatrics, vol. 43. *Morby-Year Book, Inc.,* 1996; pp. 127-170

3. Brusilow SW, Horwich AL Urea Cycle Enzymes. In: Scriver CR, Beaudet AL, Valle D, Sly WS, Vogelstein B, Childs B, Kinzler KW (Online Eds.): The Metabolic and Molecular Bases of Inherited Disease. *McGraw-Hill, New York, Part 8 Amino Acids* 2001-2004; Chapter 85

4. Sperl W, Felber S, Skladal D, Wermuth B. Metabolic stroke in carbamyl phosphate synthetase deficiency. *Neuropediatrics* 1997; 28:229-234

5. Takeoka M, Soman TG, Shih VE, Caviness VS Jr, Krishnamoorthy KS. Carbamyl phosphate synthetase 1 deficiency: a destructive encephalopathy. *Pediatr Neurol* 2001; 24:192-199

6. Hoshide R, Soejima H, Ohta T, Niikawa N, Haraguchi Y, Matsuura T, Endo F, Matsuda I. Assignment of the human carbamyl phosphate synthetase I gene (CPS I) to 2q35 by fluorescence in situ hybridization. *Genomics* 1995; 28:124-125

7. Hoshide R, Matsuura T, Haraguchi Y, Endo F, Yoshinaga M, Matsuda I. Carbamyl phosphate synthetase I deficiency: one base substitution in an exon of the CPS I gene causes a 9-basepair deletion due to aberrant splicing. *J Clin Invest* 1993; 91:1884-1887

8. Summar ML. Molecular genetic research into carbamoyl-phosphate synthetase I: Molecular defects and linkage markers. *J Inher Metab Dis* 1998; 21(Suppl 1):30-39

9. Finckh U, Kohlschutter A, Schafer H, Sperhake K, Colombo JP, Gal A. Prenatal diagnosis of carbamoyl phosphate synthetase I deficiency by identification of a missense mutation in CPS1. *Hum Mutat* 1998; 12:206-211

10. Aoshima T, Kajita M, Sekido Y, Mimura S, Itakura A, Yasuda I, Saheki T, Watanabe K, Shimokata K, Niwa T. Carbamoyl phosphate synthetase I deficiency: molecular genetic findings and prenatal diagnosis. *Prenat Diagn* 2001; 21:634-637

11. Aoshima T, Kajita M, Sekido Y, Kikuchi S, Yasuda I, Saheki T, Watanabe K, Shimokata K, Niwa T. Novel mutations (H337R and 238-362del) in the CPS1 gene cause carbamoyl phosphate synthetase I deficiency. *Hum Hered* 2001; 52:99-101

12. Häberle J, Schmidt E, Pauli S, Rapp B, Christensen E, Wermuth B, Koch HG. Gene structure of human carbamylphosphate synthetase 1 and novel mutations in patients with neonatal onset. *Hum Mutat* 2003; 21:444

13. Bachmann C. Long-term outcome of patients with urea cycle disorders and the question of neonatal screening. *Eur J Pediatr* 2003; 162 (Suppl 1):29-33

14. Uchino T, Endo F, Matsuda I. Neurodevelopmental outcome of long-term therapy of urea cycle disorders in Japan. *J Inher Metab Dis* 1998; 21 (Suppl 1):151-159

15. Mönch E, Hoffmann GF, Przyrembel H, Colombo J-P, Wermuth B. Diagnose und Behandlung des Ornithintranscarbamylase (OTC)-Mangels. *Mschr Kinderheilk* 1998; 146:652-658

16. Kosho T, Nakamura T, Kaneko T, Tamura M. A case of neonatal-onset carbamoylphosphate synthase I deficiency treated by continuous haemodiafiltration. *Eur J Pediatr* 2000; 159:629-630

17. Ermisch B, Hildebrandt E, Zimmerhackl LB, Pohl M, Gordjani N, Niederhoff H, Matern D, Seydewit HH, Lehnert W, Leititis JU, Brandis M. Behandlung des hyperammonämischen Komas bei Neugeborenen und Säuglingen durch Hämodialyse oder Hämofiltration. *Mschr Kinderheilk* 1997; 145:714-718

18. Scaglia F, Carter S, O'Brien WE, Lee B. Effect of alternative pathway therapy on branched chain amino acid metabolism in urea cycle disorder patients. *Mol Genet Metab* 2004; 81 (Suppl 1):79-85

19. Rabier D, Touati G, Aboulabdeh A, Mention K, Valayannopoulos, DeLonlay P, Saudubray JM. Successful treatment of carbamoylphosphate synthetase I deficiency with carbamoylglutamate. *J Inher Metab Dis* 2004; 27(Suppl. 1):53

20. Mori T, Tsuchiyama A, Nagai K, Nagao M, Oyanagi K, Tsugawa S. A case of carbamylphosphate synthetase I deficiency associated with secondary carnitine deficiency. L-carnitine treatment of CPS-1 deficiency. *Eur J Pediatr* 1990; 149:272-274

21. Müting, D. Behandlung chronisch Leberkranker mit Laktulose und Bifidum-Milch. Grundlagen und Probleme (Treatment of chronic liver disease with lactulose and bifidum-milk. Basic considerations and problems). *Fortschr Med* 1988; 106:369-372

22. Comte B, Kasumov T, Pierce BA, Puchowicz MA, Scott ME, Dahms W, Kerr D, Nissim I, Brunengraber H. Identification of phenylbutyrylglutamine, a new metabolite of phenylbutyrate metabolism in humans. *J Mass Spectrom* 2002; 37:581-590

23. Kasumov T, Brunengraber LL, Comte B, Puchowicz MA, Jobbins K, Thomas K, David F, Kinman R, Wehrli S, Dahms W, Kerr D, Nissim I, Brunengraber H. New secondary metabolites of phenylbutyrate in humans and rats. *Drug Metab Dispos* 2004; 32:10-19

24. Leonard JV. Disorders of the urea cycle. In: Fernandes J, Saudubray JM, v. d. Berghe G (Eds): Inborn Metabolic Diseases. Diagnosis and Treatment. *Springer Verlag, Berlin*, 2000; pp. 214-222

25. Müller E. Harnstoffzyklusstörungen. In: Müller E. Praktische Diätetik in der Pädiatrie. Grundlagen für die Ernährungstherapie. *sps Verlag, Heilbronn* 2003; 89-94

26. Clayton BE, Jenkins P, Round JM. Pediatric Chemical Pathology – Clinical Tests and Reference Range. Blackwell, Oxford (siehe auch Dörner K: Ausgewählte allgemeine Referenzwerte. In: Bachmann K-D et al. [Hrsg.]: Pädiatrie in Praxis und Klinik, Bd. III, S.1163 ff, *Fischer & Thieme, Stuttgart 1990)* 1980

27. Bachmann C. Urea cycle disorders. In: Fernandes J, Saudubray JM, Tada K (Eds): Inborn Metabolic Diseases. Diagnosis and Treatment. *Springer Verlag, Berlin,* 1990; pp. 211-228

28. Przyrembel H. Störungen des Aminosäurenstoffwechsels. In: Palitzsch D (Ed): Jugendmedizin. *Urban & Fischer, München,* 1999; pp. 198-210

29. Deutsche Gesellschaft für Ernährung, Österreichische Gesellschaft für Ernährung, Schweizerische Gesellschaft für Ernährungsforschung, Schweizerische Vereinigung für Ernährung Referenzwerte für die Nährstoffzufuhr 1. Auflage, *Umschau/Braus, Frankfurt/M* 2000

30. Arbeitsgemeinschaft für Pädiatrische Diätetik (APD) Nährwerttabelle zur Behandlung von angeborenen Aminosäuren-Stoffwechselstörungen 2002

31. Dixon AM, Leonard JV. Intercurrent illness in inborn errors of intermediary metabolism. *Arch Dis Child* 2002; 67:1387-1391

32. Murotsuki J, Uehara S, Okamura K, Yajima A, Oura T, Miyabayashi S. Fetal liver biopsy for prenatal diagnosis of carbamoyl phosphate synthetase deficiency. *Am J Perinatol* 1994; 11:160-162

33. Stanley CA, Lieu YK, Hsu BY, Burlina AB, Greenberg CR, Hopwood NJ, Perlman K, Rich BH, Zummarchi E, Koncz M. Hyperinsulinism and hyperammonemia in infants

with regulatory mutations of the glutamate dehydrogenase gene. *N Engl J Med* 1998; 338:1352-1357

34. Whitington PF, Alonso EM, Boyle JT, Molleston JP, Rosenthal P, Emond JC, Millis JM. Liver transplantation for the treatment of urea cycle disorders. *J Inher Metab Dis* 1998; 21 (Suppl 1):112-118

35. Loscalzo ML, Galczynski RL, Hamosh A, Summar M, Chinsky JM, Thomas GH. Interstitial deletion of chromosome 2q32-34 associated with multiple congenital anomalies and a urea cycle defect (CPS I deficiency). *Am J Med Genet* 2004; 128:311-315

Citrullinämie I

OMIM 215700

Definition

Der Defekt des cytosomalen Harnstoffzyklusenzyms Argininbernsteinsäuresynthetase (EC 6.3.4.5) (ASS) wird autosomal rezessiv vererbt und führt zu einer exzessiven Vermehrung von Citrullin [1-4]. Bei der Citrullinämie Typ I oder Klassischen Citrullinämie fehlt das Enzym in allen Körpergeweben.

Synonyme

Zitrullinämie, Citrullinurie, Argininbernsteinsäuresynthetase-Mangel, (Argininosuccinatsynthetase-Mangel), Klassische Citrullinämie, CTLN1
Classic citrullinemia, Citrullinuria, Argininosuccinate synthetase deficiency, ASS Deficiency

Manifestationsalter

Die Citrullinämie Typ I (Klassische Citrullinämie) führt in der Regel bereits in den ersten Lebenstagen (neonatale Form) zu Krankheitserscheinungen. Häufig versterben diese Patienten in den ersten Lebenswochen durch therapeutisch nicht ausreichend beeinflussbare Hyperammonämien im Koma. Aber auch mildere Verlaufsformen mit Erstmanifestation im Säuglings- und Kleinkindesalter sind beschrieben.
Entsprechend der genetischen Varianten des Argininbernsteinsäuresynthetase-Defektes gibt es vor allem jenseits des Neugeborenenalters große Unterschiede hinsichtlich der klinischen Bilder und des Zeitpunkt der Erstmanifestation. In Situationen des Stoffwechselstresses, nach eiweißreicher Mahlzeit oder nach Medikamentengabe (z.B. Valproat, Haloperidol) kommt es durch die Hyperammonämie zu unterschiedlichen, altersspezifischen, teilweise sehr uncharakteristischen Symptomen.

Klinische Symptome

Bei der schweren neonatalen Form treten bereits in den ersten Lebenstagen in Abhängigkeit von der Eiweißaufnahme Lethargie, Koma und Krampfanfälle, Erbrechen, evtl. Hyperventilation, Hirnödem, Ataxie und Hypotonie auf. Werden die akuten Phasen mit Hyperammonämie überlebt, bleiben als Symptome statomotorischer Entwicklungsrückstand, geistige Retardierung, Ernährungsschwierigkeiten mit häufigem Erbrechen, aber auch Hypotonie und Ataxie.

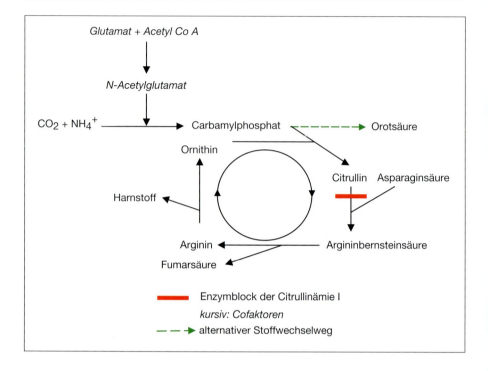

Auch bei milderen Varianten sind Erbrechen, Durchfall, Lethargie, cerebrale Krämpfe, gelegentlich Echolalie bzw. Dyslalie, Halluzinationen und manische Episoden z.B. nach eiweißreicher Mahlzeit beschrieben [3-5].

Biochemische Befunde

Das Kardinalmerkmal der Citrullinämie ist neben der Vermehrung von Citrullin im Plasma und Orotat im Urin die Hyperammonämie (siehe Tabelle 1).

Ist die Ammoniakkonzentration über 150 µmol/l (255 µg/dl) bei Neugeborenen oder über 100 µmol/l (170 µg/dl) bei Kindern erhöht, liegt eine Hyperammonämie vor.

Bei den schweren Formen der klassischen Citrullinämie findet man Citrullinwerte über 2.000 µmol/l, bei den milderen Formen liegen sie zwischen etwa 50 und 2.000 µmol/l [8].

Die Analyse der Aminosäuren im Urin und Plasma zeigt hohe Citrullinkonzentrationen (siehe oben) sowie in Abhängigkeit vom Schweregrad der Hyperammonämie Vermehrungen von Glutamin, Glutamat, Alanin und Asparagin [2,9]. Die Konzentration von Arginin (wie auch von Harnstoff) ist niedrig. Die Ausscheidung von Orotsäure mit dem Urin ist deutlich erhöht (siehe oben).

Die Feststellung hoher Konzentrationen von Citrullin im Blut und von Orotat im Urin (aber nicht so hoch wie beim Ornithintranscarbamylase-Mangel) bei Hyperammonämie reichen für eine sichere Diagnose der Citrullinämie in der Regel aus.

Fehlende Aktivität der Argininbernsteinsäuresynthetase lässt sich beim Typ I der Hypercitrullinämie in der Leber, in den Nieren und in Fibroblasten nachweisen [4].

Im Rahmen des Screenings mittels Tandem-Massenspektrometrie aus getrocknetem Blut sind eine Vielzahl von Neugeborenen mit Citrullinerhöhungen auch auf der Basis einer Mutation des Argininbersteinsäuresynthetasegens gefunden worden, die aber größtenteils asymptomatisch waren [8,9]. Für die schweren neonatalen Formen kamen die Ergebnisse der Screeningtests in der Regel zu spät, sie waren schon klinisch auffällig. In der Richtlinie für das Neugeborenenscreening in Deutschland ist deshalb die Citrullinämie nicht genannt [10] !

Alter	Citrullin im Plasma			
	Citrullinämie [2]		normal (nüchtern) [6]	
	µmol/l	mg/dl	µmol/l	mg/dl
Neugeborenenalter bis 3. Monat	bis 4600	bis 80,5	bis 63	bis 1,1
3 Monate–14 Jahre	>1.000	>7,5	19-51	0,3–0,9
Orotat im Urin mmol/g Kreatinin				
alle Altersgruppen	bis ca. 1.000		<0,010–0,13	
Normalwerte der Ammoniakkonzentration (venöses Plasma!, enzymatisch) [7]				
	µmol/l		µg/dl	
Neugeborene	bis 110		bis 187	
jenseits des Neugeborenenalters	<80		<136	

Blutabnahme aus ungestauter Vene!

Tab. 1: Citrullin- und Ammoniakspiegel im Plasma sowie Orotatkonzentration im Urin bei Patienten mit Cirullinämie und bei Gesunden

Genetische Befunde

Das Gen der Argininbernsteinsäuresynthetase, bei dessen Defekt es zur Ausprägung der Citrullinämie Typ I kommt, befindet sich auf dem Chromosom 9 (9p34.1).
Eine Vielzahl von Mutationen sind weltweit beschrieben worden [8,11-14], wobei viele Betroffene gemischt heterozygot sind.

Für die klassische Citrullinämie sind das:
Ex 5 del; Ex 6 del; IVS6AS, A-G, -2, Ex 7 del; G14S; R86C; R157H; S180N; G324S; R363W;G390R; R304W; S17L; R279X; R108L; V69A; E270Q; T119I.

Bei den milden Formen fand man:
W179R; G362V; G117D; R385C; V178M, R379C; R193Q; Q286R; R86H; A118T; R265H; K310R.

Nach dem Ornithintranscarbamylase-Mangel gehört die Citrullinämie zusammen mit dem Carbamylphosphatsynthetase-Defekt zu den häufigeren angeborenen Störungen in der Harnstoffsynthese. Die Häufigkeit der Citrullinämie liegt etwa zwischen 1:60.000 und 1:100.000. Harnstoffsynthesedefekte insgesamt findet man in einer Frequenz von ca. 1:8.000 [2,4].

Therapie

Als generelle Regel für Zustände mit schweren Hyperammonämien auch in den ersten Lebenstagen gilt, dass mindestens bis zum Abschluss der speziellen Untersuchungen und Vorliegen einer endgültigen Diagnose sämtliche zur Verfügung stehenden Möglichkeiten zur Senkung des Ammoniakspiegels genutzt werden müssen.

Die besten Behandlungserfolge, d. h. eine normale geistige und körperliche Entwicklung, weisen die Patienten auf, bei denen die Zeitspanne zwischen den ersten Symptomen und einer suffizienten Behandlung sehr kurz war [15] und die initialen Ammoniakwerte unter 180 bzw. 300 µmol/l lagen sowie die maximale Konzentration nicht 350 bzw. 500 µmol/l überschritten (jeweils erster Wert aus 16, zweiter Wert persönliche Mitteilung C. Bachmann, Lausanne).

Akutbehandlung der Hyperammonämie/Erstversorgung (in Anlehnung an [7])

Sind die Ammoniakwerte höher als 200 µmol/l (350 µg/dl), muss eine Akut-/Notfallbehandlung durchgeführt werden.

Prinzip der Akutbehandlung

- Reduktion/Stop (für maximal 2 Tage) der Proteinzufuhr
- Hochkalorische Ernährung (Kohlenhydrate, Fett, Insulin)
- Forcierte Diurese
- Gabe von Medikamenten, die den Ammoniakspiegel senken
- Hämodiafiltration, ersatzweise Hämofiltration oder Hämodialyse bei Ammoniakspiegeln über 400 µmol/l (700 µg/dl) [17,18]

CITR

Die Akutbehandlung sollte mit folgenden Infusionen begonnen werden:

- Natriumbenzoat 250 mg/kg KG in 10%-iger Glukoselösung, über 2 Stunden und/oder
- Natriumphenylacetat oder Phenylbutyrat (Ammonaps®, ORPHAN Europe) 250 mg/kg KG in 10%-iger Glukoselösung, über 1-2 Stunden)
- Argininhydrochlorid 210 mg (1 mmol)/kg KG in 10%-iger Glukoselösung, über 2 Stunden

Die Infusionstherapie mit Natriumbenzoat wird fortgesetzt mit 250-350 mg/kg KG über 24 Stunden und/oder Natriumphenylacetat bis zu 500 mg/kg KG über 24 Stunden (alternativ die gleiche Menge Natriumphenylbutyrat) und Argininhydrochlorid 420 mg (2 mmol)/kg KG über 24 Stunden.
Ist der Ammoniakspiegel unter 200 µmol/l (340 µg/dl) gesenkt, können die Zufuhren von Natriumbenzoat auf 250 mg/kg KG über 24 Stunden und von Natriumphenylacetat/-butyrat auf 250 mg/kg KG über 24 Stunden gesenkt werden.
Die Menge der notwendigen Flüssigkeitszufuhr hängt sowohl vom Alter als auch der Nierenfunktion des Patienten ab. Man kann z.B. mit einer Infusion von 10 g/kg KG Glukose mit Elektrolyten für 24 Stunden beginnen. Die Glukosemenge kann bis auf 20-30 g/kg KG erhöht werden. Falls notwendig, kann zusätzlich Insulin (0,01-0,5 I.E./kg KG Stunde) verabreicht werden, um den Glukoseblutspiegel zwischen 80 und 200 mg/dl zu halten. Das Ziel der hohen Kaloriengabe (>100 Kcal/kg KG Tag) ist die Vermeidung von Katabolismus. Zusätzlich sollte Fett infundiert werden (am Anfang 0,5-1 g/kg KG Tag und wenn möglich, Steigerung auf 2-3 g/kg KG Tag) unter Kontrolle der Triglyceridkonzentrationen im Blut. Gelingt es nicht, die Blutglukosekonzentration unter 200 mg/dl (11,1 mmol/l) zu halten, selbst unter Infusion von 0,5 I.E. Insulin/kg KG Stunde, muss die Glukosezufuhr reduziert werden. Zu beachten ist, dass Catecholamingaben die Blutglukosekonzentrationen erhöhen.

Die Diurese sollte forciert werden mittels Furosemid (Lasix) (1-2 mg oral oder 0,5-1 mg/kg KG i. v., alle 6-12 Stunden).

Falls die Möglichkeit einer oralen Zufuhr besteht, sollte eine 4%-ige Nutriumphenylbutyratlösung, 500 mg/kg KG in 24 Stunden, verabreicht werden.

Bei der Erstversorgung sind die nachfolgend aufgeführten allgemeinen Maßnahmen zu befolgen:
  Intubation und umgehender Transport des Patienten in ein Stoffwechselzentrum!
  Keine Hyperventilation!
  Keine Infusion von Ketosäuren!

Bei Plasmaammoniakspiegeln über 400 µmol/l (700 µg/dl) sollte eine Hämodiafiltration, ersatzweise Hämodialyse oder Hämofiltration veranlasst werden. Die Hämodiafiltration

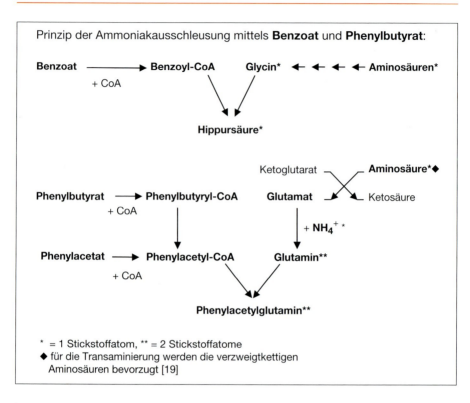

bzw. die alternativ genannten Maßnahmen sollten alle 2-4 Stunden wiederholt werden [17,18].
Blut-Austauschtransfusionen sind weniger effektiv und eine Peritonealdialyse viel zu langsam!
Die Infusionstherapie sollte am dritten Tag durch Proteingabe ergänzt werden. Beginn mit 0,5 g/kg KG Tag natürlichem Eiweiß, Steigerung bis auf 1 g/kg KG Tag unter zusätzlicher Gabe von 0,5 g Aminosäurenmischung/kg KG Tag (essentielle Aminosäuren) (siehe Diätetische Behandlung).

Spezifische Kontrollparameter der Akuttherapie/Erstversorgung

Kontrolle der Blutkonzentrationen von (mit empfohlenen Werten):

Glutamin	<800-1.000 µmol/l
Ammoniak	<150 µmol/l (263 µg/dl)
Citrullin	<200 µmol/l
Arginin	100-200 µmol/l
Benzoat	<2 mmol/l (<24,4 mg/dl) (besonders bei intravenöser Benzoatgabe)

Langzeitbehandlung der Citrullinämie (Typ I)

Medikamentöse Behandlung

Prinzip der Behandlung der Citrullinämie sind die Verringerung der Ammoniakproduktion und die Eliminierung von Ammoniak.

Zu verabreichende Medikamente bei Langzeittherapie (mg/kg KG Tag):

- Natriumbenzoat 250
- Natriumphenylbutyrat bis zu 500
- Argininhydrochlorid 210 (1 mmol) oder mehr, je nach Höhe der Argininplasmakonzentration (maximal bis 800 mg/Tag)
- L-Carnitin 30-50, nur, wenn ein nachgewiesener Mangel besteht [20]
- Gabe von Vitaminen, Mineralstoffe und Spurenelementen, besonders von Folsäure, Vitamin B6, Ca, Se, etc. (z.B. als Seravit, SHS, Heilbronn. Die Mischung enthält Vitamine, Mineralstoffe und Spurenelemente)
- Lactulose (3 x 4-20 g Tag) (Dosis für Erwachsene! Bei Kindern die Dosierung so wählen, dass weiche, aber nicht wässrige Stühle und keine Bauchschmerzen auftreten.) [21].

Gelegentlich werden bei Langzeitgabe von Natriumbenzoat Magenbeschwerden geäußert, die auf der Reizung der Magenschleimhaut beruhen und zur Dosisreduktion zwingen.

Ein anderer Anlass zur Reduzierung der Benzoatmenge ist, wenn die Glycinkonzentration im Plasma/Serum unter 100 µmol/l abgesunken ist.

Als Nebenwirkung von Natriumphenylbutyrat treten selten Übelkeit, Stimmungslabilität, Atemfrequenzerhöhung, Magen- und Muskelschmerzen, Schwellungen der Füße und/oder Menstruationsstörungen auf (Persönliche Mitteilung F. Roels, Gent). Häufiger dagegen sind Amenorrhöen (bis zur 23% der behandelten Frauen). Außerdem ist zu berücksichtigen, dass nicht die gesamte Menge an verabreichtem Phenylbutyrat an Glutamin gekoppelt und ein nicht geringes Anteil unkonjugiert mit dem Urin ausgeschieden wird. Bei Phenylbutyratbehandlung ist auf die Konzentrationen der verzweigtkettigen Aminosäuren zu achten, da ein Großteil des gebundenen Glutamins aus Transaminierungen dieser Aminosäuren stammt [19,22,23].
Im Urin der mit Phenylbutyrat behandelten Patienten findet man eine Vielzahl von Metaboliten, außer Phenylbutyrat auch Phenylacetat, Phenylbutyrylglutamin und Phenylacetylglutamin [23].

Diätetische Behandlung

Behandlungsprinzip

Die diätetische Behandlung besteht in einer strengen Eiweiß- und Stickstoffrestriktion, bei der die Eiweißzufuhr bis auf den minimalen sicheren Bedarf zur Senkung des Ammoniakspiegels in den Normbereich reduziert wird. Mit der begrenzten exogenen Stickstoffzufuhr und der gleichzeitigen Verminderung des endogenen Eiweißabbaus (durch eine ausreichende Kalorienzufuhr!) soll der Freisetzung von Ammoniak entgegen gewirkt werden. Dabei liegt die tolerierte Eiweißmenge pro kg Körpergewicht im Säuglingsalter und in Phasen schnellen Wachstums höher als im Kindesalter.

Die strenge eiweißarme Diät ist mit einem Verzicht auf eiweißreiche Lebensmittel wie z.B. Fleisch, Fisch, Milch, Eier, Getreideprodukte – außer berechneten Mengen an Muttermilch und Säuglingsmilchnahrung im Säuglingsalter – sowie einer begrenzten Aufnahme von genau berechneten Mengen an eiweißarmen Lebensmitteln wie z.B. Obst, Gemüse und Kartoffeln verbunden.

Bei einer Eiweißtoleranz, die deutlich unterhalb der empfohlenen altersgerechten minimalen Eiweißzufuhr liegt, ist für ein optimales Wachstum und zur Deckung des Bedarfs an essentiellen Aminosäuren die Einnahme eines Gemisches aus essentiellen Aminosäuren erforderlich. Es werden mit dem Gemisch nur essentielle Aminosäuren zugeführt, damit der Körper überschüssigen Stickstoff für die Synthese von nicht-essentiellen Aminosäuren verwenden und auf diese Weise eliminieren kann [24]. Das Aminosäurengemisch muss mit Vitaminen, Mineralstoffen und Spurenelementen angereichert sein, da die eiweißarme Ernährung kein tierisches Eiweiß zulässt, das reich an diesen Nährstoffen ist. Darüber hinaus ist eine ausreichende Energiezufuhr von entscheidender Bedeutung, um normale Wachstumsraten zu erzielen und Eiweißabbau zu verhindern, die im Wesentlichen mit industriell hergestellten eiweißarmen Speziallebensmitteln (eiweißarme Mehle, Nudeln, Gebäck, Brot, Milchgetränk), die eiweißreiche Lebensmittel ersetzen, sowie mit Fett (Streichfette und Öle) und Kohlenhydraten (z.B. Rohrzucker, zuckerhaltige Getränke) erreicht wird [25]. Eine Argininsupplementierung ist erforderlich (siehe Medikamentöse Behandlung), da als Folge des Stoffwechseldefekts keine Argininsynthese stattfindet.

Ziele der Ernährungsbehandlung

Mit der diätetischen Behandlung sollen folgende Ziele erreicht werden:

- Senkung des Ammoniakspiegels auf Normalwerte (siehe Tabelle 2)
- Vermeidung von hyperammonämischen Krisen
- Normale Wachstumsrate bei Säuglingen und Kindern und Gewichtserhaltung bei älteren Patienten

- Vermeidung und schnelle Beendigung von katabolen Zuständen (z.B. bei Infekten, Erbrechen, Durchfall, Gewichtsverlust), die zu einem Anstieg der Ammoniakkonzentration im Blut führen, durch eine ausreichende Energie- und angepasste Eiweißzufuhr, evtl. auch durch konsequentes Sondieren der Nahrung sowie häufige kleine Mahlzeiten und Vermeidung von Nahrungskarenz.

Alter	Ammoniak (µmol/l)	Ammoniak (µg/dl)
Neugeborene	bis 110	bis 187
jenseits des Neugeborenenalters	unter 80	unter 136

Tab. 2: Normalwerte der Ammoniakkonzentration (venöses Plasma!, enzymatisch) [7]

Diätvorschrift

Eiweiß

1. Der Bedarf ist sehr unterschiedlich und muss bei jedem Patienten individuell ermittelt werden.
2. Er ist abhängig von der Aktivität der Argininbernsteinsäuresynthetase, dem Alter, der Wachstumsrate und dem Gesundheitszustand. Im frühen Säuglingsalter kann sie bei 1,8-2,0 g/kg Tag und in Phasen schnellen Wachstums auch höher liegen [3].
3. Die empfohlene Eiweißzufuhr, die normale „NH3-Spiegel" gewährleistet, orientiert sich an dem minimalen Eiweißbedarf (siehe Tabelle 3), der nur bei Aufnahme eines biologisch hochwertigen Eiweißes für einen altersabhängigen Erhaltungsbedarf und ein altersabhängiges Wachstum ausreichend ist. Liegt die tolerierte Eiweißmenge unterhalb des minimalen Bedarfs und berücksichtigt man die Eiweißqualität und Verdaulichkeit des Nahrungseiweißes, kann der Zusatz eines Gemisches aus essentiellen Aminosäuren für eine ausreichende Ernährung und eine normale Wachstumsrate erforderlich sein. Bei Gabe von 1,5-2,0 g Eiweiß/kg Tag im Säuglingsalter ist der Zusatz eines Gemisches aus essentiellen Aminosäuren nicht erforderlich [25].
4. Die 2-tägige eiweißfreie Ernährung bei Erstversorgung soll am 3. Tag beginnend mit 0,5 g natürlichem Eiweiß/kg KG Tag und schrittweiser Steigerung auf 1 g/kg KG Tag zusammen mit 0,5 g/kg KG Tag eines Gemisches aus essentiellen Aminosäuren ergänzt werden.
5. Die tolerierte Eiweißmenge erhöht sich, wenn Natriumbenzoat, -phenylacetat oder -phenylbutyrat verabreicht werden [3].
6. Die Zufuhr muss häufig (siehe Kontrolluntersuchungen) an die Veränderung der Aminosäurenwerte im Serum und die Ammoniak- und/oder Glutaminkonzentration im Plasma angepasst werden.
7. Im Bedarfsfall sollte die Ernährung auch unter Verwendung einer Magenverweilsonde gegebenenfalls über ein Gastrostoma (PEG) vorgenommen werden.

Alter	Eiweiß (g/kg KG Tag) * (natürliches Eiweiß mit/ohne Aminosäurengemisch)
Säuglinge	1,8-2,0
Kleinkinder	1,2-1,5
Schulkinder	1,0
Jugendliche/Erwachsene	<0,5 (0,6-0,8 WHO)

*Der tatsächliche Bedarf kann von dem angegebenen erheblich abweichen

Tab. 3: Durchschnittliche Eiweißzufuhr von Patienten mit Harnstoffzyklusstörungen [3]

Essentielle Aminosäuren

1. Reicht die Einschränkung der natürlichen Eiweißzufuhr bis zum minimalen Bedarf allein nicht aus oder wird sie von den Patienten nicht toleriert, muss ein Teil der natürlichen Eiweißmenge durch ein Gemisch aus essentiellen Aminosäuren (bis 0,7 g/kg Tag) ersetzt werden (siehe Tabelle 4), das reich an verzweigtkettigen Aminosäuren und arm (jedoch bedarfsdeckend!) an Tryptophan (hilfreich bei Appetitmangel!) ist [3,24].
2. Dabei soll die Menge an natürlichem Eiweiß und an Gemisch aus essentiellen Aminosäuren etwa 1:1 betragen (z.B.: 0,5 g/kg KG natürliches Eiweiß + 0,6 g/kg KG essentielle Aminosäuren) [24].
3. Ausgehend davon, dass 0,6 g essentielle Aminosäuren 1 g Eiweiß-Äquivalent entsprechen [7,26], werden mit 0,5 g/kg KG natürlichem Eiweiß plus 0,6 g/kg KG essentiellen Aminosäuren (= 1,0 g Eiweiß-Äquivalent) 1,5 g Eiweiß-Äquivalent/kg KG zugeführt, das den Bedarf für ein Kleinkind bei gleichzeitiger ausreichender Energiezufuhr deckt.

Alter	Natürliches Eiweiß g/kg KG Tag	Aminosäurengemisch* g/kg KG Tag
Säuglinge	0,5–1,3	0,3–0,6
Kleinkinder	0,5–1,0	0,3–0,5
Schulkinder	0,5–1,0	0,2–0,3

* 0,6 g essentielle Aminosäuren entsprechen 1 g Eiweiß-Äquivalent

Tab. 4: Erfahrungswerte für die Eiweißzufuhr bei Harnstoffzyklusstörungen [25]

Fett

Die Fettzufuhr soll in Abhängigkeit vom Alter bei 30-40% der Gesamtkalorien liegen. Im 1. Lebensjahr beträgt sie 4-5 g pro kg KG (35-50% der Gesamtkalorien). Eine altersabhängige Zufuhr von 2,5-4,0% der Gesamtkalorien als Linolsäure (n-6) sowie 0,5% als α-Linolensäure (n-3) wird empfohlen [27]. Dabei sollte ein Verhältnis n-6 zu n-3 von weniger als 5:1 (bis 15:1 bei Säuglingen) angestrebt werden, das als präventiv wirksam angesehen wird und mit der Aufnahme von Soja-, Walnuss- und Rapsöl am besten zu erzielen ist, da diese Öle einen hohen Gehalt an α-Linolensäure haben. Auf eine ausreichende Aufnahme von Fett in Form von Streichfetten und Ölen ist zu achten, da Lebensmittel mit sog. „versteckten" Fetten, wie man sie in Fleisch, Wurst, Käse, Milch, Schokolade findet, im eiweißarmen Ernährungsplan nicht erlaubt sind und als Fettlieferanten nicht zur Verfügung stehen. Besonders in Phasen schnellen Wachstums – während der ersten Lebensjahre und während eines Pubertäts-Wachstumsschubes – wird ein zusätzlicher Energiebedarf durch einen erhöhten Fettanteil in der Nahrung leichter befriedigt.

Energie

Die Energiezufuhr richtet sich nach den Empfehlungen der DGE 2000 [27] und soll ausreichend bis hochnormal (10-20% über den Richtwerten) sein – besonders im Neugeborenenalter (siehe Tabelle 5). Bei Infekten und hyperammonämischen Krisen ist sie auf bis 120% der Richtwerte zu erhöhen (z. B. mit Minus_1 *Eiweißfrei* [SHS, Heilbronn] oder basic-p [Milupa, Friedrichsdorf]). Sie soll eine normale Gewichtszunahme bei Säuglingen und Kindern ermöglichen und zur Gewichtserhaltung bei älteren Patienten beitragen.

Alter	kcal/Tag		kcal/kg KG Tag	
	m	w	m	w
0 – < 4 Monate	500	450	94	91
4 – <12 Monate	700	700	90	91
1 – < 4 Jahre	1.100	1.000	91	88
4 – < 7 Jahre	1.500	1.400	82	78
7 – <10 Jahre	1.900	1.700	75	68
10 – <13 Jahre	2.300	2.000	64	55
13 – <15 Jahre	2.700	2.200	56	47
15 – <19 Jahre	3.100	2.500	46	43
19 – <25 Jahre	3.000	2.400	41	40

Tab. 5: *Richtwerte für die Energiezufuhr bei mittlerer körperlicher Aktivität (DGE 2000) [27]*

Flüssigkeit

Die empfohlene Flüssigkeitsmenge richtet sich nach den Empfehlungen der DGE 2000 [27] (siehe Tabelle 6). Unter normalen Bedingungen ist eine minimale Flüssigkeitszufuhr von 1 ml/kcal zu verabreichen.

Alter	ml/kg KG Tag
0 – < 4 Monate	130
4 – <12 Monate	110
1 – < 4 Jahre	95
4 – < 7 Jahre	75
7 – <10 Jahre	60
10 – <13 Jahre	50
13 – <15 Jahre	40
15 – <19 Jahre	40
19 – <25 Jahre	35

Tab. 6: Richtwerte für die Flüssigkeitszufuhr (DGE 2000) [27]

Vitamine, Mineralstoffe und Spurenelemente

1. Die Vitamin-, Mineralstoff- und Spurenelementversorgung richtet sich nach den Empfehlungen der DGE 2000 [27]. Bei starker Einschränkung der Zufuhr an natürlichem Eiweiß kommt es regelmäßig zu einer Unterversorgung, die die Zugabe eines Vitamin-, Mineralstoff- und Spurenelementpräparates (z. B. Seravit, Fa. SHS, Heilbronn) erforderlich macht. Bei Zugabe eines Gemisches essentieller Aminosäuren und Minus_1 *Eiweißfrei* bzw. basic-p, die beide mit Vitaminen, Mineralstoffen und Spurenelementen angereichert sind, wird der Bedarf normalerweise gedeckt (siehe Tabelle 7).
2. Eine Berechnung der Mikronährstoffzufuhr durch die Diät in größeren Abständen wird empfohlen.

Zubereitung nach Diätvorschrift

Eiweiß

1. Es wird die Menge an Muttermilch oder Säuglingsmilchnahrung berechnet, die der tolerierten Menge an natürlichem Eiweiß entspricht. Muttermilch ist gegenüber Säuglingsnahrung wegen des geringeren Eiweißgehalts bei gleicher Energiezufuhr und der bifidogenen Wirkung auf die Darmflora zu bevorzugen. Der Eiweißgehalt in Muttermilch beträgt durchschnittlich 1,1 g/100 ml; der Eiweißgehalt in Säuglingsmilchnahrungen ist der Nährwerttabelle zur Behandlung von angeborenen Aminosäurenstoffwechselstörungen [28] oder den Herstellerangaben zu entnehmen.
2. Beim Stillen wird die normale Muttermilchmenge nach Bedarf reduziert (sog. Teilstillen), indem der Säugling entweder bei jeder Mahlzeit eine kleine Menge Minus_1 *Eiweißfrei* zusammen mit einem Gemisch aus essentiellen Aminosäuren bekommt und anschließend gestillt wird oder der Säugling bei jeder zweiten Mahlzeit gestillt und

dazwischen Minus_1 *Eiweißfrei* zusammen mit einem Gemisch aus essentiellen Aminosäuren bekommt. Die getrunkene Muttermilchmenge wird durch (gelegentliches) Wiegen des Säuglings vor und nach dem Anlegen festgestellt.
3. Bei Fütterung von Säuglingsmilchnahrung oder abgepumpter Muttermilch wird diese mit dem Messbecher abgemessen bzw. abgewogen. Die Tagesmenge wird auf die Anzahl der Mahlzeiten verteilt und die Teilmenge wird entweder zuerst gefüttert und anschließend Minus_1 *Eiweißfrei* zusammen mit einem Gemisch aus essentiellen Aminosäuren oder sie wird mit Minus_1 *Eiweißfrei* und einem Gemisch aus essentiellen Aminosäuren gemischt verabreicht.
4. Vom 5. Monat (spätestens 7. Monat) an wird die Milchnahrung teilweise durch feste Kost ersetzt. Sie wird aus der Nährwerttabelle zur Behandlung von angeborenen Aminosäurenstoffwechselstörungen [28] ausgewählt und die erlaubte Menge berechnet und abgewogen.
5. Es wird die erforderliche Menge an dem Gemisch essentieller Aminosäuren berechnet, dessen Eiweißäquivalentgehalt sich durch Division des Aminosäurengehaltes mit dem Faktor 0,6 ergibt, da 0,6 g essentielle Aminosäuren 1 g Eiweißäquivalent entsprechen [7,26].
6. Das Aminosäurengemisch wird zusammen mit Minus_1 *Eiweißfrei* bzw. basic-p abgewogen und in der entsprechenden Menge mit Muttermilch oder Säuglingsmilchnahrung verabreicht. Beim Stillen wird es entweder im Wechsel mit der Brustmahlzeit oder in kleinen Mengen vor jeder Brustmahlzeit verabreicht. Später sollte es in Gemüse- bzw. Obstsäfte, Tee, Limonade etc. eingerührt oder gemixt (Schüttelbecher) und gemeinsam mit dem natürlichen Nahrungseiweiß in mindestens drei Einzelportionen gleichmäßig über den Tag verteilt eingenommen werden. Moderne Aminosäurenmischungen sind bereits portioniert, leichter löslich und mit Energiekomponenten versetzt, die eine verbesserte Verwertbarkeit und Verträglichkeit erwarten lassen und eine häufigere Einnahme ermöglichen, auch unabhängig von den Mahlzeiten.

E-AM 1	für Säuglinge zur Zubereitung der Flaschennahrung und Anreicherung der Beikost im 1. Lebensjahr (SHS, Heilbronn)
E-AM 2 e-am Anamix	für Klein- und Schulkinder (SHS, Heilbronn)
UCD 1	für Säuglinge (Milupa, Friedrichsdorf)
UCD 2	für Klein- und Schulkinder, Jugendliche und Erwachsene (Milupa, Friedrichsdorf)

Tab. 7: Gemische essentieller Aminosäuren, angereichert mit Vitaminen, Mineralstoffen und Spurenelementen

CITR

Energie

1. Es wird der Energiegehalt aus Muttermilch oder Säuglingsmilchnahrung und/oder fester Kost und dem Gemisch essentieller Aminosäuren berechnet.
2. Der berechnete Energiegehalt wird vom täglichen Energiebedarf abgezogen.
3. Der restliche Bedarf wird bei der Flaschen- und Beikostzubereitung zunächst mit Minus_1 *Eiweißfrei* (SHS, Heilbronn) bzw. basic-p (Milupa, Friedrichsdorf) (Fett- und Kohlenhydratgemisch mit Vitaminen, Mineralstoffen und Spurenelementen) und später mit Fetten (Streich- und Kochfett) und Ölen – bis zu 30-45% der Gesamtenergie – gedeckt, wobei nicht ausschließlich pflanzliche Fette, sondern auch tierische Fette wie Butter, Schmalz und Sahne verwendet werden sollten, um ein ausgewogenes Verhältnis zwischen gesättigten und ungesättigten Fettsäuren zu erzielen. Mit Maltodextrin (SHS, Heilbronn), Rohr- oder Traubenzucker, Duocal (SHS, Heilbronn) oder eiweißfreien Lebensmitteln und gesüßten Getränken wird ein weiteres Defizit ausgeglichen.

Flüssigkeit (Trinkmenge)

Für die Flaschenzubereitung

- Trinkwasser abkochen, auf 60 °C abkühlen lassen und 2/3 der erforderlichen Trinkmenge in ein Fläschchen füllen
- Die verordnete Menge an Aminosäurengemisch, Säuglingsmilchnahrung und Minus_1 *Eiweißfrei* bzw. basic-p abwiegen und hinzufügen
- Fläschchen gut verschließen und schütteln
- Mit abgekochtem Wasser auf die entsprechende Trinkmenge auffüllen
- Jedes Fläschchen frisch zubereiten

Bei Zubereitung der gesamten Tagestrinkmenge wird diese in die gewünschte Anzahl von Fläschchen verteilt und gut verschlossen im Kühlschrank aufbewahrt. Das Fläschchen wird vor dem Füttern auf Trinktemperatur erwärmt und sofort verwendet.

Für die Getränkezubereitung

Das Aminosäurengemisch ist portionsweise mit einer ausreichenden Menge Flüssigkeit einzunehmen (5-10 g in 150 ml Flüssigkeit), um eine hinreichend niedrige Osmolalität zu erreichen, die im Säuglingsalter unter 450 mOsm/kg und danach zwischen 450 und 700 (nicht >1000) mOsm/kg liegen sollte. Denn Diarrhoe, gastrointestinale Beschwerden, Übelkeit und Erbrechen können als Folge hyperosmolarer Nahrung auftreten.

CITR

Vitamine, Mineralstoffe und Spurenelemente

1. Es wird die Vitamin-, Mineralstoff- und Spurenelementzufuhr aus der Milchnahrung, der festen Kost, dem essentiellen Aminosäurengemisch und Minus_1 Eiweißfrei oder basic-p berechnet.
2. Die berechnete Menge wird vom empfohlenen Bedarf abgezogen.
3. Der Restbedarf wird mit Seravit (SHS, Heilbronn) gedeckt und der Flaschennahrung und/oder dem Getränk in kleinen Portionen hinzugefügt.

Kontrolluntersuchungen bei Langzeitbehandlung

Allgemeine Kontrolluntersuchungen

Im Rahmen der Langzeitbehandlung von Patienten mit Citrullinämie sollten im Säuglingsalter alle zwei bis vier Wochen und im Kindesalter alle 3 Monate folgende Parameter kontrolliert werden:

- Körpergewicht, Länge, Kopfumfang
- Quantitative Bestimmung der Aminosäuren, besonders die Plasmakonzentration von Arginin, Citrullin, Glutamin, Alanin, Isoleucin, Leucin und Valin
- Ammoniak, Glukose, Transaminasen, Eisen, Ferritin, Transferrin, Natrium, Kalium, Calcium, Phosphat, Magnesium, Zink, Selen, Eiweiß, Albumin, Prä-Albumin, alkalische Phosphatase und Carnitin
- Gerinnungsstatus, Blutbild

Spezielle Kontrolluntersuchungen

- Benzoat im Blut
- Phenylbutyrat im Blut und Urin

Die quantitative Bestimmung von Orotsäure im Urin oder Plasma ist für die Therapieüberwachung nicht unbedingt notwendig.

Folgende Plasmakonzentrationen der angegebenen Kontrollparameter sollten bei der Langzeittherapie angestrebt werden (die Aminosäuren im Nüchternzustand!):

Ammoniak	<150 µmol/l (263 µg/dl)
Threonin	>81 µmol/l
Glutamin	<800 µmol/l
Glycin	<100 µmol/l
Alanin	<800 µmol/l

CITR

Citrullin	>100 µmol/l*
Valin	>99 µmol/l
Isoleucin	>23 µmol/l
Leucin	>59 µmol/l
Arginin	<100–150 µmol/l
Benzoat	<2 mmol/l (<24,4 mg/dl)

*) Wenn zur Eliminierung von Ammoniak Argininhydrochlorid substituiert wird, steigt dadurch die Citrullinkonzentration an.

Folgende Medikamente und Nahrungsmittel sollten bei der Behandlung von Patienten mit Citrullinämie vermieden werden:

- Valproat
- Lakritze

Wichtig für jeden Patienten ist, dass er einen Notfallausweis mit allen wichtigen klinischen Daten besitzt, die für eine Notfallbehandlung erforderlich sind, mit der Telefonnummer des den Patienten betreuenden Stoffwechselzentrums und mit Angaben über die ersten unverzüglich durchzuführenden medizinischen und diagnostischen Maßnahmen.

Es wird empfohlen, die Patienten wie Gesunde zu impfen, zusätzlich gegen Windpocken und Pneumokokken.

Notfallbehandlung bei Citrullinämie (Typ I)

Eine Notfallbehandlung ist bei drohender und/oder schon eingetretener metabolischer Stoffwechselentgleisung (Hyperammonämie) des Patienten durchzuführen. Ziel der Notfallbehandlung ist die Wiederherstellung einer ausgeglichenen, anabolen Stoffwechsellage, im Besonderen die Senkung der Ammoniakblutkonzentrationen bis in den Normbereich. Für eine Beurteilung der Stoffwechselsituation sind folgende Laborparameter unbedingt erforderlich:

- Ammoniak im Blut
- Säure-Basen-Status
- Ketonkörper im Blut bzw. Urin
- Hämoglobin oder Hämatokrit (zur Kontrolle der Dehydratation/Rehydratation bei Erbrechen und/oder Durchfall)
- Elektrolyte im Blut   (ab Stufe II)
- Glukose im Blut   (ab Stufe II)
- Laktat im Blut   (ab Stufe II)
- Transaminasen   (ab Stufe II)
- Aminosäuren (quantitativ, innerhalb von 3-5 Stunden!)   (ab Stufe II)

CITR

Folgende Medikamente bzw. Infusionslösungen sollten für die Behandlung bereitstehen:

- Argininhydrochlorid (21,0% = 1 mol)   oral oder i. v.
- Natriumbenzoat   oral (oder i. v.)
- Natriumbicarbonatlösung 8,4% (1 mol)   i. v.
- Natriumphenylbutyrat (Ammonaps)   oral
- (Natriumphenylacetat   i. v.)
- L-Carnitinlösung   oral oder i. v.
- Glukoselösung 10%ig   i. v.
- Glukoselösung 20%ig   i. v.
- Glukoselösung 50%ig   i. v.
- Glukose-Elektrolytlösung (z.B. Jonosteril päd I)   i. v.
- Maltodextrin   oral
- (Insulin)   subkutan/i. v.
- Lasix   oral

Die Berechnung des Anion gap (Anionenlücke), um einen Hinweis auf eine schwere Hyperammonämie zu bekommen, ist nur dann aussagekräftig, wenn die Blutlaktatkonzentration noch nicht erhöht ist (z.B. aufgrund von Kreislaufzentralisierung).

A N I O N   G A P: $Na^+ + K^+ - (Cl^- + HCO_3^-) = 16 \pm 4$ (normal)

In der Regel gibt es für Patienten, die lebensbedrohliche Stoffwechselentgleisungen erleiden können, einen vom betreuenden Stoffwechselzentrum erstellten Notfallplan, der die individuellen Besonderheiten des Betroffenen berücksichtigt. Liegt ein solcher Notfallplan nicht vor, ist das erste und oberste Prinzip die Vermeidung bzw. Beendigung eines Katabolismus (endogener Eiweißabbau) durch ausreichende Verabreichung von Kalorien (Maltodextrin, Glukose/Insulin, evtl. Fett), von Flüssigkeit, Reduktion bzw. Stopp der Proteinzufuhr, Forcieren der Bindung und Ausscheidung von Ammoniak bzw. von Aminogruppen durch Gabe von Medikamenten sowie der Ausgleich des Säure-Basen-Status.
Entsprechend der klinischen Symptomatik, die in 3 Stufen eingeteilt wird (in Anlehnung an das Schema von M. Lindner, Ulm/Heidelberg, persönliche Mitteilung), ist ein situationsentsprechendes Vorgehen zu empfehlen. Dabei bietet sich je nach Gegebenheit bei den Stufen I und II eine orale und/oder parenterale, ab Stufe II A ausschließlich eine parenterale Behandlung an.

Bei totalem Stopp der Eiweißzufuhr ist zu berücksichtigen, dass dieser nicht länger als 2 Tage dauern darf, da sonst ein Eiweißkatabolismus nicht zu vermeiden ist, dessen Folge die vermehrte Freisetzung von Ammoniak ist. Die schrittweise Zufuhr von natürlichem Eiweiß mit/ohne Aminosäurengemisch nach Beschränkung der Zufuhr sollte nach Ausgleich der Stoffwechselparameter langsam erfolgen und sich über mehrere Tage erstrecken. Als Richtgrößen gelten: am 3. Tag 25%, am 4. Tag 50% und am 5. Tag 100% der ursprünglich verabreichten Eiweißmenge.

Klinische Symptomatik:

Stufe I Gelegentliches Erbrechen (Nachfüttern gelingt), Schwierigkeiten beim Essen (verminderte Appetenz), Bewusstsein und neurologischer Status unbeeinträchtigt, keine Infektzeichen, keine erhöhte Körpertemperatur
Ammoniak <60 µmol/l (102 µg/l), Säure-Basen-Status ausgeglichen, keine Ketonkörpervermehrung

Stufe II Temperaturerhöhung, wiederholtes Erbrechen, Inappetenz, Durchfall, Übererregbarkeit oder Schläfrigkeit
Ammoniak <100 µmol/l (<170 µg/l)

Stufe II A Klinische Zeichen wie Stufe II, aber Ammoniak 100-200 µmol/l (170-340 µg/l)

Stufe III Somnolenz, Hyperventilation, Krampfanfälle und/oder Ammoniak >200 µmol/l (>340 µg/l)

Falls der Patient nicht oral ernährt werden kann (trotz Magenverweilsonde, z.B. wegen Erbrechens) oder sich der klinische Zustand verschlechtert, muss er in ein Stoffwechselzentrum gebracht werden. Für den Transport ist unbedingt ein venöser Zugang zu legen und Infusionen wie unter der Therapie zu den Stufen II/III angegeben zu verabreichen. Bei Stufe III sollte zum Transport vorsorglich intubiert werden!

a) Orale Notfallbehandlung

Orale Notfallbehandlungen sind nur bei Entgleisungen der obengenannten Stufen I und II durchzuführen. Schon bei der Stufe II A und selbstverständlich bei Stufe III ist mindestens zusätzlich eine sofortige parenterale Versorgung notwendig.
Für die Wahl der jeweiligen Therapie sind die klinischen Symptome entscheidender als die Ammoniakspiegel im Blut! Andererseits sollten erhöhte Ammoniakkonzentrationen bei Fehlen klinischer Symptome nicht als „Laborfehler" abgetan werden.

Stufe I

Therapie:
Fortsetzung der oralen Ernährung und der oralen Medikamentensubstitution (z.B. Argininhydrochlorid, Natriumbenzoat, Natriumphenylbutyrat, L-Carnitin) und Verabreichung von Maltodextrinlösung (ersatzweise Glukose) nach den Vorschlägen von Dixon und Leonard [30] (siehe Tabelle 8), notfalls per Magenverweilsonde

Erneute Beurteilung der Situation (Klinik, Labor) nach 6 Stunden

Alter in Jahren	Maltodextrinlösung		Tagesmengen
	%	kcal/100 ml	
0–1	10	40	150–200 ml/kg KG
>1–2	15	60	95 ml/kg KG
>2–6	20	80	1.200–1.500 ml
>6–10	20	80	1.500–2.000 ml
>10	25	100	2.000 ml

Tab. 7: Orale Notfallbehandlung von Patienten mit Citrullinämie (nach Dixon and Leonard 1992) [29]

Stufe II

Therapie:
Unterbrechung der oralen Ernährung in der bisherigen Zusammensetzung.
Fortsetzung der oralen Medikamentensubstitution, Erhöhung der Gabe von Natriumbenzoat bzw. von Natriumphenylbutyrat um ca. 25% bei Einzelmedikation (Vorsicht vor Benzoatüberdosierung!) bzw. je 10% bei Doppelmedikation Verabreichung von Maltodextrinlösung (oder Glukose) nach den Vorschlägen von Dixon und Leonard [29] (siehe Tabelle 7)

Erneute Beurteilung der Situation (Klinik, Labor) nach 4 Stunden
Falls die Befunde unverändert sind:
    Maßnahmen um 4 Stunden verlängern und erneute Entscheidung,
Falls Übergang zur Stufe II A:
    unverzüglicher Beginn der parenteralen Notfallbehandlung
Falls klinische Besserung und Abfall der Ammoniakkonzentration:
    Rückkehr zur üblichen Medikation, Gabe von zunächst 25% der üblichen Menge an natürlichem Eiweiß/Tag
Erneute Beurteilung der Situation (Klinik, Labor) nach ca. 8 Stunden
Falls weitere Besserung bzw. Stoffwechselnormalisierung:
    Rückkehr zur üblichen Ernährung, zunächst aber nur mit 50% der Menge an natürlichem Eiweiß und nach weiteren 8-24 Stunden die volle ursprüngliche Menge

b) Parenterale Notfallbehandlung

Stufe II

Therapie beginnen, ohne die Laboruntersuchungsergebnisse (außer von Ammoniak) abzuwarten. **Zentralen Zugang legen!**

Infusion von:
    120 ml/kg KG Tag Glukose-Elektrolytlösung (z.B. Jonosteril päd I)
    + 30–50 ml/kg KG Tag Glukose 20%

CITR

+ Argininhydrochlorid 21,0% (1 M), 2 ml/kg KG Tag
+ Natriumbenzoat 200 mg/kg KG Tag
(+ Natriumphenylacetat, falls verfügbar, in gleicher Dosierung wie Natriumbenzoat)
+ L-Carnitin 100 mg/kg KG Tag (bei bekannter Carnitinsensibilität)

Unterbrechung der Eiweißzufuhr für 4 Stunden

Nach 4 Stunden Laborkontrolle (Ammoniak, Säure-Basen-Status, Ketonkörper, Hämoglobin/ Hämatokrit)
Falls Ammoniak >100 µmol/l und <200 µmol/l (>170 µg/l und <340 µg/l) (entspricht den Ammoniakkonzentrationen der Stufe II A):
    Natriumbenzoatzufuhr erhöhen auf 250 mg/kg KG Tag
    evtl. Glukosezufuhr erhöhen (falls Laktat <4 mmol/l, d. h. <36 mg/dl)

Nach weiteren 4 Stunden Laborkontrolle (Ammoniak, Säure-Basen Status, Glukose, Ketonkörper, Hämoglobin/Hämatokrit), danach in Abhängigkeit von der Ammoniakkonzentration (weiterer Anstieg oder Abfall) wie in der Stufe II A angegeben (siehe unten)

Stufe II A

Therapie:
Unterbrechung der Eiweißzufuhr
Sofort intravenöse Infusion (zentraler Zugang) von:
    150 ml/kg KG Tag Glukose-Elektrolytlösung (z.B. Jonosteril päd I)
    mit 50 ml Glukose 50% pro 500 ml (Mischung herstellen)
    + Argininhydrochlorid 21,0% (1 M), 2 ml/kg KG Tag
    + Natriumbenzoat 250 mg/kg KG Tag
    (+ Natriumphenylacetat, falls verfügbar, in der gleichen Dosierung wie Natriumbenzoat)
    + L-Carnitin 100-200 mg/kg KG Tag (bei bekannter Carnitinsensibilität)
    + evtl. Insulin 0,01-0,5 I.E./kg KG

Klinische Beurteilung und Laborkontrolluntersuchungen nach 4 Stunden (Ammoniak, Ketonkörper, Glukose, Säure-Basen-Status, Laktat, Transaminasen, Hämoglobin/Hämatokrit)

Falls Ammoniak >200 µmol (>340 µg/l) angestiegen:
    weiteres Vorgehen wie in Stufe III angegeben
Falls Ammoniak immer noch zwischen 100–200 µmol/l (170-340 µg/l):
    Fortsetzung der obigen Infusionstherapie
Falls Ammoniak <100 µmol/l (170 µg/l):
    Fortsetzung der Infusionstherapie mit Natriumbenzoat 250 mg/kg KG Tag, Argininhydrochlorid und L-Carnitin wie bei Stufe I

CITR

Stufe III

Therapie:
Unterbrechung der Eiweißzufuhr
Sofortige **Kurzinfusion** über 90 Minuten mit
Natriumbenzoat 200 mg/kg KG
Argininhydrochlorid 21% (1 M) 3 ml/kg KG
in 30 ml Glukose 10%/kg KG

Danach **zusätzlich**
Infusion (zentraler Zugang) für 24 Stunden:
  150 ml/kg KG Tag Glukose-Elektrolytlösung (z.B. Jonosteril päd I) mit
  50 ml Glukose 50% pro 500 ml (Mischung herstellen)
  + Argininhydrochlorid 21,0% (1 M), 3 ml/kg KG Tag
  + Natriumbenzoat 300 mg/kg KG Tag
  (+ Natriumphenylacetat, falls verfügbar, in der gleichen Dosierung wie Natriumbenzoat)
  + L-Carnitin 100-250 mg/kg KG Tag (bei bekannter Carnitinsensibilität)
  + evtl. Insulin 0,01-0,5 I.E./kg KG

Klinische Beurteilung und Laboruntersuchungen 2 bis 3stündlich

Bei zusätzlich aufgetretener Acidose (Laktatvermehrung) mit einem aktuellen Blut-pH <7,25 und einem Standardbicarbonat <12 mmol/l ist zusätzlich eine Puffertherapie erforderlich. Die erforderliche Bicarbonatmenge (in mmol) berechnet sich aus:

Negativer Basenüberschuss (BE) x kg KG x 0,3 = zu verabreichende Menge Natriumbicarbonat (mmol)

Intravenös zu geben z.B. als 8,4%-ige (1 molare) Bicarbonatlösung (1 ml = 1 mmol) mit Wasser oder 5%-iger Glukoselösung im Verhältnis 1:1 verdünnt.

Falls die Ammoniakkonzentration abgefallen ist, aber noch >200 µmol/l (>340 µg/l):
  Fortsetzung der Infusionstherapie
Falls die Ammoniakkonzentration auf Werte zwischen 100–200 µmol/l (170–340 µg/l) abgefallen ist:
  Fortsetzung der Infusionstherapie
Falls die Ammoniakkonzentration abgefallen ist <100 µmol/l (170 µg/l):
  Fortsetzung der Infusionstherapie mit Natriumbenzoat 250 mg/kg KG Tag
Falls klinische Besserung und Abfall der Ammoniakkonzentration:
  Rückkehr zur üblichen Medikation, langsamer Übergang zur enteralen Ernährung mit Gabe von zunächst 25%, dann der Hälfte, schließlich der gesamten üblichen Menge an natürlichem Eiweiß/Tag.

Sollten unter dieser Therapie die Ammoniakkonzentrationen im Blut nicht oder nur sehr langsam absinken, sind gegebenenfalls Maßnahmen zu ergreifen, wie sie in der Akutbehandlung bereits beschrieben wurden (Gabe größerer Mengen von Glukose evtl. zusammen mit Insulin und/oder forcierte Diurese).

Erneute Beurteilung der Situation (Klinik, Labor) nach ca. 8 Stunden

Falls weitere Besserung bzw. Stoffwechselnormalisierung: schrittweise Rückkehr zur üblichen Ernährung innerhalb von 2 Tagen wie oben angegeben.
Falls kein signifikanter Abfall des Ammoniaks nach 8 Stunden zu verzeichnen ist, verbleiben nur noch die Hämodiafiltration, ersatzweise Hämofiltration oder Hämodialyse als weitergehende therapeutische Möglichkeiten.

Bei Infektion oder anderen Situationen mit Stoffwechselstress müssen katabole Zustände in der oben genannten Weise (siehe: Notfallbehandlung) vermieden werden.

Pränatale Diagnostik

Eine pränatale Diagnostik ist mittels Enzymdiagnostik aus Chorionvilli, Fruchtwasser und Amnionzellen möglich (Typ I). Bei bekannten Mutationen des Indexpatienten ist aus den gleichen Zellen ebenfalls eine pränatale Diagnostik durch DNA-Analysen möglich [13,30,31]. Schwere Formen können auch Quantifizierung von Citrullin im Fruchtwasser erkannt werden [31].

Differentialdiagnostik

An erster Stelle der differentialdiagnostischen Abklärung steht die **Citrullinämie II**, die in zwei Formen auftritt [32].

- Citrullinämie Typ II, Erwachsenenform (adult onset) OMIM   603471
- Citrullinämie Typ II, neonatale Form (neonatal onset) OMIM   605814
  (Neonatal intrahepatic cholestasis caused by citrin deficiency)

Der Genlokus der Citrullinämie-Typ II ist auf dem Chromosom 7 (7q21,3) lokalisiert.

Beim in der Regel milden Citrullinämie-Typ II, der vorwiegend in Asien vorkommt, besteht ein Mangel an Citrin, einem mitochondrialen Aspartat/Glutamat-Ttransporter [33,34]. Als Folge des Citrinmangels wird Aspartat nicht in ausreichender Menge in das Cytosol gebracht und fehlt der Argininbernsteinsäuresynthetase zur Synthese von Argininbernsteinsäure.

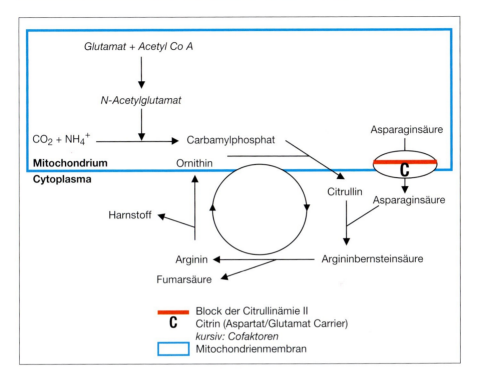

Die Symptome bei der Erwachsenenform sind sehr uncharakteristisch: Enuresis, Schlafstörungen, verspätete Menarche, nächtliches Schwitzen, Erbrechen, Diarrhoe, Desorientiertheit bes. nach eiweißreichen Mahlzeiten, Halluzinationen, Echolalie, gelegentlich Krämpfe, Ikterus [32,35].
Die neonatale Form ist neben der deutlichen Hypercitrullinämie gekennzeichnet durch eine meist gutartige intrahepatische Cholestase, assoziiert mit Hypermethioninämie, Hypergalaktosämie, Hyperbilirubinämie und unspezifischen weiteren, aber milderen Vermehrungen anderer Aminosäuren, Threonin, Tyrosin, Lysin und Arginin. Eine Vermehrung von Orotat wird bei der Citrullinämie Typ II nicht beobachtet [36-38].
Bei chronischem Verlauf mit Leberversagen wurden Lebertransplantationen durchgeführt [39-41].

Hypercitrullinämien werden aber auch beobachtet bei:

- Argininbernsteinsäure-Krankheit (EC 4.3.2.1) (OMIM 207900)
- Pyruvatcarboxylase-Mangel (OMIM 266150)
- Complex IV-Defekt in der Atmungskette (OMIM 220110)

Die über das Schicksal der Patienten in der Regel entscheidenden Ammoniakvermehrungen im Blut und die daraus folgenden klinischen Symptome sind die typischen Zeichen von Störungen des Harnstoffzyklus. Insgesamt sind sechs angeborene Störungen des Harnstoffzyklus bekannt:

- Carbamylphosphatsynthetase-Mangel (CPS) (EC 2.3.4.16) (OMIM 237300)
- N-Acetylglutamatsynthetase-Mangel (NAGS) (EC 6.3.11) (OMIM 237310)
- Ornithintranscarbamylase-Mangel (OTC) (EC 2.1.3.3) (OMIM 311250)
- Citrullinämie (EC 6.3.4.5) (OMIM 238970)
- Argininbernsteinsäure-Krankheit (EC 4.3.2.1) (OMIM 207900)
- Hyperargininämie (EC 3.5.3.1) (OMIM 207800)

Hyperammonämien können auch durch andere angeborene Störungen des Aminosäurenstoffwechsels oder des -transports, aber auch durch Störungen der Leberfunktion verursacht sein:

- HHH-Syndrom (Hyperammonämie, Hyperornithinämie, Homocitrullinämie) (OMIM 238970)
- Lysinurische Proteinintoleranz (OMIM 222700)
- Glutamatdehydrogenase-Defekt mit Hyperammonämie und Hyperinsulinismus (mit Hypoglycämien) (OMIM 138130)
- angeborene Hepatitis
- Tyrosinose Typ I (OMIM 276700)
- Galaktosämie (Galaktose-1-Phosphat-Uridyltransferase-Mangel) (OMIM 230400)
- Mitochondriopathien
- α-1-Antitrypsin-Mangel (OMIM 107410)
- Synthesestörungen der Gallensäuren
- Pyrrolin-5'-Carboxylatsynthetase Mangel (OMIM 138250)
- Leberbypass
- Vorübergehende, reifungsbedingte Hyperammonämien bei Neugeborenen.

Darüber hinaus kann die Harnstoffsynthese bei Organoacidurie sekundär blockiert sein und zu schweren Hyperammonämien führen, wie z.B. bei:

- Propionacidurie (OMIM 232000)
- Methylmalonacidurie (OMIM 251000)
- Andere Organoacidurien (z.B. Isovalerianacidämie [OMIM 243500]).
- Nach Verzehr von Wassermelonen (citrullus vulgaris) kann es auch zu Hypercitrullinämie kommen [43].

Folgende Untersuchungen bringen innerhalb weniger Stunden eine differentialdiagnostische Klärung bei Hyperammonämien:

- Messung der freien Aminosäuren im Blut mit Quantifizierung der Harnstoffzyklusmetabolite Citrullin, Ornithin, Arginin und Argininbernsteinsäure sowie von Glutamin und Glutamat, zusätzlich die Bestimmung von Argininbernsteinsäure und Homocitrullin im Urin
- Bestimmung der organischen Säuren im Urin mittels Gaschromatographie/ Massenspektrometrie aus differentialdiagnostischen Gründen zur Erfassung der Methylmalonacidurie (OMIM 251000), Propionacidämie (OMIM 232000) und anderer Organoacidurien
- Eine Hypercitrullinämie im Neugeborenenalter ist auch bei Pyruvatcarboxylase-Mangel beschrieben worden. Als Unterschied zur Citrullinämie I infolge des Argininbernsteinsäuresynthetase-Mangels findet man zusätzlich Hypoglycämien und regelmäßig Veränderungen in den Konzentrationen von Laktat und Pyruvat.

Das Schema auf der folgenden Seite symbolisiert das diagnostische Vorgehen zur Klärung der Ursache einer Hyperammonämie.

Sonderformen und Anmerkungen

Eine genomische Therapie der Citrullinämie mittels Retroviren ist – bisher allerdings nur einmal – als erfolgreich in Leberzellen beschrieben worden [44].

Eine weitere Art der Therapie ist die Lebertransplantation bzw. Teillebertransplantation sowohl im Erwachsenen- als auch im Kindesalter, über die bereits eine Reihe von Berichten und Erfahrungen vorliegen [45].

Ein Bericht einer erfolgreich abgeschlossenen Schwangerschaft einer Frau mit Citrullinämie wurde publiziert [46].

CITR

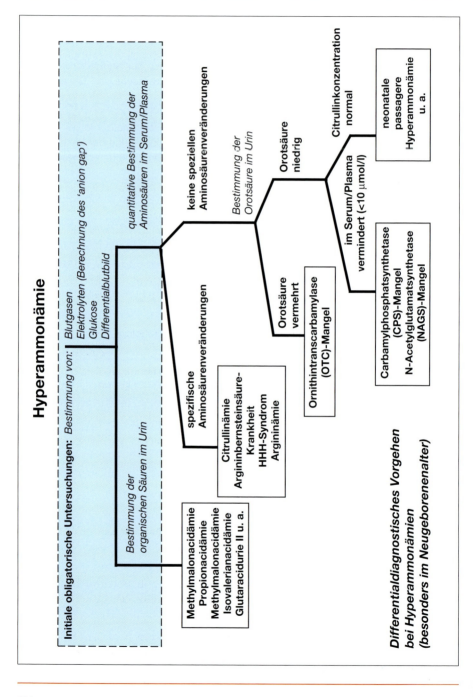

LITERATUR

1. McMurray WC, Mohyuddin F, Rossiter RJ, Rathbun JC, Valentine GH, Koegler SJ, Zafas DE. Citrullinuria. A new aminoaciduria with mental retardation. *Lancet* 1962; I:138 (only)

2. Brusilow SW, Maestri NE. Urea cycle disorders: Diagnosis, pathophysiology, and therapy. Advances in Pediatrics, vol. 43. *Morby-Year Book, Inc.* Pp.1996; 127-170

3. Leonard JV. Disorders of the urea cycle. In: Fernandes J, Saudubray JM, v. d. Berghe G. (Eds): Inborn Metabolic Diseases. Diagnosis and Treatment. *Springer Verlag, Berlin,* 2000; pp. 214-222

4. Brusilow SW, Horwich AL Urea Cycle Enzymes. In: Scriver CR, Beaudet AL, Valle D, Sly WS, Vogelstein B, Childs B, Kinzler KW. (Online Eds): The Metabolic and Molecular Bases of Inherited Disease. *McGraw-Hill, New York, Part 8 Amino Acids* 2001–2004; Chapter 85

5. Ruitenbeek W, Kobayashi K, Iijima M, Smeitink JA, Engelke UF, De Abreu RA, Kwast HT, Saheki T, Boelen CA, De Jong JG, Wevers RA. Moderate citrullinaemia without hyperammonaemia in a child with mutated and deficient argininosuccinate synthetase. *Ann Clin Biochem* 2003; 40:102-107

6. Clayton BE, Jenkins P, Round JM. Paediatric Chemical Pathology Tests and Reference Ranges. *Blackwell, Oxford* 1980

7. Mönch E, Hoffmann GF, Przyrembel H, Colombo J-P, Wermuth B, Leonard JV. Diagnose und Behandlung des Ornithintranscarbamylase (OTC)-Mangels. *Mschr Kinderheilk* 1998; 146:652-658

8. Häberle J, Pauli S, Schmidt E, Schulze-Eilfing B, Berning C, Koch HG. Mild citrullinemia in Caucasians is an allelic variant of argininosuccinate synthetase deficiency (citrullinemia type 1). *Mol Genet Metab* 2003; 80:302-306

9. Sander J, Janzen N, Sander S, Steuerwald U, Das AM, Scholl S, Trefz FK, Koch HG, Haberle J, Korall H, Marquardt I, Korenke C. Neonatal screening for citrullinaemia. *Eur J Pediatr* 2003; 162:417-420

10. Richtlinien zur Organisation und Durchführung des Neugeborenenscreenings auf angeborene Stoffwechselstörungen und Endokrinopathien in Deutschland. *Mschr Kinderheilk* 2002; 150:1424-1440

11. Kobayashi K, Jackson MJ, Tick DB, O'Brien WE, Beaudet AL. Heterogeneity of mutations in argininosuccinate synthetase causing human citrullinemia. *J Biol Chem* 1990; 265:11361-11367

12. Vilaseca MA, Kobayashi K, Briones P, Lambruschini N, Campistol J, Tabata A, Alomar A, Rodes M, Lluch M, Saheki T. Phenotype and genotype heterogeneity in Mediterranean citrullinemia. *Mol Genet Metab* 2001; 74:396-398

13. Kleijer WJ, Garritsen VH, Linnebank M, Mooyer P, Huijmans JG, Mustonen A, Simola KO, Arslan-Kirchner M, Battini R, Briones P, Cardo E, Mandel H, Tschiedel E, Wanders RJ, Koch HG. Clinical, enzymatic, and molecular genetic characterization of a biochemical variant type of argininosuccinic aciduria: prenatal and postnatal diagnosis in five unrelated families. *J Inher Metab Dis* 2002; 25:399-410

14. Gao HZ, Kobayashi K, Tabata A, Tsuge H, Iijima M, Yasuda T, Kalkanoglu HS, Dursun A, Tokatli A, Coskun T, Trefz FK, Skladal D, Mandel H, Seidel J, Kodama S, Shirane S, Ichida T, Makino S, Yoshino M, Kang JH, Mizuguchi M, Barshop BA, Fuchinoue S, Seneca S, Zeesman S, Knerr I, Rodes M, Wasant P, Yoshida I, De Meirleir L, Abdul Jalil M, Begum L, Horiuchi M, Katunuma N, Nakagawa S, Saheki. Identification of 16 novel mutations in the argininosuccinate synthetase gene and genotype-phenotype correlation in 38 classical citrullinemia patients. *Hum Mutat* 2003; 22:24-34

15. Bachmann C. Long-term outcome of patients with urea cycle disorders and the question of neonatal screening. *Eur J Pediatr* 2003; 162 (Suppl 1):29-33

16. Uchino T, Endo F, Matsuda I. Neurodevelopmental outcome of long-term therapy of urea cycle disorders in Japan. *J Inher Metab Dis* 1998; 21 (Suppl 1):151-159

17. Ermisch B, Hildebrandt E, Zimmerhackl LB, Pohl M, Gordjani N, Niederhoff H, Matern D, Seydewit HH, Lehnert W, Leititis JU, Brandis M. Behandlung des hyperammonämischen Komas bei Neugeborenen und Säuglingen durch Hämodialyse oder Hämofiltration. *Mschr Kinderheilk* 1997; 145:714-718

18. McBryde KD, Kudelka TL, Kershaw DB, Brophy PD, Gardner JJ, Smoyer WE. Clearance of amino acids by hemodialysis in argininosuccinate synthetase deficiency. *J Pediatr* 2004; 144536-540

19. Scaglia F, Carter S, O'Brien WE, Lee B. Effect of alternative pathway therapy on branched chain amino acid metabolism in urea cycle disorder patients. *Mol Genet Metab* 2004; 81 (Suppl 1):79-85

20. Mori T, Tsuchiyama A, Nagai K, Nagao M, Oyanagi K, Tsugawa S. A case of carbamylphosphate synthetase I deficiency associated with secondary carnitine deficiency. L-carnitine treatment of CPS-1 deficiency. *Eur J Pediatr* 1990; 149:272-274

21. Müting D. Behandlung chronisch Leberkranker mit Laktulose und Bifidum-Milch. Grundlagen und Probleme (Treatment of chronic liver disease with lactulose and bifidum-milk. Basic considerations and problems). *Fortschr Med* 1988; 106:369-372

22. Comte B, Kasumov T, Pierce BA, Puchowicz MA, Scott ME, Dahms W, Kerr D, Nissim I, Brunengraber H. Identification of phenylbutyrylglutamine, a new metabolite of phenylbutyrate metabolism in humans. *J Mass Spectrom* 2002; 37:581-590

23. Kasumov T, Brunengraber LL, Comte B, Puchowicz MA, Jobbins K, Thomas K, David F, Kinman R, Wehrli S, Dahms W, Kerr D, Nissim I, Brunengraber H. New secondary metabolites of phenylbutyrate in humans and rats. *Drug Metab Dispos* 2004; 32:10-19

24. Bachmann C. Urea cycle disorders. In: Fernandes J, Saudubray JM, Tada K: Inborn Metabolic Diseases. Diagnosis and Treatment. *Springer Verlag,* 1990; p. 211-228

25. Müller E. Harnstoffzyklusstörungen. In: Müller E. Praktische Diätetik in der Pädiatrie. Grundlagen für die Ernährungstherapie. *sps Verlag, Heilbronn,* 2003; S.89-94

26. Przyrembel H. Störungen des Aminosäurenstoffwechsels. In: D. Palitzsch (Hrsg): Jugendmedizin, *Urban & Fischer, München,* 1999; pp. 198-210

27. Deutsche Gesellschaft für Ernährung, Österreichische Gesellschaft für Ernährung, Schweizerische Gesellschaft für Ernährungsforschung, Schweizerische Vereinigung für Ernährung. Referenzwerte für die Nährstoffzufuhr 1. Auflage, *Umschau/Braus, Frankfurt/M* 2000

28. Arbeitsgemeinschaft für Pädiatrische Diätetik (APD.) Nährwerttabelle zur Behandlung von angeborenen Aminosäuren-Stoffwechselstörungen 2002

29. Dixon AM, Leonard JV. Intercurrent illness in inborn errors of intermediary metabolism. *Arch Dis Child* 1992; 67:1387-1391

30. Northrup H, Beaudet AL, O'Brien WE. Prenatal diagnosis of citrullinaemia: review of a 10-year experience including recent use of DNA analysis. *Prenat Diagn* 1990; 10:771-779

31. Mandell R, Packman S, Laframboise R, Golbus MS, Schmidt K, Workman L, Saudubray JM, Shih VE. Use of amniotic fluid amino acids in prenatal testing for argininosuccinic aciduria and citrullinaemia. *Prenat Diagn* 1996; 16:419-424

32. Kobayashi K, Shaheen N, Kumashiro R, Tanikawa K, O'Brien WE, Beaudet AL, Saheki T. A search for the primary abnormality in adult-onset type II citrullinemia. *Am J Hum Genet* 1993; 53:1024-1030

33. Saheki T, Kobayashi K, Iijima M, Horiuchi M, Begum L, Jalil MA, Li MX, Lu YB, Ushikai M, Tabata A, Moriyama M, Hsiao KJ, Yang Y. Adult-onset type II citrullinemia and idiopathic neonatal hepatitis caused by citrin deficiency: involvement of the aspartate glutamate carrier for urea synthesis and maintenance of the urea cycle. *Mol Genet Metab* 2004; 81 (Suppl 1):20-26

34. Saheki T, Kobayashi K, Iijima M, Nishi I, Yasuda T, Yamaguchi N, Gao HZ, Jalil MA, Begum L, Li MX. Pathogenesis and pathophysiology of citrin (a mitochondrial aspartate glutamate carrier) deficiency. *Metab Brain Dis* 2002; 17:335-346

35. Tazawa Y, Kobayashi K, Ohura T, Abukawa D, Nishinomiya F, Hosoda Y, Yamashita M, Nagata I, Kono Y, Yasuda T, Yamaguchi N, Saheki T. Infantile cholestatic jaundice associated with adult-onset type II citrullinemia. *J Pediatr* 2001; 138:735-40

36. Tamamori A, Fujimoto A, Okano Y, Kobayashi K, Saheki T, Tagami Y, Takei H, Shigematsu Y, Hata I, Ozaki H, Tokuhara D, Nishimura Y, Yorifuzi T, Igarashi N, Ohura T, Shimizu T, Inui K, Sakai N, Abukawa D, Miyakawa T, Matsumori M, Ban K, Kaneko H,

Yamano T. Effects of Citrin Deficiency in the Perinatal Period: Feasibility of Newborn Mass Screening for Citrin Deficiency. *Pediatr Res Aug 4 [Epub ahead of print]* 2004

37. Ohura T, Kobayashi K, Tazawa Y, Nishi I, Abukawa D, Sakamoto O, Iinuma K, Saheki T. Neonatal presentation of adult-onset type II citrullinemia. *Hum Genet* 2001; 108:87-90

38. Naito E, Ito M, Matsuura S, Yokota, Saijo T, Ogawa Y, Kitamura S, Kobayashi K, Saheki T, Nishimura Y, Sakura N, Kuroda Y. Type II citrullinaemia (citrin deficiency) in a neonate with hypergalactosaemia detected by mass screening. *J Inher Metab Dis* 2002; 25:71-76

39. Kawasaki S, Makuuchi M, Matsunami H, Hashikura Y, Ikegami T, Nakazawa Y, Chisuwa H, Terada M, Miyagawa S. Living related liver transplantation in adults. *Ann Surg* 1998; 227:269-274

40. Yazaki M, Ikeda S, Takei Y, Yanagisawa N, Matsunami H, Hashikura Y, Kawasaki S, Makuuchi M, Kobayashi K, Saheki T. Complete neurological recovery of an adult patient with type II citrullinemia after living related partial liver transplantation. *Transplantation* 1996; 62:1679-1684

41. Tamamori A, Okano Y, Ozaki H, Fujimoto A, Kajiwara M, Fukuda K, Kobayashi K, Saheki T, Tagami Y, Yamano T. Neonatal intrahepatic cholestasis caused by citrin deficiency: severe hepatic dysfunction in an infant requiring liver transplantation. *Eur J Pediatr* 2002;161:609-613

42. Mandel H, Levy N, Izkovitch S, Korman SH. Elevated plasma citrulline and arginine due to consumption of Citrullus vulgaris (watermelon). *J Inher Metab Dis.* 2005; 28: 467-472

43. Demarquoy J. Retroviral mediated gene therapy for the treatment of citrullinemia. Transfer and expression of argininosuccinate synthetase in human hematopoietic cells. *Experientia* 1993; 49:345-348

44. Kayler LK, Merion RM, Lee S, Sung RS, Punch JD, Rudich SM, Turcotte JG, Campbell DA Jr, Holmes R, Magee JC. Long-term survival after liver transplantation in children with metabolic disorders. *Pediatr Transplant* 2002; 6:295-300

45. Potter MA, Zeesman S, Brennan B, Kobayashi K, Gao HZ, Tabata A, Saheki T, Whelan DT. Pregnancy in a healthy woman with untreated citrullinemia. *Am J Med Genet* 2004; 129:77-82

Glutaracidurie Typ I

OMIM 231670

Definition

Bei der Glutaracidurie Typ I handelt es sich um eine seltene neurodegenerative Erkrankung aufgrund eines autosomal rezessiv vererbten Defektes der in der mitochondrialen Matrix gelegenen Glutaryl-CoA-Dehydrogenase (EC 1.3.99.7), eines Enzyms im Stoffwechsel von Lysin, Hydroxylysin und Tryptophan [1,2].

Synonyme

Glutaryl-CoA-Dehydrogenase-Defekt (GCDH-Defekt),
Glutaric acidemia Type I, Glutaric aciduria Type I, GA1

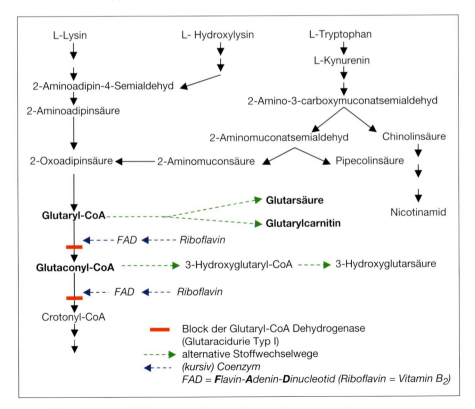

Manifestationsalter

Eines der Kardinalsymptome, die Makrocephalie, lässt sich gelegentlich schon pränatal, oft schon im Neugeborenenalter feststellen (ca. 40% der Betroffenen haben bereits bei Geburt eine Makrocephalie, ca. 70% dann im Säuglingsalter). Die bei allen Patienten zu findenden neurologischen (extrapyramidalen) Symptome (Dystonie, Dyskinesien) beginnen im Säuglingsalter [1,2]. Am häufigsten werden die Patienten im frühen Kindesalter diagnostiziert. Seltene Fälle mit adulter Form mit dem Bild einer Leukencephalopathie sind beschrieben [3,4].

Klinische Symptome

Einige klinische Symptome der Glutaracidurie, wie die Makrocephalie und/oder der Stirnhöcker, lassen sich bereits pränatal feststellen. Diese morphologischen Besonderheiten finden sich natürlich auch im Neugeborenenalter zusammen mit den seltener beschriebenen Agenesien des Corpus callosum, einer Opticushypoplasie sowie Lissencephalie (5). Im ersten bis zweiten Lebensjahr zeigen sich choreoathetotische, hyperkinetische/dyskinetische Bewegungsabläufe, rumpfbetonte Hypotonie, Dysarthrie, Zungenrollen, Dysphagie, Verlust der Kopfkontrolle, Opisthotonus und schwere geistige Retardierung. Häufig treten Schlafstörungen und Hyperhydrose, Episoden mit Erbrechen, Rhabdomyolyse und Koma, gelegentlich auch mit Krampfanfällen auf. Untersuchungen des Schädels bzw. des Gehirns zeigen dann subdurale Hämatome, Pseudocysten nicht selten bilateral in der Sylvius-Furche (Sulcus lateralis cerebri) oder bilaterale temporale Arachnoidalcysten sowie mangelnde Myelinisierung und Nekrosen (z.B. im Striatum). Aufgrund der Hämatome wird nicht selten die Differentialdiagnose einer Hirnblutung nach Kindesmisshandlung gestellt [5-14].

Häufig fallen die Betroffenen im frühen Kindesalter mit Verlust bereits erworbener geistiger und motorischer Fähigkeiten auf. Gelegentlich entwickeln sich die Kinder zunächst normal und werden erst im Rahmen einer encephalopathischen Krise meist im Zusammenhang mit einem fieberhaften Infekt (Striatumnekrose, Verlust an Neuronen im Hypothalamus und im Frontalhirn) auffällig. Im späteren Kindesalter stehen progrediente, gelegentlich schubweise Verluste der weißen Hirnsubstanz (fronto-temporale Atrophie) und des Hypothalamus im Vordergrund. Daraus resultieren typische Bilder bei CT- und/oder NMR-Untersuchungen mit weiten Sulci, Verbreiterung der Sylvischen Furche und Vergrößerung der Seitenventrikel. Auch Retinablutungen können auftreten.
Gelegentlich besteht eine Hepatomegalie.

Die Kinder sterben meist im ersten Lebensjahrzehnt im Rahmen von viralen Infekten oder in Episoden, die Ähnlichkeiten mit dem Reye-Syndrom zeigen. Einige Patienten sind in Zuständen von Hyperthermie verstorben (z.B. im klinischen Bild der Hyperthyreose) [15].

Das EEG zeigt hochpathologische Allgemeinveränderungen.

Bei milderen Fällen dominieren Kopfschmerzen und motorisch bedingte Artikulationsstörungen; kognitive Funktionen sind weniger betroffen [2-4].
Bis zu 10% der Patienten mit Mangel an Glutaryl-CoA-Dehydrogenase-Mangel zeigen keine klinischen Symptome!

Biochemische Grundlagen

Als erster Schritt im Pathomechanismus dieser Erkrankung kommt es in allen mitochondrienenthaltenden Geweben zum Anstau von Glutaryl-CoA bzw. Glutarsäure vor dem Enzymblock. Die Konzentrationsanstiege sind aber nicht gleichmäßig, so dass sich z.B. in den verschiedenen Hirnregionen unterschiedliche Mengen an Glutarsäure nachweisen lassen. Die Mittelketten-Acyl-CoA Dehydrogenase synthetisiert aus Glutarsäure Glutaconsäure.

Glutarsäure ist direkt toxisch für die Zellen des Corpus striatum, außerdem hemmt sie, wie auch Glutaconsäure und 3-Hydroxyglutarsäure, die Glutamatdecarboxylase, deren Aktivität wichtig für die γ-Aminobuttersäure (GABA)-Synthese ist. Dieser Mechanismus bedingt die niedrigen GABA-Konzentrationen im Gehirn, besonders im Nucleus caudatus und im Putamen. Andere Schädigungsmöglichkeiten bestehen durch permanente Stimulierung des NMDA-Rezeptors, Subtyp 2B (N-Methyl-D-Aspartatrezeptor), sowie die Behinderung der Aufnahme von Glutamat in die Synaptosomenvesikel durch Glutarat und 3-Hydroxyglutarat [5]. Darüber hinaus wird eine Behinderung des Energiestoffwechsels durch 3-Hydroxyglutarsäure vermutet, die u.a. zu einer Kreatinverarmung der Hirnmitochondrien führt [5,16,17]. Weitere Metaboliten und sekundäre Stoffwechselveränderungen, die die beschriebenen funktionellen und strukturellen Veränderungen verursachen können, z.B. die reurotoxische Chinolinsäure, werden diskutiert [5,18].
Zusätzlich zu den schon genannten Wirkungen von 3-Hydroxyglutamat kommt eine weitere Veränderung der Struktur der Gefäßepthelien sowie die Erhöhung der Permeabilität der Blutgefäße. Die Folge davon sind z.B. die erweiterte Sylvische Furche (Flüssigkeitsansammlung) und die Retinablutungen [19].

Biochemische Befunde

Typisch ist die vermehrte Ausscheidung der in der Tabelle 1 angegebenen Metaboliten [20].

Metabolit	Konzentration bei Glutaracidurie Typ I	normal
Glutarsäure	500–12.000	<2
3-Hydroxyglutarsäure	60–3.000	0-3
Glutaconsäure	0–360	<2

Tab. 1: Konzentrationen der mit dem Urin nachzuweisenden typischen Metaboliten bei Glutaracidurie Typ I (angegeben in mmol/mol Kreatinin):

GLUT I

Die Ausscheidung ist aber inkonstant und nahrungsabhängig, so dass bei klinischem Verdacht auch die Gesamtglutarsäure (frei plus gebunden; Analyse vor und nach saurer oder alkalischer Hydrolyse des Urins) sowie die Konzentration des Glutarylcarnitins aus in Filterpapier getrocknetem Blutstropfen analysiert werden sollte.

Bei summarischen Carnitinbestimmungen findet sich die Konzentration des veresterten Carnitins vermehrt (zu Lasten des freien Carnitins). Im Blut und Urin ist Glutarylcarnitin (bestimmt mit den herkömmlichen Verfahren oder mittels Tandem-Massenspektrometrie) deutlich erhöht [21, 22].

Gelegentlich ist im Blut der Patienten eine Vermehrung der α-Aminoadipinsäure nachweisbar.

Im Liquor cerebrospinalis findet man die Glutarsäure vermehrt, α-Aminobuttersäure (GABA) ist bis auf 15 nmol/l (normal 75-160 nmol/l) vermindert [23].

Die Messung der Aktivität der Glutaryl-CoA Dehydrogenase in Fibroblasten und Leukocyten sichert die Diagnose. Die Enzymaktivität bei den betroffenen Kindern liegt nur zwischen 0 und 10 Prozent im Vergleich zu Gesunden (Messung des Umsatzes von radioaktiv markierten Substraten). Die Restenzymaktivitäten korrelieren jedoch nicht mit der Schwere des klinischen Verlaufs [24].

Es sind aber auch Patienten beschrieben worden, die trotz fehlender Enzymaktivität weder die genannten Metabolite mit dem Urin ausgeschieden haben (sogenannte „Nicht-Ausscheider") noch hohe Glutarylcarnitinkonzentrationen im Blut aufwiesen.

Vermehrte Ausscheidung von Glutarsäure findet sich bei vielen metabolischen Erkrankungen (siehe Kapitel Differentialdiagnostik), entscheidend ist die Vermehrung von 3-Hydroxyglutarsäure. Es wird vermutet, dass Patienten mit Glutaracidurie Typ I mit sehr hohen Konzentrationen von Glutarsäure und 3-Hydroxy-Glutarsäure (high excreters) ein höheres Risiko für die Ausbildung akuter neurologischer Störungen haben als die mit geringerer Ausscheidung (low excreters) [25]. Eine prognostisch bedeutsame Relation zwischen Schwere der Erkrankung und der Metabolitenausscheidung gibt es aber nicht.

Bei der Mehrzahl der Patienten mit Glutaracidurie Typ I ist eine erhöhte Konzentration von Glutarylcarnitin im Blut zu messen. Dieses ist die Basis für die Etablierung eines Neugeborenen-Massenscreenings aus getrocknetem Blut mittels Tandem-Massenspektrometrie flächendeckend in Deutschland [siehe Screeningrichtlinie, 26] und in den verschiedensten Regionen der Welt. Gemessen werden dabei Glutarylcarnitin (C5-DC), freies Carnitin (C0) und andere Acylcarnitine. Neben den Absolutwerden von C0 und C5-DC werden Relationen zur Befundbeurteilung herangezogen, z.B. C5-DC/C8 und C5-DC/C16 [27-30]. Der Vorteil für die Betoffenen, schon vor Ausprägung eines klinischen Bildes erkannt und behandelt zu werden, steht außer Zweifel [31]. Allerdings ist bei einigen Patienten mit

Glutaracidämie Typ I die Metabolitenkonzentration im Normbereich und kann deshalb mit dem Screening nicht entdeckt werden. Insgesamt darf nicht vergessen werden, dass die Langzeitprognose der Betroffenen von dem Diagnosezeitpunkt und von der Güte der Therapie abhängt, aber dass sie bei Patienten mit schweren Formen nach wie vor nicht gut ist.

Genetische Befunde

Die Glutaracidurie Typ I wird autosomal rezessiv vererbt. Der Genlokus der Glutaryl-CoA Dehydrogenase liegt beim Menschen auf dem Chromosom 19 (19p13.2). Viele unterschiedliche Mutationen sind beschrieben worden (32-34), z.B.:

R161W; M191T; A195T; P217L; F236L; P278S; L283P; A293T; S305S; L309W;E365K; C375R; A382T; R383C; R386X; R386Q; V400M; R402W; Y413X; T429M; A433E; IVS6-1 G>A; 1196-1209del.

Aufgrund der großen Zahl von Mutationen gibt es viele doppelt Heterozygote, wodurch es schwierig wird, Mutationen zu Restenzymaktivitäten einerseits und zu klinischen Ausprägungen des Krankheitsbildes andererseits zuzuordnen.

Die Mutationen R227P und V400M sind mit höheren Enzymaktivitäten assoziiert [35]. Klinisch gesunde Heterozygote haben in der Regel 50% der Enzymaktivität von Normalen. Belastungstests mit L-Lysin und nachfolgender Untersuchung der Ausscheidung von Glutarsäure, 3-Hydroxyglutarsäure und Glutaconsäure ergaben keine zuverlässigen Ergebnisse, da es Überschneidungen von Heterozygoten und von homozygoten Gesunden gibt. Nach den Ergebnissen des Massenscreening tritt die Glutaracidurie Typ I in einer Frequenz von 1:70.000–180.000 auf [2,30]. Es sind weltweit mehrere hundert Patienten bekannt.

Therapie

Erstversorgung

Prinzip der Erstversorgung

- Reduktion/Stopp der Eiweißzufuhr
- Ausreichende Energiezufuhr (hochkalorische Ernährung)
- Evtl. Acidoseausgleich
- Evtl. forcierte Diurese
- Gabe von L-Carnitin zur Bindung von hirntoxischen Metaboliten
- Gabe von Riboflavin zur Stimulierung der Restenzymaktivität
- Falls Medikamente mit neuropharmakologischer Wirkung zur Einschränkung der neurologischen Symptome notwendig werden, ist auf alle Fälle Valproat zu meiden.

GLUT I

Falls eine Acidose vorliegt, Ausgleich mit Infusion von Natriumbicarbonat (1 molare Lösung = 8,4%-ig) bis zu 3 ml/kg KG (in einer Verdünnung mit Wasser oder 5%-iger Glukoselösung).

Die zu infundierende Menge an Bicarbonat wird berechnet:

> **Negativer Basenüberschuss (BE) x kg KG x 0,3 = fehlende Menge an Natriumbicarbonat in mmol**

Die Gesamtmenge der Flüssigkeitszufuhr soll dem Lebensalter entsprechend erfolgen (unter Berücksichtigung der Nierenfunktion!). Meist reicht die Reduktion der Zufuhr an natürlichem Eiweiß (im Prinzip die Reduktion der Lysin- und Tryptophanzufuhr, initial evtl. maximal 2 Tage eiweißfreie Ernährung), wie später unter „Diätetische Behandlung" beschrieben. Gelegentlich wird die Diagnose aber im Rahmen einer Infektion, z.B. Gastroenteritis, gestellt, so dass mit einer Dauerinfusion mit 10 g/kg KG Tag Glukose in Elektrolytlösung begonnen wird. Die Glukosemenge kann auf 20-30 g/kg KG Tag gesteigert werden, wobei die Blutglukosekonzentration zwischen 80 und 200 mg/dl (4,4 und 11,1 mmol/l) mit Insulin (0,01-0,5 IE/kg KG Std.) eingestellt werden sollte. Ziel dieser Maßnahme ist eine möglichst hohe Kalorienzufuhr (>100 kcal/kg KG Tag), um den Katabolismus zu vermeiden (siehe auch Notfallbehandlung).

- L-Carnitin oral 100 (bis zu 250) mg/kg KG
- Riboflavin (bei Riboflavin-sensiblen Formen) bis zu 400 mg/Tag

Die Diurese sollte forciert werden mittels Furosemid (Lasix) (1-2 mg oral oder 0,5-1 mg/kg KG i. v., alle 6-12 Stunden).
Die Infusionsbehandlung muss spätestens nach dem 2. Tag durch Proteingabe ergänzt werden. Beginn zunächst mit 0,5 g/kg KG Tag natürlichem Protein, Steigerung bis zu 1 g/kg KG Tag, gegebenenfalls unter zusätzlicher Gabe von 0,5 g Aminosäurenmischung (siehe bei „Diätetische Behandlung").
Besteht eine Temperaturerhöhung über 38,5°C, sollte Ibuprofen (10-15 mg/ kg KG, 3-4x täglich) verabreicht werden [36].

Spezifische Kontrollparameter der Akuttherapie:

Einen spezifischen Kontrollparameter gibt es nicht. Das klinische Bild muss entscheiden. In der Regel werden analysiert:

- Blutgase
- Ausscheidung der organischen Säuren
- Evtl. Bestimmung der Glutarsäure im Serum (normal <2 μmol/l) (23)
- Evtl. Bestimmung von Glutarylcarnitin im Blut

GLUT I

Langzeitbehandlung

Medikamentöse Behandlung

Prinzip

- Stimulierung und Beeinflussung des Restenzyms durch Riboflavin
- Beeinflussung/Unterdrückung der neurologischen Symptome durch Baclofen (GABA-analoge Substanz) und Vigabatrin (γ-vinyl-GABA, Hemmung der GABA-Transaminase und damit Erhöhung der GABA-Konzentration im Gehirn) [37,38]
- Blockade der Glutamatrezeptoren durch Dextrometorphan [5]
- Freisetzung von Glutamat (Lamotrigen) [5]
- Hemmung der cholinergen Transmission im Putamen durch Diphenylhydramin (Benadryl) [5]
- Gabe von Antioxidantien (zur Verminderung des oxidativen Stresses und Beeinflussung des Glutamatrezeptors) (z.B. Coenzym Q10, Ubichinon, Idebenone) [5]
- Koppelung und Ausscheidung der Metaboliten durch Bildung von Carnitinestern
- Verbesserung der cerebralen Energieversorgung durch Gabe von Carnitin, Thiamin [5]
- ggf. zusätzlich oder statt Vigabatrin andere Antikonvulsiva (cave Valproat!)

Bei schweren Dystonien ist die erfolgreiche Behandlung mit Botolinustoxin Typ A beschrieben worden [39].

Dosierungen

- Riboflavin (Vitamin B2) 100-400 mg Tag [22] (nur sinnvoll, wenn die Stimulierbarkeit des Restenzyms nachgewiesen ist)
- Baclofen (Lioresal) 1,5-2 mg/kg KG Tag bzw. 40-180 mg Tag [23]
- Vigabatrin (γ-venyl-GABA) 35-50 mg/kg KG Tag [38]
- Dextrometorphan 3-10 mg/kg KG Tag
- Lamotrigen (Lamictal) 2-15 mg/kg KG Tag
- Diphenylhydramin (Benadryl) 10-25 mg Tag
- Antioxidantien z.B.: Coenzym Q10 80-160 mg Tag
- Idebenone 50-90 mg Tag
- L-Carnitin 100 mg/kg KG Tag
- Thiamin (Vitamin B1) 200-800 mg Tag
- Kreatin 4-10 g Tag

Diätetische Behandlung

Die Therapieerfolge werden unterschiedlich beschrieben. Die besten Erfolge zeigen Behandlungen, die vor dem Auftreten neurologischer Symptome begonnen wurden.

GLUT I

Behandlungsprinzip

Die diätetische Behandlung besteht in einer Eiweißreduktion mit unterschiedlicher Einschränkung, bei der die Aufnahme von Lysin- und Tryptophan zur Senkung der Glutarsäurebildung und -ausscheidung reduziert wird. Dabei ist noch nicht sicher geklärt, ob mit der Lysin- und Tryptophanreduktion die neurologischen Veränderungen wirksam zu verhindern sind [5, 23, 31, 40, 41]. Die lysin- und tryptophanarme Ernährung ist verbunden mit einem Verzicht auf eiweißreiche Lebensmittel wie z.b. Fleisch, Fisch, Milch, Eier – außer berechneten Mengen an Muttermilch und Säuglingsmilch im Säuglingsalter – sowie einer begrenzten Aufnahme von genau berechneten Mengen an eiweißarmen Lebensmitteln wie z.B. Obst, Gemüse, Kartoffeln, Getreideprodukten und jenseits des Kleinkindalters von minimalen Mengen tierischer Eiweißträger. Wegen der eingeschränkten Aufnahme von natürlichem Nahrungseiweiß ist für ein optimales Wachstum und zur Deckung des Bedarfs an Stickstoff und essentiellen Aminosäuren die Einnahme eines lysinfreien, tryptophanreduzierten Aminosäurengemisches erforderlich. Das Aminosäurengemisch muss mit Vitaminen, Mineralstoffen und Spurenelementen angereichert sein, da die lysinarme Ernährung kein tierisches Eiweiß zulässt, das reich an diesen Nährstoffen ist [42].

Das Aminosäurengemisch enthält eine geringe Menge Tryptophan (6-7 mg/g Eiweiß) [23], da es nur zu 20% an der Bildung von Glutarsäure beteiligt ist und es bei einer zu geringen Zufuhr von Tryptophan zu einem Tryptophanmangel mit den entsprechenden Symptomen (Haarausfall, Schlaflosigkeit, Appetitverlust, Irritabilität, Wachstumsverzögerung) kommen kann.

Darüber hinaus ist eine ausreichende Energiezufuhr von entscheidender Bedeutung, um normale Wachstumsraten zu erzielen und Eiweißabbau zu verhindern, die im Wesentlichen mit industriell hergestellten eiweißarmen Speziallebensmitteln (eiweißarme Mehle, Nudeln, Gebäck, Brot, Milchgetränk), die eiweißreiche Lebensmittel ersetzen, sowie mit Fett (Streichfette und Öle) und Kohlenhydraten (z.B. Rohrzucker, zuckerhaltige Getränke) erreicht wird.

Die lysin- und tryptophanarme Ernährung wird bis zur Vollendung des 6. Lebensjahr empfohlen; danach kann auf eine eiweißreduzierte Diät ohne Zusatz der Aminosäurenmischung übergegangen werden unter Vermeidung von Fisch, Fleisch, Hülsenfrüchten, Erdnüssen, Pistazien, Kürbis- und Sonnenblumenkernen. Die Gabe eines Vitamin- und Mineralstoffpräparates kann notwendig werden [23, 43].

Bei Patienten mit unveränderter neurologischer Symptomatik trotz Diät kann die diätetische Behandlung nach dem 5. Lebensjahr oder schon vorher abgebrochen werden (23).

Ziele der Ernährungsbehandlung

Mit der diätetischen Behandlung sollen folgende Ziele erreicht werden:

GLUT I

- Reduzierung der Ausscheidung der Metabolite (Glutarsäure, 3-Hydroxyglutarsäure, Glutaconsäure) (siehe Tabelle 1)
- Normale Konzentration von Lysin und Tryptophan im Serum/Plasma (siehe Tabelle 2)
- Normale Wachstumsrate bei Säuglingen und Kindern und eine Gewichtserhaltung bei älteren Patienten
- Vermeidung von Energiekrisen im Rahmen von Infekten und anderen katabolen Zuständen, die zu einem Anstieg der Metaboliten führen, durch eine ausreichende Energie- und Eiweißzufuhr.
- Häufig kleine Mahlzeiten und eine kurze Nachtpause sind einzuhalten.

Aminosäure	nicht nüchtern	nüchtern
Lysin	0,196 (0,110–0,282)	0,186 (0,114–0,258)
Tryptophan	0,053 (0,007–0,099)	0,031 (0,019–0,086)

Tab. 2: Normale Lysin- und Tryptophankonzentrationen im Serum (3 Monate bis 14 Jahre) in µmol/l

Diätvorschrift

Lysin und Tryptophan

1. Die tolerierte Menge an Lysin und Tryptophan ist unterschiedlich und muss bei jedem Patienten individuell ermittelt werden. Die Aktivität der Glutaryl-CoA Dehydrogenase (variiert von 0-10% der normalen Aktivität), das Alter und die Wachstumsrate, die Energiezufuhr und der allgemeine Gesundheitszustand bestimmen die erlaubte Menge.
2. Die Berechnung der Diät basiert nur auf dem individuellen Lysinbedarf, da der Anteil von Tryptophan am Nahrungsprotein sehr viel niedriger ist und weniger an der Glutarsäurebildung beteiligt ist.
3. Die Zufuhr muss häufig (siehe Kontrolluntersuchungen) an die Lysin- und Tryptophankonzentrationen im Serum, die organischen Säuren im Urin und die Wachstumsrate angepasst werden (siehe Tabelle 3). Vorsicht vor Nebenwirkungen bei zu niedriger Tryptophanzufuhr!

Alter	Lysin mg/kg KG Tag	Tryptophan mg/kg KG Tag
Säuglinge 0-12 Monate	100–90	>20
Kinder <6 Jahre	80–50	15
Kinder >6 Jahre	Berechnung entfällt	
Jugendliche/Erwachsene	Berechnung entfällt	

Tab. 3: Empfohlene Lysin- und Tryptophanzufuhr für Säuglinge und Kinder mit Glutaracidurie Typ I [43]

Eiweiß

Der Eiweißbedarf entspricht dem von Stoffwechselgesunden und orientiert sich an den Empfehlungen der DGE 2000 (44). Er wird jedoch erfahrungsgemäß höher angesetzt, wenn die Gesamteiweißzufuhr mit einem kleinen prozentualen Anteil an vorwiegend pflanzlichem Nahrungseiweiß (zur Deckung des Lysinbedarfs) und einem hohen Anteil an lysinfreier, tryptophanreduzierter Aminosäurenmischung gedeckt wird. Mit diesem Zuschlag wird die geringere Eiweißqualität und Verdaulichkeit des Nahrungseiweißes und die sehr schnelle Resorption und Verstoffwechselung von Aminosäuren ausgeglichen [45-47] sowie eine ausreichende Versorgung mit Mikronährstoffen gewährleistet (siehe Tabelle 4). Auf jeden Fall sollte die Eiweißzufuhr niemals unterhalb der entsprechenden Empfehlung liegen.

Alter	natürliches Eiweiß g/kg KG Tag	Eiweiß aus lysinfreiem, tryptophanreduziertem Aminosäurengemisch g/kg KG Tag
Säuglinge	1,5–1,2	1,0–0,8
Kinder <6 Jahre	1,3–1,0	0,8
Kinder >6 Jahre	1,4–1,1	kann entfallen
Jugendliche/ Erwachsene	0,9–0,8	kann entfallen

Tab. 4: Empfohlene Eiweißzufuhr für Patienten mit Glutaracidurie Typ I [43]

Fett

Die Fettzufuhr soll in Abhängigkeit vom Alter bei 30-40% der Gesamtkalorien liegen. Im 1. Lebensjahr beträgt sie 4-5 g pro kg KG (35-50% der Gesamtkalorien). Eine altersabhängige Zufuhr von 2,5-4,0% der Gesamtkalorien als Linolsäure (n-6) sowie 0,5% als α-Linolensäure (n-3) wird empfohlen [44]. Dabei sollte ein Verhältnis n-6 zu n-3 von 5:1 angestrebt werden, das als präventiv wirksam angesehen wird und mit der Aufnahme von Soja-, Walnuss- und Rapsöl am besten zu erzielen ist. Auf eine ausreichende Aufnahme von Fett in Form von Streichfetten und Ölen ist zu achten, da fettreiche Lebensmittel mit sog. „versteckten" Fetten, wie man sie in Fleisch, Wurst, Käse, Milch, Schokolade findet, im eiweißarmen Ernährungsplan nicht erlaubt sind und als Fettlieferanten nicht zur Verfügung stehen. Besonders in Phasen schnellen Wachstums – während der ersten Lebensjahre und während eines Pubertäts-Wachstumsschubes – wird ein zusätzlicher Energiebedarf durch einen erhöhten Fettanteil in der Nahrung leichter befriedigt.

Energie

Die Energiezufuhr soll ausreichend sein und richtet sich nach den Empfehlungen der DGE 2000 [44] (siehe Tabelle 5). Bei schwerer neurologischer Symptomatik kann sie auch

GLUT I

deutlich höher liegen. Sie sollte eine normale Gewichtszunahme bei Säuglingen und Kindern ermöglichen und zur Gewichtserhaltung bei älteren Patienten beitragen.

Alter	kcal/Tag		kcal/kg KG Tag	
	m	w	m	w
0 – < 4 Monate	500	450	94	91
4 – <12 Monate	700	700	90	91
1 – < 4 Jahre	1.100	1.000	91	88
4 – < 7 Jahre	1.500	1.400	82	78
7 – <10 Jahre	1.900	1.700	75	68
10 – <13 Jahre	2.300	2.000	64	55
13 – <15 Jahre	2.700	2.200	56	47
15 – <19 Jahre	3.100	2.500	46	43
19 – <25 Jahre	3.000	2.400	41	40

Tab. 5: Richtwerte für die Energiezufuhr bei mittlerer körperlicher Aktivität (DGE 2000) [44]

Flüssigkeit

Die Flüssigkeitszufuhr richtet sich nach den Empfehlungen der DGE 2000 [44] (siehe Tabelle 6). Der Flüssigkeitsbedarf kann bei Dehydrierung, Fieber und schweren neurologischen Symptomen höher liegen (siehe auch Akutbehandlung)

Alter	ml/kg KG Tag
0 – < 4 Monate	130
4 – <12 Monate	110
1 – < 4 Jahre	95
4 – < 7 Jahre	75
7 – <10 Jahre	60
10 – <13 Jahre	50
13 – <15 Jahre	40
15 – <19 Jahre	40
19 – <25 Jahre	35

Tab. 6: Richtwerte für die Flüssigkeitszufuhr (DGE 2000) [44]

Vitamine, Mineralstoffe und Spurenelemente

1. Die Vitamin-, Mineralstoff- und Spurenelementversorgung richtet sich nach den Empfehlungen der DGE 2000 [44]. Normalerweise wird der Bedarf mit dem lysinfreien, tryptophanreduzierten Aminosäurengemisch, das mit Vitaminen, Mineralstoffen und

Spurenelementen angereichert ist, ausreichend gedeckt. Im Einzelfall, insbesondere bei eiweißarmer Ernährung, kann jedoch die Zugabe eines Vitamin-, Mineralstoff- und Spurenelementpräparats (z.B. Seravit, SHS, Heilbronn) notwendig werden (siehe Tabelle 8). Dies gilt insbesondere für Kalzium, Magnesium, Eisen, Zink, Folsäure und Vitamin B12.
2. Eine Berechnung der Mikronährstoffzufuhr durch die Diät in größeren Abständen wird empfohlen.

Zubereitung nach Diätvorschrift

Lysin und Tryptophan

1. Es wird die Menge an Muttermilch oder Säuglingsmilchnahrung berechnet, die zur Deckung des Lysinbedarfs benötigt wird. Wegen des niedrigeren Lysingehalts ist Muttermilch gegenüber Säuglingsmilchnahrung für die Ernährung des Säuglings zu bevorzugen (siehe Tabelle 7). In vielen Fällen kann sie ausschließlich verwendet werden ohne oder mit einer nur kleinen einmaligen Gabe eines lysinfreien und tryptophanreduzierten Aminosäurengemisches pro Tag.
2. Bei strikter Eiweißrestriktion wird die normale Muttermilchmenge nach Bedarf reduziert (sog. Teilstillen), indem entweder bei jeder Mahlzeit eine kleine Menge lysinfreie, tryptophanreduzierte Nahrung gefüttert und anschließend gestillt wird oder der Säugling bei jeder zweiten Mahlzeit gestillt wird und dazwischen eine lysinfreie, tryptophanreduzierte Flaschennahrung bekommt. Der Säugling wird gelegentlich vor und nach dem Anlegen gewogen, um die getrunkene Menge festzustellen.
3. Bei Fütterung von Säuglingsmilchnahrung oder abgepumpter Muttermilch wird diese mit dem Messbecher abgemessen bzw. abgewogen. Die Tagesmenge wird auf die Anzahl der Mahlzeiten verteilt und die Teilmenge wird entweder zuerst gefüttert und anschließend die lysinfreie, tryptophanreduzierte Flaschennahrung oder sie wird mit der lysinfreien, tryptophanreduzierten Flaschennahrung gemischt verabreicht.
4. Vom 5. Monat (spätestens vom 7. Monat) an wird die Milchnahrung teilweise durch feste Kost ersetzt. Sie wird aus der Nährwerttabelle zur Behandlung von angeborenen Aminosäurenstoffwechselstörungen [48] ausgewählt und die erlaubte Menge mit Hilfe des Eiweißgehalts bzw. der Tabelle 7 berechnet und abgewogen. Im Durchschnitt enthält Nahrungsmittelprotein zwischen 2-9% Lysin und 0,6-2% Tryptophan bzw. 20-90 mg Lysin und 6-20 mg Tryptophan pro Gramm Nahrungseiweiß [42]. Die Auswahl ist begrenzt auf Obst, Gemüse, Kartoffeln und Getreideprodukte (enthalten nur wenig Lysin!) und minimale Mengen an fettreichen tierischen Lebensmitteln jenseits des Kleinkindalters.
5. Es wird die Tryptophanmenge in der Muttermilch oder Säuglingsmilchnahrung und/oder festen Kost berechnet.
6. Die berechnete Tryptophanmenge wird von der empfohlenen Tryptophanzufuhr abgezogen.

GLUT I

7. Der Tryptophanbedarf wird meistens mit Muttermilch oder Säuglingsmilchnahrung ausreichend gedeckt. Zusätzlich wird Tryptophan mit dem lysinfreien, tryptophanreduzierten Aminosäurengemisch aufgenommen (enthält 7 mg Tryptophan/g Eiweiß des Aminosäurengemisches). Bei zusätzlichem Bedarf muss Tryptophan als kristalline Aminosäure (z.B. L-Tryptophan, SHS, Heilbronn) verabreicht werden.

Lebensmittelgruppe	Lysin (%)
Obst	2,0–6,5
Gemüse	4,0–6,5
Kartoffeln	6.0
Milch und Milchprodukte	7,0
Getreide und -produkte	2,0–4,0
Fleisch, Wurst	8,0
Soja und -produkte	6,0
Nüsse	2,0–8,5

Tab. 7: Durchschnittlicher Lysingehalt in Lebensmitteln (in% vom Eiweißgehalt) [42]

In Muttermilch beträgt der Lysingehalt durchschnittlich 82 mg/100 ml (8%) und der Tryptophangehalt 22 mg/100 ml. Der Lysingehalt in Säuglingsmilchnahrungen ist den Herstellerangaben zu entnehmen.

Eiweiß

1. Es wird die Eiweißmenge aus der Muttermilch oder Säuglingsmilchnahrung und/oder festen Kost berechnet.
2. Die Eiweißmenge wird vom errechneten Eiweißbedarf abgezogen.
3. Der restliche Eiweißbedarf wird mit dem lysinfreien, tryptophanreduzierten Aminosäurengemisch gedeckt, dessen Eiweißgehalt sich durch Division des Aminosäurengehalts mit dem Faktor 1,2 ergibt, d. h.1,2 g Aminosäuren entsprechen 1 g Eiweiß.

lt-am Analog	für Säuglinge zur Zubereitung der Flaschennahrung (SHS, Heilbronn)
LT-AM 1	zur Anreicherung der Beikost ab 6. Lebensmonat bis 3 Jahre (SHS, Heilbronn)
LT-AM 2	für Klein- und Schulkinder ab 4 Jahre (SHS, Heilbronn)
GA 1	für Säuglinge (Milupa, Friedrichsdorf)
ga 2	für Klein- und Schulkinder, Jugendliche (Milupa, Friedrichsdorf)
ga 2-prima	für Klein- und Schulkinder ab 1 Jahr (Milupa, Friedrichsdorf)

Tab. 8: Lysinfreie, tryptophanreduzierte Aminosäurengemische, angereichert mit Vitaminen, Mineralstoffen und Spurenelementen

GLUT I

4. Die Aminosäurenmischung wird abgewogen und in der entsprechenden Menge mit Muttermilch oder Säuglingsmilchnahrung verabreicht. Beim Stillen wird sie im Wechsel mit der Brustmahlzeit oder in kleinen Mengen vor jeder Brustmahlzeit gefüttert. Später sollte sie in Gemüse- bzw. Obstsäfte, Tee, Limonade etc. eingerührt oder gemixt (Schüttelbecher) und gemeinsam mit dem natürlichen Nahrungseiweiß in mindestens drei Einzelportionen über den Tag verteilt eingenommen werden.

Energie

1. Es wird der Energiegehalt aus Muttermilch oder Säuglingsmilchnahrung und/oder fester Kost und lysinfreiem, tryptophanreduziertem Aminosäurengemisch berechnet.
2. Der berechnete Energiegehalt wird vom täglichen Energiebedarf abgezogen.
3. Ein restlicher Bedarf wird zunächst mit Fetten (Streich- und Kochfett) und Ölen – bis zu 30-45% der Gesamtenergie – gedeckt, wobei nicht ausschließlich pflanzliche Fette, sondern auch tierische Fette wie Butter, Schmalz und Sahne verwendet werden sollten, um ein ausgewogenes Verhältnis zwischen gesättigten und ungesättigten Fettsäuren zu erzielen. Anschließend wird mit Maltodextrin (SHS, Heilbronn), Rohr- oder Traubenzucker, Duocal (SHS, Heilbronn) oder eiweißfreien Lebensmitteln und gesüßten Getränken ein weiteres Defizit ausgeglichen.

Vitamine, Mineralstoffe und Spurenelemente

1. Es wird die Vitamin-, Mineralstoff- und Spurenelementzufuhr aus der Milchnahrung, der festen Kost und dem lysinfreien, tryptophanreduzierten Aminosäurengemisch berechnet.
2. Die berechnete Menge wird vom empfohlenen Bedarf abgezogen.
3. Der Restbedarf wird mit Seravit (SHS, Heilbronn) gedeckt und der Flaschennahrung und/oder dem Getränk in kleinen Portionen zugefügt.

Flüssigkeit (Trinkmenge)

Für die Flaschenzubereitung:

- Trinkwasser abkochen, auf 60°C abkühlen lassen und 2/3 der erforderlichen Menge in ein steriles Fläschchen füllen
- Die verordnete Menge Aminosäurengemisch mit/ohne Milchnahrung abwiegen und hinzufügen
- Fläschchen verschließen und gut schütteln
- Mit abgekochtem Wasser auf die entsprechende Trinkmenge auffüllen
- Jedes Fläschchen frisch zubereiten

GLUT I

Bei Zubereitung der gesamten Tagestrinkmenge wird diese in die gewünschte Anzahl von Fläschchen verteilt und gut verschlossen im Kühlschrank aufbewahrt. Das Fläschchen wird vor dem Füttern auf Trinktemperatur erwärmt und sofort verwendet.

Für die Getränkezubereitung:

Das Aminosäurengemisch ist portionsweise mit einer ausreichenden Menge Flüssigkeit einzunehmen (10-15 g in 150 ml Flüssigkeit), um eine hinreichend niedrige Osmolalität zu erreichen, die im Säuglingsalter unter 450 mOsm/kg und danach zwischen 450-700 (nicht >1000) mOsm/kg liegen sollte [49]. Denn Diarrhoe, gastrointestinale Beschwerden, Übelkeit und Erbrechen können als Folge hyperosmolarer Nahrung auftreten.

Kontrolluntersuchungen bei Langzeitbehandlung

Allgemeine Kontrolluntersuchungen

Mindestens alle 3 Monate:
- Länge, Gewicht, Kopfumfang

Alle 3–6 Monate folgende Blutparameter:
- Glukose, Gesamteiweiß, Albumin, Calcium, Phosphat, Magnesium, alkalische Phosphatase, Eisen, Ferritin, Transferrin

1 mal jährlich:
- Knochenalter und Knochenmineralisierung
- EEG-Kontrolle
- Spurenelemente im Blut (Selen, Zink, Kupfer)

Alle ein bis zwei Jahre sowie nach schweren Stoffwechselentgleisungen:
- Bestimmung der Hirnentwicklung mittels MRT.

Spezielle Kontrolluntersuchungen

Mindestens alle 3 Monate:
- Bestimmung der Ausscheidung der organischen Säuren mit dem Urin
- Quantitative Bestimmung der freien Aminosäuren im Serum/Plasma (im Nüchternzustand!).

Die Lysin- und Tryptophankonzentrationen sollten ebenso wie die der anderen essentiellen Aminosäuren im (mindestens unteren) Normalbereich liegen (siehe z.B. Tabelle 2).
- Bestimmung des Gesamt- und des freien Carnitins im Serum oder evtl. des Glutaryl carnitins im Blut *
- Osmolalität (Die Osmolalität des Urins sollte weniger als 450 mOsm/kg betragen)
- ggfs. Kontrolle der Antikonvulsiva-Blutspiegel
- evtl. Konzentrationsbestimmung der Glutarsäure im Serum

GLUT I

> • evtl. Messung der Konzentration der gesamten Glutarsäure im Urin (nach alkalischer Hydrolyse)

* Ob die regelmäßige Bestimmung von Glutarylcarnitin im Blut zur Therapiekontrolle aussagekräftig genug ist, wurde bisher noch nicht beschrieben [50].

Bei den Kontrollen auch auf die Nebenwirkungen der verabreichten Medikamente achten.

Notfallbehandlungen bei Glutaracidurie Typ I

Eine Notfallbehandlung ist bei drohender und/oder schon eingetretener metabolischer Stoffwechselentgleisung (metabolische Acidose) des Patienten durchzuführen. Ein schnelles Reagieren und Handeln ist bei der Glutaracidurie Typ I geboten, da es bei Stoffwechselentgleisungen offensichtlich zu forcierter Hirnatrophie kommt. Ziel der Notbehandlung ist die Wiederherstellung einer ausgeglichenen, anabolen Stoffwechsellage und des sonstigen urprünglichen Zustands.

Eine entscheidende Rolle in der Notbehandlung der Glutaracidurie I stellt die Antipyrexie dar. Temperaturerhöhungen sind wahrscheinlich einer der Auslöser der encephalopathischen Prozesse.

Für eine Beurteilung der Stoffwechselsituation sind folgende Laborparameter unbedingt erforderlich:
- Säure-Basen-Status (Blutgasanalyse)
- Ketonkörper im Blut bzw. Urin
- Hämoglobin oder Hämatokrit (zur Kontrolle der Dehydratation/Rehydratation bei Erbrechen und/oder Durchfall)
- Elektrolyte im Blut   (ab Stufe II)
- Glukose im Blut   (ab Stufe II)

In der Regel gibt es für Patienten, die lebensbedrohliche Stoffwechselentgleisungen erleiden können, einen vom betreuenden Stoffwechselzentrum erstellten Notfallplan, der die individuellen Besonderheiten des Betroffenen berücksichtigt. Liegt ein solcher Notfallplan nicht vor, ist das erste und oberste Prinzip die Vermeidung bzw. Behebung eines Katabolismus (Eiweißabbau überwiegt Eiweißsynthese) durch ausreichende Kalorienzufuhr, Reduktion bzw. Stop der Proteinzufuhr.

Die nachstehenden Empfehlungen können nur pauschal sein und dürfen deshalb nur unter ständigen Kontrollen und Angleichungen an die individuellen Gegebenheiten angewendet werden, zumal die Ausgangssituation, d. h. der klinische Zustand der Patienten mit Glutaracidurie Typ I, sehr unterschiedlich sein kann.

GLUT I

Entsprechend der klinischen Symptomatik, die man in 3 Stufen einteilen kann, ist ein situationsentsprechendes Vorgehen zu empfehlen. Dabei bietet sich je nach Gegebenheit bei den Stufen I und II eine orale und/oder parenterale, ab Stufe III ausschließlich eine parenterale Behandlung an. Sollte ein Krampfleiden vorliegen, ist eine der Situation angemessene antikonvulsive Therapie durchzuführen (cave Valproat).

Das Prinzip der Behandlung der Stoffwechselentgleisung ist immer die zusätzliche Gabe von Flüssigkeit und Zufuhr von reichlich Kalorien (Glukose/Insulin, Fett) bei gleichzeitiger Reduktion der Eiweißmenge bis zur eiweißfreien Ernährung. Diese darf aber nicht länger als 2-3 Tage dauern. Die Zufuhr von natürlichem Eiweiß mit/ohne Aminosäurengemisch nach Ausgleich der Stoffwechselparameter sollte schrittweise erfolgen und sich über mehrere Tage erstrecken. Als Richtgrößen gelten: am 3. Tag 25%, am 4. Tag 50% und am 5. Tag 100% der ursprünglich verabreichten Eiweißmenge.

Klinische Symptomatik:

Stufe I Gelegentliches Erbrechen (Nachfüttern gelingt), zusätzliche Schwierigkeiten beim Essen, Bewusstsein und neurologischer Status unverändert, keine Infektzeichen, keine erhöhte Körpertemperatur, Säure-Basen-Status ausgeglichen, keine Ketonkörpervermehrung

Stufe II Evtl. Temperaturerhöhung, wiederholtes Erbrechen, totale Inappetenz, Durchfall, Übererregbarkeit, Ataxie und/oder Schläfrigkeit

Stufe III Somnolenz, Hyperventilation, vermehrt Krampfanfälle

Falls der Patient nicht oral ernährt werden kann (trotz Magenverweilsonde, z.B. wegen Erbrechen) oder sich der klinische Zustand verschlechtert, muss er in ein Stoffwechselzentrum gebracht werden. Für den Transport sind unbedingt ein venöser Zugang zu legen und Infusionen wie unter der Therapie zu Stufe II/III angegeben durchzuführen.

a) Orale Notfallbehandlung

Orale Notfallbehandlungen sind nur bei Entgleisungen der oben genannten Stufen I und II durchzuführen. Bei Stufe II mit Acidose, aber vor allem bei Stufe III ist mindestens zusätzlich eine sofortige parenterale Versorgung notwendig.
Bei hohem bis sehr hohem Fieber kann den Patienten als Ultima ratio das Antipyretikum Clomethiazol (Distraneurin) gegeben werden (Dosierung: 50-100 mg/Tag oral).

Stufe I
Therapie:
Fortsetzung der oralen Ernährung und zusätzliche Verabreichung von Maltodextrinlösung (oder Glukose) nach den Vorschlägen von Dixon und Leonard [51] (siehe Tabelle 9), not-

GLUT I

falls per Magenverweilsonde. Evtl. Erhöhung der L-Carnitinmenge auf 250 mg/kg KG/Tag.

Erneute Beurteilung der Situation (Klinik, Labor) nach 2-4 Stunden

Alter in Jahren	Maltodextrinlösung %	kcal/100 ml	Tagesmengen
0–1	10	40	150–200 ml/kg KG
>1–2	15	60	95 ml/kg KG
>2–6	20	80	1.200–1.500 ml
>6–10	20	80	1.500–2.000 ml
>10	25	100	2.000 ml

Tab. 9: Orale Notfallbehandlung von Patienten mit einer Organoacidurie (nach Dixon and Leonard) [51]

Stufe II
Therapie:
Unterbrechung der Zufuhr von natürlichem Protein. Die Medikamente sollten aber weiter gegeben werden. Evtl. Erhöhung der Carnitinsubstitution auf 250 mg/kg Tag.
Verabreichung von Maltodextrinlösung (oder Glukose) nach den Vorschlägen von Dixon und Leonard (siehe in Tabelle 9) [51]

Bei Fieber ist immer zu berücksichtigen, dass bei einer Temperaturerhöhung von nur 1°C der gesamte Energiestoffwechsel um 10-15% steigt und dann entsprechend mehr Kalorien, aber auch Flüssigkeit gegeben werden müssen! Eine Hyperpyrexie ist konsequent zu behandeln!

Erneute Beurteilung der Situation (Klinik, Labor) nach 4-6 Stunden
Falls der Befund unverändert ist: Maßnahmen um 4 Stunden verlängern und erneute Entscheidung.

Bei zusätzlich aufgetretener Acidose (z.B. durch die Vermehrung der verzweigtkettigen Ketosäuren) mit einem aktuellen Blut-pH <7,25 und/oder einem Standardbicarbonat <12 mmol/l ist zusätzlich eine Bicarbonatsubstitution erforderlich. Die benötigte Menge (in mmol) berechnet sich aus:

Negativer Basenüberschuss (BE) x kg KG x 0,3 = zu verabreichende Menge Bicarbonat (mmol)

Intravenös zugeben z.B.: als 8,4%-ige (1 molare) Bicarbonatlösung (1 ml = 1 mmol) mit Wasser oder 5% Glukoselösung im Verhältnis 1:1 verdünnt.

GLUT I

Falls klinische Besserung, kann zur oralen Ernährung zurückgekehrt werden. Gabe von zunächst 25%, dann der Hälfte und schließlich der gesamten üblichen Menge an natürlichem Eiweiß und an Aminosäurengemisch/Tag und entsprechender Reduktion der zusätzlich verabreichten Glukose- bzw. Maltodextrinmenge.

Erneute Beurteilung der Situation (Klinik, Labor) nach ca. 8 Stunden
Falls weitere Besserung bzw. Stoffwechselnormalisierung:
Rückkehr zu üblichen Ernährung (innerhalb von 24 bis 36 Stunden).

b) Parenterale Notfallbehandlung

Stufe II

Therapie

Infusion von:
- Glukose-Elektrolytlösung (z.B. Jonosteril päd I) 120 ml /kg KG Tag
  + 20%-ige Glukoselösung entsprechend einer Menge von 10 g Glukose /kg KG Tag
- L-Carnitin 100-250 mg/kg KG/Tag

Bei zusätzlich aufgetretener Acidose mit einem aktuellen Blut-pH <7,25 und/oder einem Standardbicarbonat <12 mmol/l ist zusätzlich eine Bicarbonatsubstitution erforderlich. Einzelheiten siehe oben.

Unterbrechung der Eiweißzufuhr für 4-6 Stunden

Nach 4-8 Stunden Laborkontrolle (Säure-Basen-Status, Ketonkörper, Elektrolyte, Glukose im Blut, Hämoglobin/ Hämatokrit)
Falls keine Besserung:
  Glukosezufuhr erhöhen auf z.B. 20 g/kg KG evtl. unter zusätzlicher Gabe von Insulin. Einzelheiten siehe im Kapitel Erstbehandlung.
  Weiterhin konsequenter Acidoseausgleich.

Nach weiteren 4-8 Stunden Laborkontrolle (Säure-Basen-Status, Ketonkörper im Blut und/oder Urin, Elektrolyte, Glukose im Blut, Hämoglobin/Hämatokrit, Aminosäuren im Serum/Plasma, Laktat im Blut)

Stufe III

Therapie:

Sofortiger Beginn einer Infusionstherapie wie unter Stufe II beschrieben, evtl. bereits mit

GLUT I

- 20 g Glukose/kg KG Tag
- L-Carnitin 100-250 mg/kg KG/Tag
- Unterbrechung der Eiweißzufuhr (Weiterführen der oralen Ernährung mit reichlich Flüssigkeitszufuhr, falls möglich)

Klinische Beurteilung und Laboruntersuchungen 2 bis 3-stündlich

Falls die Acidose fortbesteht und weiterhin Bicarbonatsubstitutionen notwendig: Fortsetzung der Infusionstherapie.

Falls eine klinische Besserung zu beobachten ist und keine oder nur noch geringe Mengen an Bicarbonat verabreicht werden müssen:
- langsamer Übergang zur enteralen Ernährung mit Gabe von zunächst 25%, dann der Hälfte
- und schließlich der gesamten üblichen Menge an natürlichem Eiweiß und Aminosäurengemisch/Tag.

Erneute Beurteilung der Situation (Klinik, Labor) nach 4-8 Stunden

Falls weitere Besserung bzw. Stoffwechselnormalisierung, kann innerhalb von 2-3 Tagen wie oben beschrieben schrittweise zur üblichen oralen Ernährung (natürliches Eiweiß und Aminosäurengemisch) unter entsprechender Reduktion der Infusionslösungen zurückgekehrt werden.

Pränatale Diagnostik

Eine pränatale Diagnostik ist möglich durch Bestimmung von Glutarsäure und 3-Hydroxyglutarsäure im Fruchtwasser, die aber nur geringgradig vermehrt sind (52,53), durch Enzymbestimmungen aus Amniocyten oder bioptisch gewonnenen Chorionzotten, die häufig auch bei Vorliegen des angeborenen Defekts eine relativ hohe Restaktivität des Enzyms aufweisen, oder durch molekulargenetische Untersuchung aus Chorionvilli und/oder Amniocyten [53,54].

Differentialdiagnostik

Vermehrte Ausscheidung von Glutarsäure findet sich, jedoch in Kombination mit anderen typischen Metaboliten, auch bei der Glutaracidurie Typ II (Multipler Acyl-CoA dehydrogenase-Mangel). Die Glutaracidurie Typ II lässt sich aufgrund unterschiedlicher mitochondrialer Defekte (Störungen des Elektronentransports) in 3 Untergruppen teilen:

GLUT I

Glutacidurie II A:
Glutacidurie mit Ethylmalonat- und Adipiaturie,
  Multipler Acyl-CoA-Dehydrogenase-Mangel
  OMIM 231680

Glutacidurie II B:
  Electronen-Transfer-Flavoprotein (ß-Polypeptid)-Mangel
  OMIM 130410

Glutacidurie II C:
  Elektronen-Transfer-Flavoprotein-Ubichinon Oxidoreduktase-Mangel
  Elektronen-Transfer-Flavoprotein-Dehydrogenase-Mangel
  OMIM 231675

Zusätzlich findet man erhöhte Konzentrationen von Glutarsäure im Urin bei:

- Glutacidurie Typ III Glutaryl-CoA-Oxidase-Mangel (OMIM 231690), einer peroxisomalen Erkrankung mit hämatologischen Auffälligkeiten [55,56]
- Aminoadipiaturie (OMIM 204750)
- 3-Hydroxy-3-methylglutaryl-CoA-Lyase-Mangel (OMIM 246450)
- Atmungskettendefekten
- Riboflavinmangel z.B. bei Resorptionsstörungen
- in geringer Menge nach Verabreichung von mit mittelkettigen Triglyceriden angereicherten Nahrungen
- als Stoffwechselprodukt der Darmbakterien [57].

Beim klinischen Bild besteht die Differentialdiagnose auch zum Leigh-Syndrom.

Die Neigung zur Hygrombildung bzw. zu subduralen Hämatomen können zu Verwechselungen mit einem vorangegangenen Hirntrauma (Schütteltrauma) Anlass geben [58,59].

Sonderformen und Anmerkungen

In der jüngsten Literatur findet sich die Beschreibung einer erfolgreich beendeten Schwangerschaft einer Frau mit Glutacidurie Typ I [60].
Beschrieben sind weitere Sonderformen mit ausschließlicher Vermehrung von Glutarsäure im Liquor und eine Kombination mit Refsum-Syndrom in einer Familie [61] sowie ein Säugling mit einer Glutacidurie Typ 1 und einer akuten monoblastären Leukämie [62].

GLUT I

LITERATUR

1. Goodman SI, Markey SP, Moe PG, Miles BS, Teng CC. Glutaric aciduria: A "new" disorder of amino acid metabolism. *Biochem Med* 1975; 12:12-21

2. Goodman SI, Frerman FE. Organic Acidemias Due to Defects in Lysine Oxidation: 2-Ketoadipic Acidemia and Glutaric Acidemia. In: . In: Scriver CR, Beaudet AL, Valle D, Sly WS, Vogelstein B, Childs B, Kinzler KW (Online Eds.): The Metabolic and Molecular Bases of Inherited Disease. *McGraw-Hill, New York, Part 9: Organic acids* 2001–2004; Chapter 95

3. Kolker S, Hoffmann GF. Adult onset glutaric aciduria type I presenting with a leukoencephalopathy. *Neurology* 2003; 60:1399

4. Bahr O, Mader I, Zschocke J, Dichgans J, Schulz JB. Adult onset glutaric aciduria type I presenting with a leukoencephalopathy. *Neurology* 2002; 59:1802-1804

5. Hoffmann GF, Zschocke J. Glutaric aciduria type I: From clinical, biochemical and molecular diversity to successful therapy. *J Inher Metab Dis* 1999; 22:381-391

6. Stutchfield P, Edwards MA, Gray RGF, Crawley P, Green A. Glutaric aciduria type I misdiagnosed as Leigh's encephalopathy and cerebral palsy. *Develop Med Child Neurol* 1985; 27:514-521

7. Haworth JC, Booth FA, Chudley AE, deGroot GW, Dilling LA, Goodman SI, Greenberg CR, Mallory CJ, McClarty BM, Seshia SS, Seargeant LE. Phenotypic variability in glutaric aciduria type I: Report of fourteen cases in fife Canadian Indian kindreds. *J Pediatr* 1991; 118:52-58

8. Kyllerman M, Skjeldal OH, Lundberg M, Holme I, Jellum E, von Dobeln U, Fossen A, Carlsson G. Dystonia and dyskinesia in glutaric aciduria type I: clinical heterogeneity and therapeutic considerations. *Mov Disord* 1994; 9:22-30

9. Wilson CF, Collins JE, Leonard JV. Recurrent rhabdomyolysis in a child with glutaric aciduria type I. *J Inher Metab Dis* 1999; 22:663-664

10. Forstner R, Hoffmann GF, Gassner I, Heideman P, De Klerk JB, Lawrenz-Wolf B, Doringer E, Weiss-Wichert P, Troger J, Colombo JP, Plochl E. Glutaric aciduria type I: ultrasonographic demonstration of early signs. *Pediatr Radiol* 1999; 29:138-143

11. Lutcherath V, Waaler PE, Jellum E, Wester K. Children with bilateral temporal arachnoid cysts may have glutaric aciduria type 1 (GAT1); operation without knowing that it may be harmful. *Acta Neurochir (Wien)* 2000; 142:1025-1030

12. Strauss KA, Puffenberger EG, Robinson DL, Morton DH. Type I glutaric aciduria, part 1: natural history of 77 patients. *Am J Med Genet* 2003; 121C:38-52

13. Chow SL, Rohan C, Morris AA. Rhabdomyolysis in glutaric aciduria type I. *J Inher Metab Dis* 2003; 26:711-712

14. Elster AW. Glutaric aciduria type I: value of diffusion-weighted magnetic resonance imaging for diagnosing acute striatal necrosis. *J Comput Assist Tomogr* 2004; 28:98-100

15. Hoffmann GF, Böhles HJ, Burlina A, Duran M, Herwig J, Lehnert W, Leonard JV, Muntau A, Plecko-Starting FK, Superti-Furga A, Trefz FK, Christensen E. Early signs and course of disease of glutaryl CoA dehydrogenase deficiency. *J Inher Metab Dis* 1995; 18:173-176

16. Ullrich K, Flott-Rahmel B, Schluff P, Musshoff U, Das A, Lücke T, Steinfeld R, Christensen E, Jakobs C, Ludolph A, Neu A, Röper R. Glutaric aciduria type I: Pathomechanisms of neurodegenerations. *J Inher Metab Dis* 1999; 22:392-403

17. Kölker S, Koeller DM, Sauer S, Hörster F, Schwab MA, Hoffmann GF, Ullrich K, Okun JG. Excitotoxicity and bioenergetics in glutaryl-CoA dehydrogenase deficiency. *Inher Metab Dis*. 2004; 27:805-812

18. Varadkar S, Surtees R. Glutaric aciduria type I and kynurenine pathway metabolites: a modified hypothesis. *J Inher Metab Dis*. 2004; 27:835-842

19. Mühlhausen C, Ergün S, Strauss KA, Koeller DM, Crnic L, Woontner M, Goodman SI, Ullrich K, Braulke T. Vascular dysfunction as an additional pathomechanism in glutaric aciduria type I. *J Inher Metab Dis*. 2004; 27:829-834

20. Sweetman L. Organic Acid Analysis. In: Hommes FA (Ed): Techniques in Diagnostic Human Biochemical Genetics. *Wiley-Liss Inc, New York, pp*.1991; 143-176

21. Ribes A, Riudor E, Briones P, Christensen E, Campistol J, Millington DS. Significance of bound glutarate in the diagnosis of glutaric aciduria type I. *J Inher Metab Dis* 1992; 15:367-370

22. Lipkin PH, Roe CR, Goodman SI, Batshaw ML. A case of glutaric acidemia type I: Effect of riboflavin and carnitine. *J Pediat* 1988; 112:62-65

23. Hoffmann GF, Athanassopoulos S, Burlina AB, Duran M, de Klerk JBC, Lehnert W, Leonard JV, Monavari AA, Müller E, Muntau AC, Naughten AC, Plecko-Startinig B, Superti-Furga A, Zschocke J, Christensen E. Clinical course, early diagnosis, treatment and prevention of disease in glutaryl-CoA dehydrogenase deficiency. *Neuropediatrics* 1996; 27:115-123

24. Muhlhausen C, Christensen E, Schwartz M, Muschol N, Ullrich K, Lukacs Z. Severe phenotype despite high residual glutaryl-CoA dehydrogenase activity: a novel mutation in a Turkish patient with glutaric aciduria type I. *J Inher Metab Dis* 2003; 26:713-714

25. Kolker S, Ramaekers VT, Zschocke J, Hoffmann GF. Acute encephalopathy despite early therapy in a patient with homozygosity for E365K in the glutaryl-coenzyme A dehydrogenase gene. *J Pediatr* 2003; 138:277-279

26. Richtlinien zur Organisation und Durchführung des Neugeborenenscreenings auf angeborene Stoffwechselstörungen und Endokrinopathien in Deutschland. *Mschr Kinderheilk* 2002; 150:1424-1440

27. Naylor EW, Chace DH. Automated tandem mass spectrometry for mass newborn screening for disorders in fatty acid, organic acid, and amino acid metabolism. *J Child Neurol* 1999; 14 (Suppl 1):4-8

28. Wiley V, Carpenter K, Wilcken B. Newborn screening with tandem mass spectrometry: 12 months' experience in NSW Australia. *Acta Paediatr Suppl* 1999; 88:48-51

29. Zytkovicz TH, Fitzgerald EF, Marsden D, Larson CA, Shih VE, Johnson DM, Strauss AW, Comeau AM, Eaton RB, Grady GF. Tandem mass spectrometric analysis for amino, organic, and fatty acid disorders in newborn dried blood spots: a two-year summary from the New England Newborn Screening Program. *Clin Chem.* 2001; 47:1945-1955

30. Lindner M, Kolker S, Schulze A, Christensen E, Greenberg CR, Hoffmann GF. Neonatal screening for glutaryl-CoA dehydrogenase deficiency. *J Inher Metab Dis.* 2004; 27:851-859

31. Monavari AA, Naughten ER. Prevention of cerebral palsy in glutaric aciduria type 1 by dietary management. *Arch Dis Child* 2000; 82:67-70

32. Zschocke J, Quak E, Guldberg P, Hoffmann GF. Mutation analysis in glutaric aciduria type I. *J Med Genet* 2000; 7:177-181

33. Busquets C, Coll MJ, Merinero B, Ugarte M, Ruiz MA, Martinez Bermejo A, Ribes A. Prenatal molecular diagnosis of glutaric aciduria type I by direct mutation analysis. *Prenat Diagn* 2000; 20:761-764

34. Zafeiriou DI, Zschocke J, Augoustidou-Savvopoulou P, Mauromatis I, Sewell A, Kontopoulos E, Katzos G, Hoffmann GF. Atypical and variable clinical presentation of glutaric aciduria type I. *Neuropediatrics* 2000; 31:303-306

35. Christensen E, Ribes A, Merinero B, Zschocke J. Correlation of genotype and phenotype in glutaryl-CoA dehydrogenase deficiency. *J Inher Metab Dis.* 2004; 27:861-868

36. Kölker S, Greenberg CR, Lindner M, Müller E, Naughten ER, Hoffmann GF. Emergency treatment in glutaryl-CoA dehydrogenase deficiency. *J Inher Metab Dis.* 2004; 27:893-902

37. Greene P. Baclofen in the treatment of dystonia. *Clin Neuropathol* 1992; 15:276-288

38. Francois B, Jaeken J, Gillis P. Vigabatrin in the treatment of glutaric aciduria type I. *J Inher Metab Dis* 1990; 13:352-354

39. Burlina AP, Zara G, Hoffmann GF, Zschocke J, Burlina AB. Management of movement disorders in glutaryl-CoA dehydrogenase deficiency: anticholinergic drugs and botulinum toxin as additional therapeutic options. *J Inher Metab Dis.* 2004; 27:911-915

40. Baric I, Zschocke J, Christensen E, Duran M, Goodman SI, Leonard JV, Müller E, Morton DH, Superti-Furga A, Hoffmann GF. Diagnosis and management of glutaric aciduria type I. *J Inher Metab Dis* 1998; 21:326-340

41. Superti-Furga A, Hoffmann GF. Glutaric aciduria type I (glutaryl-CoA dehydrogenase deficiency): advances and unanswered questions. Report from a meeting. *Eur J Pediatr* 1997; 156:821-828. Review

42. Müller E, Kölker S. Reduction of lysine intake while avoiding malnutrition – Major goals and major problems in dietary treatment of glutaryl-CoA dehydrogenase deficiency. *J Inherit Metab Dis* 2004; 27: 903-910

43. Müller E. Glutaracidurie Typ I. In: Müller E. Praktische Diätetik in der Pädiatrie. Grundlagen für die Ernährungstherapie. *sps Verlag, Heilbronn* 2003; S.83-88

44. Deutsche Gesellschaft für Ernährung, Österreichische Gesellschaft für Ernährung, Schweizerische Gesellschaft für Ernährungsforschung, Schweizerische Vereinigung für Ernährung Referenzwerte für die Nährstoffzufuhr 1. Auflage, *Umschau/Braus, Frankfurt/M* 2000

45. Gropper S, Acosta PB. The effect of simultaneous ingestion of L-amino acids and whole protein on plasma amino acid concentrations. *JPEN* 1991; 15:48-53

46. Herrmann ME, Brösicke HG, Keller M, Mönch E, Helge H. Dependence of the utilization of a phenylalanine-free amino acid mixture on different amounts of single dose ingested. A case report. *Eur J Pediatr* 1994; 153:501-503

47. Metges CC, El-Khoury AE, Selvaraj AB, Tsay RH, Atkinson A, Regan MM, Bequette BJ, Young VR. Kinetics of L-[1-(13)C]leucine when ingested with free amino acids, unlabeled or intrinsically labeled casein. *Am J Physiol Endocrinol Metab.* 2000; 278:E 1000-1009

48. Arbeitsgemeinschaft für Pädiatrische Diätetik (APD). Nährwerttabelle für die Ernährung bei angeborenen Aminosäurenstoffwechselstörungen 2002

49. Smith JL, Heymsfield SB. Eneteral Nutrition support: Formula preparation from modular ingredients. *J Parent Ent Nutr* 1983; 7:280-288

50. Mühlhausen C, Hoffmann GF, Strauss KA, Kölker S, Okun JG, Greenberg CR, Naughten ER, Ullrich K. Maintenance treatment of glutaryl-CoA dehydrogenase deficiency. *J Inher Metab Dis.* 2004; 27:885-892

51. Dixon AM, Leonard JV. Intercurrent illness in inborn errors of intermediary metabolism. *Arch Dis Child* 1992; 67:1387-1391

52. Christensen E. First trimester prenatal exclution of glutaryl-CoA dehydrogenase deficiency (Glutaric aciduria type 1). *J Inher Metab Dis.* 1989; 12 (Suppl. 2):277-279

53. Schor DS, Verhoeven NM, Struys EA, ten Brink HJ, Jakobs C. Quantification of 3-hydroxyglutaric acid in urine, plasma, cerebrospinal fluid and amniotic fluid by stable-

isotope dilution negative chemical ionization gas chromatography-mass spectrometry. *J Chromatogr B Analyt Technol Biomed Life Sci* 2002; 780:199-204

54. Busquets C, Coll MJ, Christensen E, Campistol J, Clusellas N, Vilaseca MA, Ribs A. Feasibility of molecular prenatal diagnosis of glutaric aciduria type I in chorionic villi. *J Inher Metab Dis* 1998; 21:243-246

55. Bennett MF, Pollitt RJ, Goodman SI, Hale DE, Vamecq J. Atypical riboflavin-responsive glutaric aciduria, and deficient peroxisomal glutaryl-CoA oxidase deficiency: a new peroxisomal disoder. *J Inher Metab Dis* 1991; 14:165-173

56. Knerr I, Zschocke J, Trautmann U, Dorland L, de Koning TJ, Muller P, Christensen E, Trefz FK, Wundisch GF, Rascher W, Hoffmann GF. Glutaric aciduria type III: a distinctive non-disease? *J Inher Metab Dis* 2002; 25:483-490

57. Wendel U, Bakkeren J, de Jong J, Bongaerts. Glutaric aciduria mediated by gut bacteria. *J Inher Metab Dis* 1995; 18:358-359

58. Muntau AC, Röschinger W, Pfluger Th, Enders A, Hoffmann GF. Subdurale Hygrome und Hämatome im Säuglingsalter als Initialmanifestation der Glutaracidurie Typ 1. *Mschr Kinderheilk* 1977; 145:646-651

59. Prietsch V, Köhler M, Hoffmann GF. Glutaracidurie Typ I: eine Stoffwechselerkrankung als Differentialdiagnose des Schütteltraumas. *hautnah pädiatrie* 1997; 4:283-289

60. Martins E, Rocha H, Gaspar E, Barbot C, Cardoso ML, Vilarinho L. Biochemical and clinical features in a newborn of a glutaric aciduria type I mother. *J Inher Metab Dis*. 2005; 28 (Suppl. 1):86

61. Christensen E, Brandt, NJ, Rosenberg T, Bömers K, Jakobs C. The segregation of glutaryl-CoA dehydrogenase deficiency and Refsum syndrome in a family. *J Inher Metab Dis* 1994; 17:287-290

62. Neugebauer M, Wößmann W, Blütters-Sawatzki R, Kreuder J, Reiter A. Behandlung einer akuten monoblastären Leukämie bei einem Säugling mit einer Glutaracidurie Typ I. *Mschr Kinderheilk*. 2003; 151:727-731

HHH-Syndrom – Hyperornithinämie-Hyperammonämie-Homocitrullinurie-Syndrom

OMIM 238970

Definition

Bei dem HHH-Syndrom handelt es sich um eine autosomal rezessiv vererbte Störung des Transports von Ornithin in die Mitochondrien, wodurch es zur Anhäufung von Ornithin in Plasma und Urin, zur Hyperammonämie durch Unterbrechung des Harnstoffzyklus und sekundär zur Vermehrung von Homocitrullin kommt [1-3]. Es liegt eine Mutation des Gens des an der inneren Mitochondrianmembran lokalisierten Ornithintransportes vor.

Synonyme

HHHS, Ornithintranslokase-Mangel, Ornithine Translocase Deficiency, Ornithintransporter 1, ORNT 1, Solute carrier family 25 A15, SLC25A15

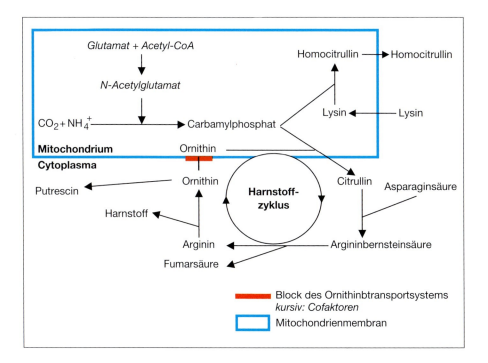

Manifestationsalter

Mindestens drei unterschiedliche Verlaufsformen und Manifestationsalter sind beobachtet worden [1-3]:
- bei Neugeborenen eine schwere, häufig nicht suffizient behandelbare Form
- im Kindesalter eine weniger dramatisch verlaufende Form
- im Erwachsenenalter eine milde Form.

Klinische Befunde

Die schwere Neugeborenenform geht einher mit Lethargie, Muskelhypotonie, Krämpfen und Koma. Nicht selten versterben die betroffenen Neugeborenen in den ersten Lebenstagen.
Im Kindesalter treten Ernährungsprobleme, Erbrechen, milde bis schwere geistige Retardierung, Ataxien, spastische Paraparese und Krampfanfälle, aber auch akutes Leberversagen mit Koagulopathie auf [2,4-6].
Eine milde Form im Erwachsenenalter mit Erbrechen und Lethargie nach eiweißreichen Mahlzeiten wurde beobachtet.

Typisch sind rezidivierende Episoden von Lethargie, Krampfanfällen und Stupor, ausgelöst durch Proteinbelastung und eine daraus resultierende Hyperammonämie. Viele Patienten haben Aversionen gegen eiweißreiche Nahrungsmittel, u. a. gegen Milch und Fleisch, entwickelt.

Bei MRT-Untersuchungen des Gehirns finden sich deutliche Veränderungen in Form von signaldichteren Arealen in okzipitalen, frontalen und parietalen Bereichen der weißen Substanz [7].

Bei histologischen Untersuchungen von Fibroblasten der Patienten wurde mehrfach das ätiologisch nicht erklärbare Auftreten rudimentärer Cilien besonders nach Zellteilung beobachtet [8]. Elektronenmikroskopische Bilder zeigen eine erhöhte Zahl und veränderte Form (vergrößert oder aufgebläht, veränderte Christaestruktur) der Mitochondrien [6,9].

Biochemische Befunde

Bei dem HHH-Syndrom liegt als Basisdefekt eine Störung des Ornithintransports durch die innere Mitochondrienmembran vor. Dadurch wird der Harnstoffzyklus blockiert, die Ornithinkonzentration steigt an und es tritt eine Hyperammonämie auf. Als weitere Veränderungen finden sich im Blut Glutamin und Alanin (auch Glutamat sowie Asparagin) meist vermehrt, Lysin oft vermindert. In Abhängigkeit von der Lysinzufuhr findet man im Urin Homocitrullin.

Hohe Ornithinkonzentrationen führen zu einem vermehrten Abbau durch die Ornithindecarboxylase, so dass Polyamine (Putrescin, Cadaverin, Spermidin und Spermin) im Urin in großen Mengen nachzuweisen sind. In Abhängigkeit von der Eiweißzufuhr findet man auch meist Orotat vermehrt. Dies dokumentiert den Block des Harnstoffzyklus nach der Carbamylphosphatsynthetase. Nach Allopurinolgabe nimmt die Hyperorotaturie zu.

Die Kreatin-Konzentration im Urin ist meist niedrig (Angaben siehe bei Langzeittherapie) [2].

Alter	Ornithin im Plasma			
	HHH-Syndrom [2]		normal (nüchtern)	
	µmol/l	mg/dl	µmol/l	mg/dl
Neugeborenenalter bis 3. Lebensmonat	200–1.020	2,6–13,4	<214	<2,8
3 Monate–14 Jahre	200–1.020	2,6–13,4	39–86	0,5–1,1

	Homocitrullin im Urin mmol/g Kreatinin [2]	
	HHH-Syndrom	normal
alle Altersgruppen (außer NG)	0,020–2,38	Spur–90

	Orotat im Urin mmol/g Kreatinin [2]	
alle Altersgruppen	0,052–1,520	<0,010–0,13

NG = Neugeborene
(Homocitrullin: MG 189,1; Orotat: MG 156,1; Kreatinin MG 113,1)

Tab. 1: Ornithin-, Homocitrullin- und Orotatkonzentrationen im Plasma bzw. Urin bei Patienten mit HHH-Syndrom und bei Gesunden

Alter	Ammoniak	Ammoniak
	µmol/l	µg/dl
Neugeborene	bis 110	bis 187
jenseits des Neugeborenenalters	unter 80	unter 136

Blutabnahme aus ungestauter Vene!

Tab. 2: Normalwerte der Ammoniakkonzentration (venöses Plasma!, enzymatisch) [10]

Darüber hinaus finden sich weitere ungewöhnliche Stoffwechselmetaboliten und Ornithinkopplungsprodukte, z.B. 3-Amino-Piperid-2-one und α-Glutamylornithin [2].
Homocitrullin wird aus Lysin gebildet (siehe Stoffwechselschema). Der genaue Pathomechanismus der Erkrankung ist nach wie vor ungeklärt. Die im Stoffwechselschema zum HHH-Syndrom führenden Metabolitenwege sind hypothetisch.
Ausschlaggebend für die Entwicklung von neurologischen Schäden ist nicht die Höhe der Ornithinkonzentration, sondern die des Ammoniaks!

Eine Neugeborenenscreening zur Früherfassung der Patienten mit HHH-Syndrom ist nicht möglich, da die Ornithinkonzentration im Blut auch bei Betroffenen im Neugeborenenalter noch normal ist. Sie steigt erst nach einigen Monaten an!

Genetische Befunde

Die Krankheit wird autosomal rezessiv vererbt. Das Gen für den betroffenen mitochondrialen Ornithintransporter wurde auf 13q14 lokalisiert. Verschiedene Mutationen sind beschrieben worden [9-11], z. B:
F188del; E188L; R179X; G27R; R275Q; Q89X; G190D; c.861insG; c.164insA; I254L.

Da bei vier Patienten aus verschiedenen Familien das HHH-Syndrom zusammen mit dem Mangel an den Gerinnungsfaktoren VII und X gefunden wurde, beide lokalisiert auf 13q34, wurde bei ihnen eine Deletion in diesem Bereich des Chromosoms angenommen.

Therapie

Als generelle Regel für Zustände mit Hyperammonämien bei Neugeborenen gilt, dass mindestens bis zum Abschluss der speziellen Untersuchungen und Vorliegen einer endgültigen Diagnose alle zur Verfügung stehenden Möglichkeiten zur Senkung des Ammoniakspiegels genutzt werden müssen.

Akutbehandlung der Hyperammonämie/Erstversorgung bei neonataler Form (in Anlehnung an [12])

Sind die Ammoniakwerte höher als 200 µmol/l (340 µg/dl), muss eine Akut-/Notfallbehandlung durchgeführt werden.

Prinzip der Akutbehandlung
- Reduktion/Stop der Proteinzufuhr (für maximal 2 Tage)
- Hochkalorische Ernährung (Kohlenhydrate, Fett, Insulin)
- Forcierte Diurese
- Gabe von Medikamenten, die den Ammoniakspiegel senken
- Hämodiafiltration, ersatzweise Hämofiltration oder Hämodialyse bei Ammoniakspiegeln über 400 µmol/l (680 µg/dl)

Die Akutbehandlung sollte mit folgenden Infusionen begonnen werden:
- Natriumbenzoat 250 mg/kg KG in 10%-iger Glukoselösung, über 2 Stunden, und/oder
- Natriumphenylacetat 250 mg/kg KG in 10%-iger Glukoselösung, über 1-2 Stunden.
- Falls kein Natriumphenylacetat (zur Infusion) zur Verfügung steht:

HHH

- Orale Gabe von Natriumphenylbutyrat (Ammonaps, vormals Buphenyl)
- 250-500 mg/kg KG Tag (als 4%-ige Lösung z.B. in 5%-iger Glukoselösung oder als Tabletten)

Die Infusionstherapie mit Natriumbenzoat wird fortgesetzt mit 250-350 mg/kg KG über 24 Stunden und/oder Natriumphenylacetat bis zu 500 mg/kg KG über 24 Stunden.

Sind die Ammoniakspiegel unter 200 µmol/l (340 µg/dl) gesenkt, kann die Zufuhr von Natriumbenzoat auf 250 mg/kg KG über 24 Stunden und von Natriumphenylacetat auf 250 mg/kg KG über 24 Stunden gesenkt werden.

Die Menge der notwendigen Flüssigkeitszufuhr hängt sowohl vom Alter als auch der Nierenfunktion des Patienten ab. Man kann z.B. mit einer Infusion von 10 g Glukose/kg KG mit Elektrolyten für 24 Stunden beginnen. Die Glukosemenge kann bis auf 20-30 g/kg erhöht (zentraler Zugang) und – falls notwendig – zusätzlich mit Insulin (0,01-0,5 I.E./kg KG Stunde) verabreicht werden, um den Glukoseblutspiegel zwischen 80 und 200 mg/dl zu halten. Das Ziel der hohen Kaloriengabe (>100 kcal/KG Tag) ist die Vermeidung von Katabolismus. Zusätzlich sollte Fett infundiert werden (am Anfang 0,5-1 g/kg KG Tag und wenn möglich Steigerung auf 2-3 g/kg KG Tag unter Kontrolle der Triglyceridkonzentrationen im Blut). Gelingt es nicht, die Blutglukosekonzentration unter 200 mg/dl (11,1 mmol/l) zu halten, selbst unter Infusion von 0,5 I.E. Insulin/kg KG Stunde, muss die Glukosezufuhr reduziert werden. Zu beachten ist, dass Catecholamingabe die Blutglukosekonzentrationen erhöht.

Die Diurese sollte forciert werden mittels Furosemid (Lasix) (1-2 mg oral oder 0,5-1 mg/kg KG i. v., alle 6-12 Stunden).

Bei der Erstversorgung sind die nachfolgend aufgeführten allgemeinen Maßnahmen zu befolgen:
- Intubation und umgehender Transport des Patienten in ein Stoffwechselzentrum!
- Keine Hyperventilation!
- Keine Infusion von Ketosäuren!

Prinzip der Ammoniakausschleusung mittels Benzoat und Phenylbutyrat (siehe auf folgender Seite)

Bei Plasmaammoniakspiegeln über 400 µmol/l (680 µg/dl) sollten eine Hämodiafiltration, ersatzweise Hämodialyse oder Hämofiltration veranlasst werden. Die Hämofiltration sollte alle 2-4 Stunden wiederholt werden [14].

Blutaustauschtransfusionen sind weniger effektiv und eine Peritonealdialyse viel zu langsam!

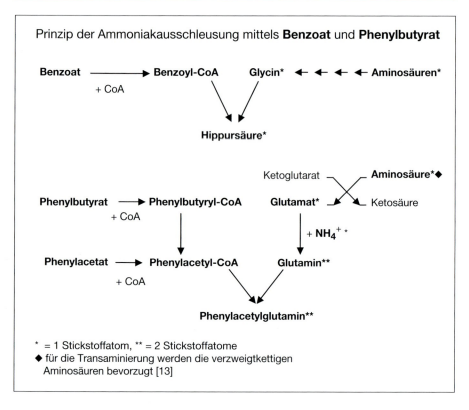

Die Infusionstherapie sollte am dritten Tag durch Proteingaben ergänzt werden. Beginn mit 0,5 g/kg KG Tag natürlichem Eiweiß, Steigerung bis auf 1 g/kg KG Tag unter zusätzlicher Gabe von 0,5 g Aminosäurenmischung/kg KG Tag (essentielle Aminosäuren) (siehe: Diätetische Behandlung).

Spezifische Kontrollparameter der Akuttherapie/Erstversorgung

Kontrolle der Blutkonzentrationen von:	
Glutamin	<800-1.000 µmol/l (117-146 mg/l)
Ammoniak	<150 µmol/l (263 µg/dl)
Benzoat	<2 mmol/l (<24,4 mg/dl)
	(besonders bei intravenöser Natriumbenzoatgabe)
Außerdem:	
Homocitrullin im Urin: möglichst gering/Spur	

HHH

Langzeitbehandlung

Medikamentöse Behandlung

Bei der Behandlung des HHH-Syndroms richtet sich das Augenmerk auf die Vermeidung übermäßiger Freisetzung und die Eliminierung von Ammoniak, Senkung der Ornithinkonzentration im Plasma und der Homocitrullinausscheidung sowie Erhöhung der Konzentrationen von Lysin im Plasma und von Kreatin im Urin.

Zu verabreichende Medikamente bei Langzeittherapie (mg/kg KG Tag):

- Natriumbenzoat 250
- Natriumphenylbutyrat bis zu 500
- L-Carnitin 30-50, nur, wenn ein nachgewiesener Mangel besteht
- Gabe von Vitaminen, Mineralien und Spurenelementen, besonders von Folsäure, Vitamin B6, Calcium, Selen (z.B. als Seravit, SHS, Heilbronn).
- Lactulose (3 x 4-20 g Tag) (Dosis für Erwachsene! Bei Kindern die Dosierung so wählen, dass weiche, aber nicht wässrige Stühle und keine Bauchschmerzen auftreten) [15]
- Bei niedrigen Lysinplasmakonzentrationen evtl. Substitution von Lysin bis in den niedrigen Normbereich (siehe unten) z.B. in einer Dosierung bis zu 1 g Lysinhydrochlorid/Tag.

Gelegentlich werden bei Langzeitgabe von Natriumbenzoat Magenbeschwerden geäußert, die auf der Reizung der Magenschleimhaut beruhen und zur Dosisreduktion zwingen. Ein anderer Anlass zur Reduzierung der Benzoatmenge ist, wenn die Glycinkonzentration im Plasma/Serum unter 100 µmol/l abgesunken ist.

Als Nebenwirkung von Natriumphenylbutyrat treten selten Übelkeit, Stimmungslabilität, Atemfrequenzerhöhung, Magen- und Muskelschmerzen, Schwellungen der Füße und/oder Menstruationsstörungen auf (Persönliche Mitteilung F. Roels, Gent). Häufiger dagegen sind Amenorrhöen (bis zur 23% der behandelten Frauen). Außerdem ist zu berücksichtigen, dass nicht die gesamte Menge an verabreichtem Phenylbutyrat an Glutamin gekoppelt und ein nicht geringer Anteil unkonjugiert mit dem Urin ausgeschieden wird. Bei Phenylbutyratbehandlung ist auf die Konzentrationen der verzweigtkettigen Aminosäuren zu achten, da ein Großteil des gebundenen Glutamins aus Transaminierungen dieser Aminosäuren stammt [13,16,17].

Im Urin der mit Phenylbutyrat behandelten Patienten findet man eine Vielzahl von Metaboliten, außer Phenylbutyrat auch Phenylacetat, Phenylbutyrylglutamin und Phenylacetylglutamin [17].

Alter	Lysin (µmol/l)		Lysin (mg/dl)	
Neugeborenenalter bis 3. Lebensmonat	316		4,6	
3 Monate–14 Jahre	nicht nüchtern 110–282	nüchtern 114–258	nicht nüchtern 1,6–4,1	nüchtern 1,7–3,8

Tab. 3: Normalwerte für Lysin im Plasma

- Als weitere Therapien finden sich in der Literatur Beschreibungen der Wirkungen von Ornithin (mit bis zu 6 g Ornithinhydrochlorid/Tag im Erwachsenenalter) [18] und von Argininhydrochlorid (in etwa der gleichen Menge) [19] zur Senkung der postprandialen Ammoniakspiegel. Die Gabe von Citrullin (2 mmol/kg KG Tag = 350 mg/kg KG Tag) führte zur Senkung der Glutaminkonzentration, gleichzeitig stieg aber die von Ornithin an [20]. Da die Ornithingabe mit der daraus resultierenden Erniedrigung der Glutamin- und Ammoniakkonzentration nicht bei allen Patienten mit HHH-Syndrom Erfolg brachten, wird diese Behandlungsart selten zitiert.
- Ein Neugeborenes wurde erfolgreich durch Reduktion der Eiweißzufuhr und Substitution von Citrullin behandelt [21].
- Die bei einigen Fällen nachgewiesene verminderte Ausscheidung von Kreatin normalisierte sich nach Arginin- oder Citrullinsupplementierung [20].

Ein standardisiertes Behandlungsschema des HHH-Syndroms gibt es bisher nicht!

Diätetische Behandlung

Behandlungsprinzip

Die diätetische Behandlung besteht in einer strengen Eiweiß- und Stickstoffrestriktion, bei der die Eiweißzufuhr bis auf den minimalen sicheren Bedarf zur Senkung des Ammoniakspiegels in den Normbereich reduziert wird. Mit der begrenzten exogenen Stickstoffzufuhr und der gleichzeitigen Verminderung des endogenen Eiweißabbaus (durch eine ausreichende Kalorienzufuhr!) soll der Freisetzung von Ammoniak entgegen gewirkt werden. Dabei liegt die tolerierte Eiweißmenge pro kg Körpergewicht im Säuglingsalter und in Phasen schnellen Wachstums höher als im Kindesalter.

Die strenge eiweißarme Diät ist mit einem Verzicht auf eiweißreiche Lebensmittel wie z.B. Fleisch, Fisch, Milch, Eier, Getreideprodukte – außer berechneten Mengen an Muttermilch und Säuglingsmilchnahrung im Säuglingsalter – sowie einer begrenzten Aufnahme von genau berechneten Mengen an eiweißarmen Lebensmitteln wie z.B. Obst, Gemüse und Kartoffeln verbunden.

Bei einer Eiweißtoleranz, die deutlich unterhalb der empfohlenen altersgerechten minimalen Eiweißzufuhr liegt, ist für ein optimales Wachstum und zur Deckung des Bedarfs an essentiellen Aminosäuren die Einnahme eines Gemisches aus essentiellen Aminosäuren erforderlich. Es werden mit dem Gemisch nur essentielle Aminosäuren zugeführt, damit der Körper überschüssigen Stickstoff für die Synthese von nicht-essentiellen Aminosäuren verwenden und auf diese Weise eliminieren kann [22]. Das Aminosäurengemisch muss mit Vitaminen, Mineralstoffen und Spurenelementen angereichert sein, da die eiweißarme Ernährung kein tierisches Eiweiß zulässt, das reich an diesen Nährstoffen ist. Darüber hinaus ist eine ausreichende Energiezufuhr von entscheidender Bedeutung, um normale Wachstumsraten zu erzielen und Eiweißabbau zu verhindern, die im Wesentlichen mit industriell hergestellten eiweißarmen Speziallebensmitteln (eiweißarme Mehle, Nudeln, Gebäck, Brot, Milchgetränk), die eiweißreiche Lebensmittel ersetzen, sowie mit Fett (Streichfette und Öle) und Kohlenhydraten (z.B. Rohrzucker, zuckerhaltige Getränke) erreicht wird [23].

Eine eiweißarme Diät ist ausreichend bei der Gabe von Ornithin (nur in einzelnen Fällen!) oder bei der Gabe von Arginin und/oder Citrullin, die zu einer Senkung der Ammoniakkonzentration und einer Erhöhung der Eiweißtoleranz führen [24].

Ziele der Ernährungsbehandlung

Mit der diätetischen Behandlung sollen folgende Ziele erreicht werden:

- eine Senkung des Ammoniakspiegels auf Normalwerte (siehe Tabelle 4)

Alter	Ammoniak (µmol/l)	Ammoniak (µg/dl)
Neugeborene	bis 110	bis 187
jenseits des Neugeborenenalters	unter 80	unter 136

Tab. 4: Normalwerte der Ammoniakkonzentration (venöses Plasma!, enzymatisch, Blutentnahme aus ungestauter Vene) [25]

- Vermeidung von hyperammonämischen Krisen
- Normale Wachstumsrate bei Säuglingen und Kindern und Gewichtserhaltung bei älteren Patienten
- Vermeidung und schnelle Beendigung von katabolen Zuständen (z.B. bei Infekten, Erbrechen, Durchfall, Gewichtsverlust), die zu einem Anstieg der Ammoniakkonzentration im Blut führen, durch eine ausreichende Energie- und angepasste Eiweißzufuhr evtl. auch durch konsequentes Sondieren der Nahrung sowie häufige kleine Mahlzeiten

Diätvorschrift

Eiweiß

1. Die tolerierte Eiweißmenge ist sehr unterschiedlich und muss bei jedem Patienten individuell durch Titrieren gegen die Blutammoniakkonzentration ermittelt werden. Sie ist abhängig vom Alter, der Wachstumsrate und dem Gesundheitszustand.
2. Die Eiweißzufuhr, die normale „NH3-Spiegel" gewährleistet, orientiert sich an dem minimalen Eiweißbedarf (siehe Tabelle 5), der nur bei Aufnahme eines biologisch hochwertigen Eiweißes für einen altersabhängigen Erhaltungsbedarf und ein altersabhängiges Wachstum ausreichend ist. Liegt die tolerierte Eiweißmenge unterhalb des minimalen Bedarfs und berücksichtigt man die Eiweißqualität und Verdaulichkeit des Nahrungseiweißes, kann der Zusatz eines Gemisches aus essentiellen Aminosäuren für eine ausreichende Ernährung und normale Wachstumsrate erforderlich sein.
3. Eine 2-tägige eiweißfreie Ernährung bei Erstversorgung soll am 3. Tag beginnend mit 0,5 g natürlichem Eiweiß/kg KG Tag und schrittweiser Steigerung auf 1 g/kg KG Tag zusammen mit 0,5 g/kg KG Tag eines Gemisches aus essentiellen Aminosäuren ergänzt werden.
4. Die tolerierte Eiweißmenge erhöht sich, wenn Natriumbenzoat, -phenylacetat oder -phenylbutyrat verabreicht werden [22].
5. Die Zufuhr muss häufig (siehe Kontrolluntersuchungen) an die Veränderung der Aminosäurenkonzentrationen im Serum sowie die von Ammoniak- und/oder Glutamin angepasst werden.
6. Im Bedarfsfall sollte die Ernährung auch unter Verwendung einer Magenverweilsonde gegebenenfalls über ein Gastrostoma (PEG) vorgenommen werden.

Alter	Eiweiß (g/kg KG Tag) * (natürliches Eiweiß mit/ohne Aminosäurengemisch)
Säuglinge	1,8–2,0
Kleinkinder	1,2–1,5
Schulkinder	1,0
Jugendliche/Erwachsene	<0,5 (0,6-0,8 WHO)

* Der tatsächliche Bedarf kann von dem angegebenen erheblich abweichen

Tab. 5: Durchschnittliche Eiweißzufuhr von Patienten mit Harnstoffzyklusstörungen (22)

Essentielle Aminosäuren

1. Reicht die Einschränkung der natürlichen Eiweißzufuhr bis zum minimalen Bedarf allein nicht aus oder wird sie von den Patienten nicht toleriert, muss ein Teil der natürlichen Eiweißmenge durch ein Gemisch aus essentiellen Aminosäuren (bis 0,7 g/kg KG Tag)

ersetzt werden (siehe Tabelle 6), das reich an verzweigtkettigen Aminosäuren und arm (jedoch bedarfsdeckend!) an Tryptophan (hilfreich bei Appetitmangel!) ist [22-24].
2. Dabei soll die Menge an natürlichem Eiweiß und an Gemisch aus essentiellen Aminosäuren etwa 1:1 betragen (z.B. 0,5 g/kg KG natürliches Eiweiß + 0,6 g/kg KG essentielle Aminosäuren) [24].
3. Ausgehend davon, dass 0,6 g essentielle Aminosäuren 1 g Eiweiß-Äquivalent entsprechen [12,26], werden mit 0,5 g/kg KG natürlichem Eiweiß plus 0,6 g/kg KG essentiellen Aminosäuren (= 1,0 g Eiweiß-Äquivalent) 1,5 g Eiweiß-Äquivalent/kg KG zugeführt, das den Bedarf für ein Kleinkind bei gleichzeitiger ausreichender Energiezufuhr deckt.

Alter	Natürliches Eiweiß g/kg KG Tag	Aminosäurengemisch* g/kg KG Tag
Säuglinge	0,5–1,3	0,3–0,6
Kleinkinder	0,5–1,0	0,3–0,5
Schulkinder	0,5–1,0	0,2–0,3

* 0,6 g essentielle Aminosäuren entsprechen 1 g Eiweiß-Äquivalent

Tab. 6: *Erfahrungswerte für die Eiweißzufuhr bei Harnstoffzyklusstörungen [23]*

Fett

Die Fettzufuhr soll in Abhängigkeit vom Alter bei 30-40% der Gesamtkalorien liegen. Im 1. Lebensjahr beträgt sie 4-5 g/kg KG (35-50% der Gesamtkalorien). Eine altersabhängige Zufuhr von 2,5-4,0% der Gesamtkalorien als Linolsäure (n-6) sowie 0,5% als α-Linolensäure (n-3) wird empfohlen [27]. Dabei sollte ein Verhältnis n-6 zu n-3 von weniger als 5:1 (bis 15:1 bei Säuglingen) angestrebt werden, das als präventiv wirksam angesehen wird und mit der Aufnahme von Soja-, Walnuss- und Rapsöl am besten zu erzielen ist, da diese Öle einen hohen Gehalt an α-Linolensäure haben. Auf eine ausreichende Aufnahme von Fett in Form von Streichfetten und Ölen ist zu achten, da Lebensmittel mit sog. „versteckten" Fetten, wie man sie in Fleisch, Wurst, Käse, Milch, Schokolade findet, im eiweißarmen Ernährungsplan nicht erlaubt sind und als Fettlieferanten nicht zur Verfügung stehen. Besonders in Phasen schnellen Wachstums – während der ersten Lebensjahre und während eines Pubertäts-Wachstumsschubes – wird ein zusätzlicher Energiebedarf durch einen erhöhten Fettanteil in der Nahrung leichter befriedigt.

Energie

Die Energiezufuhr richtet sich nach den Empfehlungen der DGE 2000 (27) und soll ausreichend bis hochnormal (10-20% über den Richtwerten) sein – besonders im Neugeborenenalter (siehe Tabelle 7). Bei Infekten und hyperammonämischen Krisen ist sie bis auf 120% der Richtwerte zu erhöhen (z.B. mit Minus_1 *Eiweißfrei* (SHS, Heilbronn) oder basic-p (Milupa, Friedrichsdorf)). Sie soll eine normale Gewichtszunahme bei Säuglingen und Kindern ermöglichen und zur Gewichtserhaltung bei älteren Patienten beitragen.

Alter	kcal/Tag		kcal/kg KG Tag	
	m	w	m	w
0 – < 4 Monate	500	450	94	91
4 – <12 Monate	700	700	90	91
1 – < 4 Jahre	1.100	1.000	91	88
4 – < 7 Jahre	1.500	1.400	82	78
7 – <10 Jahre	1.900	1.700	75	68
10 – <13 Jahre	2.300	2.000	64	55
13 – <15 Jahre	2.700	2.200	56	47
15 – <19 Jahre	3.100	2.500	46	43
19 – <25 Jahre	3.000	2.400	41	40

Tab. 7: Richtwerte für die Energiezufuhr bei mittlerer körperlicher Aktivität GE 2000) [27]

Flüssigkeit

Die empfohlene Flüssigkeitsmenge richtet sich nach den Empfehlungen der DGE 2000 [27] (siehe Tabelle 8). Unter normalen Bedingungen ist eine minimale Flüssigkeitszufuhr von 1 ml/kcal zu verabreichen.

Alter	ml/kg KG Tag
0 – < 4 Monate	130
4 – <12 Monate	110
1 – < 4 Jahre	95
4 – < 7 Jahre	75
7 – <10 Jahre	60
10 – <13 Jahre	50
13 – <15 Jahre	40
15 – <19 Jahre	40
19 – <25 Jahre	35

Tab. 8: Richtwerte für die Flüssigkeitszufuhr (DGE 2000) [27]

Vitamine, Mineralstoffe und Spurenelemente

1. Die Vitamin-, Mineralstoff- und Spurenelementversorgung richtet sich nach den Empfehlungen der DGE 2000 (27). Bei starker Einschränkung der Zufuhr an natürlichem Eiweiß kommt es regelmäßig zu einer Unterversorgung, die die Zugabe eines Vitamin-,

Mineralstoff- und Spurenelementpräparats (z.B. Seravit, Fa. SHS, Heilbronn) erforderlich macht. Bei Zugabe eines Gemisches essentieller Aminosäuren und Minus_1 *Eiweißfrei* bzw. basic-p, die beide mit Vitaminen, Mineralstoffen und Spurenelementen angereichert sind, wird der Bedarf normalerweise gedeckt (siehe Tabelle 9).
2. Eine Berechnung der Mikronährstoffzufuhr durch die Diät in größeren Abständen wird empfohlen.

Zubereitung nach Diätvorschrift

Eiweiß

1. Es wird die Menge an Muttermilch oder Säuglingsmilchnahrung berechnet, die der tolerierten Menge an natürlichem Eiweiß entspricht. Muttermilch ist gegenüber Säuglingsmilchnahrung wegen des geringeren Eiweißgehalts bei gleicher Energiezufuhr und der bifidogenen Wirkung auf die Darmflora zu bevorzugen. Der Eiweißgehalt in Muttermilch beträgt durchschnittlich 1,1 g/100 ml; der Eiweißgehalt in Säuglingsmilchnahrungen ist der Nährwerttabelle zur Behandlung von angeborenen Aminosäurenstoffwechselstörungen [28] oder den Herstellerangaben zu entnehmen.
2. Beim Stillen wird die normale Muttermilchmenge nach Bedarf reduziert (sog. Teilstillen), indem der Säugling entweder bei jeder Mahlzeit eine kleine Menge Minus_1 *Eiweißfrei* zusammen mit einem Gemisch aus essentiellen Aminosäuren bekommt und anschließend gestillt wird oder der Säugling bei jeder zweiten Mahlzeit gestillt wird und dazwischen Minus_1 *Eiweißfrei* zusammen mit einem Gemisch aus essentiellen Aminosäuren bekommt. Die getrunkene Muttermilchmenge wird durch (gelegentliches) Wiegen des Säuglings vor und nach dem Anlegen festgestellt.
3. Bei Fütterung von Säuglingsmilchnahrung oder abgepumpter Muttermilch wird diese mit dem Messbecher abgemessen bzw. abgewogen. Die Tagesmenge wird auf die Anzahl der Mahlzeiten verteilt und die Teilmenge wird entweder zuerst gefüttert und anschließend Minus_1 *Eiweißfrei* zusammen mit einem Gemisch aus essentiellen Aminosäuren oder sie wird mit Minus_1 *Eiweißfrei* und einem Gemisch aus essentiellen Aminosäuren gemischt verabreicht.
4. Vom 5. Monat (spätestens 7. Monat) an wird die Milchnahrung teilweise durch feste Kost ersetzt. Sie wird aus der Nährwerttabelle zur Behandlung von angeborenen Aminosäurenstoffwechselstörungen (28) ausgewählt und die erlaubte Menge berechnet und abgewogen. Bei Patienten mit milden Verlaufsformen sollte ca. 30-50% des natürlichen Eiweißes in biologischer hochwertiger Form, z.B. als Milch und Milchprodukte, verabreicht werden.
5. Es wird die erforderliche Menge an dem Gemisch essentieller Aminosäuren berechnet, dessen Eiweißäquivalentgehalt sich durch Division des Aminosäurengehalts mit dem Faktor 0,6 ergibt, da 0,6 g essentielle Aminosäuren 1 g Eiweißäquivalent entsprechen [12, 26].

E-AM 1	Für Säuglingen zur Zubereitung der Flaschennahrung und Anreicherung der Beikost im 1. Lebensjahr (SHS, Heilbronn)
E-AM 2 e-am Anamix	für Klein- und Schulkinder (SHS, Heilbronn)
E-AM 2 e-am Anamix	für Jugendliche und Erwachsene (SHS, Heilbronn)
UCD 1	für Säuglinge (Milupa, Friedrichsdorf)
UCD 2	für Klein- und Schulkinder, Jugendliche und Erwachsene (Milupa, Friedrichsdorf)

Tab. 9: *Gemische essentieller Aminosäuren, angereichert mit Vitaminen, Mineralstoffen und Spurenelementen*

6. Das Aminosäurengemisch wird zusammen mit Minus_1 *Eiweißfrei* bzw. basic-p abgewogen und in der entsprechenden Menge mit Muttermilch oder Milchnahrung verabreicht. Beim Stillen kann es entweder im Wechsel mit der Brustmahlzeit oder in einer kleinen Menge vor jeder Brustmahlzeit verabreicht werden. Später sollte es in Gemüse- bzw. Obstsäfte, Tee, Limonade etc. eingerührt oder gemixt (Schüttelbecher) und gemeinsam mit dem natürlichen Nahrungseiweiß in mindestens drei Einzelportionen gleichmäßig über den Tag verteilt eingenommen werden. Moderne Aminosäurenmischungen sind bereits portioniert, leichter löslich und mit Energiekomponenten versetzt, die eine verbesserte Verwertbarkeit und Verträglichkeit erwarten lassen und eine häufigere Einnahme ermöglichen, auch unabhängig von den Mahlzeiten.

Energie

1. Es wird der Energiegehalt aus Muttermilch oder Säuglingsmilchnahrung und/oder fester Kost und dem Gemisch essentieller Aminosäuren berechnet.
2. Der berechnete Energiegehalt wird vom täglichen Energiebedarf abgezogen.
3. Der restliche Bedarf wird bei der Flaschen- und Beikostzubereitung mit Minus_1 *Eiweißfrei* (SHS, Heilbronn) bzw. basic-p (Milupa, Friedrichsdorf) (Fett- und Kohlenhydratgemisch mit Vitaminen, Mineralstoffen, Spurenelementen) und später mit Fetten (Streich- und Kochfett) und Ölen – bis zu 30-45% der Gesamtenergie – gedeckt, wobei nicht ausschließlich pflanzliche Fette, sondern auch tierische Fette wie Butter, Schmalz und Sahne verwendet werden sollten, um ein ausgewogenes Verhältnis zwischen gesättigten und ungesättigten Fettsäuren zu erzielen. Mit Maltodextrin (SHS, Heilbronn), Rohr- oder Traubenzucker, Duocal (SHS, Heilbronn) oder eiweißfreien Lebensmitteln und gesüßten Getränken wird ein weiteres Defizit ausgeglichen.

Flüssigkeit

Für die Flaschenzubereitung
- Trinkwasser abkochen, auf 60°C abkühlen lassen und 2/3 der erforderlichen Trinkmenge in ein Fläschchen füllen
- Die verordnete Menge an Aminosäurengemisch, Säuglingsmilchnahrung und Minus_1 *Eiweißfrei* bzw. basic-p abwiegen und hinzufügen
- Fläschchen gut verschließen und schütteln
- Mit abgekochtem Wasser auf die entsprechende Trinkmenge auffüllen
- Jedes Fläschchen frisch zubereiten

Bei Zubereitung der gesamten Tagestrinkmenge wird diese in die gewünschte Anzahl von Fläschchen verteilt und gut verschlossen im Kühlschrank aufbewahrt. Das Fläschchen wird vor dem Füttern auf Trinktemperatur erwärmt und sofort verwendet.

Für die Getränkezubereitung
Das Aminosäurengemisch ist portionsweise mit einer ausreichenden Menge Flüssigkeit einzunehmen (5-10 g in 150 ml Flüssigkeit), um eine hinreichend niedrige Osmolalität zu erreichen, die im Säuglingsalter unter 450 mOsm/kg und danach zwischen 450 und 700 (nicht >1000) mOsm/kg liegen soll. Denn Diarrhoe, gastrointestinale Beschwerden, Übelkeit und Erbrechen können als Folge hyperosmolarer Nahrung auftreten.

Vitamine, Mineralstoffe und Spurenelemente

1. Es wird die Vitamin-, Mineralstoff- und Spurenelementzufuhr aus der Milchnahrung, der festen Kost, dem essentiellen Aminosäurengemisch und Minus_1 *Eiweißfrei* oder basic-p berechnet.
2. Die berechnete Menge wird vom empfohlenen Bedarf abgezogen.
3. Ein Restbedarf wird mit Seravit (SHS, Heilbronn) gedeckt und der Flaschennahrung und/oder dem Getränk in kleinen Portionen hinzugefügt.

Kontrolluntersuchungen bei Langzeitbehandlung

Allgemeine Kontrolluntersuchungen

Im Rahmen der Langzeitbehandlung von Patienten mit HHH-Syndrom sollten im Säuglingsalter alle zwei bis vier Wochen und im Kindesalter alle 3 Monate folgende Parameter kontrolliert werden:

- Körpergewicht, Länge, Kopfumfang.
- Quantitative Bestimmung der Aminosäuren, besonders die Plasmakonzentrationen

HHH

> von Ornithin, Arginin, Lysin, Glutamin, Alanin, Isoleucin, Leucin und Valin sowie die Urinkonzentration von Homocitrullin
> - Ammoniak, Glukose, Transaminasen, Eisen, Ferritin, Transferrin, Natrium, Kalium, Calcium, Phosphat, Magnesium, Selen, Eiweiß, Albumin, Prä-Albumin, alkalische Phosphatase und Carnitin

Spezielle Kontrolluntersuchungen

- Benzoat im Blut
- Phenylbutyrat in Blut und Urin

Folgende Konzentrationen der angegebenen Kontrollparameter sollten bei der Langzeittherapie angestrebt werden:

- Arginin im Plasma   100-150 µmol/l
- Glutamin im Plasma   <800 µmol/l
- Alanin im Plasma   <800 µmol/l
- Isoleucin, Leucin und Valin im niedrig-normalen Bereich (im Bedarfsfall Substitution)
- Lysin im niedrig-normalen Bereich (im Bedarfsfall Substitution)
- Ammoniak   <100 µmol/l (170 µg/dl) bzw. im Normbereich
- (evtl. Kreatin im Urin [normal 41-104 µmol/kg KG Tag] evtl. Substitution von Arginin oder Citrullin bei Ausscheidungen sehr geringer Kreatinmengen) (20)
- Benzoat   <2 mmol/l (<24,4 mg/dl)

Eventuell augenärztliche Untersuchung (z.B. zum Ausschluss einer Gyratatrophie)

Folgende Medikamente und Nahrungsmittel sollten bei der Behandlung von Patienten mit HHH-Syndrom vermieden werden:

- Valproat
- Lakritze

Wichtig für jeden Patienten ist, dass er einen Notfallausweis mit allen erforderlichen klinischen Daten besitzt, die für eine Notfallbehandlung wichtig sind, mit der Telefonnummer des den Patienten betreuenden Stoffwechselzentrums und Angaben über die ersten unverzüglich durchzuführenden medizinischen Maßnahmen.

Es wird empfohlen, die Patienten wie Gesunde zu impfen, zusätzlich gegen Windpocken und Pneumokokken.

Notfallbehandlungen bei HHH-Syndrom

Eine Notfallbehandlung ist bei drohender und/oder schon eingetretener metabolischer Stoffwechselentgleisung (Hyperammonämie) des Patienten durchzuführen. Ziel der Notfallbehandlung ist die Wiederherstellung einer ausgeglichenen anabolen Stoffwechsellage, im besonderen die Senkung der Ammoniakblutkonzentrationen bis in den Normbereich.
Da nicht alle Patienten mit einem HHH-Syndrom an schweren Hyperammonämien leiden und bei einigen sogar als Therapie eine Reduktion der täglichen Eiweißzufuhr genügt, sind die nachfolgenden Angaben nur für die schweren Hyperammonämiezustände zutreffend.

Für eine Beurteilung der Stoffwechselsituation sind folgende Laborparameter unbedingt erforderlich:

- Ammoniak im Blut
- Säure-Basen-Status (Astrup)
- Ketonkörper im Blut bzw. Urin
- Hämoglobin oder Hämatokrit (zur Kontrolle der Dehydratation/Rehydratation bei Erbrechen und/oder Durchfall)
- Elektrolyte im Blut (ab Stufe II)
- Glukose im Blut (ab Stufe II)
- Laktat im Blut (ab Stufe II)
- Transaminasen (ab Stufe II)
- Aminosäuren (quantitativ, innerhalb von 3-5 Stunden!) (ab Stufe II)

Folgende Medikamente bzw. Infusionslösungen sollten für die Behandlung bereitstehen:

- Argininhydrochlorid (21,0% = 1 mol) oral oder i. v.
- Natriumbenzoat oral (oder i. v.)
- Natriumbicarbonatlösung 8,4% i. v.
- Natriumphenylbutyrat (Ammonaps) oral
- (Natriumphenylacetat) i. v.)
- L-Carnitinlösung oral oder i. v.
- Glukoselösung 10%ig i. v.
- Glukoselösung 20%ig i. v.
- Glukoselösung 50%ig i. v.
- Jonosteril päd I o.ä. i. v.
- Maltodextrin oral
- (Insulin) subkutan/i.v.

Die Berechnung des Anion gap (Anionenlücke), um einen Hinweis auf eine Hyperammonämie zu bekommen, ist nur sinnvoll, wenn die Blutlaktatkonzentration noch nicht erhöht ist (z.B. aufgrund von Kreislaufzentralisierung).

A N I O N G A P: $Na^+ + K^+ - (Cl^- + HCO_3^-) = 16 \pm 4$ (normal)

In der Regel gibt es für Patienten, die lebensbedrohliche Stoffwechselentgleisungen erleiden können, einen vom betreuenden Stoffwechselzentrum erstellten Notfallplan, der die individuellen Besonderheiten des Betroffenen berücksichtigt. Liegt ein solcher Notfallplan nicht vor, ist das erste und oberste Prinzip die Vermeidung bzw. Behebung eines Katabolismus (endogener Eiweißabbau) durch ausreichende Verabreichung von Kalorien (Maltodextrin, Glukose/Insulin), von Flüssigkeit, Reduktion bzw. Stopp der Proteinzufuhr, Forcieren der Bindung und Ausscheidung von Ammoniak bzw. von Aminogruppen durch die Gabe von Medikamenten sowie der Ausgleich des Säure-Basen-Status.

Entsprechend der klinischen Symptomatik, die in 3 Stufen eingeteilt wird (in Anlehnung an ein Schema von M. Lindner, Ulm/Heidelberg, persönliche Mitteilung), ist ein situationsentsprechendes Vorgehen zu empfehlen. Dabei bietet sich je nach Gegebenheit bei den Stufen I und II eine orale und/oder parenterale, ab Stufe II A ausschließlich eine parenterale Behandlung an.

Bei totalem Stopp der Eiweißzufuhr ist zu berücksichtigen, dass dieser nicht länger als 2 Tage dauern darf, da sonst ein Eiweißkatabolismus nicht zu vermeiden ist, dessen Folge die vermehrte Freisetzung von Aminogruppen und damit von Ammoniak ist. Die schrittweise Zufuhr von natürlichem Eiweiß mit/ohne Aminosäurengemisch nach Beschränkung der Zufuhr sollte nach Ausgleich der Stoffwechselparameter langsam erfolgen und sich über mehrere Tage erstrecken. Als Richtgrößen gelten: am 3. Tag 25%, am 4. Tag 50% und am 5. Tag 100% der ursprünglich verabreichten Eiweißmenge.

Klinische Symptomatik:

Stufe I Gelegentliches Erbrechen (Nachfüttern gelingt), Schwierigkeiten beim Essen (verminderte Appetenz), Bewusstsein und neurologischer Status unbeeinträchtigt, keine Infektzeichen, keine erhöhte Körpertemperatur
Ammoniak <60 µmol/l (102 µg/dl), Säure-Basen-Status ausgeglichen, keine Ketonkörpervermehrung

Stufe II Temperaturerhöhung, wiederholtes Erbrechen, Inappetenz, Durchfall, Übererregbarkeit oder Schläfrigkeit
Ammoniak <100 µmol/l (<170 µg/dl)

Stufe II A Klinische Zeichen wie Stufe II, aber Ammoniak 100–200 µmol/l (170–340 µg/dl)

Stufe III Somnolenz, Hyperventilation, Krampfanfälle und/oder Ammoniak >200 µmol/l (>340 µg/dl)

Falls der Patient nicht oral ernährt werden kann (trotz Magenverweilsonde, z.B. wegen Erbrechens) oder sich der klinische Zustand verschlechtert, muss er in ein Stoffwechselzentrum gebracht werden. Für den Transport ist unbedingt ein venöser, möglichst zentraler Zugang zu legen, um Infusionen wie unter der Therapie zu den Stufen II und III angegeben zu verabreichen. Bei Stufe III sollte zum Transport vorsorglich intubiert werden, wenn nicht ein intubationsversierter Arzt die Verlegung begleitet!

a) Orale Notfallbehandlung

Orale Notfallbehandlungen sind nur bei Entgleisungen der oben genannten Stufen I und II durchzuführen. Schon bei der Stufe II A und selbstverständlich bei Stufe III ist mindestens zusätzlich eine sofortige parenterale Versorgung notwendig.

Für die Wahl der jeweiligen Therapie sind die klinischen Symptome entscheidender als die Ammoniakspiegel im Blut! Andererseits sollten erhöhte Ammoniakkonzentrationen bei Fehlen klinischer Symptome nicht als „Laborfehler" abgetan werden.

Stufe I
Therapie:
Fortsetzung der oralen Ernährung und der oralen Medikamentensubstitution (z.B. Natriumbenzoat, Phenylbutyrat) und Verabreichung von Maltodextrinlösung (ersatzweise Glukose) nach den Vorschlägen von Dixon und Leonard [29] (siehe Tabelle 10), notfalls per Magenverweilsonde

Erneute Beurteilung der Situation (Klinik, Labor) nach 6 Stunden

Alter in Jahren	Maltodextrinlösung %	kcal/100 ml	Tagesmengen
0–1	10	40	150–200 ml/kg KG
>1–2	15	60	95 ml/kg KG
>2–6	20	80	1.200–1.500 ml
>6–10	20	80	1.500–2.000 ml
>10	25	100	2.000 ml

Tab. 10: Orale Notfallbehandlung von Patienten mit HHH-Syndrom (nach Dixon and Leonard) [29]

Stufe II
Therapie:
Unterbrechung der oralen Ernährung in der bisherigen Zusammensetzung.
Fortsetzung der oralen Medikamentensubstitution, Erhöhung der Gabe von Natrium-

HHH

benzoat bzw. von -phenylbutyrat um ca. 25% bei Einzelmedikation (Vorsicht vor Natriumbenzoatüberdosierung!) bzw. je 10% bei Doppelmedikation
Verabreichung von Maltodextrinlösung (oder Glukose) nach den Vorschlägen von Dixon und Leonard [29] (siehe Tabelle 10)

Erneute Beurteilung der Situation (Klinik, Labor) nach 4 Stunden
Falls die Befunde unverändert sind:
    Maßnahmen um 4 Stunden verlängern und erneute Entscheidung
Falls Übergang zur Stufe II A: unverzüglicher Beginn der parenteralen Notfallbehandlung
Falls klinische Besserung und Abfall der Ammoniakkonzentration:
    Rückkehr zur üblichen Medikation, Gabe von zunächst 25% der üblichen Menge an natürlichem Eiweiß/Tag
Erneute Beurteilung der Situation (Klinik, Labor) nach ca. 8 Stunden
Falls weitere Besserung bzw. Stoffwechselnormalisierung:
    Rückkehr zur üblichen Ernährung, zunächst aber nur mit 50% der Menge an natürlichem Eiweiß und nach weiteren 8–24 Stunden die volle ursprüngliche Menge

b) Parenterale Notfallbehandlung

Stufe II

Therapie beginnen, ohne die Laboruntersuchungsergebnisse (außer von Ammoniak) abzuwarten:
Zentralen Zugang legen!

> Infusion von:
> 120 ml/kg KG Tag Glukose-Elektrolytlösung (z.B. Jonosteril päd I)
> + 30-50 ml/kg KG Tag Glukose 20%
> + Natriumbenzoat 200 mg/kg KG Tag
> (+ Natriumphenylacetat, falls verfügbar, in der gleichen Dosierung wie Natriumbenzoat)
> + Argininhydrochlorid 21,0% (1 M), 2 ml/kg KG Tag (bei bekannter Ammoniak- oder Glutamin-senkender Wirkung bei dem betroffenen Patienten)
> + L-Carnitin 100 mg/kg KG Tag (bei bekannter Carnitinsensibilität)

Unterbrechung der Eiweißzufuhr für 4 Stunden.

Nach 4 Stunden Laborkontrolle (Ammoniak, Säure-Basen-Status, Elektrolyte, Ketonkörper, Hämoglobin/Hämatokrit).
Falls Ammoniak >100 µmol/l und <200 µmol/l (>170 µg/dl und <340 µg/dl) (entspricht der Ammoniakkonzentration der Stufe II A):
    Natriumbenzoatzufuhr erhöhen auf 350 mg/kg KG Tag
    Evtl. Glukosezufuhr erhöhen (falls Laktat <4 mmol/l, d. h. <36 mg/dl)

Nach weiteren 4 Stunden Laborkontrolle (Ammoniak, Säure-Basen Status, Glukose, Ketonkörper, Elektrolyte, Hämoglobin/Hämatokrit), danach in Abhängigkeit von der Ammoniakkonzentration (weiterer Anstieg oder Abfall) wie in der Stufe II A angegeben (siehe unten)

Stufe II A

Therapie:
 Unterbrechung der Eiweißzufuhr
 Sofort intravenöse Infusion (zentraler Zugang) von:
  150 ml/kg KG Tag Glukose-Elektrolytlösung (z.B. Jonosteril päd l) mit
  50 ml Glukose 50% pro 500 ml (Mischung herstellen)
  + Natriumbenzoat 250 mg/kg KG Tag
  (+ Natriumphenylacetat, falls verfügbar, in der gleichen Dosierung wie Natriumbenzoat)
  + Argininhydrochlorid 21,0% (1 M), 2 ml/kg KG Tag (bei bekannter Ammoniak- oder
   Glutamin-senkender Wirkung bei dem betroffenen Patienten)
  + L-Carnitin 100-200 mg/kg KG Tag (bei bekannter Carnitinsensibilität)
  + Evtl. Insulin 0,01-0,5 I.E./kg KG

Klinische Beurteilung und Laborkontrolluntersuchungen nach 4 Stunden.
(Ammoniak, Ketonkörper, Glukose, Säure-Basen-Status, Elektrolyte, Laktat, Transaminasen, Hämoglobin/Hämatokrit)
Falls Ammoniak >200 µmol (>340 µg/dl) angestiegen, weiteres Vorgehen wie in Stufe III angegeben
Falls Ammoniak immer noch zwischen 100 und 200 µmol/l (170–340 µg/dl):
 Fortsetzung der obigen Infusionstherapie
Falls Ammoniak <100 µmol/l (170 µg/dl):
 Fortsetzung der Infusionstherapie mit Natriumbenzoat 200 mg/kg KG Tag, weiter siehe wie bei Stufe I

Stufe III

Therapie:
 Unterbrechung der Eiweißzufuhr
 Sofortige Kurzinfusion über 90 Minuten mit:
  Natriumbenzoat 200 mg/kg KG
  Argininhydrochlorid 21% (1 M) 3 ml/kg KG in 30 ml Glukose
  10%/kg KG (bei bekannter Ammoniak- oder Glutamin-senkender Wirkung bei dem Patienten)
 Danach zusätzlich Infusion (zentraler Zugang) für 24 Stunden:
  150 ml/kg KG Tag Glukose-Elektrolytlösung (z.B. Jonosteril päd l) mit
  50 ml Glukose 50% pro 500 ml (Mischung herstellen)

+ Natriumbenzoat 300 mg/kg KG Tag
(+ Natriumphenylacetat, falls verfügbar, in der gleichen Dosierung wie Natriumbenzoat)
+ Argininhydrochlorid 21,0% (1 M), 2 ml/kg KG Tag (bei bekannter Ammoniak- oder Glutamin-senkender Wirkung bei dem Patienten)
+ L-Carnitin 100-250 mg/kg KG Tag (bei bekannter Carnitinsensibilität)
+ Evtl. Insulin 0,01-0,5 I.E./kg KG

Klinische Beurteilung und Laboruntersuchungen 2 bis 3-stündlich

Bei zusätzlich aufgetretener Acidose (Laktatvermehrung) mit einem aktuellen Blut-pH <7,25 und einem Standartbicarbonat <12 mmol/l ist zusätzlich eine Puffertherapie erforderlich. Die erforderliche Bicarbonatmenge (in mmol) berechnet sich aus:

Negativer Basenüberschuss (BE) x kg KG x 0,3 = zu verabreichende Menge Natriumbicarbonat (mmol)

Intravenös zu geben, z.B. als 8,4%-ige (1 molare) Bicarbonatlösung (1 ml = 1 mmol) mit Wasser oder 5%-iger Glukoselösung im Verhältnis 1:1 verdünnt. Der Ausgleich des Basendefizits sollte langsam erfolgen, z.B. 1/3 der zu infundierenden Menge innerhalb von 2 Stunden, ein weiteres Drittel in den folgenden 6-8 Stunden und das letzte Drittel innerhalb weiterer 8-12 Stunden.

Eine Acidose sollte aber nicht völlig ausgeglichen werden, da diese die Bildung von Ammoniumionen fördert. Ammoniumionen passieren die Blut-Liquorschranke schlecht.

Falls die Ammoniakkonzentration abgefallen ist, aber noch >200 µmol/l (>340 µg/dl):
   Fortsetzung der Infusionstherapie
Falls die Ammoniakkonzentration auf Werte zwischen 100-200 µmol/l (170-340 µg/dl) abgefallen ist:
   Fortsetzung der Infusionstherapie
Falls die Ammoniakkonzentration abgefallen ist <100 µmol/l (170 µg/dl):
   Fortsetzung der Infusionstherapie mit Natriumbenzoat 250 mg/kg KG Tag.
Falls klinische Besserung und Abfall der Ammoniakkonzentration:
   Rückkehr zur üblichen Medikation, langsamer Übergang zur enteralen Ernährung mit Gabe von zunächst 25%, dann der Hälfte, schließlich der gesamten üblichen Menge an natürlichem Eiweiß/Tag

Sollten unter dieser Therapie die Ammoniakkonzentrationen im Blut nicht oder nur sehr langsam absinken, sind gegebenenfalls Maßnahmen zu ergreifen, wie sie in der Akutbehandlung bereits beschrieben wurden (Gabe größerer Mengen von Glukose evtl. zusammen mit Insulin und/oder forcierte Diurese).
Erneute Beurteilung der Situation (Klinik, Labor) nach ca. 8 Stunden

Falls weitere Besserung bzw. Stoffwechselnormalisierung:
schrittweise Rückkehr zu üblichen Ernährung innerhalb von 2-3 Tagen wie oben angegeben

Falls kein signifikanter Abfall des Ammoniaks nach 8 Stunden zu verzeichnen ist, verbleiben nur noch die Hämodiafiltration, ersatzweise Hämofiltration oder Hämodialyse als weitergehende therapeutische Möglichkeiten

Pränatale Diagnostik

Eine pränatale Diagnostik ist durch die Messung des Einbaus von 14C-markiertem Ornithin in das Protein von Corionzottenzellen schon im ersten Trimester möglich, ebenso gelingt dies mit kultivierte Amnionzellen. Bei bekannter Mutation (Indexfall in der Familie) kommt auch eine DNA-Analyse infrage [2,10,30].

Differentialdiagnostik

Ammoniakvermehrungen im Blut und die daraus folgenden klinischen Symptome sind in erster Linie (und am häufigsten) die typischen Zeichen von Störungen des Harnstoffzyklus. Insgesamt sind 6 angeborene Störungen des Harnstoffzyklus bekannt:

- Carbamylphosphatsynthetase-Mangel (CPS) (EC 2.3.4.16) (OMIM 237300)
- N-Acetylglutamatsynthetase-Mangel (NAGS) (EC 6.3.11) (OMIM 237310)
- Ornithintranscarbamylase- Mangel (OTC) (EC 2.1.3.3.) (OMIM 311250)
- Citrullinämie (EC 6.3.4.5) (OMIM 238970)
- Argininbernsteinsäure-Krankheit (EC 4.3.2.1.) (OMIM 207900)
- Hyperargininämie (EC 3.5.3.1) (OMIM 207800)

Hyperammonämien können auch durch andere angeborene Störungen des Aminosäurenstoffwechsels oder des -transports verursacht werden:

- Lysinurische Proteinintoleranz (OMIM 222700)
- Glutamatdehydrogenase-Defekt mit Hyperammonämie und Hyperinsulinismus (mit Hypoglykämien) (OMIM 138130)
- angeborene Hepatitis
- Tyrosinose Typ I (OMIM 276700)
- Galaktosämie (Galaktose-1-Phosphat-Uridyltransferase-Mangel) (OMIM 230400)
- Mitochondropathien
- α-1-Antitrypsin-Mangel (OMIM 107410)

HHH

- Synthesestörungen der Gallensäuren
- Pyrrolin-5'-Carboxylatsynthetase Mangel (OMIM 138250)
- Leberbypass
- Vorübergehende, reifungsbedingte Hyperammonämien bei Neugeborenen.
- Darüber hinaus kann die Harnstoffsynthese bei Organoacidurie sekundär blockiert sein, wie z.B. bei:
  Propionacidurie (OMIM 232000)
  Methylmalonacidurie (OMIM 251000) und anderen Organoacidurien (z.B. Isovalerianacidämie [OMIM 243500]), die ebenfalls mit Hyperammonämien einhergehen können.

Folgende Untersuchungen bei Hyperammonämien bringen innerhalb weniger Stunden eine differentialdiagnostische Klärung:

- Messung der freien Aminosäuren im Blut und Quantifizierung der Harnstoffzyklusmetaboliten Citrullin, Ornithin, Arginin und Argininbernsteinsäure, sowie von Glutamin, Glutamat, Alanin, Homocitrullin, Lysin, Ornithin und Arginin im Urin.

- Gaschromatographisch/massenspektrometrische Analyse der organischen Säuren im Urin.

Die Hyperornithinämie zusammen mit der Homocitrullinurie sind in der Regel die entscheidenden Hinweise auf das Vorliegen eines HHH-Syndroms.

Bezüglich der Hyperornithinämie bedarf es der differentialdiagnostischen Abklärung zum Krankheitsbild der
- Hyperornithinämie mit Gyratatrophie (Chorioideaatrophie)
  (Ornithinaminotransferase-Mangel, EC 2.6.1.13) (OMIM 258870),
deren erstes klinisches Symptom Nachtblindheit im Kindesalter ist. Hyperammonämien sind bei dieser Erkrankung bisher nicht beobachtet worden!

Homocitrullinurien sind auch bei anderen Störungen des Lysinabbaus beobachtet worden, z.B. bei der:
- Hyperlysinämie (OMIM 238700)
- Saccharopinurie (OMIM 268700)

Das nachfolgende Schema symbolisiert das diagnostische Vorgehen zur Klärung der Ursache einer Hyperammonämie.

HHH

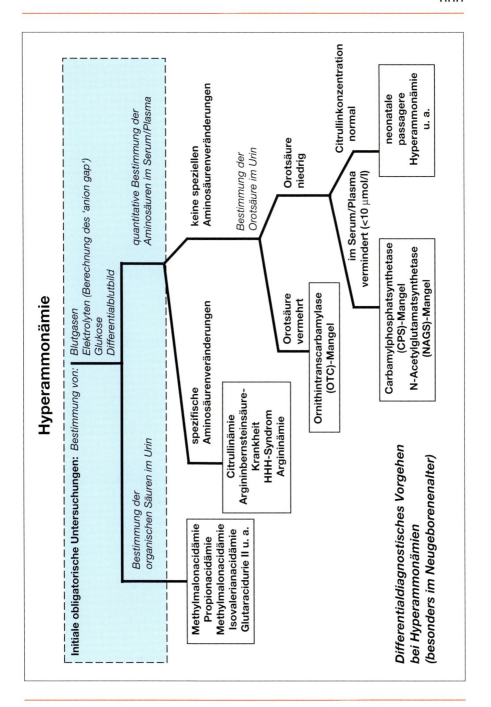

Differentialdiagnostisches Vorgehen bei Hyperammonämien (besonders im Neugeborenenalter)

Sonderformen und Anmerkungen

Eine Patientin mit HHH-Syndrom hat nach unkomplizierter Schwangerschaft ein normales Kind geboren. Sie hielt während der Zeit eine Diät mit 1 g Eiweiß/kg KG Tag ein, zusätzlich wurden Arginin und Lactulose verabreicht [31].

2003 wurde ein zweiter mitochondrialer Ornithintransporter gefunden, genlokalisiert auf dem Chromosom 5 (5q31) (OMIM 608157; ORNT 2; Solute carrier family 25; SLV25A2) [32]. Er ist dem ORNT 1 sehr ähnlich und in der Leber, Pankreas, in den Nieren und den Fibroblasten vorhanden. Bei Defekt im Ornithintransporter I hat man den ORNT 2 in hohen Konzentrationen gefunden. Eventuell ist dieser Ausgleichsmechanismus der Hintergrund für einige relativ milde Verlaufsformen des HHH-Syndroms.

LITERATUR

1. Shih VE, Efron ML, Moser HW. Hyperornithinemia, hyperammonemia and homocitrullinuria. A new disorder of amino acid metabolism associated with myoclonic seizures and mental retardation. *Am J Dis Child* 1969; 117:83-92

2. Valle D, Simell O. The Hyperornithinemias. In: Scriver CR, Beaudet AL, Valle D, Sly WS, Vogelstein B, Childs B, Kinzler KW (Online Eds.): The Metabolic and Molecular Bases of Inherited Disease. *McGraw-Hill, New York, Part 8 Amino Acids* 2001- 2004; Chapter 83

3. Rodes M, Ribes A, Pineda M, Alvarez L, Fabregas I, Fernandez-Alvarez E, Coude FX, Grimber G. A new family affected by the syndrome of Hyperornithinaemia, Hyperammonaemia and Homocitrullinuria. *J Inher Metab Dis* 1987; 10:73-81

4. Smith L, Lambert MA, Brochu P, Jasmin G, Qureshi IA, Seidman EG. Hyperornithinemia, hyperammonemia and homocitrullinuria (HHH. syndrome: Presentation as acute liver disease with coagulopathy. *J Paediat Gastroenterol Nutr* 1992; 14:431-436

5. Behulova D, Bzduch V, Skodova J, Fabriciova K, Kolnikova M, Ponec J, Hruba E, Shih V, Kleijer WJ, Kasanicka A. An atypical case of hyperornithinemia-hyperammonemia-homocitrulliuria (HHH) Syndrome. *J Inher Metab Dis* 2001; 24 (Suppl. 1):44

6. Dionisi-Vici C, Salvi S, Bertini E, Burlina AB, Donati A, Meli C, Rizzo C. Clinical and molecular characterization in HHH Syndrome. *J Inher Metab Dis.* 2001; 24 (Suppl. 1):44

7. Lemay JF, Lambert MA, Mitchell GA, Vanasse M, Valle D, Arbour JF, Dube J, Flessas J, Laberge M, Lafleur L. Hyperammonemia-hyperornithinemia-homocitrullinuria syndrome: neurologic, ophthalmologic, and neuropsychologic examination of six patients. *J Pediatr* 1992; 121:725-730

8. Haust MD. Ciliated cultured dermal fibroblasts in a patient with hyperornithinemia, hyperammonemia and homocitrullinuria (HHH) syndrome. *Pathol Res Pract* 1995; 191:1062-1065

9. Haust MD, Dewar RA, Gatfield DP, Gordon BA. Hyperammonemia, hyperornithinemia and homocitrullinuria (HHH) syndrome. Ultrastructural changes of mitochondria in cultered dermal fibroblasts of three patients. *Pathol Res Pract* 1996; 192:271-280

10. Camacho JA, Obie C, Biery B, Goodman BK, Hu C-A, Almashanu S, Steel G, Caey R, Lambert M, Mitchell GA, Valle D. Hyperornithinaemia-hyperammonaemia-homocitrullinuria syndrome is caused by mutations in a gene encoding a mitochondrial ornithine transporter. *Nature Genet* 1999; 22:151-158

11. Korman SH, Kanazawa N, Abu-Libdeh B, Gutman A, Tsujino S. Hyperornithinemia, hyperammonemia, and homocitrullinuria syndrome with evidence of mitochondrial dysfunction due to a novel SLC25A15 (ORNT1) gene mutation in a Palestinian family. *J Neurol Sci* 2004; 218:53-58

12. Mönch E, Hoffmann GF, Przyrembel H, Colombo J-P, Wermuth B. Diagnose und Behandlung des Ornithintranscarbamylase (OTC)-Mangels. *Mschr Kinderheilk* 1997; 146:652-658

13. Scaglia F, Carter S, O'Brien WE, Lee B. Effect of alternative pathway therapy on branched chain amino acid metabolism in urea cycle disorder patients. *Mol Genet Metab* 2004; 81 (Suppl 1):79-85

14. Ermisch B, Hildebrandt E, Zimmerhackl LB, Pohl M, Gordjani N, Niederhoff H, Matern D, Seydewitz HH, Lehnert W, Leititis JU, Brandis M. Behandlung des hyperammonämischen Komas bei Neugeborenen und Säuglingen durch Hämodialyse oder Hämofiltration. *Mschr Kinderheilk* 1997; 145:714-718

15. Müting D. Behandlung chronisch Leberkranker mit Laktulose und Bifidum-Milch. Grundlagen und Probleme (Treatment of chronic liver disease with lactulose and bifidum-milk. Basic considerations and problems). *Fortschr Med* 1988; 106:369-372

16. Comte B, Kasumov T, Pierce BA, Puchowicz MA, Scott ME, Dahms W, Kerr D, Nissim I, Brunengraber H. Identification of phenylbutyrylglutamine, a new metabolite of phenylbutyrate metabolism in humans. *J Mass Spectrom* 2002; 37:581-590

17. Kasumov T, Brunengraber LL, Comte B, Puchowicz MA, Jobbins K, Thomas K, David F, Kinman R, Wehrli S, Dahms W, Kerr D, Nissim I, Brunengraber H. New secondary metabolites of phenylbutyrate in humans and rats. *Drug Metab Dispos* 2004; 32:10-19

18. Gordon BA, Gatfield PD, Wolfe DM. Studies in the metabolic defect in patients with hyperammonemia, hyperornithinemia and homocitrullinuria. *Clin Res* 1976; 23 688A

19. Tuchman M, Knopman DS, Shih VE. Episodic hyperammonemia in adult siblings with hyperornithinemia, hyperammonemia, and homocitrullinuria syndrome. *Arch Neurol* 1990; 47:1134-1137

20. Dionisi-Vici C, Bachmann C, Gambarara M, Colombo JP, Sabetta G. Hyperornithinemia-Hyperammonemia-Homocitrullinuria syndrome: low creatine excretion and effect of citrulline, arginine, or ornithine supplement. *Pediatr Res* 1987; 22:364-367

21. Zummarchi E, Ciani F, Pasquini E, Buonocore G, Shih VE, Donati MA, Bonocore G. Neonatal onset of hyperornithinemia-hyperammonemia-homocitrullinuria syndrome with favorable outcome. *J Pediatr* 1997; 131:440 443

22. Leonard JV. Disorders of the urea cycle. In: Fernandes J, Saudubray JM, v. d. Berghe G. (Eds): Inborn Metabolic Diseases. Diagnosis and Treatment. *Springer, Berlin* 2000; pp. 214-222

23. Müller E. Harnstoffzyklusstörungen. In: Müller E. Praktische Diätetik in der Pädiatrie. Grundlagen für die Ernährungstherapie. *sps Verlag, Heilbronn* 2003; S.89-94

24. Bachmann C. Urea cycle disorders. In: Fernandes J, Saudubray JM, Tada K (Eds): Inborn Metabolic Diseases. Diagnosis and Treatment. *Springer, Berlin,* 1990; pp. 211-228

25. Clayton BE, Jenkins P, Round JM. Pediatric Chemical Pathology – Clinical Tests and Reference Range. Blackwell, Oxford (siehe auch Dörner K: Ausgewählte allgemeine Referenzwerte. In: Bachmann K-D et al. [Hrsg.]: Pädiatrie in Praxis und Klinik, Bd. III, S.1163 ff, *Fischer & Thieme, Stuttgart 1990)* 1980

26. Przyrembel H. Störungen des Aminosäurenstoffwechsels. In: Palitzsch D (Ed): Jugendmedizin, *Urban & Fischer, München, pp.* 1999; S.198-210

27. Deutsche Gesellschaft für Ernährung, Österreichische Gesellschaft für Ernährung, Schweizerische Gesellschaft für Ernährungsforschung, Schweizerische Vereinigung für Ernährung. Referenzwerte für die Nährstoffzufuhr 1. Auflage, Umschau/Braus, Frankfurt/M 2000

28. Arbeitsgemeinschaft für Pädiatrische Diätetik (APD). Nährwerttabelle zur Behandlung von angeborenen Aminosäuren-Stoffwechselstörungen 2002

29. Dixon AM, Leonard JV. Intercurrent illness in inborn errors of intermediary metabolism. *Arch Dis Child* 1992; 67:1387-1391

30. Chadefaux B, Bonnefont JP, Rabier D, Shih VE, Saudubray JM, Kamoun P. Potential for the prenatal diagnosis of hyperornithinemia, hyperammonemia, and homocitrullinuria syndrome. *Am J Med Genet* 1987; 32:264 (only)

31. Wong P, Lessick M, Kang S, Nelson M. Maternal hyperornithinemia- hyperammone-

mia-homocitrullinuria (HHH) syndrome (Abstract) *Am J Hum Genet* 1989; 45 (Suppl): A14

32. Camacho JA, Rioseco-Camacho N, Andrade D, Porter J, Kong J. Cloning and characterization of human ORNT2: a second mitochondrial ornithine transporter that can rescue a defective ORNT1 in patients with the hyperornithinemia-hyperammonemia-homocitrullinuria syndrome, a urea cycle disorder. *Mol Genet Metab* 2003; 79:257-271

Homocystinurie Typ I – Homocystinurie aufgrund eines Cystathionin-ß-Synthetase-Mangels

OMIM 236200

Definition

Bei der Homocystinurie Typ I handelt es sich um einen autosomal rezessiv vererbten Defekt im Stoffwechsel der schwefelhaltigen Aminosäuren. Ursache ist eine stark verminderte oder vollständig fehlende Aktivität der Cystathionin-ß-Synthetase (EC 4.2.1.22). Das Enzym benötigt Vitamin-B_6 als Coenzym zur Synthese von Cystathionin. Je nach genetischer Mutation gibt es Vitamin-B_6-sensible (Responder) und -unsensible Formen (Nonresponder) der Homocystinurie. Der Mangel an Cystathionin ß-Synthetase führt zum Stoffwechselstau, so dass sich Homocystein, Homocystin und meist auch Methionin in allen Körperflüssigkeiten und Geweben in erhöhter Konzentration nachweisen lassen [1,2].

Synonyme

Homocyst(e)inämie, Cystathionin ß-Synthetase-Mangel, Klassische Homocystinurie, Cystathionine ß-synthase deficiency
Pyridoxine responsive homocystinuria

Manifestationsalter

Obwohl die biochemischen Veränderungen, z.B. bei Neugeborenen die häufig sehr deutliche Hypermethioninämie (bis zu 2000 µmol/l, normal bis 44 µmol/l), in jedem Lebensalter nachweisbar sind, treten die ersten klinischen Symptome frühestens im Alter von 3 Jahren auf [1]. Meist sind die ersten klinischen Symptome diejenigen, die sich auf die Linsenluxation zurückführen lassen, wie Sehunschärfe durch Myopie, Astigmatismus und Doppelbildersehen [3]. Diese Symptome sind im Alter von 10 Jahren bei 55% der Vitamin-B_6-sensiblen und bei 82% der Vitamin-B_6-unsensiblen Fälle der Homocystinurie-Patienten nachweisbar. Im Alter von 15 Jahren haben 12% bzw. 27% bereits eine oder mehrere thromboembolische Episoden durchgemacht, bei 36% bzw. 64% lassen sich Osteoporosen nachweisen. Der Intelligenzquotient ist mit 79 bzw. 57 deutlich vermindert. Die beiden Zahlenpaare beziehen sich auf Vitamin B_6-sensible bzw. Vitamin B_6-unsensible Fälle. Gelegentlich ist in den ersten Lebensjahren schon eine Verzögerung der psychomotorischen Entwicklung zu beobachten. Die Lebenserwartung der Betroffenen ist verkürzt. Diese genannten Daten stammen allerdings ausschließlich von Patienten, die aufgrund von Symptomen spät entdeckt und behandelt wurden (und nicht frühzeitig im Rahmen eines Neugeborenenscreenings erfasst wurden) [4].

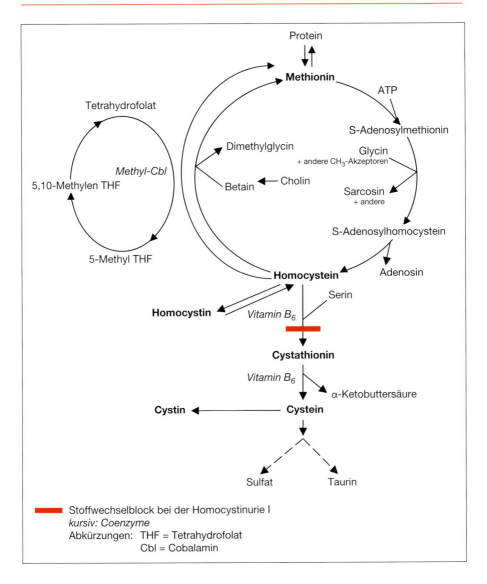

Stoffwechselblock bei der Homocystinurie I
kursiv: Coenzyme
Abkürzungen: THF = Tetrahydrofolat
Cbl = Cobalamin

Klinische Symptome

Die klinischen Symptome sind äußerst vielseitig und betreffen viele Organe bzw. Organsysteme. Störungen der Skelettentwicklung äußern sich in „marfanoider" Langgliedrigkeit (45%), dysproportioniertem Hochwuchs, Genua valga, Kyphoskoliose, Trichterbrust, Fußfehlstellungen (Hohl-, Platt- oder Spreizfuß), die der Hirnentwicklung gehen einher mit schweren psychomotorischen und geistigen Entwicklungsverzögerungen (bis zur Imbezillität, jedoch sind 30% der Betroffenen normal intelligent), Krampfanfällen (20-50%), Dystonie, Hyperreflexie und leichter Spastizität. Häufig sind Kontrakturen zu beobachten (im Gegensatz zum Marfan-Syndrom). Etwa 50% der Betroffenen weisen psychische/ psychiatrische Auffälligkeiten (Konzentrationsstörungen, Verhaltensstörungen) auf. Andere Symptome betreffen die Haut und das Auge, z.B. Hellhäutigkeit, feine trockene und spärliche Kopfbehaarung, clownartige Rotfleckigkeit (rote Wangen) und Grobporigkeit, Linsenluxation (bis zu 90%), helle Irides, Cataracta (20%), Myopie (90%), Netzhautablösung (25%), weniger häufig sind Sekundärglaukom und Opticusatrophie. Selten werden ein hoher Gaumen und Zahnstellungsanomalien beobachtet. Besonders bei Vitamin B6-unsensiblen Formen findet man eine Hepatomegalie auch mit Leberfunktionsstörungen sowie Pankreatitiden [1,4-8].

Wichtig für die Lebenserwartung der Patienten sind aber die rezidivierenden Thromboembolien (50%) in verschiedenen Organen, besonders in den unteren Extremitäten, sowie schon im Jugendalter manifest werdende arterielle Durchblutungsstörungen und Myokardinfarktneigung [1,4,9-10].

Häufig sind allgemeine Osteoporose mit Spontanfrakturen, seltener die Aplasie des Oslunatum und Wirbeldysplasien zu beobachten [1,4,11].

Die Ausprägung der Schweregrade hängt sehr von der genetischen Mutation ab, d. h. vor allem vom Grad der Vitamin-B_6-Sensibilität [12,13].

Auch Heterozygote haben ein höheres Risiko an juveniler Arteriosklerose zu erkranken [1,9,14].

Biochemische Grundlagen

Durch den Mangel an Cystathionin-ß-Synthetase (EC 4.2.1.22) kann Homocystein nicht zu Cystathionin verstoffwechselt werden. Es kommt zur Vermehrung von Homocystein und Methionin sowie zur spontanen Bildung von Homocystin. Sicher spielen bei der Ausbildung der Zahl der unterschiedlichen klinischen Symptome die freien SH-Gruppen des Homocysteins eine entscheidende Rolle, evtl. auch über die Bildung von Wasserstoffperoxid [15]. Bis heute sind trotz vieler klinischer Studien nur wenige Details des Pathomechanismus bekannt.

Im Hinblick auf die Skelettveränderungen hatte McKusick 1966 vermutet, dass Homocystein die Kollagensynthese stört [16]. Dieses konnte aber mit dem Nachweis einer normalen Synthese von Kollagen I und III bisher nicht bestätigt werden, lediglich die Vernetzung des Kollagens I ist auf 1/3 reduziert [17].

Für die arteriosklerotischen und thromboembolischen Prozesse scheint es verschiedene Ursachen zu geben. Die Zahl der Thrombocyten und deren Funktion sind nicht verändert,

wohl aber deren Lebensdauer verkürzt, was eventuell mit einer erhöhten Thromboxan-Synthese im Zusammenhang steht. Zusätzlich ist der Verbrauch von Fibrinogen erhöht [18,19]. Wichtig scheint außerdem, dass Homocystein einerseits das Wachstum der Gefäßmuskelzellen stimuliert, andererseits die Entwicklung der Gefäßendothelzellen behindert [20]. Außerdem scheint Homocystein durch die freie SH-Gruppe und damit die Veränderung des Redoxstatus chronische Entzündungen der Endothelzellen zu forcieren und damit zur Gefäßsklerose beizutragen. Das Risiko zur Ausbildung thromboembolischer Prozesse scheint dann noch wesentlich erhöht, wenn die Patienten mit Cystathionin-ß-Synthetase-Mangel zusätzlich heterozygot für Faktor V-Leiden sind (OMIM 227400.0001) [10,21,22].
Beschrieben sind bei Homocystinurie-Patienten niedrige Aktivitäten der Gerinnungsfaktoren VII und X, von Antithrombin III sowie von Protein C. ß-Thromboglobulin ist erhöht (23).

Die helle Haut der Homocystinurie-Patienten basiert auf einer verminderten Melaninsynthese. Diese wird verursacht durch die Inhibition der Tyrosinase durch Homocystein (24).

Biochemische Befunde

B. Fowler schlägt hinsichtlich der Cystathionin-ß-Synthetase-Aktivität, die in kultivierten Fibroblasten, Lymphocyten und Lebergewebe gemessen werden kann, eine Einteilung der Defekte in drei Gruppen vor, die unterschiedlichen Schweregraden entsprechen [12]:

- Keine Enzymaktivität nachweisbar
- Geringe Enzymaktivität nachweisbar und durch Vitamin B_6 stimulierbar
- Geringe Enzymaktivität nachweisbar und durch Vitamin B_6 nicht stimulierbar

Beim Cystathionin-ß-Synthetase-Mangel lassen sich große Mengen von Homocystin im Urin, Homocystin, Homocystein und S-Adenosylhomocystein im Blut, aber auch das gemischte Disulfid Homocystein-Cystein sowie besonders im Neugeborenen- und Säuglingsalter eine Hypermethioninämie nachweisen. Die Cystinkonzentrationen im Blut und Urin sind niedrig bis normal. Normwerte und die Veränderungen bei Cystathionin-ß-Synthetase-Mangel zeigt Tabelle 1, in Anlehnung an [25].

Über die Konzentrationen von S-Adenosylmethionin gibt es nur wenige Angaben. Statistisch signifikant erhöht findet sich S-Adenosylhomocystein bei Patienten mit Cystathionin-ß-Synthetasedefekt [26].

Die Homocystinvermehrung (aber auch eine Cystinvermehrung) im Urin kann mit einfachen chemischen Farbtests wie der LEGAL-Probe (mit Nitroprussid-Natrium), mit DTNB (Dithiobisnitrobenzoesäure, Elman's Reagenz) oder fluorimetrisch unter Verwendung von Dansylaminophenylquecksilberacetat nachgewiesen werden [27,28].

Aminosäuren	Normbereich		Werte bei Homocystinurie Typ I	
im Blut (S, P)	µmol/l	mg/dl	µmol/l	mg/dl
Methionin (nüchtern)	13–29	0,19–0,43	20–2.000	0,3–29,8
Homocystein frei	1–5	0,014–0,068	(vermehrt) >100	(vermehrt) >1,49
Homocystein total	5–20	0,068–0,270	deutlich vermehrt	
Homocystein-Cystein	1–4	0,025–0,102	vermehrt	
Homocystin	<1	<0,027	nachweisbar, vermehrt	
Cystin (nüchtern)	31–67	0,74–1,68	vermindert	

Aminosäuren im Urin	oberer Normwert in mmol/mol Kreatinin	Konzentrationen bei Homocystinurie Typ I
Methionin	0,2–2	normal bis leicht vermehrt
Homocystein frei	0,2–4	im frischen Urin vermehrt
Homocystein-Cystein	<1	vermehrt
Homocystin	<1	stark vermehrt, bis 205,2 µmol/l (5,5 mg/dl)

Tab. 1: Aminosäurenkonzentration bei Patienten mit Cystathionin-ß-Synthetase-Mangel (Homocystinurie I)

Die Methioninerhöhung im Blut, die häufig im Neugeborenen- und Säuglingsalter ausgeprägt ist, lässt sich unproblematisch entweder mit einer Modifikation des Guthrie-Tests, mittels eindimensionaler Dünnschichtchromatographie, säulenchromatographischen Methoden oder mittels Tandem-Massenspektrometrie nachweisen. Nach den ersten enthusiastischen Empfehlung des Neugeborenenscreenings auf Homocystinurie durch Methioninmessung vor allem mittels Tandem-Massenspektrometrie kamen nach den ersten größeren Pilotstudien die Ernüchterungen. Hypermethioninämien gibt es bei Neugeborenen relativ häufig auch ohne Assoziation zur Homocystinurie (viele Kontrollen und differentialdiagnostische Abklärungen). Andererseits zeigen doch nicht alle Neugeborenen mit einem Cystathionin-ß-Synthetasedefekt in den ersten Lebenstagen eine deutliche Hypermethioninämie, sodass die Homocystinurie nicht in die deutsche Richtlinie für das Neugeborenenscreening aufgenommen wurde [29-31].

Die Bestimmung der Aktivität der Cystathionin-ß-Synthetase ist in Fibroblasten, Lymphoblasten, Leber- und Gehirngewebe, aber auch in kultivierten Amnion- und Chorionzottenzellen möglich [1].

Zusätzliche Mangelzustände an Gerinnungsfaktor V Leiden, von Protein C oder Protein S, die beschrieben wurden, sollten bei der Erstuntersuchung erfasst bzw. ausgeschlossen werden.

Genetische Befunde

Bei der Homocystinurie Typ I handelt es sich um ein autosomal rezessiv vererbtes Leiden. Der Genlokus wurde auf Chromosom 21 (21q22.3) gefunden. Die Frequenz des Cystathionin-ß-Synthetase-Mangels wird in der Literatur sehr unterschiedlich angegeben. Basierend auf Ergebnissen des Neugeborenenscreenings bzw. der klinischen Manifestation schwanken die Angaben von 1:20.500 in Dänemark, 1:55.000 und 1:65.000 in Italien und Irland, 1:20.000–1:130.000 in Deutschland, 1:500.000 in Österreich, bis zu 1:800.000 und 1:900.000 in Japan bzw. Schottland [1,13,32]. In den USA findet man Homocystinuriker häufiger in den Familien keltischen Ursprungs [1].

Heterozygote lassen sich in der Regel durch Enzymaktivitätsbestimmungen feststellen. Da es jedoch Überlappungen der Enzymaktivitäten zwischen Homozygoten, gemischt Heterozygoten und Heterozygoten gibt, ist in einigen Fällen eine Belastung mit L-Methionin notwendig [33].

Methioninbelastungstest zur Erkennung von Heterozygoten:
Der Test zur Erfassung von heterozygoter Homocystinurie wird mit einer oralen Gabe von
100 mg/kg KG (0,7 mmol/kg KG) L-Methionin
durchgeführt. Voraussetzung für diesen Test ist eine normale Leberfunktion (Untersuchung der Transaminasen, γ-GT, Gerinnungsstatus), normale Blutspiegel an Vitamin B_6, Vitamin B_{12} und Folsäure.
Der Belastungstest dauert insgesamt 8 Stunden.
Die zu untersuchende Person sollte nüchtern sein.
Frühstück und Mittagessen sollten methioninreduziert sein, d. h. z.B. 14 mg Methionin (z.B. 2 g Eiweiß), 95 g Kohlenhydrate und 31 g Fett enthalten. Weitere Mahlzeiten sind während der Untersuchung nicht vorgesehen und sollten vermieden werden.
Insgesamt 7 Blutabnahmen (je etwa 5 ml) müssen im Rahmen dieses Belastungstests zur Bestimmung von L-Methionin, Homocystin, Homocystein und der gemischten Disulfide vorgenommen werden:

Zeitpunkte der Blutabnahmen	
Probe 1	vor Einnahme des Methionins
Probe 2	nach 1 Stunde
Probe 3	nach 2 Stunden
Probe 4	nach 3 Stunden
Probe 5	nach 4 Stunden
Probe 6	nach 6 Stunden
Probe 7	nach 8 Stunden

Ein Spontanurin sollte 90 Minuten nach der Einnahme von Methionin gewonnen und sofort eingefroren werden.

Die zu erwartenden Ergebnisse der Methioninbelastung sind in Tabelle 2 zusammengefasst.

Geschlecht, genetischer Status	Methioninkonzentration µmol/l		Homocysteinkonzentration µmol/l	
	nüchtern	maximale Konzentration nach Belastung	nüchtern	maximale Konzentration nach Belastung
Frauen*				
normal	16–38	760–1.376	0,2–2,6	5,0–9,1
heterozygot	22–34	519–1.068	1,4–11,6	15,2–99,8
Männer				
normal	14–47	623–1.801	1,1–5,6	7,9–19,2
heterozygot	24–39	925–1.273	1,8–7,1	15,9–51,5

* im gebärfähigen Alter

Tab. 2: Ergebnisse des Belastungstests zur Erfassung heterozygoter Homocystinuriker (Cystathionin-ß-Synthetase-Defekt) mit 100 mg L-Methionin/kg KG: Blutkonzentration von Methionin und Homocystein [33]

Umrechnungen
Umrechnungsfaktoren von µmol/l zu mg/dl und umgekehrt sind:

Methionin	µmol/l	x	0,0149	=	mg/dl	x	67,1	=	µmol/l
Homocystein	µmol/l	x	0,0135	=	mg/dl	x	74,0	=	µmol/l
Cystein	µmol/l	x	0,0121	=	mg/dl	x	82,6	=	µmol/l
Homocystin	µmol/l	x	0,0268	=	mg/dl	x	37,3	=	µmol/l
Homocystein-Cystein	µmol/l	x	0,0254	=	mg/dl	x	39,4	=	µmol/l
Cystin	µmol/l	x	0,0240	=	mg/dl	x	41,7	=	µmol/l

Vom Gen der Cystathionin-ß-Synthetase sind eine Vielzahl von Mutationen weltweit nachgewiesen worden, wobei es regionale Besonderheiten bzw. Häufungen gibt [1,13,32,34]:
    G307S in Irland und Australien (Vitamin-B_6-resistent)
    I278T in Holland, England und Deutschland (Vitamin-B_6-sensibel)
    R266K in Norwegen (Vitamin-B_6-sensibel)
    I278T und A114V in Italien (Vitamin-B_6-sensibel)

Wegen der großen Zahl von Mutationen und der hohen Frequenz von gemischter Heterozygotie ist die Zuordnung der einzelnen Gendefekte zu einer zu erwartenden Reaktion auf die Verabreichung von Vitamin B_6 oft nicht möglich.

Beispiele deutlicher Vitamin B_6-Sensibilität oder –Resistenz [1,13]:

Vitamin B6 sensibel	Vitamin B6 resistent
A114V	R121L
R266K	R125Q
I278T	C165Y
R336H	T191M
K384E	T257M
L539S	T262M
D444N	G307S
V168M	19insC (fs, K35X)
Ivs11AS, A-C, -2	P145L
P422L	G139R
S466L	G144K
G307S	T353M
	E178K

Therapie

Die Therapie bei der Homocystinurie hat das Ziel, besonders die Homocysteinkonzentration im Serum bis in den Normbereich zu senken. Hierzu stehen mehrere zu kombinierende Behandlungsmöglichkeiten zur Verfügung [1]. Ein weiterer gewünschter Effekt der medikamentösen Therapie ist die weitgehende Normalisierung der Gerinnungsfaktoren (Anstieg von Antithrombin III-Aktivität, von Faktor VII sowie der Abfall von ß-Thromboglobulin) [23]. Im Rahmen einer Behandlung sollten auch die erniedrigten Blutwerte von Cystein/Cystin, eventuell auch von Serin in den Normbereich ansteigen.

Medikamentöse Behandlung

Behandlungsprinzip

Die wichtigste medikamentöse Behandlung besteht in der Stimulierung der Aktivität der Cystathionin-ß-Synthetase durch das Coenzym Vitamin B_6. Etwa die Hälfte der Homocystinuriepatienten spricht gut auf Pyridoxinsubstitution an. Diese Behandlung wird in der Regel mit der Gabe von Folat und Vitamin B_{12} kombiniert, um den Remethylierungsstoffwechsel, deren Enzyme die beiden Vitamine als Coenzym benötigen, optimal zu nutzen. Eine weitere Behandlungsmöglichkeit besonders bei Vitamin-B_6-unsensiblen Homocystinurieformen besteht in der Forcierung eines zweiten Remethylierungsstoffwechselweges durch Gabe von Betain (Trimethylglycin) [Cystadane®] oder von Cholin. Dabei ist aber die Methioninkonzentration ständig zu kontrollieren, da diese durch die erhöhte Remethylierungsrate stark ansteigen kann [1,6,7,10,35].

Als Prophylaxe der thromboembolischen Prozesse sind Antikoagulantien, z.B. Acetylsalicylsäure und Dipyridamol, aber auch Ascorbinsäure empfohlen (besonders Thromboseprophylaxe bei operativen Eingriffen).

Dosierungen:

- Vitamin B_6: Neugeborene 50 mg/ Tag,
  Kinder, Jugendliche und Erwachsene 100-200 (bis 2000) mg/Tag p. o.
  Die optimale Dosierung an Vitamin B_6 muss individuell ermittelt werden. Die geringste Menge mit befriedigender Senkung der Homocysteinkonzentration im Blut ist die für eine Dauertherapie anzustrebende.
- Tetrahydrofolat: 1-20 mg/Tag
- Vitamin B_{12} (Dosierung bis zum Erreichen normaler Vitamin B_{12}-Werte im Blut) (z.B. 4 µg/Tag)
- Betain (Cystadane®, Orphan Europe): 150-400 mg/kg KG Tag bis 20 g/Tag oder auch Cholin (Wirkung via Betain in gleicher Dosierung)
- Acetylsalicylsäure: 2-10 mg/kg KG Tag und/oder Dipyridamol 5 mg/kg KG Tag.
  Zur Gefäßprophylaxe sind Erwachsenen auch 1 g Askorbinsäure pro Tag verabreicht worden [36].

Als Nebenwirkung bei Betaingabe wurde bisher eine stark gerötete und entzündete Zunge beobachtet (persönliche Mitteilung S. Cederbaum, Los Angeles) und gelegentlich tritt bei den betainbehandelten Patienten ein unangenehmer Geruch auf. 2004 wurde ein Fall von Hirnödem nach Betain-Gabe publiziert. Unklar dabei ist, ob Betain selbst oder die bei der Therapie aufgetretene starke Hypermethioninämie verursachend war [37].

Erniedrige Konzentrationen von Serin im Blut sind beschrieben und deren Normalisierung durch Substitution empfohlen worden. Es wird angenommen, dass Serin für die Remethylierung von Homocystein verbraucht wurde [26].

Ein völlig neuer Therapieansatz von einigen Mutationen ist 2003 auf einem Workshop vorgestellt worden. Die Autoren berichten von der Möglichkeit, die defekt strukturierten (falsch gefalteten) Enzymproteine durch Gabe von Chaperonen zu normalisieren und damit die volle Enzymaktivität wieder herzustellen [38]. Eine klinische Studie mit dieser Art der Therapie gibt es aber noch nicht.

HOMO I

Diätetische Behandlung

Behandlungsprinzip

Bei der Vitamin-B_6-unsensiblen Homocystinurie besteht die Therapie in einer Eiweißreduktion, mit der die Aufnahme von Methionin bis zu der Menge reduziert wird, die zur Senkung und Aufrechterhaltung der angestrebten Homocysteinkonzentration erforderlich ist. Dabei liegt die tolerierte Menge an Methionin pro kg Körpergewicht im Säuglingsalter höher als im Kindesalter. Aber auch bei den medikamentös behandelten Patienten muss eine Methioninrestriktion erfolgen, wenn die Blutkonzentrationen sehr hoch sind, was bei Gabe von Betain die Regel ist. Cystin muss supplementiert werden, da Cystein wegen des Enzymblocks nicht ausreichend aus Methionin gebildet werden kann und für die Proteinsynthese benötigt wird (siehe Tabelle 1), eventuell gilt dies auch für Serin (wegen des erhöhten Verbrauchs für die Remethylierungsvorgänge).

Eine methioninarme Diät ist verbunden mit einem Verzicht auf eiweißreiche Lebensmittel wie z.b. Fleisch, Fisch, Milch, Eier, Getreideprodukte – außer berechneten Mengen an Muttermilch und Säuglingsmilch im Säuglingsalter – sowie einer begrenzten Aufnahme von berechneten Mengen an eiweißarmen Lebensmitteln wie z.b. Obst, Gemüse und Kartoffeln. Wegen der eingeschränkten Aufnahme von natürlichem Nahrungseiweiß ist für ein optimales Wachstum und zur Deckung des Bedarfs an Stickstoff, essentiellen Aminosäuren und Cystin die Einnahme eines methioninfreien, cystinangereicherten Aminosäurengemisches erforderlich. Das Aminosäurengemisch muss mit Vitaminen, Mineralstoffen und Spurenelementen angereichert sein, da die methioninarme Ernährung kein tierisches Eiweiß und nur begrenzte Mengen an pflanzlichem Eiweiß zulässt, das reich an diesen Nährstoffen ist. Darüber hinaus ist eine ausreichende Energiezufuhr von entscheidender Bedeutung, um normale Wachstumsraten zu erzielen und Eiweißabbau zu verhindern, die im Wesentlichen mit industriell hergestellten eiweißarmen Speziallebensmitteln (eiweißarme Mehle, Nudeln, Gebäck, Brot, Milchgetränk), die eiweißreiche Lebensmittel ersetzen, sowie mit Fett (Streichfette und Öle) und Kohlenhydraten (z.B. Rohrzucker, zuckerhaltige Getränke) erreicht wird.

Bei Beginn einer methioninarmen Ernährung im Neugeborenenalter kann eine normale geistige Entwicklung erzielt und der Beginn und der Verlauf der Linsenluxation hinausgezögert werden. Die Häufigkeit von Krampfanfällen nimmt ab [4].

Eine lebenslange diätetische Therapie ist notwendig.

Bei der Vitamin-B_6-sensiblen Form genügt gelegentlich die Gabe von hochdosiertem Pyridoxin. Eine gelockerte methioninarme Diät ist trotzdem ratsam [39]. Bei partiellen Vitamin-B_6-Respondern kann die Diät entsprechend den Laborkontrollen gelockert werden. Eine Cystinsupplementierung ist bei den Vitamin-B_6-sensiblen Formen meist nicht erforderlich.

Ziele der Ernährungsbehandlung

Mit der diätetischen Behandlung sollen folgende Ziele erreicht werden:
- Möglichst niedrige Homocysteinkonzentration im Serum/Plasma (siehe Tabelle 3), wobei die angestrebten Normalwerte selten erreicht werden
- Normale Plasmacystinkonzentration (siehe Tabelle 3)
- Normale statomotorische und neurologische Entwicklung
- Normale Gewichtszunahme bei Säuglingen und Kindern und Gewichtserhaltung bei älteren Patienten
- Vermeidung und schnelle Beendigung von katabolen Zuständen, die zu einem Anstieg der betreffenden Aminosäurekonzentrationen führen, durch eine ausreichende Energie- und Eiweißzufuhr.
- Vermeidung thromboembolischer und vaskulärer Komplikationen

Aminosäuren im Blut (S, P)	Normbereich	
	µmol/l	mg/dl
Methionin (nüchtern)	13–29	0,19–0,43
Homocystein total	5–20	0,068–0,27
Cystin (nüchtern)	31–67	0,74–1,68

Tab. 3: Angestrebte Aminosäurenkonzentration bei Patienten mit Cystathionin-ß-Synthetase-Mangel (Homocystinurie Typ I, in Anlehnung an [25])

Diätvorschrift

Methionin und Cystin

1. Der Bedarf an Methionin und Cystin ist unterschiedlich und muss für jeden Patienten individuell ermittelt werden (siehe Tabelle 4). Er ist abhängig von der Cystathionin-ß-Synthetase-Aktivität, dem Alter und der Wachstumsrate, der Energiezufuhr und dem allgemeinen Gesundheitszustand.
2. Eine Cystinsupplementierung (300 mg/kg KG für Säuglinge, 200 mg/kg KG ab dem 6. Monat und 100 mg/kg KG ab dem 3. Lebensjahr und danach [40]) ist meist nicht erforderlich, wenn eine methioninfreie, cystinangereicherte Aminosäurenmischung verwendet wird. Die Methionintoleranz liegt in einem Bereich von 160-900 mg, im Durchschnitt bei 230 mg pro Tag [41].
3. Die Zufuhr muss häufig an die Veränderungen der Homocystein-, Methionin- und Cystinwerte im Plasma angepasst werden (siehe Kontrolluntersuchungen).

Alter	Methionin (mg/kg KG Tag)
0 – 6 Monate	35–20
6 –12 Monate	35–15
1 < 4 Jahre	30–10
4 < 7 Jahre	20–10
7 <11 Jahre	20–10
11 <15 Jahre	20–10
15 <19 Jahre	10–5

Tab. 4: Durchschnittlicher Methioninbedarf für Säuglinge und Kinder mit Homocystinurie Typ I [42]

Eiweiß

Der Eiweißbedarf entspricht dem von Stoffwechselgesunden und orientiert sich an den Empfehlungen der DGE 2000 [43]. Er wird jedoch erfahrungsgemäß höher angesetzt, wenn die Gesamteiweißzufuhr mit vorwiegend pflanzlichem Nahrungseiweiß und einem methioninfreien, cystinangereicherten Aminosäurengemisch gedeckt wird. Mit diesem Zuschlag soll der geringeren Eiweißqualität und Verdaulichkeit der Eiweiße und der sehr schnellen Resorption und Verstoffwechselung von Aminosäuren [44-46] sowie einer ausreichenden Versorgung mit Mikronährstoffen Rechnung getragen werden. Aus diesem Grund liegt die Eiweißzufuhr häufig über den Empfehlungen und richtet sich erfahrungsgemäß nach den DGE-Empfehlungen 1985 [47], die über denen von 2000 [43] liegen (siehe Tabelle 5). Auf jeden Fall sollte die Eiweißzufuhr niemals unterhalb der entsprechenden Empfehlung liegen.

Alter	Eiweiß (natürliches Eiweiß + Aminosäurengemisch)
	g/kg KG Tag
0– 2 Monate	2,3
3– 5 Monate	2,1
6–11 Monate	2,0
	g/Tag
1– 3 Jahre	22
4– 6 Jahre	32
7– 9 Jahre	40
10–12 Jahre	45
13–14 Jahre	55-60
15–18 Jahre	50-60

Tab. 5: Richtwerte für die Eiweißzufuhr (DGE 1985)

Fett

Die Fettzufuhr soll in Abhängigkeit vom Alter bei 25/30-40% der Gesamtkalorien, die an gesättigten Fettsäuren bei <10% wegen des Arterioskleroserisikos liegen. Im 1. Lebensjahr beträgt die Fettzufuhr 4-5 g/kg KG (35-50% der Gesamtkalorien). Eine alterabhängige Zufuhr von 2,5-4,0% der Gesamtkalorien als Linolsäure (n-6) sowie 0,5% als α-Linolensäure (n-3) wird empfohlen [43]. Dabei sollte ein Verhältnis n-6 zu n-3 von 5:1 (bis 15:1 bei Säuglingen) angestrebt werden, das als präventiv wirksam angesehen wird und mit der Aufnahme von Soja-, Walnuss- und Rapsöl am besten zu erzielen ist, da diese Öle einen hohen Gehalt an α-Linolensäure haben. Auf eine ausreichende Aufnahme von Fett in Form von Streichfetten und Ölen ist zu achten, da Lebensmittel mit sog. „versteckten" Fetten, wie man sie in Fleisch, Wurst, Käse, Milch, Schokolade findet, im eiweißarmen Ernährungsplan nicht erlaubt sind und als Fettlieferanten nicht zur Verfügung stehen. Besonders in Phasen schnellen Wachstums – während der ersten Lebensjahre und während eines Pubertäts-Wachstumsschubes – wird ein zusätzlicher Energiebedarf durch einen erhöhten Fettanteil in der Nahrung leichter befriedigt.

Energie

Die Energiezufuhr soll ausreichend sein und richtet sich nach den Empfehlungen der DGE 2000 [43] (siehe Tabelle 6). Bei schwerer neurologischer Symptomatik kann sie auch deutlich höher liegen. Sie sollte eine normale Gewichtszunahme bei Säuglingen und Kindern ermöglichen und zur Gewichtserhaltung bei älteren Patienten beitragen.

Alter	kcal/Tag		kcal/kg KG Tag	
	m	w	m	w
0 – < 4 Monate	500	450	94	91
4 – <12 Monate	700	700	90	91
1 – < 4 Jahre	1100	1000	91	88
4 – < 7 Jahre	1500	1400	82	78
7 – <10 Jahre	1900	1700	75	68
10 – <13 Jahre	2300	2000	64	55
13 – <15 Jahre	2700	2200	56	47
15 – <19 Jahre	3100	2500	46	43
19 – <25 Jahre	3000	2400	41	40

Tab. 6: Richtwerte für die Energiezufuhr (DGE 2000) (43) bei mittlerer körperlicher Aktivität

Flüssigkeit

Die Flüssigkeitszufuhr richtet sich nach den Empfehlungen der DGE 2000 [43] (siehe

Tabelle 7). Unter normalen Bedingungen ist eine minimale Flüssigkeitszufuhr von 1 ml/kcal zu verabreichen.

Alter	ml/kg KG Tag
0 – < 4 Monate	130
4 – <12 Monate	110
1 – < 4 Jahre	95
4 – < 7 Jahre	75
7 – <10 Jahre	60
10 – <13 Jahre	50
13 – <15 Jahre	40
15 – <19 Jahre	40
19 – <25 Jahre	35

Tab. 7: Richtwerte für die Flüssigkeitszufuhr (DGE 2000) [43]

Vitamine, Mineralstoffe und Spurenelemente

1. Die Vitamin-, Mineralstoff- und Spurenelementversorgung richtet sich nach den Empfehlungen der DGE 2000 [43]. Normalerweise wird der Bedarf mit dem methioninfreien Aminosäurengemisch, das mit Vitaminen, Mineralstoffen und Spurenelementen angereichert ist, ausreichend gedeckt. Im Einzelfall kann jedoch die Zugabe eines Vitamin-, Mineralstoff- und Spurenelementpräparates (z.B. Seravit, SHS, Heilbronn) bei Unterversorgung notwendig werden (siehe Tabelle 9)
2. Eine Berechnung der Mikronährstoffzufuhr durch die Diät in größeren Abständen wird empfohlen.

Zubereitung nach Diätvorschrift

Methionin

1. Es wird die Menge an Muttermilch oder Säuglingsmilchnahrung berechnet, die zur Deckung des Methioninbedarfs benötigt wird. Wegen des niedrigeren Methioningehalts ist Muttermilch gegenüber Säuglingsmilchnahrung für die methioninarme Ernährung des Säuglings zu bevorzugen (siehe Tabelle 8).
2. Beim Stillen wird die normale Muttermilchmenge nach Bedarf reduziert (sog. Teilstillen), indem entweder bei jeder Mahlzeit eine kleine Menge methionin-freie Nahrung gefüttert und anschließend gestillt wird oder der Säugling bei jeder zweiten Mahlzeit gestillt wird und dazwischen eine methioninfreie Flaschennahrung bekommt Beim Stillen bzw. Teilstillen wird die getrunkene Muttermilchmenge durch (gelegentliches) Wiegen des Säuglings vor und nach dem Anlegen festgestellt.

3. Bei Fütterung von Säuglingsmilchnahrung oder abgepumpter Muttermilch wird diese mit dem Messbecher abgemessen bzw. abgewogen. Die Tagesmenge wird auf die Anzahl der Mahlzeiten verteilt und die Teilmenge wird entweder zuerst gefüttert und anschließend die methioninfreie Flaschennahrung oder sie wird mit der methionin-freien Flaschennahrung gemischt verabreicht.
4. Vom 5. Monat (spätestens vom 7. Monat) an wird die Milchnahrung teilweise durch feste Kost ersetzt. Sie wird aus der Nährwerttabelle zur Behandlung von angeborenen Aminosäurenstoffwechselstörungen [48] ausgewählt und die erlaubte Menge berechnet und abgewogen. Neben der begrenzten Auswahl von Gemüse, Kartoffeln, und Obst setzt sich die Diät vorwiegend aus eiweißarmen Speziallebensmitteln sowie Fett und Kohlenhydraten zusammen. In einigen Fällen können auch kleine berechnete Mengen an Getreideprodukten, Hülsenfrüchten, fettreichen Milchprodukten und Wurst verabreicht werden [41]. Im Durchschnitt enthält Nahrungsmittelprotein zwischen 1-3% Methionin bzw. 10-30 mg Methionin/ g Nahrungseiweiß.

Lebensmittelgruppe	Methionin (%)
Obst	1,5
Gemüse	1,1
Kartoffelprodukte	0,8
Milchprodukte	2,4
Getreide	1,7
Fleisch, Wurst	2,8

Tab. 8: Durchschnittlicher Methioningehalt in Lebensmitteln (in% vom Eiweißgehalt) [48]

Der Methioningehalt in Frauenmilch beträgt durchschnittlich 24 mg/100 ml; der Methioningehalt in Säuglingsmilchnahrungen ist der Nährwerttabelle zur Behandlung von angeborenen Aminosäurenstoffwechselstörungen [48] oder den Herstellerangaben zu entnehmen.

Eiweiß

1. Es wird die Eiweißmenge aus der Muttermilch oder Säuglingsnahrung und/oder festen Kost berechnet.
2. Die Eiweißmenge wird vom errechneten Eiweißbedarf abgezogen.
3. Der restliche Eiweißbedarf wird mit dem methioninfreien (cystinangereicherten) Aminosäurengemisch gedeckt, dessen Eiweißgehalt sich durch Division des Aminosäurengehaltes mit dem Faktor 1,2 ergibt, d. h. 1,2 g Aminosäuren entsprechen 1 g Eiweiß [46].
4. Das Aminosäurengemisch wird abgewogen und in der entsprechenden Menge mit Muttermilch oder Säuglingsmilchnahrung verabreicht. Beim Stillen wird es im Wechsel

mit der Brustmahlzeit oder in einer kleinen Menge vor jeder Brustmahlzeit verabreicht. Später sollte es in Gemüse- bzw. Obstsäfte, Tee, Limonade etc. eingerührt oder gemixt (Schüttelbecher) und gemeinsam mit dem natürlichen Nahrungseiweiß in mindestens drei Einzelportionen gleichmäßig über den Tag verteilt eingenommen werden. Moderne Aminosäurenmischungen sind bereits portioniert, leichter löslich und mit Energiekomponenten versetzt, die eine verbesserte Verwertbarkeit und Verträglichkeit erwarten lassen und eine häufigere Einnahme ermöglichen, auch unabhängig von den Mahlzeiten.

m-am Analog	für Säuglinge zur Zubereitung der Flaschennahrung (SHS, Heilbronn)
M-AM 1	zur Anreicherung der Beikost im 1. Lebensjahr (SHS, Heilbronn)
M-AM 2 m-am Anamix	für Klein- und Schulkinder (SHS, Heilbronn)
M-AM 3 m-am Anamix	für Jugendliche und Erwachsene (SHS, Heilbronn)
HOM 1	für Säuglinge (Milupa, Friedrichsdorf)
HOM 2	für Klein- und Schulkinder (Milupa, Friedrichsdorf)

Tab. 9: Methioninfreie, cystinangereicherte Aminosäurengemische mit Vitaminen, Mineralstoffen und Spurenelementen

Energie

1. Es wird der Energiegehalt aus Muttermilch oder Säuglingsmilchnahrung und/oder fester Kost und methioninfreiem Aminosäurengemisch berechnet.
2. Der berechnete Energiegehalt wird vom täglichen Energiebedarf abgezogen.
3. Ein restlicher Bedarf wird zunächst mit Fetten (Streich- und Kochfett) und Ölen (vornehmlich Soja-, Raps-und Walnussöl) – bis zu 30-45% der Gesamtenergie – gedeckt, wobei nicht ausschließlich pflanzliche Fette, sondern auch tierische Fette wie Butter, Schmalz und Sahne verwendet werden sollten, um ein ausgewogenes Verhältnis zwischen gesättigten und ungesättigten Fettsäuren zu erzielen. Mit Maltodextrin (SHS, Heilbronn), Rohr- oder Traubenzucker, Duocal (SHS, Heilbronn) oder eiweißfreien Lebensmitteln und gesüßten Getränken wird ein weiteres Defizit ausgeglichen.

Flüssigkeit (Trinkmenge)

Für die Flaschenzubereitung
- Trinkwasser abkochen, auf 60°C abkühlen lassen und 2/3 der erforderlichen Menge in einsteriles Fläschchen füllen
- Die verordnete Menge Aminosäurengemisch und Milchnahrung abwiegen und hinzufügen
- Fläschchen verschließen und gut schütteln

HOMO I

- Mit abgekochtem Wasser auf die entsprechende Trinkmenge auffüllen
- Jedes Fläschchen frisch zubereiten

Bei Zubereitung der gesamten Tagestrinkmenge wird diese in die gewünschte Anzahl von Fläschchen verteilt und gut verschlossen im Kühlschrank aufbewahrt. Das Fläschchen wird vor dem Füttern auf Trinktemperatur erwärmt und sofort verwendet.

Für die Getränkezubereitung
Das Aminosäurengemisch ist portionsweise mit einer ausreichenden Menge Flüssigkeit einzunehmen (10-15 g in 150 ml Flüssigkeit), um eine hinreichend niedrige Osmolalität zu erreichen, die im Säuglingsalter unter 450 mOsm/kg und danach zwischen 450 und 700 (nicht >1000) mOsm/kg liegen sollte. Denn Diarrhoe, gastrointestinale Beschwerden, Übelkeit und Erbrechen können als Folge hyperosmolarer Nahrung auftreten.

Vitamine, Mineralstoffe und Spurenelemente

1. Es wird die Vitamin-, Mineralstoff- und Spurenelementzufuhr aus der Milchnahrung, der festen Kost und dem methioninfreien Aminosäurengemisch berechnet.
2. Die berechnete Menge wird vom empfohlenen Bedarf abgezogen.
3. Ein Restbedarf wird mit Seravit (SHS, Heilbronn) gedeckt und der Flaschennahrung und/oder dem Getränk in kleinen Portionen zugefügt.

Kontrolluntersuchungen im Rahmen der Langzeitbehandlung

Im Rahmen der Langzeitbehandlung von Patienten mit Homocystinurie sollten im Säuglingsalter (z.B. nach Neugeborenenscreening) alle zwei bis vier Wochen und im Kindesalter alle 3 Monate, später halbjährlich folgende Parameter kontrolliert werden:

Allgemeine Kontrolluntersuchungen

- Körpergewicht, Länge, Kopfumfang
- Transaminasen, Ferritin, Transferrin, Eisen, Natrium, Kalium, Calcium, Phosphat, Magnesium, Eiweiß, Albumin, Prä-Albumin, Eiweißelektrophorese, alkalische Phosphatase, Amylase
- Gerinnungsstatus (Faktor VII)
- Blutbild

zusätzlich alle 6-12 Monate:
- Dopplersonographie der Blutgefäße (Arteriosklerosediagnostik)

1 mal jährlich:
- EEG-Kontrollen

- Radiologische Osteoporosediagnostik
- EKG und Echocardiographie
- Bestimmung der Spurenelemente im Blut
- Augenärztliche Untersuchung

Spezielle Kontrolluntersuchungen

- Quantitative Bestimmung der Aminosäuren, besonders die Plasmakonzentration von Homocystein, Methionin, Serin und Cystin z.B. alle 3 Monate.
- Evtl. Bestimmung der Vitamin B_{12}-Konzentration im Blut

Bei der Langzeittherapie sollten die Homocysteinplasmawerte möglichst im Normbereich, also unter 20 µmol/l, liegen.
Die Cystinserumkonzentrationen sollten nicht unter 31µmol/l (nüchtern) sinken.

Wichtig für jeden Patienten ist, dass er einen Notfallausweis mit einer kurzen Beschreibung der Krankheit zur Information für einen notbehandelnden Arzt besitzt, mit allen Daten, die für die Notfall- und Dauerbehandlung wichtig sind, mit der Telefonnummer des den Patienten betreuenden Stoffwechselzentrums und Angaben über die ersten gegebenenfalls unverzüglich durchzuführenden medizinischen Maßnahmen.

Es wird empfohlen, die Patienten wie Gesunde zu impfen, einschließlich gegen Windpocken und Pneumokokken.

Der Erfolg der Therapie mit dem Ziel der Normalisierung sowohl der Konzentrationen von Homocystein als auch möglichst von Methionin steht außer Zweifel; dieses sowohl hinsichtlich der Augensymptomatiken, der Intelligenzentwicklung als der kardiovaskulären Komplikationen. Die besten Ergebnisse zeigen Patienten, die von der Neugeborenenzeit kontinuierlich behandelt wurden [1,6,7]

Pränatale Diagnostik

Eine pränatale Diagnose mittels Aktivitätsbestimmung der Cystathionin-ß-Synthetase in kultivierten Amniocyten und/oder Chorionzellen ist möglich (49).

Differentialdiagnostik

Neben der häufigsten Ursache der Vermehrung von Homocystin bzw. Homocystein, dem Cystathionin-ß-Synthetase-Mangel (Homocystinurie Typ I) steht zur Abklärung. der 5,10-Methylen-tetrahydrofolatreduktase-Mangel (Homocystinurie Typ II) (OMIM 236250)

Darüber hinaus gibt es weitere angeborene Defekte mit Erhöhung von Homocystin bzw. Homocystein im Blut und/oder Urin:

- Angeborener autosomal dominant vererbter Mangel an 5-Methyltetrahydrofolat-L-Homocystein-Methyltransferase (Tetrahydropteroylglutamat Methyltransferase, Methioninsynthetase) (OMIM 156570)
- Angeborener autosomal rezessiv vererbter Resorptionsdefekt von Vitamin B12 (Imerslund-Gräsbeck-Syndrom) (OMIM 261100)
- angeborener Transcobalamin II-Mangel (Transportproteinmangel) (OMIM 275350)
- Defekte im Cobalaminstoffwechsel (Cbl = Cobalamin):
  - Homocystinurie plus Methylmalonacidurie infolge Cbl C-Defekt (Mangel an Adenosyl- und Methylcobalamin) (OMIM 277400)
  - Homocystinurie plus Methylmalonacidurie infolge Cbl D-Defekt (Mangel an Adenosyl- und Methylcobalamin) (OMIM 277410)
  - Homocystinurie ohne Methylmalonacidurie infolge Cbl E-Defekt (Mangel an Methylcobalamin) (OMIM 236270)
  - Homocystinurie ohne Methylmalonacidurie infolge Cbl G-Defekt (Mangel an Methylcobalamin) (OMIM 250940)
  - Störung in der Freisetzung von Vitamin B_{12} aus den Lysosomen, Cobalamin F-Defekt
- Vitamin B_{12}-Speicherkrankheit (OMIM 277380)
- Intrinsic Factor-Mangel (OMIM 261000; 243320)
- Mangel an Vitamin B_{12}-Bindungsprotein (OMIM 193090)

Weitere Ursachen für Homocystin- bzw. Homocysteinvermehrung finden sich bei:

- Ernährungsbedingtem Mangel an Folsäure
- Ernährungsbedingtem Mangel an Vitamin B_{12} (50)

Außerdem kann Homocystin- bzw. Homocysteinvermehrung auftreten nach Gabe von:

- 6-Azauridintriacetat (Reduzierung der Aktivität der Cystathionin-ß-Synthetase)
- Isonicotinohydrazid (INH) (Reduzierung der Aktivität der Cystathionin-ß-Synthetase)
- Methotrexat (Blockierung der Dihydrofolatreduktase)
- Stickstoffmonoxid, NO (Oxidation von Methylcobalamin)
- Penicillamin (Bindung von Vitamin B_6)
- Phenytoin
- Carbamazepin
- Antiproliferativa und Antibiotika [50a]

Differentialdiagnostisch muss man bei Linsenluxation auch an den Sulfitoxidase-Mangel (OMIM 227230) bzw. den Molybdaen-Cofactor-Defekt (OMIM 252150) sowie an die idiopathische Linsenluxation denken.

Hinsichtlich der Auffälligkeiten der Körpergestalt ist das Marfan-Syndrom (OMIM 154700) in Betracht zu ziehen.
Bei Hypermethioninämie muss auch an Leberschäden, die Tyrosinose Typ I (OMIM 276700) und den Glycin-N-Methyltransferasedefekt (OMIM 606664) gedacht werden.

Sonderformen und Anmerkungen

Die beim Cystathionin-ß-Synthetase-Mangel in erhöhter Konzentration vorhandenen freien SH-Gruppen des Homocysteins scheinen – auch wenn die Pathomechanismen bisher nicht in den Einzelheiten geklärt sind – der auslösende Faktor für die arteriosklerotischen Gefäßveränderungen zu sein. Interessant ist in diesem Zusammenhang, dass Personen mit Trisomie 21 eine erhöhte Aktivität der Cystathionin-ß-Synthetase haben, die 166% der eines Normalen entspricht [51] und nur sehr selten arteriosklerotische Gefäßveränderungen zeigen [52].

Patientinnen mit Homocystinurie sind fertil, und bei guter Compliance bestehen keine erhöhten Risiken für Mutter und Kind, auch nicht unter Betaintherapie [53-55].

Eine Zusammenstellung von Störungen, bei denen Homocystinurien bzw. Homocysteinämien und/oder Methylmalonacidurien zu beobachten sind, sind in Tabelle 10 zusammengestellt.

HOMO I

Defekt	Methylmalon-säure	Acidose	Ketose	Homocystinurie Homocystein im Serum	Methionin im Serum	Megaloblasten	Methyl-Cbl, Adeno-Cbl im Serum	Folat, Methylfol. im Serum	klinische Hauptsymptome	Therapie	OMIM
Homocystinurie (Cystathionin-β-Synthetase-Mangel)	0	0	0	150-320 µmol/g Krea	n Neu-geb. ↑	0	N	n	Thrombosen, Linsenluxation	Vit B_6	236200
Methylmalon-acidurie (Mutase-Mangel)	>1 g/g Krea	+	+	0	n	0	N	n	NH_3 ↑, geistige Retardierung, Nierenschaden	Diät Carnitin	251000
5,10-Methylen-tetrahydrofolat-Reduktase-Mangel (inkl. thermo-labile Variante)	0	0	0	↑ ↑	n/(↓)	0	N	Folat im Liquor ↓	Encephalo-pathie, Krämpfe, Micro-cephalie, Neuropathie, Myopathie, Thrombo-embolien	Folat, Betain, Riboflavin	236250
5-Methylentetra-hydrofolat-L-homocystein-methyl-transferase-Mangel	0	0	0	(0)/↑	n/(↓)	+	Methyl-folat ↑		geistige Retardierung, Anämie, (Krämpfe)	Vit B_{12}, Betain (?)	156570

HOMO I

Defekt	Methylmalon-säure	Acidose	Ketose	Homocystinurie Homocystein im Serum	Methionin im Serum	Megaloblasten	Methyl-Cbl, Adeno-Cbl im Serum	Folat, Methylfol. im Serum	klinische Hauptsymptome	Therapie	OMIM
Cobalamin A-Defekt*	↑	+	+	0	n	0	Ado ↓/n		geistige Retardierung, Krämpfe, Nierenschaden, Osteoporose, NH_3↑	OH-Vit B_{12}, Diät, Carnitin	251100
Cobalamin B-Defekt*	↑	+	+	0	n	0	Ado ↓/n		geistige Retardierung, Krämpfe, Nierenschaden, Osteoporose, NH_3↑	OH-Vit B_{12}, Diät, Carnitin	251110
Cobalamin C-Defekt***	↑	+		↑	↓	+/0	N	Methylfolat (↑)	geistige Retardierung, Anämie, Thromboembolien, Proteinurie	OH-Vit B_{12}, Betain, Carnitin	277400
Cobalamin D-Defekt***	↑	+		↑	↓	(+)/0	N	Methylfolat (↑)	geistige Retardierung, Anämie, Thromboembolien, Proteinurie, Creatin ↓	OH-Vit B_{12}, Betain, Folat	277410

HOMO I

Defekt	Methylmalonsäure	Acidose	Ketose	Homocystinurie Homocystein im Serum	Methionin im Serum	Megaloblasten	Methyl-Cbl, Adeno-Cbl im Serum	Folat, Methylfol. im Serum	klinische Hauptsymptome	Therapie	OMIM
Cobalamin E-Defekt**°	0			↑	↓	+	Vit B_{12} n	n	Microcephalie, psychomotorische Retardierung, Anämie	Folat, Betain, OH-Vit B_{12}, Carnitin	236270
Cobalamin F-Defekt*** (lysosomaler releasing Defekt)	0/↑			0/↑	↓/n	(+)/0	N	n	Entwicklungsverzögerung, Stomatitis, Makrocytose	OH-Vit B_{12}, Folat, Betain, Carnitin	277380
Cobalamin G-Defekt**°	0/↑			↑	↓	+	Met ↓	n	Entwicklungsverzögerung, geistige Retardierung, Anämie	OH-Vit B_{12}, Folat, Betain, Carnitin	250940
Cobalamin H-Defekt*	↑	+		0	n	0	Ado ↓/n		geistige Retardierung, Krämpfe, Nierenschaden, Osteoporose, NH_3↑	OH-Vit B_{12}, Diät	606169

Defekt	Methylmalon-säure	Acidose	Ketose	Homocystinurie Homocystein im Serum	Methionin im Serum	Megaloblasten	Methyl-Cbl, Adeno-Cbl im Serum	Folat, Methyltol. im Serum	klinische Hauptsymptome	Therapie	OMIM
Intrinsic Factor-Mangel	↑			↑		+	→		stato-motorische/geistige Retardierung, Anämie, (Ikterus)	Intrinsic Faktor Vit B_{12}	261000 243320
Transcobalamin II-Mangel	↑			↑		+	→	Methyl-folat ↑	geistige- und körperliche Retardierung, Anämie, Ataxie, Pancytopenie	OH-Vit B_{12}, Folat	275350
Imerslund-Gräsbeck-Syndrom	↑			↑		+	→	Methyl-folat ↑	Entwicklungs-verzögerung, Anämie, Proteinurie	Vit B_{12}	261100

Tab. 10: Störungen, die zur Vermehrung von Methylmalonsäure und/oder Homocyst(e)in führen

Homocystinurien bzw. Methylmalonacidämien findet man auch Vitamin-B_{12}-Mangel, Folsäure-Mangel, als Nebenwirkung nach Gabe von NO (Oxidation von Methylcobalamin I), von Methotrexat (Hemmung der Dihydrofolatreduktase), von 6-Azauridintriacetat und von INH. OH = Hydroxy
*) Störung im Stoffwechsel von Adenosylcobalamin,**) Störung im Stoffwechsel von Methylcobalamin,***) Störung im Stoffwechsel von Adenosylcobalamin und Methylcobalamin °) Funktioneller Methioninsynthetase-Mangel. [1,56-58 u.a.]

LITERATUR

1. Mudd SH, Levy HL, Kraus JP. Disorders of Transsulfuration. In: Scriver CR, Beaudet AL, Valle D, Sly WS, Vogelstein B, Childs B, Kinzler KW. (Online Eds): The Metabolic and Molecular Bases of Inherited Disease. *McGraw-Hill, New York, Part 8 Amino Acids* 2001–2004; Chapter 88

2. Field CMB, Carson NAJ, Cusworth DC, Dent CE and DW Neill. Homocystinuria. A new disorder of metabolism. Vortrag. X. Internat. Congr. Paed. 1962 (Lissabon), Kongr. Ber., S. 274 1962

3. Kavka J. Zur Klinik und Histologie der Homozystinurie. *Klin Mbl Augenheilk* 1976; 169:377-381

4. Mudd SH, Skovby F, Levy HL, Pettigrew KD, Wilcken B, Pyeritz RE, Andria G, Boers GHJ, Bromberg IL, Cerone R, Fowler B, Grobe H, Schmidt H, Schweitzer L. The natural history of homocystinuria due to cystathionine beta-synthase deficiency. *Am J Hum Genet* 1985; 37:1-31

5. Abbott MH, Folstein SE, Abbey H, Pyeritz RE. Psychiatric manifestations of homocystinuria due to cystathionine beta-synthase deficiency: prevalence, natural history, and relationship to neurologic impairment and vitamin B6-responsiveness. *Am J Med Genet* 1987; 26:959-969

6. Yap S, Rushe H, Howard PM, Naughten ER. The intellectual abilities of early-treated individuals with pyridoxine-nonresponsive homocystinuria due to cystathionine beta-synthase deficiency. *J Inher Metab Dis* 2001; 24:437-447

7. Yap S, Boers GH, Wilcken B, Wilcken DE, Brenton DP, Lee PJ, Walter JH, Howard PM, Naughten ER. Vascular outcome in patients with homocystinuria due to cystathionine beta-synthase deficiency treated chronically: a multicenter observational study. *Arterioscler Thromb Vasc Biol* 2001; 21:2080-2085

8. Mulvihill A, Yap S, O'Keefe M, Howard PM, Naughten ER. Ocular findings among patients with late-diagnosed or poorly controlled homocystinuria compared with a screened, well-controlled population. *J AAPOS* 2001; 5:311-315

9. Yap S, O'Donnell KA, O'Neill C, Mayne PD, Thornton P, Naughten E. Factor V Leiden (Arg506Gln), a confounding genetic risk factor but not mandatory for the occurrence of venous thromboembolism in homozygotes and obligate heterozygotes for cystathionine beta-synthase deficiency. *Thromb Haemost.* 1999; 81:502-505

10. Yap S. Classical homocystinuria: Vascular risk and its prevention. *J Inher Metab Dis* 2003; 26:259-265

11. van Meurs JB, Dhonukshe-Rutten RA, Pluijm SM, van der Klift M, de Jonge R, Lindemans J, de Groot LC, Hofman A, Witteman JC, van Leeuwen JP, Breteler MM, Lips P, Pols HA, Uitterlinden AG. Homocysteine levels and the risk of osteoporotic fracture. *N Engl J Med* 2004; 350:2033-2041

12. Fowler B, Kraus J, Packman S, Rosenberg LE. Homocystinuria: evidence for three distinct classes of cystathionine beta-synthetase mutants in cultured fibroblasts. *J Clin Invest* 1978; 61:645-653

13. Kruger WD, Wang L, Jhee KH, Singh RH, Elsas LJ 2nd. Cystathionine beta-synthase deficiency in Georgia (USA): correlation of clinical and biochemical phenotype with genotype. *Hum Mutat* 2003; 22:434-441

14. Boers GH. Carriership for homocystinuria in juvenile vascular disease. *Haemostasis.* 1988; 19 (Suppl 1):29-34

15. Starkebaum G, Harlan JM. Endothelial cell injury due to copper-catalyzed hydrogen peroxide generation from homocystine. *J Clin Invest* 1986; 77:1370-1374

16. McKusick VA. Heritable disorders of connective tissue. *C.V. Mosby, St. Louis (3rd ed) pp.* 1996; 155ff

17. Lubec B, Fang-Kircher S, Lubec T, Blom HJ, Boers GHJ. Evidence for McKusick's hypothesis of deficient collagen cross-linking in patients with homocystinuria. *Biochim Biophys Acta* 1996; 1315:159-162

18. Harker LA, Slichter SJ, Scott CR, Ross R. Homocystinuria: vascular injury and arterial thrombosis. *New Eng J Med* 1974; 291:537-543

19. Rees MM, Rodgers GM. Homocysteinemia: association of a metabolic disorder with vascular disease and thrombosis. *Thromb Res* 1993: 71:337-359

20. Tsai MY, Bignell M, Schwichtenberg K, Hanson NQ. High prevalence of a mutation in the cystathionine beta-synthase gene. *Am J Hum Genet* 1996; 59:1262-1267

21. Mandel H, Brenner B, Berant M, Rosenberg N, Lanir N, Jakobs C, Fowler B, Seligsohn U. Coexistence of hereditary homocystinuria and factor V Leiden: effect on thrombosis. *New Eng J Med* 1996; 334:763-768

22. Kalkanoglu HS, Coskun T, Aydogdu SD, Tokatli A, Gurgey A. Factor V Leiden mutation in Turkish patients with homozygous cystathionine beta-synthase deficiency. *J Inher Metab Dis* 2001; 24:367-369

23. Palareti G, Coccheri S. Lowered antithrombin III activity and other clotting changes in homocystinurie: effects of pyridoxine-folate regimen. *Haemostasis* 1989; 19(Suppl 1):24-28

24. Reish O, Townsend D, Berry SA, Tsai MY, King RA. Tyrosinase inhibition due to interaction of homocyst(e)ine with copper: the mechanism for reversible hypopigmentation in homocystinuria due to cystathionine beta-synthase deficiency. *Am J Hum Genet* 1995; 57:127-132

25. Skovby F. Disorders of sulfur amino acids. In: Blau N, Duran M, Blaskovics ME (Eds) Physician's guide to the laboratory diagnosis of metabolic diseases. *Chapman & Hall medical, London,* 1996; pp. 187-200

26. Orendac M, Zeman J, Stabler SP, Allen RH, Kraus JP, Bodamer O, Stockler-Ipsiroglu S, Kvasnicka J, Kozich V. Homocystinuria due to cystathionine beta-synthase deficiency: novel biochemical findings and treatment efficacy. *J Inher Metab Dis* 2003; 26:761-773

27. Shih VE, Mandell R, Sheinhait I. General metabolic screening tests. In: Hommes FA (Ed) Techniques in diagnostic human biochemical genetics. *Wiley-Liss, New York,* 1991; pp. 45-68

28. Maddocks JL, MacLachlan J. Application of new fluorescent thiol reagent to diagnosis of homocystinuria. *Lancet* 1991; 338:1043-1044

29. Walter JH. Arguments for early screening: a clinician's perspective. *Eur J Pediatr* 2003; 162 (Suppl 1):2-4

30. Refsum H, Grindflek AW, Ueland PM, Fredriksen A, Meyer K, Ulvik A, Guttormsen AB, Iversen OE, Schneede J, Kase BF. Screening for Serum Total Homocysteine in Newborn Children. *Clin Chem ,Aug* 19 [Epub ahead of print] 2004

31. Richtlinien zur Organisation und Durchführung des Neugeborenenscreenings auf angeborene Stoffwechselstörungen und Endokrinopathien in Deutschland. *Mschr Kinderheilk* 2002; 150:1424-1440

32. Linnebank M, Junker R, Nabavi DG, Linnebank A, Koch HG. Isolated thrombosis due to the cystathionine beta-synthase mutation c.833T>C (1278T). *J Inher Metab Dis* 2003; 26:509-511

33. Boers GH, Fowler B, Smals AG, Trijbels FJ, Leermakers AI, Kleijer WJ, Kloppenborg PW. Improved identification of heterozygotes for homocystinuria due to cystathionine ß-synthase deficiency by the combination of methionine loading and enzyme determination in cultured fibroblasts. *Hum Genet* 1985; 69:164-169

34. Moat SJ, Bao L, Fowler B, Bonham JR, Kraus JP. Analysis of CBS alleles in UK patients with homocystinuria. *J Inher Metab Dis* 2003; 26 (Suppl. 1):54

35. Singh RH, Kruger WD, Wang L, Pasquali M, Elsas LJ 2nd. Cystathionine beta-synthase deficiency: effects of betaine supplementation after methionine restriction in B_6-nonresponsive homocystinuria. *Genet Med* 2004; 6:90-95

36. Pullin CH, Bonham JR, McDowell IF, Lee PJ, Powers HJ, Wilson JF, Lewis MJ, Moat SJ. Vitamin C therapy ameliorates vascular endothelial dysfunction in treated patients with homocystinuria. *J Inher Metab Dis* 2002; 25:107-118

37. Devlin AM, Hajipour L, Gholkar A, Fernandes H, Ramesh V, Morris AA. Cerebral edema associated with betaine treatment in classical homocystinuria. *J Pediatr* 2004; 144:545-548

38. Janosik M, Novotna Z, Elleder M, Kraus JP, Kozich V. Effect of chaperones on cystathionin ß-synthase mutants. *J Inher Metab Dis* 2003; 26(Suppl 1):17

39. Andria G, Fowler B, Sebastio G. Disorders of sulfur amino acid metabolism. In: Fernandes J, Saudubray JM, v. d. Berghe G. (Eds): Inborn Metabolic Diseases. Diagnosis and Treatment. *Springer Verlag, Berlin,* 2000; pp. 224-231

40. Walter JH, Wraith JE, White FJ, Bridge C, Till J. Strategies for the treatment of Cystathionine ß-synthase deficiency: the experience of the Willink Biochemical Genetics Unit over the past 30 years. *Eur J Pediatr* 1998; 157: 71-76

41. Müller E. Homocystinurie. In: Müller E. Praktische Diätetik in der Pädiatrie. Grundlagen für die Ernährungstherapie. *sps Verlag, Heilbronn* 2003; S. 95-98

42. Elsas LJ, Acosta PB. Nutritional support of inherited metabolic disease. In: *Shils ME, Olson JA, Shike M, Ross AC (Eds): Nutrition in Health and Disease, Lea & Febiger, Philadelphia, 9th ed,* 1999; pp. 1003-1056

43. Deutsche Gesellschaft für Ernährung, Österreichische Gesellschaft für Ernährung, Schweizerische Gesellschaft für Ernährungsforschung, Schweizerische Vereinigung für Ernährung. Referenzwerte für die Nährstoffzufuhr 1. Auflage, *Umschau/Braus, Frankfurt/M* 2000

44. Gropper S, Acosta PB. The effect of simultaneous ingestion of L-amino acids and whole protein on plasma amino acid concentrations. *JPEN* 1991; 1:48-53

45. Herrmann ME, Brösicke HG, Keller M, Mönch E, Helge H. Dependence of the utilization of a phenylalanine-free amino acid mixture on different amounts of single dose ingested. A case report. *Eur J Pediatr* 1994; 153:501-503

46. Bremer HJ, Mönch E, Przyrembel H. Eiweißzufuhr von Patienten mit Phenylketonurie. *Monatsschr Kinderheilk* 1995; 143: 548-549

47. Deutsche Gesellschaft für Ernährung. Empfehlungen für die Nährstoffzufuhr. 4. Erweiterte Überarbeitung, *Umschau Verlag, Frankfurt* 1985

48. Arbeitsgemeinschaft für Pädiatrische Diätetik (APD). Nährwerttabelle zur Behandlung von angeborenen Aminosäuren-Stoffwechselstörungen 2002

49. Fowler B, Jakobs C. Post- and prenatal diagnostic methods for the homocystinurias. *Eur J Pediatr* 1998; 157(Suppl 2): S88-S93

50. Brattstrom L, Israelsson B, Lindgarde F, Hultberg B. Higher total plasma homocysteine in vitamin B12 deficiency than in heterozygosity for homocystinuria due to cystathionine beta-synthase deficiency. *Metabolism* 1988; 37:175-178

50a. Schwahn B, Kameda G, Wessalowski R, Mayatepek E. Severe hyperhomocysteinaemia and 5-oxoprolinuria secondary to antiproliferative and antimicrobial drug treatment. *J Inher Metab Dis.* 2005;28:99-102

51. Kraus JP, Williamson CL, Figaira FA, Yang-Feng TL, Munke M, Francke U, Rosenberg, LE. Cloning and screening with nanogram amounts of immunopurified mRNAs: cDNA cloning and chromosomal mapping of cystathionine beta synthase and the beta subunit of propionyl-CoA carboxylase. *Proc Nat Acad Sci* 1986; 83:2047-2051

52. Murdoch JC, Rodger JC, Rao SS, Fletcher CD, Dunnigan MG. Down's syndrome: an atheroma-free model. *Brit Med J* 1977; II:226-228

53. Levy HL, Vargas JE, Waisbren SE, Kurczynski TW, Roeder ER, Schwartz RS, Rosengren S, Prasad C, Greenberg CR, Gilfix BM, MacGregor D, Shih VE, Bao L, Kraus JP. Reproductive fitness in maternal homocystinuria due to cystathionine beta-synthase deficiency. *J Inher Metab Dis* 2002; 25:299-314

54. Yap S (5), Barry-Kinsella C, Naughten ER. Maternal pyridoxine non-responsive homocystinuria: the role of dietary treatment and anticoagulation. *BJOG* 2001; 108:425-428

55. Gissen P, Wright J, McDonald A, Preece MA, Green A, Chakrapani A. Patient with pyridoxine unresponsive homocystinuria treated with betain in pregnancy. *J Inher Metab Dis* 2003; 26(Suppl 2):75

56. Tuchman M, Kelly P, Watkins D, Rosenblatt DS. Vitamin B12-responsive megaloblastic anemia, homocystinuria, and transient methylmalonic aciduria in cb1 E disease. *J Pediatr* 1988; 113:1052-1056

57. Fenton WA, Gravel RA, Rosenblatt DS (2001) Disorders of propionate and methylmalonate metabolism. In: Scriver CR, Beaudet AL, Valle D, Sly WS, Vogelstein B, Childs B, Kinzler KW (Online Eds): The Metabolic and Molecular Bases of Inherited Disease. *McGraw-Hill, New York, Part 9 Organic acids* 2001- 2004; Chapter 94

58. Rosenblatt DS, Fenton WA, Inherited Disorders of Folate and Cobalamin Transport and Metabolism. In: Scriver CR, Beaudet AL, Valle D, Sly WS, Vogelstein B, Childs B, Kinzler KW (Online Eds): The Metabolic and Molecular Bases of Inherited Disease. *McGraw-Hill, New York, Part 17: Vitamins* 2001–2004; Chapter 155

Homocystinurie Typ II (inklusive Homocysteinämie) Homocystinurie durch 5,10-Methylentetrahydrofolatreduktase-Mangel

OMIM 236250

Definition

Bei der Homocystinurie Typ II handelt es sich um einen autosomal rezessiv vererbten Defekt im Tetrahydrofolatstoffwechsel, dem Mangel an Tetrahydrofolatreduktase (EC 1.5.1.20), mit der Folge einer mangelhaften Remethylierung von Homocystein zu Methionin und einer überschüssigen Bildung von Homocystein bzw. von Homocystin und niedrigem Methionin.

Die klinischen Symptome lassen sich einerseits durch die Vermehrung von Homocystein/Homocystin, andererseits durch einen Folat-Mangel und niedrige Konzentrationen von Neurotransmittern sowie eine mangelhafte Methylierung z.B. von Myelin erklären.

Synonyme

5,10-Methylentetrahydrofolatreduktase-Defekt, Methylreduktase-Mangel, MeFH4-Reduktase-Mangel, neonatale Leukoencephalomyopathie.

Thermolabiler Typ des Methylentetrahydrofolatreduktase-Defekts (Homocysteinämie bei Jugendlichen und Erwachsenen).

Manifestationsalter

In der Regel treten die ersten klinischen Symptome in Form von Encephalo- und Myopathie im Säuglingsalter auf. Gelegentlich manifestieren sie sich schon im Neugeborenenalter mit letalem Ausgang im ersten Lebensjahr. Seltener sind erste Symptome erst im Kindes- oder Jugendlichenalter.

Bei einer häufigen genetischen Mutation (OMIM 236250.003; C677T), der ein Defekt der thermolabilen Form der 5,10-Tetrahydrofolatreduktase zugrunde liegt, werden Thromboembolien (z.B. Herzinfarkt, Schlaganfall) schon im Jugend- bzw. frühen Erwachsenenalter beobachtet.

HOMO II

Klinische Symptome

Bisher wurden weniger als 50 Patienten mit einem (nahezu totalen) Mangel an 5,10-Tetrahydrofolatreduktase beschrieben. Das klinische Bild ist sehr variabel und abhängig von noch bestehenden Restaktivitäten des Enzyms [1-6].
Gelegentlich treten schon im Neugeborenenalter Encephalo- und Myopathien, gekennzeichnet durch Krampfanfälle und Muskelhypotonie, seltener mit Microcephalie und

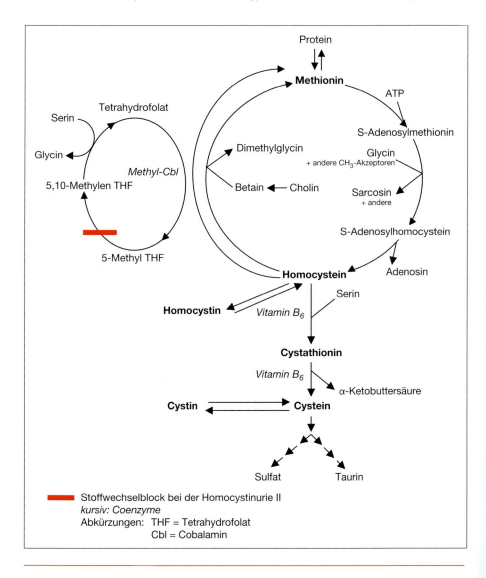

Stoffwechselblock bei der Homocystinurie II
kursiv: Coenzyme
Abkürzungen: THF = Tetrahydrofolat
Cbl = Cobalamin

Hydrocephalus internus auf [7,8]. Im Kindes- und/oder Jugendlichenalter manifestiert sich die Krankheit durch Entwicklungsrückstand (nicht progressiv), geistige Retardierung, spastische Tetraplegie, Myelinisierungsstörung des Gehirns [9], periphere Neuropathie, Schizophrenie [8,10] und – wie beim Cystathionin-ß-Synthetase-Defekt (Homocystinurie Typ I) – Neigungen zu Thrombosen und Embolien aufgrund von Endothelveränderungen [6,11,12,]. Jedoch werden keine Augensymptome wie bei dem Cystathionin-ß-Synthetase-Defekt (Homocystinurie I) und keine megaloblastäre Anämie wie bei einigen Störungen des Cobalaminstoffwechsels beobachtet. 50% der psychomotorisch retardierten Patienten sind mikrocephal [4].
Der 5,10-Tetrahydrofolatreduktase-Mangel führt bei Schwangeren zu Neuralrohrdefekten, z.B. Spina bifida der Feten [13-15]. Das Risiko von Schwangeren mit einer C677T-Mutation, ein Kind mit einem Neuralrohrdefekt zu bekommen, ist viermal so hoch wie bei Gesunden [16]; zusätzlich besteht ein erhöhtes Risiko für Spontanaborte [17,18].

Basis der schweren Myelinisierungsdefekte bzw. der Demyelinisierungen scheinen die unzureichenden Methylierungen (durch Mangel an Adenosylmethionin) z.B. des Myelins zu sein. Auch niedrige Methylargininkonzentrationen können beim Pathomechanismus d.h. durch Mangel an Methylguppendonatoren eine Rolle spielen [19].

In der Literatur erscheint die C677T-Mutation der 5,10-Tetrahydrofolatreduktase schon weitgehend als eigenständiges Krankheitsbild, der „Homocysteinämie". Durch diese Mutation entsteht ein Enzymprotein, das sich durch Erwärmen auf 46-50°C inaktivieren lässt und damit von dem normalen unterscheidet [20-22]. Bei dieser Krankheit werden als Folge erhöhter Konzentration an Homocystein im Blut vor allem Thrombosen und/oder Embolien mit den verschiedensten Folgeerscheinungen, besonders Herzinfarkt, Schlaganfall [23-25], Retinaveränderungen bei Jugendlichen [26], aber auch Plazentaablösungen mit dem Resultat eines Abortes [27] in der Literatur beschrieben.
Die Hyperhomocysteinämie ist ein eigenständiger Herz-Kreislauf-Risikofaktor und wurde bei 21% der Patienten mit Störungen in den Herzkranzgefäßen, bei 24% derjenigen mit Veränderungen der Blutgefäße im Gehirn, die z.B. zu einem apoplektischen Insult führten, und schließlich bei 32% der Patienten mit Verengungen in den peripheren Gefäßen im Gegensatz zu nur 2% in einer Kontrollgruppe gefunden [28].

Biochemische Befunde

Bei der Mehrzahl der Patienten (unabhängig von den Mutationen) sind Homocystin, Homocystein und gemischte Disulfide im Blut und Urin nachweisbar. Das sogenannte Gesamt-Homocystein ist die Summe von freiem und proteingebundenem Homocystein. Bei der C677T-Mutation ist nur Homocystein im Blut vermehrt. Methionin-Blutspiegel sind meist zu niedrig, können aber normal sein. Besonders niedrig sind die Folat-Konzentrationen im Liquor cerebrospinalis, in den Erythrocyten des Methylfolat, aber auch im Serum sind beide messbar vermindert.

Das im Cytoplasma lokalisierte Enzym 5,10-Tetrahydrofolatreduktase (EC 1.5.1.20) lässt sich in der Leber, in Fibroblasten, Chorionzotten, Amnionzellen, Lymphoblasten und Lymphocyten nachweisen. Bei homozygot Kranken findet man Enzymaktivitäten von 0 bis 20% (in Abhängigkeit von der vorliegenden Mutation) im Vergleich zu Gesunden [3].
Als Folge der Homocysteinämie lassen sich wie bei der Homocystinurie Typ I endotheliale Dysfunktionen nachweisen [1,11].

Bei der Homocystinurie Typ II finden sich keine Blutbildveränderungen (wie bei den Störungen im Cobalamin-Stoffwechsel, Cbl C, D, E, F).

Die in der Literatur angegebenen Homocystein-Konzentrationen (gesamt und/oder frei) sind nur nach vorheriger methodischer Prüfung zu Vergleichen heranzuziehen. Homocystein kann mit verschiedenen Methoden gemessen werden, zu denen es spezifische Normwerte gibt. (Ionenaustauschchromatographie, HPLC z.B. mit UV-Detektion, Gaschromatographie/Massenspektrometrie, radioenzymatische Bestimmung) [z.B.26]. Auch sollten nur Nüchtern-Homocysteinwerte bzw. unter definierten Bedingungen gemessene Konzentrationen verglichen werden. Besonders die Konzentrationen des freien Homocysteins sind stark nahrungsabhängig [29,30].

In Tabelle 1 sind einige Laborwerte bei der „klassischen" Form des 5,10-Tetrahydrofolatreduktase-Mangels mit keiner oder nur geringer Enzymaktivität sowie in Tabelle 2 solche bei der thermolabilen Variante des Enzyms angegeben.

Blut (S,P)	Oberer Normwert in mmol/L	Werte bei Homocystinurie II, mmol/L
Methionin	14-44	leicht vermindert bis normal, meist aber unter 18
Homocystein, frei	1-5	12-233 (nach 4)
Homocystein, total	5-20 (10-17)	deutlich vermehrt
Homocystin	<1	10-27
Folat in ng/ml (Radioimmunoassay)	1,9-14 ng/ml	1 ng/ml (1)
Urin	**Oberer Normwert in mmol/mol Kreatinin**	**Werte bei Homocystinurie II mmol/mol Kreatinin**
Methionin	0,2-2	normal bis leicht vermindert
Homocystein, frei	0,2-4	im frischen Urin vermehrt
Homocystein-Cystein	<1	vermehrt
Homocystin	<1	48-190

Tab. 1: *Einige Laborparameter bei Patienten 5,10-Tetrahydrofolatreduktase-Mangel (Homocystinurie II, "klassische Form")*

HOMO II

Blut (S,P)	Oberer Normwert in mmol/L	Werte bei Homocystinurie II, mmol/L
Methionin	14-44	normal
Homocystein, frei	1-5	normal bis vermehrt
Homocystein, total	5-20 (10-17)	>17 bzw. 20
Homocystin	<1	nicht vermehrt
Urin	**Oberer Normwert in mmol/mol Kreatinin**	**Werte bei Homocystinurie II mmol/mol Kreatinin**
Methionin	0,2-2	normal
Homocystein, frei	0,2-4	stark nahrungsabhängig vermehrt
Homocystein-Cystein	<1	wahrscheinlich vermehrt
Homocystin	<1	nicht vermehrt

Tab. 2: Einige Laborparameter bei Patienten mit 5,10-Tetrahydrofolatreduktase-Mangel – C677T-Mutation (thermolabiles Enzym)

Genetische Befunde

Bei dem 5,10-Tetrahydrofolatreduktase-Mangel handelt es sich um ein autosomal-rezessiv vererbtes Leiden. Die Genlokalisation des Enzyms ist auf dem Chromosom 1p.36.3 gefunden worden. Die Häufigkeit des Erkrankung ist bisher unbekannt. Weniger als 50 Patienten mit der ausgeprägten Form des Enzymdefektes sind beschrieben worden [4]. Mutationen im Tetrahydrofolatreduktasegen scheinen häufig (aber regional sehr unterschiedlich) zu sein und nicht immer zu klinischen Symptomen zu führen [1,6,31].

Beschriebene Mutationen sind:
R184X; R158Q;983A-G, N324S;1027T-G, W339G;1084C-T; 1711C-T;

A677V Thermolabile Form der 5,10 Methylentetrahydrofolatreduktase

Die Homocysteinämie als Ursache des 5,10-Tetrahydrofolatreduktase-Mangels mit der Mutation C677T scheint aber relativ häufig zu sein und wird wegen der milderen Symptomatik oft übersehen. 5-15% der Bevölkerung sollen diesen Gendefekt tragen [23]. Bei etwa 19% der Patienten mit arteriellen Verschlüssen und bei 11% der venösen Thrombosen ließ sich als einziger auslösender Faktor eine Homocysteinämie finden [23].
Wegen der Häufigkeit der C677T-Mutation und deren Bedeutung bei der Entstehung kardiovaskulärer Erkrankungen und von Neuralrohrdefekten ist auch ein Massenscreening vorgeschlagen worden. (Jede Mutter eines Kindes mit einem Neuralrohrdefekt sollte auf das Vorliegen einer Homocysteinämie untersucht werden.)

Therapie

Die Behandlung der Homocystinurie Typ II bzw. der Homocysteinämie erfolgt ausschließlich medikamentös. Ziel der Behandlung ist die Vermeidung bzw. Verhinderung der Progredienz der Encephalopathie, der körperlichen und geistigen Retardierung sowie die Vermeidung der Gefäßkomplikationen. Die Nüchtern-Homocysteinkonzentration im Blut sollte bis auf Normalwerte gesenkt und die von Methionin – falls notwendig – sowie von Folat bis in den unteren Normbereich angehoben werden.

Langzeitbehandlung

Obwohl die Besserung der klinischen Symptome nicht in allen Fällen beobachtet werden kann, sollte die Behandlung mit der Gabe von Folat eventuell in Kombination mit Cobalamin und Methionin versucht werden. Die Beeinflussbarkeit durch Cobalamin muss getestet werden, z.B. durch eine tägliche intramuskuläre Gabe von 1-2 mg Hydroxycobalamin [32]. Vitamin B_6 beeinflusst die Homocystin-Konzentrationen nicht wesentlich, in einem Fallbericht traten nach hohe Dosen von Vitamin B_6 neurologische Veränderungen unklarer Genese bei dem Patienten auf (Ursache unbekannt) [1].
Alternativ kommen Betain (Trimethylglycin) (Cystadane®, ORPHAN Europe GmbH) oder auch Cholin (via Betain) als Methylgruppendonator therapeutisch zum Einsatz [1,6,11]. Jeweils eine Methylgruppe wird mit Hilfe der Betain-Homocystein-Methyltransferase auf Homocystein übertragen. Bei zu hohen Betain-Konzentrationen kann es möglicherweise zur Substrathemmung der Betain-Homocystein-Methyltransferase kommen [33].
Eine weitere Behandlungsmöglichkeit besteht besonders bei der C677T-Mutation in der Gabe von Riboflavin (Vitamin B_2), einem metabolischen Vorläufer von Flavinadenindinukleotid (FAD), dem Coenzym der Tetrahydrofolatreduktase [34,35].

Bei der Behandlung der C677T-Mutation (thermolabiles Enzym) lässt sich in der Regel die Konzentration von Homocystein im Blut durch die Gabe von Folat wesentlich und dauerhaft senken. Die zusätzliche Gabe von Vitamin B_6 senkt nicht die Nüchtern-Homocysteinkonzentrationen im Blut, führt aber zu einem schnelleren Abbau von Homocystein nach Nahrungsaufnahme [36].

Nach mehrmonatiger Therapie mit Vitaminen (Folat und Vitamin B_6) normalisieren sich die Parameter der endothelialen Dysfunktion [11].

Für die Langzeitbehandlung der klassischen Form werden in der Literatur vorwiegend empfohlen:
- Folat 5-20 mg/Tag
- Betain (Cystadane®) zwischen 5 und 20 g/Tag oder 100-250 mg/kg KG/Tag [37-39]
- Cobalamin: Nur nach Prüfung der Wirksamkeit bis zu 2 mg Hydroxycobalamin pro Tag i.m [32]

HOMO II

- Vitamin B_6 maximal 100 (bis 300) mg/Tag unter ständiger klinischer Beobachtung (evtl. auch erst nach Prüfung der Wirksamkeit)
- Substitution von L-Methionin bis zum Erreichen niedrig normaler Blutspiegel
- L-Carnitin, z.B. 100 mg/kg KG/Tag bei nachgewiesenem Carnitinmangel [32]

Langzeitkontrollen bei der klassischen Form:
Im Wesentlichen sollen alle 6 Wochen bis 3 Monate untersucht werden:
- Quantitative Bestimmung von Homocystin im Urin
- Quantitative Bestimmungen der freien Aminosäuren im Blut, bes. von Homocystein und Methionin (wenn möglich auch von Adenosylmethionin)
- Bestimmung der Betain-Blutspiegel bzw. Ausscheidung mit dem Urin [33,39]
- Bestimmung von Folat im Blut
- Blutbild
- Transaminasen
- Gesamteiweiß
- Carnitin im Blut

Jährliche Untersuchungen:
- Neurologischer Status, EEG und MRT (evtl. nur alle 2 Jahre)
- Psychologische Testungen
- Dopplersonographie der Blutgefäße (Arteriosklerosediagnostik)
- EKG

Für die Langzeitbehandlung von Patienten mit der C677T-Mutation (thermolabile Form der 5,10-Methylentetrahydrofolatreduktase, Homocysteinämie) wird vorgeschlagen:

- Folat 0,65-10 mg/Tag oral
- Riboflavin 0,4-5,0 mg/Tag oral
- evtl. zusätzlich Vitamin B_6 z.B. 100 mg/Tag (bei nachgewiesener Wirkung)
- Auf ausreichende Vitamin B_{12}-Zufuhr sollte unbedingt geachtet werden/Tag (z.B. Substitution von 0.4 mg /Tag oral bzw. sublingual)

Kontrolluntersuchungen im Rahmen der Langzeitbehandlung bei C677T-Mutation (thermolabiles Enzym), Homocysteinämie:

Im Wesentlichen sollen alle 3-6 Monate untersucht werden:
- Quantitative Bestimmungen der freien Aminosäuren im Blut, bes. von Homocystein
- Bestimmung der Folatspiegel im Blut
- Blutbild
- Transaminasen

Jährliche Untersuchungen:
- Dopplersonographie der Blutgefäße (Arteriosklerosediagnostik) (Bestimmung der Endothelfaktoren) [11].
- EKG

Pränatale Diagnostik

Die pränatale Diagnostik ist durch Bestimmung der Aktivität der 5,10-Tetrahydrofolatreduktase sowohl aus Amnionzellen als auch aus Chorionzotten möglich sowie bei bekannter Mutation eine DNA-Diagnostik.
Heterozygote mit dem Defekt der thermolabilen Form der 5,10-Tetrahydrofolatreduktase haben offensichtlich höhere Homocysteinkonzentrationen im Fruchtwasser als normale Schwangere [2,40].

Differentialdiagnostik

Da das klinische Bild des 5,10-Tetrahydrofolatreduktase-Mangels sehr variabel ist, kommen viele andere Krankheiten und angeborene Stoffwechselstörungen differentialdiagnostisch in Betracht.
Der Nachweis von Homocystin im Urin ist einer der ersten diagnostischen Schritte (ev. auch mit einer einfachen chemischen Reaktion mit Elman's Reagenz, Cyanid-Nitroprussid oder fluorimetrisch unter Verwendung von Dansylaminophenylquecksilberacetat) [41,42], dem die Suche nach vermehrter Ausscheidung von Methylmalonsäure folgen muss, da Homocystinurie plus Methylmalonacidämie/urie bei mehreren eigenständigen Krankheiten zu finden sind (siehe Tabelle 3). Weitere Hinweise zur differentialdiagnostischen Klärung geben auch die Methioninkonzentratinen im Plasma.
Zur differentialdiagnostischen Abklärung einer Homocystinurie (ohne Methylmalonacidurie) können Untersuchungen der Verstoffwechselung von Methionin herangezogen werden. Bei Vorliegen eines 5,10-Tetrahydrofolatreduktase-Mangels wird innerhalb eines Tages das zusätzlich verabreichte Methionin (Methioninbelastung) zu Sulfat abgebaut, während dies bei einem Defekt der Cystathionin-ß-Synthetase nur in ganz geringem Umfang geschieht.
Bei fraglicher grenzwertiger Homocysteinämie kann eine Methioninbelastung mit 100 mg L-Methionin/kg KG durchgeführt werden, zu der nur zwei Blutentnahmen notwendig sind. Den Anstieg des Gesamt-Homocysteins im Blut verdeutlicht die Abbildung 1 mit Angaben der oberen Normwerte gesunder Probanden. Die Ergebnisse sind aber nur zu verwerten, wenn bei der Testperson kein Defekt der Cystathionin-ß-Synthetase vorliegt und er nicht unter einem Vitamin-B_6-Mangel leidet.

Darüber hinaus gibt es andere Ursachen der Vermehrung von Homocystin bzw. Homocystein, z.B. weitere Stoffwechselstörungen außer dem Cystathionin-ß-Synthetase-Mangel (Homocystinurie Typ I) und dem 5,10 Tetrahydrofolatreduktase-Mangel (Homocystinurie Typ II):

- angeborener, autosomal dominant vererbter Mangel an 5-Methyltetrahydrofolat-L-Homocystein-Methyltransferase (Tatrahydropteroylglutamat Methyltransferase, Methioninsynthetase) (OMIM 156570)

HOMO II

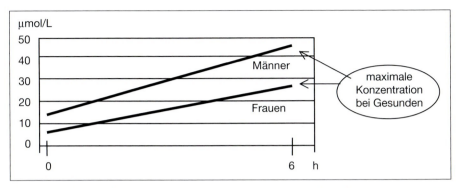

Abb. 1: Anstieg der Konzentration des Gesamt-Homocysteins bei Stoffwechselgesunden nach Gabe von 100 mg L-Methionin p.o. [nach Hyanek, 43]

- angeborener, autosomal rezessiv vererbter Resorptionsdefekt von Vitamin B_{12} (Imerslund-Gräsbeck Syndrom) (OMIM 261100)
- angeborenem Transcobalamin II-Mangel (Transportproteinmangel)(OMIM 275350)
- Defekte im Cobalaminstoffwechsel:
  - Homocystinurie plus Methylmalonacidurie infolge Cbl C-Defekt (Mangel an Adenosyl- und Methylcobalamin) (OMIM277400)
  - Homocystinurie plus Methylmalonacidurie infolge Cbl D-Defekt (Mangel an Adenosyl- und Methylcobalamin) (OMIM 277410)
  - Homocystinurie ohne Methylmalonacidurie infolge Cbl E-Defekt (Mangel an Methylcobalamin) (OMIM 236270)
  - Homocystinurie ohne Methylmalonacidurie infolge Cbl G-Defekt (Mangel an Methylcobalamin) (OMIM 250940)
  - Störung in der Freisetzung von Vitamin B_{12} aus den Lysosomen, Cobalamin F-Defekt
- Vitamin-B_{12}-Speicherkrankheit (OMIM 277380)

Weitere Ursachen für Homocystin- bzw. Homocysteinvermehrung finden sich bei:
- ernährungsbedingtem Mangel an Folsäure
- ernährungsbedingtem Mangel an Vitamin B_{12}
- chronischer Niereninsuffizienz
- sekundären Störungen der Vitamin-B_{12}-Resorption

sowie bei Gabe von:
- 6-Azauridintriacetat (Reduzierung der Aktivität der Cystathionin-ß-Synthetase)
- Isonicotinohydrazid (INH) (Reduzierung der Aktivität der Cystathionin-ß-Synthetase)
- Methotrexat (Blockierung der Dihydrofolatreduktase)
- Stickstoffmonoxid, NO (Oxidation von Methylcobalamin)

- Penicillamin (z.B. Bindung von Vitamin B_6)
- Phenytoin
- Carbamazepin
- Antiproliferativa und Antibiotika [43a]

Die differentialdiagnostische Klärung erfolgt in den meisten Fällen durch Erhebung anamnestischer Daten, durch typische klinische Symptome, z.B. megaloblastäre Anämie, sowie die Bestimmung von Methylmalonsäure im Blut oder Urin sowie von Folat und Cobalamin im Blut.

Sonderformen und Anmerkungen

Die wichtigste Sonderform ist die C677T Variante (McK 236250.003) mit dem biochemischen Befund der Homocysteinvermehrung. Nach einer nicht eindeutigen Aussage oder leichten Vermehrung bei einer Einzelbestimmung von Gesamt-Homocystein im Blut (z.B. bei Konzentration zwischen 20 und 40 mol/L) muss zur weiteren Diagnostik eine Methioninbelastung (siehe oben) durchgeführt werden.

Das Auftreten der genetisch bedingten Homocysteinämie mit anderen vererbten Störungen ist beschrieben worden, z.B. die Kombination der Homocysteinämie mit Faktor XII Mangel, APC (aktiviertes Protein C)-Resistenz und von-Willebrand-Erkrankung Typ 1 [44].

Eine Zusammenstellung von Störungen, bei denen Homocystinurien bzw. Homocysteinämien und/oder Methylmalonacidurien zu beobachten sind, sind in Tabelle 3 zusammengestellt.

Die Abbildung 2 zeigt die Lokalisation der angeborenen Defekte im Cobalaminstoffwechsel.

HOMO II

Defekt	Methylmalonsäure	Acidose	Ketose	Homocystinurie/Homocystein im Serum	Methionin im Serum	Megaloblasten	Methyl-Cbl, Adeno-Cbl im Serum	Folat, Methylfol. im Serum	klinische Hauptsymptome	Therapie	OMIM
Homocystinurie (Cystathionin-β-Synthetase-Mangel)	0	0	0	150-320 μmol/g Krea	n	0	n	N	Thrombosen, Linsenluxation	Vit B_6	236200
Methylmalonacidurie (Mutase-Mangel)	>1 g/g Krea	+	+	0	Neugeb.↑	0	n	N	NH_3 ↑, geistige Retardierung, Nierenschaden	Diät, Carnitin	251000
5,10-Methylentetrahydrofolat-Reduktase-Mangel (inkl. thermolabile Variante)	0	0	0	↑↑	n/(↓)	0	n	Folat im Liquor ↓	Encephalopathie, Krämpfe, Microcephalie, Neuropathie, Myopathie, Thromboembolien	Folat, Betain, Riboflavin	236250
5-Methylentetrahydrofolat-L-homocystein-methyltransferase-Mangel	0	0	0	(0)/↑	n/(↓)	+		Methylfolat ↑	geistige Retardierung, Anämie, (Krämpfe)	Vit B_{12}, Betain (?)	156570

HOMO II

Defekt	Methylmalon-säure	Acidose	Ketose	Homocystinurie Homocystein im Serum	Methionin im Serum	Megaloblasten	Methyl-Cbl, Adeno-Cbl im Serum	Folat, Methylfol. im Serum	klinische Hauptsymptome	Therapie	OMIM
Cobalamin-A-Defekt*	↑	+	+	0	n	0	Ado ↓/n		geistige Retardierung, Krämpfe, Nierenschaden, Osteoporose, NH_3↑	OH-Vit B_{12}, Diät, Carnitin	251100
Cobalamin-B-Defekt*	↑	+	+	0	n	0	Ado ↓/n		geistige Retardierung, Krämpfe, Nierenschaden, Osteoporose, NH_3↑	OH-Vit B_{12}, Diät, Carnitin	251110
Cobalamin-C-Defekt***	↑	+ <		↑	↓	+/0	n	Methylfolat (↑)	geistige Retardierung, Anämie, Thromboembolien, Proteinurie	OH-Vit B_{12}, Betain, Carnitin	277400
Cobalamin-D-Defekt***	↑	+		↑	↓	(+)/0	n	Methylfolat (↑)	geistige Retardierung, Anämie, Thromboembolien, Proteinurie, Creatin ↓	OH-Vit B_{12}, Betain, Folat	277410

HOMO II

Defekt	Methylmalon-säure	Acidose	Ketose	Homocystinurie Homocystein im Serum	Methionin im Serum	Megaloblasten	Methyl-Cbl, Adeno-Cbl im Serum	Folat, Methyltfol. im Serum	klinische Haupt-symptome	Therapie	OMIM
Cobalamin-E-Defekt**°	0			←/↑	↓	+	Vit B_{12} n	N	Microcephalie, psycho-motorische Retardierung, Anämie	Folat, Betain, OH-Vit B_{12}, Carnitin	236270
Cobalamin-F-Defekt*** (lysosomaler releasing Defekt)	0/(↑)			0/↑	↓/n	(+)/0	n	N	Entwicklungs-verzögerung, Stomatitis, Makrocytose	OH-Vit B_{12}, Folat, Betain, Carnitin	277380
Cobalamin-G-Defekt**°	0/(↑)			←	↓	+	Met ↓	N	Entwicklungs-verzögerung, geistige Retar-dierung, Anämie	OH-Vit B_{12}, Folat, Betain, Carnitin	250940
Cobalamin-H-Defekt*	←	+	+	0	n	0	Ado ↓/n		geistige Retar-dierung, Krämpfe, Nierenschaden, Osteoporose, NH_3↑	OH-Vit B_{12}, Diät	606169

Defekt	Methylmalon-säure	Acidose	Ketose	Homocystinurie Homocystein im Serum	Methionin im Serum	Megaloblasten	Methyl-Cbl, Adeno-Cbl im Serum	Folat, Methylfol. im Serum	klinische Hauptsymptome	Therapie	OMIM
Intrinsic-Factor-Mangel	←			←		+	→		stato-motorische/geistige Retardierung, Anämie, (Ikterus)	Intrinsic Faktor Vit B$_{12}$	261000 243320
Transcobalamin II-Mangel	←			←		+	→	Methyl-folat ↑	geistige und körperliche Retardierung, Anämie, Ataxie, Pancytopenie	OH-Vit B$_{12}$, Folat	275350
Imerslund-Gräsbeck-Syndrom	←			←		+	→	Methyl-folat ↑	Entwicklungs-verzögerung, Anämie, Proteinurie	Vit B$_{12}$	261100

Tab. 3: Störungen, die zur Vermehrung von Methylmalonsäure und/oder Homocyst(e)in führen

Homocystinurien bzw. Methylmalonacidämien findet man auch Vitamin B$_{12}$-Mangel, Folsäure-Mangel, als Nebenwirkung nach Gabe von NO (Oxidation von Methylcobalamin I), von Methotrexat (Hemmung der Dihydrofolatreduktase), von 6-Azauridintriacetat und von INH.   OH = Hydroxy
*) Störung im Stoffwechsel von Adenosylcobalamin, **) Störung im Stoffwechsel von Methylcobalamin, ***) Störung im Stoffwechsel von Adenosylcobalamin und Methylcobalamin °) Funktioneller Methioninsynthetase-Mangel. [1,45-46 u.a.]

Stoffwechselwege von Cobalamin mit den bisher beschriebenen Defekten

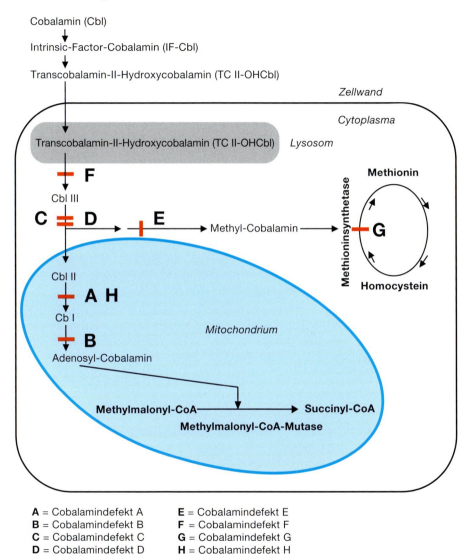

A = Cobalamindefekt A
B = Cobalamindefekt B
C = Cobalamindefekt C
D = Cobalamindefekt D
E = Cobalamindefekt E
F = Cobalamindefekt F
G = Cobalamindefekt G
H = Cobalamindefekt H

Abb. 2: Lokalisation der angeborenen Defekte im Cobalaminstoffwechsel

LITERATUR

1. Haan EA, Rogers JG, Lewis GP, Rowe PB. 5,10- Methylenetetrahydrofolate reductase deficiency. Clinical and biochemical features of a further case. *J Inher Metab Dis* 1985; 8:53-57

2. Rosenblatt DS, Fenton WA, Inherited Disorders of Folate and Cobalamin Transport and Metabolism. In: Scriver CR, Beaudet AL, Valle D, Sly WS, Vogelstein B, Childs B, Kinzler KW (Online Eds): The Metabolic and Molecular Bases of Inherited Disease. *McGraw-Hill, New York, Part 17: Vitamins* 2001–2004; Chapter 155

3. Fowler B. Disorders of Homocysteine metabolism. *J Inher Metab Dis* 1997; 20:270-185

4. Nyhan WL, Ozand PT. Atlas of metabolic Diseases. *Chapman & Hall Medical, London,* 1998; pp. 133-137

5. Perry DJ. Hyperhomocysteinaemia. *Baillieres Best Pract Res Clin Haematol* 1999; 12:451-477

6. Rosenblatt DS. Disorders of Cobalamin and Folate Transport and Metabolism. In:Fernandes J, Saudubray J.-M, van den Berghe G (Edts.) Inborn Metabolic Diseases. 3rd. edn. *Springer, Berlin, Heidelberg, New York.* 2000; 283-298

7. Baethmann M, Göhlich RG, Wendel U, Kleinlein B, Blom H, Volt T. Hydrocephalus internus als frühes Symtom bei zwei Patienten mit 5'10'Methylen-tetrahydrofolatreduktase-Mangel. Mitteilung auf der 12. Jahrestagung der Arbeitsgemeinschaft für Pädiatrische Stoffwechselstörungen, Fulda 4.-7. März 1998 1998

8. Fattal-Valevski A, Bassan H, Korman SH, Lerman-Sagie T, Gutman A, Harel S Methylenetetrahydrofolate reductase deficiency: importance of early diagnosis. *J Child Neurol* 15:539-543

9. Walk DM, Kang SS, Horwitz A. Intermittent encephalopathy, reversible nerve conduction slowing, and MRI evidence of cerebral white matter disease in methyltetrahydrofolate reductase deficiency. *Neurology* 1994; 44:344-347

10. Bonig H, Daublin G, Schwahn B, Wendel U. Psychotic symptoms in severe MTHFR deficiency and their successful treatment with betaine. *Eur J Pediatr* 2003; 162:200-201

11. Van den Berg M, Boers GH, Franken DK, Blom HJ, Van Kamp GJ, Jakobs C, Rauwerda JA, Kluft C, Stehouwert CG. Hyperhomocysteinaemia and endothelial dysfunction in young patients with peripheral arterial occlusive disease. *Eur J Clin Invest* 1995; 24:176-181

12. Cortese C, Motti C. MTHFR gene polymorphism, homocysteine and cardiovascular disease. *Public Health Nutr* 2001; 4:493-497

13. Steegers-Theunissen RP, Boers GH, Trijbels FJ, Finkelstein JD, Blom HJ, Thomas CM, Borm GF, Wouters MG, Eskes TK. Maternal hyperhomocysteinemia: a risk factor for neural-tube defects? *Metabolism* 1994; 43:1475-1480

14. Papapetrou C, Lynch SA, Burn J, Edwards YH. Methyleneterahydrofolate reductase and neural tube defects (Letter) *Lancet* 1996; 348:58(only)

15. Rampersaud E, Melvin EC, Siegel D, Mehltretter L, Dickerson ME, George TM, Enterline D, Nye JS, Speer MC; NTD Collaborative Group. Updated investigations of the role of methylenetetrahydrofolate reductase in human neural tube defects. *Clin Genet* 2003; 63:210-214

16. Blom HJ. Mutant 5,10-methylenetetrahydrofolate reductase and moderate hyperhomocysteinaemia. *Eur J Pediatr* 1998; 157 [Suppl. 2]: 131-134

17. Zetterberg H, Regland B, Palmer M, Ricksten A, Palmqvist L, Rymo L, Arvanitis DA, Spandidos DA, Blennow K. Increased frequency of combined methylenetetrahydrofolate reductase C677T and A1298C mutated alleles in spontaneously aborted embryos. *Eur J Hum Genet*. 2002; 10:113-118

18. Kumar KS, Govindaiah V, Naushad SE, Devi RR, Jyothy A. Plasma homocysteine levels correlated to interactions between folate status and methylene tetrahydrofolate reductase gene mutation in women with unexplained recurrent pregnancy loss. *J Obstet Gynaecol* 2003; 23: 55-58

19. Surtees R. Demyelination and inborn erors of the single carbon transfer pathway. *Eur J Pediatr* 1998; 157 [Suppl. 2]: 118-121

20. Kang SS, Zhou J, Wong PW, Kowalisyn J, Strokosch G. Intermediate homocysteinemia: a thermolabile variant of methyltetrahydrofolate reductase. *Am J Hum Genet* 1988; 43:414-421

21. Kang SS, Wong PW, Zhou JH, Sora J, Lessick M, Ruggie N, Grcevich G. Thermolabile methyltetrahydrofolate reductase in patients with coronary artery disease. *Metabolism* 1988; 37:611-613

22. Kang SS, Wong PWK, Bock HGO, Horwitz A, Grix A. Intermediate hyperhomocysteinemia resulting from compound heterozygosity of methylenetetrahydrofolate reductase mutation. *Amer J Hum Genet* 1991; 48:546-551

23. Coull BM, Malinow MR, Beamer N, Saxton G, North F, de Garmo P. Elevated plasma homocyst(e)ine concentration as a possible independent risk factor for stroke. *Stroke* 1990; 21:572-576

24. Malinow MR. Plasma homocyst(e)ine and arterial occlusive disease: a mini-review. *Clin Chem* 1995; 41:173-176

25. Arruda VR, von Zuben PM, Chiaparini LC, Annichino-Bizzacchi JM, Costa FF. The mutation Ala677ÆVal in the methylene tetrahydrofolate reductase gen: a risk factor for arterial disease and venous thrombosis. *Thromb Haemost* 1997; 77:818-821

26. Talmon T, Scharf J, Mayer E, Lanir N, Miller B, Brenner B. Retinal arterial occlusion in a child with factor V Leiden and thermolabile methylenetetrahydrofolate reductase mutations. *Am J Ophthalmol* 1997; 124:689-691

27. Owen AP, Human L, Carolissen AA, Harley EH, Odendaal HJ. Hyperhomocystinemia – A risk factor for abruptio placentae. *J Inher Metab Dis* 1997; 20:359-362

28. Boers G. Moderate hyperhomocysteinaemia and vascular disease: evidence, relevance and the effect of treatment. *Eur J Pediatr* 1998; 157 [Suppl. 2]: 127-130

29. Ueland PM, Refsum H, Stabler SP, Malinow MR, Andersson A, Allen RH. Total homocysteine in plasma and serum: methods and clinical applications. *Clin Chem* 1993; 39:1764-1979

30. Guttormsen AB, Schneede J, Fiskerstrand T, Ueland PM, Refsum HM. Plasma concentration of homocysteine and other aminothiol compounds are related to food intake in healthy human subjects. *J Nutr* 1994; 124:1934-1941

31. Tonetti C, Saudubray JM, Echenne B, Landrieu P, Giraudier S, Zittoun J. Relations between molecular and biological abnormalities in 11 families from siblings affected with methylenetetrahydrofolate reductase deficiency. *Eur J Pediatr* 2003; 162:466-475

32. Ogier de Baulny H, Gérard M, Saudubray JM, Zittoun J. Remethylation defects: guidelines for clinical diagnosis and treatment. *Eur J Pediatr* 1998; 157[Suppl 2] S77-S83

33. Pawlaczek S, Huismann J, Laryea MD, Wendel U. Zur Optimierung der Behandlung der Homocysteinämie mit Betain. Mitteilung auf der 12. Jahrestagung der Arbeitsgemeinschaft für Pädiatrische Stoffwechselstörungen, Fulda 4.-7. März 1998

34. Moat SJ, Ashfield-Watt PA, Powers HJ, Newcombe RG, McDowell IF. Effect of riboflavin status on the homocysteine-lowering effect of folate in relation to the MTHFR (C677T) genotype. *Clin Chem* 2003; 49:295-302

35. Rensma PL, Suormala T, Koch HG, Fowler B. Homocystinuria due to methylenetetrahydrofolate reductase (MTHFR) deficiency responsive to riboflavin. *J Inher Metab Dis* 2003; 26 (Suppl 1):18

36. Blattstrom L. Vitamins as homocysteine-lowering agents. *J Nutr* 1996; 126 (4 Suppl) 1276S-1280S

37. Holme E, Kjellman B, Ronge E. Betaine for treatment of homocystinuriacaused by methylenetetrahydrofolate reductase deficiency. 1989; 64:1061-1064

38. Wendel U, Bremer HJ. Betaine in the treatment of homocystinuria due to 5,10-methylene TFH reductase deficiency. *Eur J Pediatr* 1987; 142:147-150

39. Ronge E, Kjellman B. Long term treatment with betaine in methylenetetrahydrofolate reductase deficiency. *Arch Dis Child* 1996; 74:239-241

40. Wendel U, Claussen U, Diekmann E. Prenatal diagnosis for methylenetetrahydrofolate reductase deficiency. *J Pediat* 1983; 102:938-940

41. Shih VE, Mandell R, Sheinhait I. General metabolic screening tests. In: Hommes FA (Ed) Techniques in diagnostic human biochemical genetics. *Wiley-Liss, New York, pp.*1991; 45-68

42. Maddocks JL, MacLachlan J. Application of new fluorescent thiol reagent to diagnosis of homocystinuria. *Lancet* 1991; 338:1043-1044

43. Hyanek J. Nemocnice na homolce, Prag. Persönliche Mitteilung 1996

43a. Schwahn B, Kameda G, Wessalowski R, Mayatepek E. Severe hyperhomocysteinaemia and 5-oxoprolinuria secondary to antiproliferative and antimicrobial drug treatment. *J Inher Metab Dis.* 2005; 28: 99-102

44. Maak B, Wulff K, Herrmann FH, Schröder W, Budde U, Siegemund A, Rühling H. Faktor-XII-Mangel, APC-Resistenz, Hyperhomocysteinämie und von-Willebrand-Erkrankung Typ 1 in einer Familie. *Mschr Kinderheilk* 1999; 147: 104-109

45. Tuchman M, Kelly P, Watkins D, Rosenblatt DS. Vitamin B12-responsive megaloblastic anemia, homocystinuria, and transient methylmalonic aciduria in cb1 E disease. *J Pediatr* 1988; 113:1052-1056

46. Fenton WA, Gravel RA, Rosenblatt DS. (2001) Disorders of propionate and methylmalonate metabolism. In: Scriver CR, Beaudet AL, Valle D, Sly WS, Vogelstein B, Childs B, Kinzler KW (Online Eds): The Metabolic and Molecular Bases of Inherited Disease. *McGraw-Hill, New York, Part 9 Organic acids* 2001 – 2004; Chapter 94

Hyperargininämie
OMIM 207800

Definition

Bei der Hyperargininämie handelt es sich um eine autosomal rezessiv vererbte Stoffwechselstörung des Harnstoffzyklus. Der Mangel an Arginase (EC 3.5.3.1) in der Leber führt zur Anhäufung von Arginin in Plasma und Urin und gelegentlich zur Hyperammonämie. Die Hyperargininämie ist die seltenste Störung des Harnstoffzyklus [1-4].

Synonyme

Hyperargininämie, Arginase-Mangel, Arginase I-Mangel, ARG-Mangel, arginase deficiency, argininemia, argininaemia, Mangel an hepatischer Arginase

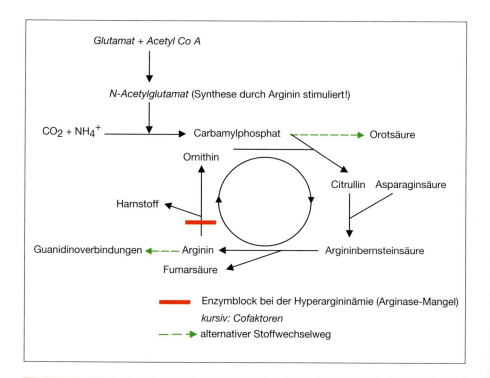

Manifestationsalter

Die Hyperargininämie (Arginase-Mangel) führt in der Regel nicht im Neugeborenenalter, sondern frühestens im späteren Säuglingsalter zu klinischen Symptomen. Diese können akut sein und im Zusammenhang mit reichlicher Eiweißzufuhr, im Rahmen eines Stoffwechselstresses, z.b. bei einem viralen Infekt oder bei Valproattherapie, erstmals in Erscheinung treten. In der Regel stehen aber Gedeih- und Wachstumsstörungen, Spastik, geistige Retardierung und Krampfanfälle im Vordergrund und führen häufig verspätet zur Diagnose, teilweise erst im Erwachsenenalter [2,5].

Klinische Befunde

Im Gegensatz zu den anderen angeborenen Harnstoffzyklusdefekten kommt es beim Arginase-Mangel nur selten zu schweren Hyperammonämien (selten über 250 µmol/l). Der Verlauf ist weniger akut. Klinische Symptome sind episodenhaftes Erbrechen, Hirnödem, Entwicklungsrückstand, stato- und psychomotorische Retardierung, Mikrocephalie, Hyperaktivität; aber auch Schläfrigkeit nach der Nahrungsaufnahme, Chorea und Athetose, progressive spastische Tetraplegie und Krämpfe werden beobachtet [2-4,6,7]. Einmal ist über Arginasemangel mit neonataler Symptomatik in Form von Ikterus und Leberzirrhose berichtet worden [8].
Akute Verschlechterungen können durch sehr eiweißreiche Mahlzeiten, Infekte oder auch durch Medikamente (z.B. Valproat) ausgelöst werden [9,10].

Biochemische Befunde

Die Aktivität der cytosolischen Arginase I (EC 3.5.3.1) ist in der Leber, den Erythrocyten, den Nieren und der Augenlinse messbar (Genlokus 6q23; OMIM 608313). Der Mangel an Arginase I („Leber-Erythrocytentyp") führt zu dem Krankheitsbild der Hyperargininämie. Ein zweites, intramitochondrial lokalisiertes (Membran-) Isoenzym, Arginase II, ist in den Nieren besonders ausgeprägt (Genlokus 14q24.1-q24.3, OMIM 107830). In Fibroblasten lässt sich keine Arginase nachweisen [11-13].

Eine Hyperargininämie auf Grund des Mangels an Arginase II ist bisher nicht beschrieben worden. Bekannt ist aber die Erhöhung der Aktivität der Arginase II in den Nieren auf das 20- bis 34-Fache der Norm bei Patienten mit Arginase I (Leber-Erythrocyten)-Mangel [14]. Eventuell ist die Existenz dieser zweiten Arginase die Ursache für das in der Regel mildere klinische Bild bei Arginase-Mangel im Vergleich zu anderen Harnstoffzyklusdefekten.

Bei Vorliegen des Arginase-Mangels kommt es zum Metabolitenstau vor dem Enzymblock (dem letzten Schritt des Harnstoffzyklus). Die Argininkonzentration im Blut kann bis über 1,0 mmol/l (17,2 mg/dl) ansteigen [1,2]. Im Urin findet man neben großen Mengen von Arginin diejenigen Aminosäuren in erhöhten Konzentrationen, die den gleichen Transportmechanismus haben, nämlich Cystin, Ornithin und Lysin.

Neben Arginin werden auch daraus synthetisierte Metaboliten vermehrt ausgeschieden: N-Acetylarginin, 2-Keto-5-Guanidinovaleriansäure und γ-Guanidinobuttersäure [2]. Es ist bisher ungeklärt, ob die Erhöhung der Guanidinoverbindungen für die klinische Symptomatik mitverantwortlich ist, da offenbar die Normalisierung der Ammoniakspiegel zur Verbesserung der neurologischen Störungen nicht ausreichend ist [15].

Orotsäure wird in ähnlich hohen Konzentrationen wie bei dem Ornithintranscarbamylase-Defekt im Urin gefunden. Ursache hierfür ist die Stimulierung der N-Acetylglutamatsynthetase durch Arginin. Das dadurch vermehrt entstehende Acetylglutamat stimuliert wiederum die Carbamylphosphatsynthetase, den ersten Schritt der Harnstoffsynthese. Wahrscheinlich infolge eines relativen Ornithinmangels kommt es dann zur vermehrten Orotsäuresynthese.

Prinzipiell ist es möglich die Hyperargininämie auch durch Messungen der Aminosäuren mittels Tandem-Massenspektrometrie aus getrocknetem Blut zu erfassen. Arginin kann direkt gemessen werden, wobei es hilfreich ist, auch die Relationen zu anderen Aminosäuren z.B. Ornithin zu berechnen [16]. Berichte von Pilotstudien mit entsprechenden Nachkontrollen liegen aber bisher nicht vor.

Genetische Befunde

Die Hyperargininämie wird autosomal rezessiv vererbt. Der Genlokus der Arginase I liegt auf dem Chromosom 6 (6q23). Eine große Zahl an Mutationen, die nur selten mit der klinischen Ausprägung des Krankheitsbildes korrelieren, sind publiziert worden [17-20], z.B.:

4-bp del, EX3; 1-bp del, EX2; R291X; T290S; W122X, 1-bp del, 842C; G138V; IVS4AS, A-G –1; R21X; G235R; E241K; IVS1, G-A, +1; IVS4, A-G, -2.

Genaue Angaben über die Häufigkeit des Arginase-Mangels können derzeit nicht gemacht werden. Im Neugeborenenscreeningprogramm des „Quebec Network of Genetic Medicine" wurde lediglich ein Fall von Hyperargininämie unter 1 Million Neugeborener gefunden [21].

Der Arginase-Mangel ist die seltenste Form der Harnstoffzyklusdefekte, die jedoch zusammengenommen in einer Häufigkeit von 1:8.000 zu erwarten sind [1].

Die mitochondriale, nur in den Nieren vorhandene Arginase II wird auf dem Chromosom 14 (14q24.1-q24.3) kodiert.

Therapie

Nur sehr selten sind bisher neonatale Erscheinungsformen der Hyperargininämie mit Hyperammonämie beschrieben worden. Sollte ein solcher Fall mit Ammoniakblutwerten über 200 µmol/l (350 µg/dl) vorliegen, gilt als generelle Regel bei Neugeborenen, dass mindestens bis zum Abschluss der speziellen Untersuchungen und Vorliegen einer endgültigen Diagnose alle zur Verfügung stehenden Möglichkeiten zur Senkung des Ammoniakspiegels genutzt werden müssen. Das Vorgehen entspricht dann dem bei schweren Hyperammonämien, beispielsweise verursacht durch einen Ornithintranscarbamylase-Mangel [22].

Bei der Behandlung der Hyperargininämie richtet sich das Augenmerk auf die Vermeidung übermäßiger Freisetzung und auf die Elimination von Ammoniak mit Senkung der Ammoniakblutkonzentration in den Normbereich. In der Regel besteht die Behandlung in einer Reduktion der Eiweiß- bzw. Argininzufuhr und Medikamenten, die die Ammoniakkonzentrationen senken.

Die Argininspiegel im Plasma sollten im Normalbereich oder nur leicht darüber liegen [15]. Ein Patient, der von Geburt an streng diätetisch behandelt wurde, ist mit 18 Jahren symptomfrei [23].

Bei den milderen/späteren Formen, bei denen es selten zu dramatischen Hyperammonämien kommt, genügt meist eine Eiweißreduktion (siehe Diätetische Behandlung).

Medikamentöse Behandlung

Ziel der medikamentösen Therapie

- Normalisierung der Ammoniakblutkonzentrationen
- Senkung der Argininkonzentration im Blut auf normale Werte

Eine weitere Behandlungsmöglichkeit wurde mit einer Lysin- (250 mg/kg KG Tag) und Ornithinsubstitution (100 mg/kg KG Tag) beschrieben [24]. Da Lysin, Ornithin und Arginin den gleichen Membrantransportmechanismus benutzen und bei einer Reihe von Patienten auch niedrige Lysinplasmakonzentrationen beschrieben wurden, erfolgte die Lysinsubstitution in der Annahme eines Lysinmangels in den Gehirnzellen. Nach der Substitution stiegen die Arginin- und Lysinserumkonzentrationen an, während die von Ammoniak im Blut sowie von Orotat im Urin bis in den Normbereich abfielen. Die auf diese Weise behandelten Patientin fühlte sich wohl und nahmen an Gewicht und Länge zu, ihr EEG verbesserte sich [24]. Andere Autoren konnten diese Effekte bei Lysingabe nicht beobachten [23]. Zu verabreichende Medikamente bei Langzeittherapie, wenn Hyperammonämien auftreten:

HYPERARG

- Natriumbenzoat 250 mg/kg KG Tag
- Natriumphenylbutyrat bis zu 500 mg/kg KG Tag
- Evtl. Gabe von (Laktulose (3x4–20 g Tag) (Dosis für Erwachsene! Bei Kindern die Dosierung so wählen, dass weiche, aber nicht wässrige Stühle und keine Bauchschmerzen auftreten.) [25].
- Gabe von Vitaminen, Mineralien und Spurenelementen, besonders von Folsäure, Vitamin B_6, Kalzium, Selen etc. (z.B. als Seravit, SHS, Heilbronn).

Gelegentlich werden bei Langzeitgabe von Natriumbenzoat Magenbeschwerden geäußert, die auf der Reizung der Magenschleimhaut beruhen und zur Dosisreduktion zwingen. Ein anderer Anlass zur Reduzierung der Benzoatmenge ist, wenn die Glycinkonzentration im Plasma/Serum unter 100 µmol/l abgesunken ist.

Als Nebenwirkung von Natriumphenylbutyrat treten selten Übelkeit, Stimmungslabilität, Atemfrequenzerhöhung, Magen- und Muskelschmerzen, Schwellungen der Füße und/oder Menstruationsstörungen auf (Persönliche Mitteilung F. Roels, Gent). Häufiger dagegen sind Amenorrhöen (bis zur 23% der behandelten Frauen). Außerdem ist zu berücksichtigen, dass nicht die gesamte Menge an verabreichtem Phenylbutyrat an Glutamin gekoppelt und ein nicht geringer Anteil unkonjugiert mit dem Urin ausgeschieden wird. Bei Phenylbutyratbehandlung ist auf die Konzentrationen der verzweigtkettigen Aminosäuren zu achten, da ein Großteil des gebundenen Glutamins aus Transaminierungen dieser Aminosäuren stammt [24,27,28].

Im Urin der mit Phenylbutyrat behandelten Patienten findet man eine Vielzahl von Metaboliten, außer Phenylbutyrat auch Phenylacetat, Phenylbutyrylglutamin und Phenylacetylglutamin [28].

Prinzip der Ammoniakausschleusung mittels **Benzoat** und **Phenylbutyrat** (siehe Kasten nächste Seite).

Diätetische Behandlung

Behandlungsprinzip

Die diätetische Behandlung besteht in einer Eiweiß- und Stickstoffrestriktion, bei der die Eiweißzufuhr bis auf den minimalen sicheren Bedarf zur Senkung des Ammoniakspiegels in den Normbereich reduziert wird. Mit der begrenzten exogenen Stickstoffzufuhr und der gleichzeitigen Verminderung des endogenen Eiweißabbaus (durch eine ausreichende Kalorienzufuhr!) soll der Freisetzung von Ammoniak entgegen gewirkt werden. Dabei liegt die tolerierte Eiweißmenge pro kg Körpergewicht im Säuglingsalter und in Phasen schnellen Wachstums höher als im Kindesalter.

Die strenge eiweißarme Diät ist mit einem Verzicht auf eiweißreiche Lebensmittel wie z.B. Fleisch, Fisch, Milch, Eier, Getreideprodukte – außer berechneten Mengen an Muttermilch

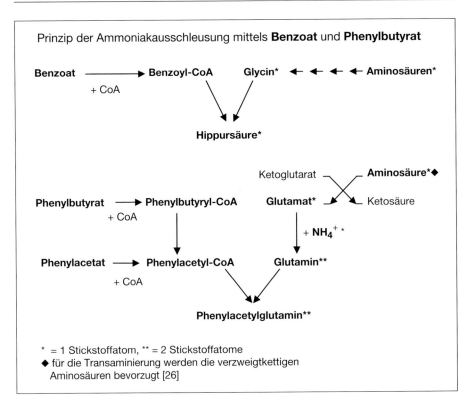

und Säuglingsnahrung im Säuglingsalter – sowie einer begrenzten Aufnahme von genau berechneten Mengen an eiweißarmen Lebensmitteln wie z.B. Obst, Gemüse und Kartoffeln verbunden.

Bei einer Eiweißtoleranz, die deutlich unterhalb der empfohlenen altersgerechten minimalen Eiweißzufuhr liegt, ist für ein optimales Wachstum und zur Deckung des Bedarfs an essentiellen Aminosäuren die Einnahme eines Gemisches aus essentiellen Aminosäuren erforderlich. Es werden mit dem Gemisch nur essentielle Aminosäuren zugeführt, damit der Körper überschüssigen Stickstoff für die Synthese von nicht-essentiellen Aminosäuren verwenden und auf diese Weise eliminieren kann [29,30]. Das Aminosäurengemisch muss mit Vitaminen, Mineralstoffen und Spurenelementen angereichert sein, da die eiweißarme Ernährung kein tierisches Eiweiß zulässt, das reich an diesen Nährstoffen ist Darüber hinaus ist eine ausreichende Energiezufuhr von entscheidender Bedeutung, um normale Wachstumsraten zu erzielen und Eiweißabbau zu verhindern, die im Wesentlichen mit industriell hergestellten eiweißarmen Speziallebensmitteln (eiweißarme Mehle, Nudeln, Gebäck, Brot, Milchgetränk), die eiweißreiche Lebensmittel ersetzen, sowie mit Fett (Streichfette und Öle) und Kohlenhydraten (z.B. Rohrzucker, zuckerhaltige Getränke) erreicht wird [31].

HYPERARG

Ziele der Ernährungsbehandlung

Mit der diätetischen Behandlung sollen folgende Ziele erreicht werden:

- Senkung des Ammoniakspiegels auf Normalwerte (siehe Tabelle 1)
- Vermeidung von hyperammonämischen Krisen
- Normale Wachstumsrate bei Säuglingen und Kindern und Gewichtserhaltung bei älteren Patienten
- Vermeidung und schnelle Beendigung von katabolen Zuständen (z.B. bei Infekten, Erbrechen, Durchfall, Gewichtsverlust), die zu einem Anstieg der Ammoniakkonzentration im Blut führen, durch eine ausreichende Energiezufuhr und angepasste Eiweißaufnahme, evtl. auch durch konsequentes Sondieren der Nahrung sowie häufige kleine Mahlzeiten

Alter	Ammoniak (µmol/l)	Ammoniak (µg/dl)
Neugeborene	bis 110	bis 187
jenseits des Neugeborenenalters	unter 80	unter 136

Tab. 1: Normalwerte der Ammoniakkonzentration (venöses Plasma!, enzymatisch) [32]

Diätvorschrift

Eiweiß

1. Die tolerierte Eiweißmenge ist sehr unterschiedlich und muss bei jedem Patienten individuell durch Titrieren gegen die Blutammoniakkonzentration ermittelt werden. Sie ist abhängig von der Aktivität der Arginase, dem Alter, der Wachstumsrate und dem Gesundheitszustand.
2. Die empfohlene Eiweißzufuhr (siehe Tabelle 2), die normale „NH3-Spiegel" gewährleistet, orientiert sich am minimalen Eiweißbedarf, der nur bei Aufnahme eines biologisch hochwertigen Eiweißes für einen altersabhängigen Erhaltungsbedarf und ein altersabhängiges Wachstum ausreichend ist. Der Eiweißbedarf wird mit vorwiegend pflanzlichem Nahrungseiweiß oder auch zusammen mit einem Gemisch aus essentiellen Aminosäuren gedeckt, falls die tolerierte Eiweißmenge unterhalb des minimalen Bedarfs liegt oder die geringere Eiweißqualität und Verdaulichkeit des Nahrungseiweißes ausgeglichen werden soll.
3. Die tolerierte Eiweißmenge erhöht sich, wenn Natriumbenzoat und/oder Natriumphenylacetat bzw. -phenylbutyrat verabreicht werden [29].
4. Die Zufuhr muss häufig an die Veränderung der Aminosäurenwerte im Serum und die Ammoniak- und/oder Glutaminkonzentrationen im Plasma angepasst werden (siehe Kontrolluntersuchungen).
5. Eine 2-tägige eiweißfreie Ernährung bei Erstversorgung soll am 3. Tag beginnend mit

0,5 g natürlichem Eiweiß/kg KG Tag und schrittweiser Steigerung auf 1 g/kg KG Tag zusammen mit 0,5 g/kg KG Tag eines Gemisches aus essentiellen Aminosäuren ergänzt werden.
6. Im Bedarfsfall sollte die Ernährung auch unter Verwendung einer Magenverweilsonde gegebenenfalls über ein Gastrostoma (PEG) vorgenommen werden.

Alter	Eiweiß (g/kg KG Tag) * (natürliches Eiweiß mit/ohne Aminosäurengemisch)
Säuglinge	1,8–2,0
Kleinkinder	1,2–1,5
Schulkinder	1,0
Jugendliche/Erwachsene	<0,5 (0,6-0,8 WHO)

* Der tatsächliche Bedarf kann von dem angegebenen erheblich abweichen

Tab. 2.: Durchschnittliche Eiweißzufuhr von Patienten mit Harnstoffzyklusstörungen [29]

Essentielle Aminosäuren

1. Reicht die Einschränkung der Zufuhr an natürlichem Nahrungseiweiß bis zum minimalen Bedarf allein nicht aus oder wird von den Patienten nicht toleriert, muss ein Teil der natürlichen Eiweißmenge durch ein Gemisch aus essentiellen Aminosäuren (bis 0,7 g/kg KG Tag) ersetzt werden (siehe Tabelle 3), das reich an verzweigtkettigen Aminosäuren und arm (jedoch bedarfsdeckend!) an Tryptophan ist. (Hohe Tryptophankonzentrationen führen zu Appetitmangel!) [29,33].
2. Dabei soll die Menge an natürlichem Eiweiß und an Gemisch aus essentiellen Aminosäuren etwa 1:1 betragen (z.B. 0,5 g/kg KG natürliches Eiweiß + 0,6 g/kg KG essentielle Aminosäuren) [33].
3. Ausgehend davon, dass 0,6 g essentielle Aminosäuren 1 g Eiweiß entspricht [22,34], werden mit 0,5 g/kg KG natürlichem Eiweiß + 0,6 g/kg KG essentielle Aminosäuren (entsprechend 1,0 g Eiweiß-Äquivalent/kg KG) 1,5 g Eiweißäquivalent/kg KG zugeführt, das den Bedarf eines Kleinkindes bei gleichzeitiger ausreichender Energiezufuhr deckt.

Alter	Natürliches Eiweiß g/kg KG Tag	Aminosäurengemisch* g/kg KG Tag
Säuglinge	0,5–1,3	0,3–0,6
Kleinkinder	0,5–1,0	0,3–0,5
Schulkinder	0,5–1,0	0,2–0,3

* 0,6 g essentielle Aminosäuren entsprechen 1 g Eiweiß-Äquivalent

Tab. 3: Erfahrungswerte für die Eiweißzufuhr bei Harnstoffzyklusstörungen [31]

HYPERARG

Fett

Die Fettzufuhr soll in Abhängigkeit vom Alter bei 30-40% der Gesamtkalorien liegen. Im 1. Lebensjahr beträgt sie 4-5 g/kg KG (35-50% d. Gesamtkalorien). Eine altersabhängige Zufuhr von 2,5-4,0% der Gesamtkalorien als Linolsäure (n-6) sowie 0,5% als α-Linolensäure (n-3) wird empfohlen [35]. Dabei sollte ein Verhältnis n-6 zu n-3 von weniger als 5:1 angestrebt werden, das als präventiv wirksam angesehen wird und mit der Aufnahme von Soja-, Walnuss- und Rapsöl am besten zu erzielen ist. Auf eine ausreichende Aufnahme von Fett in Form von Streichfetten und Ölen ist zu achten, da Lebensmittel mit sog. „versteckten" Fetten, wie man sie in Fleisch, Wurst, Käse, Milch, Schokolade findet, im eiweißarmen Ernährungsplan nicht erlaubt sind und als Fettlieferanten nicht zur Verfügung stehen. Besonders in Phasen schnellen Wachstums – während der ersten Lebensjahre und während eines Pubertäts-Wachstumsschubes – wird ein zusätzlicher Energiebedarf durch einen erhöhten Fettanteil in der Nahrung leichter befriedigt.

Energie

Die Energiezufuhr richtet sich nach den Empfehlungen der DGE 2000 (35) und soll ausreichend bis hochnormal (10-20% über den Richtwerten) sein – besonders im Neugeborenenalter (siehe Tabelle 4). Bei Infekten und hyperammonämischen Krisen ist sie bis auf 120% der Richtwerte zu erhöhen (z.B. mit Minus_1 *Eiweißfrei* [SHS, Heilbronn] oder basic-p [Milupa, Friedrichsdorf]). Sie soll eine normale Gewichtszunahme bei Säuglingen und Kindern ermöglichen und zur Gewichtserhaltung bei älteren Patienten beitragen.

Alter	kcal/Tag		kcal/kg KG Tag	
	m	w	m	w
0 – < 4 Monate	500	450	94	91
4 – <12 Monate	700	700	90	91
1 – < 4 Jahre	1.100	1.000	91	88
4 – < 7 Jahre	1.500	1.400	82	78
7 – <10 Jahre	1.900	1.700	75	68
10 – <13 Jahre	2.300	2.000	64	55
13 – <15 Jahre	2.700	2.200	56	47
15 – <19 Jahre	3.100	2.500	46	43
19 – <25 Jahre	3.000	2.400	41	40

Tab. 4: Richtwerte für die Energiezufuhr bei mittlerer körperlicher Aktivität (DGE 2000) [35]

Flüssigkeit

Die Flüssigkeitszufuhr richtet sich nach den Empfehlungen der DGE 2000 [35] (siehe Tabelle 5).

Unter normalen Bedingungen ist eine minimale Flüssigkeitszufuhr von 1 ml/kcal zu verabreichen.

Alter	ml/kg KG Tag
0 – < 4 Monate	130
4 – <12 Monate	110
1 – < 4 Jahre	95
4 – < 7 Jahre	75
7 – <10 Jahre	60
10 – <13 Jahre	50
13 – <15 Jahre	40
15 – <19 Jahre	40
19 – <25 Jahre	35

Tab. 5: Richtwerte für die Flüssigkeitszufuhr (DGE 2000) [35]

Vitamine, Mineralstoffe und Spurenelemente

1. Die Vitamin-, Mineralstoff- und Spurenelementversorgung richtet sich nach den Empfehlungen der DGE 2000 (35). Bei starker Einschränkung der Zufuhr an natürlichem Eiweiß kommt es regelmäßig zu einer Unterversorgung, die die Zugabe eines Vitamin-, Mineralstoff- und Spurenelementpräparats (z.B. Seravit, SHS, Heilbronn) erforderlich macht. Bei Zugabe eines Gemisches essentieller Aminosäuren (siehe Tabelle 6) und Minus_1 Eiweißfrei bzw. basic-p, die beide mit Vitaminen, Mineralstoffen und Spurenelementen angereichert sind, wird der Bedarf normalerweise gedeckt.
2. Eine Berechnung der Mikronährstoffzufuhr durch die Diät in größeren Abständen wird empfohlen.

Zubereitung nach Diätvorschrift

Eiweiß

1. Es wird die Menge an Muttermilch oder Säuglingsmilchnahrung berechnet, die der tolerierten Menge an natürlichem Eiweiß entspricht. Muttermilch ist gegenüber Säuglingsmilchnahrung wegen des geringeren Eiweißgehalts bei gleicher Energiezufuhr und der bifidogenen Wirkung auf die Darmflora zu bevorzugen. Der Eiweißgehalt in Muttermilch beträgt durchschnittlich 1,1 g/100 ml; der Eiweißgehalt in Säuglingsmilchnahrungen ist der Nährwerttabelle zur Behandlung von angeborenen Aminosäurenstoffwechselstörungen [36] oder den Herstellerangaben zu entnehmen.
2. Beim Stillen wird die normale Muttermilchmenge nach Bedarf reduziert (sog. Teilstil-

len), indem der Säugling entweder bei jeder Mahlzeit eine kleine Menge Minus_1 *Eiweißfrei* zusammen mit einem Gemisch aus essentiellen Aminosäuren bekommt und anschließend gestillt wird oder der Säugling bei jeder zweiten Mahlzeit gestillt wird und dazwischen Minus_1 *Eiweißfrei* zusammen mit einem Gemisch aus essentiellen Aminosäuren bekommt. Die getrunkene Muttermilchmenge wird durch (gelegentliches) Wiegen des Säuglings vor und nach dem Anlegen festgestellt.
3. Bei Fütterung von Säuglingsmilchnahrung oder abgepumpter Muttermilch wird diese mit dem Messbecher abgemessen bzw. abgewogen. Die Tagesmenge wird auf die Anzahl der Mahlzeiten verteilt und die Teilmenge wird entweder zuerst gefüttert und anschließend Minus_1 *Eiweißfrei* zusammen mit einem Gemisch aus essentiellen Aminosäuren oder sie wird mit Minus_1 *Eiweißfrei* und einem Gemisch aus essentiellen Aminosäuren gemischt verabreicht.
4. Vom 5. Monat (spätestens 7. Monat) an wird die Milchnahrung teilweise durch feste Kost ersetzt. Sie wird aus der Nährwerttabelle zur Behandlung von angeborenen Aminosäurenstoffwechselstörungen [36] ausgewählt und die erlaubte Menge berechnet und abgewogen. Bei Patienten mit milden Verlaufsformen sollte ca. 30-50% des natürlichen Eiweißes in biologischer hochwertiger Form, z.B. als Milch und Milchprodukte, verabreicht werden.
5. Es wird die erforderliche Menge an dem Gemisch essentieller Aminosäuren berechnet, dessen Eiweißäquivalentgehalt sich durch Division des Aminosäurengehalts mit dem Faktor 0,6 ergibt, da 0,6 g essentielle Aminosäuren 1 g Eiweißäquivalent entsprechen [22, 34].
6. Das Aminosäurengemisch wird zusammen mit Minus_1 *Eiweißfrei* bzw. basic-p abgewogen und in der entsprechenden Menge mit Muttermilch oder Milchnahrung verabreicht. Beim Stillen kann es entweder im Wechsel mit der Brustmahlzeit oder in einer kleinen Menge vor jeder Brustmahlzeit verabreicht werden. Später sollte es in Gemüse- bzw. Obstsäfte, Tee, Limonade etc. eingerührt oder gemixt (Schüttelbecher) und gemeinsam mit dem natürlichen Nahrungseiweiß in mindestens drei Einzelportionen gleichmäßig über den Tag verteilt eingenommen werden. Moderne Aminosäurenmischungen sind bereits portioniert, leichter löslich und mit Energiekomponenten versetzt, die eine verbesserte Verwertbarkeit und Verträglichkeit erwarten lassen und eine häufigere Einnahme ermöglichen, auch unabhängig von den Mahlzeiten.

E-AM 1	für Säuglinge zur Zubereitung der Flaschennahrung und Anreicherung der Beikost im 1. Lebensjahr (SHS, Heilbronn)
E-AM 2 e-am Anamix	für Klein- und Schulkinder (SHS, Heilbronn)
UCD 1	für Säuglinge (Milupa, Friedrichsdorf)
UCD 2	für Klein- und Schulkinder (Milupa, Friedrichsdorf)

Tab. 6: Gemische essentieller Aminosäuren, angereichert mit Vitaminen, Mineralstoffen und Spurenelementen

Energie

1. Es wird der Energiegehalt aus Muttermilch oder Säuglingsmilchnahrung und/oder fester Kost und dem Gemisch essentieller Aminosäuren berechnet.
2. Der berechnete Energiegehalt wird vom täglichen Energiebedarf abgezogen.
3. Der restliche Bedarf wird bei der Flaschen- und Beikostzubereitung mit Minus_1 Eiweißfrei (SHS, Heilbronn) bzw. basic-p (Milupa, Friedrichsdorf) (Fett- und Kohlenhydratgemisch mit Vitaminen, Mineralstoffen, Spurenelementen) und später mit Fetten (Streich- und Kochfett) und Ölen – bis zu 30-45% der Gesamtenergie – gedeckt, wobei nicht ausschließlich pflanzliche Fette, sondern auch tierische Fette wie Butter, Schmalz und Sahne verwendet werden sollten, um ein ausgewogenes Verhältnis zwischen gesättigten und ungesättigten Fettsäuren zu erzielen. Mit Maltodextrin (SHS, Heilbronn), Rohr- oder Traubenzucker, Duocal (SHS, Heilbronn) oder eiweißfreien Lebensmitteln und gesüßten Getränken wird ein weiteres Defizit ausgeglichen.

Flüssigkeit

Für die Flaschenzubereitung

- Trinkwasser abkochen, auf 60°C abkühlen lassen und 2/3 der erforderlichen Trinkmenge in ein Fläschchen füllen
- Die verordnete Menge an Aminosäurengemisch, Säuglingsmilchnahrung und Minus_1 Eiweißfrei bzw. basic-p abwiegen und hinzufügen
- Fläschchen gut verschließen und schütteln
- Mit abgekochtem Wasser auf die entsprechende Trinkmenge auffüllen
- Jedes Fläschchen frisch zubereiten

Bei Zubereitung der gesamten Tagestrinkmenge wird diese in die gewünschte Anzahl von Fläschchen verteilt und gut verschlossen im Kühlschrank aufbewahrt. Das Fläschchen wird vor dem Füttern auf Trinktemperatur erwärmt und sofort verwendet.

Für die Getränkezubereitung

Das Aminosäurengemisch ist portionsweise mit einer ausreichenden Menge Flüssigkeit einzunehmen (5-10 g in 150 ml Flüssigkeit), um eine hinreichend niedrige Osmolalität zu erreichen, die im Säuglingsalter unter 450 mOsm/kg und danach zwischen 450-700 (nicht >1000) mOsm/kg liegen sollte [37]. Denn Diarrhoe, gastrointestinale Beschwerden, Übelkeit und Erbrechen können als Folge hyperosmolarer Nahrung auftreten.

Vitamine, Mineralstoffe und Spurenelemente

1. Es wird die Vitamin-, Mineralstoff- und Spurenelementzufuhr aus der Milchnahrung,

HYPERARG

der festen Kost, dem essentiellen Aminosäurengemisch und Minus_1 *Eiweißfrei* oder basic-p berechnet.
2. Die berechnete Menge wird vom empfohlenen Bedarf abgezogen.
3. Ein Restbedarf wird mit Seravit (SHS, Heilbronn) gedeckt und der Flaschennahrung und/oder dem Getränk in kleinen Portionen hinzugefügt.

Kontrolluntersuchungen bei Langzeitbehandlung

Allgemeine Kontrolluntersuchungen

Im Rahmen der Langzeitbehandlung von Patienten mit Hyperargininämie sollten im Säuglingsalter alle zwei bis vier Wochen und im Kindesalter alle 3 Monate folgende Parameter kontrolliert werden:

- Körpergewicht, Länge, Kopfumfang
- Quantitative Bestimmung der Aminosäuren Arginin, Citrullin, Glutamin, Lysin, Ornithin, Alanin, Asparaginsäure, Isoleucin, Leucin und Valin
- Ammoniak, Blutgase, Blutglukose, Natrium, Kalium, Calcium, Phosphat, Magnesium, Eiweiß, alkalische Phosphatase

Einmal jährlich sollten zusätzlich kontrolliert werden:

- Transaminasen, Ferritin, Transferrin, Eiweißelektrophorese, Selen und Carnitin
- Gerinnungsstatus, Blutbild

Spezielle Kontrolluntersuchungen

Falls die Medikamente verabreicht werden:

- Benzoat im Blut
- Phenylbutyrat im Blut und Urin

Folgende Plasmakonzentrationen der angegebenen Kontrollparameter sollten bei der Langzeittherapie angestrebt werden (Nüchternzustand!):

• Amoniak	<150 µmol/l (263 µg/dl)
• Threonin	>81 µmol/l
• Glutamin	<800 µmol/l
• Alanin	<800 µmol/l
• Valin	>99 µmol/l
• Isoleucin	>23 µmol/l

HYPERARG

- Leucin >59 µmol/l
- Ornithin >30 µmol/l
- Lysin >114 µmol/l
- Arginin <200 µmol/l
- Benzoat <2mmol/l (<24,4 mg/dl)

Folgende Medikamente und Nahrungsmittel sollten bei der Behandlung von Patienten mit Hyperargininämie vermieden werden:
- Valproat
- Lakritze

Wichtig für jeden Patienten ist, dass er einen Notfallausweis mit allen wichtigen klinischen Daten besitzt, die für eine Notfallbehandlung wichtig sind, mit der Telefonnummer des den Patienten betreuenden Stoffwechselzentrums und Angaben über die ersten unverzüglich durchzuführenden medizinischen Maßnahmen.
Es wird empfohlen, die Patienten wie Gesunde, zusätzlich auch gegen Windpocken zu impfen.

Notfallbehandlung bei Hyperargininämie

Bei akuter Infektion ist eine Notfallbehandlung erforderlich. Ziel dieser Notfallbehandlung ist die Vermeidung von katabolen Stoffwechselzuständen durch ausreichende Gabe von Glukose und von Flüssigkeit. In Fällen von Verdacht auf als auch bei nachgewiesener Infektion soll die zusätzliche orale Zufuhr entsprechend den Angaben in Tabelle 7 erfolgen.

Ist es notwendig, aufgrund einer Hyperammonämie die Eiweißzufuhr zu reduzieren oder sogar gänzlich zu stoppen, ist zu berücksichtigen, dass Eiweiß spätestens ab dem dritten Tag nach Beginn der Notfallbehandlung wieder zugeführt werden sollte. Als Richtgrößen gelten: am 3. Tag 25%, am 4. Tag 50% und am 5. Tag 100% der ursprünglich verabreichten Eiweißmenge.

Alter in Jahren	Maltodextrinlösung		Tagesmengen
	%	kcal/100 ml	
0– 1	10	40	150–200 ml/kg KG
>1– 2	15	60	95 ml/kg KG
>2– 6	20	80	1200–1500 ml
>6–10	20	80	1500–2000 ml
>10	25	100	2000 ml

Tab. 7: Orale Notfallbehandlung von Patienten mit Hyperargininämie (in Anlehnung an Dixon and Leonard) [38]

Falls der Patient nicht oral ernährt werden kann oder sich der klinische Zustand verschlechtert, muss er in ein Stoffwechselzentrum gebracht werden. Dort muss eine Therapie mit der Gabe hoher Dosen an Glukose und Natriumbenzoat bzw. Natriumphenylbutyrat per Magenverweilsonde oder intravenös beginnen.

Schwere Hyperammonämien und dadurch notwendige Notfallbehandlungen wie beispielsweise bei dem Ornithintranscarbamylase-Defekt sind selten, können aber im Erwachsenenalter tödlich verlaufen [14].

Eine weitere Möglichkeit der Notfallbehandlung besteht in der Transfusion gewaschener Erythrocyten eines stoffwechselgesunden Spenders. Die Spendererythrocyten enthalten offensichtlich eine ausreichende Menge an Arginase, so dass solche Transfusionen von klinischer Relevanz sind [39].

Pränatale Diagnostik

Die pränatale Diagnostik des Arginase-Mangels ist molekulargenetisch mittels RFLP (restriction fragment length polymorphisms) möglich [1]. Außerdem kann man die Arginaseaktivität in den fetalen Erythrocyten bestimmen [40]. Zur Gewinnung einer Blutprobe muss die Nabelschnur punktiert werden [41]. Allerdings ist die Gewinnung von fetalem Blut risikoreich. Chorionzellen und/oder Amniocyten sind für Arginaseaktivitätsbestimmungen nicht geeignet! [4,42]

Differentialdiagnostik

Ammoniakvermehrungen im Blut und die daraus folgenden klinischen Symptome sind die typischen Zeichen von Störungen des Harnstoffzyklus. Insgesamt sind sechs angeborene Störungen des Harnstoffzyklus bekannt:

- Carbamylphosphatsynthetase-Mangel (CPS) (EC 2.3.4.16) (OMIM 237300)
- N-Acetylglutamatsynthetase-Mangel (NAGS) (EC 6.3.11) (OMIM 237310)
- Ornithintranscarbamylase-Mangel (OTC) (EC 2.1.3.3) (OMIM 311250)
- Citrullinämie (EC 6.3.4.5) (OMIM 238970)
- Argininbernsteinsäure-Krankheit (EC 4.3.2.1) (OMIM 207900)
  Hyperargininämie (EC 3.5.3.1) (OMIM 207800)

Hyperammonämien können auch durch andere angeborene Störungen des Aminosäurenstoffwechsels oder des -transports, aber auch durch Störungen der Leberfunktion verursacht sein:

HYPERARG

- HHH-Syndrom (Hyperammonämie, Hyperornithinämie, Homocitrullinämie) (OMIM 238970)
- Lysinurische Proteinintoleranz (OMIM 222700)
- Glutamatdehydrogenase-Defekt mit Hyperammonämie und Hyperinsulinismus (mit Hypoglycämien) (OMIM 138130)
- angeborene Hepatitis
- Tyrosinose Typ I (OMIM 276700)
- Galaktosämie (Galactose-1-Phosphat-Uridyltransferase-Mangel) (OMIM 230400)
- Mitochondriopathien
- α-1-Antitrypsin-Mangel (OMIM 107410)
- Synthesestörungen der Gallensäuren
- Pyrrolin-5'-Carboxylatsynthetase Mangel (OMIM 138250)
- Leberbypass
- Vorübergehende, reifungsbedingte Hyperammonämien bei Neugeborenen.

Darüber hinaus kann die Harnstoffsynthese bei Organoacidurie sekundär blockiert sein, wie z.B. bei:

- Propionacidurie (OMIM 232000)
- Methylmalonacidurie (OMIM 251000)
- Andere Organoacidurien (z.B. Isovalerianacidämie [OMIM 243500]), die ebenfalls mit Hyperammonämien einhergehen können.

Die Messung der freien Aminosäuren im Blut und die Quantifizierung der Harnstoffzyklusmetaboliten Citrullin, Ornithin, Arginin, Argininbernsteinsäure sowie von Glutamin und Glutamat sind im Rahmen differentialdiagnostischer Untersuchungen notwendig. Außerdem sind die Bestimmungen von Argininbernsteinsäure und Homocitrullin im Urin wichtig.

Die Bestimmung der organischen Säuren im Urin ist aus differentialdiagnostischen Gründen zur Erfassung der Organoacidurien erforderlich.

Neben der Aminosäurenanalyse gibt die Bestimmung der Orotsäurekonzentration im Urin wertvolle Hinweise zur differentialdiagnostischen Klärung.

Bei hohen Argininkonzentrationen im Urin muss vor allem die Relation der vier den gleichen Transportmechanismus benutzenden Aminosäuren (Cystin, Lysin, Ornithin, Arginin) berücksichtigt und eine Serumanalyse der freien Aminosäuren veranlasst werden.

Das Schema auf der folgenden Seite zeigt das Vorgehen zur differentialdiagnostischen Klärung der Ursache einer Hyperammonämie.

Sonderformen und Anmerkungen

Als Besonderheit beim Arginase-Mangel ist zu beobachten, dass eine Reihe von Patienten eine Aversion gegen eiweißreiche Nahrungsmittel entwickeln (und so sich selbst adäquat therapieren), so dass Stoffwechselentgleisungen kaum auftreten.

In Fällen von Leberversagen bei Hyperargininämie kommt auch die Möglichkeit der Behandlung mittels Lebertransplantation infrage [43].

Seltene Kombinationen von Hyperargininämie mit angeborenem Glaukom, vermehrter Ausscheidung von Homocystin, Vermehrung von Homocitrullin und Homoarginin sowie zusammen mit Putrescinurie sind in Einzeldarstellungen publiziert [2,44].

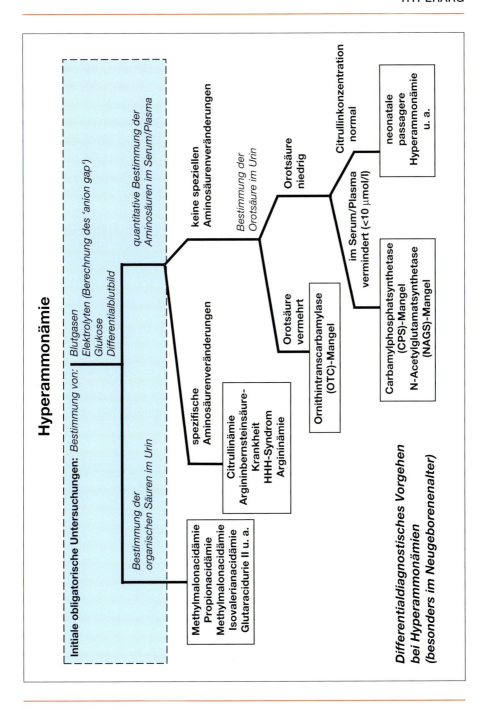

LITERATUR

1. Brusilow SW, Maestri NE. Urea cycle disorders: Diagnosis, pathophysiology, and therapy. Advances in Pediatrics, vol. 43. *Morby-Year Book, Inc., pp.* 1996; 127-170

2. Brusilow SW, Horwich AL Urea Cycle Enzymes. In: Scriver CR, Beaudet AL, Valle D, Sly WS, Vogelstein B, Childs B, Kinzler KW. (Online Eds): The Metabolic and Molecular Bases of Inherited Disease. *McGraw-Hill, New York, Part 8 Amino Acids* 2001 – 2004; Chapter 85

3. Terheggen HG, Schwenk A, Löwenthal A, van Sande M, Colombo JP. Hyperargininämie mit Arginasedefekt. Eine neue familiäre Stoffwechselstörung. I. Klinische Befunde. *Z Kinderheilk* 1970; 107:298-312

4. Bachmann C. Inherited Hyperammonemias. In: Blau N, Duran, Blaskovics, Gibson KM (Eds.) Physician's Guide to the Laboratory Diagnosis of Metabolic Diseases. *Springer, Berlin, Heidelberg, New York.* 2003; 261-276

5. Cowley DM, Bowling FG, McGill JJ, van Dongen J, Morris D. Adult-onset arginase deficiency. *J Inher Metab Dis* 1998; 21:677-678

6. Harrington JW, Stiefel M, Gianos E. Arginase deficiency presenting with cerebral oedema and failure to thrive. *J Inher Metab Dis* 2000; 23:517-518

7. Picker JD, Puga AC, Levy HL, Marsden D, Shih VE, Degirolami U, Ligon KL, Cederbaum SD, Kern RM, Cox GF. Arginase deficiency with lethal neonatal expression: evidence for the glutamine hypothesis of cerebral edema. *J Pediatr* 2003; 142:349-352

8. Braga AC, Vilarinho L, Ferreira E, Rocha H. Hyperargininemia presenting as persistent neonatal jaundice and hepatic cirrhosis. *J Pediatr Gastroenterol Nutr* 1997; 24:218-221

9. Christmann D, Hirsch E, Mutschler V, Collard M, Marescaux C, Colombo JP. Argininémie congénitale diagnostiquée tardivement à l'occasion de la préscription de valproate de sodium. *Rev Neurol Paris* 1990; 146:764-766

10. Sewell AC, Böhles HJ, Herwig J, Demirkol M. Neurological deterioration in patients with urea cycle disorders under valproate therapy – cause for concern. *(Letter) Eur J Pediatr* 1995; 154:893-894

11. Spector EB, Rice SCH, Cederbaum SD. Evidence for two genes encoding human arginase (Abstract) *Am J Hum Genet* 1980; 32:55A

12. Spector EB, Rice SCH, Cederbaum SD. Immunologic studies of arginase in tissue of normal human adult and arginase-deficient patients. *Pedat Res* 1983; 17:941-944

13. Iyer R, Jenkinson CP, Vockley JG, Kern RM, Grody WW, Cederbaum SD. The human arginases and arginase deficiency. *J Inher Metab Dis* 1998; 21(Suppl 1):86-100

14. Grody WW, Kern RM, Klein D, Dodson AE, Wissman PB, Barsky SH, Cederbaum SD.

Arginase deficiency manifesting delayed clinical sequelae and induction of a kidney arginase isoenzyme. *Hum Genet* 1993; 91:1-5

15. Lambert MA, Marescau B, Desjardins M, Laberge M, Dhondt JL, Dallaire L, De-Deyn PP, Qureshi IA. Hyperargininemia: intellectual and motor improvement related to changes in biochemical data. *J Pediatr* 1991; 118:420-424

16. Zytkovicz TH, Fitzgerald EF, Marsden D, Larson CA, Shih VE, Johnson DM, Strauss AW, Comeau AM, Eaton RB, Grady GF. Tandem mass spectrometric analysis for amino, organic, and fatty acid disorders in newborn dried blood spots: a two-year summary from the New England Newborn Screening Program. *Clin Chem.* 2001; 47:1945-1955

17. Uchino T, Snyderman SE, Lambert M, Qureshi IA, Shapira SK, Sansaricq C, Smit LME, Jacobs C, Matsuda I. Molecular basis of phenotypic variation in patients with argininemia. *Hum Genet* 1995; 96:255-260

18. Grody WW, Klein D, Dodson AE, Kern RM, Wissmann PB, Goodman BK, Bassand P Marescau B, Kang SS, Leonard JV, Cederbaum SD . Molecular genetic study of human arginase deficiency. *Am J Hum Genet* 1992; 50:1281-1290

19. Cardoso ML, Martins E, Vasconcelos R, Vilarinho L, Rocha J. Identification of a novel R21X mutation in the liver-type arginase gene (ARG1) in four Portuguese patients with argininemia. *Hum Mutat* 1999; 14:355-356

20. Lavulo LT, Emig FA, Ash DE. Functional consequences of the G235R mutation in liver arginase leading to hyperargininemia. *Arch Biochem Biophys* 2002; 399:49-55

21. Lemieux B, Auray-Blais C, Giguere R, Shapcott D, Scriver CR. Newborn urine screening experience with over one million infants in the Quebeck Network of Genetic Medicine. *J Inher Metab Dis* 1988; 11:45-55

22. Mönch E, Hoffmann GF, Przyrembel H, Colombo J-P, Wermuth B. Diagnose und Behandlung des Ornithintranscarbamylase (OTC)-Mangels. *Mschr Kinderheilk*1997; 146:652-658

23. Snyderman S, Sansaricq C, Norton PM, Goldstein F. Argininemia treated from birth. *J Pediatr* 1979; 95:61-63

24. Kang SS, Wong WK, Melyn MA. Hyperargininemia: Effect of ornithin and lysinesupplementation. *J Pediatr* 1983; 103:763-765

25. Müting D. Behandlung chronisch Leberkranker mit Laktulose und Bifidum-Milch. Grundlagen und Probleme (Treatment of chronic liver disease with lactulose and bifidum-milk. Basic considerations and problems). *Fortschr Med* 1988; 106:369-372

26. Scaglia F, Carter S, O'Brien WE, Lee B. Effect of alternative pathway therapy on branched chain amino acid metabolism in urea cycle disorder patients. *Mol Genet Metab* 2004; 81 (Suppl 1):79-85

27. Comte B, Kasumov T, Pierce BA, Puchowicz MA, Scott ME, Dahms W, Kerr D, Nissim I, Brunengraber H. Identification of phenylbutyrylglutamine, a new metabolite of phenylbutyrate metabolism in humans. *J Mass Spectrom* 2002; 37:581-590

28. Kasumov T, Brunengraber LL, Comte B, Puchowicz MA, Jobbins K, Thomas K, David F, Kinman R, Wehrli S, Dahms W, Kerr D, Nissim I, Brunengraber H. New secondary metabolites of phenylbutyrate in humans and rats. *Drug Metab Dispos* 2004; 32:10-19

29. Leonard JV. Disorders of the urea cycle. In: Fernandes J, Saudubray JM, v. d. Berghe G (Eds): Inborn metabolic Diseases. Diagnosis and Treatment. *Springer Verlag, Berlin,* 2000; p. 214-222

30. Cederbaum SD, Moedjono SJ, Shaw KN, Carter M, Naylor E, Walzer M. Treatment of hyperargininaemia due to arginase deficiency with chemically defined diet. *J Inher Metab Dis* 1982; 5:95-99

31. Müller E. Harnstoffzyklusstörungen. In: Müller E. Praktische Diätetik in der Pädiatrie. Grundlagen für die Ernährungstherapie. *sps Verlag, Heilbronn* 2003; S.89-94

32. Clayton BE, Jenkins P, Round JM. Paediatric Chemical Pathology Tests and Reference Ranges. Blackwell Oxford 1980

33. Bachmann C. Urea cycle disorders. In: Fernandes J, Saudubray JM, Tada K (Eds): Inborn Metabolic Diseases. Diagnosis and Treatment. *Springer Verlag, Berlin*1990; 211-228

34. Przyrembel H. Störungen des Aminosäurenstoffwechsels. In: Palitzsch D. (Ed): Jugendmedizin. *Urban & Fischer, München* 1999; 198-210

35. Deutsche Gesellschaft für Ernährung, Österreichische Gesellschaft für Ernährung, Schweizerische Gesellschaft für Ernährungsforschung, Schweizerische Vereinigung für Ernährung. Referenzwerte für die Nährstoffzufuhr 1. Auflage, *Umschau/Braus, Frankfurt/M* 2000

36. Arbeitsgemeinschaft für Pädiatrische Diätetik (APD). Nährwerttabelle zur Behandlung von angeborenen Aminosäuren-Stoffwechselstörungen 2002

37. Smith JL, Heymsfield SB. Eneteral Nutrition support: Formula preparation from modular ingredients. *J Parent Ent Nutr* 1983; 7:280-288

38. Dixon AM, Leonard JV. Intercurrent illness in inborn errors of intermediary metabolism. *Arch Dis Child* 1992; 67:1387-1391

39. Sakiyama T, Nakabayashi H, Shimizu H, Kkondo W, Kodama S, Kitagawa T. A successful trial of enzyme replacement therapy in case of argininemia. *Tohoku J Exp Med* 1984; 142:239-248

40. Spector EB, Kiernan MB, Cederbaum SD. Properties of fetal and adult red blood cell arginase: a possible diagnostic test for arginase deficiency. *Am J Hum Genet* 1980; 32:79-87

41. Hewson S, Clarke JT, Cederbaum S. Prenatal diagnosis for arginase deficiency: a case study. *J Inher Metab Dis* 2003; 26:607-610

42. Haberle J, Koch HG. Genetic approach to prenatal diagnosis in urea cycle defects. *Prenat Diagn* 2004; 24:378-383

43. Santos Silva E, Martins E, Cardoso ML, Barbot C, Vilarinho L, Medina M. Liver transplantation in a case of argininaemia. *J Inher Metab Dis* 2001; 24:885-887

44. Sacca SC, Campagna P, Ciurlo G. Congenital glaucoma associated with an arginase deficit: a case report. *Eur J Ophthalmol* 1996; 6:421-426

HYPERORN

Hyperornithinämie mit Gyratatrophie
OMIM 258870

Definition

Bei der Hyperornithinämie mit Gyratatrophie der Choreoidea und Retina handelt es sich um einen autosomal rezessiv vererbten Defekt der pyridoxalphosphatabhängigen Ornithinaminotransferase (EC 2.6.1.13) in den Mitochondrien, wodurch es zur Anhäufung von Ornithin vor dem Enzymblock und damit zur erhöhten Konzentrationen im Blut und Urin kommt [1]. Es bilden sich girlandenförmige Atrophien von Zellen in der Netz- und Aderhaut des Auges (Gyratatrophie).

Synonyme

Ornithintransferase-Defekt, Ornithin-Ketosäure-Aminotransferase-Defekt (OKT-Defekt), L-ornithine: oxoacid aminotransferase deficiency, Ornithine aminotransferase deficiency, OAT Deficiency, Ornithine-delta-aminotransferase deficiency, Hyperornithinemia with gyrate atrophy of choroids and retina (HOGA)

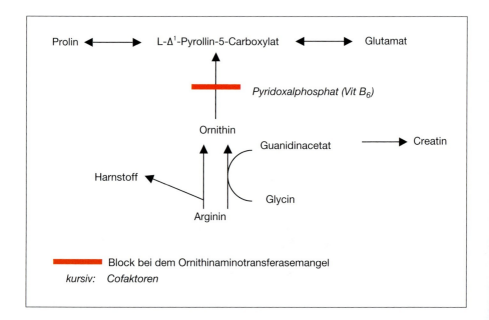

Manifestationsalter

Die ersten Symptome zeigen sich meist im Teenageralter in Form von Myopie, Nachtblindheit und vielleicht in einer Einschränkung des Sehfeldes. Die Sehstörungen sind langsam, meist schubweise progredient und führen in der Mehrzahl der Fälle zur Blindheit im fünften Lebensjahrzehnt. Die klinische Manifestation hat eine sehr große Schwankungsbreite.

Klinische Befunde

Die Ornthinaminotransferasedefekte lassen sich in zwei große Gruppen einteilen, in
a) Vitamin-B_6-sensible (5-10% der Betroffenen) und
b) Vitamin-B_6-unsensible.
Alle Formen weisen einen klinischen Augenhintergrundbefund schon in der Kindheit auf, scharf begrenzte runde bzw. girlandenförmige atrophische choreoretinaler Bereiche, die meist einen dunkel pigmentierten Rand haben.
Viele Patienten bilden Katarakte in der hinteren Linsenkapsel aus (im zweiten Lebensjahrzehnt).
Neben den Augensymptomen haben Patienten mit Ornithinaminotransferasedefekt Störungen im Typ 2 der Skelettmuskulatur mit sehr langsamer Progression, sodass in der Regel bei weniger als 10% der Betroffenen klinische Symptome wie Muskelschlaffheit auftreten.
EEG-Auffälligkeiten, degenerative Veränderungen der weißen Hirnsubstanz (2), geistige Retardierung und Sprachentwicklungsverzögerungen wurden ebenso wie eine periphere Neuropathie (Störungen des Tastsinns und der Temperaturempfindungen) (3) bei einer Reihe von Betroffenen festgestellt.

Biochemische Befunde

Durch den Ornithinaminotransferasedefekt kommt es zunächst zu einer Vermehrung von Ornithin und einer Erniedrigung von L-Δ^1-Pyrollin-5-Carboxylat. Die Folge ist einerseits, dass die Konzentrationen der aus L-Δ^1-Pyrollin-5-Carboxylat entstehenden Aminosäuren Prolin und Glutaminsäure ebenfalls niedrig konzentriert sind. Andererseits hemmt Ornithin einige Enzyme, z.B. die Glycintransamidase, mit der Folge einer zu geringen Synthese von Guanidinacetat und von Kreatin [4,5]. Die Kreatinkonzentrationen in der Muskulatur, im Gehirn und im Urin sind deshalb meist niedrig [6-8] (Angaben siehe bei Langzeittherapie). Blockiert wird auch die L-Δ^1-Pyrollin-5-Carboxylatsynthetase (Synthese von Glutamat) [1,9,10].
Aufgrund der erhöhten Serumkonzentration von Ornithin wird diese Aminosäure vermehrt mit dem Urin ausgeschieden. Da Ornithin jedoch zusammen mit Lysin, Arginin und Cystin in den Tubulusepithelien transportiert wird, resultieren daraus eine vermehrte Ausschei-

dung dieser vier Aminosäuren, vor allem aber eine sekundäre Hyperlysinurie. Niedrige Lysinspiegel im Blut und möglicherweise ein Lysinmangel sind die Folge [1]. Zusätzlich finden sich im Urin erhöhte Konzentrationen von Ornithinmethylestern und Spermidin (Monoaminopropylputrescin) [1]

Alter	Ornithin im Plasma			
	Ornithinaminotransferase-Defekt [1]		normal (nüchtern)	
	µmol/l	mg/dl	µmol/l	mg/dl
Neugeborenenalter bis 3. Lebensmonat	400–1.339	5,2–17,5	<214	<2,8
3 Monate bis 14 Jahre	400–1.339	5,2–17,5	39–86	0,5–1,1

Tab. 1: Ornithinkonzentrationen im Plasma

Auch in anderen Körperflüssigkeiten, z. B. im Liquor cerebrospinalis, ist Ornithin vermehrt.

Die Pathogenese der Gyratatrophie ist letztendlich nicht geklärt. Die im Auge, der Muskulatur und im Gehirn zu beobachtenden Veränderungen sprechen für einen systemischen Defekt. Der Mangel an Kreatin (und damit auch an Phosphokreatin) und von Prolin im Gewebe scheinen aber entscheidende Einflüsse zu haben.

Genetische Befunde

Die Krankheit wird autosomal rezessiv vererbt. Das Gen des betroffenen mitochondrialen Enzyms wurde auf 10q26 lokalisiert. Etwa 10 verschiedene Mutationen sind bisher beschrieben [1].
In Finnland, wo die Hyperornithinämie mit Gyratatropie besonders häufig ist (1:50.000), herrscht die Mutation L402P vor. Selbst bei gleicher Mutation konnte bei Familienuntersuchungen keine Relation zum klinischen Verlauf festgestellt werden [11].

Einige Mutation bei Vitamin B_6-sensiblen Formen wurden bisher bekannt: V332M, A226V und G237D.

Therapie

Ziel der Behandlung ist die Vermeidung der Gyratatrophie bzw. die Verlangsamung der degenerativen Prozesse in Retina und Choreoidea. Zu diesem Zweck sollten die Ornithinkonzentrationen im Blut durch eine eiweiß- bzw. argininreduzierte Diät in den Normbereich gesenkt werden (Ornithinkonzentrationen unter 200 µmol/l bzw. 2,6 mg/dl) und die durch die Hyperornithinämie erniedrigten Metabolite substituiert werden.

Medikamentöse Behandlung

Die medikamentöse Behandlung basiert auf zwei Prinzipien, einerseits auf der Gabe von großen Mengen an Coenzym, von Vitamin B_6, zur Stimulation des defekten Apoenzyms (Ornithinaminotransferase) und andererseits auf der Substitution von Substanzen, die entweder nicht ausreichend synthetisiert (Kreatin und Prolin) oder übermäßig ausgeschieden werden (Lysin).

Vitamin B_6:
Die erste Therapiemaßnahme nach Diagnosestellung ist die Verabreichung von

Vitamin B_6: 3 x 200 mg/Tag

für die Dauer von drei Wochen [12]. Kommt es nach dieser Zeit bei unveränderter Ernährung nicht zu einem Abfall der Ornithinkonzentrationen im Blut, handelt es sich um eine Vitamin-B_6-unsensible bzw. resistente Form der Hyperornithinämie. Die Substitution von so hohen Dosen an Vitamin B_6 kann gestoppt werden und die diätetische Behandlung muss beginnen.

Kreatin
Aufgrund der Hemmung der Kreatinsynthese durch Ornithin sind dessen Blut- und Urinkonzentrationen gering. Sollte bei Senkung der Ornithinspiegel durch Vitamin B_6 oder Diät die Kreatinausscheidung (oder die Blutkonzentrationen) zu gering sein (normal 41-104 µmol/kg KG Tag) [13] oder sogar Zeichen einer Myopathie auftreten, sollte substituiert werden [14]:

Kreatin: bis 2 g/Tag

Prolin
Die Prolinsynthese ist bei der Hyperornithinämie mit Gyratatrophie deutlich vermindert. Nicht alle Substitutionsversuche (Gabe von Prolin) zeigen einen Erfolg [15, 15a], sodass es bisher keine allgemeine Empfehlung für die Prolinsubstitution gibt [1].

Lysin
Die essentielle Aminsäure Lysin wird im Gefolge von Ornithin in erhöhter Menge mit dem Urin verloren. Hinzu kommt, dass aufgrund der eiweißrestriktiven Diät die orale Zufuhr limitiert ist. Die Lysinblutkonzentrationen können unter die untere Normwertschwelle abfallen. Dann ist eine Substitution notwendig [15a,16,16a]:

L-Lysin: bis zu 15 g/Tag

Diätetische Behandlung

Behandlungsprinzip

Die diätetische Behandlung besteht in einer Restriktion von Eiweiß und Arginin (eine Vorstufe von Ornithin), bei der die Eiweißzufuhr bis auf den minimalen sicheren Bedarf zur Senkung des Ornithinspiegels in den angestrebten Bereich reduziert wird [16-19]. Mit der begrenzten exogenen Eiweiß- und Stickstoffaufnahme und der gleichzeitigen Verminderung des endogenen Eiweißabbaus (durch eine ausreichende Kalorienzufuhr!) wird sowohl die Argininaufnahme reduziert als auch der Harnstoffzyklus unterdrückt (ähnlich wie bei den Harnstoffzyklusstörungen), der zur Eigensynthese von Arginin/Ornithin beiträgt. Mit der Eiweißrestriktion ist ein Verzicht auf eiweißreiche Lebensmittel wie z.B. Fleisch, Fisch, Milch, Eier, Getreideprodukte verbunden sowie eine begrenzte Aufnahme von genau berechneten Mengen an eiweißarmen Lebensmitteln wie z.B. Obst, Gemüse und Kartoffeln. Die Hälfte der tolerierten Eiweißmenge kann durch die Einnahme eines Gemisches aus essentiellen Aminosäuren gedeckt werden. Mit diesem Gemisch werden nur essentielle Aminosäuren zugeführt, damit der Körper überschüssigen Stickstoff für die Synthese von nicht-essentiellen Aminosäuren verwendet und auf diese Weise eliminiert anstelle über den Harnstoffzyklus. Das Aminosäurengemisch muss mit Vitaminen, Mineralstoffen und Spurenelementen angereichert sein, da die eiweißarme Ernährung kein tierisches Eiweiß zulässt und nur geringe Mengen an pflanzlichem Eiweiß, die reich an diesen Nährstoffen sind. Darüber hinaus ist eine ausreichende Energiezufuhr von entscheidender Bedeutung, um Eiweißabbau zu verhindern. Dies wird im Wesentlichen mit industriell hergestellten eiweißarmen Speziallebensmitteln (eiweißarme Mehle, Nudeln, Gebäck, Brot, Milchgetränk) erreicht, die eiweißreiche Lebensmittel ersetzen, sowie mit Fett (Streichfette und Öle) und Kohlenhydraten (z.B. Rohrzucker, zuckerhaltige Getränke).

Entscheidend für die Einhaltung der strengen Diät, die häufig erst ab dem Jugendlichen- oder Erwachsenenalter erfolgt, sind Compliance und Motivation zur Durchführung der Diät und inwieweit sich diese in den Alltag gut einfügen lässt. Die Ergebnisse der diätetischen Behandlung auf das Fortschreiten der degenerativen Prozesse in Retina und Choreoide sind sehr unterschiedlich. In früheren Untersuchungen handelte es sich meistens um Teenager oder Erwachsene mit fortgeschrittenen Sehstörungen und enttäuschenden Behandlungsergebnissen. Obwohl die Ornithinspiegel im Normbereich lagen, kam es zu einer Verschlechterung der Sehfunktionen. Eine Stabilisierung der Sehfunktion wurde in zwei erwachsenen Patienten nach 10-jähriger Diätführung und bei frühzeitigem Behandlungsbeginn nach 5-7 Jahren beobachtet [19].

Ziele der Ernährungsbehandlung

Mit der diätetischen Behandlung sollen folgende Ziele erreicht werden:
- Senkung des Ornithin-Plasma-Spiegels auf Werte <200 µmol/l (2,6mg/dl) (Tabelle 1)

HYPERORN

- Vermeidung der Gyratatrophie bzw. Verlangsamung der degenerativen Prozesse in Retina und Choreoidea
- Vermeidung von katabolen Zuständen (z.b. bei Infekten, Erbrechen, Durchfall, Gewichtsverlust) durch eine ausreichende Energie- und angepasste Eiweißzufuhr

Diätvorschrift

Eiweiß

1. Die tolerierte Eiweißmenge ist sehr unterschiedlich und ist abhängig von der Aktivität der Ornithinaminotransferase, dem Alter und dem Gesundheitszustand.
2. Die empfohlene Eiweißzufuhr orientiert sich an dem minimalen Eiweißbedarf und den Erfahrungswerten für die Eiweißzufuhr bei eiweißarmer Kost (Tabelle 2) (20), die zu 50% aus höherwertigen Eiweißträgern bestehen sollte, um einen altersabhängigen Erhaltungsbedarf zu garantieren. Liegt die tolerierte Eiweißmenge unterhalb des minimalen Bedarfs und berücksichtigt man die Eiweißqualität und Verdaulichkeit des Nahrungseiweißes und die restriktive Lebensmittelauswahl, kann der Zusatz eines Gemisches aus essentiellen Aminosäuren für eine ausreichende Ernährung erforderlich sein.
3. Die Zufuhr muss häufig an die Veränderung der Ornithinkonzentrationen im Plasma angepasst werden (siehe Kontrolluntersuchungen).

Alter	Natürliches Eiweiß (g/kg KG Tag)*
Kleinkinder	1,4–1,6
Schulkinder	1,3–1,6
Jugendliche	0,8-1,1 (<0,5 [21] (0,6-0,8 WHO)

*Der tatsächliche Bedarf kann von dem angegebenen erheblich abweichen

Tab. 2: Erfahrungswerte für die Eiweißzufuhr bei eiweißarmer Kost [20]

Essentielle Aminosäuren

1. Reicht die Einschränkung der Zufuhr an natürlichem Nahrungseiweiß bis zum minimalen Bedarf allein nicht aus oder wird sie von den Patienten nicht toleriert, muss ein Teil der natürlichen Eiweißmenge durch ein Gemisch aus essentiellen Aminosäuren, das reich an verzweigtkettigen Aminosäuren und arm (jedoch bedarfsdeckend!) an Tryptophan ist, ersetzt werden (hohe Tryptophankonzentrationen führen zu Appetitmangel!).
2. Dabei soll die Menge an natürlichem Eiweiß und an Gemisch aus essentiellen Aminosäuren etwa 1:1 betragen (z.B. 0,2 g/kg KG natürliches Eiweiß + 0,2 g/kg KG essentielle Aminosäuren).
3. Ausgehend davon, dass 0,6 g essentielle Aminosäuren 1 g Eiweiß-Äquivalent entsprechen [22], werden mit 0,2 g/kg KG natürlichem Eiweiß plus 0,2 g/kg KG essentiellen Aminosäuren (= 0,33 g Eiweiß-Äquivalent) 0,53 g Eiweiß-Äquivalent/kg KG zugeführt,

das den Bedarf für einen Erwachsenen bei gleichzeitiger ausreichender Energiezufuhr deckt.

Fett

Die Fettzufuhr soll in Abhängigkeit vom Alter bei 30-40% der Gesamtkalorien liegen. Eine altersabhängige Zufuhr von 2,5-4,0% der Gesamtkalorien als Linolsäure (n-6) sowie 0,5% als α-Linolensäure (n-3) wird empfohlen [23]. Dabei sollte ein Verhältnis n-6 zu n-3 von weniger als 5:1 angestrebt werden, das als präventiv wirksam angesehen wird und mit der Aufnahme von Soja-, Walnuss- und Rapsöl am besten zu erzielen ist, da diese Öle einen hohen Gehalt an α-Linolensäure haben. Auf eine ausreichende Aufnahme von Fett in Form von Streichfetten und Ölen ist zu achten, da Lebensmittel mit sog. „versteckten" Fetten, wie man sie in Fleisch, Wurst, Käse, Milch, Schokolade findet, im eiweißarmen Ernährungsplan nicht erlaubt sind und als Fettlieferanten nicht zur Verfügung stehen.

Energie

Die Energiezufuhr richtet sich nach den Empfehlungen der DGE 2000 [23] und soll ausreichend bis hochnormal (10-20% über den Richtwerten) sein (siehe Tabelle 4). Bei Infekten oder Gewichtsverlust ist sie bis auf 120% der Richtwerte zu erhöhen (z.B. mit Minus_1 *Eiweißfrei* (SHS, Heilbronn) oder basic-p (Milupa, Friedrichsdorf)). Sie soll zur Gewichtserhaltung bei älteren Patienten beitragen.

Alter	kcal/Tag		kcal/kg KG Tag	
	m	w	m	w
1 – < 4 Jahre	1100	1000	91	88
4 – < 7 Jahre	1500	1400	82	78
7 – <10 Jahre	1900	1700	75	68
10 – <13 Jahre	2300	2000	64	55
13 – <15 Jahre	2700	2200	56	47
15 – <19 Jahre	3100	2500	46	43
19 – <25 Jahre	3000	2400	41	40

Tab. 4: Richtwerte für die Energiezufuhr bei mittlerer körperlicher Aktivität (DGE 2000) [23]

Flüssigkeit

Die empfohlene Flüssigkeitsmenge richtet sich nach den Empfehlungen der DGE 2000 [23] (siehe Tabelle 5). Unter normalen Bedingungen ist eine minimale Flüssigkeitszufuhr von 1 ml/kcal zu verabreichen.

Alter	ml/kg KG Tag
1 – < 4 Jahre	95
4 – < 7 Jahre	75
7 – <10 Jahre	60
10 – <13 Jahre	50
13 – <15 Jahre	40
15 – <19 Jahre	40
19 – <25 Jahre	35

Tab. 5: Richtwerte für die Flüssigkeitszufuhr (DGE 2000) [23]

Vitamine, Mineralstoffe und Spurenelemente

1. Die Vitamin-, Mineralstoff- und Spurenelementversorgung richtet sich nach den Empfehlungen der DGE 2000 [23]. Bei starker Einschränkung der Zufuhr an natürlichem Eiweiß kommt es regelmäßig zu einer Unterversorgung, die die Zugabe eines Vitamin-, Mineralstoff- und Spurenelementpräparats (z.B. Seravit, Fa. SHS, Heilbronn) erforderlich macht. Bei Zugabe eines Gemisches essentieller Aminosäuren mit/ohne Minus_1 *Eiweißfrei* bzw. basic-p, die beide mit Vitaminen, Mineralstoffen und Spurenelementen angereichert sind, wird der Bedarf normalerweise gedeckt (siehe Tabelle 6).
2. Eine Berechnung der Mikronährstoffzufuhr durch die Diät in größeren Abständen wird empfohlen.

Zubereitung nach Diätvorschrift

Eiweiß

1. Es wird die Menge an Lebensmitteln berechnet, die der tolerierten Menge an natürlichem Eiweiß entspricht. Diese werden aus der Nährwerttabelle zur Behandlung von angeborenen Aminosäurenstoffwechselstörungen [24] ausgewählt und die erlaubte Menge berechnet und abgewogen. Es sollte ca. 30-50% des natürlichen Eiweißes in biologischer hochwertiger Form z.B. als Milch und Milchprodukte aufgenommen werden. Bei der Verwendung von eiweißarmen Spezialebensmitteln (wie Brot und Teigwaren) können hochwertige Eiweißträger großzügiger eingesetzt werden. Nahrungsmitteleiweiß enthält 4-6% Arginin [19].
2. Es wird die erforderliche Menge an dem Gemisch essentieller Aminosäuren berechnet, dessen Eiweißäquivalentgehalt sich durch Division des Aminosäurengehalts mit dem Faktor 0,6 ergibt, da 0,6 g essentielle Aminosäuren 1 g Eiweißäquivalent entsprechen [22].

E-AM 2 e-am Anamix	für Klein- und Schulkinder (SHS, Heilbronn)
UCD 2	für Klein- und Schulkinder, Jugendliche und Erwachsene (Milupa, Friedrichsdorf)

Tab. 6: *Gemische essentieller Aminosäuren, angereichert mit Vitaminen, Mineralstoffen und Spurenelementen*

Das Aminosäurengemisch wird in Gemüse- bzw. Obstsäfte, Tee, Limonade etc. eingerührt oder gemixt (Schüttelbecher) und gemeinsam mit dem natürlichen Nahrungseiweiß in mindestens drei Einzelportionen gleichmäßig über den Tag verteilt eingenommen. Moderne Aminosäurenmischungen sind bereits portioniert, leichter löslich und mit Energiekomponenten versetzt, die eine verbesserte Verwertbarkeit und Verträglichkeit erwarten lassen und eine häufigere Einnahme ermöglichen, auch unabhängig von den Mahlzeiten.

Energie

1. Es wird der Energiegehalt aus fester Kost und dem Gemisch essentieller Aminosäuren und Minus_1 *Eiweißfrei* oder basic-p berechnet.
2. Der berechnete Energiegehalt wird vom täglichen Energiebedarf abgezogen.
3. Der restliche Bedarf wird mit Fetten (Streich-und Kochfett) und Ölen – bis zu 30-45% der Gesamtenergie – gedeckt, wobei nicht ausschließlich pflanzliche Fette, sondern auch tierische Fette wie Butter, Schmalz und Sahne verwendet werden sollten, um ein ausgewogenes Verhältnis zwischen gesättigten und ungesättigten Fettsäuren zu erzielen. Mit Maltodextrin (SHS, Heilbronn), Rohr- oder Traubenzucker, Duocal (SHS, Heilbronn) oder eiweißfreien Lebensmitteln und gesüßten Getränken wird ein weiteres Defizit ausgeglichen.

Flüssigkeit

Für die Getränkezubereitung

Das Aminosäurengemisch ist portionsweise mit einer ausreichenden Menge Flüssigkeit einzunehmen (5–10 g in 150 ml Flüssigkeit), um eine hinreichend niedrige Osmolalität zu erreichen, die zwischen 450 und 700 (nicht >1000) mOsm/kg liegen sollte. Denn Diarrhoe, gastrointestinale Beschwerden, Übelkeit und Erbrechen können als Folge hyperosmolarer Nahrung auftreten.

Vitamine, Mineralstoffe und Spurenelemente

1. Es wird die Vitamin-, Mineralstoff- und Spurenelementzufuhr aus der festen Kost, dem Gemisch essentieller Aminosäuren und Minus_1 *Eiweißfrei* oder basic-p berechnet.

2. Die berechnete Menge wird vom empfohlenen Bedarf abgezogen.
3. Der Restbedarf wird mit Seravit (SHS, Heilbronn) gedeckt und dem Getränk in kleinen Portionen zugefügt.

Kontrolluntersuchungen bei Langzeitbehandlung

Allgemeine Kontrolluntersuchungen

Im Rahmen der Langzeitbehandlung von Patienten mit Hyperornithinämie sollten alle 3-6 Monate kontrolliert werden:
- Körpergewicht, Länge, Kopfumfang.
- Quantitative Bestimmung der Aminosäuren, besonders die Plasmakonzentrationen von Ornithin, Arginin, Lysin, Glutamin, Alanin, Isoleucin, Leucin und Valin
- Bei Diättherapie zusätzlich: Glukose, Transaminasen, Eisen, Ferritin, Transferrin, Natrium, Kalium, Calcium, Phosphat, Magnesium, Selen, Eiweiß, Albumin, Prä-Albumin, alkalische Phosphatase und Carnitin

Spezielle Kontrolluntersuchungen

Mindestens 1 x pro Jahr sollte eine augenärztliche Untersuchung zur Beobachtung der Gyratatrophie sowie der Linse erfolgen.
Ebenfalls mindestens 1x jährlich sollte eine genauer neurologischer Status besonders hinsichtlich einer Muskelschwäche und peripheren Neuropathie erhoben werden.
Zu empfehlen ist eine jährliche EEG-Ableitung, evtl. auch eine MRT-Untersuchung des Gehirns.

Folgende Konzentrationen der angegebenen Kontrollparameter sollten bei der Langzeittherapie angestrebt werden:

- Ornithin   sollte unter 200 µmol/l (2,6 mg/dl) liegen
- Lysin   im niedrig-normalen Bereich (im Bedarfsfall Substitution)
- Kreatin im Urin normal 41-104 µmol/kg KG Tag] [13]

Pränatale Diagnostik

Eine pränatale Diagnostik ist durch Enzymaktivitätsmessungen in Chorionzottenzellen oder kultivierte Amnionzellen möglich. Bei bekannter Mutation (Indexfall in der Familie) kommt auch eine DNA-Analyse infrage [1,25,26].

Differentialdiagnostik

Bezüglich der Hyperornithinämie bedarf es der differentialdiagnostischen Abklärung zum Krankheitsbild der:

- Hyperornithinämie bei HHH-Syndrom (OMIM 238970)

Bei niedrigen Kreatinkonzentrationen ist eine Abklärung gegenüber folgenden Störungen nötig:
- Guanidinacetatmethyltransferase-Defekt (OMIM 601240)
- Kreatin-Mangel-Syndrom (x-chromosomal vererbt)(OMIM 30035"9

Bei vermehrter Ausscheidung von Ornithin (und Lysin) müssen folgende angeborene Störungen ausgeschlossen werden:
- Cystinurie, Typen I – III (z.B. OMIM 220100, 600918)
  incl. einen Teil der Heterozygoten
- Lysinurische Proteinintoleranz (OMIM 222700)
- Dibasicaminoacidurie (OMIM 222690)
- Diaminopentanurie (OMIM 222350)
- Saccharopinurie (OMIM 268700)
- Hyperargininemia (OMIM 20780)

Alle zur Differentialdiagnostik hinsichtlich von Laborparametern angegebenen Krankheiten weisen aber eine völlig andere klinische Symptomatik auf!

Sonderformen und Anmerkungen

Einige Patienten mit einem Ornithinaminotransferasemangel, aber normalen oder nahezu normalen Ornithinkonzentrationen im Blut sind beschrieben worden [27].
1995 ist es gelungen, den Ornithinaminotransferase-Defekt in Ovarienzellen von Hamstern mittels einer Retrovirus-Infektion zu korrigieren. Klinische Relevanz hat diese Behandlungsmöglichkeit bisher nicht gefunden [28].

LITERATUR

1. Valle D, Simell O. The Hyperornithinemias. In: Scriver CR, Beaudet AL, Valle D, Sly WS, Vogelstein B, Childs B, Kinzler KW. (Online Eds.): The Metabolic and Molecular Bases of Inherited Disease. *McGraw-Hill, New York, Part 8 Amino Acids* 2001–2004; Chapter 83

2. Valtonen M. Nanto-Salonen K, Jaaskelainen S, Heinanen K, Alanen A, Heinonen OJ, Lundbom N, Erkintalo M, Simell O. Central nervous system involvement in gyrate atrophy of the choroids and retina with hyperornithinaemia. *J Inher Metab Dis* 1999; 22:855-866

3. Peltola KE, Jaaskelainen S, Heinonen OJ, Nanto-Salonen K, Heinanen K, Simell O. Peripheral nervous system in gyrate atrophy of the choroids and retina with hyperammonemia. *Neurology* 2002; 59:735-740

4. Sipila I, Simell O, Arjomaa P. Gyrate atrophy of the choroid and retina with hyperornithinemia. Deficient formation of guanidinoacetic acid from arginine. *J Clin Invest* 1980; 66:684-687

5. Sipila I. Inhibition of arginine-glycine amidinotransferase by ornithin. A possible mechanism for the muscular and chorioretinal atrophies in gyrate atrophy of the choroid and retina with hyperornithinemia. *Biochim Biophy Acta* 1980; 613:79-84

6. Heinanen K, Nanto-Salonen K, Komu M, Erkintalo M, Heinonen OJ, Pulkki K, Valtonen M, Nikoskelainen E, Alanen A, Simell O. Muscle creatine phosphate in gyrate atrophy of the choroids and retina with hyperornithinaemia – clues to pathogenesis. *Eur J Clin Invest* 1999/1; 29:426-431

7. Heinanen K, Nanto-Salonen K, Komu M, Erkintalo M, Alanen A, Heinonen OJ, Pulkki K, Nikoskelainen E, Sipila I, Simell O. Creatine corrects muscle 31P spectrum in gyrate atrophy with hyperornithinaemia. *Eur J Clin Invest* 1999/2; 29:1060-1065

8. Nanto-Salonen K, Komu M, Lundbom N, Heinanen K, Alanen A, Sipila I, Simell O. Reduced brain creatine in gyrate atrophy of the choroid and retina with hyperornithinemia. *Neurology* 1999; 53:303-307

9. Lodato RF, Smith RJ, Valle D, Phang JM, Aoki TT. Regulation of proline biosynthesis: the inhibition of pyrroline-5-carboxylase activity by ornithine. *Metabolism* 1981; 30:908-913

10. Saito T, Omura K, Hayaska S, Nakajima H, Mizuno K, Tada K. Hyperornithinemia with gyrate atrophy of the choroids and retina: a disturbance in de novo formation of praline. *Tohoku J Exp Med* 1981; 135:395-402

11. Peltola KE, Nanto-Salonen K, Heinonen OJ, Jaaskelainen S, Heinanen O, Nikoskelainen E. Ophthalmologic heterogeneity in subjects with gyrate atrophy of choroids and retina harbouring the I402P mutation of ornithine aminotransferase. *Ophthalmology* 2001; 108:721-729

11a. Ohkubo Y, Ueta A, Ito T, Sumi S, Yamada M, Ozawa K, Togari H. Vitamin B6 responsive ornithine aminotransferase deficiency with a novel mutation G237D. *J Inher Metab Dis.* 2005; 28 (Suppl. 1): 63

12. Hayasaka S, Saito T, Nakajima H, Takahashi O, Mizuno K, Tada K. Clinical trials of vitamin B6 und prolin supplementation for gyrate atrophy of the choroids and retina. *Br J Ophthalmol* 1985; 69:283-290

13. Dionisi-Vici C, Bachmann C, Gambarara M, Colombo JP, Sabetta G. Hyperornithinemia-Hyperammonemia-Homocitrullinuria syndrome: low creatine excretion and effect of citrulline, arginine, or ornithine supplement. *Pediatr Res* 1987; 22:364-367

14. Sipila I, Rapola J, Simell O, Vannas A. Supplemtary creatine as a treatment for gyrate of the choroid and retina. *N Engl J Med* 1981; 304:867-870

15. Shih VE, Berson EL, Gargiulo M. Reduction of Hyperaornithinemia with a low protein, low arginine and pyridoxine in patients with a deficiency of ornithin-ketoacid transaminase (AKT) activity and gyrate atrophy of the chorea and retina. *Clint Chime Act* 1981; 113:243-251

15a. Lee PJ, Lilburn M. Combining a low arginine diet with lysine supplementation to treat gyrate atrophy. *J Inher Metab Dis.* 2002; 25 (Suppl. 1): 30

16. Peltola K, Heinonen OJ, Nanto-Salonen K, Pulkki K, Simell O. Oral lysine feeding in gyrate atrophy with hyperornithineaemia – a pilot study. *J Inher Metab Dis* 2000; 23:305-307

16a. Elpeleg N, Korman SH. Sustained oral lysine supplementation in ornithine delta-aminotransferase deficiency. *J Inher Metab Dis.* 2001; 24: 423-424

17. Benson EL, Hanson AH 3rd, Rosier B, Shih VE. A two years trial of low protein, low arginine diets or vitamin B_6 for patients with gyrate atrophy. *Birth Defects Orig Artic Ser* 1982; 18:209-218

18. Santinelli R, Costagliola C, Tolone C, D'Aloia A, D'Avanzo A, Prisco F, Perrone L, del Giudice EM. Low-protein diet and progression of retinal degeneration in gyrate atrophy of the choroid and retina: a twenty-six-year follow-up. *J Inher Metab Dis* 2004; 27:187-196

19. Shih VE, Stöckler-Ipsiroglu. Disorders of Ornithine and creatine metabolism. In: Fernandes J, Saudubray JM, v.d. Berghe G. (Eds): Inborn Metabolic Diseases. Diagnosis and Treatment. *Springer Verlag, Berlin,* 2000; pp. 233-236

20. Müller E. Aminosäurenstoffwechselstörungen mit mildem Verlauf. In: Müller E. Praktische Diätetik in der Pädiatrie. Grundlagen für die Ernährungstherapie. *sps Verlag, Heilbronn* 2003; S.73-75

21. Leonard JV. Disorders of the urea cycle. In: Fernandes J, Saudubray JM, v. d. Berghe G (Eds): Inborn Metabolic Diseases. Diagnosis and Treatment. *Springer Verlag, Berlin,* 2000; pp. 214-222

22. Mönch E, Hoffmann GF, Przyrembel H, Colombo J-P, Wermuth B. Diagnose und Behandlung des Ornithintranscarbamylase (OTC)-Mangels. *Mschr Kinderheilk* 1997; 146:652-658

23. Deutsche Gesellschaft für Ernährung, Österreichische Gesellschaft für Ernährung, Schweizerische Gesellschaft für Ernährungsforschung, Schweizerische Vereinigung für Ernährung. Referenzwerte für die Nährstoffzufuhr 1. Auflage, *Umschau/Braus, Frankfurt/M* 2000

24. Arbeitsgemeinschaft für Pädiatrische Diätetik (APD). Nährwerttabelle zur Behandlung von angeborenen Aminosäuren-Stoffwechselstörungen 2002

25. Shih VE, Schumann JD. Ornithin-ketoacid transaminase activity in human skin and amniotic fluid cell culture. *Clin Chim Acta* 1970; 27;73-75

26. Roschinger W, Endres W, Shin YS. Characteristics of L-ornithine: 2-oxoacid aminotransferase a potential prenatal diagnosis of gyrate atrophy of the choroid by first trimester chorionic villus sampling. *Clin Chim Acta* 2000; 296:91-100

27. Vannas-Sulonen K, Simell, Sipila I. Gyrate atrophy of the choroids and retina. The ocular disease in juvenile patients despite normal or near normal plasma ornithine concentration. *Ophthalmology* 1987; 94:1428-1433

28. Lacorazza HD, Jendoubi M. Cerrection of ornithine-delta aminotransferase deficiency in hamster ovary cell line mediated by retrovirus gene transfer. *Gen Ther* 1995; 2:22-28

Hypertyrosinämie Typ I

OMIM 276700

Definition

Bei der wichtigsten Stoffwechselstörung im Tyrosinabbau, der Hypertyrosinämie Typ I, handelt es sich um einen autosomal rezessiv vererbten Mangel der Fumarylacetoacetase (EC 3.7.1.2.), wodurch es zu einer Konzentrationserhöhung von Tyrosin und seiner Metaboliten in allen Körperflüssigkeiten und Geweben kommt [1-3]. Die vor dem Enzymblock aufgestauten Metaboliten hemmen verschiedene Enzyme und führen zu schwerer Leber- und Nierenschädigung.
Succinylaceton konnte z.B. als Inhibitor der δ-Aminolaevulinsäuredehydratase identifiziert werden.

Synonyme

Tyrosinose Typ I, Tyrosinämie Typ 1, Tyrosinämie mit hepatorenaler Dysfunktion, Tyrosylurie, Fumarylacetoacetase-Mangel, Tyrosinämie Typ Ia
Tyrosinosis, Hypertyrosinemia Type I, Fumarylacetoacetase pseudodeficiency

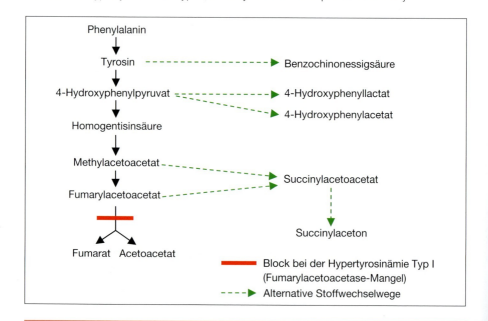

TYR I

Manifestationsalter

Das Manifestationsalter ist sehr unterschiedlich. Bei einigen Patienten treten schon im Neugeborenenalter Symptome (z.B. Ikterus) auf. Häufiger sind jedoch die Verlaufsformen, bei denen die ersten klinischen Auffälligkeiten im Säuglings- und Kleinkindesalter zu beobachten sind (vor allem Zeichen der Leberinsuffizienz, z.B. Gerinnungstörungen und abdominelle Symptomatiken).

Klinische Symptome

In der Regel werden zwei klinische Verlaufsformen unterschieden:

a) Akute (neonatale) Form: Beginn in den ersten Lebenswochen und Monaten. Es kommt zum Leberversagen, das unbehandelt zum Tod in den ersten 8 Monaten führt.
b) Chronische (infantile) Form: Schleichender Beginn mit Wachstumsstillstand und Auftreibung des Abdomens; eine Nierenschädigung zeigt sich als Fanconi-Syndrom mit Vitamin-D-resistenter Rachitis, Leberzirrhose mit Ösophagusvarizen, Ascites, Hämorrhagien, Ödemen und Dyspnoe.

Diese Einteilung ist sehr pauschal und simpel und wird der Komplexizität der Erkrankung nicht gerecht [3].
Bei fast allen klinischen Symptomen handelt es sich um Veränderungen, die durch die bei dieser Erkrankung vermehrt anfallenden toxischen Stoffwechselmetaboliten – Fumarylacetoacetat, Succinylacetoacetat und Succinylaceton – bewirkt werden.

Leber:
- Lebervergrößerung, Zirrhose, Störung der Blutgerinnung, Ikterus [1-5]. Gelegentlich riechen die Patienten kohlartig (durch Methioninmetaboliten).
- Porphyrie-ähnliche Krisen mit Bauchschmerzen und peripheren Neuropathien [2,6]

Nieren:
- Tubulusschaden mit Fanconi-Syndrom und Carnitinverlust! [1,2,7-9]

Pankreasbeteiligung:
- Schwellung und Hypertrophie der Langerhans'schen Zellen und Hyperinsulinismus mit der Folge von Hypoglykämien (auch im Zusammenhang mit dem Leberschaden) [10,10a,10b] Kardiomyopathie [10]

Als Komplikation entwickeln sich bei den Patienten nicht selten Leberkarzinome (Hepatome), bei deren frühzeitiger Entdeckung auch eine Lebertransplantation als Therapie sowohl des Tumors als auch der Stoffwechselstörung infrage kommt [2,3,11].

TYR I

Biochemische Grundlagen

Der Fumarylacetoacetase-Mangel blockiert den Stoffwechsel der phenolischen Aminosäuren und führt zu einer Vermehrung von Tyrosin und seiner Abbauprodukte, wobei einige besonders toxisch sind (Fumarylacetoacetat, Succinylacetoacetat, Succinylacetat) und verschiedene Enzyme hemmen, was zu Organschädigungen führt. Die Blutkonzentration von Phenylalanin ist in der Regel geringer erhöht.
Fumarylacetoacetat hemmt die Methioninadenosyltransferase, wodurch es zur Hypermethioninämie kommt. Die vermehrte Ausscheidung von Methioninmetaboliten führt zu dem gelegentlich festzustellenden eigenartigen, an Kohl erinnernden Geruch.
Succinylaceton hemmt die δ-Aminolävulinsäuredehydratase, reduziert damit die Porphobilinogensynthese und bewirkt eine vermehrte Ausscheidung von δ-Aminolävulinsäure mit dem Urin. Klinisch entwickelt sich das Bild wie bei einer erythropoetischen Protoporphyrie oder einer schweren Bleivergiftung. Die nachfolgende Abbildung zeigt diesen Mechanismus:

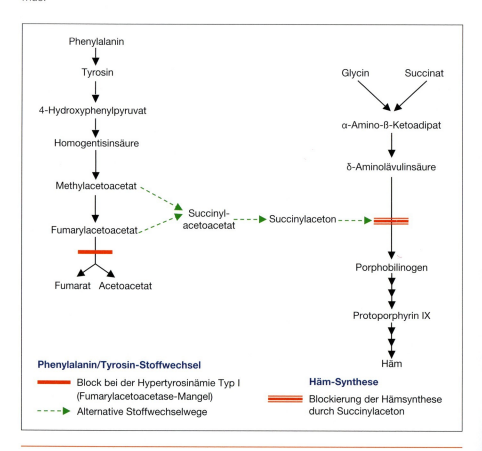

Die Messung der δ-Aminolävulinsäurekonzentration bzw. der δ-Aminolävulinsäuredehydratase ist als Screening zur Früherfassung der Tyrosinose Typ I beschrieben, bisher aber nicht allgemein empfohlen worden [12].

Häufig bildet sich durch die Einwirkung der toxischen Metaboliten eine Niereninsuffizienz mit massivem Phophatverlust aus, z. T. auch mit dem Vollbild eines Fanconi-Syndroms mit schwerer renaler tubulärer Acidose (als Folge des Bicarbonatverlustes) [1,2]. Der tubuläre Verlust von Carnitin ist als Ursache für eine Carnitinmangel-Myopathie bei Tyrosinose Typ I beschrieben worden [7].

Biochemische Befunde

Thrombocytopenie, Anämie, Leukocytose, Hypoglykämie, Hyperammonämie, Hypoproteinämie und metabolische Acidose sind bei der Tyrosinose Typ I häufig festzustellen, außerdem eine Hyperaminoacidurie, vor allem mit Vermehrungen von Tyrosin, Prolin, Threonin, Alanin, Glycin, Phenylalanin, α-Aminobuttersäure, Isoleucin, Methionin und Leucin (in abnehmender Konzentration).

Bei der akuten Form findet man stärker, bei der chronischen Form nur mäßig erhöhte Plasmakonzentrationen von Tyrosin (3-16 mg/dl, d. h. 170-900 µmol/l) und von Methionin (nicht selten ist die Methioninvermehrung deutlicher als die von Tyrosin, z.B. bis zu 20 mg/dl, d. h. 1340 µmol/l) sowie in geringerem Ausmaß auch von Phenylalanin.

Erhöhte Ausscheidung von 4-hydroxyphenolischen Säuren, Acetyltyrosin, Succinylacetoacetat, Succinylaceton und von δ-Aminolävulinsäure mit dem Urin ist zu messen. Die auch in Abhängigkeit von der Eiweißzufuhr zu erwartenden Konzentrationen dieser Metaboliten sind in Tabelle 1 zusammengefasst.
Der für die Hypertyrosinämie Typ I typische Metabolit ist das Succinylaceton.
Nicht in allen enzymatisch gesicherten Fällen lassen sich Succinylaceton und/oder Succinylacetoacetat (Nichtexkretoren), meist jedoch δ-Aminolävulinsäure im Urin vermehrt nachweisen.

Metabolit in µmol/mol Kreatinin	normal	Hypertyrosinämie Typ I
4-Hydroxyphenylpyruvat	<2	140-2.000
4-Hydroxyphenyllaktat	<2	100-5.000
4-Hydroxyphenylacetat	6-28	140-500
N-Acetyltyrosin	<2	30-200
Succinylaceton	<2	20-700

Tab. 1: Ausscheidung von Tyrosinmetaboliten bei dem Fumarylacetoacetase-Mangel (Hypertyrosinämie Typ I) mit dem Urin (13)

In der Regel ist α-Fetoprotein im Blut wegen der ausgeprägten Leberzellregeneration stark vermehrt (häufig über 100.000 µg/l; normal <5 µg/l). Dies kann gelegentlich die Diagnose eines hepatozellulären Karzinoms erschweren. Hilfreich kann da die Bestimmung von Lectin-reaktivem α-Fetoprotein sein [13a]. Lerztlich können nur histologische Untersuchungen nach einer Leberpunktion klären, ob die sonographisch nachweisbaren Rundherde bei gleichzeitig sehr hoher Konzentration von α-Fetoprotein tatsächlich bösartige Hepatome oder nur Regenerationsbereiche sind [2,3].

Der Nachweis der Aktivität der Fumarylacetoacetase (EC 3.7.1.2.) ist in allen Geweben, also auch in Fibroblasten und Lymphocyten möglich [2].

Sekundär verursacht finden sich verminderte Aktivitäten der Hydroxyphenylpyruvatoxidase, Methioninadenosyltransferase, Cystathioninsynthetase, Tyrosinaminotransferase, Phenylalaninhydroxylase, δ-Aminolävulinsäuredehydratase und wahrscheinlich weiterer Enzyme [2].

Bei tierexperimentellen Untersuchungen konnte nachgewiesen werden, dass Fumarylacetoacetat Hepatocyten und Tubulusepithelzellen zum Absterben bringt und so die charakteristischen klinischen Symptome der Tyrosinämie I entstehen [14]. Außerdem bewirkt es eine Instabilität der Chromosomen und Veränderungen bei der Mitose in Zellkulturen [15].

Über die Frage eines Neugeborenenscreenings zur Früherfassung der Tyrosinämie Typ I durch Messung von Tyrosin und Phenylalanin in getrocknetem Blut mittels Tandem-Massenspektrometrie wird seit einigen Jahren diskutiert. Im Unterschied zur Tyrosinämie Typ II sind die Tyrosinkonzentrationen beim Typ I bei Neugeborenen häufig nicht deutlich erhöht und liegen im dem Bereich, den man bei den passageren Hypertyrosinämien findet, d.h. die Tyrosinämie Typ I ist nicht mit der üblicherweise geforderten Sicherheit in dieser Art von Neugeborenenscreening zu erfassen. Die Deutsche Screeningkommission hat in der jüngsten Richtlinie die Tyrosinose Typ I nicht genannt [16].

Genetische Befunde

Bei der Hypertyrosinämie Typ I handelt es sich um ein autosomal rezessiv vererbtes Leiden. Der Genlokus liegt auf dem Chromosom 15 (15q23-q25). Mindestens 12 Mutationen wurden bisher beschrieben. Nur bei einigen Mutationen ist eine Genotyp-Phänotyp-Korrelation herzustellen [17-21].
In verschiedenen Kontinenten wurden folgende Mutationen gefunden, z.B.:

N16I; A134D; E364X; E364X; E337S; R381G, W262X, IVS6, G-T, -1; Q279R; G192T, IVS12G-A, +5; S23P; H133R; P156Q; T325M; S352R; F62C; C193R; D233V;

Typische geographische Verteilungen liegen vor. Z.B. herrscht in der sogenannten French

TYR I

Canadian Group nur eine Mutation vor (N16I), deren Nachweis zur Heterozygotenerfassung genutzt werden kann.
Eine Mutation wurde beschrieben, bei der eine deutliche Reduktion der Enzymaktivität der Fumarylacetoacetase in der Leber zu verzeichnen ist, ohne dass es zur Ausprägung des klinischen Bildes der Hypertyrosinämie Typ I bei den Homozygoten kommt. Allerdings kann man nach Belastung mit Homogentisinsäure eine vermehrte Ausscheidung von Succinylaceton nachweisen. Diese Mutation wird in der Literatur als Pseudodeficiency-Mutation geführt (OMIM 276700.0006; R341W) [22].

Die Häufigkeit der Hypertyrosinämie Typ I liegt bei etwa 1:100.000 (mit Ausnahme der French Canadian Group in einer Enklave nordöstlich von Quebec mit 1:700-1.800) [2].

Therapie

Das Ziel der Behandlung ist, die Synthese und Ausscheidung von Succinylacetoacetat und Succinylaceton zu verhindern, die Konzentrationen der 4-hydroxyphenolischen Verbindungen, δ-Aminolävulinsäure und der Aminosäuren in allen Körperflüssigkeiten und Geweben weitgehend zu normalisieren, sowie die Progredienz der Organzerstörungen zu verhindern (Stillstand der Leberzirrhose und/oder der tubulären Niereninsuffizienz).

Erstversorgung und Langzeitbehandlung

Falls die Erkennung einer Hypertyrosinämie Typ I im Rahmen eines akuten Leberversagens erfolgt, entspricht die Erstversorgung der Leberinsuffizienztherapie mit der Besonderheit einer hochkalorischen Ernährung (150 kcal/kg KG Tag), unter Einsatz eines Aminosäurengemisches ohne Tyrosin und Phenylalanin, evtl. auch ohne Methionin (z.B. 0,5 g/kg KG Tag), da in diesem Zustand mit einem Katabolismus mit Eiweißabbau und Freisetzung von Aminosäuren zu rechnen ist (weitere Behandlung siehe „Diätetische Behandlung").

Außerhalb eines Zustandes mit akutem Leberversagen ist die Therapie der Wahl eine Kombination von medikamentöser und diätetischer Behandlung unter Einsatz von Gemischen synthetischer Aminosäuren (siehe „Diätetische Behandlung").
Bei hochgradiger Leberinsuffizienz oder bei Ausbildung eines Hepatoms muss eine Lebertransplantation erwogen werden [17,23].

Medikamentöse Behandlung

Die Behandlung mit 2-(2-Nitro-4-Trifluoromethylbenzoyl)-1,3-Cyclohexanedion (NTBC) ist das Mittel der Wahl [23-28].

TYR I

Da durch NTBC ein Enzymblock wie bei der Hypertyrosinämie Typ III entsteht, muss bei einer Plasmatyrosinerhöhung von >1000 µmol/l unbedingt zusätzlich eine tyrosin- und phenylalaninreduzierte Diät (eventuell initial auch Methionin, siehe „Diätetische Behandlung") unter Einsatz der entsprechenden Aminosäurengemische verordnet werden.

Prinzip

Durch die Blockierung der 4-Hydroxyphenylpyruvatdioxigenase mit NTBC wird der Abbau von 4-Hydroxyphenylpyruvat und damit die Bildung der toxisch wirkenden Metaboliten, z.B. Succinylaceton, vermieden. Bei Zufuhr normaler Mengen an natürlichem Eiweiß kommt es aber sekundär zu enormen Vermehrungen von 4-Hydroxyphenylpyruvat, von Tyrosin und Phenylalanin. Das Prinzip der Wirkung von NTBC ist im nachfolgenden Stoffwechselschema verdeutlicht.

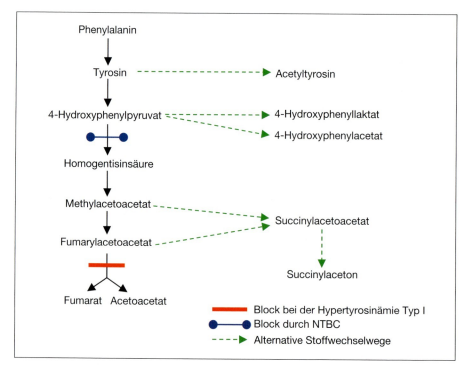

Dosierung von NTBC in der Langzeittherapie [26,27]:

**0,5-1,0 mg/kg KG Tag, 1 x täglich p. o. (Halbwertszeit ca. 30 h)
Evtl. Gabe in 2 Dosen pro Tag**

Keratokonjunktivitiden sind nach mehrjähriger Therapie bisher nur in wenigen Einzelfällen bei unzureichend eingehaltener Diät beschrieben worden [29]. In der Regel lassen sich diese vermeiden [30]. Als Komplikation werden Thrombocytopenien angegeben (in ca. 4% der Fälle), die bei Hypertyrosinämie Typ I aber auch ohne NTBC-Gabe zu beobachten sind.

Bei bereits vorliegenden schweren Leber- und/oder Nierenschäden sind entsprechende Substitutionstherapien unabhängig von der Hypertyrosinämie notwendig. Besserungen von zirrhotischen Leberveränderungen nach NTBC-Therapie sind beschrieben [31].

Dass sich das Risiko der Ausbildung eines hepatozellulären Karzinoms bei Patienten mit Hypertyrosinämie Typ I durch NTBC verringern lässt wird angenommen. Es ist aber noch nicht bewiesen.

Die Porphobilinogensynthese normalisiert sich unter der NTBC-Therapie.

Diätetische Behandlung

Behandlungsprinzip

Die diätetische Behandlung der Hypertyrosinämie Typ I ist mit der Einführung von NTBC an die zweite Stelle der Behandlungsmöglichkeiten gerückt und erfolgt meistens zusammen mit NTBC. Sie besteht in einer Eiweißrestriktion, mit der die Zufuhr an Tyrosin und auch an Phenylalanin (wird zu einem großen Teil in Tyrosin umgewandelt) bis auf die Menge reduziert wird, die zur Senkung des Tyrosinspiegels erforderlich ist [23]. Eine initiale Methioninrestriktion bei erhöhten Methioninwerten infolge der Leberschädigung wird empfohlen [24]. Die tyrosin- und phenylalaninarme Ernährung ist verbunden mit einem Verzicht auf eiweißreiche Lebensmittel wie z.B. Fleisch, Fisch, Milch, Eier, Getreideerzeugnisse – außer berechneten Mengen an Muttermilch und Säuglingsmilch im Säuglingsalter – sowie einer begrenzten Aufnahme von genau berechneten Mengen an eiweißarmen Lebensmitteln wie z.B. Obst, Gemüse und Kartoffeln. Wegen der eingeschränkten Aufnahme von natürlichem Nahrungseiweiß, die kein normales Wachstum zulässt, ist zur Deckung des Bedarfs an Stickstoff und essentiellen Aminosäuren die Einnahme eines tyrosin- und phenylalaninfreien Aminosäurengemisches erforderlich. Das Aminosäurengemisch muss mit Vitaminen, Mineralstoffen und Spurenelementen angereichert sein, da die phenylalanin- und tyrosinarme Ernährung kein tierisches Eiweiß und nur begrenzte Mengen an pflanzlichem Eiweiß zulässt, das reich an diesen Nährstoffen ist. Darüber hinaus ist eine ausreichende Energiezufuhr von entscheidender Bedeutung, um normale Wachstumsraten zu erzielen und Eiweißabbau zu verhindern. Im Wesentlichen wird dies mit industriell hergestellten eiweißarmen Speziallebensmitteln (eiweißarme Mehle, Nudeln, Gebäck, Brot, Milchgetränk) erzielt, die eiweißreiche Lebensmittel ersetzen, sowie mit Fett (Streichfette und Öle) und Kohlenhydraten (z.B. Rohrzucker, zuckerhaltige Getränke).

TYR I

Während mit der Diät eine Besserung der Nierenschädigung erzielt wird, kann die Entwicklung eines hepatozellulären Karzinoms nicht verhindert werden und macht eine Lebertransplantation zum Ausschluss der Bildung von Metastasen erforderlich [24]. Jedoch hat die Einführung von NTBC [23], das die Aktivität der 4-Hydroxyphenylpyruvatdioxigenase hemmt, die Notwendigkeit der Lebertransplantation insgesamt gemindert und gleichzeitig die diätetische Behandlung von der ersten Stelle verdrängt.

Bei NTBC behandelten Patienten sollte der Tyrosinspiegel unter 500 µmol/l liegen (aber 200 µmol/l nicht unterschreiten) und eine tyrosin- und phenylalaninarme Diät – wahrscheinlich lebenslang – bei einer Erhöhung des Plasmatyrosinspiegels >1000 µmol/l durchgeführt werden, um klinische Symptome wie bei der Hypertyrosinämie Typ II (als Folge der NTBC-Gabe) zu vermeiden [25].

Ziele der Ernährungsbehandlung

Mit der diätetischen Behandlung sollen folgende Ziele erreicht werden:
- Normale Konzentrationen von Tyrosin* und Phenylalanin* (evtl. Methionin) im Serum/Plasma (siehe Tabelle 2)
- Keine oder nur geringe Ausscheidung von Succinylaceton und 4-hydroxyphenolischen Säuren mit dem Urin
- Keine vermehrte Ausscheidung von δ-Aminolävulinsäure im Urin
- Normale statomotorische und geistige Entwicklung
- Normale Leber- und/oder Nierenfunktion
- Normale Bicarbonat-, Phosphat- und Kaliumkonzentration im Plasma
- Vermeidung und schnelle Beendigung kataboler Zustände (z.B. bei Infekten), die zu einem Anstieg der toxischen Metaboliten führen, durch eine ausreichende Energie- und Eiweißzufuhr
- Vermeidung thromboembolischer oder vaskulärer Komplikationen

*) Häufig besteht als Folge der Reduktion der Tyrosinzufuhr das Problem zu niedriger Phenylalaninkonzentrationen. Die Zulage von L-Phenylalanin bis zum Erreichen eines im Normbereich liegenden Nüchternwertes ist in diesen Fällen erforderlich. Eine damit verbundene höhere Konzentration von Tyrosin ist zu akzeptieren, da offensichtlich Tyrosinwerte bis über 1000 µmol auch über längere Zeit komplika-tionslos toleriert werden [25,30,32].

Aminosäuren	0–3 Monate	3 Monate–14 Jahre	
		nicht nüchtern	nüchtern
Tyrosin	<196	67 (25–99)	54 (32–76)
Phenylalanin	<182	77 (21–133)	48 (34–62)
Methionin	<96	41 (5–77)	21 (13–29)

Tab. 2: Normale Tyrosin-, Phenylalanin- und Methioninkonzentrationen im Serum (3 Monate bis 14 Jahre) in µmol/l

TYR I

Diätvorschrift

Phenylalanin und Tyrosin (evtl. Methionin)

1. Die tolerierte Menge an Tyrosin ist sehr unterschiedlich und muss bei jedem Patienten individuell ermittelt werden. Sie hängt von der Aktivität der Fumarylacetoacetat-Hydrolase, dem Alter, der Wachstumsrate, der Energie- und Eiweißzufuhr und dem Gesundheitszustand ab. Bei NTBC-Gabe ist sie von dem jeweiligen Plasmatyrosinspiegel abhängig (siehe Tabelle 3).
2. Bei der Erstversorgung kann eine Ernährung ohne Phenylalanin und Tyrosin zur Senkung des Tyrosinplasmawertes erforderlich sein (z.b. mit pt-am Analog oder TYR1-Mix).
3. Die Zufuhr muss häufig an die Veränderungen der Phenylalanin-, Tyrosin- und Methioninplasmawerte und der Konzentrationen von Succinylaceton, 4-hydroxyphenolischen Säuren im Plasma und Urin und der δ-Aminolaevulinsäure im Urin angepasst werden (siehe Kontrolluntersuchungen).
4. Bei Absinken des Phe-Spiegels unter den Normbereich muss L-Phenylalanin substituiert werden (30-40 mg/kg Tag) [32].
5. Die Methioninzufuhr sollte nur reduziert werden, wenn die Methioninkonzentration im Serum/Plasma über 100 µmol/l ansteigt. Eine Reduktion der Zufuhr erfolgt über das phenylalanin-, tyrosin- und methioninfreie Aminosäurengemisch (siehe Tabelle 7).

Alter	Tyrosin
Monate	mg/kg KG Tag
0 <6	80–60
6 <12	60–40
Jahre	mg/kg KG Tag
1 <4	60–30
4 <7	50–25
7 <11	40–20
11 <15	30–15
15 <19	30–10

Tab. 3: Durchschnittlicher Tyrosinbedarf bei Hypertyrosinämie Typ I [33]

Eiweiß

Der Eiweißbedarf entspricht dem von Stoffwechselgesunden und orientiert sich an den Empfehlungen der DGE 2000 [34]. Er wird jedoch erfahrungsgemäß höher angesetzt, wenn die Gesamteiweißzufuhr mit einem kleinen prozentualen Anteil an vorwiegend pflanzlichem Nahrungseiweiß (zur Deckung des Tyrosinbedarfs) und einem hohen Anteil an einem tyrosin- und phenylalaninfreien Aminosäurengemisch gedeckt wird. Mit diesem

Zuschlag soll die geringere Eiweißqualität und Verdaulichkeit der Nahrungseiweiße und die sehr schnelle Resorption und Verstoffwechslung von Aminosäuren [35-37] ausgeglichen sowie eine ausreichende Nährstoffversorgung auch mit Mikronährstoffen gewährleistet werden. Aus diesem Grund liegt die Eiweißzufuhr häufig über den Empfehlungen und richtet sich erfahrungsgemäß nach den DGE Empfehlungen 1985 [38], die über denen von 2000 [34] liegen (siehe Tabelle 4). Auf jeden Fall sollte die Eiweißzufuhr niemals unterhalb der entsprechenden Empfehlung liegen.

Alter	Eiweiß (natürliches Eiweiß + Aminosäurengemisch)
Monate	g/kg KG Tag
0– 2	2,3
3– 5	2,1
6–11	2,0
Jahre	g/Tag
1– 3	22
4– 6	32
7– 9	40
10–12	45
13–14	55-60
15–18	50-60

Tab. 4: Empfohlene Eiweißzufuhr (DGE 1985) bei Hypertyrosinämie Typ I [38]

Fett

Die Fettzufuhr soll in Abhängigkeit vom Alter bei 40-30% der Gesamtkalorien liegen. Im 1. Lebensjahr beträgt sie 4-5 g/kg KG (35-50% der Gesamtkalorien). Eine altersabhängige Zufuhr von 2,5-4,0% der Gesamtkalorien als Linolsäure (n-6) sowie 0,5% als α-Linolensäure (n-3) wird empfohlen [34]. Dabei sollte ein Verhältnis n-6 zu n-3 von 5:1 angestrebt werden, das als präventiv wirksam angesehen wird und mit der Aufnahme von Soja-, Walnuss- und Rapsöl am besten zu erzielen ist Auf eine ausreichende Aufnahme von Fett in Form von Streichfetten und Ölen ist zu achten, da fettreiche Lebensmittel mit sog. „versteckten" Fetten wie man sie in Fleisch, Wurst, Käse, Milch, Schokolade findet, im eiweißarmen Ernährungsplan nicht erlaubt sind und als Fettlieferanten nicht zur Verfügung stehen. Besonders in Phasen schnellen Wachstums – während der ersten Lebensjahre und während eines Pubertäts-Wachstumsschubes – wird ein zusätzlicher Energiebedarf durch einen erhöhten Fettanteil in der Nahrung leichter befriedigt.

Energie

Die Energiezufuhr soll ausreichend sein und richtet sich nach den Empfehlungen der DGE 2000 (34) (siehe Tabelle 5). Sie soll eine normale Gewichtszunahme bei Säuglingen und Kindern ermöglichen und zur Gewichtserhaltung bei älteren Patienten beitragen.

Alter	kcal/Tag		kcal/kg KG Tag	
	m	w	m	w
0 – < 4 Monate	500	450	94	91
4 – <12 Monate	700	700	90	91
1 – < 4 Jahre	1.100	1.000	91	88
4 – < 7 Jahre	1.500	1.400	82	78
7 – <10 Jahre	1.900	1.700	75	68
10 – <13 Jahre	2.300	2.000	64	55
13 – <15 Jahre	2.700	2.200	56	47
15 – <19 Jahre	3.100	2.500	46	43
19 – <25 Jahre	3.000	2.400	41	40

Tab. 5: Richtwerte für die Energiezufuhr bei mittlerer körperlicher Aktivität (DGE 2000) [34]

Flüssigkeit

Die empfohlene Flüssigkeitsmenge richtet sich nach den Empfehlungen der DGE 2000 [34] (siehe Tabelle 6). Unter normalen Bedingungen ist eine minimale Flüssigkeitszufuhr von 1 ml/kcal zu verabreichen.

Alter	ml/kg KG Tag
0 – < 4 Monate	130
4 – <12 Monate	110
1 – < 4 Jahre	95
4 – < 7 Jahre	75
7 – <10 Jahre	60
10 – <13 Jahre	50
13 – <15 Jahre	40
15 – <19 Jahre	40
19 – <25 Jahre	35

Tab. 6: Richtwerte für die Flüssigkeitszufuhr (DGE 2000) [34]

TYR I

Vitamine, Mineralstoffe und Spurenelemente

1. Die Vitamin-, Mineralstoff- und Spurenelementversorgung richtet sich nach den Empfehlungen der DGE 2000 [34]. Normalerweise wird der Bedarf mit dem tyrosin- und phenylalaninfreien Aminosäurengemisch, das mit Vitaminen, Mineralstoffen und Spurenelementen angereichert ist, ausreichend gedeckt. Im Einzelfall, insbesondere bei eiweißarmer Ernährung ohne Aminosäurengemisch, kann jedoch die Zugabe eines Vitamin-, Mineralstoff- und Spurenelementpräparates (z.B. Seravit, SHS, Heilbronn) bei Unterversorgung notwendig werden (siehe Tabelle 8).
2. Eine Berechnung der Mikronährstoffzufuhr durch die Diät in größeren Abständen wird empfohlen.

Zubereitung nach Diätvorschrift

Tyrosin und Phenylalanin (evtl. Methionin)

1. Es wird die Menge an Muttermilch oder Säuglingsmilchnahrung berechnet, die zur Deckung des Tyrosinbedarfs benötigt wird. Wegen des niedrigeren Tyrosingehalts ist Muttermilch gegenüber Säuglingsmilchnahrung für die Ernährung des Säuglings zu bevorzugen (siehe Tabelle 7). Es wird der Phenylalaningehalt in dieser Menge berechnet.
2. Beim Stillen wird die normale Muttermilchmenge nach Bedarf reduziert (sog. Teilstillen), indem entweder bei jeder Mahlzeit eine kleine Menge phenylalanin-und tyrosinfreie Nahrung gefüttert und anschließend gestillt wird oder der Säugling bei jeder zweiten Mahlzeit gestillt wird und dazwischen eine phenylalanin- und tyrosinfreie Flaschennahrung bekommt. Der Säugling wird gelegentlich vor und nach dem Anlegen gewogen, um die getrunkene Menge festzustellen.
3. Bei Fütterung von Säuglingsmilchnahrung oder abgepumpter Muttermilch wird diese mit dem Messbecher abgemessen bzw. abgewogen. Die Tagesmenge wird auf die Anzahl der Mahlzeiten verteilt und die Teilmenge wird entweder zuerst gefüttert und anschließend die phenylalnin- und tyrosinfreie Flaschennahrung oder sie wird mit der phenylalanin- und tyrosinfreien Flaschennahrung gemischt verabreicht.
4. Vom 5. Monat (spätestens vom 7. Monat) an wird die Milchnahrung teilweise durch feste Kost ersetzt. Sie wird aus der Nährwerttabelle zur Behandlung von angeborenen Aminosäurenstoffwechselstörungen [39] ausgewählt, die den Eiweiß-, Phenylalanin- und Tyrosingehalt in Lebensmitteln angibt, und die erlaubte Menge wird berechnet und abgewogen bzw. geschätzt. Im Durchschnitt enthält Nahrungsmittelprotein zwischen 3-6% Tyrosin bzw. 30-60 mg Tyrosin / g Nahrungseiweiß.

TYR I

Lebensmittelgruppe	Phenylalanin (%)	Tyrosin (%)
Obst	2,7	2,5
Gemüse	3,5	2,5
Kartoffelprodukte	4,9	5,9
Milchprodukte	5,1	5,0
Brot	5,8	2,9
Getreide	5,5	3,5
Fleisch, Wurst	4,6	4,1

Tab. 7: Durchschnittlicher Phenylalanin- und Tyrosingehalt in Lebensmitteln (in% vom Eiweißgehalt) [39]

Der Tyrosingehalt in Frauenmilch beträgt durchschnittlich 56 mg/100 ml; der Tyrosingehalt in Säuglingsmilchnahrungen ist der Nährwerttabelle zur Behandlung von angeborenen Aminosäurenstoffwechselstörungen [39] oder den Herstellerangaben zu entnehmen.

Eiweiß

1. Es wird die Eiweißmenge aus der Muttermilch oder Säuglingsnahrung und/oder festen Kost berechnet.
2. Die Eiweißmenge wird vom errechneten Eiweißbedarf abgezogen.
3. Der restliche Eiweißbedarf wird mit dem tyrosin- und phenylalaninfreien bzw. tyrosin-, phenylalanin- und methioninfreien Aminosäurengemisch gedeckt, dessen Eiweißgehalt sich durch Division des Aminosäurengehaltes mit dem Faktor 1,2 ergibt, d. h.1,2 g Aminosäuren entsprechen 1 g Eiweiß [40].
4. Die Aminosäurenmischung wird abgewogen und in der entsprechenden Menge mit Muttermilch oder Säuglingsmilchnahrung verabreicht. Beim Stillen wird sie im Wechsel mit der Brustmahlzeit oder in kleinen Mengen vor jeder Brustmahlzeit gefüttert. Später sollte sie in Gemüse- bzw. Obstsäfte, Tee, Limonade etc. eingerührt oder gemixt (Schüttelbecher) und gemeinsam mit dem natürlichen Nahrungseiweiß in mindestens drei Einzelportionen über den Tag verteilt eingenommen werden. Moderne Aminosäurenmischungen sind bereits portioniert, leichter löslich und mit Energiekomponenten versetzt, die eine verbesserte Verwertbarkeit und Verträglichkeit erwarten lassen und eine häufigere Einnahme ermöglichen, auch unabhängig von den Mahlzeiten.

pt-am Analog	für Säuglinge zur Zubereitung der Flaschennahrung (SHS, Heilbronn)
PT-AM 1	zur Anreicherung der Breikost ab 6. Lebensmonat bis 3 Jahre (SHS, Heilbronn)
PT-AM 2, pt-am Anamix	für Klein- und Schulkinder ab 4. Lebensjahr (SHS, Heilbronn)
PT-AM 3, pt-am Anamix	für Jugendliche und Erwachsene ab 12 Jahre (SHS, Heilbronn)
MPT-AM 1,2,3	für die entsprechenden Altersstufen (SHS, Heilbronn)

TYR I

tyr 1-Mix, tyr 1	für Säuglinge (Milupa, Friedrichsdorf)
tyr 2	für Klein- und Schulkinder, Jugendliche und Erwachsene (Milupa, Friedrichsdorf)
tyr 2-prima	für Klein- und Schulkinder ab 1 Jahr (Milupa, Friedrichsdorf)
tyr 2-secunda	für Schulkinder und Jugendliche ab 9 Jahre (Milupa, Friedrichsdorf)
tyr 3-advanta	für Jugendliche und Erwachsene ab 15 Jahre (Milupa, Friedrichsdorf)

Tab. 8: Tyrosin- und phenylalanin- (methionin-) freie Aminosäurengemische, angereichert mit Vitaminen, Mineralstoffen und Spurenelementen

Energie

1. Es wird der Energiegehalt aus Muttermilch oder Säuglingsmilchnahrung und/oder fester Kost und dem tyrosin- und phenylalanin- (bzw. methionin-) freien Aminosäurengemisch berechnet.
2. Der berechnete Energiegehalt wird vom täglichen Energiebedarf abgezogen.
3. Ein restlicher Bedarf wird zunächst mit Fetten (Streich- und Kochfett) und Ölen – bis zu 30-45% der Gesamtenergie – gedeckt, wobei nicht ausschließlich pflanzliche Fette, sondern auch tierische Fette wie Butter, Schmalz und Sahne verwendet werden sollten, um ein ausgewogenes Verhältnis zwischen gesättigten und ungesättigten Fettsäuren zu erzielen. Anschließend wird mit Maltodextrin (SHS, Heilbronn), Rohr- oder Traubenzucker, Duocal (SHS, Heilbronn) oder eiweißfreien Lebensmitteln und Getränken ein weiteres Defizit ausgeglichen.

Flüssigkeit (Trinkmenge)

Für die Flaschenzubereitung

- Trinkwasser abkochen, auf 60°C abkühlen lassen und 2/3 der erforderlichen Menge in ein steriles Fläschchen füllen
- Die verordnete Menge Aminosäurengemisch und Milchnahrung abwiegen und hinzufügen
- Fläschchen verschließen und gut schütteln
- Mit abgekochtem Wasser auf die entsprechende Trinkmenge auffüllen
- Jedes Fläschchen frisch zubereiten

Bei Zubereitung der gesamten Tagestrinkmenge wird diese in die gewünschte Anzahl von Fläschchen verteilt und gut verschlossen im Kühlschrank aufbewahrt. Das Fläschchen wird vor dem Füttern auf Trinktemperatur erwärmt und sofort verwendet.

TYR I

Für die Getränkezubereitung

Das Aminosäurengemisch wird portionsweise mit einer ausreichenden Menge Flüssigkeit eingenommen (10-15 g in 150 ml Flüssigkeit), um eine hinreichend niedrige Osmolalität zu erreichen, die im Säuglingsalter unter 450 mOsm/kg und danach zwischen 450 und 700 (nicht >1000) mOsm/kg liegen sollte. Denn Diarrhoe, gastrointestinale Beschwerden, Übelkeit und Erbrechen können als Folge hyperosmolarer Nahrung auftreten.

Vitamine, Mineralstoffe und Spurenelemente

1. Es wird die Vitamin-, Mineralstoff- und Spurenelementzufuhr aus der Milchnahrung, der festen Kost und dem tyrosin- und phenylalanin- (sowie methionin-) freien Aminosäurengemisch berechnet.
2. Die berechnete Menge wird vom empfohlenen Bedarf abgezogen.
3. Ein Restbedarf wird mit Seravit (SHS, Heilbronn) gedeckt und der Flaschennahrung und/oder dem Getränk in kleinen Portionen zugefügt.

Kontrolluntersuchungen bei Langzeitbehandlung

Allgemeine Kontrolluntersuchungen

Im Säuglings- und Kleinkindesalter sollten monatlich und im späteren Alter mindestens alle drei Monate kontrolliert werden:

- Körpergewicht, Länge, Kopfumfang
- Lebergröße (auch mittels Sonographie!)
- Bicarbonat im Blut
- Ammoniak, Transaminasen, γ-GT, Eisen, Ferritin, Transferrin, α-Fetoprotein*, Kalium, Natrium, Calcium, Phosphat, Magnesium, Selen, Eiweiß, Albumin, Prä-Albumin, alkalische Phosphatase, Kreatinin und Harnstoff im Blut
- Gerinnungsstatus, Blutbild, Thrombocytenzählung

* Sollte die im α-Fetoproteinkonzentration im Serum sehr hoch sein oder während der Therapie noch weiter ansteigen, ist die elektrophoretische Trennung der Proteinfraktionen notwenig, um das bei der Hypertyrosinämie typische Lectin-reaktives α-Fetoprotein von dem bei Hepatomen zu unterscheiden [13a].

Einmal im Jahr sollten im Blut kontrolliert werden:

- Konzentrationen der Spurenelemente (Kupfer, Zink, Selen).

TYR I

Spezielle Kontrolluntersuchungen

Folgende Untersuchungen sollten im Säuglingsalter mindesten 14-tägig, im Kleinkindesalter monatlich und im späteren Alter mindestens alle drei Monate durchgeführt werden:

- Quantitative Bestimmung der Serum-/Plasmaaminosäuren, besonders von Tyrosin, Phenylalanin, Methionin, Isoleucin, Leucin und Valin. Organische Säuren (z. B. 4-hydroxyphenolische Säuren, Succinylaceton im Urin)
  Die Phenylalaninkonzentration sollte unabhängig von der von Tyrosin im Normbereich liegen!
- δ-Aminolävulinsäure im Urin

Die NTBC-Konzentrationen im Blut sollte alle 3 bis 6 Monate kontrolliert werden!

Zweimal im Jahr sollten sonographische (computertomographische bzw. magnetresonanztomographische) Untersuchung der Leber zur Früherkennung von Hepatomen durchgeführt sowie jährlich der Mineralsalzgehalt der Knochen (Knochendichte) bestimmt werden.
Wegen der gelegentlich bei der Hypertyrosinämie Typ I zu beobachtenden Kardiomyopathie sollte mindestens einmal im Jahr ein EKG abgeleitet werden.

Bei bereits eingetretenem Leber- und/oder Nierenschaden sind entsprechende weitere Kontrolluntersuchungen notwendig!

Wichtig für jeden Patienten ist, dass er einen Notfallausweis mit allen wichtigen klinischen Daten besitzt, die für eine Notfallbehandlung wichtig sind, mit der Telefonnummer des den Patienten betreuenden Stoffwechselzentrums und Angaben über die ersten unverzüglich durchzuführenden medizinischen Maßnahmen.

Es wird empfohlen, die Patienten wie Gesunde zu impfen, einschließlich gegen Windpocken.

Pränatale Diagnostik

Die pränatale Diagnostik mittels Enzymaktivitätsmessung ist aus Chorionzotten und Amnionzellen möglich. Dabei muss berücksichtigt werden, dass es den Pseudofumarylacetoacetase-Defekt gibt, der bei der Enzymdiagnostik den Status einer hereditären Tyrosinämie Typ I vortäuschen kann. Eine Mutationsanalyse unter Einbeziehung der Eltern ist deshalb immer wichtig.

Durch Belastung mit Homogentisinsäure lassen sich Homozygote für den Pseudofumarylacetoacetase-Defekt nicht von den Compound-Heterozygoten für die hereditäre

Hypertyrosinämie Typ I unterscheiden [22]. Bei compound-heterozygoten Eltern erweist sich die Enzymdiagnostik als schwierig. Für solche Fälle steht die Haplotypendiagnostik mittels Restriktionsfragmentlängenpolymorphismus (RFLP) zur Verfügung.
Außerdem lässt sich im ersten Trimester auch die Diagnose durch den Nachweis von Succinylaceton in der Amnionflüssigkeit stellen [41].

Differentialdiagnostik

Hinsichtlich der klinischen Symptome in Verbindung mit einer Hypertyrosinämie muss man differentialdiagnostisch denken an:

- Hypertyrosinämie Typ II (Richner-Hanhart-Syndrom, OMIM 276600)
- Hypertyrosinämie Typ III (4-Hydroxyphenylpyruvatoxidase-Defekt, OMIM 276710)
- Hypertyrosinämie Typ Ib (Maleylacetoacetatisomerase Defekt, OMIM 603758) [42]
- Transitorische Hypertyrosinämie des Neugeborenen
- Verzögerte Reifung des Tyrosinstoffwechsels (OMIM 276500)
- Galaktosämie (Uridyltransferase-Mangel) (OMIM 230400)
- Neugeborenensepsis
- Cytomegalievirusinfektion
- Hepatitis
- Fruktose-1-Phosphataldolase-Mangel (Hereditäre Fructoseintoleranz) (OMIM 229600)
- Fruktose-1,6-Diphosphatase-Mangel (OMIM 229700)
- Morbus Wilson (OMIM 277900)
- Vitamin-C-Mangel.

Sonderformen und Anmerkungen

Bei einer Reihe von Hypertyrosinämie-Typ I-Patienten ließ sich eine Ungleichverteilung an immunreaktivem Protein der Fumarylacetoacetase in der Leber nachweisen, wobei es gelegentlich bei der Leberregeneration zu einem Überwiegen der Fumarylacetoacetase in normalen Zellen kommen kann (Selbstkorrektur des genetischen Defekts) [43].

Als Hypertyrosinämie Typ Ib wird der Mangel an Maleylacetoacetatisomerase (Glutathione S-Transferase, OMIM 603758) bezeichnet, bei dem kein Succinylaceton im Urin gefunden werden kann. Das klinische Bild dieses Defekts entspricht dem einer schweren Form der Hypertyrosinämie Typ I [42]. Bisher sind nur zwei Fälle bekannt geworden.
Die Hypertyrosinämien auf der Basis eines genetischen Defektes sind aber so selten, dass unselektiertes Screening (Massenscreening) bisher nur in Pilotprojekten durchgeführt wird.

Vor einigen Jahren gelang die Gentherapie der Hypertyrosinämie Typ I bei der Maus. Der Enzymdefekt konnte durch mit Rotaviren behandelte *ex vivo* kultivierte Hepatocyten nach Retransplantation korrigiert werden [44]. Eine klinische Anwendung dieser Therapiemethode erfolgte bisher nicht.

LITERATUR

1. Baber MD. A case of congenital cirrhosis of the liver with renal tubular defects to those in the Fanconi syndrome. *Arch Dis Child* 1956; 31:335-339

2. Mitchell GA, Grompe M, Lambert M, Tanguay RM. In: Scriver CR, Beaudet AL, Valle D, Sly WS, Vogelstein B, Childs B, Kinzler KW (Online Eds.): The Metabolic and Molecular Bases of Inherited Disease. *McGraw-Hill, New York, Part 8: Amino Acids* 2001 – 2004; Chapter 79

3. Russo PA, Mitchell GA, Tanguay RM. Tyrosinemia: a review. *Ped Dev Pathol* 2001; 4:212-221

4. Crone J, Huber WD, Möslinger D, Felberbauer F, Utermann, Gratzl R, Stockler Ipsiroglu S. Tyrosinämie Typ I. Klinische und biochemischee Symptomebei 3 Säuglingen. *Mschr Kinderheilk* 2000; 148:1001-1005

5. Croffie JM, Gupta SK, Chong SK, Fitzgerald JF. Tyrosinemia type 1 should be suspected in infants with severe coagulopathy even in the absence of other signs of liver failure. *Pediatrics* 1999; 103:675-678

6. Vanden Eijnden S, Blum D, Clercx A, Goyens P, De Laet C, Vamos E. Cutaneous porphyria in a neonate with tyrosinaemia type 1. *Eur J Pediatr* 2000; 159:503-506

7. Nissenkorn A, Korman SH, Vardi O, Levine A, Katzir Z, Ballin A, Lerman-Sagie. Carnitine-deficient myopathy as a presentation of tyrosinemia type I. *J Child Neurol* 2001; 16:642-644

8. Forget S, Patriquin HB, Dubois J, Lafortune M, Merouani A, Paradis K, Russo P. The kidney in children with tyrosinemia: sonographic, CT and biochemical findings. *Pediatr Radiol* 1999; 29:104-108

9. Kvittingen EA, Talseth T, Halvorsen S, Jakobs C, Hovig T, Flatmark A. Renal failure in adult patients with hereditary tyrosinaemia type I. *J Inher Metab Dis* 1991; 14:53-62

10. Lindblad B, Fällström SP, Höyer S, Nordborg C, Solymar L, Velander H. Cardiomyopathy in fumarylacetoacetase deficiency (hereditary tyrosinemia): a new feature of the disease. *J Inher Metab Dis* 1987; 10 (Suppl 2):319-322

10a. Baumann U, Preece MA, Green A, Kelly DA, McKiernan PJ. Hyperinsulinism in tyrosinaemia type I. *J Inher Metab Dis.* 2005; 28: 131-135

10b. Andre N, Roquelaure B, Jubin V, Ovaert C. Successful treatment of severe cardiomyopathy with NTBC in a child with tyrosinaemia type I. *J Inher Metab Dis.* 2005; 28: 103-106

11. Kim SZ, Kupke KG, Ierardi-Curto L, Holme E, Greter J, Tanguay RM, Poudrier J, D'Astous M, Lettre F, Hahn SH, Levy HL. Hepatocellular carcinoma despite long-term survival in chronic tyrosinaemia I. *J Inher Metab Dis* 23:791-804Sweetman L(1991) Organic Acid Analysis. In: Hommes FA (Ed.): Techniques in Diagnostic Human Biochemical Genetics. *Wiley-Liss Inc, New York, pp.* 2000; 143-176

12. Schulze A, Frommhold D, Hoffmann GF, Mayatepek E. Spectrophotometric microassay for delta-aminolevulinate dehydratase in dried-blood spots as confirmation for hereditary tyrosinemia type I. *Clin Chem* 2001; 47:1424-1429

13. Sweetman. Organic Acid Analysis. In: Hommes FA (Ed.). Techniques in Diagnostic Human Biochemical Genetics. *Wiley-Liss Inc. New York, pp.*1991; 143-176

13a. McKienan P, Baumann U, Preece MA, Hendriksz C, Chakrapani A, Joller-Jemelka. Should we monitor lectin reactive alpha-fetoprotein in children with tyrosinaemia type I? *J Inher Metab Dis.* 2005; 28 (Suppl.1): 58

14. Endo F, Sun MS. Tyrosinaemia type I and apoptosis of hepatocytes and renal tubular cells. *J Inher Metab Dis* 2002; 25:227-234

15. Jorquera R, Tanguay RM. Fumarylacetoacetate, the metabolite accumulating in hereditary tyrosinemia, activates the ERK pathway and induces mitotic abnormalities and genomic instability. *Hum Mol Genet* 2001; 10:1741-1752

16. Richtlinien zur Organisation und Durchführung des Neugeborenenscreenings auf angeborene Stoffwechselstörungen und Endokrinopathien in Deutschland. *Mschr Kinderheilk* 2002; 150:1424-1440

17. Holme E, Lindstedt S. Diagnosis and management of tyrosinemia type I. *Current Opinion in Pediatrics* 1995; 7:726-732

18. Bergeron A, D'Astous M, Timm DE, Tanguay RM. Structural and functional analysis of missense mutations in fumarylacetoacetate hydrolase, the gene deficient in hereditary tyrosinemia type 1. J Biol Chem 276:15225-15231. *Pediatr Dev Pathol* 2001; 4:212-221

19. Heath SK, Gray RG, McKiernan P, Au KM, Walker E, Green A. Mutation screening for tyrosinaemia type I. *J Inher Metab Dis* 2002; 25:523-524

20. Arranz JA, Pinol F, Kozak L, Perez-Cerda C, Cormand B, Ugarte M, Riudor E. Splicing mutations, mainly IVS6-1(G>T), account for 70% of fumarylacetoacetate hydrolase (FAH) gene alterations, including 7 novel mutations, in a survey of 29 tyrosinemia type I patients. *Hum Mutat* 2002; 20:180-188

21. Demers SI, Russo P, Lettre F, Tanguay RM. Frequent mutation reversion inversely correlates with clinical severity in a genetic liver disease, hereditary tyrosinemia. *Hum Pathol* 2003, 34:1313-1320

22. Rootwelt H, Brodtkorb E, Kvittingen EA. Identification of a frequent pseudodeficiency mutation, with implications for diagnosis of Tyrosinemia Type I. *Am J Hum Genet* 1994; 55:1122-1127

23. Kvittingen EA, Holme E. Disorders of tyrosine metabolism. In: Fernandes J, Saudubray J-M, Tada K (Eds): Inborn Metabolic Diseases. Diagnosis and treatment. *Springer Verlag, Berlin*, 2000; pp. 186-194

24. Van Spronsen FJ, Berger R, Smit GPA, de Klerk JBC, Duran M, Bijleveld CMA, van Faassen H, Sloof MJH, Heymans HSA. Tyrosinaemia type I: orthotopic liver transplatation as the only definitive answer to a metabolic as well as an oncological problem. *J Inher Metab Dis* 1989; 12:339-342

25. Kvittingen, EA. Tyrosinemia Type I – an Update. *J Inher Metab Dis* 1991; 14:554-562

26. Lindstedt S, Holme E, Lock EA, Hjalmarson O, Strandvik B. Treatment of hereditary tyrosinemia type I by inhibition of 4-hydroxyphenylpyruvate dioxygenase. *Lancet* 1992; 340:813-817

27. Holme E, Lindstedt S. Tyrosinaemia type I and NTBC (2-[2-nitro-4-trifluorome-thyl-benzoyl]-1,3-cyclohexanedione). *J Inher Metab Dis* 1998; 21:507-517

28. Holme E, Lindstedt S. Nontransplant treatment of tyrosinemia. *Clin Liver Dis* 2000; 4:805-814

29. Ahmad S, Teekman JH, Lueder GT. Corneal opalities associated with NTBC treatment. *Am J Ophthalmol* 2002; 134:266-268

30. Gissen P, Preece MA, Willshaw HA, McKiernan PJ. Ophthalmic follow-up of patients with tyrosinaemia type I on NTBC. *J Inher Metab Dis* 2003; 26:13-16

31. Crone J, Moslinger D, Bodamer OA, Schima W, Huber WD, Holme E, Stockler Ipsiroglu S. Reversibility of cirrhotic regenerative liver nodules upon NTBC treatment in a child with tyrosinaemia type I. *Acta Paediatr* 2003; 92:625-628

32. Wilson CJ, Van Wyk KG, Leonard JV, Clayton PT. Phenylalanine supplementation improves the phenylalanine profile in tyrosinaemia. *J Inher Metab Dis* 2000; 23:677-683

33. Elsas LJ, Acosta PB. Nutritional support of inherited metabolic disease. In: Shils ME, Olson JA, Shike M, Ross AC (Eds): Modern Nutrition in Health and Disease. *Lea & Febiger, Philadelphia, 9th ed.*, 1999; pp. 1003-1056

34. Deutsche Gesellschaft für Ernährung, Österreichische Gesellschaft für Ernährung, Schweizerische Gesellschaft für Ernährungsforschung, Schweizerische Vereinigung für Ernährung Referenzwerte für die Nährstoffzufuhr 1. Auflage, *Umschau/Braus, Frankfurt/M* 2000

35. Gropper S, Acosta PB. The effect of simultaneous ingestion of L-amino acids and whole protein on plasma amino acid concentrations. *JPEN* 1991; 15:48-53

36. Herrmann ME, Brösicke HG, Keller M, Mönch E, Helge H. Dependence of the utilization of a phenylalanine-free amino acid mixture on different amounts of single dose ingested. A case report. *Eur J Pediatr* 1994; 153:501-503

37. Metges CC, El-Khoury AE, Selvaraj AB, Tsay RH, Atkinson A, Regan MM, Bequette BJ, Young VR. Kinetics of L-[1-(13)C]leucine when ingested with free amino acids, unlabeled or intrinsically labeled casein. *Am J Physiol Endocrinol Metab.* 2000; 278:E1000-1009

38. Deutsche Gesellschaft für Ernährung. Empfehlungen für die Nährstoffzufuhr. 4. Erweiterte Überarbeitung. *Umschau Verlag, Frankfurt* 1985

39. Arbeitsgemeinschaft für Pädiatrische Diätetik (APD). Nährwerttabelle zur Behandlung von angeborenen Aminosäuren-Stoffwechselstörungen 2002

40. Bremer HJ, Mönch E, Przyrembel H. Eiweißzufuhr von Patienten mit Phenylketonurie. *Mschr Kinderheilk* 1995; 143:548-549

41. Jakobs C, Stellaard F, Kvittingen EA, Henderson M, Lilford R. First trimester prenatal diagnosis of tyrosinemia type I by amniotic fluid succinylacetone determination (letter). *Prenat Diagn* 1990; 10:133-134

42. Berger R, Michals K, Galbraeth J, Matalon R. Tyrosinemia type Ib caused by maleylacetoacetate isomerase deficiency: a new enzyme defect. *Pediatr Res* 1988; 23:328A

43. Kvittingen EA, Rootwelt H, Berger R, Brandtzaeg P. Self-induced correction of the genetic defect in tyrosinemia type I. *J Clin Invest* 1994; 94:1657-1661

44. Overturf K, Aidhalimy M, Manning K, Ou CN, Finegold M, Grompe M. Ex vivo hepatic gene therapy of a mouse model of hereditary Tyrosinemia Type I. *Hum Gene Ther* 1998; 9:295-304

Hypertyrosinämie Typ II

OMIM 276600

Definition

Bei der Hypertyrosinämie Typ II handelt es sich um einen autosomal rezessiv vererbten Mangel der im Cytosol von Leberzellen lokalisierten Tyrosinaminotransferase (EC 2.6.1.5), wodurch es besonders zur Vermehrung von Tyrosin kommt [1].

Synonyme

Tyrosinose Typ II, Tyrosinämie Typ 2, Tyrosinaminotransferase-Mangel, Richner-Hanhart-Syndrom, oculo-cutaner Typ der Hypertyrosinämie
Tyrosinosis type 2, Tyrosine transaminase deficiency, Keratosis palmoplantaris with corneal dystrophy, Oregon type of tyrosinemia

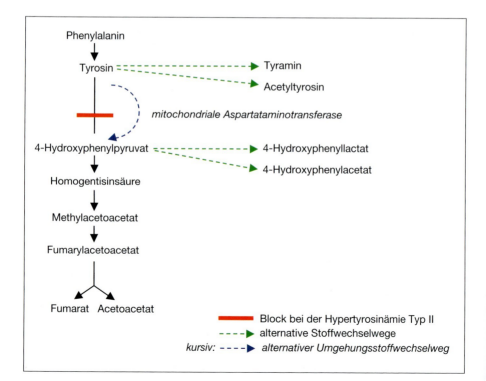

TYR II

Manifestationsalter

Die Corneaveränderungen sind schon im Säuglingsalter feststellbar. Die palmo-plantare Hyperkeratosis entsteht frühestens im Kleinkindesalter. Alle Symptome treten in Abhängigkeit von der Eiweißzufuhr auf. Je mehr Eiweiß gegeben wird, um so früher kann man die Haut- und Corneaveränderungen beobachten [1-5].

Klinische Symptome

Die Veränderungen an der Cornea beginnen mit Rötungen und Photophobie. Nachfolgend entwickeln sich fächerförmige Hornhauttrübungen (Keratitis pseudodendritica), Lichtscheuheit (Photophobie), Tränenfließen, gerötete Bindehäute und sehr schmerzhafte Corneaulzerationen.
Schmerzhafte Hyperkeratosen bilden sich besonders palmar und plantar aus.

Etwa 50% der Patienten sind geistig retardiert [1-6].

Als Ätiologie der Hornhautveränderungen konnte die Ansammlung von kristallinem Tyrosin nachgewiesen werden. Die besondere Stoffwechselsituation der Cornea begünstigt offensichtlich die Ablagerung des relativ schlecht wasserlöslichen Tyrosins, was zum Absterben der Zellen und damit zu Ulzerationen führt. Der Pathomechanismus der Hyperkeratose und der geistigen Retardierung sind unbekannt, haben aber offensichtlich nichts mit einer Tyrosinablagerung zu tun [1].
Die Ursache der geistigen Retardierung, die einen Teil der Patienten betrifft, ist nicht geklärt. Es wird vermutet, ohne dass es bisher sichere Beweise dafür gibt, dass die Retardierung in Abhängigkeit von der Höhe des Tyrosinblutspiegels auftritt [7].

Klinische Symptome treten meist auf, wenn die Tyrosinkonzentrationen im Plasma höher als 12 mg/dl (= 663 µmol/l) sind.

Biochemische Grundlagen

Die fehlende Funktion der im Cytoplasma lokalisierten Tyrosinaminotransferase (EC 2.6.1.5.) führt zur drastischen Vermehrung von Tyrosin in allen Körpergeweben und im Sinne eines Staus im Stoffwechsel auch zum Anstieg von Phenylalanin. Vermehrt sind ebenfalls Tyramin und Acetyltyrosin sowie 4-Hydroxyphenylpyruvat, 4-Hydroxyphenyllaktat und 4-Hydroxyphenylacetat, obwohl die letztgenannten eigentlich erst hinter dem Stoffwechselblock entstehen. Tyrosin wird aber bei hohen Konzentrationen durch die mitochondriale Aspartataminotransferase zu den genannten 4-hydroxyphenolischen Verbindungen abgebaut, die dann in deutlich messbaren Mengen im Urin erscheinen.

TYR II

Die Tyrosinaminotransferase benötigt zu ihrer vollen Funktion als Coenzym Vitamin B_6. Bisher ist aber keine Mutation gefunden worden, bei der sich das Enzym durch hohe Dosen von Vitamin B_6 stimulieren ließ.

Die Tyrosinkonzentrationen sind teilweise so hoch, dass die Löslichkeitsgrenze überschritten wird und Tyrosin in kristalliner Form ausfällt (z.B. in den Conjunctiven).

Biochemische Befunde

Primärer Defekt ist der Mangel an im Cytosol von Leberzellen lokalisierter Tyrosinaminotransferase (EC 2.6.1.5). Die Tyrosinblutkonzentrationen sind schon im Neugeborenenalter sehr stark erhöht (im Gegensatz zur Hypertyrosinämie Typ I), oft über 1000 µmol/l (= 18,1 mg/dl) bei Normwerten von bis maximal 196 µmol/ml (= 3,2 mg/dl) in der Neugeborenenzeit. Die Konzentrationen von Phenylalanin können allenfalls leicht erhöht sein, die aller anderen Aminosäuren sind normal.

Die Urinausscheidung von Tyrosin, von N-Acetyltyrosin sowie von Tyramin (4-Hydroxyphenyläthylamin) und vor allem von 4-Hydroxyphenylpyruvat, 4-Hydroxyphenyllactat und 4-Hydroxyphenylacetat ist erhöht, obwohl es sich hierbei um Metaboliten handelt, die jenseits des nachgewiesenen Enzymblocks entstehen. Wahrscheinlich entstehen die 4-Hydroxy-Verbindungen durch die unspezifische Aktivität der mitochondrialen Aspartataminotransferase (EC 2.6.1.1), die die Reaktion von Tyrosin zu 4-Hydroxyphenylpyruvat katalysiert (siehe Stoffwechselschema und Tabelle 1) [1,8].

Es besteht keine Beeinträchtigung der Leber- und/oder Nierenfunktion.

Succinylaceton und oder Hawkinsin lassen sich nicht nachweisen, die δ-Aminolävulinsäureausscheidung ist nicht vermehrt.

Metabolit in µmol/mol Kreatinin	normal	Hypertyrosinämie Typ II
4-Hydroxyphenylpyruvat	<2	140–2.000
4-Hydroxyphenyllaktat	<2	100–5.000
4-Hydroxyphenylacetat	6-28	140–500
N-Acetyltyrosin	<2	30–200
Succinylaceton	<2	20–700

Tab. 1: Ausscheidung von Tyrosinmetaboliten mit dem Urin bei Tyrosinaminotransferase-Mangel (Hypertyrosinämie Typ II) [9]

Prinzipiell besteht die Möglichkeit zur Früherfassung der Patienten mit Hypertyrosinämie im Rahmen eines Massenscreenings [10]. In den Laboratorien, in denen im Rahmen des Neugeborenenscreenings die Tandem-Massenspektrometrie-Technik Routine ist, können

TYR II

Hypertyrosinämien Typ II erfasst werden. Im Gegensatz zur Tyrosinose Typ I sind beim Typ II die Tyrosinblutkonzentrationen schon in den ersten Lebenstagen sehr hoch. Eine allgemeine Empfehlung zum Massenscreening gibt es aber bisher nicht.

Genetische Befunde

Bei der Hypertyrosinämie Typ II handelt es sich um ein autosomal rezessiv vererbtes Leiden.
Der Genlokus liegt auf dem Chromosom 16 (16q22.1-q23.3) (1,11,12).
Mehrere Mutationen wurden bisher beschrieben (13,14):

R57X; S223X; R417X; IVS, DS, +2, T-G; G362V; IVS, AS, -5, A-G;R119W; L201R; R443Q;R433W.

Bisher sind weltweit nicht mehr als 70 Familien mit dieser Krankheit beschrieben.

Therapie

Erstversorgung und Langzeitbehandlung

Die effektive Behandlung der Hypertyrosinämie Typ II ist nur mittels einer Diät möglich.

Bei einer Erstversorgung nach Diagnosestellung sollte zunächst solange tyrosin- und phenylalaninfrei ernährt werden, bis die Tyrosinkonzentration unter 5 mg/dl (276 µmol/ml) gesunken ist.
Die Tyrosinkonzentrationen im Blut sollten während der Ersteinstellungsphase zweimal wöchentlich bestimmt werden.

Medikamentöse Behandlung

Die Tyrosinaminotransferase benötigt Vitamin B_6 als Coenzym. Eine Vitamin B_6-abhängige Form der Hypertyrosinämie Typ II ist bisher nicht beschrieben worden. Ein Therapieversuch mit 50-100 mg/Tag Vitamin B_6 sollte aber in jedem Fall unternommen werden.

Retinoide (z.B. Retinolpalmitat, oral) scheinen eine subjektive Besserung der Augenbefunde ohne Veränderung der Tyrosinkonzentrationen zu bewirken [1].

(Kortikoide haben keinen Einfluss auf die Hautveränderungen!)

Diätetische Behandlung

Die diätetische Behandlung besteht in einer Eiweißrestriktion, mit der die Zufuhr an Tyrosin und auch an Phenylalanin (wird zu einem großen Teil in Tyrosin umgewandelt) bis auf die Menge reduziert wird, die zur Senkung und Aufrechterhaltung des Tyrosinspiegels in den gewünschten Bereich erforderlich ist. Die tyrosin- und phenylalaninarme Ernährung ist verbunden mit einem Verzicht auf eiweißreiche Lebensmittel wie z.B. Fleisch, Fisch, Milch, Eier, Getreideerzeugnisse – außer berechneten Mengen an Muttermilch und Säuglingsmilch im Säuglingsalter – sowie einer begrenzten Aufnahme von genau berechneten Mengen an eiweißarmen Lebensmitteln wie z.B. Obst, Gemüse und Kartoffeln. Wegen der eingeschränkten Aufnahme von natürlichem Nahrungseiweiß ist für ein optimales Wachstum und zur Deckung des Bedarfs an Stickstoff und essentiellen Aminosäuren die Einnahme eines tyrosin- und phenylalaninfreien Aminosäurengemisches erforderlich. Das Aminosäurengemisch muß mit Vitaminen, Mineralstoffen und Spurenelementen angereichert sein, da die tyrosin- und phenylalaninarme Ernährung kein tierisches Eiweiß und nur begrenzte Mengen an pflanzlichem Eiweiß zulässt, die reich an diesen Nährstoffen sind. Darüber hinaus ist eine ausreichende Energiezufuhr von entscheidender Bedeutung, um normale Wachstumsraten zu erzielen und Eiweißabbau zu verhindern. Im Wesentlichen wird dies mit industriell hergestellten eiweißarmen Speziallebensmitteln (eiweißarme Mehle, Nudeln, Gebäck, Brot, Milchgetränk) erreicht, die eiweißreiche Lebensmittel ersetzen, sowie mit Fett (Streichfette und Öle) und Kohlenhydraten (z.B. Rohrzucker, zuckerhaltige Getränke).

Unter der Diät wird eine Besserung und ein gänzliches Verschwinden der klinischen Symptome [15,16] und eine normale neurologische Entwicklung erzielt (17). Auch mit einer eiweißarmen Diät (1,5 g/kg KG), ohne Berechnung der Phenylalanin- und Tyrosinaufnahme und Zusatz einer phenylalanin- und tyrosinfreien Aminosäurenmischung, konnte eine erfolgreiche Behandlung nach Verschwinden der Symptome erzielt werden (18). Da die Ursachen für die gelegentlich zu beobachtenden neurologischen Schäden noch nicht bekannt sind, kann ein Plasmatyrosinspiegel, der als sicher gilt, nicht festgelegt werden und muss immer individuell ermittelt werden [15].

Ziele der Ernährungsbehandlung

Mit der diätetischen Behandlung sollen folgende Ziele erreicht werden:

- Verhinderung der Haut- und Augensymptome (keine Ablagerungen von Tyrosin in der Cornea)
- Normale statomotorische und geistige Entwicklung
- Weitgehend normale Konzentrationen von Tyrosin und Phenylalanin* im Serum/Plasma (siehe Tabelle 2)
- Keine oder nur geringe Ausscheidung der 4-hydroxyphenolischen Säuren mit dem Urin

TYR II

- Vermeidung und schnelle Beendigung von katabolen Zuständen (z.B. bei Infekten, Gewichtsverlust), die zu einem Anstieg der betroffenen Aminosäure führen würde, durch eine ausreichende Energie- und Eiweißzufuhr

*) Häufig besteht als Folge der Reduktion der Tyrosinzufuhr das Problem zu niedriger Phenylalaninkonzentrationen. Die Zulage von L-Phenylalanin bis zum Erreichen eines im Normbereich liegenden Nüchterwertes ist in diesen Fällen erforderlich. Eine damit verbundene höhere Konzentration von Tyrosin ist zu akzeptieren, da offensichtlich Tyrosinwerte bis über 1000 µmol auch über längere Zeit komplikationslos toleriert werden [19].

Aminosäuren	0–3 Monate	3 Monate - 14 Jahre	
		nicht nüchtern	nüchtern
Tyrosin	<196	67 (25–99)	54 (32–76)
Phenylalanin	<182	77 (21–133)	48 (34–62)
Methionin	<96	41 (5–77)	21 (13–29)

Tab. 2: Normale Tyrosin- und Phenylalaninkonzentrationen im Serum (3 Monate bis 14 Jahre) in µmol/l

Diätvorschrift

Tyrosin und Phenylalanin

1. Die tolerierte Menge an Tyrosin ist sehr unterschiedlich und muss bei jedem Patienten individuell ermittelt werden. Sie ist abhängig von der Aktivität der Tyrosinaminotransferase, dem Alter, der Wachstumsrate, der Energie- und Eiweißzufuhr und dem Gesundheitzustand (siehe Tabelle 3).
2. Bei der Erstversorgung kann eine Ernährung ohne Phenylalanin und Tyrosin zur schnellen Senkung des Tyrosinplasmawertes erforderlich sein (z.B. mit pt-am Analog oder TYR1-Mix).
3. Die Zufuhr muss häufig (siehe Kontrolluntersuchungen) entsprechend den Plasmatyrosinwerten und den Konzentrationen der Metaboliten im Urin (N-Acetyltyrosin und den 4-hydroxyphenolischen Säuren) angepasst werden
4. Bei Absinken des Phe-spiegels unter den Normbereich, muß L-Phenylalanin substituiert werden (30-40 mg/kg Tag) [19].
5. Obwohl angestrebt wird, dass die Tyrosinkonzentration im Blut 5,0 mg/dl (276 µmol/l) nicht überschreiten soll, kann diese Vorgabe gelegentlich nicht eingehalten werden, d .h. es müssen höhere Werte akzeptiert werden, um eine katabole Eiweißstoffwechsellage zu vermeiden. In diesen Fällen müssen Tyrosinkonzentrationen im Blut von nicht höher als 12 mg/dl (663 µmol/l) in Kauf genommen werden, um ein normales Wachstum zu gewährleisten.

TYR II

Alter	Tyrosin
Monate	mg/kg KG Tag
0 <6	80–60
6 <12	60–40
Jahre	mg/kg KG Tag
1 <4	60–30
4 <7	50–25
7 <11	40–20
11 <15	30–15
15 <19	30–10

Tab. 3: Durchschnittlicher Tyrosinbedarf bei Hypertyrosinämie Typ II (20)

Eiweiß

Der Eiweißbedarf entspricht dem von Stoffwechselgesunden und orientiert sich an den Empfehlungen der DGE 2000 [21]. Er wird jedoch erfahrungsgemäß höher angesetzt, wenn die Gesamteiweißzufuhr mit einem kleinen prozentualen Anteil an vorwiegend pflanzlichem Nahrungseiweiß zur Deckung des Tyrosinbedarfs und einem hohen Anteil an einem tyrosin- und phenylalaninfreien Aminosäurengemisch gedeckt wird. Mit diesem Zuschlag soll die geringere Eiweißqualität und Verdaulichkeit der Eiweiße und die sehr schnelle Resorption und Verstoffwechselung von Aminosäuren [22-24] ausgeglichen sowie eine ausreichende Versorgung auch mit Mikronährstoffen gewährleistet werden. Aus diesem Grund liegt die Eiweißzufuhr häufig über den Empfehlungen und richtet sich erfahrungsgemäß nach den DGE-Empfehlungen 1985 [25], die über denen von 2000 [21] liegen (siehe Tabelle 4). Auf jeden Fall sollte die Eiweißzufuhr niemals unterhalb der entsprechenden Empfehlung liegen.

Alter	Eiweiß (natürliches Eiweiß + Aminosäurengemisch)
Monate	g/kg KG Tag
0– 2	2,3
3– 5	2,1
6–11	2,0
Jahre	g/Tag
1– 3	22
4– 6	32
7– 9	40
10–12	45
13–14	55–60
15–18	50–60

Tab. 4: Empfohlene Eiweißzufuhr (DGE 1985) bei Hypertyrosinämie Typ II

Fett

Die Fettzufuhr soll in Abhängigkeit vom Alter bei 30-40% der Gesamtkalorien liegen. Im 1. Lebensjahr beträgt sie 4-5 g/kg KG (35-50% der Gesamtkalorien). Eine altersabhängige Zufuhr von 2,5-4,0% der Gesamtkalorien als Linolsäure (n-6) sowie 0,5% als α-Linolensäure (n-3) wird empfohlen [21]. Dabei sollte ein Verhältnis n-6 zu n-3 von 5:1 angestrebt werden, das als präventiv wirksam angesehen wird und mit der Aufnahme von Soja-, Walnuß- und Rapsöl am besten zu erzielen ist Auf eine ausreichende Aufnahme von Fett in Form von Streichfetten und Ölen ist zu achten, da fettreiche Lebensmittel mit sog. „versteckten" Fetten wie man sie in Fleisch, Wurst, Käse, Milch, Schokolade findet, im eiweißarmen Ernährungsplan nicht erlaubt sind und als Fettlieferanten nicht zur Verfügung stehen. Besonders in Phasen schnellen Wachstums – während der ersten Lebensjahre und während eines Pubertäts-Wachstumsschubes – wird ein zusätzlicher Energiebedarf durch einen erhöhten Fettanteil in der Nahrung leichter befriedigt.

Energie

Die Energiezufuhr soll ausreichend sein und sich nach den Empfehlungen der DGE 2000 [21] richten (siehe Tabelle 5). Sie soll eine normale Gewichtszunahme bei Säuglingen und Kindern ermöglichen und zur Gewichtserhaltung bei älteren Patienten beitragen.

Alter	kcal/Tag		kcal/kg KG Tag	
	m	w	m	w
0 – < 4 Monate	500	450	94	91
4 – <12 Monate	700	700	90	91
1 – < 4 Jahre	1.100	1.000	91	88
4 – < 7 Jahre	1.500	1.400	82	78
7 – <10 Jahre	1.900	1.700	75	68
10 – <13 Jahre	2.300	2.000	64	55
13 – <15 Jahre	2.700	2.200	56	47
15 – <19 Jahre	3.100	2.500	46	43
19 – <25 Jahre	3.000	2.400	41	40

Tab. 5: Richtwerte für die Energiezufuhr bei mittlerer körperlicher Aktivität (DGE 2000) [21]

Flüssigkeit

Die empfohlene Flüssigkeitsmenge richtet sich nach den Empfehlungen der DGE 2000 [21]. Unter normalen Bedingungen ist eine minimale Flüssigkeitszufuhr von 1 ml/kcal zu verabreichen.

TYR II

Alter	ml/kg KG Tag
0 – < 4 Monate	130
4 – <12 Monate	110
1 – < 4 Jahre	95
4 – < 7 Jahre	75
7 – <10 Jahre	60
10 – <13 Jahre	50
13 – <15 Jahre	40
15 – <19 Jahre	40
19 – <25 Jahre	35

Tab. 6: Richtwerte für die Flüssigkeitszufuhr (DGE 2000) (21)

Vitamine, Mineralstoffe und Spurenelemente

1. Die Vitamin-, Mineralstoff- und Spurenelementversorgung richtet sich nach den Empfehlungen der DGE 2000 (21). Normalerweise wird der Bedarf mit dem tyrosin- und phenylalaninfreien Aminosäurengemisch, das mit Vitaminen, Mineralstoffen und Spurenelementen angereichert ist, ausreichend gedeckt. Im Einzelfall kann jedoch die Zugabe eines Vitamin-, Mineralstoff- und Spurenelementpräparates (z.B. Seravit, Fa. SHS, Heilbronn) bei Unterversorgung notwendig werden (siehe Tabelle 8).
2. Eine Berechnung der Mikronährstoffzufuhr durch die Diät in größeren Abständen wird empfohlen.

Zubereitung nach Diätvorschrift

Phenylalanin und Tyrosin

1. Es wird die Menge an Muttermilch oder Säuglingsmilchnahrung berechnet, die zur Deckung des Tyrosinbedarfs benötigt wird. Wegen des niedrigeren Tyrosingehalts ist Muttermilch gegenüber Säuglingsmilchnahrung für die Ernährung des Säuglings zu bevorzugen (siehe Tabelle 7). Es wird der Phenylalaningehalt in dieser Menge berechnet.
2. Beim Stillen wird die normale Muttermilchmenge nach Bedarf reduziert (sog. Teilstillen), in dem entweder bei jeder Mahlzeit eine kleine Menge phenylalanin- und tyrosinfreien Nahrung gefüttert und anschließend gestillt wird oder der Säugling bei jeder zweiten Mahlzeit gestillt wird und dazwischen eine phenylalanin- und tyrosinfreien Flaschennahrung bekommt Beim Stillen bzw. Teilstillen wird die getrunkene Muttermilchmenge durch (gelegentliches) Wiegen des Säuglings vor und nach dem Anlegen festgestellt.

TYR II

3. Bei Fütterung von Säuglingsmilchnahrung oder abgepumpter Muttermilch wird diese mit dem Messbecher abgemessen bzw. abgewogen. Die Tagesmenge wird auf die Anzahl der Mahlzeiten verteilt und die Teilmenge wird entweder zuerst gefüttert und anschließend die phenylalanin- und tyrosinfreien Flaschennahrung oder sie wird mit der phenylalanin- und tyrosinfreien Flaschennahrung gemischt verabreicht.
4. Vom 5. Monat (spätestens vom 7. Monat) an wird die Milchnahrung teilweise durch feste Kost ersetzt. Sie wird aus der Nährwerttabelle zur Behandlung von angeborenen Aminosäurenstoffwechselstörungen [26] ausgewählt, die den Eiweiß-, Phenylalanin- und Tyrosingehalt in Lebensmitteln angibt, und die erlaubte Menge wird berechnet und abgewogen bzw. geschätzt. Neben der begrenzten Auswahl an berechneten Mengen an Gemüse, Obst, Kartoffeln und evtl. Sahne setzt sich die Diät aus eiweißarmen Speziallebensmitteln sowie Fett und Kohlenhydratträgern zusammen. Im Durchschnitt enthält Nahrungsmittelprotein zwischen 3-6% Tyrosin bzw. 30-60 mg Tyrosin/g Nahrungseiweiß.

Lebensmittelgruppe	Phenylalanin (%)	Tyrosin (%)
Obst	2,7	2,5
Gemüse	3,5	2,5
Kartoffelprodukte	4,9	5,9
Milchprodukte	5,1	5,0
Brot	5,8	2,9
Getreide	5,5	3,5
Fleisch, Wurst	4,6	4,1

Tab. 7: Durchschnittlicher Phenylalanin- und Tyrosingehalt in Lebensmitteln [26] (in % vom Eiweißgehalt)

Der Tyrosingehalt in Frauenmilch beträgt durchschnittlich 56 mg/100 ml; der Phenylalaningehalt 45 mg/100 ml. Der Tyrosingehalt in Säuglingsmilchnahrungen ist der Nährwerttabelle zur Behandlung von angeborenen Aminosäurenstoffwechselstörungen (26) oder den Herstellerangaben zu entnehmen.

Eiweiß

1. Es wird die Eiweißmenge aus der Muttermilch oder Säuglingsnahrung und/oder festen Kost berechnet.
2. Die Eiweißmenge wird vom errechneten Eiweißbedarf abgezogen.
3. Der restliche Eiweißbedarf wird mit dem phenylalanin- und tyrosinfreien Aminosäurengemisch gedeckt, dessen Eiweißgehalt sich durch Division des Aminosäurengehalts mit dem Faktor 1,2 ergibt, d.h. 1,2 g Aminosäuren entsprechen 1 g Eiweiß [27].

TYR II

pt-am Analog	für Säuglinge zur Zubereitung der Flaschennahrung (SHS, Heilbronn)
PT-AM 1	zur Anreicherung der Breikost ab 6. Lebensmonat bis 3 Jahre (SHS, Heilbronn)
PT-AM 2, pt-am Anamix	für Klein- und Schulkinder ab 4. Lebensjahr (SHS, Heilbronn)
PT-AM 3, pt-am Anamix	für Jugendliche und Erwachsene ab 12 Jahre (SHS, Heilbronn)
tyr 1-Mix tyr 1	für Säuglinge (Milupa, Friedrichsdorf)
tyr 2	für Klein- und Schulkinder, Jugendliche und Erwachsene (Milupa, Friedrichsdorf)
tyr 2-prima	für Klein- und Schulkinder ab 1 Jahr (Milupa, Friedrichsdorf)
tyr 2-secunda	für Schulkinder und Jugendliche ab 9 Jahre (Milupa, Friedrichsdorf)
tyr 3-advanta	für Jugendliche und Erwachsene ab 15 Jahre (Milupa, Friedrichsdorf)

Tab. 8: Tyrosin- und phenylalaninfreie Aminosäurengemische, angereichert mit Vitaminen, Mineralstoffen und Spurenelementen

4. Die Aminosäurenmischung wird abgewogen und in der entsprechenden Menge mit Muttermilch oder Säuglingsmilchnahrung verabreicht. Beim Stillen wird sie im Wechsel mit der Brustmahlzeit oder in kleinen Mengen vor jeder Brustmahlzeit gefüttert. Später sollte sie in Gemüse- bzw. Obstsäfte, Tee, Limonade etc. eingerührt oder gemixt (Schüttelbecher) und gemeinsam mit dem natürlichen Nahrungseiweiß in mindestens drei Einzelportionen über den Tag verteilt eingenommen werden. Moderne Aminosäurenmischungen sind bereits portioniert, leichter löslich und mit Energiekomponenten versetzt, die eine verbesserte Verwertbarkeit und Verträglichkeit erwarten lassen und eine häufigere Einnahme ermöglichen auch unabhängig von den Mahlzeiten.

Energie

1. Es wird der Energiegehalt aus Muttermilch oder Säuglingsmilchnahrung und/oder fester Kost und dem tyrosin- und phenylalaninfreien Aminosäurengemisch berechnet.
2. Der berechnete Energiegehalt wird vom täglichen Energiebedarf abgezogen.
3. Ein restlicher Bedarf wird zunächst mit Fetten (Streich- und Kochfett) und Ölen – bis zu 30-45% der Gesamtenergie – gedeckt, wobei nicht ausschließlich pflanzliche Fette, sondern auch tierische Fette wie Butter, Schmalz und Sahne verwendet werden sollten, um ein ausgewogenes Verhältnis zwischen gesättigten und ungesättigten Fettsäuren zu erzielen. Anschließend wird mit Maltodextrin (SHS, Heilbronn), Rohr- oder Traubenzucker, Duocal (SHS, Heilbronn) oder eiweißfreien Lebensmitteln und gesüßten Getränken ein weiteres Defizit ausgeglichen.

TYR II

Flüssigkeit (Trinkmenge)

Für die Flaschenzubereitung

- Trinkwasser abkochen, auf 60°C abkühlen lassen und 2/3 der erforderlichen Menge in einsteriles Fläschchen füllen.
- Die verordnete Menge Aminosäurengemisch und Milchnahrung abwiegen und hinzufügen
- Fläschchen verschließen und gut schütteln
- Mit abgekochtem Wasser auf die entsprechende Trinkmenge auffüllen
- Jedes Fläschchen frisch zubereiten

Bei Zubereitung der gesamten Tagestrinkmenge wird diese in die gewünschte Anzahl von Fläschchen verteilt und gut verschlossen im Kühlschrank aufbewahrt. Das Fläschchen wird vor dem Füttern auf Trinktemperatur erwärmt und sofort verwendet.

Für die Getränkezubereitung

Das Aminosäurengemisch ist portionsweise mit einer ausreichenden Menge Flüssigkeit einzunehmen (10-15 g in 150 ml Flüssigkeit), um eine hinreichend niedrige Osmolalität zu erreichen, die im Säuglingsalter unter 450 mosm/kg und danach zwischen 450 und 700 (nicht >1000) mosm/kg liegen sollte. Denn Diarrhoe, gastrointestinale Beschwerden, Übelkeit und Erbrechen können als Folge hyperosmolarer Nahrung auftreten.

Vitamine, Mineralstoffe und Spurenelemente

1. Es wird die Vitamin-, Mineralstoff- und Spurenelementzufuhr aus der Milchnahrung, der festen Kost und dem tyrosin- und phenylalaninfreien Aminosäurengemisch berechnet.
2. Die berechnete Menge wird vom empfohlenen Bedarf abgezogen.
3. Ein Restbedarf wird mit Seravit (SHS, Heilbronn) gedeckt und der Flaschennahrung und/oder dem Getränk in kleinen Portionen hinzugefügt.

Kontrolluntersuchungen bei Langzeitbehandlung

Allgemeine Kontrolluntersuchungen

Mindestens alle 3 Monate sollten kontrolliert werden:
- Körpergewicht, Länge, Kopfumfang

Im ersten Lebensjahr sollten alle 3 Monate und später alle 1/2 Jahre im Blut bestimmt werden:
- Transaminasen, Ferritin, Transferrin, Eisen, Kalium, Natrium, Calcium, Phosphat, Magnesium, Eiweiß, Albumin, Prä-Albumin, alkalische Phosphatase und Harnstoff

TYR II

Einmal im Jahr sollten die zusätzlich folgende Serumkonzentrationen kontrolliert werden:
- Spurenelemente (z.B. Kupfer, Zink, Selen) im Blut

Spezielle Kontrolluntersuchungen

Mindestens alle drei Monate sollten folgende Untersuchungen durchgeführt werden:
- Quantitative Bestimmung der Serum-/Plasmaaminosäuren, besonders die Konzentrationen von:
  - Tyrosin (sollte möglichst 276 µmol/ml [= 5,0 mg/dl], auf alle Fälle 12 mg/dl (= 663 µmol/l) nicht überschreiten),
  - Phenylalanin (muss unbedingt im Normbereich liegen! Cave: Phenylalaninmangel!)
  - Threonin, Isoleucin, Leucin und Valin (sollten im Normbreich liegen)
- Organische Säuren (z.B. 4-hydroxyphenolische Säuren im Urin)

Jährlich sollten durchgeführt werden:
- Augenärztliche Untersuchung der Corneae (Spaltlampenuntersuchung)
- EEG-Ableitung
- Neurologische- und Psychologische Testungen
- Bestimmung des Mineralsalzgehaltes der Knochen.

Wichtig für jeden Patienten ist, dass er einen Notfallausweis besitzt mit allen wichtigen klinischen Daten, die für eine Notfallbehandlung wichtig sind, mit der Telefonnummer des den Patienten betreuenden Stoffwechselzentrums und Angaben über die ersten unverzüglich durchzuführenden medizinischen Massnahmen.

Pränatale Diagnostik

Eine pränatale Diagnostik der Hypertyrosinämie Typ II ist bisher nicht beschrieben worden. Da die Aktivität der Tyrosinaminotransferase erst im letzten Schwangerschaftstrimenon entscheidend ansteigt, sind Substratanalysen im Fruchtwasser wenig erfolgversprechend, allenfalls besteht theoretisch die Möglichkeit der genomischen Analyse, vor allem dann, wenn eine entsprechende Mutation im Tyrosinaminotransferase-Gen in der Familie nachgewiesen wurde.

Differentialdiagnostik

Bei Tyrosinvermehrungen im Blut kommen differentialdiagnostisch in Frage:

TYR II

- Hypertyrosinämie Typ I (Fumarylacetoacetase-Mangel, OMIM 276700)
- Hypertyrosinämie Typ III (4-Hydroxyphenylpyruvatoxidase-Defekt, OMIM 276710)
- Transitorische Hypertyrosinämie des Neugeborenen
- Verzögerte Reifung des Tyrosinstoffwechsels (OMIM 276500)
- Galaktosämie (Uridyltransferase-Mangel) (OMIM 230400)
- Cytomegalievirusinfektion
- Hepatitis
- Fructose-1-Phosphataldolase-Mangel (Hereditäre Fructoseintoleranz) (OMIM 229600)
- Fructose-1,6-Diphosphatase-Mangel (OMIM 229700)
- Morbus Wilson (OMIM 277900)
- Vitamin C-Mangel

Die Hawkinsinurie (OMIM 140350) führt nicht zu einer Tyrosinvermehrung.

Bei Corneatrübungen muss differentialdiagnostisch an die Cystinose (evtl. auch an Mucopolysaccharidosen, evtl. Mitochondriopathien) gedacht werden.

Sonderformen und Anmerkungen

Eine Embryo- oder Fetopathie aufgrund einer Hypertyrosinämie wurden bisher nicht sicher dokumentiert. 2 Fälle von Microcephalie nach Schwangerschaften einer Patientin mit Tyrosinose Typ II ohne Therapie sind beschrieben (28). Bei 15 Schwangerschaften mit hohen Tyrosinkonzentrationen gab es keine Schädigungen des Kindes. Prophylaktisch ist jedoch eine Behandlung der Schwangeren mit hohen Tyrosinwerten sinnvoll (6,29).

LITERATUR

1. Mitchell GA, Grompe M, Lambert M, Tanguay RM. In: Scriver CR, Beaudet AL, Valle D, Sly WS, Vogelstein B, Childs B, Kinzler KW (Online Eds.): The Metabolic and Molecular Bases of Inherited Disease. *McGraw-Hill, New York, Part 8: Amino Acids* 2001–2004; Chapter 79

2. Rabinowitz LG, Williams LR, Anderson CE, Mazur A, Kaplan P. Painful keratoderma and photophobia: hallmarks of tyrosinemia type II. *J Pediatr* 1995; 126:266-269

3. Benoldi D, Orsoni JB, Allegra F. Tyrosinemia type II: a challenge for ophthalmologists and dermatologists. *Pediatr Dermatol* 1997; 14(2):110-112

4. Sayar RB, von Domarus D, Schafer HJ, Beckenkamp G. Clinical picture and problems of keratoplasty in Richner-Hanhart syndrome (tyrosinemia type II). *Ophthalmologica* 1988; 197:1-6

5. Macsai MS, Schwartz TL, Hinkle D, Hummel MB, Mulhern MG, Rootman D. Tyrosinemia type II: nine cases of ocular signs and symptoms. *Am J Ophthalmol* 2001; 132:522-527

6. Chitayat D, Balbul A, Hani V, Mamer OA, Scriver CR. Hereditary tyrosineaemia Type II in a consanguineous Ashkenazi Jewish family: intrafamilial variation in phenotype; absence of parental phenotype effects on the fetus. *J Inher Metab Dis* 1992; 150:198-203

7. Fois A, Borgogni P, Cioni M, Molinelli M, Frezzotti R, Bardelli AM, Lasorella G,.XX: Presentation of the data of the Italian registry for oculocutaneous tyrosinaemia. *J Inher Metab Dis* 1986; 9:262

8. Kennaway NG, Buist NR, Fellman JH. The origin of urinary p-hydroxyphenylpyruvate in a patient with hepatic cytosol tyrosine aminotransferase deficiency. *Clin Chim Acta* 1972; 41:157-161

9. Sweetman L. Organic Acid Analysis. In: Hommes FA (Ed): Techniques in Diagnostic Human Biochemical Genetics, *Wiley-Liss Inc, New York, pp.* 1991; 143-176

10. Shih VE, McCormick T, von Schenck U, Moench E. A case of tyrosinemia type 2 detected by newborn screening and treated early. *J Inher Metab Dis* 2000; 23 (Suppl 1): 70

11. Natt E, Westphal EM, Toth-Fejel SE, Magenis RE, Buist NR, Rettenmeier R, Scherer G. Inherited and de novo deletion of the tyrosine aminotransferase gene locus at 16q22.1-q22.3 in a patient with tyrosinemia type II. *Hum Genet* 1987; 77:352-358

12. Westphal EM, Natt E, Grimm T, Odievre M, Scherer G. The human tyrosine aminotransferase gene: characterization of restriction fragment length polymorphisms and haplotype analysis in a family with tyrosinemia type II. *Hum Genet* 1988; 79:260-264

13. Natt E, Kida K, Odievre M, Di-Rocco M, Scherer G. Point mutations in the tyrosine aminotransferase gene in tyrosinemia Type II. *Proc Natl Acad Sci USA* 1992; 89:9297-9301

14. Huhn R, Stoermer H, Klingele B, Bausch E, Fois A, Farnetani M, Di Rocco M, Boue J, Kirk JM, Coleman R, Scherer G. Novel and recurrent tyrosine aminotransferase gene mutations in tyrosinemia type II. *Hum Genet* 1998; 102:305-313

15. Kvittingen EA, Holme E. Disorders of tyrosine metabolism. In: Fernandes J, Saudubray J-M, Tada K (Eds): Inborn Metabolic Diseases. Diagnosis and treatment. *Springer Verlag, Berlin, pp.* 2000; 186-194

16. Al-Essa MA, Rashed MS, Ozand PT. Tyrosinemia type II: an easily diagnosed metabolic disorder with a rewarding therapeutic response. *East Mediterr Helath J* 1999; 5:1204-7

17. Barr DGD, Kirk JM, Laing SC. Outcome of tyrosinaemia type II. *Arch Dis Child* 1991; 66:1249-1250

18. Paige DG, Clayton P, Bowron A, Harper Jl. Richner-Hanhart syndrome (oculocutaneous tyrosinemia type II). *J R Soc Med* 1992; 85:759-760

19. Wilson CJ, Van Wyk KG, Leonard JV, Clayton PT. Phenylalanine supplementation improves the phenylalanine profile in tyrosinaemia. *J Inher Metab Dis* 2000; 23:677-683

20. Elsas LJ, Acosta PB. Nutritional support of inherited metabolic disease. In: Shils ME, Olson JA, Shike M, Ross AC (Eds): Modern Nutrition in Health and Disease, *Lea & Febiger, Philadelphia, 9th ed.*, 1999; pp. 1003-1056

21. Deutsche Gesellschaft für Ernährung, Österreichische Gesellschaft für Ernährung, Schweizerische Gesellschaft für Ernährungsforschung, Schweizerische Vereinigung für Ernährung. Referenzwerte für die Nährstoffzufuhr 1. Auflage, *Umschau/Braus, Frankfurt/M* 2000

22. Gropper S, Acosta PB. The effect of simultaneous ingestion of L-amino acids and whole protein on plasma amino acid concentrations. *JPEN* 1991; 15:48-53

23. Herrmann ME, Brösicke HG, Keller M, Mönch E, Helge H. Dependence of the utilization of a phenylalanine-free amino acid mixture on different amounts of single dose ingested. A case report. *Eur J Pediatr* 1994; 153:501-503

24. Metges CC, El-Khoury AE, Selvaraj AB, Tsay RH, Atkinson A, Regan MM, Bequette BJ, Young VR. Kinetics of L-[1-(13)C]leucine when ingested with free amino acids, unlabeled or intrinsically labeled casein. *Am J Physiol Endocrinol Metab.* 2000; 278:E1000-1009

25. Deutsche Gesellschaft für Ernährung. Empfehlungen für die Nährstoffzufuhr, 4. Erweiterte Überarbeitung, *Umschau Verlag, Frankfurt* 1985

26. Arbeitsgemeinschaft für Pädiatrische Diätetik (APD). Nährwerttabelle zur Behandlung von angeborenen Aminosäuren-Stoffwechselstörungen 2002

27. Bremer HJ, Mönch E, Przyrembel H. Eiweißzufuhr von Patienten mit Phenylketonurie. *Mschr Kinderheilk* 1995; 143:548-549

28. Cerone R, Fantasia AR, Castellano E, Moresco L, Schiaffino MC, Gatti Rb. Pregnancy and tyrosinaemia type II. *J Inherit Metab Dis* 2002; 25:317-318

29. Francis DE, Kirby DM, Thompson GN. Maternal tyrosinaemia II: management and successful outcome. *Eur J Pediatr* 1992; 151:196-199

Hypertyrosinämie Typ III

OMIM 276710

Definition

Bei der seltensten Stoffwechselstörung im Tyrosinabbau, der Hypertyrosinämie Typ III, handelt es sich um einen autosomal rezessiv vererbten Mangel der 4-Hydroxyphenylpyruvatdioxigenase (EC 1.13.11.27), wodurch es zu einer isolierten Erhöhung von Tyrosin im Blut und zur vermehrten Ausscheidung seiner 4-hydroxyphenolischen Metaboliten (= p-hydroxyphenolisch) im Urin kommt [1-4].

Synonyme

Tyrosinose Typ III, Tyrosinämie Typ 3, 4-Hydroxyphenylpyruvatdioxigenase-Mangel. Hydroxyphenylpyruvic acid oxidase deficiency, 4-Hydroxyphenylpyruvate dioxygenase deficiency, (4HPPD-deficiency), Hypertyrosinemia type III

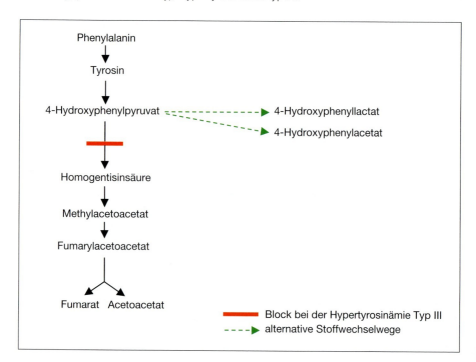

TYR III

Manifestationsalter

Die bisher beschriebenen wenigen (<100) Patienten zeigten erste Symptome am Ende der Neugeborenenzeit bzw. im Säuglings- oder Kleinkindesalter. Eine ganze Reihe von Patienten sind mittlerweile im Rahmen des Neugeborenenscreenings aufgrund einer Hypertyrosinämie ohne klinische Symptome zu diesem Zeitpunkt erfasst worden [5-7].

Klinische Symptome

Die Mehrheit der beschriebenen Patienten wiesen Entwicklungsverzögerungen und neurologische Symptome wie Krampfanfälle und Ataxie sowie Intelligenzdefekte auf. Leber-, Haut- oder Corneaveränderungen wurden bisher nicht beobachtet.

Bei einem Patienten mit Ataxie konnte eine deutliche Relation dieses Symptoms zur Höhe des Tyrosinspiegels nachgewiesen werden [1]. Bei dem zweiten Patienten, einem schon seit dem Neugeborenenalter an Krämpfen leidenden Kind, zeigte sich eine Hirnatrophie. Außerdem fand sich bei der Untersuchung von Suralisbiopsiematerial eine mangelhafte Myelinisierung [2]. Der Pathomechanismus ist unbekannt. Vermutet werden Neurotransmitterveränderungen im Gehirn als Folge des Stoffwechseldefektes [1,6].

Nahezu alle Patienten zeigen eine leichte bis schwere geistige Retardierung, auch diejenigen, die im Neugeborenenscreening erfasst wurden [1,2,5-7]. Je früher die Patienten erfasst und diätetisch behandelt werden, um so günstiger scheint aber der Verlauf zu sein.

Biochemische Grundlagen

Primärer Defekt ist der Mangel an in Leber- und Nierenzellen lokalisierter 4-Hydroxyphenylpyruvatdioxigenase, wodurch es zur Erhöhung von Tyrosin und seinen Abbauprodukten 4-Hydroxyphenylpyruvat, 4-Hydroxyphenyllactat und 4-Hydroxyphenylacetat sowie von N-Acetyltyrosin in allen Körpergeweben kommt. Als sekundäres Phänomen ist auch eine Phenylalaninvermehrung festzustellen. Welche Stoffwechselkonstellation oder welcher Metabolit zu den genannten klinischen Symptomen führt, ist bisher unbekannt. Beweise für vermutete Neurotransmitterveränderungen im Gehirn gibt es bisher nicht.

Biochemische Befunde

Durch den 4-Hydroxyphenylpyruvatdioxigenase-Mangel kommt es zur isolierten Erhöhung der Tyrosinblutkonzentration auf 355 bis 1200 µmol/ml (= 6,4 bis 21,7 mg/dl). Ohne Behandlung liegen bei normaler Eiweißzufuhr die Tyrosinwerte etwa so hoch wie bei der Hypertyrosinämie Typ II (bis ca. 1000 µmol/l = 18,1 mg/dl).

Die Urinausscheidung von Tyrosin, von 4-Hydroxyphenylpyruvat, 4-Hydroxyphenyllactat und von 4-Hydroxyphenylacetat ist vermehrt, wobei 4-Hydroxyphenylpyruvat in wesentlich höherer Konzentration als die anderen Metaboliten vorliegt (siehe Tabelle 1) [4,8].

Succinylaceton und/oder Hawkinsin lassen sich nicht nachweisen, die δ-Aminolaevulinsäureausscheidung ist nicht vermehrt.

Metabolit in µmol/mol Kreatinin	normal	Hypertyrosinämie Typ III
4-Hydroxyphenylpyruvat	<2	140-2.000
4-Hydroxyphenyllactat	<2	100-5.000
4-Hydroxyphenylacetat	6-28	140-500
N-Acetyltyrosin	<2	30-200
Succinylaceton	<2	20-700

Tab. 1: Ausscheidung von Tyrosinmetaboliten bei dem 4-Hydroxyphenylpyruvat-dioxigenase-Mangel (Hypertyrosinämie Typ III) mit dem Urin [8].

Die Möglichkeit der Früherfassung von Patienten mit Hypertyrosinämie im Rahmen eines Massenscreenings mittels Tandem-Massenspektrometrie wurde bereits genutzt. Aufgrund der Seltenheit der Erkrankung ist bisher keine allgemeine Empfehlung für ein Routinescreening auf Hypertyrosinämie Type III gegeben worden.

Genetische Befunde

Bei der Hypertyrosinämie Typ III handelt es sich um ein autosomal rezessiv vererbtes Leiden.
Der Genlokus ist 12q24-qter.
Folgende Mutationen wurden beschrieben [9-11]:

T160C; T258X; T200X; A33T; Y200X; I335M; IVS12 T-C, +41; Y160C; Y258X; I267FY; V340L;

Eine Relation zwischen Mutation und Schweregrad der Erkrankung konnte bisher nicht festgestellt werden. Beschrieben wurden in der Literatur weniger als 100 Patienten.

Therapie

Erstversorgung und Langzeitbehandlung

Die Behandlung der Hypertyrosinämie Typ III erfolgt mit einer tyrosin- und phenylalaninreduzierten Diät und scheint um so erfolgreicher zu sein, je früher der Patient erfasst und behandelt wird [5] und es wird vermutet, dass die diätetische Behandlung insbesondere im Säuglingsalter von Bedeutung ist [1]. Bei dem ersten beschriebenen, spät entdeckten Patienten waren aber sowohl die Diät als auch die Vitamin C-Gabe ohne Erfolg [1].

Bei einer Erstversorgung nach Diagnosestellung sollte zunächst solange tyrosin- und phenylalaninfrei ernährt werden, bis die Tyrosinkonzentration unter 3,6 mg/dl (200 µmol/ml) gesunken ist.
Die Tyrosinkonzentrationen im Blut sollten während der Ersteinstellungsphase 2 mal wöchentlich bestimmt werden.

Medikamentöse Behandlung

Die 4-Hydroxyphenylpyruvatdioxigenase lässt sich nur beim Neugeborenen durch Gabe von Vitamin C stimulieren. Eine Vitamin C-sensible Form der Hypertyrosinämie Typ III ist bisher nicht beschrieben worden. Ein Therapieversuch (bis zu 1 g/Tag) bzw. eine begleitende Substitution mit 100 mg/Tag Vitamin C sollte aber in jedem Fall unternommen werden.

Diätetische Behandlung

Behandlungsprinzip

Die diätetische Behandlung besteht in einer Eiweißrestriktion, bei der die Zufuhr von Tyrosin und auch von Phenylalanin (wird zu einem großen Teil in Tyrosin umgewandelt) bis zu der Menge reduziert wird, die zur Senkung des Tyrosinspiegels in den gewünschten Bereich erforderlich ist. Die tyrosin- und phenylalaninarme Ernährung ist verbunden mit einem Verzicht auf eiweißreiche Lebensmittel wie Fleisch, Fisch, Milch, Eier, Getreideerzeugnisse – außer berechneten Mengen an Muttermilch und Säuglingsmilch im Säuglingsalter – sowie einer begrenzten Aufnahme von genau berechneten Mengen an eiweißarmen Lebensmitteln wie z.B. Obst, Gemüse und Kartoffeln. Wegen der eingeschränkten Aufnahme von natürlichem Nahrungseiweiß ist für ein optimales Wachstum und zur Deckung des Bedarfs an Stickstoff und essentiellen Aminosäuren die Einnahme eines tyrosin- und phenylalaninfreien Aminosäurengemisches erforderlich. Das Aminosäurengemisch muß mit Vitaminen, Mineralstoffen und Spurenelementen angereichert sein, da die tyrosinarme Ernährung kein tierisches Eiweiß und nur begrenzte Mengen an pflanzlichem Eiweiß zulässt, das reich an diesen Nährstoffen ist. Darüber hinaus ist eine ausreichende Energiezufuhr von entscheidender Bedeutung, um normale Wachstumsraten zu erzielen. Im wesentlichen wird dies mit industriell hergestellten eiweißarmen Spezialebensmitteln (eiweißarme Mehle, Nudeln, Gebäck, Brot, Milchgetränk) erreicht, die eiweißreiche Lebensmittel ersetzen, sowie mit Fett (Streichfette und Öle) und Kohlenhydraten (z.B. Rohrzucker, zuckerhaltige Getränke).

TYR III

Ziele der Ernährungsbehandlung

Mit der diätetischen Behandlung sollen folgende Ziele erreicht werden:

- Normale statomotorische und geistige Entwicklung bzw. Verhinderung der Progredienz bereits vorhandener klinischer Symptome ev. gänzliches Verschwinden der Ataxie
- Weitgehend normale Konzentration von Tyrosin im Serum/Plasma (siehe Tabelle 2)
- Reduzierung der Ausscheidung der 4-hydroxyphenolischen Säuren mit dem Urin
- Vermeidung und schnelle Beendigung kataboler Zustände (z.B. bei Infekten, Gewichtsverlust) durch eine ausreichende Eiweiß- und Energiezufuhr

Aminosäuren	0–3 Monate	3 Monate - 14 Jahre	
		nicht nüchtern	nüchtern
Tyrosin	<196	67 (25–99)	54 (32–76)
Phenylalanin	<182	77 (21–133)	48 (34–62)
Methionin	<96	41 (5–77)	21 (13–29)

Tab. 2: Normale Tyrosin- und Phenylalaninkonzentrationen im Serum (3 Monate bis 14 Jahre) in µmol/l

Diätvorschrift

Tyrosin und Phenylalanin

1. Die tolerierte Menge an Tyrosin ist unterschiedlich und muss bei jedem Patienten individuell ermittelt werden. Sie ist abhängig von der Aktivität der 4-Hydroxyphenylpyruvatdioxigenase, dem Alter, der Wachstumsrate, der Energie- und Eiweißzufuhr und dem Gesundheitszustand (siehe Tabelle 3).

Alter	Tyrosin
Monate	mg/kg KG Tag
0 <6	80–60
6 <12	60–40
Jahre	mg/kg KG Tag
1 <4	60–30
4 <7	50–25
7 <11	40–20
11 <15	30–15
15 <19	30–10

Tab. 3: Durchschnittlicher Tyrosinbedarf bei Hypertyrosinämie Typ III [13]

2. Bei der Erstversorgung kann eine Ernährung ohne Phenylalanin und Tyrosin zur schnellen Senkung des Tyrosinplasmawertes <200 µmol/l (3,6 mg/dl) erforderlich sein (z.B. mit pt-am Analog oder TYR1-Mix).
3. Die Zufuhr muss häufig an die Phenylalanin- und Tyrosinkonzentration im Plasma, die Ausscheidung der p-hydroxyphenolischen Säuren im Urin und die Wachstumsrate angepasst werden (siehe Kontrolluntersuchungen).

Eiweiß

Der Eiweißbedarf entspricht dem von Stoffwechselgesunden und orientiert sich an den Empfehlungen der DGE 2000 [14]. Er wird jedoch erfahrungsgemäß höher angesetzt, wenn die Gesamteiweißzufuhr mit einem kleinen prozentualen Anteil an vorwiegend pflanzlichem Nahrungseiweiß zur Deckung des Tyrosinbedarfs und einem hohen Anteil an einem tyrosin- und phenylalaninfreien Aminosäurengemisch gedeckt wird. Mit diesem Zuschlag soll die geringere Eiweißqualität und Verdaulichkeit der Eiweiße und die sehr schnelle Resorption und Verstoffwechselung von Aminosäuren [15-17] ausgeglichen sowie eine ausreichende Nährstoffversorgung auch mit Mikronährstoffen gewährleistet werden. Aus diesem Grund liegt die Eiweißzufuhr häufig über den Empfehlungen und richtet sich erfahrungsgemäß nach den DGE-Empfehlungen 1985 [18], die über denen von 2000 [14] liegen (siehe Tabelle 4). Auf jeden Fall sollte die Eiweißzufuhr niemals unterhalb der entsprechenden Empfehlung liegen.

Alter	Eiweiß (natürliches Eiweiß + Aminosäurengemisch)
Monate	g/kg KG Tag
0– 2	2,3
3– 5	2,1
6–11	2,0
Jahre	g/Tag
1– 3	22
4– 6	32
7– 9	40
10–12	45
13–14	55-60
15–18	50-60

Tab. 4: Empfohlene Eiweißzufuhr (DGE 1985) bei Hypertyrosinämie Typ III

Fett

Die Fettzufuhr sollte in Abhängigkeit vom Alter bei 30-40% der Gesamtkalorien liegen. Im 1. Lebensjahr beträgt sie 4-5 g/kg KG (35-50% der Gesamtkalorien). Eine altersabhängige Zufuhr von 2,5-4,0% der Gesamtkalorien als Linolsäure (n-6) sowie 0,5% als α-Linolensäure (n-3) wird empfohlen [14]. Dabei sollte ein Verhältnis n-6 zu n-3 von 5:1 angestrebt werden, das als präventiv wirksam angesehen wird und mit der Aufnahme von Soja-, Walnuß- und Rapsöl am besten zu erzielen ist Auf eine ausreichende Aufnahme von Fett in Form von Streichfetten und Ölen ist zu achten, da fettreiche Lebensmittel mit sog. „versteckten" Fetten wie man sie in Fleisch, Wurst, Käse, Milch, Schokolade findet, im eiweißarmen Ernährungsplan nicht erlaubt sind und als Fettlieferanten nicht zur Verfügung stehen. Besonders in Phasen schnellen Wachstums – während der ersten Lebensjahre und während eines Pubertäts-Wachstumsschubes – wird ein zusätzlicher Energiebedarf durch einen erhöhten Fettanteil in der Nahrung leichter befriedigt.

Energie

Die Energiezufuhr sollte ausreichend sein und sich nach den Empfehlungen der DGE 2000 richten [14] (siehe Tabelle 5). Sie soll eine normale Gewichtszunahme bei Säuglingen und Kindern ermöglichen und zur Gewichtserhaltung bei älteren Patienten beitragen.

Alter	kcal/Tag		kcal/kg KG Tag	
	m	w	m	w
0 – < 4 Monate	500	450	94	91
4 – <12 Monate	700	700	90	91
1 – < 4 Jahre	1.100	1.000	91	88
4 – < 7 Jahre	1.500	1.400	82	78
7 – <10 Jahre	1.900	1.700	75	68
10 – <13 Jahre	2.300	2.000	64	55
13 – <15 Jahre	2.700	2.200	56	47
15 – <19 Jahre	3.100	2.500	46	43
19 – <25 Jahre	3.000	2.400	41	40

Tab. 5: Richtwerte für die Energiezufuhr bei mittlerer körperlicher Aktivität (DGE 2000) [14]

Flüssigkeit

Die empfohlene Flüssigkeitsmenge richtet sich nach den Empfehlungen der DGE, 2000 [14] (siehe Tabelle 6). Unter normalen Bedingungen ist eine minimale Flüssigkeitszufuhr von 1 ml/kcal zu verabreichen.

TYR III

Alter	ml/kg KG Tag
0 – < 4 Monate	130
4 – <12 Monate	110
1 – < 4 Jahre	95
4 – < 7 Jahre	75
7 – <10 Jahre	60
10 – <13 Jahre	50
13 – <15 Jahre	40
15 – <19 Jahre	40
19 – <25 Jahre	35

Tab. 6: Richtwerte für die Flüssigkeitszufuhr (DGE 2000) (14)

Vitamine, Mineralstoffe und Spurenelemente

1. Die Vitamin-, Mineralstoff- und Spurenelementversorgung richtet sich nach den Empfehlungen der DGE 2000 [14]. Normalerweise wird der Bedarf mit dem tyrosin- und phenylalaninfreien Aminosäurengemisch, das mit Vitaminen, Mineralstoffen und Spurenelementen angereichert ist, ausreichend gedeckt. Im Einzelfall, kann jedoch die Zugabe eines Vitamin-, Mineralstoff- und Spurenelementpräparates (z.B. Seravit, SHS, Heilbronn) bei Unterversorgung notwendig werden (siehe Tabelle 8).
2. Eine Berechnung der Mikronährstoffzufuhr durch die Diät in größeren Abständen wird empfohlen.

Zubereitung nach Diätvorschrift

Phenylalanin und Tyrosin

1. Es wird die Menge an Muttermilch oder Säuglingsmilchnahrung berechnet, die zur Deckung des Tyrosinbedarfs benötigt wird. Wegen des niedrigeren Tyrosingehalts ist Muttermilch gegenüber Säuglingsmilchnahrung für die Ernährung des Säuglings zu bevorzugen (siehe Tabelle 7). Es wird der Phenylalaningehalt in dieser Menge berechnet.
2. Beim Stillen wird die normale Muttermilchmenge nach Bedarf reduziert (sog. Teilstillen), indem entweder bei jeder Mahlzeit eine kleine Menge phenylalanin- und tyrosinfreie Nahrung gefüttert und anschließend gestillt wird oder der Säugling bei jeder zweiten Mahlzeit gestillt wird und dazwischen eine phenylalanin- und tyrosinfreie Flaschennahrung bekommt. Beim Stillen bzw. Teilstillen wird die getrunkene Muttermilchmenge durch (gelegentliches) Wiegen des Säuglings vor und nach dem Anlegen festgestellt
3. Bei Fütterung von Säuglingsmilchnahrung oder abgepumpter Muttermilch wird diese

TYR III

mit dem Messbecher abgemessen bzw. abgewogen. Die Tagesmenge wird auf die Anzahl der Mahlzeiten verteilt und die Teilmenge wird entweder zuerst gefüttert und anschließend die phenylalanin- und tyrosinfreie Flaschennahrung oder sie wird mit der phenylalanin-und tyrosinfreien Flaschennahrung gemischt verabreicht.

4. Vom 5. Monat (spätestens vom 7. Monat) an wird die Milchnahrung teilweise durch feste Kost ersetzt. Sie wird aus der Nährwerttabelle zur Behandlung von angeborenen Aminosäurenstoffwechselstörungen [19] ausgewählt, die den Eiweiß-, Phenylalanin- und Tyrosingehalt in Lebensmitteln angibt, und die erlaubte Menge wird berechnet und abgewogen bzw. geschätzt. Neben der begrenzten Auswahl an berechneten Mengen an Gemüse, Obst, Kartoffeln und evtl. Sahne setzt sich die Diät aus eiweißarmen Speziallebensmitteln sowie Fett und Kohlenhydratträgern zusammen. Im Durchschnitt enthält Nahrungsmittelprotein zwischen 3-6% Tyrosin bzw. 30-60 mg Tyrosin/g Nahrungseiweiß.

Lebensmittelgruppe	Phenylalanin (%)	Tyrosin (%)
Obst	2,7	2,5
Gemüse	3,5	2,5
Kartoffelprodukte	4,9	5,9
Milchprodukte	5,1	5,0
Brot	5,8	2,9
Getreide	5,5	3,5
Fleisch, Wurst	4,6	4,1

Tab. 7: Durchschnittlicher Phenylalanin- und Tyrosingehalt in Lebensmitteln [19] (in% vom Eiweißgehalt)

Der Tyrosingehalt in Frauenmilch beträgt durchschnittlich 56 mg/100 ml; der Phenylalaningehalt 45 mg/100 ml. Der Tyrosin- und Phenylalaningehalt in Säuglingsmilchnahrungen ist der Nährwerttabelle zur Behandlung von angeborenen Aminosäurenstoffwechselstörungen [19] oder den Herstellerangaben zu entnehmen.

Eiweiß

1. Es wird die Eiweißmenge aus der Muttermilch, Säuglingsnahrung und/oder festen Kost berechnet.
2. Die Eiweißmenge wird vom errechneten Eiweißbedarf abgezogen.
3. Der restliche Eiweißbedarf wird mit dem tyrosin- und phenylalaninfreien Aminosäurengemisch gedeckt, dessen Eiweißgehalt sich durch Division des Aminosäurengehalts mit dem Faktor 1,2 ergibt, d. h.1,2 g Aminosäuren entsprechen 1 g Eiweiß [20].
4. Die Aminosäurenmischung wird abgewogen und in der entsprechenden Menge mit Muttermilch oder Säuglingsmilchnahrung verabreicht. Beim Stillen wird sie entweder

im Wechsel mit der Brustmahlzeit oder in kleinen Mengen vor jeder Brustmahlzeit gefüttert. Später sollte sie in Gemüse- bzw. Obstsäfte, Tee, Limonade etc. eingerührt oder gemixt (Schüttelbecher) und gemeinsam mit dem natürlichen Nahrungseiweiß in mindestens drei Einzelportionen über den Tag verteilt eingenommen werden. Moderne Aminosäurenmischungen sind bereits portioniert, leichter löslich und mit Energiekomponenten versetzt, die eine verbesserte Verwertbarkeit und Verträglichkeit erwarten lassen und eine häufigere Einnahme ermöglichen auch unabhängig von den Mahlzeiten.

pt-am Analog	für Säuglinge zur Zubereitung der Flaschennahrung (SHS, Heilbronn)
PT-AM 1	zur Anreicherung der Breikost ab 6. Lebensmonat bis 3 Jahre (SHS, Heilbronn)
PT-AM 2, pt-am Anamix	für Klein- und Schulkinder ab 4. Lebensjahr (SHS, Heilbronn)
PT-AM 3, pt-am Anamix	für Jugendliche und Erwachsene ab 12 Jahre (SHS, Heilbronn)
tyr 1-Mix tyr 1	für Säuglinge (Milupa, Friedrichsdorf)
tyr 2	für Klein- und Schulkinder, Jugendliche und Erwachsene (Milupa, Friedrichsdorf)
tyr 2-prima	für Klein- und Schulkinder ab 1 Jahr (Milupa, Friedrichsdorf)
tyr 2-secunda	für Schulkinder und Jugendliche ab 9 Jahre (Milupa, Friedrichsdorf)
tyr 3-advanta	für Jugendliche und Erwachsene ab 15 Jahre (Milupa, Friedrichsdorf)

Tab. 8: Tyrosin- und phenylalaninfreie Aminosäurengemische, angereichert mit Vitaminen, Mineralstoffen und Spurenelementen

Energie

1. Es wird der Energiegehalt aus Muttermilch, Säuglingsmilchnahrung und/oder fester Kost und tyrosin- und phenylalaninfreiem Aminosäurengemisch berechnet.
2. Der berechnete Energiegehalt wird vom täglichen Energiebedarf abgezogen.
3. Ein restlicher Bedarf wird zunächst mit Fetten (Streich- und Kochfett) und Ölen – bis zu 30-45% der Gesamtenergie – gedeckt, wobei nicht ausschließlich pflanzliche Fette, sondern auch tierische Fette wie Butter, Schmalz und Sahne verwendet werden sollten, um ein ausgewogenes Verhältnis zwischen gesättigten und ungesättigten Fettsäuren zu erzielen. Anschließend wird mit Maltodextrin (SHS, Heilbronn), Rohr- oder Traubenzucker, Duocal (SHS, Heilbronn) oder eiweißfreien Lebensmitteln und gesüßten Getränken ein weiteres Defizit ausgeglichen.

TYR III

Flüssigkeit (Trinkmenge)

Für die Flaschenzubereitung

Bei Zubereitung der gesamten Tagestrinkmenge wird diese in die gewünschte Anzahl von Fläschchen verteilt und gut verschlossen im Kühlschrank aufbewahrt. Das Fläschchen wird vor dem Füttern auf Trinktemperatur erwärmt und sofort verwendet.

Für die Getränkezubereitung

Das Aminosäurengemisch ist portionsweise mit einer ausreichenden Menge Flüssigkeit einzunehmen (10-15 g in 150 ml Flüssigkeit), um eine hinreichend niedrige Osmolalität zu erreichen, die im Säuglingsalter unter 450 mOsm/kg und danach zwischen 450 und 700 (nicht >1000) mOsm/kg liegen sollte. Denn Diarrhoe, gastrointestinale Beschwerden, Übelkeit und Erbrechen können als Folge hyperosmolarer Nahrung auftreten.

Vitamine, Mineralstoffe und Spurenelemente

1. Es wird die Vitamin-, Mineralstoff- und Spurenelementzufuhr aus der Milchnahrung, der festen Kost und dem tyrosin- und phenylalaninfreien Aminosäurengemisch berechnet.
2. Die berechnete Menge wird vom empfohlenen Bedarf abgezogen.
3. Ein Restbedarf wird mit Seravit (SHS, Heilbronn) gedeckt und der Flaschennahrung und/oder dem Getränk in kleinen Portionen hinzugefügt.

Kontrolluntersuchungen bei Langzeitbehandlung

Allgemeine Kontrolluntersuchungen

Mindestens alle 3 Monate sollten kontrolliert werden:
- Körpergewicht, Länge, Kopfumfang
- Neurologischer Status

Alle 3 Monate im Säuglings- und alle 6 Monate im Kindesalter sollten kontrolliert werden:
- Gesamteiweiß, Albumin, Transaminasen, Ferritin, Transferrin, Eisen, Calcium, Phosphat, Magnesium und Harnstoff im Blut
- Blutbild

Einmal im Jahr sollten die Serumkonzentrationen folgender Substanzen gemessen werden:
- Spurenelemente (Kupfer, Selen, Zink)

TYR III

Spezielle Kontrolluntersuchungen

Mindestens alle drei Monate sollten folgende Untersuchungen durchgeführt werden:
- Quantitative Bestimmung der Serum-/Plasmaaminosäuren. Die Konzentration von Tyrosin sollte 200 µmol/ml (= 3,6 mg/dl) nicht überschreiten, die von Phenylalanin und von Isoleucin, Leucin und Valin sollten im Normbereich liegen!
- Organische Säuren (z.B. 4-hydroxyphenolische Säuren im Urin)

Mindestens einmal pro Jahr sollten ein EEG abgeleitet, eine MRT-Untersuchung des Gehirns veranlasst, ein Intelligenztest durchgeführt sowie der Mineralsalzgehalt der Knochen bestimmt werden.

Pränatale Diagnostik

Über pränatale Diagnostik wurde bisher nicht berichtet. Gegebenenfalls sollte dies aber bei bekannter Mutation der Schwangeren aus Corionbiopsiematerial oder Amnionzellen möglich sein.

Differentialdiagnostik

Hinsichtlich der Hypertyrosinämie müssen differentialdiagnostisch ausgeschlossen werden:

- Hypertyrosinämie Typ I (Fumarylacetoacetase-Mangel, OMIM 276700)
- Hypertyrosinämie Typ II (Richner-Hanhart-Syndrom, OMIM 276600)
- Transitorische Tyrosinämie des Neugeborenen
- Verzögerte Reifung des Tyrosinstoffwechsels (OMIM 276500)
- Galactosämie (Uridyltransferase-Mangel) (OMIM 230400)
- Neugeborenensepsis
- Cytomegalievirusinfektion
- Hepatitis
- Fructose-1-Phosphataldolase-Mangel (Hereditäre Fructoseintoleranz, OMIM 229600)
- Fructose-1,6-Diphosphatase-Mangel (OMIM 229700)
- Morbus Wilson (OMIM 277900)
- Vitamin C-Mangel

Sonderformen und Anmerkungen

Bei einem Patienten mit Hypertyrosinämie Typ III wurde zusätzlich eine Autoimmunthyreoiditis beobachtet [21].

Bei der Hypertyrosinämie Typ III liegt der gleiche Enzymblock vor, der durch Gabe von NTBC bei Therapie der Hypertyrosinämie Typ I provoziert wird. Nach NTBC-Verabreichung ohne zusätzliche phenylalanin- und tyrosinreduzierte Diät können die klinischen Symptome einer Hypertyrosinämie Typ II auftreten (Bildung von Tyrosinkristallen in der Cornea und der Haut), diejenigen der Hypertyrosinämie Typ III jedoch nicht. Eine Erklärung hierfür gibt es bisher nicht.
Ebenso ist nicht bekannt, wodurch es bei einem Defekt in der 4-hydroxyphenylpyruvathydroxylase bei einigen Patienten zur Hawkinsinurie (OMIM 140350) kommen kann.

LITERATUR

1. Giardini O, Cantani A, Kennaway NG, D'Eufemia P. Chronic tyrosinemia associated with 4-hydroxyphenylpyruvate dioxygenase deficiency with acute intermittend ataxia and without visceral and bone involvement. *Pediat Res* 1983; 17:25-29

2. Mitchell GA, Grompe M, Lambert M, Tanguay RM. In: Scriver CR, Beaudet AL, Valle D, Sly WS, Vogelstein B, Childs B, Kinzler KW (Online Eds.): The Metabolic and Molecular Bases of Inherited Disease. *McGraw-Hill, New York, Part 8: Amino Acids* 2001-2004; Chapter 79

3. Endo F, Kitano A, Uehara L, Nagata N, Matsuda I, Shinka T, Kuhara T, Matsumoto I. 4-Hydroxyphenylpyruvic acid oxidase deficiency with normal fumarylacetoacetase: a newvariant form of hereditary hypertyrosinemia. *Pediat Res* 1983; 17:92-96

4. Cerone R, Holme E, Schiaffino MC, Caruso U, Maritano L, Romano C. Tyrosinemia Type III: diagnosis and ten-year follow-up. *Acta Paediatr* 1997; 86:1013-1015

5. Preece MA, Rylance GW, MacDonald A, Green A, Gray RGF. A new case of tyrosinaemia type III detected by neonatal screening (Abstract). *J Inher Metab Dis* 1966; 19 (Suppl 1):32

6. Cerone R, Holme E, Schiaffino MC, Caruso U, Maritano L, Romano C. Tyrosinemia type III: diagnosis and ten-year follow-up. *Acta Paediatr* 1997; 86:1013-1015

7. Ellaway CJ, Holme E, Standing S, Preece MA, Green A, Ploechl E, Ugarte M, Trefz FK, Leonard JV. Outcome of tyrosinaemia type III. *J Inher Metab Dis* 2001; 24:824-832

8. Sweetman L.: Organic Acid Analysis. In: Hommes FA (Ed): Techniques in Diagnostic Human Biochemical Genetics, *Wiley-Liss Inc, New York, pp.*1991; 143-176

9. Ruetschi U, Schiaffino MC, Cerone R, Pérez-Cerda C, Ugarte M, Holme E. Identification of point-mutations in the 4-Hydroxyphenylpyruvate dioxygenase (4HPPD) gene in patients with tyrosinemia type III (Abstract). *J Inher Metab Dis* 1997; 20 (Suppl 1):14

10. Tomoeda K, Awata H, Matsuura T, Matsuda I, Ploechl E, Milovac T, Boneh A, Scott CR, Danks DM, Endo F. Mutations in the 4-hydroxyphenylpyruvic acid dioxygenase gene are responsible for tyrosinemia type III and hawkinsinuria. *Mol Genet Metab* 2000; 71:506-510

11. Ruetschi U, Cerone R, Perez-Cerda C, Schiaffino MC, Standing S, Ugarte M, Holme E. Mutations in the 4-hydroxyphenylpyruvate dioxygenase gene (HPD) in patients with tyrosinemia type III. *Hum Genet* 2000; 106:654-662

12. Ellaway CJ, Holme E, Standing S, Preece MA, Green A, Ploechl E, Ugarte M, Trefz FK, Leonard JV. Outcome of tyrosinemia type III. *J Inherit Metab Dis* 2001; 24:824-32

13. Elsas LJ; Acosta PB. Nutritional support of inherited metabolic disease. In: Shils ME, Olson JA, Shike M, Ross AC (Eds): Modern Nutrition in Health and Disease, *Lea & Febiger, Philadelphia, 9th ed.,* 1999; pp. 1003-1056

14. Deutsche Gesellschaft für Ernährung, Österreichische Gesellschaft für Ernährung, Schweizerische Gesellschaft für Ernährungsforschung, Schweizerische Vereinigung für Ernährung. Referenzwerte für die Nährstoffzufuhr 1. Auflage, *Umschau/Braus, Frankfurt/M* 2000

15. Gropper S, Acosta PB. The effect of simultaneous ingestion of L-amino acids and whole protein on plasma amino acid concentrations. *JPEN* 1991; 15:48-53

16. Herrmann ME, Brösicke HG, Keller M, Mönch E, Helge H. Dependence of the utilization of a phenylalanine-free amino acid mixture on different amounts of single dose ingested. A case report. *Eur J Pediatr* 1994; 153:501-503

17. Metges CC, El-Khoury AE, Selvaraj AB, Tsay RH, Atkinson A, Regan MM, Bequette BJ, Young VR. Kinetics of L-[1-(13)C]leucine when ingested with free amino acids, unlabeled or intrinsically labeled casein. *Am J Physiol Endocrinol Metab.* 2000; 278:E1000-1009

18. Deutsche Gesellschaft für Ernährung. Empfehlungen für die Nährstoffzufuhr. 4. Erweiterte Überarbeitung, *Umschau Verlag, Frankfurt* 1985

19. Arbeitsgemeinschaft für Pädiatrische Diätetik (APD). Nährwerttabelle zur Behandlung von angeborenen Aminosäuren-Stoffwechselstörungen 2002

20. Bremer HJ, Mönch E, Przyrembel H. Eiweißzufuhr von Patienten mitPhenylketonurie. *Mschr Kinderheilk* 1995; 143: 548-549

21. D'Eufemia P. Giardini O, Cantani A, Martino F, Finocchiaro R. Autoimmune thyroiditis in a case of Tyrosinaemia type III. *J Inher Metab Dis* 1992; 15: 861-862

Isovalerianacidämie

OMIM 243500

Definition

Die Ursache der Isovalerianacidämie besteht in einem Defekt der mitochondrialen Dehydrierung der Isovaleriansäure, eines Metaboliten der verzweigtkettigen Aminosäure Leucin. Durch Mangel der Isovaleryl-CoA Dehydrogenase (EC 1.3.99.10) kommt es in allen Organen und Körperflüssigkeiten zur Akkumulation von Isovaleriansäure und vielen weiteren Metaboliten und deren Kopplungsprodukten, besonders von Isovalerylglycin und Isovalerylcarnitin [1-3].

Synonyme

Isovaleryl-CoA Dehydrogenase-Defekt
Isovaleryl-CoA Dehydrogenase (EC 1.3.99.10)
Isovalerianacidämie Typen I-III
„Schweißfußgeruch"-Syndrom
Isovaleric acid CoA dehydrogenase deficiency
Isovaleryl-CoA dehydrogenase deficiency
IVA

Manifestationsalter

Bei der akuten neonatalen Form werden klinische Symptome wie Erbrechen, Ketoacidose und der an Fußschweiß erinnernde Geruch ab dem 3. Lebenstag beobachtet, bei der chronischen, intermittierenden Form erst nach dem 6. Lebensmonat, gelegentlich sogar erst im Kindes- und/oder Erwachsenenalter [4,5].

Klinische Symptome

Unterschieden werden 2 Verlaufsformen, die neonatale akute und die chronische Form. Beide sind etwa gleich häufig.
Bei den in der Literatur angegebenen Bezeichnungen Typen I-III handelt es sich um Mutationen, nicht um deutlich abzugrenzende klinische Krankheitsbilder.
Bei der akuten neonatalen Form findet man Lethargie, schrilles Schreien, Coma, Krämp-

fe, Dehydratation, Thrombo- und Leukocytopenie [6] und Hepatomegalie schon in den ersten Lebenstagen, gelegentlich Hyperammonämie (bis über 1000 µmol/l [1750 µg/dl]), gelegentlich auch Hypocalcämien, später psychomotorische und geistige Retardierung.

Der für die Krankheit typische Geruch nach Schweißfüßen kann schon in den ersten Lebenstagen auftreten.

Bei älteren Kindern besteht häufig eine Aversion gegen eiweißreiche Nahrungsmittel.

Die chronische, intermittierende Form ist charakterisiert durch periodisches Erbrechen und Ketoacidose, leichte bis schwere psychomotorische und geistige Retardierung. Wie bei anderen Organoacidurien kann es auch sowohl zu Hypo- als auch zu Hyperglycämien kommen [7]. Die akuten Symptome treten aber meist erst nach großer Eiweißzufuhr oder in Situationen von Stoffwechselstress auf, z.B. bei hohem Fieber oder Gastroenteritiden (katabole Stoffwechsellage) [8].

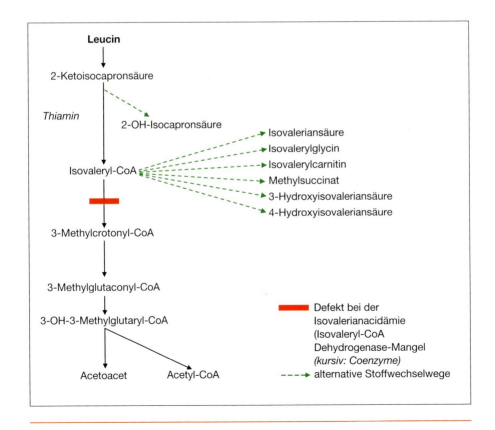

Biochemische Befunde

Bei der Isovaleryl-CoA-Dehydrogenase, die die Umwandlung von Isovaleryl-CoA zu 3-Methylcrotonyl-CoA bewirkt, handelt es sich um ein intramitochondrial gelegenes Homotetra-Flavoprotein. Bei genetisch determiniertem Defekt dieses Enzyms resultiert das Krankheitsbild der Isovalerianacidämie mit einer sehr großen Variationsbreite hinsichtlich der biochemischen und klinischen Ausprägung.

Als markante allgemeine Veränderungen werden Ketoacidosen, besonders bei älteren Kindern auch zusammen mit Hyperglykämie beobachtet. Hyperammonämien mit Konzentrationen bis über 1000 µmol/l (1750 µg/dl) sind initial nicht selten, ebenso Hyperlaktatämien.

Bei der Analyse der Aminosäuren findet man keine auf die Krankheit hinweisende Veränderungen (gelegentlich lässt sich Allo-Isoleucin nachweisen) [9]. Entscheidend sind die Analysen der Acylcarnitine im Blut (C5 und dessen Relationen zu anderen Acylcarnitinen) und der organischen Säuren im Urin mit dem für diese Krankheit typischen Ausscheidungsmuster (siehe Tabelle 1).

Metabolit	normal mmol/mol Kreatinin	Isovalerianacidämie mmol/mol Kreatinin
Isovalerylglycin	0–10	2.000–9.000
3-Hydroxyisovaleriansäure	0–46	1.000–2.000
4-Hydroxyisovaleriansäure	<2	20–300

Tab. 1: Ausscheidung der organischen Säuren mit dem Urin bei Isovalerianacidämie [10]

Bei der intermittierenden bzw. chronischen Form liegen in Perioden ausgeglichenen Stoffwechsels die spezifischen Metaboliten im Urin in geringeren Konzentrationen vor als in einer Akutphase (im Intervall etwa die Hälfte der Maximalmenge).

In allen Fällen findet sich eine Vermehrung von Isovalerylcarnitin (C5) (Masse 260) im Blut, dessen Nachweis im Rahmen von Massenscreening mittels der Tandem-Massenspetrometrie-Technik genutzt wird [12-14]. Neben der Messung des Isovalerylcarnitins im Blut bieten die Beurteilungen der verschiedenen Acylcarnitin-Relationen (C5/C2 und C5/C3) sowie die niedrig zu erwartende Konzentration von freiem Carnitin (C0) weitere diagnostische Hinweise. Die Normwerte und die als eindeutig pathologisch angesehen Konzentrationen von Isovalerylcarnitin sind methoden- und laborspezifisch (z.B. 99. Perzentile = 0,50 µmol/l (13)). Allerdings kann mittels der Tandem-Massenspektrometrie nicht zwischen Isovalerylcarnitin und Methylbutyrylcarnitin unterschieden werden, da beide Substanzen die gleiche Masse haben. Hier sind dann die Urinmetaboliten entscheidend [14-

16]. Der Mangel an 2-Methylbutyryl-CoA-Dehydrogenase, einer Störung im Abbau von Isoleucin, kann die gleichen klinischen Symptome verursachen wie die Isovalerianacidämie, ist aber viel seltener. Bei sehr hohen Blutkonzentrationen von C5-Estern und entsprechender klinischer Symptomatik im Neugeborenenalter sollte man unter der Annahme des Vorliegens einer Isovalerianacidämie mit der Behandlung beginnen.

Vermehrungen von Isovalerylcarnitin findet man häufig bei Frühgeborenen, ohne dass ein angeborener Enzymdefekt vorliegt. Zur endgültigen Sicherung der Diagnose einer genetisch determinierten Isovalerianacidämie reichen die Messungen der Blut- und Urinmetabolite letztendlich nicht aus. Hierzu sind die Messung der Aktivität der Isovaleryl-CoA-Dehydrogenase in Leukocyten bzw. Fibroblasten und/oder DNA-Analysen notwendig.

Der an Schweißfüße erinnernde Geruch wird durch die vermehrte Isovaleriansäure verursacht, die sich besonders bei Stoffwechselentgleisungen in erhöhten Konzentrationen im Blut nachweisen lässt [17].

Die gelegentlich beobachtete dramatische Vermehrung von Ammoniak basiert im Wesentlichen auf einer Blockierung des Harnstoffzyklus (wahrscheinlich Blockierung der N-Acetylglutamatsynthetase).

Genetische Befunde

Die Isovalerianacidämie wird autosomal rezessiv vererbt. Neben der Ahornsirup-Krankheit ist die Isovalerianacidämie eine weitere Störung im Abbau von Leucin. Das Gen der Isovaleryl-CoA-Dehydrogenase, von dem mehrere Mutationen beschrieben sind, liegt auf dem Chromosom 15 (15q14-q15) [18-20].

Angaben über einige Mutationen:
L13P (Typ I); G170V (Typ I); 1-BP DEL (Typ III); 90-BP DEL(Typ II); IVS7AS,G-A, -1; R21C; R21P; D40N; A282V; C328R; V342A; R363C; A382L und viele weitere.

Die relativ häufige Mutation A282V ist mit einer milden, eventuell auch asymptomatischen Form der Isovalerianacidämie assoziiert (21). Diese Mutation findet man bei einem Großteil der jetzt im Rahmen des Neugeborenenscreenings mittels Tandem-Massenspetrometrie erfasstsen Betroffenen.

Sichere Angaben über die Häufigkeit der Isovalerianacidämie gibt es bis jetzt nicht. Als Resultat von Massenscreeninguntersuchungen mittels Tandem-MS zeichnet sich aber ab, dass diese Erkrankung häufiger ist als bisher erwartet wurde, etwa in einer Frequenz von 1: 50.000 [22].

Therapie

Akutbehandlung (Erstversorgung)

Prinzip der Akutbehandlung

Wird im Neugeborenenscreening Isovalerylcarnitin (C5) deutlich vermehrt gefunden, ist bei einem klinisch unauffälligem Kind zunächst nur eine Substitution von L-Carnitin – unter der Voraussetzung, dass im Blut das freie Carnitin (C0) sehr niedrig ist – angezeigt. Neben einer Beobachtung des weiteren Verlaufes sind die Maßnahmen zur Diagnosesicherung unverzüglich durchzuführen.

Das Prinzip der Akutbehandlung besteht in der Senkung der Blutkonzentration von Isovaleriansäure, Ausgleich der Keto- und/oder Acidose sowie in der Beseitigung der Hyperammonämie (evtl. auch der Hypokalzämie).

Bei extremer Ketoacidose müssen folgende Maßnahmen getroffen werden:

- Reduktion/Stop der Proteinzufuhr
- Acidoseausgleich
- Forcierte Diurese
- Hochkalorische Ernährung (Kohlenhydrate, Fett, Insulin)
- Gabe von L-Carnitin und Glycin [23-25]
- Hämodiafiltration, ersatzweise Hämofiltration oder Hämodialyse (in Anlehnung an [26])

Acidoseausgleich mit Natriumbicarbonat (8,4%-ige = 1 molare Lösung zur i. v. Gabe)
Die zu infundierende Menge an Bicarbonat wird berechnet:

$$\text{Negativer Basenüberschuss (BE)} \times \text{kg KG} \times 0{,}3 = \text{fehlende Menge an Natriumbicarbonat in mmol}$$

Verabreichung: 1/3 innerhalb einer Stunde, die restlichen 2/3 innerhalb weiterer 5 bis 8 Stunden.

Vorsicht vor Osmolalitätsveränderungen durch zu schnelle oder zu umfangreiche Infusion! Osmolalitätskontrolle! Eventuell auch Kontrolle der Anionenlücke:

$$(Na^+ + K^+) - (Cl^- + HCO_3^-) = 16 \pm 4 \text{ (normal)}$$

Der Bicarbonatbedarf ist individuell sehr unterschiedlich!

Die Menge der notwendigen Flüssigkeitszufuhr hängt sowohl vom Dehydratationsgrad als auch vom Alter und der Nierenfunktion des Patienten ab. Man soll mit einer Infusion von

ISOVAL

mindestens 10 g/kg KG Glukose mit Elektrolyten (evtl. auch in Kombination mit der Natriumbicarbonatgabe) für 24 Stunden beginnen. Die Glukosemenge kann bis auf 20-30 g/kg KG erhöht werden.
Falls notwendig, kann zusätzlich Insulin (0,01-0,5 I.E./kg KG Stunde) verabreicht werden, um den Glukoseblutspiegel zwischen 80 und 200 mg/dl zu halten. Das Ziel der hohen Kalorienzufuhr (>100 kcal/kg KG Tag) ist die Vermeidung von Katabolismus. Zusätzlich sollte Fett infundiert werden (am Anfang 0,5-1 g/kg KG Tag und wenn möglich Steigerung auf 2-3 g/kg KG Tag) unter Kontrolle der Triglyceridkonzentrationen im Blut. Gelingt es nicht, die Blutglukosekonzentration unter 200 mg/dl (11,1 mmol/l) zu halten, selbst unter Infusion von 0,5 I.E. Insulin/kg KG Stunde, muss die Glukosezufuhr reduziert werden. Zu beachten ist, dass sich nach Gabe von Katecholaminen die Blutglukosekonzentrationen erhöhen.

Die Diurese sollte forciert werden mittels Furosemid (Lasix) (1-2 mg/kg KG oral oder 0,5-1 mg/kg KG i. v., alle 6-12 Stunden).

Die Infusionstherapie sollte am dritten Tag durch Proteingaben ergänzt werden. Beginn mit 0,5/kg KG Tag natürlichem Eiweiß, Steigerung bis auf 1 g/kg KG Tag und gegebenenfalls zusätzliche Gabe von 0,5 g Eiweiß einer speziellen Aminosäurenmischung/kg KG Tag (siehe diätetische Behandlung).

Zur Bildung von Estern der Isovaleriansäure und Förderung von deren renaler Elimination sollten oral verabreicht werden:

- L-Carnitin   (z.B. 100-150 mg/kg KG Tag, evtl. teilweise i. v.)
- Glycin   (100-280 mg/kg KG Tag)

Die gleichzeitige Gabe beider Substanzen scheint günstiger zu sein als eine Monotherapie [23-25].

Besteht eine deutlich Hyperammonämie, sollte sie behandelt werden mit:

- Argininhydrochlorid initial 210 mg (1 mmol)/kg KG in 10%-iger Glukoselösung über 2 Stunden, 35 ml/kg KG

- Natriumphenylbutyrat 500 mg/kg KG Tag oral (oder 250 mg/kg KG Natriumphenylacetat in 10%-iger Glukoselösung über 1–2 Stunden i.v.) bei konservativ zu behandelnder Hyperammonämie (oder alternativ dazu: Natriumbenzoat in gleicher Dosierung, wobei zur Entgiftung einer gleichen Ammoniakmenge doppelt soviel saure Valenzen zugeführt werden müssen wie bei Verwendung von Natriumphenylbutyrat).

Cave: Bei Glycinsubstitution ist die gleichzeitige Gabe von Benzoat wenig sinnvoll!

ISOVAL

Allgemeine Kontrollparameter der Akuttherapie/Erstbehandlung:
- Blutgasanalyse
- Blutglukose
- Ammoniak
- Osmolalität
- Elektrolyte
- Blutgerinnung
- Hämatokrit, Hämoglobin
- Blutbild (Thrombo- und Leukocytenzahl)

Im Neugeborenenalter zusätzlich:
- CRP
- Schädelsonographie

Spezifische Kontrollparameter der Akuttherapie:
- Bestimmung der organischen Säuren im Urin
- Carnitin im Blut (gesamtes und freies Carnitin, Beachtung der Differenz!)
- Isovalerylcarnitins im Blut (auf Guthrie-Karte getrocknetes Blut, Nachweis mittels Tandem-MS-Methode)

Bei Erstbehandlung: Messung der Aktivität der Isovaleriansäure-CoA Dehydrogenase in Leukocyten oder Fibroblasten [27], molekulargenetische Untersuchung zur Identifizierung der Mutation.

Langzeitbehandlung

Mit der Langzeittherapie wird bewirkt, dass möglichst wenig Isovaleriansäure gebildet und diese dann schnell entgiftet und ausgeschieden wird. Zusätzlich müssen alle lebensnotwendigen Nahrungsbestandteile zugeführt werden, um eine normale Entwicklung des Patienten zu gewährleisten.

Die medikamentöse und diätetische Therapie muss lebenslang eingehalten werden, auch wenn in der Regel die Frequenz der Stoffwechselentgleisungen mit zunehmendem Alter abnimmt.

Medikamentöse Behandlung

Prinzip

Neben der Beschränkung der Leucinzufuhr gehört die Gabe von L-Carnitin und von Glycin zum Prinzip der spezifischen Therapie, um möglichst viel Isovaleriansäure zu verestern.

ISOVAL

Dosierungen

- L-Carnitin 50-150 mg/kg KG Tag (23)
- Glycin 150 mg/kg KG Tag (100-250 mg/kg KG Tag) [24]

Bei der Carnitinsubstitution ist darauf zu achten, dass die Konzentration des freien Carnitins im oberen Normbereich liegt, d. h. über 40 µmol/l. Eine ausreichende Carnitinzufuhr ist dann nachweislich erreicht, wenn neben Isovalerylcarnitin auch Acetylcarnitin im Urin gemessen werden kann [28].

Die Serum-/Plasmakonzentrationen von Glycin sollten bei Substitution langfristig nicht über 500 µmol/l, d. h. 3,75 mg/dl, liegen [23,29]. Eine ausreichende Gylcinsupplementierung ist besonders bei drohender oder bereits eingetretener Stoffwechselentgleisung wichtig [25].

Diätetische Behandlung

Behandlungsprinzip

Die diätetische Behandlung erfolgt mit einer eiweißarmen oder leucinberechneten Diät, bei der die Aufnahme von Leucin zur Senkung der Isovaleriansäureausscheidung reduziert wird. Die leucinarme Ernährung ist mit einem Verzicht auf eiweißreiche Lebensmittel wie z.B. Fleisch, Fisch, Milch, Eier, Getreideerzeugnisse – außer berechneten Mengen an Muttermilch und Säuglingsmilch im Säuglingsalter – sowie einer begrenzten Aufnahme von eiweißarmen Lebensmitteln wie z.B. Obst, Gemüse und Kartoffeln verbunden. Bei einer strengen Eiweißrestriktion ist für ein optimales Wachstum und zur Deckung des Bedarfs an Stickstoff und essentiellen Aminosäuren die Einnahme eines leucinfreien Aminosäurengemisches erforderlich. Das Aminosäurengemisch muss mit Vitaminen, Mineralstoffen und Spurenelementen angereichert sein, da die leucinarme Ernährung kein tierisches Eiweiß und nur begrenzte Mengen an pflanzlichem Eiweiß zulässt, die reich an diesen Nährstoffen sind. Darüber hinaus ist auf eine ausreichende Energiezufuhr zu achten, um normale Wachstumsraten zu erzielen und Eiweißabbau zu verhindern. Dies wird im Wesentlichen mit industriell hergestellten eiweißarmen Speziallebensmitteln (eiweißarme Mehle, Nudeln, Gebäck, Brot, Milchgetränk), die eiweißreiche Lebensmittel ersetzen, sowie mit Fett (Streichfette und Öle) und Kohlenhydraten (z.B. Rohrzucker, zuckerhaltige Getränke) erreicht.

Mit der Supplementierung von Carnitin und Glycin ist eine höhere Leucintoleranz zu erzielen, die im Laufe des ersten Lebensjahres auf 800 mg/Tag ansteigt. In diesen Fällen kann eine leucinberechnete Diät durch eine eiweißarme Diät ohne Aminosäurengemisch ersetzt werden, ebenso wie bei den meisten Kindern, die eine höhere Eiweißzufuhr tolerieren [29]. Bei den milderen, chronischen Formen genügt eine Eiweißreduktion ohne Zusatz von Aminosäurengemisch.

ISOVAL

Ziele der Ernährungsbehandlung

Mit der diätetischen Behandlung sollen folgende Ziele erreicht werden:

- Keine Ausscheidung von Isovaleriansäure und eine minimale von 3-Hydroxyisovaleriansäure
- Normale statomotorische und geistige Entwicklung
- Normale Gewichtszunahme bei Säuglingen und Kindern und Gewichtserhaltung bei älteren Patienten
- Vermeidung von katabolen Zuständen, z.B. bei Gewichtsverlust, Infekten (Eiweißabbau überwiegt vor Eiweißsynthese), durch eine erhöhte Energie- und angepasste Eiweißzufuhr

Diätvorschrift

Leucin

1. Der Bedarf an Leucin ist unterschiedlich und muss bei jedem Patienten individuell ermittelt werden (siehe Tabelle 2).
2. Er ist abhängig von der Aktivität der Isovaleryl-CoA Dehydrogenase, dem Alter, der Wachstumsrate, der Energie- und Eiweißzufuhr und dem Gesundheitszustand.
3. Die Zufuhr muss häufig an die Veränderung der Konzentrationen von Isovalerylglycin und der organischen Säuren im Urin angepasst werden (siehe Kontrolluntersuchung).

Alter	Leucin mg/kg KG Tag
0 <6 Monate	100–60
6 <12 Monate	75–40
1 <4 Jahre	70–40
4 <7 Jahre	65–35
7 <11 Jahre	60–30
11 <15 Jahre	50–30
15 <19 Jahre	40–15

Tab. 2: Empfohlene Leucinzufuhr bei Isovalerianacidämie [30]

Eiweiß

Der Eiweißbedarf entspricht dem von Stoffwechselgesunden und orientiert sich an den Empfehlungen der DGE 2000 [31], die dem minimalen Eiweißbedarf gleichkommen. Liegt die tolerierte Eiweißmenge deutlich unterhalb der empfohlenen altersgerechten Zufuhr und berücksichtigt man die Eiweißqualität des Nahrungseiweißes, wird die zusätzliche

Gabe eines leucinfreien Aminosäurengemisches erforderlich. In diesem Fall wird der Eiweißbedarf erfahrungsgemäß höher angesetzt, wenn die Gesamteiweißzufuhr mit einem kleinen Anteil an vorwiegend pflanzlichem Nahrungseiweiß (zur Deckung des Leucinbedarfs) und einem leucinfreien Aminosäurengemisch gedeckt wird. Mit diesem Zuschlag soll die geringere Eiweißqualität und Verdaulichkeit der Eiweiße sowie die sehr schnelle Resorption und Verstoffwechselung von Aminosäuren [32-34] ausgeglichen sowie eine ausreichende Versorgung mit Mikronährstoffen gewährleistet werden. Aus diesem Grund richtet sich die Eiweißzufuhr nach den DGE Empfehlungen 1985 [35], die über denen von 2000 [31] liegen (siehe Tabelle 3). Auf jeden Fall sollte die Eiweißzufuhr niemals unterhalb der entsprechenden Empfehlung liegen.

Alter	Eiweiß (natürliches Eiweiß + Aminosäurengemisch)
Monate	g/kg KG Tag
0– 2	2,3
3– 5	2,1
6–11	2,0
Jahre	g/Tag
1– 3	22
4– 6	32
7– 9	40
10–12	45
13–14	55–60
15–18	50–60

Tab. 3: Empfohlene Eiweißzufuhr (DGE 1985) bei Isovalerianacidurie [35]

Fett

Die Fettzufuhr soll in Abhängigkeit vom Alter bei 30-40% der Gesamtkalorien liegen. Im 1. Lebensjahr beträgt sie 4-5 g pro kg KG (35-50% der Gesamtkalorien). Eine altersabhängige Zufuhr von 2,5-4,0% der Gesamtkalorien als Linolsäure (n-6) sowie 0,5% als α-Linolensäure (n-3) wird empfohlen [31]. Dabei sollte ein Verhältnis n-6 zu n-3 von 5:1 angestrebt werden, das als präventiv wirksam angesehen wird und mit der Aufnahme von Soja- und Rapsöl am besten zu erzielen ist. Auf eine ausreichende Aufnahme von Fett in Form von Streichfetten und Ölen ist zu achten, da fettreiche Lebensmittel mit sog. „versteckten" Fetten, wie man sie in Fleisch, Wurst, Käse, Milch, Schokolade findet, im eiweißarmen Ernährungsplan nicht erlaubt sind und somit als Fettlieferanten nicht zur Verfügung stehen.

ISOVAL

Energie

Die Energiezufuhr soll ausreichend sein und richtet sich nach den Empfehlungen der DGE 2000 [31] (siehe Tabelle 4). Sie soll Eiweißkatabolismus verhindern und eine normale Gewichtszunahme bei Säuglingen und Kindern gewährleisten und zur Gewichtserhaltung bei älteren Patienten beitragen. Bei akuter Krankheit und auch bei banalen Infekten muss die Energiezuufhr um 10-20% angehoben werden; eine Infusionsbehandlung kann notwendig werden.

Alter	kcal/Tag		kcal/kg KG Tag	
	m	w	m	w
0 – < 4 Monate	500	450	94	91
4 – <12 Monate	700	700	90	91
1 – < 4 Jahre	1.100	1.000	91	88
4 – < 7 Jahre	1.500	1.400	82	78
7 – <10 Jahre	1.900	1.700	75	68
10 – <13 Jahre	2.300	2.000	64	55
13 – <15 Jahre	2.700	2.200	56	47
15 – <19 Jahre	3.100	2.500	46	43
19 – <25 Jahre	3.000	2.400	41	40

Tab. 4: Richtwerte für die Energiezufuhr bei mittlerer körperlicher Aktivität (DGE 2000) [31]

Flüssigkeit

Die empfohlene Flüssigkeitsmenge richtet sich nach den Empfehlungen der DGE 2000 [31] (siehe Tabelle 5). Unter normalen Bedingungen ist eine minimale Flüssigkeitszufuhr von 1 ml/kcal zu verabreichen.

Alter	ml/kg KG Tag
0 – < 4 Monate	130
4 – <12 Monate	110
1 – < 4 Jahre	95
4 – < 7 Jahre	75
7 – <10 Jahre	60
10 – <13 Jahre	50
13 – <15 Jahre	40
15 – <19 Jahre	40
19 – <25 Jahre	35

Tab. 5: Richtwerte für die Flüssigkeitszufuhr (DGE 2000) [31]

ISOVAL

Vitamine, Mineralstoffe und Spurenelemente

1. Die Vitamin-, Mineralstoff- und Spurenelementversorgung richtet sich nach den Empfehlungen der DGE 2000 [31]. Bei der Gabe eines leucinfreien Aminosäurengemisches, das mit Vitaminen, Mineralstoffen und Spurenelementen angereichert ist, wird der Bedarf normalerweise ausreichend gedeckt. Im Einzelfall, insbesondere bei eiweißarmer Ernährung mit eingeschränkter Lebensmittelauswahl ohne Aminosäurenmischung, kann jedoch die Zugabe eines Vitamin-, Mineralstoff- und Spurenelementpräparats (z.b. Seravit, SHS, Heilbronn) notwendig werden (siehe Tabelle 7).
2. Eine Berechnung der Mikronährstoffzufuhr durch die Diät in größeren Abständen wird empfohlen.

Zubereitung nach Diätvorschrift

Leucin

1. Es wird die Menge an Muttermilch oder Säuglingsmilchnahrung berechnet, die zur Deckung des Leucinbedarfs benötigt wird. Wegen des niedrigeren Leucingehalts ist Muttermilch gegenüber Säuglingsmilchnahrung zu bevorzugen (siehe Tabelle 6). In vielen Fällen kann sie ausschließlich verwendet werden ohne ein Aminosäurengemisch.
2. Bei strikter Eiweißrestriktion wird die normale Muttermilchmenge nach Bedarf durch sogenanntes Teilstillen reduziert, indem der Säugling bei jeder zweiten Mahlzeit angelegt wird und dazwischen eine leucinfreie Flaschennahrung erhält oder bei jeder Mahlzeit angelegt wird, nachdem eine kleine Menge leucinfreie Nahrung gefüttert wurde. Die getrunkene Muttermilchmenge wird durch (gelegentliches) Wiegen des Säuglings vor und nach dem Anlegen festgestellt.
3. Bei Fütterung von Säuglingsmilchnahrung oder abgepumpter Muttermilch wird diese mit dem Messbecher abgemessen bzw. abgewogen und die Menge wird auf die Anzahl der Mahlzeiten verteilt und die Teilmenge entweder zuerst gefüttert und im Anschluss die leucinfreie Flaschennahrung oder mit der leucinfreien Flaschennahrung gemischt verabreicht.
4. Vom 5. Monat (spätestens vom 7. Monat) an wird die Milchnahrung teilweise durch feste Kost (Beikost) ersetzt. Sie wird aus der Nährwerttabelle zur Behandlung von angeborenen Aminosäurenstoffwechselstörungen [36] ausgewählt und die erlaubte Menge berechnet und abgewogen bzw. geschätzt. Bei eiweißarmer Ernährung werden überwiegend pflanzliche eiweißarme Lebensmittel eingesetzt wie Obst, Gemüse, Kartoffeln, ergänzt durch kleine berechnete Mengen an tierischem Eiweiß, z.B. Milch und Milchprodukte, Hühnerei oder fettreiche Fleischwaren [37].

ISOVAL

Lebensmittelgruppe	Leucin (%)
Obst	3,5
Gemüse	5,3
Kartoffelprodukte	6,6
Milchprodukte	10,4
Brot	8,1
Getreide	7,9
Fleisch, Wurst	9,0

Tab. 6: Durchschnittlicher Leucingehalt in Lebensmitteln (in% vom Eiweißgehalt) [36]

Der Leucingehalt in Muttermilch beträgt durchschnittlich 130 mg/100 ml; der Leucingehalt in Säuglingsmilchnahrungen ist der Nährwerttabelle zur Behandlung von angeborenen Aminosäurenstoffwechselstörungen [36] oder den Herstellerangaben zu entnehmen.

Eiweiß

1. Es wird die Eiweißmenge aus Muttermilch oder Säuglingsmilchnahrung und/oder fester Kost berechnet.
2. Die Eiweißmenge wird vom Eiweißbedarf abgezogen.
3. Der restliche Eiweißbedarf wird mit dem leucinfreien Aminosäurengemisch gedeckt, dessen Eiweißgehalt sich durch Division des Aminosäurengehalts mit dem Faktor 1,2 ergibt, d. h. 1,2 g Aminosäuren entsprechen 1 g Eiweiß.
4. Die Aminosäurenmischung wird abgewogen und in der entsprechenden Menge mit Muttermilch oder Säuglingsmilchnahrung verabreicht. Beim Stillen wird sie entweder im Wechsel mit der Brustmahlzeit oder in kleinen Mengen vor jeder Brustmahlzeit gefüttert. Später sollte sie in Gemüse- bzw. Obstsäfte, Tee, Limonade etc. eingerührt oder gemixt (Schüttelbecher) und gemeinsam mit dem natürlichen Nahrungseiweiß in mindestens drei Einzelportionen über den Tag verteilt eingenommen werden. Moderne Aminosäurenmischungen sind bereits portioniert, leichter löslich und mit Energiekomponenten versetzt, die eine verbesserte Verwertbarkeit und Verträglichkeit erwarten lassen und eine häufigere Einnahme ermöglichen, auch unabhängig von den Mahlzeiten.

leu-am Analog	für Säuglinge zur Zubereitung der Flaschennahrung (SHS, Heilbronn)
LEU-AM 1	zur Anreicherung der Breikost im 1. bis Ende 3. Lebensjahr (SHS, Heilbronn)
LEU-AM 2 leu-am Anamix	für Klein- und Schulkinder vom 4.-12. Lebensjahr (SHS, Heilbronn)
LEU-AM 3 leu-am Anamix	für Jugendliche und Erwachsene ab 13. Lebensjahr (SHS, Heilbronn)

ISOVAL

LEU 1	für Säuglinge (Milupa, Friedrichsdorf)
LEU 2	für Klein- und Schulkinder (Milupa, Friedrichsdorf)

Tab. 7: Leucinfreie Aminosäurengemische, angereichert mit Vitaminen, Mineralstoffen und Spurenelementen

Energie

1. Es wird der Energiegehalt aus Muttermilch, Säuglingsmilchnahrung und/oder fester Kost und leucinfreiem Aminosäurengemisch berechnet.
2. Der berechnete Energiegehalt wird vom täglichen Energiebedarf abgezogen.
3. Ein restlicher Bedarf wird zunächst mit Fetten (Streich- und Kochfett) und Ölen – bis zu 30-45% der Gesamtenergie – gedeckt, wobei nicht ausschließlich pflanzliche Fette, sondern auch tierische Fette wie Butter, Schmalz und Sahne verwendet werden sollten, um ein ausgewogenes Verhältnis zwischen gesättigten und ungesättigten Fettsäuren zu erzielen. Anschließend wird mit Maltodextrin (SHS, Heilbronn), Rohr- oder Traubenzucker, Duocal (SHS, Heilbronn) oder eiweißfreien Lebensmitteln und gesüßten Getränken ein weiteres Defizit ausgeglichen.

Flüssigkeit (Trinkmenge)

Für die Flaschenzubereitung

- Trinkwasser abkochen, auf 60°C abkühlen lassen und 2/3 der erforderlichen Menge in einsteriles Fläschchen füllen
- Die verordnete Menge Aminosäurengemisch mit/ohne Milchnahrung abwiegen und hinzufügen
- Fläschchen verschließen und gut schütteln
- Mit abgekochtem Wasser auf die entsprechende Trinkmenge auffüllen
- edes Fläschchen frisch zubereiten

Bei Zubereitung der gesamten Tagestrinkmenge wird diese in die gewünschte Anzahl von Fläschchen verteilt und gut verschlossen im Kühlschrank aufbewahrt. Das Fläschchen wird vor dem Füttern auf Trinktemperatur erwärmt und sofort verwendet.

Für die Getränkezubereitung

Das Aminosäurengemisch portionsweise mit einer ausreichenden Menge Flüssigkeit einnehmen (10-15 g in 150 ml Flüssigkeit), um eine hinreichend niedrige Osmolalität zu erreichen, die im Säuglingsalter unter 450 mOsm/kg und danach zwischen 450-700 (nicht >1000) mOsm/kg liegen sollte [38]. Denn Diarrhoe, gastrointestinale Beschwerden, Übelkeit und Erbrechen können infolge hyperosmolarer Nahrung auftreten.

ISOVAL

Vitamine, Mineralstoffe und Spurenelemente

1. Es wird die Vitamin-, Mineralstoff- und Spurenelementzufuhr aus der Milchnahrung, der festen Kost und dem leucinfreien Aminosäurengemisch berechnet.
2. Die berechnete Menge wird vom empfohlenen Bedarf abgezogen.
3. Ein Restbedarf wird mit Seravit (SHS, Heilbronn) gedeckt und der Flaschennahrung und/oder dem Getränk in kleinen Portionen zugefügt.

Kontrolluntersuchungen bei Langzeitbehandlung

Im Rahmen der Langzeitbehandlung von Patienten mit der neonatalen, akuten Form der Isovalerianacidämie sollten im Säuglingsalter mindestens wöchentlich und im Kindesalter alle 2-4 Monate (bei milderen Formen entsprechend der Schwere des Krankheitsbildes seltener) folgende Parameter kontrolliert werden:
Bei asymptomatischen Formen mit geringer Isovalerylcarnitinvermehrung und Nachweis einer milden Mutation sollten nur z.B. 1 x im Jahr Kontrollen erfolgen.

Allgemeine Kontrolluntersuchungen

- Körpergewicht, Länge, Kopfumfang.
- Hämatokrit, Hämoglobin
- Blutbild (Thrombo- und Leukocytenzahl)
- Glukose im Blut

Bei jeder 5.-12. Kontrolluntersuchung sollten zusätzlich bestimmt werden:
- Aminosäuren im Serum/Plasma (Ernährungskontrolle, Glycinkonzentration)
- Transaminasen, Harnsäure, Ferritin, Transferrin, Eisen, Natrium, Kalium, Calcium, Phosphat, Magnesium, alkalische Phosphatase, Eiweiß (Albumin und Prä-Albumin)
- Blutgasanalyse
- Ammoniak

Bei Langzeitbehandlung 1 mal jährlich:
- Bestimmung der Spurenelemente
- Mineralisierung der Knochen/Skelettalterbestimmung
- EEG
- Im Kindesalter auch psychologische Testungen

ISOVAL

Spezielle Kontrolluntersuchungen

- Organische Säuren im Urin mit Quantifizierung von z.B. Isovalerylglycin (evtl. Bestimmung der organischen Säuren im Serum)
- Quantifizierung des Isovalerylcarnitins im Blut (getrocknetes Blut auf Guthrie-Karte) mittels Tandem-Massenspektrometrie
- Carnitin im Serum (besonders das freie)
- evtl. Acetylcarnitin im Urin (28)

Wichtig für jeden Patienten ist, dass er einen Notfallausweis mit allen wichtigen klinischen Daten besitzt, die für eine Notfallbehandlung wichtig sind, mit der Telefonnummer des den Patienten betreuenden Stoffwechselzentrums und Angaben über die ersten unverzüglich durchzuführenden medizinischen Maßnahmen.

Notfallbehandlungen bei Isovalerianacidämie

Eine Notfallbehandlung ist bei drohender und/oder schon eingetretener metabolischer Stoffwechselentgleisung (metabolische Acidose) des Patienten durchzuführen. Ziel der Notbehandlung ist die Wiederherstellung einer ausgeglichenen, anabolen Stoffwechsellage.

Für eine Beurteilung der Stoffwechselsituation sind folgende Laborparameter unbedingt erforderlich:
- Säure-Basen-Status
- Ketonkörper im Blut bzw. Urin
- Ammoniak im Blut
- Hämoglobin oder Hämatokrit (zur Kontrolle der Dehydratation/Rehydratation bei Erbrechen und/oder Durchfall)
- Elektrolyte im Blut   (ab Stufe II)
- Glukose im Blut   (ab Stufe II)

Folgende Medikamente bzw. Infusionslösungen sollten für die Behandlung bereitstehen:
- Natriumbicarbonatlösung 8,4%   i.v.
- Glukoselösung 10%   i.v.
- Glukoselösung 20%   i.v.
- Glukoselösung 50%   i.v.
- Glukose-Elektrolytlösung, (z.B. Jonosteril päd I)   i.v.
- Maltodextrin   oral
- Insulin   subkutan
- Lasix   oral
- Glycin   oral
- L-Carnitin (bei Carnitinmangel)   oral, i.v.

ISOVAL

In der Regel gibt es für Patienten, die lebensbedrohliche Stoffwechselentgleisungen erleiden können, einen vom betreuenden Stoffwechselzentrum erstellten Notfallplan, der die individuellen Besonderheiten des Betroffenen berücksichtigt. Liegt ein solcher Notfallplan nicht vor, ist das erste und oberste Prinzip die Vermeidung bzw. Behebung eines Katabolismus (endogener Eiweißabbau) durch ausreichende Kalorienzufuhr, Reduktion bzw. Stopp der Proteinzufuhr, Forcieren der Ausscheidung der Isovaleriansäuremetaboliten. Die nachstehenden Empfehlungen können nur pauschal sein und dürfen deshalb nur unter ständigen Kontrollen und Angleichungen an die individuellen Gegebenheiten angewendet werden. Entsprechend der klinischen Symptomatik, die man in 3 Stufen einteilen kann, ist ein situationsentsprechendes Vorgehen zu empfehlen. Dabei bietet sich je nach Gegebenheit bei den Stufen I und II eine orale und/oder parenterale, ab Stufe III ausschließlich eine parenterale Behandlung an.

Meist ist das Prinzip der Behandlung die zusätzliche Gabe von Flüssigkeit und Zufuhr von reichlich Kalorien (Glukose/Insulin, Fett) bei gleichzeitiger Reduktion der Eiweißmenge bis zur eiweißfreien Ernährung. Diese darf aber nicht länger als 2–3 Tage dauern, da sonst ein Eiweißkatabolismus nicht zu vermeiden ist. Die schrittweise Zufuhr von natürlichem Eiweiß und/oder Aminosäurengemisch nach Ausgleich der Stoffwechselparameter sollte langsam erfolgen und sich über mehrere Tage erstrecken. Als Richtgrößen gelten: am 3. Tag 25%, am 4. Tag 50% und am 5. Tag 100% der ursprünglich verabreichten Eiweißmenge.

Klinische Symptomatik:

Stufe I   Gelegentliches Erbrechen (Nachfüttern gelingt), Schwierigkeiten beim Essen (verminderte Appetenz), Bewusstsein und neurologischer Status unbeeinträchtigt, keine Infektzeichen, keine erhöhte Körpertemperatur
Säure-Basen-Status ausgeglichen, keine Ketonkörpervermehrung

Stufe II   Temperaturerhöhung, wiederholtes Erbrechen, Inappetenz, Durchfall, Übererregbarkeit, Ataxie und/oder Schläfrigkeit
Säure-Basen-Status gerade noch/oder nicht mehr ausgeglichen (leichte metabolische Acidose), keine oder nur geringe Ketonkörpervermehrung

Stufe III   Somnolenz, Hyperventilation, Krampfanfälle
Metabolische Acidose, Ketonkörper im Urin vermehrt

Falls der Patient nicht oral ernährt werden kann (trotz Magenverweilsonde, z.B. wegen Erbrechens) oder sich der klinische Zustand verschlechtert, muss er in ein Stoffwechselzentrum gebracht werden. Für den Transport ist unbedingt ein venöser Zugang zu legen und Infusionen wie unter der Therapie zu Stufe II/III angegeben zu verabreichen. Gegebenenfalls sollte frühzeitig intubiert werden.

a) Orale Notfallbehandlung

Orale Notfallbehandlungen sind nur bei Entgleisungen der oben genannten Stufen I und II durchzuführen. Bei Stufe II im Fall des Vorliegens einer Acidose, aber vor allem bei Stufe III ist mindestens zusätzlich eine sofortige parenterale Versorgung notwendig.

Stufe I

Therapie: Fortsetzung der oralen Ernährung und zusätzliche Verabreichung von Maltodextrinlösung (oder Glukose) nach den Vorschlägen von Dixon und Leonard [39] (siehe Tabelle 8), notfalls per Magenverweilsonde
Erhöhung der Dosierungen von:

- L-Carnitin auf: 150-250 mg/kg KG Tag
- Glycin auf: 250-600 mg/kg KG Tag [24]

Erneute Beurteilung der Situation (Klinik, Labor) nach 2-4 Stunden

Alter in Jahren	Maltodextrinlösung %	kcal/100 ml	Tagesmengen
0–1	10	40	150–200 ml/kg KG
≤1–2	15	60	95 ml/kg KG
>2–6	20	80	1.200–1.500 ml
>6–10	20	80	1.500–2.000 ml
>10		25	2.000 ml

Tab. 8: Orale Notfallbehandlung von Patienten mit Isovalerianacidämie (nach Dixon and Leonard) [39]

Stufe II
Therapie: Unterbrechung der Proteinzufuhr

Verabreichung von Maltodextrinlösung (oder Glukose) nach den Vorschlägen von Dixon und Leonard [39] siehe in Tabelle 8. Außerdem Gabe von insgesamt:

- L-Carnitin: 200-250 mg/kg KG Tag
- Glycin: 250-600 mg/kg KG Tag [24]

Bei Fieber ist immer zu berücksichtigen, dass bei einer Temperaturerhöhung von nur 1°C der gesamte Energiestoffwechsel um 10-15% steigt und dann entsprechend viel Kalorien aber auch Flüssigkeit gegeben werden müssen!

ISOVAL

Erneute Beurteilung der Situation (Klinik, Labor) nach 4-6 Stunden
Falls der Befund unverändert ist:
Maßnahmen um 4 Stunden verlängern und erneute Entscheidung
Bei zusätzlich aufgetretener Acidose (z.B. durch die Vermehrung der Isovaleriansäure) mit einem aktuellen Blut-pH <7,25 und/oder einem Standardbicarbonat <12 mmol/l ist zusätzlich eine Bicarbonatsubstitution erforderlich. Die benötigte Menge (in mmol) berechnet sich aus:

> **Negativer Basenüberschuss (BE) x kg KG x 0,3 = zu verabreichende Menge Natriumbikarbonat (mmol)**

Intravenös zu geben z.B. als 8,4%-ige (1 molare) Bicarbonatlösung (1 ml = 1 mmol) mit Wasser oder 5% Glukoselösung im Verhältnis 1:1 verdünnt

Verabreichung:

1/3 innerhalb einer Stunde, die restlichen 2/3 innerhalb weiteren 5–8 Stunden.
Falls klinische Besserung, kann zur oralen Ernährung zurückgekehrt werden. Gabe von zunächst 25%, dann der Hälfte und schließlich der gesamten üblichen Menge an natürlichem Eiweiß und Aminosäurengemisch/Tag mit entsprechender Reduktion der zusätzlich verabreichten Glukose- bzw. Maltodextrinmenge

Erneute Beurteilung der Situation (Klinik, Labor) nach ca. 8 Stunden.

Falls weitere Besserung bzw. Stoffwechselnormalisierung:
Rückkehr zur üblichen Ernährung (innerhalb von 24–36 Stunden), Reduktion der verabreichten Glycin- und Carnitinmengen auf die vorherigen Dosen

b) Parenterale Notfallbehandlung

Stufe II
Therapie beginnen ohne die Laboruntersuchungsergebnisse (außer evtl. Blutgasanalyse) abzuwarten:

Infusion von:

> Glukose-Elektrolytlösung (z.B. Jonosteril päd I) 120 ml/kg KG Tag
> + 20%-ige Glukoselösung, entsprechend einer Menge von 10 g Glukose/kg KG Tag
> Zusätzliche Gabe von L-Carnitin 100–200 mg/kg KG Tag
> Bei Acidose mit einem aktuellen Blut-pH <7,25 und/oder einem Standardbicarbonat <12 mmol/l ist zusätzlich eine Bicarbonatsubstitution erforderlich,
> Einzelheiten siehe oben

Bezüglich einer zusätzlichen Glycinsubstitution siehe Bemerkung in Stufe III

ISOVAL

Unterbrechung der Eiweißzufuhr für 4-6 Stunden

Nach 4-8 Stunden Laborkontrolle (Säure-Basen-Status, Ketonkörper, Elektrolyte, Glukose im Blut, Hämoglobin/Hämatokrit)
Falls die Untersuchungsergebnisse nicht auf eine deutliche Besserung hinweisen, Glukosezufuhr erhöhen auf z.b. 20 g/kg KG evtl. unter zusätzlicher Gabe von Insulin, Einzelheiten siehe im Kapitel Akutbehandlung.
Weiterhin konsequenter Acidoseausgleich
Intravenöse Gabe von L-Carnitin evtl. auf 250 mg/kg KG Tag erhöhen

Nach weiteren 4-8 Stunden Laborkontrolle (Säure-Basen-Status, Ketonkörper im Blut und/oder Urin, Elektrolyte, Glukose im Blut, Hämoglobin/Hämatokrit, Lactat im Blut)

Stufe III
Therapie:
Sofortiger Beginn einer Infusionstherapie wie unter Stufe II beschrieben:

> Evtl. gleich zu Beginn:
> 20 g Glukose/kg KG Tag (zentralen Zugang legen!)
> Unterbrechung der Eiweißzufuhr, falls möglich Weiterführen der sonstigen oralen Ernährung inkl. einer reichlichen Flüssigkeitszufuhr
> Acidoseausgleich wie oben beschrieben
> L-Carnitin 100–250 mg/kg KG (zusätzlich)
> Bei Vorliegen einer Hyperammonämie (>110 µmol/l = 187 µg/l) zusätzlich in die Infusionslösung:
> Argininhydrochlorid 210 mg (1 M), 2 ml/kg KG Tag
> (evtl. zusätzlich Natriumphenylacetat 50–100 mg/kg KG Tag)

Evtl. kann zur Forcierung der Diurese zusätzlich Furosemid (Lasix) (1-2 mg oral oder 0,5-1 mg/kg KG i. v., alle 6-12 Stunden) verabreicht werden.
Theoretisch wäre auch eine intravenöse Gabe von Glycin zur verstärkten Bildung von Isovalerylglycin sinnvoll. Eine Glycininfusionslösung müsste aber erst hergestellt werden, da sie kommerziell nicht angeboten wird. Bei Hyperammonämien wäre die Gabe von Glycin auch nicht sinnvoll, wenn gleichzeitig Benzoat verabreicht würde.

Klinische Beurteilung und Laboruntersuchungen 2 bis 3-stündlich

Falls immer noch eine metabolische Acidose besteht:
Fortsetzung der Infusionstherapie
Falls die metabolische Acidose geringgradig zurückgegangen ist:
Fortsetzung der Infusionstherapie

ISOVAL

Falls eine klinische Besserung deutlich wird und der Säure-Basen-Status normal ist: Rückkehr zur üblichen Medikation und langsamer Übergang zur enteralen Ernährung mit Gabe von zunächst 25%, dann der Hälfte und schließlich der gesamten üblichen Menge an natürlichem Eiweiß und Aminosäurengemisch/Tag (evtl. auch im Verhältnis 1/3 natürliches Eiweiß und 2/3 Aminosäurengemisch) bei gleichzeitiger entsprechender Reduktion der Infusionsmengen.

Sollten sich unter dieser Therapie der Säure-Basen-Status nicht oder nur sehr langsam normalisieren, sind gegebenenfalls Maßnahmen zu ergreifen, wie sie in der Akutbehandlung bereits beschrieben wurden (Gabe größerer Mengen von Glukose eventuell zusammen mit Insulin und/oder forcierte Diurese).

Erneute Beurteilung der Situation (Klinik, Labor) nach 4-8 Stunden.

Falls weitere Besserung bzw. Stoffwechselnormalisierung kann innerhalb von 2-3 Tagen wie oben beschrieben schrittweise zur üblichen Medikation und oralen Ernährung (natürliches Eiweiß und Aminosäurengemisch) unter entsprechender Reduktion der Infusionslösungen zurückgekehrt werden.

Falls nach 8 Stunden die Acidose weiterhin besteht, die Laktatkonzentration evtl. noch zugenommen hat, bleiben als weitergehende Therapiemaßnahmen nur noch die Hämodiafiltration, ersatzweise Hämodialyse oder Hämofiltration.

Die Bestimmung der Isovaleriansäuremetaboliten zur Kontrolle der Therapie der Stoffwechselentgleisung ist wenig sinnvoll, da sie zu lange dauert und die Ergebnisse nie die momentanen klinischen Gegebenheiten repräsentieren. Ob die quantitative Messung von Isovalerylglycin und/oder Isovalerylcarnitin im Blut mittels Tandem-Massenspektrometrie zur Kontrolle der Notfallbehandlung hilfreich ist, muss erst erprobt werden.

In jedem der Stadien ist die Ausbildung einer Hyperammonämie möglich. Diese sollte je nach Grundregime oral oder parenteral behandelt werden:

- Argininhydrochlorid initial 210 mg (1 mmol) kg KG in 10%-iger Glukoselösung über 2 Stunden, 35 ml/kg KG
- Natriumphenylbutyrat 500 mg/kg KG Tag oral (oder 250 mg/kg KG Natriumphenylacetat in 10%-iger Glukoselösung über 1-2 Stunden i. v.) bei konservativ zu behandelnder Hyperammonämie (oder alternativ dazu: Benzoat, wobei zur Entgiftung einer gleichen Ammoniakmenge doppelt soviel saure Valenzen zugeführt werden müssen wie bei Verwendung von Natriumphenylbutyrat und darüber hinaus Benzoat mit Carnitin Ester bildet und damit Benzoat und Carnitin den Entgiftungsvorgängen entzogen werden).

Bei längerer Anwendung von Natriumphenylbutyrat sind die Konzentrationen der verzweigtkettigen Aminosäuren öfter zu kontrollieren. Sie dürfen nicht unter die unteren Normgrenzen abfallen!

Pränatale Diagnostik

Die pränatale Diagnostik einer Isovalerianacidämie ist durch Enzymbestimmungen aus Chorionzottenbiopsat, aber auch aus kultivierten Amnionzellen sowie der Metabolitenmessung in der Amnionflüssigkeit und durch die differenzierte Analyse der Acylcarnitine im Fruchtwasser möglich [40,41]. Prinzipiell ist auch eine genomische Diagnostik bei bekannter Mutation möglich.

Differentialdiagnostik

Differentialdiagnostisch abzuklären wären bei ähnlicher klinischer Symptomatik verschiedene Stoffwechselstörungen der verzweigtkettigen Aminosäuren und Organoacidurien:
- Hypervalinämie (OMIM 277100)
- Ahornsirup-Krankheit (OMIM 248600)
- Hyperleucin-Isoleucinämie (OMIM 238340)
- 3-Methylglutaconsäure-Ausscheidung (OMIM 250950)
- 3-Hydroxy-3-Methylglutaracidurie (OMIM 246450)
- 3-Methylcrotonylglycinurie (OMIM 210200)
- 2-Methylbutyryl-CoA-Dehydrogenase-Mangel (OMIM 600301)
- Multipler Acyl-CoA-Dehydrogenase-Mangel (OMIM 231680)
- Methylmalonacidämie (Mutase-Defekt) (OMIM 251000)
- Propionacidämie (OMIM 232000)
- Klinisch im Neugeborenenalter sind auch Hirnblutung, Sepsis, Hyperammonämie anderer Ursache abzuklären, z.B. von primären Störungen des Harnstoffzyklus:
- Carbamylphosphatsynthetase-Mangel (CPS) (EC 2.3.11) (OMIM 237300)
- N-Acetylglutamatsynthetase-Mangel (NAGS) (EC 6.3.4.16) (OMIM 237310)
- Ornithintranscarbamylase-Mangel (OTC) (EC 2.1.3.3) (OMIM 311250)
- Citrullinämie (EC 6.3.4.5) (OMIM 238970)
- Argininbernsteinsäure-Krankheit (EC 4.3.2.1) (OMIM 207900)
- Hyperargininämie (EC 3.5.3.1) (OMIM 207800)

Vermehrte Ausscheidung von 3-Hydroxyisovaleriansäure kann auch aufgrund einer vermehrten Synthese durch die Darmbakterien bedingt sein. Diese lässt sich z.B. durch Gabe von Metronidazol in einer Dosierung von 20-30 mg/kg KG Tag oral fast zum Verschwinden bringen (eigene Beobachtung).

Sonderformen und Anmerkungen

In der Literatur wird von einer erfolgreich beendeten Schwangerschaft einer Isovalerianacidämie-Patientin berichtet (keine Embryopathie, keine Probleme im Wochenbett!) [10]. Mit der Bestimmung des Isovalerylcarnitins mittels Tandem-Massenspektrometrie aus getrockneten Blutstropfen lassen sich die Patienten mit Isovalerianacidämie schon Rahmen des Neugeborenenscreenings erfassen [11,12]. Die bis jetzt vorliegenden Untersuchungsergebnisse zeigen, dass diese Erkrankung offensichtlich viel häufiger ist, als man bislang angenommen hatte. Auch zeigt sie hinsichtlich der klinischen Symptomatik eine große Variantionsbreite. Neben den passageren Isovalerylcarnitinvermehrungen bei Frühgeborenen und vielen milden Varianten fand sich beispielsweise auch eine bisher ätiologisch ungeklärte Acylcarnitinvermehrung bei einem Neugeborenen mit Trisomie 18 [13].

Es gibt eine Gruppe von Personen, die nicht in der Lage sind, Isovaleriansäure zu riechen. Es handelt sich um einen angeborenen Defekt (Isovaleriansäureosmie) (OMIM 243450); etwa 1,4% der Bevölkerung sollen davon betroffen sein [42].

LITERATUR

1. Sidbury JB, Smith EK, Harlan W. An inborn error of short-chain fatty acid metabolism: the odor-of-sweaty-feet syndrome. *J Pediatr* 1967; 70:8-15

2. Budd MA, Tanaka KR, Holmes LB, Efron ML, Crawford JD, Isselbacher KJ. Isovaleric acidema: clinical feature of a new genetic defect of leucine metabolism. *New Engl J Med* 1967; 277:321-327

3. Sweetman L. Williams JC. Branched Chain Organic Acidurias In: Scriver CR, Beaudet AL, Valle D, Sly WS, Vogelstein B, Childs B, Kinzler KW. (Online Eds): The Metabolic and Molecular Bases of Inherited Disease. *McGraw-Hill, New York, Part 9 Organic acids* 2001–2004; Chapter 93

4. Duran M, van Sprang FJ, Drewes JG, Brauinvis L, Ketting D, Wadman SK. Two sisters with isovaleric acidemia, multiple attacks of ketoacidosis and normal development. *Eur J Pediatr* 1979; 131:205-211

5. Mehta KC, Zsolway K, Osterhoudt KC, Krantz I, Henretig FM, Kaplan P. Lessons from the late diagnosis of isovaleric acidemia in a five year old boy. *J Pediatr* 1996; 129:309-310

6. Kelleher JF Jr, Yudkoff M, Hutchinson R, August CS, Cohn RM. The pancytopenia of isovaleric acidemia. *Pediatrics* 1980; 65:1023-1027

7. Attia N, Sakati N, al Ashwal A, al Saif R, Rashed M, Ozand PT. Isovaleric acidemia appearing as diabetic ketoacidosis. *J Inher Metab Dis* 1996; 19:85-86

8. Feinstein JA, O'Brien K. Acute metabolic decompensation in an adult patient with isoveleric academia. *South Med J* 2003; 96:500-503

9. Rabier D, Parvy P, Bardet J, Saudubray JM, Kamoun P. Alloisoleucine in isovaleric acidemia. *J Inher Metab Dis* 1992; 15:154-155

10. Sweetman L. Organic acid analysis. In: Hommes FA (Ed.): Techniques in diagnostic human biochemical genetics. *Wiley-Liss, New York, pp.* 1991; 143-176

11. Rashed MS, Ozand PT, Bucknall MP, Little D. Diagnosis of inborn errors of metabolism from blood spots by acylcarnitines and amino acids profiling using automated electrospray tandem mass spectrometry. *Pediatr Res* 1995; 38:324-331

12. Sweetman L. Newborn screening by tandem mass spectrometry (MS-MS). *Clin Chem* 1996; 42:345-346

13. Sander J, Janzen N, Sander S, Melchiors U, Steuerwald U. Tandemmassenspektrometrie. Beitrag zum Neugeborenenscreening auf angeborene Störungen des Stoffwechsels. *Monatsschr Kinderheilk* 2000; 148:771-777

14. Gibson KM, Burlingame TG, Hogema B, Jakobs C, Schutgens RBH, Millington D, Roe CR, Roe DS, Sweetman L, Steiner RD, Linck L, Pohowalla P, Sacks M, Kiss D, Rinaldo P, Vockley J. 2-Methylbutyryl-coenzyme A dehydrogenase deficiency: a new inborn error of L-isoleucine metabolism. *Pediatr Res* 2000; 47:830-833

15. Akaboshi S, Ruiters J, Wanders RJA, Andresen BS, Steiner RD, Gibson KM. Divergent phenotypes in siblings with confirmed 2-Methylbutyryl-CoA dehydrogenase (2-MBCD) deficiency. *J Inher Metab Dis* 2001; 24:Suppl 1:116-P

16. Zytkovicz TH, Fitzgerald EF, Marsden D, Larson CA, Shih VE, Johnson DM, Strauss AW, Comeau AM, Eaton RB, Grady GF. Tandem Mass Spectrometric Analysis for Amino, Organic, and Fatty Acid Disorders in Newborn Dried Blood Spots. A Two-Year Summary from the New England Newborn Screening Program. *Clin Chem* 2001; 47:1945-1955

17. Ando T, Nyhan WL, Bachmann C, Rasmussen K, Scott R, Smith EK. Isovaleric acidemia: identification of isovalerylglycine, and 3-hydroxyisovalerate in urine of a patient previously reported as having butyric and hexanoic acidemia. *J Pediatr* 1973; 82:243-248

18. Vockley J, Parimoo B, Tanaka K. Molecular characterization of four different classes of mutations in isovaleryl-CoA dehydrogenase gene responsible for isovaleric acidemia. *Amer J Hum Genet* 1991; 49:147-257

19. Mohsen AW, Anderson BD, Volchenboum SL, Battaile KP, Tiffany K, Roberts D, Kim JJ, Vockley J. Characterization of molecular defects in isovaleryl-CoA dehydrogenase in patients with isovaleric acidemia. *Biochemistry* 1998; 37:10325-10335

20. Vockley J, Rogan PK, Anderson BD, Willard J, Seelan RS, Smith DI, Liu W. Exon skipping in IVD RNA processing in isovaleric acidemia caused by point mutations in the coding region of the IVD gene. *Am J Hum Genet* 2000; 66:356-367

21. Ensenauer R, Vockley J, Willard JM, Huey JC, Sass JO, Edland SD, Burton BK, Berry SA, Santer R, Grünert S, Koch HG, Marquardt I, Rinaldo P, Hahn S, Matern D. A common mutation is associated with a mild, potentially asymptomatic phenotype in pati-

ents with isovaleric acidemia diagnosed by newborn screening. *Am J Hum Genet.* 2004; 75:1136-1142

22. Ceglarek U, Müller P, Stach B, Bührdel P, Schindler I, Thiery J, Kiess W. Einführung der Tandem-Massenspektrometrie. *Ärzteblatt Sachsen* 2002; 1/2002:19-21

23. deSousa C, Chalmers RA, Stacey TE, Tracey BM, Weaver CM, Bradley D. The response to L-carnitine and glycine therapy in isovaleric acidaemia. *Eur J Pediatr* 1986; 144:451-456

24. Naglak M, Salvo R, Madsen K, Dembure P, Elsas L. The treatment of isovaleric acidemia with glycine supplement. *Pediat Res* 1988; 24:9-13

25. Fries MH, Rinaldo P, Schmidt-Sommerfeld E, Jurecki E, Packman S. Isovaleric acidemia: response to a leucine load after three weeks of supplementation with glycine, L-carnitin, and combined glycine-carnitine therapy. *J Pediatr* 1996; 129:449-453

26. Jouvet P, Poggi F, Rabier D, Michel JL, Hubert P, Sposito M, Saudubray JM, Man NK. Continuous venovenous haemodiafiltration in the acute phase of neonatal maple syrup urine disease. *J Inher Metab Dis* 1997; 20:463-472

27. Rhead WJ, Tanaka K. Demonstration of a specific mitochondrial isovaleryl-CoA dehydrogenase deficiency in fibroblasts from patients with isovaleric acidemia. *Proc Nat Acad Sci* 1980; 77:580-583

28. Itoh T, Itoh T, Ohba S, Sugiyama N, Mizuguchi K, Yamaguchi S, Kidouchi K. Effect of carnitine administration on glycine metabolism in patients with isovaleric acidemia: significance of acetylcarnitine determination to estimate the proper carnitine dose. *Tohoku J Exp Med* 1996; 179:101-109

29. Ogier de Baulny H, Saudubray JM. Branched-Chain Organic Acidurias. In: Fernandes J, Saudubray JM, v. d. Berghe G.(Eds): Inborn Metabolic Diseases. Diagnosis and Treatment. *Springer Verlag, Berlin (3. ed),* 2000; pp. 196-212

30. Elsas LJ, Acosta PB. Nutritional support of inherited metabolic disease . In: Shils ME, Olson JA, Shike M, Ross AC (Eds.): Modern Nutrition in Health and Disease. *Lea & Febiger, Philadelphia,(9th ed.)* 1999; pp. 1003-1056

31. Deutsche Gesellschaft für Ernährung, Österreichische Gesellschaft für Ernährung, Schweizerische Gesellschaft für Ernährungsforschung, Schweizerische Vereinigung für Ernährung. Referenzwerte für die Nährstoffzufuhr 1. Auflage, Umschau/Braus, Frankfurt/M 2000

32. Gropper S, Acosta PB. The effect of simultaneous ingestion of L-amino acids and whole protein on plasma amino acid concentrations. *JPEN* 1991; 15:48-53

33. Herrmann ME, Brösicke HG, Keller M, Mönch E, Helge H. Dependence of the utilization of a phenylalanine-free amino acid mixture on different amounts of single dose ingested. A case report. *Eur J Pediatr* 1994; 153 (7):501-503

34. Metges CC, El-Khoury AE, Selvaraj AB, Tsay RH, Atkinson A, Regan MM, Bequette BJ, Young VR. Kinetics of L-[1-(13)C]leucine when ingested with free amino acids, unlabeled or intrinsically labeled casein. *Am J Physiol Endocrinol Metab.* 2000; 278:E1000-1009

35. Deutsche Gesellschaft für Ernährung. Empfehlungen für die Nährstoffzufuhr. 4. Erweiterte Überarbeitung, *Umschau Verlag, Frankfurt* 1985

36. Arbeitsgemeinschaft für Pädiatrische Diätetik (APD). Nährwerttabelle zur Behandlung von angeborenen Aminosäuren-Stoffwechselstörungen 2002

37. Müller E. Aminosäurenstoffwechselstörungen mit mildem Verlauf. In: Müller E. Praktische Diätetik in der Pädiatrie. Grundlagen für die Ernährungstherapie. *sps Verlag, Heilbronn* 2003; S.73-75

38. Smith JL, Heymsfield SB. Eneteral Nutrition support: Formula preparation from modular ingredients. *J Parent Ent Nutr* 1983; 7:280-288

39. Dixon AM, Leonard JV. Intercurrent illness in inborn errors of intermediary metabolism. *Arch Dis Child* 1992; 67:1387-1391

40. Kleijer WJ, van der Kraan M, Huijmans JG, van den Heuvel CM, Jakobs C. Prenatal diagnosis of isovaleric acidemia by enzyme and metabolite assay in the first and second trimester. *Prenat Diagn* 1995; 15:527-533

41. Shigematsu Y, Hata I, Nakai A, Kikawa Y, Sudo M, Tanaka Y, Yamaguchi S, Jakobs C. Prenatal diagnosis of organic acidemias based on amniotic fluid levels of acylcarnitines. *Pediatr Res* 1996; 39:680-684

42. Whissell-Buechy D, Amoore JE. Odour-blindness to musk: simple recessive inheritance. *Nature* 1973; 242:271-273

Lysinurische Proteinintoleranz (LPI)

OMIM 222700

Definition

Bei der autosomal rezessiv vererbten Lysinurischen Proteinintoleranz handelt es ich um einen Defekt im Transport der dibasischen Aminosäuren (Ornithin, Lysin, Arginin). Das defekte Protein ist an der basolateralen Seite der Darmepithel- und Nierentubuluszellen lokalisiert. Die Aminosäuren können in die Zellen eingeschleust, jedoch nicht in adäquater Menge in das Blut abgegeben werden. Daraus resultiert funktionell ein Verlust der dibasischen Aminosäuren mit dem Urin und eine mangelhafte Resorption aus dem Darm. Die Folge sind niedrige Blutspiegel dieser Aminosäuren. Für die Funktion des Harnstoffzyklus fehlen in der Leber Arginin und Ornithin, wodurch es zu Hyperammonämien kommen kann.

Synonyme

Lysinuric protein intolerance, LPI, Dibasicaminoaciduria II
Mangel an: „solute carrier family 7, member 7"; SLC7A7; y(+)L-type amino acid transporter 1 (OMIM 603593)

Manifestationsalter

Die klinischen Symptome treten in Abhängigkeit von der Proteinzufuhr auf. In der Regel sind Neugeborene und Säuglinge während der Ernährung ausschließlich mit Muttermilch unauffällig. Nach Zufuhr größerer Eiweißmengen (pro kg KG) kann es zu dramatischen Ereignissen durch Hyperammonämie wie bei angeborenen Harnstoffzyklusdefekten kommen. Falls es nicht zu einer solchen akuten Symptomatik kommt, zeigt sich im späten Säuglings- oder Kleinkindesalter als erstes ein statomotorischer Entwicklungsrückstand.

Klinische Symptome

Im Säuglingsalter treten in Abhängigkeit von der Eiweißzufuhr zunächst postprandial Hyperammonämien auf, die wie bei den angeborenen Störungen des Harnstoffzyklus mit Lethargie, Koma und Krampfanfällen, Erbrechen, evtl. Hyperventilation, Hirnödem, Ataxie und Hypotonie einhergehen können [2-6]. Die Lysinurische Proteinintoleranz ist auch als Ursache für einen plötzlichen Kindstod (Sudden infant death, SIDS) beschrieben worden [7].

LYSINUR

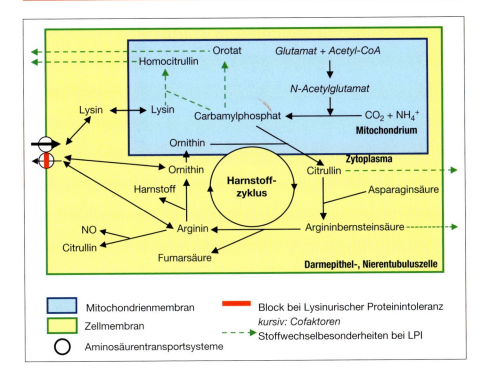

In der Regel entwickeln die Patienten schon in der Kindheit eine Aversion gegen eiweißreiche Nahrungsmittel. Die im Kindes- z. T. bis zum Erwachsenenalter zu beobachtenden Symptome sind:
- **statomotorische Retardierung** (oft deutlich geringeres Längenwachstum, Untergewicht) [2,6]
- **Lebervergrößerung** meist ohne Zeichen einer Leberinsuffizienz (leichte Transaminasenvermehrung), selten im Kindesalter auch mit einer Milzvergrößerung beobachtet [2,8,9]
- **interstizielle Pneumonien, Lungenfibrose** gelegentlich in lebensbedrohlicher Ausprägung [2, 8,10-13]
- **fokale Glumerulonephritis**, selten auch Tubulopathien [2,8,10,14]
- **deutliche Osteoporose** bei fast allen Patienten im Erwachsenenalter mit und der Gefahr von Frakturen bei geringgradigen Traumen [2,15-17]
- **hämatologische Auffälligkeiten** mit hämolytischer Anämie, Erythrophagocytose im Knochenmark [10,18,19]
- **Immunschwäche** mit schweren Verläufen nach Varizelleninfektionen [2,9,20]
- **Lupus erythematodes** [16,21-23]
- **Muskelhypotonie** [2,16]

Biochemische Grundlagen

Die lysinurische Proteinintoleranz ist eine Multiorganerkrankung, wobei als primärer Defekt lediglich eine Störung des Transporters von Lysin, Ornithin und Arginin an der basolateralen Seite der Zellmembranen von Darm und den Nieren feststeht (Defekt des y(+)L-type aminoacid transporter 1, auch „solute carrier family 7, member 7" genannt; OMIM 603593) [24,25]. Es kommt letztendlich zu einer verminderten Resorption der dibasischen Aminosäuren aus dem Darm einerseits und zu einem ständigen renalen Verlust mangels ausreichender Rückresorption aus dem Primärharn andererseits. Da nur der Efflux der drei kationischen Aminosäuren betroffen ist und diese sich in den Zellen anstauen, bleibt als einziger Weg der Ausschleusung z.B. in Form von Citrullin. Citrullin ist wie Arginin und Ornithin ein Harnstoffzyklusmetabolit, benutzt aber andere Membrantransportsysteme. Es kommt deshalb zur Hypercitrullinämie.

Die Aminosäurenveränderungen sind deutlich messbar:
Hohe Konzentrationen von Lysin, Ornithin und Arginin im Urin, niedrige oder niedrig normale Spiegel im Blut. Dies sind aber nicht die einzigen Auffälligkeiten bei den Aminosäuren. Im Blut findet man auch Glycin, Serin, Alanin, Glutamin, Prolin und vor allem Citrullin vermehrt [1-3].

Aminosäuren	Blut in mmol/l		Urin in mmol/24h/1,73m²	
	Normal [2]	LPI [2]	Normal *	LPI [2]
Lysin	0,071–0,151	0,032–0,179	0,115–1,682	1,022–7,000
Ornithin	0,027–0,086	0,002–0,083	0,016–0,134	0,091–0,134
Arginin	0,023–0,086	0,012–0,058	trace–0,077	0,076–0,687
Citrullin	0,012–0,055	0,141–0,530	trace–0,056	0,155–0.988
Alanin	0,173–0,305	0,417–1,017		

* Normwerte nach Liappis [26] nach Berücksichtigung der Streubreiten bei Frauen und Männern ohne Bezug auf die Körperoberfläche

Tab.1: Aminosäurenkonzentrationen in Blut und Urin bei Gesunden und Patienten mit lysinurischer Proteinintoleranz

Hydroxyprolin und Cystin sind bei der Mehrzahl der Betroffenen im Urin vermehrt nachzuweisen.

Besonders nach Eiweißbelastungen findet man neben den eben genannten Veränderungen im Urin auch Homocitrullin, etwas Argininbernsteinsäure und Homoarginin sowie in größeren Mengen Orotat [27,28].
Alle genannten Aminosäurenveränderungen sind stark nahrungsabhängig; so kann ein Patient mit LPI bei selbst gewählter eiweißreduzierter Kost ein völlig normales Ausscheidungsmuster im Urin aufweisen.

LYSINUR

Der Mangel von Arginin (und Ornithin) mit Funktionsminderung des Harnstoffzyklus einerseits und von Lysin als essenzielle Aminosäure andererseits scheinen die entscheidenden Ausgangspunkte für alle klinischen Symptome zu sein, zu denen noch folgende gehören: immunologische Auffälligkeit, wahrscheinlich verursacht durch einen Mangel an Stickoxyd (NO), das normalerweise aus Arginin gebildet wird [20,29]. Aber auch erhöhte NO-Produktion bei LPI-Patienten ist beschrieben worden [29a].
Carnitinmangel ist wahrscheinlich verantwortlich für die Muskelhypotonie und eventuell auch für Leberveränderungen. Carnitin wird im Körper aus Lysin (und Methionin) synthetisiert [30,31].
Die Pathomechanismen der Lungen, Leber und Knochenmarkveränderungen, in deren Folge es zu Ferritinvermehrungen im Blut [32] und zum Anstieg der Aktivität der Laktatdehydrogenase kommt, sind weitgehend unklar. Der Lysinmangel ist aber sicher dafür mitverantwortlich.
Die interstiziellen Lungenveränderungen lassen sich nicht durch Cortison beeinflussen [11].

Genetische Befunde

Die lysinurische Proteinintoleranz ist eine relativ seltene Erkrankung, wobei sie in Finnland häufiger vorkommt. Etwa die Hälfte der mittlerweile weltweit etwa 250 Patienten zählenden Gruppe stammen aus Finnland.
Das Gen der autosomal rezessiv vererbten lysinurische Proteinintoleranz ist auf dem Chromosom 14 (14q11.2) lokalisiert.
Eine ganze Reihe von Mutationen wurden beschrieben, die eine örtliche Häufung aufweisen [33,34].

In Finnland 1181,AT, -2
In Italien 543-bp del, NT197; 4-bp ins, NT 1625, M1L
In Japan R410X, IVS4DS, G-A, +1
sowie L334R; 4.bp del, NT1291; G54V; S386R; W242X
Eine Zuordnung von Genotyp zu klinischen Bildern ist bisher nicht beschrieben.

Therapie

Bei der lysinurischen Proteinintoleranz kommt es sowohl zu akuten Ereignissen, verursacht durch Hyperammonämien, als auch zu mehr chronisch ablaufenden Veränderungen. Entsprechend unterschiedlich sind die Behandlungen:
- Akutbehandlung bei Hyperammonämien
- Langzeitbehandlung zur Vermeidung von Hyperammonämien und Substitution von Aminosäuren und anderen lebenswichtigen Substanzen
- Behandlung anderer Symptome wie Pneumonien, Osteoporose, Glomerolynephritis, Anämie, Immunschwäche etc.

LYSINUR

Erst-/Notfallbehandlungen bei lysinurischer Proteinintoleranz

Alle Patienten müssen einen vom betreuenden Stoffwechselzentrum erstellten Notfallplan besitzen, der die individuellen Besonderheiten des Betroffenen berücksichtigt.

Eine Notfallbehandlung ist bei drohender und/oder schon eingetretener metabolischer Stoffwechselentgleisung (Hyperammonämie) des Patienten durchzuführen. Ziel der Notfallbehandlung ist die Wiederherstellung einer ausgeglichenen, anabolen Stoffwechsellage, im Besonderen die Senkung der Ammoniakblutkonzentrationen bis in den Normbereich [3,35].
Für eine Beurteilung der Stoffwechselsituation sind folgende Laborparameter unbedingt erforderlich:

- Ammoniak im Blut
- Aminosäuren (quantitativ, innerhalb von 3-5 Stunden!)
- Säure-Basen-Status (Blutgase)
- Ketonkörper im Blut bzw. Urin
- Hämoglobin oder Hämatokrit Elektrolyte im Blut (ab Stufe II)
- Glukose im Blut ab Stufe II)
- Laktat im Blut (ab Stufe II)
- Transaminasen (ab Stufe II)

Die Berechnung des Anion gap (Anionenlücke) ist nur sinnvoll und aussagekräftig, wenn die Blutlaktatkonzentration noch nicht erhöht ist (z.B. aufgrund von Kreislaufzentralisierung).

A N I O N E N L Ü C K E (G A P): $Na^+ + K^+ - (Cl^- + HCO_3^-) = 16 \pm 4$ (normal)

Folgende Medikamente bzw. Infusionslösungen sollten für die Behandlung bereitstehen:

- Argininhydrochlorid (21,0% = 1 mol) — oral oder i. v.)
- Natriumbenzoat — oral (oder i. v.)
- Natriumbicarbonatlösung 8,4% (1 mol) — i. v.
- Natriumphenylbutyrat (Ammonaps) — oral
- (Natriumphenylacetat) — i. v.)
- L-Carnitinlösung — oral oder i. v.
- Glukoselösung 10% — i. v.
- Glukoselösung 20% — i. v.
- Glukoselösung 50% — i. v.
- Glukose-Elektrolytlösung, z.B. Jonosteril päd I — i. v.
- Infusionslösung mit Arginin, Ornithin und Citrullin (5%ig)

Das oberste Prinzip der Notfallbehandlung ist die Senkung der Ammoniakspiegel und der Ausgleich der Aminosäurenimbalanzen und eines möglichen Carnitinmangels.
Da die Hyperammonämie durch eine Überladung des durch Argininmangel insuffizienten Harnstoffzyklus verursacht wird, ist die Zufuhr der für den Harnstoffzyklus notwendigen Aminosäuren neben der Ausschleusung des Ammoniaks über alternative Stoffwechselwege die Therapie der Wahl.
Entsprechend der klinischen Symptomatik der Hyperammonämien, die in drei Stufen eingeteilt wird (in Anlehnung an M. Lindner, Ulm/Heidelberg, persönliche Mitteilung), ist ein situationsentsprechendes Vorgehen zu empfehlen. Dabei bietet sich bei den Stufen I und II eine orale und/oder parenterale, ab Stufe II A ausschließlich eine parenterale Behandlung an.

Eine gute Kontrolle über der Erfolg der Behandlung bietet neben der Bestimmung von Ammoniak, Glutamin und Alanin im Blut auch die Messung der Ausscheidung von Orotat.

Klinische Symptomatik:

Stufe I Gelegentliches Erbrechen (Nachfüttern gelingt), Schwierigkeiten beim Essen (Appetitlosigkeit), Bewusstsein und neurologischer Status unbeeinträchtigt, keine Infektzeichen, keine erhöhte Körpertemperatur
Ammoniak <60 µmol/l (102 µg/dl), Säure-Basen-Status ausgeglichen, keine Ketonkörpervermehrung

Stufe II Gegebenenfalls Temperaturerhöhung, wiederholtes Erbrechen, Inappetenz, Durchfall, Übererregbarkeit oder Schläfrigkeit
Ammoniak <100 µmol/l (<170 µg/dl)

Stufe II A Klinische Zeichen wie Stufe II, aber Ammoniak 100-200 µmol/l (170-340 µg/dl)

Stufe III Somnolenz, Hyperventilation, Krampfanfälle und/oder Ammoniak >200 µmol/l (>340 µg/dl)

Falls der Patient nicht oral ernährt werden kann (trotz Magenverweilsonde, z.B. wegen Erbrechens) oder sich der klinische Zustand verschlechtert, muss er in ein Stoffwechselzentrum gebracht werden. Für den Transport ist unbedingt ein venöser Zugang zu legen und sind Infusionen wie unter der Therapie zu den Stufen II/III angegeben zu verabreichen. Bei Stufe III sollte zum Transport vorsorglich intubiert werden!

a) Orale Notfallbehandlung

Orale Notfallbehandlungen sind nur bei Entgleisungen der oben genannten Stufen I und II durchzuführen. Schon bei der Stufe II A und selbstverständlich bei Stufe III ist mindestens zusätzlich eine sofortige parenterale Versorgung notwendig.

Für die Wahl der jeweiligen Therapie sind die klinischen Symptome entscheidender als die Ammoniakspiegel im Blut! Andererseits sollten erhöhte Ammoniakkonzentrationen bei Fehlen klinischer Symptome nicht als „Laborfehler" abgetan werden.

Stufe I und II

Therapie:
Reduktion der Eiweißzufuhr, ausreichende Gabe von Kalorien durch Verabreichung von Glukose oder Maltodextrinlösung nach den Vorschlägen von Dixon und Leonard [36] (siehe Tabelle 2), notfalls per Magenverweilsonde, evtl. Erhöhung der zu verabreichenden Citrullinmenge (z.B. von 0,1–0,5 g/kg KG auf 1,0 g/kg KG)

Alter in Jahren	Maltodextrinlösung %	kcal/100 ml	Tagesmengen
0– 1	10	40	150–200 ml/kg KG
>1– 2	15	60	95 ml/kg KG
>2– 6	20	80	1.200–1.500 ml
>6–10	20	80	1.500–2.000 ml
>10	25	100	2000 ml

Tab. 2: *Orale Notfallbehandlung von Patienten mit Entgleisungen (nach Dixon and Leonard) [36]*

Erneute Beurteilung der Situation (Klinik, Labor) nach 6 Stunden

Falls Übergang zur Stufe II A:
unverzüglicher Beginn der parenteralen Notfallbehandlung
Falls klinische Besserung und Abfall der Ammoniakkonzentration und Verringerung der Orotatausscheidung:
Rückkehr zur üblichen Medikation. Gabe von zunächst aber nur mit 50% der Menge an natürlichem Eiweiß und nach weiteren 8-24 Stunden zu der gesamten ursprünglichen Menge.

b) Parenterale Notfallbehandlung

Stufen II A und III
Therapie beginnen, ohne die Laboruntersuchungsergebnisse (außer von Ammoniak) abzuwarten: Zentralen Zugang legen!

LYSINUR

Infusion von:
> 120 ml/kg KG Tag Glukose-Elektrolytlösung (z.B. Jonosteril päd I)
> + 30-50 ml/kg KG Tag Glukose 20%
> + Lösung mit Ariginin, Ornithin und Citrullin (Spezialanfertigung, z.B. 5%ig) 0,5-1,0 mmol/kg/h, alternativ (wenn eine solche Lösung nicht zur Verfügung steht) Argininhydrochlorid 210 mg (1 M), 2 ml/kg KG Tag
> + Natriumbenzoat 200 mg/kg KG Tag
> (+ Natriumphenylacetat, falls verfügbar, in gleicher Dosierung wie Natriumbenzoat)
> + L-Carnitin 100 mg/kg KG Tag

Unterbrechung der Eiweißzufuhr für 4 Stunden.

Nach 4 Stunden Laborkontrolle (Ammoniak, Säure-Basen-Status, falls Ammoniak >100 µmol/l und <200 µmol/l (>170 µg/dl und <340µg/dl) Natriumbenzoatzufuhr erhöhen auf 250 mg/kg KG Tag

Nach weiteren 4 Stunden Laborkontrolle (Ammoniak, Säure-Basen Status, Glukose, Laktat, Hämoglobin/Hämatokrit, Aminosäuren), danach in Abhängigkeit von der Ammoniakkonzentration (weiterer Anstieg oder Abfall) Therapie fortsetzen
oder
bei Besserung bzw. Stoffwechselnormalisierung Reduzierung der Infusion und schrittweise Rückkehr zur üblichen Ernährung und Medikation innerhalb von 2-3 Tagen.

Spezifische Kontrollparameter der Erst/Notfallbehandlung

Kontrolle der Blutkonzentrationen von:

> Ammoniak <150 µmol/l (263 µg/dl) bei Neugeborenen,
> sonst <100 µmol/l (170 µg/dl)
> Glutamin <800-1000 µmol/l
> Alanin <600 µmol/l
> Arginin 100-200 µmol/l
> Benzoat <2 mmol/l (<24,4 mg/dl) (besonders bei intravenöser Natriumbenzoatgabe)
> Benzoat ist in höheren Konzentrationen (>~1000 mg/dl) toxisch und führt zu ähnlichen klinischen Symptomen wie bei Hyperammonämien.

Kontrolle der Urinkonzentrationen:
> Die Konzentration der Orotsäure sollte im Lauf der Behandlung abnehmen, am Ende möglichst nur noch als Spur nachweisbar sein.

Langzeitbehandlung

Medikamentöse Behandlung

Prinzip

Die Patienten leiden unter dem Verlust der drei Aminosäuren Arginin, Ornithin und Lysin wodurch ein Engpass bei der Bildung von Harnstoff gibt. Der erste Schritt der Behandlung ist eine Reduktion der Eiweißzufuhr. Außerdem soll die einzige Möglichkeit der suffizienten Zufuhr von am Harnstoffzyklus teilnehmenden Aminosäuren genutzt werden, nämlich die Zufuhr von Citrullin, das einen anderen Membrantransporter als die dibasischen Aminosäuren benutzt.

Dosierung: **L- Citrullin 0,1–0,5 g/kg KG und Tag [3]**

Wegen der schlechten Resorption von Arginin ist eine solche orale Substitution nicht sehr erfolgreich.
Die Citrullingabe erhöht die Eiweißtoleranz der Patienten erheblich, so dass eine weitere Gabe von Aminosäuren (z.B. von Lysin) entfallen kann. Separate Lysingabe führt darüber hinaus gelegentlich sowohl zu Durchfällen als auch zu Ammoniakerhöhungen [37-40].
Bei niedrigen Konzentratinen von Carnitin im Blut sollte dieses unbedingt substituiert werden. Dies hat zusätzlich einen Effekt der Einsparung von Lysin.

Diätetische Behandlung

Behandlungsprinzip

Die diätetische Behandlung besteht in einer Eiweißrestriktion zur Vermeidung von Hyperammonämie, bei der die Eiweißzufuhr bis auf den minimalen sicheren Bedarf zur Senkung des Ammoniakspiegels in den Normbereich reduziert wird Mit der begrenzten exogenen Stickstoffzufuhr und der gleichzeitigen Verminderung des endogenen Eiweißabbaus (durch eine ausreichende Kalorienzufuhr!) soll der Freisetzung von Ammoniak entgegen gewirkt werden. Dabei liegt die tolerierte Eiweißmenge pro kg Körpergewicht im Säuglingsalter und in Phasen schnellen Wachstums höher als im Kindesalter. Bei Supplementierung von Citrullin wird die Eiweißtoleranz erhöht und es kann die Gabe von Lysin, das sehr schlecht resorbiert wird und zu osmotischem Durchfall führt, entfallen [3].

Mit der eiweißarmen bzw. eiweißberechneten Diät (je nach Einschränkung der Eiweißzufuhr) ist ein Verzicht auf eiweißreiche Lebensmittel wie z.B. Fleisch, Fisch, Milch, Eier – außer berechneten Mengen an Muttermilch und Säuglingsmilchnahrung im Säuglingsalter verbunden – sowie eine begrenzte Aufnahme von genau berechneten Mengen an eiweißarmen Lebensmitteln wie z.B. Obst, Gemüse und Kartoffeln.

LYSINUR

Bei einer Eiweißtoleranz, die deutlich unterhalb der empfohlenen altersgerechten minimalen Eiweißzufuhr liegt, ist für ein optimales Wachstum und zur Deckung des Bedarfs an essentiellen Aminosäuren die Einnahme eines Gemisches aus essentiellen Aminosäuren erforderlich. Es werden mit dem Gemisch nur essentielle Aminosäuren zugeführt, damit der Körper überschüssigen Stickstoff für die Synthese von nicht-essentiellen Aminosäuren verwenden und auf diese Weise eliminieren kann. Das Aminosäurengemisch muss mit Vitaminen, Mineralstoffen und Spurenelementen angereichert sein, da die eiweißarme Ernährung kein tierisches Eiweiß zulässt, das reich an diesen Nährstoffen ist. Darüber hinaus ist auf eine ausreichende Energiezufuhr zu achten, um normale Wachstumsraten zu erzielen und Eiweißabbau zu verhindern. Dies wird im Wesentlichen mit industriell hergestellten eiweißarmen Speziallebensmitteln (eiweißarme Mehle, Nudeln, Gebäck, Brot, Milchgetränk) erreicht, die eiweißreiche Lebensmittel ersetzen, sowie mit Fett (Streichfette und Öle) und Kohlenhydraten (z.B. Rohrzucker, zuckerhaltige Getränke). Die Patienten sollten keine Lakritze essen!

Ziele der Ernährungsbehandlung

Mit der diätetischen Behandlung sollen folgende Ziele erreicht werden:
- Senkung und Aufrechterhaltung des angestrebten Ammoniakspiegels (siehe Tabelle 1)
- eine Vermeidung von hyperammonämischen Krisen
- normale Orotsäureausscheidung im Urin
- eine normale Wachstumsrate bei Säuglingen und Kindern und Gewichtserhaltung bei älteren Patienten
- Vermeidung und schnelle Beendigung von katabolen Zuständen (z.B. bei Infekten, Erbrechen, Durchfall, Gewichtsverlust), die zu einem Anstieg der Ammoniakkonzentration im Blut führen, durch eine ausreichende Energie- und angepasste Eiweißzufuhr evtl. auch durch konsequentes Sondieren der Nahrung sowie häufige kleine Mahlzeiten.

Alter	Ammoniak (µmol/l)	Ammoniak (µg/dl)
Neugeborene	bis 110	bis 187
jenseits des Neugeborenenalters	unter 80	unter 136

Tab. 1: Normalwerte der Ammoniakkonzentration (venöses Plasma!, enzymatisch) [41]

Diätvorschrift

Eiweiß

1. Die tolerierte Eiweißmenge ist sehr unterschiedlich und muss bei jedem Patienten individuell durch Titrieren gegen die Blutammoniakkonzentration ermittelt werden. Sie ist abhängig vom Ausmaß der Hyperammonämie, dem Alter, der Wachstumsrate und dem Gesundheitszustand. Insbesondere Infektionen, Schwangerschaft und Stillzeit können zu einer extremen Veränderung der Eiweißtoleranz führen. Mit einer Citrullin Supplementation tolerieren Kinder täglich 1,0-1,5 g Eiweiß/ kg und Erwachsene 0,5-0,8 g Eiweiß/kg [3].

LYSINUR

2. Die empfohlene Eiweißzufuhr, die normale „NH$_3$-Spiegel" gewährleistet, orientiert sich an dem minimalen Eiweißbedarf (siehe Tabelle 2), der nur bei Aufnahme eines biologisch hochwertigen Eiweißes für einen altersabhängigen Erhaltungsbedarf und ein altersabhängiges Wachstum ausreichend ist. Liegt die tolerierte Eiweißmenge unterhalb des minimalen Bedarfs und berücksichtigt man die Eiweißqualität und Verdaulichkeit des Nahrungseiweißes, kann der Zusatz eines Gemisches aus essentiellen Aminosäuren für eine ausreichende Ernährung und normale Wachstumsrate erforderlich sein.
Bei Gabe von Natriumbenzoat, -phenylacetat oder -phenylbutyrat erhöht sich die tolerierte Eiweißzufuhr.
3. Die 2-tägige eiweißfreie Ernährung bei Erstversorgung soll am 3. Tag beginnend mit 0,5 g natürlichem Eiweiß/kg KG Tag und schrittweiser Steigerung auf 1 g/kg KG Tag zusammen mit 0,5 g/kg KG Tag eines Gemisches aus essentiellen Aminosäuren ergänzt werden.
4. Die Zufuhr muss häufig an die Veränderung der Aminosäurenwerte im Serum und die Ammoniak- und/oder Glutaminkonzentration im Plasma angepasst werden (siehe Kontrolluntersuchungen).
5. Im Bedarfsfall sollte die Ernährung auch unter Verwendung einer Magenverweilsonde, gegebenenfalls über ein Gastrostoma (PEG) vorgenommen werden.

Alter	Eiweiß (g/kg KG Tag) * (natürliches Eiweiß mit/ohne Aminosäurengemisch)
Säuglinge	1,8-2,0
Kleinkinder	1,2-1,5
Schulkinder	1,0
Jugendliche/Erwachsene	<0,5 (0,6-0,8 WHO)

*Der tatsächliche Bedarf kann von dem angegebenen erheblich abweichen
Tab. 2: Durchschnittliche minimale Eiweißzufuhr [42]

Essentielle Aminosäuren

1. Reicht die Einschränkung der Zufuhr an natürlichem Nahrungseiweiß bis zum minimalen Bedarf allein nicht aus oder wird von den Patienten nicht toleriert, muss ein Teil der natürlichen Eiweißmenge durch ein Gemisch aus essentiellen Aminosäuren (bis 0,7 g/kg Tag), das reich an verzweigtkettigen Aminosäuren und arm (jedoch bedarfsdeckend!) an Tryptophan ist, ersetzt werden (Hohe Tryptophankonzentrationen führen zu Appetitmangel!) [43]
2. Dabei soll die Menge an natürlichem Eiweiß und an Gemisch aus essentiellen Aminosäuren etwa 1:1 betragen (z.B.: 0,5 g/kg KG natürliches Eiweiß + 0,6 g/kg KG essentielle Aminosäuren) [43]
3. Ausgehend davon, dass 0,6 g essentielle Aminosäuren 1 g Eiweiß-Äquivalent entsprechen, werden mit 0,5 g/kg KG natürlichem Eiweiß plus 0,6 g/kg KG essentiellen Aminosäuren (= 1,0 g Eiweiß-Äquivalent) 1,5 g Eiweiß-Äquivalent/kg KG zugeführt, das den Bedarf für ein Kleinkind bei gleichzeitiger ausreichender Energiezufuhr deckt.

LYSINUR

Fett

Die Fettzufuhr soll in Abhängigkeit vom Alter bei 30-40% der Gesamtkalorien liegen. Im 1. Lebensjahr beträgt sie 4-5 g/kg KG (35-50% der Gesamtkalorien). Eine altersabhängige Zufuhr von 2,5-4,0% der Gesamtkalorien als Linolsäure (n-6) sowie 0,5% als α-Linolensäure (n-3) wird empfohlen [44]. Dabei sollte ein Verhältnis n-6 zu n-3 von weniger als 5:1 (bis 15:1 bei Säuglingen) angestrebt werden, das als präventiv wirksam angesehen wird und mit der Aufnahme von Soja-, Walnuss- und Rapsöl am besten zu erzielen ist, da diese Öle einen hohen Gehalt an α-Linolensäure haben. Auf eine ausreichende Aufnahme von Fett in Form von Streichfetten und Ölen ist zu achten, da Lebensmittel mit sog. „versteckten" Fetten, wie man sie in Fleisch, Wurst, Käse, Milch, Schokolade findet, im eiweißarmen Ernährungsplan nicht erlaubt sind und als Fettlieferanten nicht zur Verfügung stehen. Besonders in Phasen schnellen Wachstums – während der ersten Lebensjahre und während eines Pubertäts-Wachstumsschubes – wird ein zusätzlicher Energiebedarf durch einen erhöhten Fettanteil in der Nahrung leichter befriedigt.

Energie

Die Energiezufuhr richtet sich nach den Empfehlungen der DGE 2000 [44] und soll ausreichend bis hochnormal (10-20% über den Richtwerten) sein – besonders im Neugeborenenalter (siehe Tabelle 4). Bei Infekten und hyperammonämischen Krisen ist sie bis auf 120% der Richtwerte zu erhöhen (z.B. mit Minus_1 *Eiweißfrei* (SHS, Heilbronn) oder basic-p (Milupa, Friedrichsdorf)). Sie soll eine normale Gewichtszunahme bei Säuglingen und Kindern ermöglichen und zur Gewichtserhaltung bei älteren Patienten beitragen.

Alter	kcal/Tag		kcal/kg KG Tag	
	m	w	m	w
0 – < 4 Monate	500	450	94	91
4 – <12 Monate	700	700	90	91
1 – < 4 Jahre	1.100	1.000	91	88
4 – < 7 Jahre	1.500	1.400	82	78
7 – <10 Jahre	1.900	1.700	75	68
10 – <13 Jahre	2.300	2.000	64	55
13 – <15 Jahre	2.700	2.200	56	47
15 – <19 Jahre	3.100	2.500	46	43
19 – <25 Jahre	3.000	2.400	41	40

Tab. 4: *Richtwerte für die Energiezufuhr bei mittlerer körperlicher Aktivität (DGE 2000) [44]*

LYSINUR

Flüssigkeit

Die empfohlene Flüssigkeitsmenge richtet sich nach den Empfehlungen der DGE 2000 [44] (siehe Tabelle 5). Unter normalen Bedingungen ist eine minimale Flüssigkeitszufuhr von 1 ml/kcal zu verabreichen.

Alter	ml/kg KG Tag
0 – < 4 Monate	130
4 – <12 Monate	110
1 – < 4 Jahre	95
4 – < 7 Jahre	75
7 – <10 Jahre	60
10 – <13 Jahre	50
13 – <15 Jahre	40
15 – <19 Jahre	40
19 – <25 Jahre	35

Tab. 5: Richtwerte für die Flüssigkeitszufuhr (DGE 2000) [44]

Vitamine, Mineralstoffe und Spurenelemente

1. Die Vitamin-, Mineralstoff- und Spurenelementversorgung richtet sich nach den Empfehlungen der DGE 2000 [44]. Bei starker Einschränkung der Zufuhr an natürlichem Eiweiß kommt es regelmäßig zu einer Unterversorgung, die die Zugabe eines Vitamin-, Mineralstoff- und Spurenelementpräparats (z.B. Seravit, Fa. SHS, Heilbronn) erforderlich macht. Dies gilt insbesondere für Kalzium, Magnesium, Eisen, Zink, Folsäure und die B-Vitamine. Bei Zugabe eines Gemisches essentieller Aminosäuren zusammen mit Minus_1 *Eiweißfrei* bzw. basic-p, die beide mit Vitaminen, Mineralstoffen und Spurenelementen angereichert sind, wird der Bedarf normalerweise gedeckt (siehe Tabelle 6).
2. Eine Berechnung der Mikronährstoffzufuhr durch die Diät in größeren Abständen wird empfohlen.

Zubereitung nach Diätvorschrift

Eiweiß

1. Es wird die Menge an Muttermilch oder Säuglingsmilchnahrung berechnet, die der tolerierten Menge an natürlichem Eiweiß entspricht. Muttermilch ist gegenüber Säuglingsmilchnahrung wegen des geringeren Eiweißgehalts bei gleicher Energiezufuhr und der bifidogenen Wirkung auf die Darmflora zu bevorzugen. In den meisten Fällen kann

sie ausschließlich verwendet werden ohne oder mit einer nur einmaligen Gabe eines Gemisches aus essentiellen Aminosäuren zusammen mit Minus_1 *Eiweißfrei* pro Tag. Der Eiweißgehalt in Muttermilch beträgt durchschnittlich 1,1 g/100 ml; der Eiweißgehalt in Säuglingsmilchnahrungen ist der Nährwerttabelle zur Behandlung von angeborenen Aminosäurenstoffwechselstörungen [45] oder den Herstellerangaben zu entnehmen.
2. Muss die normale Muttermilchmenge beim Stillen reduziert werden (sog. Teilstillen), bekommt der Säugling je nach Bedarf entweder bei jeder Mahlzeit eine kleine Menge Minus_1 *Eiweißfrei* zusammen mit einem Gemisch aus essentiellen Aminosäuren und wird anschließend gestillt oder der Säugling wird bei jeder zweiten Mahlzeit gestillt und bekommt dazwischen Minus_1 *Eiweißfrei* zusammen mit einem Gemisch aus essentiellen Aminosäuren. Die getrunkene Muttermilchmenge wird durch (gelegentliches) Wiegen des Säuglings vor und nach dem Anlegen festgestellt.
3. Bei Fütterung von Säuglingsmilchnahrung oder abgepumpter Muttermilch wird diese mit dem Messbecher abgemessen bzw. abgewogen. Die Tagesmenge wird auf die Anzahl der Mahlzeiten verteilt und die Teilmenge wird entweder zuerst gefüttert und anschließend Minus_1 *Eiweißfrei* zusammen mit einem Gemisch aus essentiellen Aminosäuren oder sie wird mit Minus_1 *Eiweißfrei* und einem Gemisch aus essentiellen Aminosäuren gemischt verabreicht.
4. Vom 5. Monat (spätestens 7. Monat) an wird die Milchnahrung teilweise durch feste Kost ersetzt. Sie wird aus der Nährwerttabelle zur Behandlung von angeborenen Aminosäurenstoffwechselstörungen [45] ausgewählt und die erlaubte Menge berechnet und abgewogen. Bei Patienten mit milden Verlaufsformen sollte ca. 30-50% des natürlichen Eiweißes in biologischer hochwertiger Form, z.B. als Milch und Milchprodukte, verabreicht werden. Bei der Verwendung von eiweißarmen Speziallebensmittel wie Brot und Teigwaren können hochwertige Eiweißträger großzügiger eingesetzt werden.
5. Es wird die erforderliche Menge an dem Gemisch essentieller Aminosäuren berechnet, dessen Eiweißäquivalentgehalt sich durch Division des Aminosäurengehalts mit dem Faktor 0,6 ergibt, da 0,6 g essentielle Aminosäuren 1 g Eiweißäquivalent entsprechen.

E-AM 1	Für Säuglinge zur Zubereitung der Flaschennahrung und Anreicherung der Beikost im 1. Lebensjahr (SHS, Heilbronn)
E-AM 2 e-am Anamix	für Klein- und Schulkinder (SHS, Heilbronn)
UCD 1	für Säuglinge (Milupa, Friedrichsdorf)
UCD 2	für Klein- und Schulkinder, Jugendliche und Erwachsene (Milupa, Friedrichsdorf)

Tab. 6: Gemische essentieller Aminosäuren, angereichert mit Vitaminen, Mineralstoffen und Spurenelementen

LYSINUR

6. Das Aminosäurengemisch wird zusammen mit Minus_1 Eiweißfrei bzw. basic-p abgewogen und in der entsprechenden Menge mit Muttermilch oder Säuglingsmilchnahrung verabreicht. Beim Stillen wird es entweder im Wechsel mit der Brustmahlzeit oder in einer kleinen Menge vor jeder Brustmahlzeit verabreicht. Später sollte es in Gemüse- bzw. Obstsäfte, Tee, Limonade etc. eingerührt oder gemixt (Schüttelbecher) und gemeinsam mit dem natürlichen Nahrungseiweiß in mindestens drei Einzelportionen gleichmäßig über den Tag verteilt eingenommen werden. Moderne Aminosäurenmischungen sind bereits portioniert, leichter löslich und mit Energiekomponenten versetzt, die eine verbesserte Verwertbarkeit und Verträglichkeit erwarten lassen und eine häufigere Einnahme ermöglichen, auch unabhängig von den Mahlzeiten.

Energie

1. Es wird der Energiegehalt aus Muttermilch oder Säuglingsmilchnahrung und/oder fester Kost und dem Gemisch essentieller Aminosäuren berechnet.
2. Der berechnete Energiegehalt wird vom täglichen Energiebedarf abgezogen.
3. Der restliche Bedarf wird bei der Flaschen- und Beikostzubereitung mit Minus_1 *Eiweißfrei* (SHS, Heilbronn) bzw. basic-p (Milupa, Friedrichsdorf) (Fett- und Kohlenhydratgemisch mit Vitaminen, Mineralstoffen, Spurenelementen) und später mit Fetten (Streich- und Kochfett) und Ölen – bis zu 30-45% der Gesamtenergie –, wobei nicht ausschließlich pflanzliche Fette, sondern auch tierische Fette wie Butter, Schmalz und Sahne verwendet werden sollten, um ein ausgewogenes Verhältnis zwischen gesättigten und ungesättigten Fettsäuren zu erzielen. Mit Maltodextrin (SHS, Heilbronn), Rohr- oder Traubenzucker, Duocal (SHS, Heilbronn) oder eiweißfreien Lebensmitteln und gesüßten Getränken wird ein weiteres Defizit ausgeglichen.

Flüssigkeit

Für die Flaschenzubereitung

- Trinkwasser abkochen, auf 60°C abkühlen lassen und 2/3 der erforderlichen Trinkmenge in ein Fläschchen füllen
- Die verordnete Menge an Aminosäurengemisch, Säuglingsmilchnahrung und Minus_1 *Eiweißfrei* bzw. basic-p abwiegen und hinzufügen
- Fläschchen gut verschließen und schütteln
- Mit abgekochtem Wasser auf die entsprechende Trinkmenge auffüllen
- Jedes Fläschchen frisch zubereiten

Bei Zubereitung der gesamten Tagestrinkmenge wird diese in die gewünschte Anzahl von Fläschchen verteilt und gut verschlossen im Kühlschrank aufbewahrt. Das Fläschchen wird vor dem Füttern auf Trinktemperatur erwärmt und sofort verwendet.

Für die Getränkezubereitung

Das Aminosäurengemisch ist portionsweise mit einer ausreichenden Menge Flüssigkeit einzunehmen (5-10 g in 150 ml Flüssigkeit), um eine hinreichend niedrige Osmolalität zu erreichen, die im Säuglingsalter unter 450 mOsm/kg und danach zwischen 450 und 700 (nicht >1000) mOsm/kg liegen sollte. Denn Diarrhoe, gastrointestinale Beschwerden, Übelkeit und Erbrechen können als Folge hyperosmolarer Nahrung auftreten.

Vitamine, Mineralstoffe und Spurenelemente

1. Es wird die Vitamin-, Mineralstoff- und Spurenelementzufuhr aus der Milchnahrung, der festen Kost, dem Gemisch essentieller Aminosäuren und Minus_1 Eiweißfrei oder basic-p berechnet.
2. Die berechnete Menge wird vom empfohlenen Bedarf abgezogen.
3. Der Restbedarf wird mit Seravit (SHS, Heilbronn) gedeckt und der Flaschennahrung und/oder dem Getränk in kleinen Portionen zugefügt.

Kontrolluntersuchungen bei Langzeitbehandlung

Allgemeine Kontrolluntersuchungen

Im Rahmen der Langzeitbehandlung von Patienten mit Lysinurischer Proteinintoleranz sollen im Kindesalter alle drei Monate sowie bei Jugendlichen und Erwachsenen 2 x im Jahr folgende Parameter kontrolliert werden:

- Körpergewicht, Länge, Kopfumfang
- Quantitative Bestimmung der Aminosäuren, besonders die Plasmakonzentration von Arginin, Glutamin, Alanin, Threonin, Ornithin, Lysin, Citrullin
- Ammoniak, Glukose, Transaminasen, Ferritin, Lactatdehydrogenase, Blutbild

Mindestens 1x im Jahr sollten zusätzlich gemessen werden:

- Transferrin, Natrium, Kalium, Calcium, Phosphat; Eisen, Magnesium, Selen, Zink, Eiweiß, Harnstoff, Albumin, Prä-Albumin, Gerinnungsstatus, alkalische Phosphatase und Carnitin

Spezielle Kontrolluntersuchungen

- Häufiger als Ammoniak sollte die Orotsäure aus dem Urin gemessen werden, und zwar sowohl im Morgenurin als auch im postprandial gewonnenen Harn.

Folgende Plasmakonzentrationen der angegebenen Kontrollparameter sollten bei der Langzeittherapie angestrebt werden (Nüchternzustand!):

Ammoniak	<150 µmol/l (263 µg/dl)
Threonin	>81 µmol/l
Glutamin	<800 µmol/l
Glycin	<100 µmol/l
Alanin	<800 µmol/l
Citrullin	>15 µmol/l
Arginin	>80 µmol/l

Jeder Patient muss einen Notfallausweis mit allen klinischen Daten besitzen, die für eine Notfallbehandlung wichtig sind, mit der Telefonnummer des betreuenden Stoffwechselzentrums und Angaben über die ersten unverzüglich durchzuführenden medizinischen Maßnahmen.

Weitere Therapiemöglichkeiten:

Neben den speziellen therapeutische Maßnahmen gibt es noch weitere, die wegen speziellen klinischer Symptome empfohlen werden:
Es wird dringend empfohlen, die Patienten wie Gesunde zu impfen, zusätzlich gegen Windpocken und Pneumokokken. Varicellen-Wildinfektionen verlaufen bei Patienten mit lysinurischer Proteinintolernaz häufig sehr schwer! [9,20].

Bei Windpockenerkrankungen vor einer aktiven Impfung sollte passiv immunisiert werden. Das Gleiche gilt für viele Infektionskrankheiten, deren Verlauf durch Gabe von γ-Globulin wesentlich gebessert werden kann [46].

Zur Behandlung der Hämophagocytose sind Cyclosporin A und Steroide eingesetzt worden [47].

Bei einer schwer verlaufenden interstiziellen Pneumonie wurde eine Herz-Lungen-Transplantation vorgenommen [13].

Bezüglich der Osteoporose und der Glomerulonephritis erfolgt die Behandlung wie allgemein üblich (ohne Bezug auf die Grunderkrankung).

Pränatale Diagnostik

In Ermangelung biochemischer Marker ist eine pränatale Diagnostik z.B. aus Chorionzottenbiopsiematerial nur durch DNA-Analysen möglich [33].

LYSINUR

Differentialdiagnostik

An erster Stelle in der Differentialdignostik bei Vermehrung der kationischen (dibasischen) Aminosäuren ist zu denken an:

- Cystinurie mit verschiedenen Typen ((OMIM 220100)
- Hyperlysinämie I (Aminoadipiatsemialdehyd-Synthetase-Defekt (OMIM 238700)
- Hyperlysinämie II (Saccharopinurie) (OMIM 268700)

Ammoniakvermehrungen im Blut und die daraus folgenden klinischen Symptome sind die typischen Zeichen von Störungen des Harnstoffzyklus. Insgesamt sind sechs angeborene Störungen des Harnstoffzyklus bekannt:

- Carbamylphosphatsynthetase-Mangel (CPS) (EC 2.3.4.16) (OMIM 237300)
- N-Acetylglutamatsynthetase-Mangel (NAGS) (EC 6.3.11) (OMIM 237310)
- Ornithintranscarbamylase-Mangel (OTC) (EC 2.1.3.3.) (OMIM 311250)
- Citrullinämie (EC 6.3.4.5) (OMIM 238970)
- Argininbernsteinsäure-Krankheit (EC 4.3.2.1.) (OMIM 207900)
- Hyperargininämie (EC 3.5.3.1) (OMIM 207800) (nur selten mit hohen Ammoniakwerten)

Hyperammonämien können auch durch andere angeborene Störungen des Aminosäurenstoffwechsels oder des -transports, aber auch durch Störungen der Leberfunktion verursacht sein:

- HHH-Syndrom (Hyperammonämie, Hyperornithinämie, Homocitrullinämie) (OMIM 238970)
- Lysinurische Proteinintoleranz (OMIM 222700)
- Glutamatdehydrogenase-Defekt mit Hyperammonämie und Hyperinsulinismus (mit Hypoglycämien) (OMIM 138130) (31)
- angeborene Hepatitis
- Tyrosino se Typ I (OMIM 276700)
- Galaktosämie (Galaktose-1-Phosphat-Uridyltransferase-Mangel) (OMIM 230400)
- Mitochondriopathien
- α-1-Antitrypsin-Mangel (OMIM 107410)
- Synthesestörungen der Gallensäuren
- Pyrrolin-5'-Carboxylatsynthetase Mangel (OMIM 138250)
- Leberbypass
- Vorübergehende, reifungsbedingte Hyperammonämien bei Neugeborenen.

Darüber hinaus kann die Harnstoffsynthese bei Organoacidurie sekundär blockiert sein, wie z.B. bei:
- Propionacidurie (OMIM 232000)
- Methylmalonacidurie (OMIM 251000)

LYSINUR

- Andere Organoacidurien (z.B. Isovalerianacidämie [OMIM 243500]), die ebenfalls mit Hyperammonämien einhergehen können.

Folgende Untersuchungen bei Hyperammonämien bringen innerhalb weniger Stunden eine differentialdiagnostische Klärung:

- Messung der freien Aminosäuren im Blut und Quantifizierung der Harnstoffzyklusmetaboliten Citrullin, Ornithin, Arginin und Argininbernsteinsäure sowie von Glutamin, Glutamat, Alanin, Homocitrullin, Lysin, Ornithin und Arginin im Urin.
- Gaschromatographisch/massenspektrometrische Analyse der organischen Säuren im Urin.
- Bestimmung der Orotsäurekonzentrationen im Urin.

Sonderformen und Anmerkungen

Bei nicht typischen Aminosäurenmustern in Blut und Urin kann im Verdachtsfall ein Belastungstest mit Alanin durchgeführt werden, Nach Alanininfusion kommt es bei Vorliegen einer lysinurischen Proteinintoleranz zu den typischen Aminosäurenveränderungen, zur Hyperorotaturie und zum Anstieg von Ammoniak.

Alaninbelastungstest [2,35]:

Verabreicht werden 6,6 mmol/kg KG L-Alanin in einer 5%-igen wässrigen Lösung innerhalb von 90 Minuten i.v.

	Blutabnahmen	Blutuntersuchungen	Urinuntersuchungen
1	Unmittelbar vor Beginn der Infusion	Aminosäuren Ammoniak Harnstoff	Aminosäuren Orotat
2	Ende der Infusion (90 Min.)	Ammoniak Harnstoff	Aminosäuren Orotat
3	nach 120 Minuten	Aminosäuren Ammoniak Harnstoff	Aminosäuren Orotat
4	nach 270 Minuten	Aminosäuren Ammoniak Harnstoff	Sammelurin: Aminosäuren Orotat
5	nach 360 Minuten	Aminosäuren Ammoniak Harnstoff	Sammelurin: Aminosäuren Orotat

LYSINUR

Bei Vorliegen einer LPI bleibt die Harnstoffkonzentration im Blut nahezu konstant, Ammoniak steigt. Im Urin kommt es zur deutlichen Orotsäurevermehrung.

An Besonderheiten im Zusammenhang mit der lysinurischen Proteinintoleranz ist von einer Kombination der LPI mit einer Thymushypoplasie berichtet [48].

Über Schwangerschaften von Patientinnen mit LPI liegen eine Reihe von Berichten sowohl mit Komplikationen (Eklampsie, Blutungen, hyperammonämische Krisen) als auch ohne vor [2,49]. Auf alle Fälle sind diese Schwangerschaften als „high risk" einzustufen und die Frauen entsprechend intensiv zu betreuen.

LITERATUR

1. Perheentupa J, Visakorpi O. Protein intolerance with deficient transport of basic amino acids: another inborn error of metabolism. *Lancet* 1965; II:813-816

2. Simell, O: Lysinuric protein intolerance and other cationic aminoacidurias. In: Scriver CR, Beaudet AL, Valle D, Sly WS, Vogelstein B, Childs B, Kinzler KW. (Online Eds.): The Metabolic and Molecular Bases of Inherited Disease. *McGraw-Hill, New York, Part 21: Membrane Transport Disorders* 2001–2004; Chapter 192

3. Simell O, Parto K, Näntö-Salonen K. Transport defects of amino acids at the cell Membrane: Cystinuria, Hartnup Disease, and lysinuric protein intolerance. In: Fernandes J, Saudubray JM, v.d.Berghe G (Eds): Inborn Metabolic Diseases. Diagnosis and Treatment. *Springer, Berlin,* 2000; pp. 269-282

4. Kato T, Mizutani N, Ban M. Hyperammonemia in lysinuric protein intolerance. *Pediatrics* 1984; 73:489-492

5. Rottem M, Statter M, Amit R, Brand N, Bujanover Y, Yatziv S. Clinical and laboratory study in 22 patients with inherited hyperammonemic syndromes. *Isr J Med Sci* 1986; 22:833-836

6. Shaw PJ, Dale G, Bates D. Familial lysinuric protein intolerance presenting as coma in two adult siblings. *J Neurol Neurosurg Psychiatry* 1989; 52:648-651

7. de Klerk JB, Duran M, Huijmans JG, Mancini GM. Sudden infant death and lysinuric protein intolerance. *Eur J Pediatr* 1996; 155:256-257

8. Parto K, Kallajoki M, Aho H, Simell O. Pulmonary alveolar proteinosis and glomerulonephritis in lysinuric protein intolerance: case reports and autopsy findings of four pediatric patients. *Hum Pathol* 1994; 25:400-407

9. Lukkarinen M, Nanto-Salonen K, Ruuskanen O, Lauteala T, Sako S, Nuutinen M, Simell O. Varicella and varicella immunity in patients with lysinuric protein intolerance. *J Inher Metab Dis* 1998; 21:103-111

10. DiRocco M, Garibotto G, Rossi GA, Caruso U, Taccone A, Picco P, Borrone C. Role of haematological, pulmonary and renal complications in the long-term prognosis of patients with lysinuric protein intolerance. *Eur J Pediatr* 1993; 152:437-440

11. Di Rocco M. Interstitial lung disease in lysinuric protein intolerance. *J Pediatr* 1994; 124:655

12. Parto K, Svedstrom E, Majurin ML, Harkonen R, Simell O. Pulmonary manifestations in lysinuric protein intolerance. *Chest* 1993; 104:1176-1182

13. Santamaria F, Brancaccio G, Parenti G, Francalanci P, Squitieri C, Sebastio G, Dionisi-Vici C, D'argenio P, Andria G, Parisi F. Recurrent fatal pulmonary alveolar proteinosis after heart-lung transplantation in a child with lysinuric protein intolerance. *J Pediatr* 2004; 145:268-272

14. Parenti G, Sebastio G, Strisciuglio P, Incerti B, Pecoraro C, Terracciano L, Andria G. Lysinuric protein intolerance characterized by bone marrow abnormalities and severe clinical course. *J Pediatr* 1995; 126:246-251

15. Parto K, Penttinen R, Paronen I, Pelliniemi L, Simell O. Osteoporosis in lysinuric protein intolerance. *J Inher Metab Dis* 1993; 16:441-450

16. Svedstrom E, Parto K, Marttinen M, Virtama P, Simell O. Skeletal manifestations of lysinuric protein intolerance. A follow-up study of 29 patients. *Skeletal Radiol* 1993; 22:11-16

17. Dursun A, Derman O, Kalkanoglu HS, Inal E, Kazanci E, Coskun T. Unusal MRI findings in two siblings with lysinuric protein intolerance. *J Inher Metab Dis* 2003; 26 (Suppl.2):74

18. Gursel T, Kocak U, Tumer L, Hasanoglu A. Bone marrow hemophagocytosis and immunological abnormalities in a patient with lysinuric protein intolerance. *Acta Haematol* 1997; 98:160-162

19. Duval M, Fenneteau O, Doireau V, Faye A, Emilie D, Yotnda P, Drapier JC, Schlegel N, Sterkers G, de Baulny HO, Vilmer. Intermittent hemophagocytic lymphohistiocytosis is a regular feature of lysinuric protein intolerance. *J Pediatr* 2000; 134:236-239

20. Yoshida Y, Machigashira K, Suehara M, Arimura H, Moritoyo T, Nagamatsu K, Osame M. Immunological abnormality in patients with lysinuric protein intolerance. *J Neurol Sci* 1995; 134:178-82

21. Kamada Y, Nagaretani H, Tamura S, Ohama T, Maruyama T, Hiraoka H, Yamashita S, Yamada A, Kiso S, Inui Y, Ito N, Kayanoki Y, Kawata S, Matsuzawa Y. Vascular endothelial dysfunction resulting from L-arginine deficiency in a patient with lysinuric protein intolerance. *J. Clin Invest* 2001; 108:717-724

22. Kamoda T, Nagai Y, Shigeta M, Kobayashi C, Sekijima T, Shibasaki M, Nakamura N. Lysinuric protein intolerance and systemic lupus erythematosus. *Eur J Pediatr* 1998; 157:130-131

23. Aoki M, Fukao T, Fujita Y, Watanabe M, Teramoto T, Kato Y, Suzuki Y, Kondo N. Lysinuric protein intolerance in siblings: complication of systemic lupus erythematosus in the elder sister. *Eur J Pediatr* 2001; 160:522-553

24. Verrey F, Closs EI, Wagner CA, Palacin M, Endou H, Kanai Y. CATs and HATs: the SLC7 family of amino acid transporters. *Pflügers Arch* 2004; 447:532-542

25. Palacin M, Bertran J, Chillaron J, Estevez R, Zorzano A. Lysinuric protein intolerance: mechanisms of pathophysiology. *Mol Genet Metab* 2004; 81 (Suppl 1):27-37

26. Liappis N. Geschlechtsspezifische Unterschiede der freien Aminosäuren im Urin von Erwachsenen. *Z Klin Chem Klin Biochem* 1973; 11:279-285

27. Kato T, Sano M, Mizutani N. Homocitrullinuria and homoargininuria in lysinuric protein intolerance. *J Inher Metab Dis* 1989; 12:157-161

28. Rajantie J. Orotic aciduria in lysinuric protein intolerance: dependence on the urea cycle intermediates. *Pediatr Res* 1981; 15:115-119

29. Kayanoki Y, Kawata S, Yamasaki E, Kiso S, Inoue S, Tamura S, Taniguchi N, Matsuzawa Y. Reduced nitric oxide production by L-arginine deficiency in lysinuric protein intolerance exacerbates intravascular coagulation. *Metabolism* 1999; 48:1136-1140

29a. Mannucci L, Emma F, Markert M, Bachmann C, Boulat O, Carrozzo R, Rizzoni G, Dionisi-Vici C. Increased NO production in lysinuric protein intolerance. *J Inher Metab Dis.* 2005;28:123-129

30. Takada G, Goto A, Komatsu K, Goto R. Carnitine deficiency in lysinuric protein intolerance: lysine-sparing effect of carnitine. *Tohoku J Exp Med* 1987; 153:331-334

31. Korman SH, Raas-Rothschild A, Elpeleg O, Gutman A. Hypocarnitinemia in lysinuric protein intolerance. *Mol Genet Metab* 2002; 76:81-83

32. Rajantie J, Rapola J, Siimes MA. Ferritinemia with subnormal iron stores in lysinuric protein intolerance. *Metabolism* 1981; 30:3-5

33. Sperandeo MP, Bassi MT, Riboni M, Parenti G, Buoninconti A, Manzoni M, Incerti B, Larocca MR, Di Rocco M, Strisciuglio P, Dianzani I, Parini R, Candito M, Endo F, Ballabio A, Andria G, Sebastio G, Borsani G. Structure of the SLC7A7 gene and mutational analysis of patients affected by lysinuric protein intolerance. *Am J Hum Genet* 2000; 66:92-99

34. Lauteala T, Mykkanen J, Sperandeo MP, Gasparini P, Savontaus ML, Simell O, Andria G, Sebastio G, Aula P. Genetic homogeneity of lysinuric protein intolerance. *Eur J Hum Genet* 1998; 6:612-615

35. Simell O, Sipila I, Rajantie J, Valle DL, Brusilow SW. Waste nitrogen excretion via amino acid acylation: benzoate and phenylacetate in lysinuric protein intolerance. Pediatr Res 1986; 20:1117-1121

36. Dixon AM, Leonard JV. Intercurrent illness in inborn errors of intermediary metabolism. Arch Dis Child 1992; 67:1387-1391

37. Rajantie J, Simell O, Rapola J, Perheentupa J. Lysinuric protein intolerance: a two-year trial of dietary supplementation therapy with citrulline and lysine. J Pediatr 1980; 97:927-932

38. Lukkarinen M, Nanto-Salonen K, Pulkki K, Mattila K, Simell O. Effect of lysine infusion on urea cycle in lysinuric protein intolerance. Metabolism 2000; 49:621-625

39. Lukkarinen M, Nanto-Salonen K, Pulkki K, Aalto M, Simell O. Oral supplementation corrects plasma lysine concentrations in lysinuric protein intolerance. Metabolism 2003; 52:935-938

40. Mizutani N, Kato T, Maehara M, Watanabe K, Ban M. Oral administration of arginine and citrulline in the treatment of lysinuric protein intolerance. Tohoku J Exp Med 1984; 142:15-24

41. Clayton BE, Jenkins P, Round JM. Pediatric Chemical Pathology – Clinical Tests and Reference Range. Blackwell, Oxford (siehe auch Dörner K: Ausgewählte allgemeine Referenzwerte. In: Bachmann K-D et al. [Hrsg.]: Pädiatrie in Praxis und Klinik, Bd. III, S.1163 ff, Fischer & Thieme, Stuttgart 1990) 1980

42. Leonard JV. Disorders of the Urea Cycle In: Fernandes J, Saudubray JM, v.d. Berghe G. (Eds): Inborn Metabolic Diseases. Diagnosis and Treatment. Springer Verlag, Berlin, 2000; pp. 215-222

43. Bachmann C. Urea cycle disorders. In: Fernandes J, Saudubray JM, Tada K (Eds): Inborn Metabolic Diseases. Diagnosis and Treatment. Springer Verlag, Berlin, 1990; pp. 211-228

44. Deutsche Gesellschaft für Ernährung, Österreichische Gesellschaft für Ernährung, Schweizerische Gesellschaft für Ernährungsforschung, Schweizerische Vereinigung für Ernährung. Referenzwerte für die Nährstoffzufuhr 1. Auflage, Umschau/Braus, Frankfurt/M 2000

45. Arbeitsgemeinschaft für Pädiatrische Diätetik (APD). Nährwerttabelle zur Behandlung von angeborenen Aminosäuren-Stoffwechselstörungen 2002

46. Dionisi-Vici C, De Felice L, el Hachem M, Bottero S, Rizzo C, Paoloni A, Goffredo B, Sabetta G, Caniglia M. Intravenous immune globulin in lysinuric protein intolerance. J Inher Metab Dis 1998; 21:95-102

47. Bader-Meunier B, Parez N, Muller S. Treatment of hemophagocytic lymphohistiocytosis with cyclosporin A and steroids in a boy with lysinuric protein intolerance. J Pediatr 2000; 136:134

48. Hasanoglu A, Dilek EO, Memis L, Biberoglu G. Lysinuric protein intolerance with thymic hypoplasia. *J Inher Metab Dis* 1996; 19:372-373

49. Takayama N, Hamada H, Kubo T. Lysinuric protein intolerance in pregnancy: case report with successful outcome. *Arch Gynecol Obstet* 1995; 256:49-52

3-Methylcrotonylglycinurie
3-Methylglutaconaturie
3-Hydroxy-3-Methylglutaraturie

OMIM siehe unter Synonyme

Definition

Allen hier beschriebenen Enzymdefekten ist gemeinsam, dass sie den Abbauweg von Leucin betreffen (wie die Ahornsirupkrankheit und die Isovalerianacidämie) und mit den gleichen Methoden diagnostiziert, aber unterschiedlich therapiert werden [1]. Trotz der unterschiedlichsten klinischen Symptome der Krankheiten gibt es gewisse Gemeinsamkeiten.

3-Methylcrotonylglycinurie:
Autosomal rezessiv vererbter Defekt, der mit zwei Varianten beschrieben ist. Bei der 3-Methylcrotonylglycinurie Typ I liegt ein isolierter Defekt der intramitochondrial gelegenen 3-Methylcrotonyl-CoA-Carboxylase (EC 6.4.1.4) vor [2-4]. Dieses Enzym ist eines von insgesamt 4, die Biotin-abhängig sind [5-7].

Typ I: Beim Typ I der Methylcrotonylglycinurie ist die α-Untereinheit des Enzymproteins betroffen.

Typ II: Beim Typ II der Methylcrotonylglycinurie ist die ß-Untereinheit des Enzymproteins betroffen.

3-Methylglutaconaturie:
Angeborener Mangel der 3-Methylglutaconyl-CoA-Hydratase (EC 4.2.1.18). Die 3-Methylglutaconaturie erscheint in 4 unterschiedlichen Varianten [8-12]:

Typ I: Autosomal rezessiv vererbt, der Hydratase-Mangel ist enzymatisch in Fibroblasten nachweisbar.

Typ II: X-chromosomal vererbt. Wegen der eintretenden Herzinsuffizienz bei Kardiomyopathie und der Neuropenie sind die klinischen Verläufe häufig dramatisch (10, 13).

Typ III: Autosomal rezessiv vererbt, ist gekennzeichnet durch Opticusatrophie sowie extrapyramidale Bewegungsstörungen (Chorea) und spastische Paraplegie. Bisher wurde diese Krankheit mit einer Ausnahme nur bei irakischen Juden gefunden.

Typ IV: Hierbei handelt es sich um eine unklassifizierte Gruppe von Patienten mit autosomal rezessiv vererbten 3-Methylglutaconacidurie ohne Enzymnachweis. Die klinische Symptomatik ist sehr variabel [12,14-17]

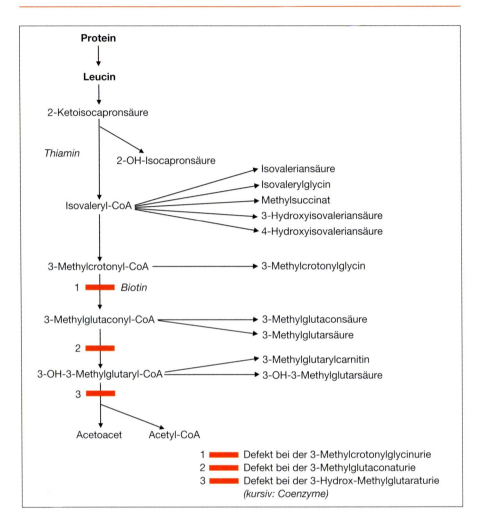

3-Hydroxy-3-Methylglutaraturie:
Autosomal rezessiv vererbter Mangel der 3-Hydroxy-3-Methylglutaryl-CoA-Lyase (EC 4.1.3.4). Charakteristisch für diesen Defekt sind die hypoketotischen Hypoglykämien [18-21].

Synonyme

3-Methylcrotonylglycinurie
3-@Methylcrotonyl-CoA-Carboxylase Defekt, 3-methylcrotonylglycinuria, 3-@Methylcrotonyl-CoA carboxylase deficiency, MCC

METHCROT

Typ I: Isolierte ß-Methylcrotonylglycinurie I, Isolierter 3-@Methylcrotonyl-CoA-Carboxylase-Defekt, 3-@Methylcrotonyl-CoA carboxylase deficiency, subunit alpha, MCC1, MCCA
OMIM 210200

Typ II: 3-@ Methylcotonyl-CoA carboxylase deficiency, subunit beta, MCC", MCCB
OMIM 210210

3-Methylglutaconaturie

Typ I: 3-Methylglutaconicacidurie I, 3-Methylglutaconic aciduria, 3-@Methyl-glutaconyl-CoA-Hydratase-Defekt, MGA 1
OMIM 250950

Typ II: 3-Methylglutaconic aciduria Type II, Barth-Syndrom, Endocardfibroelastose-2, Cardio-skelettale Myopathie mit Neutropenie und abnormen Mitochondrien, MGA type 2
OMIM 302060

Typ III: Infantile Opticusatrophie mit Chorea und spastischer Paraplegie, Costeff-Syndrom, 3-Methylglutaconic aciduria Type III, MGA 3
OMIM 258501

Typ IV: 3-Methylglutaconicacidurie IV, unklassifiziert, 3-Methylglutaconicaciduria Type IV, MGA 4
OMIM 250951

3-Hydroxy-3-Methylglutaraturie

3-@Hydroxy-3-Methylglutaconyl-CoA Lyase-Defekt, 3-Hydroxy-3-Methylglutaracidurie, Hydroxymethylglutaraturie, Hydroxymethylglutaric aciduria, HMG-CoA lyase deficiency, HMGCL
OMIM 246450

Manifestationsalter

3-Methylcrotonylglycinurie

Typ I: Erstmanifestation besonders im Säuglings- und Kindesalter, wenige Fälle im Neugeborenen- oder Jugendalter. Etwa 1/3 der Betroffenen entwickeln keine klinische Symptomatik [1,3,22,23].

Typ II: Die Altersspanne der bisher klinisch auffällig gewordenen Patienten reicht von der Neugeborenenzeit bis zum Erwachsenenalter. Die Mehrzahl der bisher mit diesem Enzymdefekt identifizierten Personen sind symptomlos [24].

3-Methylglutaconaturie

Typ I: Bevorzugt ist das Kleinkind- und frühe Schulalter, es sind aber auch Symptome im Neugeborenenalter beschrieben. Viele der bisher mit diesem Enzymdefekt identifizierten Personen weisen keine klinischen Symptome auf [25,26].

Typ II: Bei Auftreten der Kardiomyopathie im Neugeborenen- bis Kleinkindesalter folgt meist ein rascher letaler Verlauf. Die späteren Manifestationen bei Jungen und erwachsenen Männern sind weniger dramatisch [10,13]

Typ III: Die klinischen Symptome treten in der Regel im frühen Kindesalter auf, jedoch sind auch Erwachsene betroffen [11,27].

Typ IV: Klinische Symptome bei dieser inhomogenen Patientengruppe können schon angeboren vorhanden sein, sie können darüber hinaus von der Neonatalzeit bis zum Erwachsenenalter manifest werden [12,14-17]

3-Hydroxy-3-Methylglutaraturie

Die Erkrankung kann in jedem Alter manifest werden, bevorzugt aber im Neugeborenenalter [18–21].

Klinische Symptome

Wie bei anderen angeborenen Störungen des Aminosäurenstoffwechsels findet man bei den hier abgehandelten angeborenen Störungen des Leucinstoffwechsels häufig Aversionen der Patienten gegen Nahrungsmittel mit hohem Eiweiß-(/Leucin-)Gehalt. Allen gemeinsam ist ein in der Regel deutlicher Mangel an freiem Carnitin.

3-Methylcrotonylglycinurie

Typ I: In einigen Fällen Ketoacidose und Hypoglykämien, Erbrechen, Durchfälle, Koma, Krämpfe, Atembeschwerden, Muskelhypotonie und -atrophie, Kardiomyopathie, seltener Hyperammonämie. Manchmal haben die Patienten einen „Katzengeruch". [1-4,28]

Typ II: Die Mehrzahl der bisher (im erweiterten Neugeborenenscreening) identifizierten Personen zeigen keine Symptome. Bei den auffällig gewordenen Patienten wurden Muskelhypotonie und -atrophie, Ketoacidose, Alopezie und seborrhoische Dermatitis beschrieben [24].

3-Methylglutaconaturie

Typ I: Sprachretardierung und milder statomotorischer Entwicklungsrückstand, aber auch Tetraplegie, Ataxie, Choreoathetose, Muskelhypotonie und Augenveränderungen (Opticusatrophie, Makuladegeneration und chorioretinale Degeneration), Nüchternhypoglykämie, neuroradiologische Veränderungen wie bei Leigh'scher Encephalopathie, Acidose, Hepatomegalie und in einem Fall Nephrokalzinose und medulläre Cysten [25]; in einem anderen traten Krämpfe bei Fieber auf [26]. Viele Betroffene weisen keine klinischen Symptome auf.

Typ II: Besonders dramatisch sind die Verläufe bei schon im Neugeborenen bzw. Säuglingsalter auftretenden dilatativen Cardiomyopathien. Später zeigen sich Minderwuchs, häufiger Infektionen bei Neutropenie, gelegentlich Hypocholesterinämie und Harnsäurevermehrung, selten eine Myopathie der Skelettmuskulatur. Die Mortalität ist in den ersten 4 Lebensjahren am größten [10,13].

Typ III: In der Regel tritt als erstes die Opticusatrophie in Erscheinung, später die neurologischen Symptome mit extrapyramidalen Bewegungsstörungen, besonders Chorea, Ataxie und spastische Paraparesen, schließlich auch kognitive Störungen [11,27].

Typ IV: Die klinische Symptome dieser inhomogenen Gruppe von Patienten sind sehr unterschiedlich: Auffälligkeiten schon bei Geburt (Dysmorphien, Hernien, Cryptorchismus, Herzfehler), Hypotonie, Atemnotsyndrom, Leigh-like-Syndrom, schwere allgemeine Entwicklungsverzögerung, Taubheit, Blindheit, Krämpfe, Spastizität, Kleinhirnhypoplasie, fehlende Reflexe, Hepatopathie, Erhöhung der Transaminasen, selten Ketose und/oder Acidose [12,14-17].

3-Hydroxy-3-Methylglutaraturie

Erbrechen, teilweise episodenhaft mit Acidose, hypoketotische Hypoglykämie und Hyperammonämie, manchmal zusätzlich Durchfall, Fieber; bei Neugeborenen auch häufig Tachypnoe, in manchen Fällen Lethargie, Krampfanfälle und Koma, Tachypnoe und Zyanose, Cardiomyopathie, Hepatomegalie und Erhöhung der Transaminasen, Reyelike-Syndrom.
Gelegentlich weist der Urin einen Katzengeruch auf [18-21].

Biochemische Befunde

Obwohl die drei Enzymdefekte den Abbauweg des Leucins betreffen, findet man bei der Analyse der Aminosäuren keine auf diese Krankheiten hinweisende Veränderungen. Entscheidend sind die Analysen der Acylcarnitine im Blut und der organischen Säuren im Urin mit den für diese Krankheiten charakteristischen Ausscheidungsmustern. Die biochemischen Befunde mit den Konzentrationen der typischen Metabolite (Normwerte nach L. Sweetman [29]) sind in Tabelle 1 angegeben. Konstant findet man aber nur die Veränderungen der Acylcarnitine im Blut und der organischen Säuren im Urin. Alle anderen klinisch chemischen Laborbefunde sind fakultativ und zeigen sich nur in Episoden von Stoffwechselentgleisungen.

Die eventuell entstehende Hyperammonämie resultiert wahrscheinlich aus der Blockierung der N-Acetylglutamatsynthetase durch die vermehrt vorliegenden organischen Säuren.

Bei den Untersuchungen von Fibroblasten von Patienten mit Barth-Syndrom (3-Methylglutaconaturie Typ II) fanden sich sowohl hinsichtlich der Struktur, als auch der Funktion atypische Mitochondrien. Ein Mangel an Cardiolipin, das für den Elektronentransport in den Mitochondrien notwendig ist, konnte nachgewiesen werden [13].

Bezüglich eines Mangels an Coenzym A als Ursache der Kardiomyopathien, über den Pathomechanismus sowie die Möglichkeit der Beeinflussung der klinischen Symptome durch Gabe von Pantothensäure gibt es bisher nur Hypothesen:

a) Störungen in der Biosynthese von Coenzym A, evtl. herzspezifisch,
b) Bindung von Coenzym A an die bei den Erkrankungen auftretenden Metaboliten,
c) beschleunigte Verstoffwechselung von Coenzym A [30].

Die Zusammenhänge zwischen den Befunden und der Wirksamkeit der Panthotensäuretherapie (Bestandteil von Coenzym A) sind noch nicht geklärt.

Die in der mitochondrialen Matrix gelegene 3-Hydroxy-3-Methylglutaryl-CoA-Lyase (EC 4.1.3.4) bewirkt den Abbau von 3-Hydroxy-3-Methylglutarsäure zu Acetoacetat und Acetyl-CoA. Bei Fehlen dieses Enzyms ist der letzte Schritt des Leucinabbaus blockiert und Ketonkörper werden nicht gebildet. Dies führt zu den für diesen Defekt typischen Zustand der hypoketotischen Hypoglykämie.

Metabolit in mmol/mol Kreatinin	normal	pathologisch
3-Methylcrotonylglycinurie (Typ I/Typ II)		
3-Hydroxyisovaleriansäure	0–46	1700–59.000
3-Methylcrotonylglycin	<2	400–1.000
Acidose, Ketose, Hyperammonämie, Hypoglykämie, Carnitinverminderung (Quotientenverschiebung zu Ungunsten des freien Carnitins)		
3-Methylglutaconaturie Typ I		
3-Methylglutaconsäure	0–9	500–1.000
3-Hydroxyisovaleriansäure	0–46	150–250
3-Methylglutarsäure	0–7	5–10
Metabolische Acidose, CK-Erhöhung, Carnitin-Verminderung (Quotientenverschiebung zu Ungunsten des freien Carnitins)		
3-Methylglutaconaturie Typ II		
3-Methylglutaconsäure	0–9	25–600
3-Methylglutarsäure	0–7	10–85
Acidose, Ketose, Hyperammonämie, Hypoglykämie, Carnitin-Verminderung (Quotientenverschiebung zu Ungunsten des freien Carnitins), CK-Anstieg, Erhöhung der Transaminasen, evtl. Cholesterinvermehrung		
3-Methylglutaconaturie Typ III [9]		
3-Methylglutaconsäure + 3-Methylglutarsäure	0–9	9–187
Normale Aktivität der 3-Methylglutaconyl-CoA-Hydratase in Fibroblasten, Neutropenie		
3-Methylglutaconaturie Typ IV [10]		
3-Methylglutaconsäure	0–9	23–137
3-Methylglutarsäure	0–7	5–60
Episoden milder Acidose oder Ketoacidose		
Eine Belastung mit L-Leucin führt nicht zur Vermehrung der Metaboliten.		
3-Hydroxy-3-Methylglutaraturie		
3-Hydroxy-3-Methylglutarsäure	11–36	200–11.000
3-Methylglutaconsäure	0–9	140–10.000
3-Methylglutarsäure	0–7	14–1.000
3-Hydroxyisovaleriansäure	0–46	60–4.000
3-Methylcrotonylglycin	<2	0–400
Hyperammonämie, hypoketotische Hypoglykämie, metabolische Acidose, hohe Transaminasen, Carnitinverminderung		

Tab. 1: Ausscheidungsmuster und Konzentrationen organischer Säuren im Urin [29] und andere wichtige Laborbefunde

Im Neugeborenenscreening mittels Tandem-Massenspektrometrie lassen sich die für die Krankheiten typischen Carnitinester im Blut (getrocknet auf einer Filterpapier [Guthrie]-

METHCROT

Karte) in erhöhter Konzentration und deren Relation zu anderen Carnitinverbindungen nachweisen:

3-Methylcrotonylglycinurie

Acylcarnitinmuster	Konzentrationen*
C5OH (Hydroxyisovalerycarnitin, evtl. auch Hydroxyvalerylcarnitin, da im MS-MS-Verfahren nicht unterscheidbar)	erhöht
C5OH / C2*	erhöht
C5OH / C3*	erhöht
Freies Carnitin (C0)	erniedrigt

3-Methylglutaconaturie

Acylcarnitinmuster	Konzentrationen*
C5OH (Hydroxyisovalerycarnitin evtl. auch Hydroxyvalerylcarnitin, da im MS-MS-Verfahren nicht unterscheidbar)	erhöht
C5OH / C2*	erhöht
C5OH / C3*	erhöht
C6:1 (Hexenoylcarnitin)	erhöht
C6:1 / C2*	erhöht
Freies Carnitin (C0)	erniedrigt

3-Hydroxy-3-Methylglutaraturie

Acylcarnitinmuster	Konzentrationen*
C5OH (Hydroxyisovalerycarnitin evtl. auch Hydroxyvalerylcarnitin, da im MS-MS-Verfahren nicht unterscheidbar)	erhöht
C5OH / C2*	erhöht
C5OH / C3*	erhöht
C6:1 (Hexenoylcarnitin)	erhöht
C6DC (Methylglutarylcarnitin)	erhöht
C6DC / C2*	erhöht
Freies Carnitin (C0)	erniedrigt

* Die zu den Aussagen „erhöht" anzugebenden Zahlenwerte sind Methoden und Laborspezifisch und deshalb nur zum internen Gebrauch geeignet.

Die verzeichneten Relationen der spezifischen Carnitinester z.B. zu C2 (Acetylcarnitin) oder C3 (Propionylcarnitin) sind rein willkürlich gewählt. In den einzelnen Screeninglaboratorien werden oft andere Relationen bevorzugt.
Bei dem ß-Ketothiolase-Defekt (3-Oxothiolase-Defekt; α-Methylacetoacetaturie; OMIM 203750) ist ebenfalls Hydroxyisovalerycarnitin vermehrt, jedoch zusätzlich – und dies zum Unterschied zu den hier aufgezählten Organoacidurien – C5:1 (Pentenoylcarnitin), Triglylcarnitin und 2-Methyl-3-Hydroxybutyrylcarnitin [31].

Die Messung der Enzymaktivitäten ist in folgenden Geweben möglich:

3-Methylcrotonylglycinurie Typen I und II:	Leukocyten, Fibroblasten
3-Methylglutaconaturie Typ I:	Leukocyten, Fibroblasten
3-Methylglutaconaturie Typ II:	Leukocyten, Fibroblasten, Muskulatur
3-Hydroxy-3-Methylglutaraturie:	Leukocyten, Fibroblasten, Thrombocyten

Genetische Befunde

Während noch vor etwa 5 Jahren die Häufigkeit der drei Organoacidurien zusammen aufgrund deren Erkennung nach Auftreten klinischer Symptome einer Häufigkeit wie die Ahornsirupkrankheit angegeben wurde (etwa 1:100.000), verzeichnet man sie heute nach Einführung des Neugeborenenmassenscreening mittels Tandem Massenspektrometrie mit einer 2-3-fach höheren Inzidenz. Vor allem die 3-Methylcrotonylglycinurie wurde so oft erfasst, dass sie jetzt zu den häufigsten Organoacidurien zählt [31-37,37a,37b].

3-Methylcrotonylglycinurie Typ I wird autosomal rezessiv vererbt. Der Genlokus liegt auf dem Chromosom 3 (3q26-q28).
An Mutationen wurden beschrieben: M325R; R385S (biotinsensibel); D532H; L437P; S535F; V694X.

3-Methylcrotonylglycinurie Typ II wird autosomal rezessiv vererbt. Der Genlokus liegt auf dem Chromosom 5 (5q12-q13).
An Mutationen wurden beschrieben: 1-BP Ins, 517T; E99Q; R155Q; P310R; C167R; R268T.

3-Methylglutaconaturie Typ I wird autosomal rezessiv vererbt. Der Genlokus befindet sich auf dem Chromosom 9 (9q22.31).
An Mutationen wurden beschrieben: c.80delG; R197X; IVS8-1G>A; A240V; c.613_614insA; c.984delT; IVS9-2A>G; A243T, c.516_517insA [38].

3-Methylglutaconaturie Typ II wird x-chromosomal vererbt. (Genlokus liegt auf Xq.28)
An Mutationen wurden beschrieben: IVS2; G-A,-1; TYR51TER; IVS2, G-C,-1; 1-BP INS; 1-BP DEL (Kardiomyopathie); GLY197ARG ; IVS1, G-C,+5; R94S.

3-Methylglutaconaturie Typ III wird autosomal rezessiv vererbt. Der Genlokus liegt auf dem Chromosom 1 (1q13,2-q13,3).
An Mutationen wurden beschrieben: IVS1-1G>C; 320-337del.

3-Methylglutaconaturie Typ IV wird autosomal rezessiv vererbt. Bisher gibt es bei dieser inhomogenen Gruppe von Patienten noch keine Angaben über die Genlokalisation.

3-Hydroxy-3-Methylglutaraturie wird autosomal rezessiv vererbt. Der Genlokus liegt auf dem Chromosom 1 (1pter-p33).
An Mutationen wurden beschrieben: 2BP DEL, FS79TER,SER69; V70L; INTERNAL DEL; R41Q; E279K, H233R;R41Q; Pro9fs(-1) [39].

Therapie

Akutbehandlung/Erstversorgung

Prinzip der Akutbehandlung
Bei der Erstmanifestation einer der drei genannten Störungen des Leucinabbaus mit einer lebensbedrohlichen Stoffwechselentgleisung bedarf es einer sofortigen konsequenten Behandlung.

Eine Vermehrung von 3-Hydroxyisovalerylcarnitin bei gleichzeitig niedriger Konzentration von freiem Carnitin im Blut soll nicht automatisch zu einer Eiweiß- bzw. Leucin-Restriktion führen. Viele Patienten mit 3-Methylcrotonylglycinurie lassen sich mit Substitution von Carnitin ohne spezielle Diät erfolgreich behandeln. Wenn keine lebensbedrohliche Stoffwechselentgleisung vorliegt, sollte bei dieser Krankheit zunächst nur L-Carnitin substituiert werden (z.B. 100 mg/kg KG). Bei schwerer Stoffwechselentgleisung sind im Rahmen einer Erstversorgung die nachfolgend aufgeführten allgemeinen Maßnahmen zu befolgen:

Besteht eine extreme Ketose mit oder ohne Acidose und/oder Hypoglykämie, muss eine Akutbehandlung durchgeführt werden, deren Prinzipien folgende sind:

- Reduktion/Stop der Proteinzufuhr [40]
- Acidoseausgleich
- Behebung/Vermeidung von Hypoglykämien
- Bindung der freien Säuren an Carnitin (Gabe von Carnitin) [40]
- Evtl. Bindung der freien Säuren an Glycin (Gabe von Glycin)
- Hochkalorische Ernährung (Kohlenhydrate, Insulin)
- Evtl. Stimulierung der 3-Methylcrotonyl-CoA-Carboxylase durch Gabe von Biotin
- Evtl. bei Kardiomyopathie Gabe von Pantothensäure [30, 41]
- Evtl. bei Kardiomyopathie Gabe von Digoxin
- Evtl. Gabe von Natriumbenzoat bei Hyperammonämie

- Evtl. Zurückhaltung bei der Fettzufuhr!
- Forcierte Diurese
- Im Notfall Hämodiafiltration, Hämofiltration oder Hämodialyse

Zum Acidoseausgleich Infusion von Natriumbicarbonat (1 molare Lösung = 8,4%ig) bis zu 3 ml/kg KG (in einer Verdünnung mit Wasser oder mit 5%-iger Glukoselösung im Verhältnis 1:1).

Negativer Basenüberschuss (BE) x kg KG x 0,3 = fehlende Menge an Natriumbicarbonat in mmol

Vorsicht vor Osmolalitätsveränderungen durch zu schnelle oder zu umfangreiche Infusion! Osmolalitätskontrolle! Der Ausgleich des Basendefizits sollte langsam erfolgen, z.B. 1/3 der zu infundierenden Menge innerhalb von 2 Stunden, ein weiteres Drittel in den folgenden 6–8 Stunden und das letzte Drittel innerhalb weiterer 8–12 Stunden.

Evtl. auch Kontrolle der sog. Anionenlücke:

$(Na^+ + K^+) - (Cl^- + HCO_3^-) = 16 \pm 4$ (normal)

Der Bicarbonatbedarf ist individuell sehr unterschiedlich!

Die Menge der notwendigen Flüssigkeitsmenge hängt sowohl vom Alter als auch der Nierenfunktion des Patienten ab. Man kann z.B. mit einer Infusion von 10 g Glukose/kg KG mit Elektrolyten (evtl. auch in Kombination mit der Natriumbicarbonatgabe) für 24 Stunden beginnen. Die Glukosemenge kann bis auf 20-30 g/kg KG erhöht werden. Falls notwendig, kann zusätzlich Insulin (0,01-0,50 I.E./kg KG Stunde) verabreicht werden, um den Glukoseblutspiegel zwischen 80 und 200 mg/dl zu halten. Das Ziel der hohen Kalorieneingabe (>100 kcal/kg KG Tag) ist die Vermeidung von Katabolismus. Zusätzlich sollte Fett infundiert werden (am Anfang 0,5-1 g/kg KG Tag und wenn möglich Steigerung auf 2 g/kg KG Tag unter Kontrolle der Triglyzeridkonzentrationen im Blut). Da bei der 3-Hydroxy-3-Methylglutaracidurie die Ketogenese gestört ist, sollte bei dieser Erkrankung die Fettzufuhr nicht in der üblichen Menge erfolgen, sondern höchstens 25% der Gesamtkalorien ausmachen (2 g Fett/kg KG Tag dürfte etwa 20-25% der Kalorienzufuhr maximal entsprechen)!

Gelingt es nicht, die Blutglukosekonzentration unter 200 mg/dl (11,1 mmol/l) zu halten, selbst unter Infusion von 0,5 I.E. Insulin/kg KG Stunde, muss die Glukosezufuhr reduziert werden. Zu beachten ist, dass Gaben von Catecholaminen die Blutglukosekonzentrationen erhöhen.

Die Diurese sollte forciert werden mittels Furosemid (Lasix) (1-2 mg oral oder 0,5-1 mg/kg KG i.v., alle 6-12 Stunden).

METHCROT

Die Infusionstherapie sollte am 3. Tag durch Proteingaben ergänzt werden. Beginn mit 0,5 g/kg KG Tag natürlichem Eiweiß, stufenweise Steigerung bis auf 1 g/kg KG Tag. Falls bei Gabe dieser Proteinmenge die Ausscheidung der spezifischen organischen Säuren schon zunimmt, sollte zusätzliches Protein nur in Form einer leucinfreien Aminosäurenmischung (0,5 g Aminosäurenmischung/kg KG Tag [siehe „Diätetische Behandlung"]) verabreicht werden.

Zur Bildung von Estern der organischen Säuren und deren renalen Elimination sollten verabreicht werden:
- L-Carnitin (z.B. 100 mg/kg KG Tag oral, evtl. teilweise i. v.)
- Ev. Glycin bei 3-Methylcrotonylglycinurie (z.B. 100-280 mg/kg/Tag)

Wenn eine 3-Methylcrotonylglycinurie nachgewiesen ist, sollte stets ein Therapieversuch mit
- Biotin (z.B. bis 40 mg/Tag oral)

unternommen werden

Bei Vorliegen einer dilatativen Kardiomyopathie (Typ II der 3-Methylglutaconaturie) Gabe von:
- Pantothensäure (Calciumpantothenat)
  15 bis 150 mg/Tag verteilt in drei Einzeldosen, oral
  (evtl. zusammen mit Digoxin) [30,39].

Besteht eine deutlich Hyperammonämie, sollte sie behandelt werden mit:
- Argininhydrochlorid initial 210 mg (1 mmol)/kg KG in 10%-iger Glukoselösung über 2 Stunden, 35 ml/kg KG
- Natriumphenylbutyrat 500 mg/kg KG Tag oral (oder 250 mg/kg KG Natriumphenylacetat in 10%-iger Glukoselösung über 1-2 Stunden i.v.)
  oder
- Natriumbenzoat in gleicher Dosierung (wobei zur Entgiftung einer gleichen Ammoniakmenge doppelt soviel saure Valenzen zugeführt werden müssen wie bei Verwendung von Natriumphenylbutyrat).

Allgemeine Kontrollparameter/-untersuchungen der Akuttherapie/Erstbehandlung

- Säure-Basen-Status (Blutgasanalyse)
- Blutglukose
- Ammoniak
- Osmolalität
- Elektrolyte
- Blutgerinnung
- Blutbild (Thrombo- und Leukocytenzahl) und Differentialblutbild

Im Neugeborenenalter zusätzlich:
- CRP
- Schädelsonographie

Spezifische Kontrollparameter der Akuttherapie

- Organische Säuren im Urin
- Aminosäuren im Serum/Plasma
- Carnitin im Blut (gesamt und frei)
- Acylcarnitine im Blut (aus getrocknetem Blut auf einer Guthrie-Karte mittels TandemMassenspektrometrie)

Langzeitbehandlung

Meist reicht die Reduktion der Eiweißzufuhr aus, um zumindest einen Teil der klinischen Symptomatik zu vermeiden. Auf die Gabe eines leucinfreien Aminosäurengemisches kann in der Regel verzichtet werden.

Bei der 3-Hydroxy-3-Methylglutaraturie ist die Ketogenese gestört. Aus diesem Grund sollte bei dieser Erkrankung die Fettzufuhr nicht in der üblichen Menge erfolgen, sondern z.B. nur 25% der Kalorienzufuhr ausmachen!

Die Ausscheidung der organischen Säuren sollte bei normalem Wachstum des Kindes so niedrig wie möglich gehalten werden.

Medikamentöse Behandlung

Die einzige Möglichkeit für eine medikamentöse Behandlung zur vermehrten Bindung und Ausscheidung der organischen Säuren besteht in der Gabe von:

- L-Carnitin 100 mg/kg KG Tag.

Bei der 3-Methylcrotonylglycinurie besteht die Möglichkeit der Ausschleusung der freien Säure durch Gabe von Glycin (z.B. 100-280 mg/kg/Tag), die in Kombination mit L-Carnitin, wie bei der Behandlung der Isovalerianacidämie, in Frage kommt.

Da die 3-Methylcrotonyl-CoA Carboxylase ein biotinabhängiges Enzym ist, besteht bei Vorliegen einer entsprechenden Mutation theoretisch die Möglichkeit einer Behandlung mit Biotin (wie z.B. bei der thiaminsensiblen Form der Ahornsirupkrankheit oder des Tetrahydrobiopterin(BH4)-sensiblen Phenylalaninhydroxylasedefektes, d.h. BH4-sensibler Hyperphenylalaninämie). Bisher ist eine solche Form aber nicht beschrieben.

Über die Therapie mit Pantothensäure gibt es bisher nur einen Bericht bei einem Patienten mit Kardiomyopathie (Typ II der 3-Methylglutaconaturie). Pantothenat wurde erfolgreich oral als Dauertherapie über ca. 1,5 Jahre verabreicht:

- Calciumpanthotenat 15 bis 150 mg/Tag verteilt in drei Einzeldosen) [30].

Diätetische Behandlung

Behandlungsprinzip

Die diätetische Behandlung erfolgt meist mit einer eiweißarmen oder auch leucinberechneten Diät (bei Stoffwechselentgleisungen), bei der die Aufnahme von Leucin zur Senkung der Ausscheidung der organischen Säuren reduziert wird. Die leucinarme Ernährung ist verbunden mit einem Verzicht auf eiweißreiche Lebensmittel wie z.B. Fleisch, Fisch, Milch, Eier – außer berechneten Mengen an Muttermilch und Säuglingsmilch im Säuglingsalter – sowie einer begrenzten Aufnahme von berechneten Mengen an eiweißarmen Lebensmitteln wie z.B. Obst, Gemüse und Kartoffeln. Bei einer strengen Eiweißrestriktion kann für ein optimales Wachstum und zur Deckung des Bedarfs an Stickstoff und essentiellen Aminosäuren die Einnahme eines leucinfreien Aminosäurengemisches gelegentlich erforderlich werden. Das Aminosäurengemisch ist mit Vitaminen, Mineralstoffen und Spurenelementen angereichert, da die eiweißarme Ernährung kein tierisches Eiweiß zulässt, das reich an diesen Nährstoffen ist. Darüber hinaus ist eine ausreichende Energiezufuhr von entscheidender Bedeutung, um normale Wachstumsraten zu erzielen, die bei strenger Eiweißrestriktion im Wesentlichen mit industriell hergestellten eiweißarmen Speziallebensmitteln (eiweißarme Mehle, Nudeln, Gebäck, Brot, Milchgetränk), die eiweißreiche Lebensmittel ersetzen, sowie mit Fett (Streichfette und Öle) in eingeschränkter Menge und Kohlenhydraten (z.B. Rohrzucker, gesüßte Getränke) erzielt wird.

Normalerweise genügt eine Eiweißreduktion ohne Zusatz von Aminosäurengemisch. Eine Fettreduktion wird empfohlen.

Ziele der Ernährungsbehandlung

Mit der diätetischen Behandlung sollen folgende Ziele erreicht werden:

- Normale Ausscheidung von organischen Säuren (siehe Tabelle1)
- Normale statomotorische und geistige Entwicklung
- Normale Gewichtszunahme bei Säuglingen und Kindern und Gewichtserhaltung bei älteren Patienten
- Vermeidung von katabolen Zuständen, z.B. bei Gewichtsverlust, Infekten (Eiweißabbau überwiegt die Eiweißsynthese), durch eine ausreichende Energie- und Eiweißzufuhr

Diätvorschrift

Leucin

1. Der Bedarf an Leucin ist unterschiedlich und muss bei jedem Patienten individuell ermittelt werden. Er ist abhängig von der Aktivität der 3-Methylglutaconyl-CoA-Hydratase oder 3-Methylcrotonyl-CoA-Carboxylase oder 3-Hydroxy-3-Methylglutaryl-CoA-Lyase, dem Alter, der Wachstumsrate, der Energie- und Eiweißzufuhr und dem Gesundheitszustand (siehe Tabelle 2).
2. Die Zufuhr muss häufig an die Veränderung der Konzentration der organischen Säuren im Urin angepasst werden (siehe Kontrolluntersuchungen).
3. Eine 2-tägige eiweißfreie Ernährung bei Erstversorgung soll am 3. Tag beginnend mit 0,5 g natürlichem Eiweiß/kg KG Tag und schrittweiser Steigerung auf 1-1,5 g/kg KG Tag ergänzt werden, evtl. 0,5 g/kg KG Tag als leucinfreie Aminosäurenmischung.

Alter	Leucin mg/kg KG Tag
0 <6 Monate	100–60
6 <12 Monate	75–40
1 <4 Jahre	70–40
4 <7 Jahre	65–35
7 <11 Jahre	60–30
11 <15 Jahre	50–30
15 <19 Jahre	40–15

Tab. 2: Empfohlene Leucinzufuhr bei Störungen im Leucinstoffwechsel [42]

Eiweiß

Bei eiweißarmer Ernährung ohne Aminosäurenmischung richtet sich der Eiweißbedarf nach den Erfahrungswerten für die Eiweißzufuhr bei eiweißarmer Kost (Tabelle 3) [43]. Liegt die tolerierte Eiweißmenge deutlich unterhalb der empfohlenen altersgerechten Zufuhr und berücksichtigt man die Eiweißqualität des Nahrungseiweißes und die eingeschränkte Lebensmittelauswahl, ist für ein optimales Wachstum die zusätzliche Gabe eines leucinfreien Aminosäurengemisches erforderlich In diesem Fall wird der Eiweißbedarf erfahrungsgemäß höher angesetzt, wenn die Gesamteiweißzufuhr mit einem kleinen Anteil an vorwiegend pflanzlichem Nahrungseiweiß (zur Deckung des Leucinbedarfs) und einem leucinfreien Aminosäurengemisch gedeckt wird. Mit diesem Zuschlag soll die geringere Eiweißqualität und Verdaulichkeit des Nahrungseiweißes sowie die sehr schnelle Resorption und Verstoffwechselung von Aminosäuren [44-46] ausgeglichen und eine ausreichende Versorgung mit Mikronährstoffen gewährleistet werden. Aus diesem Grund liegt die Eiweißzufuhr häufig über den Empfehlungen und richtet sich erfahrungsgemäß nach den DGE Empfehlungen 1985 [47], die über denen von 2000 [48] liegen (siehe Tabelle 4). Auf jeden Fall sollte die Eiweißzufuhr in der Regel nicht unterhalb der altersentsprechenden Empfehlung liegen.

Alter	Natürliches Eiweiß (g/kg KG Tag)
0–2 Monate	Keine Reduktion
3–12 Monate	1,5–2,0
Kleinkinder	1,4–1,6
Schulkinder	1,3–1,6
Jugendliche	0,8–1,1

Tabelle 3: Erfahrungswerte für die Eiweißzufuhr bei eiweißarmer Kost [43]

Alter	Eiweiß (natürliches Eiweiß + Aminosäurengemisch)
Monate	g/kg KG Tag
0–2	2,3
3–5	2,1
6–11	2,0
Jahre	g/Tag
1–3	22
4–6	32
7–9	40
10–12	45
13–14	55–60
15–18	50–60

Tab. 4: Empfohlene Eiweißzufuhr bei Gabe von Aminosäurenmischung (DGE 1985)[47]

Fett

Die Fettzufuhr soll im unteren Normbereich liegen und die empfohlene altersentsprechende Zufuhr von 30% der Gesamtkalorien und von 35-45% der Gesamtkalorien im Säuglingsalter nicht überschreiten bzw. nur 25% bei 3-Hydroxy-3-Methylglutaracidurie betragen. Eine altersabhängige Zufuhr von 2,5-4,0% der Gesamtkalorien als Linolsäure (n-6) sowie 0,5% als α-Linolensäure (n-3) wird empfohlen [48]. Dabei sollte ein Verhältnis n-6 zu n-3 von weniger als 5:1 angestrebt werden, das als präventiv wirksam angesehen wird und mit der Aufnahme von Soja- und Rapsöl am besten zu erzielen ist. Auf die Aufnahme von Fett in Form von Streichfetten und Ölen in der tolerierten Menge ist zu achten, da fettreiche Lebensmittel mit sog. „versteckten" Fetten, wie man sie in Fleisch, Wurst, Käse, Milch, Schokolade findet, im eiweißarmen Ernährungsplan nicht erlaubt sind und somit als Fettlieferanten nicht zur Verfügung stehen.

Energie

Die Energiezufuhr soll ausreichend sein und richtet sich nach den Empfehlungen der DGE 2000 [48] (siehe Tabelle 5). Sie soll eine normale Gewichtszunahme bei Säuglingen und Kindern ermöglichen und zur Gewichtserhaltung bei älteren Patienten beitragen.

Alter	kcal/Tag		kcal/kg KG Tag	
	m	w	m	w
0 – < 4 Monate	500	450	94	91
4 – <12 Monate	700	700	90	91
1 – < 4 Jahre	1.100	1.000	91	88
4 – < 7 Jahre	1.500	1.400	82	78
7 – <10 Jahre	1.900	1.700	75	68
10 – <13 Jahre	2.300	2.000	64	55
13 – <15 Jahre	2.700	2.200	56	47
15 – <19 Jahre	3.100	2.500	46	43
19 – <25 Jahre	3.000	2.400	41	40

Tab. 5: Richtwerte für die Energiezufuhr bei mittlerer körperlicher Aktivität (DGE 2000) [48]

Flüssigkeit

Die empfohlene Flüssigkeitsmenge richtet sich nach den Empfehlungen der DGE 2000 [48] (siehe Tabelle 6). Unter normalen Bedingungen ist eine minimale Flüssigkeitszufuhr von 1 ml/kcal zu verabreichen.

Alter	ml/kg KG Tag
0 – < 4 Monate	130
4 – <12 Monate	110
1 – < 4 Jahre	95
4 – < 7 Jahre	75
7 – <10 Jahre	60
10 – <13 Jahre	50
13 – <15 Jahre	40
15 – <19 Jahre	40
19 – <25 Jahre	35

Tab. 6: Richtwerte für die Flüssigkeitszufuhr (DGE 2000) [48]

Vitamine, Mineralstoffe und Spurenelemente

1. Die Vitamin-, Mineralstoff- und Spurenelementversorgung richtet sich nach den Empfehlungen der DGE 2000 [48]. Bei eiweißarmer Ernährung mit eingeschränkter Lebensmittelauswahl ohne Aminosäurenmischung, kann die Zugabe eines Vitamin-, Mineralstoff- und Spurenelementpräparats (z.B. Seravit, SHS, Heilbronn) notwendig werden. Bei Gabe eines leucinfreien Aminosäurengemisches, das mit Vitaminen, Mineralstoffen und Spurenelementen angereichert ist, ist der Bedarf ausreichend gedeckt.
2. Eine Berechnung der Mikronährstoffzufuhr durch die Diät in größeren Abständen wird empfohlen.

Zubereitung nach Diätvorschrift

Leucin

1. Es wird die Menge an Muttermilch oder Säuglingsmilchnahrung berechnet, die zur Deckung des Leucinbedarfs benötigt wird. Wegen des niedrigeren Leucingehalts ist Muttermilch gegenüber Säuglingsmilchnahrung zu bevorzugen (siehe Tabelle 7). In den meisten Fällen kann sie ausschließlich ohne ein Aminosäurengemisch verwendet werden. Der Eiweißgehalt in Muttermilch beträgt durchschnittlich 1,1 g/100 ml; der Eiweißgehalt in Säuglingsmilchnahrungen ist der Nährwerttabelle zur Behandlung von angeborenen Aminosäurenstoffwechselstörungen [49] oder den Herstellerangaben zu entnehmen.
2. Bei strikter Eiweißrestriktion wird die normale Muttermilchmenge nach Bedarf reduziert (sog. Teilstillen), indem der Säugling bei jeder zweiten Mahlzeit angelegt wird und dazwischen eine leucinfreie Flaschennahrung erhält oder bei jeder Mahlzeit angelegt wird, nachdem eine kleine Menge leucinfreie Nahrung gefüttert wurde. Die getrunkene Muttermilchmenge wird durch (gelegentliches) Wiegen des Säuglings vor und nach dem Anlegen festgestellt.
3. Bei Fütterung von Säuglingsmilchnahrung oder abgepumpter Muttermilch wird diese mit dem Messbecher abgemessen bzw. abgewogen. Die Menge wird auf die Anzahl der Mahlzeiten verteilt und die Teilmenge entweder zuerst gefüttert und im Anschluss die leucinfreie Flaschennahrung oder mit der leucinfreien Flaschennahrung gemischt verabreicht.
4. Vom 5. Monat (spätestens vom 7. Monat) an wird die Milchnahrung teilweise durch feste Kost (Beikost) ersetzt. Sie wird aus der Nährwerttabelle zur Behandlung von angeborenen Aminosäurenstoffwechselstörungen [49] ausgewählt und die erlaubte Menge berechnet und abgewogen bzw. geschätzt. Bei eiweißarmer Ernährung sollten wenn möglich 25-50% der Eiweißzufuhr aus berechneten Mengen an tierischen Eiweißträgern, z.B. in Form von Milch oder Milchprodukten verabreicht werden. Bei Verwendung von normalen Getreideprodukten sind tierische Eiweißträger nicht möglich; in einzelnen Fällen können eiweißarme Nudeln und Gebäck notwendig werden [43]

Lebensmittelgruppe	Leucin (%)
Obst	3,5
Gemüse	5,3
Kartoffelprodukte	6,6
Milchprodukte	10,4
Brot	8,1
Getreide	7,9
Fleisch, Wurst	9,0

Tab. 7: Durchschnittlicher Leucingehalt in Lebensmitteln (in% vom Eiweißgehalt) [49]

Der Leucingehalt in Muttermilch beträgt durchschnittlich 130 mg/100 ml; der Leucingehalt in Säuglingsmilchnahrungen ist der Nährwerttabelle zur Behandlung von angeborenen Aminosäurenstoffwechselstörungen [49] oder den Herstellerangaben zu entnehmen.

Eiweiß

1. Es wird die Eiweißmenge aus Muttermilch, Säuglingsmilchnahrung und/oder fester Kost berechnet.
2. Die Eiweißmenge wird vom Eiweißbedarf abgezogen.
3. Der restliche Eiweißbedarf wird mit dem leucinfreien Aminosäurengemisch gedeckt, dessen Eiweißgehalt sich durch Division des Aminosäurengehalts mit dem Faktor 1,2 ergibt, d. h.1,2 g Aminosäuren entsprechen 1 g Eiweiß [50].
4. Die Aminosäurenmischung wird abgewogen und in der entsprechenden Menge mit Muttermilch oder Säuglingsmilchnahrung verabreicht. Beim Stillen wird sie entweder im Wechsel mit der Brustmahlzeit oder in kleinen Mengen vor jeder Brustmahlzeit gefüttert. Später sollte sie in Gemüse- bzw. Obstsäfte, Tee, Limonade etc. eingerührt oder gemixt (Schüttelbecher) und gemeinsam mit dem natürlichen Nahrungseiweiß in mindestens drei Einzelportionen über den Tag verteilt eingenommen werden. Moderne Aminosäurenmischungen sind bereits portioniert, leichter löslich und mit Energiekomponenten versetzt, die eine verbesserte Verwertbarkeit und Verträglichkeit erwarten lassen und eine häufigere Einnahme ermöglichen, auch unabhängig von den Mahlzeiten.

leu-am Analog	für Säuglinge zur Zubereitung der Flaschennahrung (SHS, Heilbronn)
LEU-AM 2 leu-am Anamix	für Klein- und Schulkinder vom 4.-12. Lebensjahr (SHS, Heilbronn)
leu 1	für Säuglinge (Milupa, Friedrichsdorf)
leu 2	für Klein- und Schulkinder (Milupa, Friedrichsdorf)
leu 2-prima	für Klein- und Schulkinder ab 1 Jahr (Milupa, Friedrichsdorf)

Tab. 8: Leucinfreie Aminosäurengemische, angereichert mit Vitaminen, Mineralstoffen und Spurenelementen

METHCROT

Energie

1. Es wird der Energiegehalt aus Muttermilch, Säuglingsmilchnahrung und/oder fester Kost und leucinfreiem Aminosäurengemisch berechnet.
2. Der berechnete Energiegehalt wird vom täglichen Energiebedarf abgezogen.
3. Ein restlicher Bedarf wird zunächst mit Fetten (Streich- und Kochfett) und Ölen – bis zu 30-45% der Gesamtenergie – gedeckt, wobei nicht ausschließlich pflanzliche Fette, sondern auch tierische Fette wie Butter, Schmalz und Sahne verwendet werden sollten, um ein ausgewogenes Verhältnis zwischen gesättigten und ungesättigten Fettsäuren zu erzielen. Anschließend wird mit Maltodextrin (SHS, Heilbronn), Rohr- oder Traubenzucker, Duocal (SHS, Heilbronn) oder eiweißfreien Lebensmitteln und gesüßten Getränken ein weiteres Defizit ausgeglichen.

Flüssigkeit (Trinkmenge)

Für die Flaschenzubereitung

- Trinkwasser abkochen, auf 60°C abkühlen lassen und 2/3 der erforderlichen Menge in ein steriles Fläschchen füllen
- Die verordnete Menge Aminosäurengemisch mit oder ohne Milchnahrung abwiegen und hinzufügen
- Fläschchen verschließen und gut schütteln
- Mit abgekochtem Wasser auf die entsprechende Trinkmenge auffüllen
- Jedes Fläschchen frisch zubereiten

Bei Zubereitung der gesamten Tagestrinkmenge wird diese in die gewünschte Anzahl von Fläschchen verteilt und gut verschlossen im Kühlschrank aufbewahrt. Das Fläschchen wird vor dem Füttern auf Trinktemperatur erwärmt und sofort verwendet.

Für die Getränkezubereitung

Das Aminosäurengemisch portionsweise mit einer ausreichenden Menge Flüssigkeit einnehmen (10-15 g in 150 ml Flüssigkeit), um eine hinreichend niedrige Osmolalität zu erreichen, die im Säuglingsalter unter 450 mOsm/kg und danach zwischen 450 bis 700 (nicht >1000) mOsm/kg liegen sollte. Denn Diarrhoe, gastrointestinale Beschwerden, Übelkeit und Erbrechen können infolge hyperosmolarer Nahrung auftreten.

Vitamine, Mineralstoffe und Spurenelemente

1. Es wird die Vitamin-, Mineralstoff- und Spurenelementzufuhr aus der Milchnahrung, der festen Kost und dem leucinfreien Aminosäurengemisch berechnet.

2. Die berechnete Menge wird vom empfohlenen Bedarf abgezogen.
3. Ein Restbedarf wird mit Seravit (SHS, Heilbronn) gedeckt und der Flaschennahrung und/oder dem Getränk in kleinen Portionen zugefügt.

Kontrolluntersuchungen bei Langzeitbehandlung

Im Rahmen der Langzeitbehandlung von Patienten mit neonatalen, akuten Formen der Organoacidurien sollten im Säuglingsalter mindestens wöchentlich und im Kindesalter alle 2-4 Monate folgende Parameter kontrolliert werden:

Allgemeine Kontrolluntersuchungen

- Körpergewicht, Länge, Kopfumfang.

Bei jeder 5.-12. Kontrolluntersuchung:
- Transaminasen, Kreatinkinase (+ Isoenzyme), Harnsäure, Cholesterin, Eisen, Ferritin, Transferrin, Natrium, Kalium, Calcium, Phosphat, Magnesium, alkalische Phosphatase, Eiweiß, Albumin und Prä-Albumin im Serum
- Bestimmung der Spurenelemente im Serum
- Säuren-Basen-Status (Blutgasanalyse)
- Blutbild (Thrombo- und Leukocytenzahl) und Differentialblutbild
- Neurologischer Status

Spezielle Kontrolluntersuchungen

Alle 2-4 Monate:
- Bestimmung der organischen Säuren im Urin
- Quantitative Bestimmung der freien Aminosäuren im Plasma (Kontrolle der ausreichenden Zufuhr der essentiellen Aminosäuren)
- Carnitin im Serum (gesamt und frei)
- Acylcarnitine im Blut (mittels Tandem-Massenspektrometrie)

Alle 1-2 Jahre (bei entsprechender klinischer Symptomatik häufiger):
- Knochendichte-/Skelettalterbestimmung
- EEG
- EKG und Herzsonographie
- Augenärztliche Untersuchung
- Magnetresonanzuntersuchung des Gehirns/Schädelsonographie
- Im Kindesalter auch psychologische Testungen

Wichtig für jeden Patienten ist, dass er einen Notfallausweis mit allen wichtigen klinischen Daten besitzt, die für eine Notfallbehandlung erforderlich sind, mit der Telefonnummer des den Patienten betreuenden Stoffwechselzentrums und Angaben über die ersten unverzüglich durchzuführenden medizinischen Maßnahmen.

Die diätetische und medikamentöse Therapie müssen lebenslang eingehalten werden.

Notfallbehandlung

Eine Notfallbehandlung ist bei drohender und/oder schon eingetretener metabolischer Stoffwechselentgleisung (metabolische Acidose) der Patienten durchzuführen. Ziel der Notfallbehandlung ist die Wiederherstellung einer ausgeglichenen, anabolen Stoffwechsellage sowie die Ausscheidung von möglichst großen Mengen der organischen Säuren in gebundener Form.

Für eine Beurteilung der Stoffwechselsituation sind folgende Laborparameter unbedingt erforderlich:

- Säure-Basen-Status (Blutgasanalyse)
- Ketonkörper im Blut bzw. Urin
- Hämoglobin oder Hämatokrit (zur Kontrolle der Dehydratation/Rehydratation bei Erbrechen und/oder Durchfall)
- Elektrolyte im Blut
- Glukose im Blut (ab Stufe II)
- Ammoniak

Patienten, die lebensbedrohliche Stoffwechselentgleisungen erleiden können, sollten einen vom betreuenden Stoffwechselzentrum erstellten Notfallplan haben, der die individuellen Besonderheiten des Betroffenen berücksichtigt. Liegt ein solcher Notfallplan nicht vor, ist das erste und oberste Prinzip die **Vermeidung bzw. Behebung eines Katabolismus** (endogener Eiweißabbau) durch ausreichende Kalorienzufuhr, Reduktion bzw. Stopp der Proteinzufuhr, Forcieren der Ausscheidung der organischen Säuren, z.B. in Form von Carnitinestern.

Die nachstehenden Empfehlungen können nur allgemein sein, zumal die Entgleisungen bei den verschiedenen Stoffwechselstörungen unterschiedlich schwer sind und bei einigen der hier genannten Stoffwechselstörungen schwere Entgleisungen nie beschrieben worden sind. Sie dürfen deshalb nur unter ständigen Kontrollen und Angleichungen an die individuellen Gegebenheiten angewendet werden. Entsprechend der klinischen Symptomatik, die man in drei Stufen (siehe unten) einteilen kann, ist ein situationsentsprechendes Vorgehen zu empfehlen. Dabei bietet sich je nach Gegebenheit bei den Stufen I und II eine orale (notfalls mit Magenverweilsonde) und/oder parenterale, ab Stufe III ausschließlich eine parenterale Behandlung an.

Meist ist das Prinzip der Behandlung die zusätzliche Gabe von Flüssigkeit und die Zufuhr von reichlich Kalorien (Glukose/Insulin) bei gleichzeitiger Reduktion der Eiweißmenge bis zur eiweißfreien Ernährung. Diese darf aber nicht länger als 2–3 Tage dauern, da sonst ein Eiweißkatabolismus nicht zu vermeiden ist. Die schrittweise Zufuhr von natürlichem Eiweiß und/oder Aminosäurengemischen (falls solche bei der Behandlung des Patienten eingesetzt wurden) sollte nach Ausgleich der Stoffwechselparameter langsam erfolgen und sich über mehrere Tage erstrecken. Als Richtgrößen gelten: am 3. Tag 25%, am 4. Tag 50% und am 5. Tag 100% der ursprünglich verabreichten Eiweißmenge.

Klinische Symptomatik:

Stufe I Gelegentliches Erbrechen (Nachfüttern gelingt), Schwierigkeiten beim Essen (verminderte Appetenz) und beim Trinken, Bewusstsein und neurologischer Status unbeeinträchtigt, keine Infektzeichen, keine erhöhte Körpertemperatur. Säure-Basen-Status ausgeglichen, keine Ketonkörpervermehrung (Ketonkörper treten bei dem 3-Hydroxy-3-Methylglutaryl-CoA-Lyase-Mangel nie auf!)

Stufe II Temperaturerhöhung, wiederholtes Erbrechen, Inappetenz, Durchfall, Übererregbarkeit, Ataxie und/oder Schläfrigkeit.
Säure-Basen-Status: leichte metabolische Acidose, Urin mit hoher Osmolalität, Ketonkörper im Urin leicht vermehrt (außer bei dem 3-Hydroxy-3-Methylglutaryl-CoA-Lyase-Mangel!).

Stufe III Somnolenz, Hyperventilation, Krampfanfälle.
Säure-Basen-Status: schwere metabolische Acidose, starke Ketonkörpervermehrung.

Falls der Patient nicht oral ernährt werden kann (trotz Magenverweilsonde, z.B. wegen Erbrechens) oder sich der klinische Zustand verschlechtert, muss er in ein Stoffwechselzentrum gebracht werden. Für den Transport ist unbedingt ein venöser Zugang zu legen und Infusionen wie unter der Therapie bei den Stufen II/III angegeben zu verabreichen. Bei Stufe III sollte zum Transport vorsorglich intubiert werden!

a) Orale Notfallbehandlung

Orale Notfallbehandlungen sind nur bei Entgleisungen der oben genannten Stufen I und II durchzuführen. Bei Stufe II im Fall einer Acidose, aber vor allem bei Stufe III ist mindestens zusätzlich eine sofortige parenterale Versorgung notwendig.

Stufe I

Therapie:
Fortsetzung der oralen Ernährung und zusätzliche Verabreichung von Maltodextrinlösung (oder Glukose) nach den Vorschlägen von Dixon und Leonard [51] (siehe Tabelle 9), notfalls per Magenverweilsonde.
Erneute Beurteilung der Situation (Klinik, Labor) nach 2-4 Stunden

Alter in Jahren	Maltodextrinlösung %	kcal/100 ml	Tagesmengen
0– 1	10	40	150–200 ml/kg KG
>1– 2	15	60	95 ml/kg KG
>2– 6	20	80	1.200–1.500 ml
>6–10	20	80	1.500–2.000 ml
>10	25	100	2.000 ml

Tab. 9: Orale Notfallbehandlung von Patienten mit Organoacidurien (nach Dixon und Leonard) [51]

Stufe II

Therapie:
Unterbrechung der Proteinzufuhr
Orale Verabreichung von:
> Maltodextrinlösung (oder Glukose) nach den Vorschlägen von Dixon und Leonard [51] (siehe Tabelle 9)
> L-Carnitin 100 mg/kg KG zusätzlich zur sonst täglich verabreichten Menge
> Pantothensäure (Calciumpantothenat) 15 bis 150 mg/Tag verteilt in drei Einzeldosen, oral (evtl. zusammen mit Digoxin) bei Patienten mit 3-Methylglutaconacidurie Typ II mit Kardiomyopathie [30,39]

Bei zusätzlich aufgetretener Acidose mit einem aktuellen Blut-pH <7,25 und/oder einem Standardbicarbonat <12 mmol/l ist zusätzlich eine Bicarbonatsubstitution erforderlich. Die erforderliche Menge (in mmol) berechnet sich aus:

> **Negativer Basenüberschuss (BE) x kg KG x 0,3 = zu verabreichende Menge Natriumbicarbonat in mmol**

Gegeben intravenös z.B. als 8,4%-ige (1 molar) Bicarbonatlösung (1 ml = 1 mmol) mit Wasser oder 5% Glukoselösung im Verhältnis 1:1 verdünnt. Der Ausgleich des Basendefizits sollte langsam erfolgen, z.B. 1/3 der zu infundierenden Menge innerhalb von 2 Stunden, ein weiteres Drittel in den folgenden 6-8 Stunden und das letzte Drittel innerhalb weiterer 8-12 Stunden.

METHCROT

Bei Fieber ist immer zu berücksichtigen, dass bei einer Temperaturerhöhung von nur 1°C der gesamte Energiestoffwechsel um 10–15% steigt und dann entsprechend mehr Kalorien, aber auch Flüssigkeit gegeben werden müssen!

Erneute Beurteilung der Situation (Klinik, Labor) nach 4 Stunden

Falls der Befund unverändert ist:
Maßnahmen um 4 Stunden verlängern und erneute Entscheidung

Falls klinische Besserung und Normalisierung des Säure-Basen-Status zu verzeichnen sind:
Rückkehr zur oralen Ernährung, Gabe von zunächst 25%, dann der Hälfte und schließlich der gesamten Menge der üblichen Zufuhr an natürlichem Eiweiß und ggfs. an Aminosäurengemisch/Tag bei entsprechender Reduktion der zusätzlich verabreichten (Glukose bzw.) Maltodextrin- sowie Carnitinmenge

Erneute Beurteilung der Situation (Klinik, Labor) nach ca. 8 Stunden

Falls weitere Besserung bzw. Stoffwechselnormalisierung:
stufenweise Rückkehr zur üblichen Ernährung (innerhalb von 24–36 Stunden)

b) Parenterale Notfallbehandlung

Stufe II

Obwohl in der Stufe II eine orale Therapie meist noch möglich ist, muss bei Nahrungsverweigerung oder Erbrechen mit einer parenteralen Behandlung begonnen werden.

Therapie beginnen, ohne die Laboruntersuchungsergebnisse (außer evtl. Blutgasanalyse) abzuwarten:

> 120 ml/kg KG/d Glukose-Elektrolytlösung (z.B. Jonosteril päd I)
> + 30-50 ml/kg KG/Tag Glukose 20%
> Evtl. zentralen Zugang legen
> L-Carnitin 100 mg/kg KG i.v. zusätzlich zur sonst täglich verabreichten Menge
> Pantothensäure (Calciumpantothenat) 15 bis 150 mg/Tag verteilt in drei Einzeldosen, i.v. (evtl. zusammen mit Digoxin) bei Patienten mit 3-Methylglutaconacidurie Typ II mit Kardiomyopathie (30,39)

Bei aufgetretener Acidose mit einem aktuellen Blut-pH <7,25 und/oder einem Standardbicarbonat <12 mmol/l ist zusätzlich eine Bicarbonatsubstitution erforderlich. Einzelheiten siehe oben.

Unterbrechung der Eiweißzufuhr für 4-6 Stunden

METHCROT

Nach 4-8 Stunden Laborkontrolle (Säure-Basen Status, [Ketonkörper], Elektrolyte, Glukose im Blut, Hämoglobin/Hämatokrit, Laktat)

Falls sich der Säure-Basen-Haushalt weiter in Richtung metabolische Acidose entwickelt hat:
Glukosezufuhr erhöhen auf 20 g/kg KG evtl. unter zusätzlicher Gabe von Insulin, Einzelheiten siehe im Kapitel Akutbehandlung
Weiterer Acidoseausgleich

Nach weiteren 4-8 Stunden Laborkontrolle (Säure-Basen-Status, [Ketonkörper], Elektrolyte, Glukose im Blut, Hämoglobin/Hämatokrit, Laktat)

Stufe III

Therapie:
Sofortiger Beginn einer Infusionstherapie wie unter Stufe II beschrieben,
Evtl. gleich zu Beginn mit eine Gabe von 20 g Glukose/kg KG Tag
Evtl. zentralen Zugang legen
Unterbrechung der Eiweißzufuhr, falls möglich Weiterführen der sonstigen oralen Ernährung inkl. einer reichlichen Flüssigkeitszufuhr.
Acidoseausgleich wie oben beschrieben
L-Carnitin 100-250 mg/kg KG i.v. zusätzlich zur sonst täglich verabreichten Menge
Pantothensäure (Calciumpantothenat) 15 bis 150 mg/Tag verteilt in drei Einzeldosen, i.v. (evtl. zusammen mit Digoxin) bei Patienten mit 3-Methylglutaconacidurie Typ II mit Kardiomyopathie [30,39]

Klinische Beurteilung und Laboruntersuchungen 2 bis 3-stündlich

Falls nur geringgradige Normalisierung der Laborparameter zu beobachten ist:
Fortsetzung der Infusionstherapie

Falls klinische Besserung und weitgehende Normalisierung des Säure-Basen-Status: Rückkehr zur üblichen Medikation und langsamer Übergang zur enteralen Ernährung mit Gabe von zunächst 25%, dann der Hälfte und schließlich der gesamten Menge der üblichen Zufuhr an natürlichem Eiweiß/Tag (und ggf. des Aminosäurengemisches) sowie entsprechender Reduktion der Infusionsmengen.

Sollte sich unter dieser Therapie der Säure-Basen-Status weiter in Richtung einer metabolischen Acidose entwickeln, sind weitere Maßnahmen zu ergreifen, wie sie in der Akutbehandlung bereits beschrieben wurden (Gabe größerer Mengen von Glukose, eventuell zusammen mit Insulin und/oder forcierte Diurese).
Erneute Beurteilung der Situation (Klinik, Labor) nach weiteren 2-4 Stunden

Falls weitere Besserung bzw. Stoffwechselnormalisierung, kann langsam wie oben beschrieben schrittweise zur üblichen Ernährung (natürliches Eiweiß und ggf. Aminosäurengemisch) unter entsprechender Reduktion der infundierten Lösungen innerhalb von 2-3 Tagen zurückgekehrt werden.

Falls sich auch nach den weiteren 2-4 Stunden keine Verbesserung der Stoffwechsellage abzeichnet, bleiben als mögliche und unbedingt zu nutzende Therapiemaßnahmen nur noch die Hämodiafiltration, ersatzweise Hämodialyse oder Hämofiltration.

Alle hier unterbreiteten Therapievorschläge sind unter Berücksichtigung der individuellen Situation und der evtl. andersartig verlaufenden klinischen Symptomatik bei der speziellen Erkrankung zu variieren.

Pränatale Diagnostik

Die pränatale Diagnostik der Störungen im Leucinstoffwechsel sind in unterschiedlicher Weise bei den einzelnen Erkrankungen durch Enzymbestimmungen aus Chorionzottenbiopsat, aus kultivierten Amnionzellen sowie der Metabolitenmessung in der Amnionflüssigkeit und durch die differenzierte Analyse der Acylcarnitine im Fruchtwasser möglich [52,53].

3-Methylcrotonylglycinurie:	Chorionzottenbiopsat, Amnionflüssigkeit, kultivierte Amniocyten
3-Methylglutaconaturie Typ I:	Amnionflüssigkeit, kultivierte Amniocyten
3-Methylglutaconaturie Typ II:	Amnionflüssigkeit
3-Hydroxy-3-Methylglutaraturie:	Chorionzottenbiopsat, Amnionflüssigkeit, kultivierte Amniocyten

Differentialdiagnostik

Differentialdiagnostisch abzuklären wären bei ähnlicher klinischer Symptomatik verschiedene Stoffwechselstörungen der verzweigtkettigen Aminosäuren und Organoacidurien bzw. alle Störungen, die mit ketotischer bzw. hypoketotischer Hypoglycämie einhergehen:

- Hypervalinämie (OMIM 277100)
- Ahornsirup-Krankheit (OMIM 248600; 248611; 248610; 246900)
- Hyperleucin-Isoleucinämie (OMIM 238340)
- Isovalerianacidämie (OMIM 243500)
- Glutaracidurie Typ I (OMIM 231570)
- Multipler Carboxylase-Defekt (Holocarboxylase-Synthetase-Mangel) (OMIM 253270)
- Biotinidase-Mangel (OMIM 253260)

- Fettsäurenoxidationsstörungen/Ketolysedefekte
- Acetyl-CoA-Carboxylase-Mangel (OMIM 200350)
- Mitochondriopathien
- Klinisch im Neugeborenenalter sind auch Hirnblutung, Sepsis, Hyperammonämie anderer Ursache abzuklären.

Die vermehrte Ausscheidung von 3-Metylglutaconsäure wurde bei zwei Patienten mit Defekt in der F1F0-ATP Synthase beschrieben [54].

Sonderformen und Anmerkungen

Im Tandem-MS-Screening sind eine Reihe Neugeborene mit erhöhten Konzentrationen der Carnitinester der 3-Methylcrotonsäure im Blut erfasst worden, bei denen jedoch die Mütter asymptomatische 3-Methylcrotonylglycinurien hatten, die Kinder gesund waren und die Befunde sich nach kurzer Zeit normalisierten (M. Gibson, Portland, und M. Lindner, Heidelberg, persönliche Mitteilungen per Internet 23.04.2004 bzw. 05.07.2004). Bei dem 3-Methylcrotonyl-CoA-Carboxylase-Mangel ist eine Sonderform mit einem möglicherweise dominanten Erbgang [32], eine weitere mit partiellem Enzymaktivitätsverlust (Typ I) und einem ausgeprägten klinischen Bild wie bei totalem Enzymverlust beschrieben worden [55].

Eine besondere Form der Methylglutaconazidurie in einer italienischen Familie wurde 2005 beschrieben. Die klinischen Symptome (Opticusatrophie, axonale Neuropathie und eine facio-scapulo-numerale Muskeldystrophie) unterscheidet sich deutlich von den bisher bekannten Typen [56].

Gelegentlich sind vermehrte Ausscheidungen von 3-Methylglutaconsäure beobachtet worden, ohne dass deren Ursache geklärt werden konnte, außer bei einem Patienten mit Glykogenose Typ I (von Gierke; OMIM 232200) [57]. Auch nach schweren Hautverbrennungen wurde eine vermehrte Ausscheidung von 3-Methylglutaconsäure beschrieben [58].

Ein Patient mit Barth-Syndrom ohne Vermehrung von 3-Methylglutaconsäure wurde beschrieben [59].

LITERATUR

1. Sweetman L, Williams JC Branched chain organic acidurias. In: In: Scriver CR, Beaudet AL, Valle D, Sly WS, Vogelstein B, Childs B, Kinzler KW. (Online Eds): The Metabolic and Molecular Bases of Inherited Disease. *McGraw-Hill, New York, Part 9 Organic acids* 2001–2004; Chapter 93

2. Eldjarn L, Jellum E, Stokke O, Pande H, Waaler PE. Beta-hydroxyisovaleric aciduria and beta-methylcrotonylglycinuria: a new inborn error of metabolism. *Lancet I:* 1970; 521-522

3. Bannwart C, Wermuth B, Baumgartner R, Suormala T, Weismann UN. Isolated biotin-resistant deficiency of 3-methylcrotonyl-CoA carboxylase presenting as a clinically severe form in a newborn with fatal outcome. *J Inher Metab Dis* 1992; 15:863-868

4. Elpeleg ON, Havkin S, Barash V, Jakobs C, Glick B, Shalev RS. Familial hypotonia of childhood caused by isolated 3-methylcrotonyl-coenzyme A carboxylase. *J Pediatr* 1992; 121:407-410

5. Holzinger A, Roschinger W, Lagler F, Mayerhofer PU, Lichtner P, Kattenfeld T, Thuy LP, Nyhan WL, Koch HG, Muntau AC, Roscher AA . Cloning of the human MCCA and MCCB genes and mutations therein reveal the molecular cause of 3-methylcrotonyl-CoA carboxylase deficiency. *Hum Mol Genet* 2001; 10:1299-1306

6. Obata K, Fukuda T, Morishita R, Abe S, Asakawa S, Yamaguchi S, Yoshino M, Ihara K, Murayama K, Shigemoto K, Shimizu N, Kondo I. Human biotin-containing subunit of 3-methylcrotonyl-CoA carboxylase gene (MCCA): cDNA sequenze, genomic organization, localization to chromosomal band 3q27, and expression. *Genomics* 2001; 72:145-152

7. Desviat LR, Perez-Cerda C, Perez B, Esparza-Gordillo J, Rodriguez-Pombo P, penava MA, Rodriguez De Cordoba S, Ugarte M. Functional analysis of MCCA and MCCB mutations causing methylglutaconglycinurie. *Mol Genet Metab* 2003; 80:315-320

8. Duran M, Beemer FA, Tibosch AS, Bruinvis L, Ketting D, Wadman SK. Inherited 3-Methylglutaconicaciduria in two brothers – another defect of leucine metabolism. *J Pediatr* 1982; 101:551-554

9. Gibson KM, Sherwood WG, Hoffmann GF, Stumpf DA, Dianzani I, Schutgens RBH, Barth PG, Weismann U, Bachmann C, Schrynemackers-Pitance O, Verloes A, Narisawa K, Mino M, Ohya N, Kelley RI. Phenotypic heterogeneity in the syndromes of 3-methylglutaconic aciduria. *J Pediatr* 1991; 118:885-890

10. Christodoulou J, McInnes RR, Jay V, Wilson G, Becker LE, Lehotay DC, Platt BA, Bridge PJ, Robinson BH, Clarke JT. Barth syndrome: clinical observations and genetic linkage studies. *Am J Med Genet* 1994; 50:255-264

11. Elpeleg ON, Costeff H, Joseph A, Joseph A, Shental Y, Weitz R, Gibson KM. 3-Methylglutaconic aciduria in the Iraqi-Jewish 'optic atrophy plus' (Costeff) syndrome. *Dev Med Child Neurol* 1992; 36:167-172

12. Chitayat D, Chemke J, Gibson KM, Mamer OA, Kronick JB, McGill J; Rosenblatt B, Sweetman L, Scriver CR. 3-Methylglutaconic aciduria: a marker for as yet unspecified disorders and the relevance of prenatal diagnosis in a 'new' type ('type 4'). *J Inher Metab Dis* 1992; 15:204-212

13. Barth PG, Valianpour F, Bowen VM, Lam J, Duran M, Vaz FM, Wanders RJ. X-linked cardioskeletal myopathy and neutropenia (Barth syndrome): an update. *Am J Med Genet* 2004; 126A:349-354

14. Gibson KM, Nyhan WL, Sweetman L, Narisawa K, Lehnert W, Divry P, Robinson BH, Roth KS, Beemer FA, van Sprang FJ, Duran M, Wadman SK, Cartigny B. 3-Methylglutaconic aciduria: a phenotype in which activity of 3-methylglutaconyl-coenzyme A hydratase is normal. *Eur J Pediatr* 1988; 148:76-82

15. Broide E, Elpeleg O, Lahat E. Type IV 3-methylglutaconic (3-MGC) aciduria: a new case presenting with hepatic dysfunction. *Pediatr Neurol* 1997; 17:353-355

16. Holtmann MH, Galle PR, Stremmel W, Mayatepek E. 3-Methylglutaconic aciduria associated with hepatosplenomegaly, macrocytic anaemia, fever episodes, recurrent infections, cervical lymphadenopathy and progressive decrease of physical performance. *J Inher Metab Dis* 1998; 21:683-685

17. Al-Essa M, Bakheet S, Al-Shamsan L, Patay Z, Powe J, Ozand PT. 18Fluoro-2-deoxyglukose (18FDG) PET scan of the brain in type IV 3-methylglutaconic aciduria: clinical and MRI correlations. *Brain Dev* 1999; 21:24-29

18. Gibson KM, Breuer J, Nyhan WL. 3-Hydroxy-3-methylglutaryl-coenzyme A-lyase deficiency: review of 18 reported patients. *Pediatrics* 1988; 148:180-186

19. Barash V, Mandel H, Sella S, Geiger R. 3-Hydroxy-3-methylglutaryl-coenzyme A lyase deficiency: biochemical studies and family investigation of four generations. *J Inher Metab Dis* 1990; 13:156-164

20. Ribes A, Briones P, Vilaseca MA, Baraibar R, Gairi JM. Sudden death in an infant with 3-hydroxy-3-methylglutaryl-CoA lyase deficiency. *J Inher Metab Dis* 1990; 13:752-753

21. Leupold D, Bojasch M, Jakobs C. 3-hydroxy-3-methylglutaryl-CoA lyase deficiency in an infant with macrocephaly and mild metabolic acidosis. *Eur J Pediatr* 1982; 138:73-76

22. Visser G, Suormala T, Smit GP, Reijngoud DJ, Bink-Boelkens MT, Niezen-Koning KE, Baumgartner ER. 3-methylcrotonyl-CoA carboxylase deficiency in an infant with cardiomyopathy, in her brother with developmental delay and in their asymptomatic father. *Eur J Pediatr. Dec* 2000; 159:901-904

23. Baykal T, Hüner G, Demirkol M, Dantas MF, Fowler B, Bumgartner MR. 3-Methylcrotonyl-CoA Carboxylase (MCC) deficiency with early onset necrotizing encephalopathy and lethal outcome. *I Inher Metab Dis* 2003; 25(Suppl.2)42

24. Baumgartner MR, Almashanu S, Suormala T, Obie C, Cole RN, Packman S, Baumgartner ER, Valle D. The molecular basis of human 3-methylcrotonyl-CoA carboxylase deficiency. *J Clin Invest* 2001; 107:495-504.

25. Laube GF, Leonard JV, van't Hoff WG Nephrocalcinosis and medullary cysts in 3-methylglutaconic aciduria. *Pediatr Nephrol* 2003; 18:712-713

26. Illsinger S, Lucke T, Zschocke J, Gibson KM, Das AM. 3-methylglutaconic aciduria type I in a boy with fever-associated seizures. *Pediatr Neurol* 2004; 30:213-215

27. Kleta R, Skovby F, Christensen E, Rosenberg T, Gahl WA, Anikster Y. 3-Methylglutaconic aciduria type III in a non-Iraqi-Jewish kindred: clinical and molecular findings. *Mol Genet Metab* 2002; 78:201-206

28. Steen C, Baumgartner ER, Duran M, Lehnert W, Suormala T, Fingerhut SR, Stehn M, Kohlschutter A. Metabolic stroke in isolated 3-methylcrotonyl-CoA carboxylase deficiency. *Eur J Pediatr* 1999; 158:730-733

28a. Baykal T, Gokcay GH, Ince Z, Dantas MF, Fowler B, Baumgartner MR, Demir F, Can G, Demirkol M. Consanguineous 3-methylcrotonyl-CoA carboxylase deficiency: early-onset necrotizing encephalopathy with lethal outcome. *J Inher Metab Dis.* 2005; 28:229-233

29. Sweetman L. Organic acid analysis. In: Hommes FA (Ed) Techniques in diagnostic human biochemical genetics. *Wiley-Liss, New York, pp.*1991; 143-176

30. Östman-Smith I, Brown G, Johnson A, Land JM. Dilated cardiomyopathy due to type II X-linked 3-methylglutaconic aciduria: successful treatment with pantothenic acid. *Br Heart* 1994; J 72:349-353

31. Rashed MS, Ozand PT, Bucknall MP, Little D. Diagnosis of inborn errors of metabolism from blood spots by acylcarnitines and amino acids profiling using automated electrospray tandem mass spectrometry. *Pediatr Res* 1995; 38:324-331

32. Hwu WL, Chien YH, Baumgartner M, Chiang SC, Chou SP, Huang A, Tsai CE, Huang HT. 3-Methylcrotonyl-CoA Carboxylase deficiency with apparent dominant inheritance. *J Inher Metab Dis* 2003; 26(Suppl 2):48

33. Naylor EW, Chace DH. Automated tandem mass spectrometry for mass newborn screening for disorders in fatty acid, organic acid, and amino acid metabolism. *J Child Neurol* 1999; 14(Suppl 1):4-8

34. Roscher AA, Fingerhut R, Liebl B, Olgemöller B. Erweiterung des Neugeborenenscreenings durch Tanedemmassenspektrometrie. *Mschr Kinderheilk* 2001; 149:1297-1303

35. Baumgartner MR, Almashanu S, Suormala T, Obie C, Baumgartner ER, Valle D. 3-Methylcrotonyl-CoA carboxylase deficiency: Extension of molecular analysis to patients detected by tandem MS based newborn screening. *J Inher Metab Dis* 2001; 24(Suppl.1):57

36. Koeberl DD, Millington DS, Smith WE, Weavil SD, Muenzer J, McCandless SE, Kishnani PS, McDonald MT, Chaing S, Boney A, Moore E, Frazier DM. Evaluation of 3-methylcrotonyl-CoA carboxylase deficiency detected by tandem mass spectrometry newborn screening. *J Inher Metab Dis.* 2003; 26:25-35

37. Hoffmann GF, von Kries R, Klose D, Lindner M, Schulze A, Muntau AC, Roschinger W, Liebl B, Mayatepek E, Roscher AA. Frequencies of inherited organic acidurias and disorders of mitochondrial fatty acid transport and oxidation in Germany. *Eur J Pediatr* 2004; 163:76-80

37a. Baumgartner MR. Molecular mechanism of dominant expression in 3-methylcrotonyl-CoA carboxylase deficiency. *J Inher Metab Dis.* 2005; 28:301-309

37b. Neas K, Bennetts B, Carpenter K, White R, Kirk EP, Wilson M, Kelley R, Baric I, Christodoulou J. OPA3 mutation screening in patients with unexplained 3-methylglutaconic aciduria. *J Inher Metab Dis.* 2005; 28:525-532

38. Ly TB, Peters V, Gibson KM, Liesert M, Buckel W, Wilcken B, Carpenter K, Ensenauer R, Hoffmann GF, Mack M, Zschocke J. Mutations in the AUH gene cause 3-methylglutaconic aciduria type I. *Hum Mutat* 2003; 21:401-407

39. Pospisilova E, Mrazova L, Hrda J, Martincova O, Zeman. Biochemical and molecular analyses in three patients with 3-hydroxy-3-methylglutaric aciduria. *J Inher Metab Dis* 2003; 26:433-441

40. Dasouki M, Buchanan D, Mercer N, Gibson KM, Thoene J. 3-Hydroxy-3-methylglutaric aciduria: response to carnitine therapy and fat and leucine restriction. *J Inher Metab Dis* 1987; 10:142-146

41. Rugolotto S, Prioli MD, Toniolo D, Pellegrino P, Catuogno S, Burlina AB. Long-term treatment of Barth syndrome with pantothenic acid: a retrospective study. *Mol Genet Metab* 2003; 80:408-411

42. Elsas LJ, Acosta PB: Nutritional support of inherited metabolic disease. In: Shils ME, Olson JA, Shike M, Ross AC (Eds): Modern Nutrition in Health and Disease, *Lea & Febiger, Philadelphia, 9th ed.,* 1999; pp. 1003-1056

43. Müller E. Aminosäurenstoffwechselstörungen mit mildem Verlauf. In: Müller E. Praktische Diätetik in der Pädiatrie. Grundlagen für die Ernährungstherapie. *sps Verlag, Heilbronn* 2003; S.73-75

44. Gropper S, Acosta PB. The effect of simultaneous ingestion of L-amino acids and whole protein on plasma amino acid concentrations. *JPEN* 1991; 15:48-53

45. Herrmann ME, Brösicke HG, Keller M, Mönch E, Helge H. Dependence of the utilization of a phenylalanine-free amino acid mixture on different amounts of single dose ingested. A case report. *Eur J Pediatr* 1994; 153 (7):501-503

46. Metges CC, El-Khoury AE, Selvaraj AB, Tsay RH, Atkinson A, Regan MM, Bequette BJ, Young VR. Kinetics of L-[1-(13)C]leucine when ingested with free amino acids, unlabeled or intrinsically labeled casein. *Am J Physiol Endocrinol Metab.* 2000; 278:E1000-9

47. Deutsche Gesellschaft für Ernährung. Empfehlungen für die Nährstoffzufuhr. 4. Erweiterte Überarbeitung, *Umschau Verlag, Frankfurt* 1985

48. Deutsche Gesellschaft für Ernährung, Österreichische Gesellschaft für Ernährung, Schweizerische Gesellschaft für Ernährungsforschung, Schweizerische Vereinigung für Ernährung. Referenzwerte für die Nährstoffzufuhr 1. Auflage, *Umschau/Braus, Frankfurt/M* 2000

49. Arbeitsgemeinschaft für Pädiatrische Diätetik (APD). Nährwerttabelle zur Behandlung von angeborenen Aminosäuren-Stoffwechselstörungen 2002

50. Bremer HJ, Mönch E, Przyrembel H. Eiweißzufuhr von Patienten mit Phenylketonurie. *Monatsschr Kinderheilk* 1995; 143,548-549

51. Dixon AM, Leonard JV. Intercurrent illness in inborn errors of intermediary metabolism. *Arch Dis Child* 1992; 67:1387-1391

52. Shigemats Y, Hata I, Nakai A, Kikawa Y, Sudo M, Tanaka Y, Yamaguchi S, Jacobs C. Prenatal diagnosis of organic acidemias based on amniotic fluid levels of acylcarnitines. *Pediatr Res* 1996; 39:680-684

53. Mitchell GA, Jakobs C, Gibson KM, Robert MF, Burlina A, Dionisi-Vici,C, Dallaire L. Molecular prenatal diagnosis of 3-hydroxy-3-methylglutaryl CoA lyase deficiency. *Prenat Diagn* 1995; 15:725-729

54. Mayr JA, Erwa W, Kurnik P, Covi P, Förster H, Paul J, Houstek J, Sperl. 3-methylglutaconic aciduria in two patients with quantitative deficiency of the mitochondrial F1F0-ATP Synthase. *J Inher Metab Dis* 2004; 27 (Suppl 1):122

55. Wiesmann UN, Suormala T, Pfenniger J, Baumgartner ER. Partial 3-methylcrotonyl-CoA carboxylase deficiency in an infant with fatal outcome due to progressive respiratory failure. *Eur J Pediatr* 1998; 157: 225-229

56. Van Maldergem L, Cordonnier M, Henriet M, Mundlos S, Kelley R, Gillerot Y. Four siblings with methylglutaconic aciduria, optic atrophy snd axonal neuropathy: A new recessive disorder.J Inher Metab Dis. 2005;28(Suppl. 1):89

57. Law LK, Tang NLS, Hui J, Lam CWK, Fok TF. 3-Methylglutaconic acidurie in glykogen storage disease type I-Plausible origin and potential clinical use. *J Inher Metab Dis* 2003; 26(Suppl 2):51

58. Carpenter KH, Wilcken B. 3-Methylglutaconic aciduria in burns patients. *J Inher Meta Dis* 2003; 26:45

59. Rahbek Schmidt M, Birkebaek N, Gonzalez I, Sunde L. Barth syndrome without 3-methylglutaconic aciduria. *Acta Paediatr.* 2004; 93:419-421

Methylmalonacidämie (isolierte, aufgrund von Stoffwechseldefekten von Adenosylcobalamin) (Cobalamin A-, B- und H-Defekt)

OMIM 251100 (Cbl A)
251110 (Cbl B)
606169 (Cbl H)

Definition

Bei den Defekten der Synthese des Adenosylcobalamins handelt es sich um autosomal rezessiv vererbte Stoffwechselstörungen. (Cobalamin-A-Defekt entspricht dem Mangel an Cobalaminreduktase und Cobalamin-B-Defekt um einen Mangel an Cob(I)alaminadenosyltransferase, der Cobalamin-H-Defekt ist noch nicht geklärt). Adenosylcobalamin ist Coenzym der Methylmalonyl CoA-Mutase, wobei es bei Mangelzuständen zu Störungen im Abbau der verzweigtkettigen Aminosäuren Valin und Isoleucin, von Threonin und Methionin, den ungeradzahligen Fettsäuren, von Thymin und Uracil sowie der Seitenkette des Cholesterins kommt. Die Adenosylcobalamin-Stoffwechseldefekte sind die zweithäufigsten angeborenen Formen der Methylmalonazidämien [1-5].

Synonyme

Vitamin B_{12}-sensible Methylmalonacidurie ohne Homocystinurie
Ketotische Hyperglycinämie
Cobalamin-A-Defekt, Racemase-Defekt (OMIM 251100),
Methylmalonicaciduria cblA Type
Cobalamin-B-Defekt, Cob(I)alaminadenosyltransferase (OMIM 251110),
Methylmalonic aciduria cblB Type
Methylmalonic aciduria cblH Type

Manifestationsalter

Obwohl die Adenosylcobalaminsynthesedefekte mehrheitlich erst im Säuglings- und Kleinkindesalter klinisch manifest werden, gibt es zu ca. 40% frühmanifeste schwere Fälle wie bei der neonatalen Verlaufsform der Methylmalonacidämie aufgrund eines Mutasedefektes. Die milderen Formen finden sich vor allem bei dem Cobalamin-A-Defekt, nicht selten mit einer nahezu normalen Lebenserwartung. Der Cobalamin-B-Defekt ähnelt am ehesten dem mut⁻-Typ des Mutasemangels. Der beschriebene Cobalamin-H-Defekt war zunächst als Cbl-A klassifiziert worden.

Bei Erstmanifestation sind weder die einzelnen Typen der Adenosylcobalaminsynthesedefekte noch die Mutasedefekte klinisch voneinander zu unterscheiden.

Klinische Symptome

Bei schwereren Formen der Adenosylcobalaminsynthesestörungen treten schon in den ersten Lebenstagen eine ausgeprägte metabolische Acidose (meist nach Proteinzufuhr), Ketose, Trinkschwäche, Erbrechen, Hyperventilation, Lethargie, Dehydratation, Krampfanfälle, Koma, Muskelhypotonie und Pancytopenie auf. Bei den milderen Formen fallen im

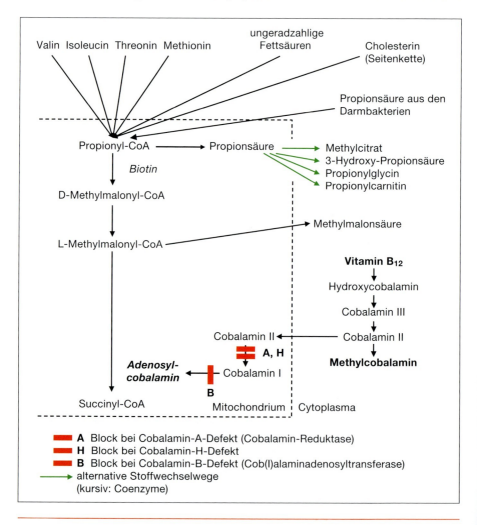

Säuglingsalter Gedeihstörungen, Pancytopenie, Muskelhypotonie, gelegentlich auch nur episodenhaft Acidose, häufig Osteoporose und Niereninsuffizienz, später besonders nach häufigeren Stoffwechselentgleisungen geistige Retardierung auf.
Auch bei gut und erfolgreich therapierten Patienten scheint sich spätestens im Kindes- bzw. Jugendalter eine interstitielle Nephritis auszubilden. Neurologische Veränderungen und Hirninfarkte sind beschrieben worden. Gelegentlich findet sich eine isolierte Neutropenie ohne Thrombocytopenie [2-7].

Biochemische Grundlagen

Die mitochondriale Cobalaminreduktase, deren Mangel die Ursache für den Cobalamin-A-Defekt ist, katalysiert die Reduktion von Cobalamin (insgesamt von Cob(III)alamin zu Cob(I)alamin). Der letzte Schritt auf der Synthese bis zum Adenosylcobalamin erfolgt durch die Cobalaminadenosyltransferase. Bei ihrem Mangel, dem Cobalamin-B-Defekt, wird nicht in ausreichender Menge Adenosylcobalamin gebildet. In beiden Fällen steht dem Apoenzym (Methylmalonyl-CoA-Mutase) kein oder nicht in ausreichender Menge Coenzym (Adenosylcobalamin) zur Verfügung.
Die Enzymaktivitäten lassen sich in kultivierten Hautfibroblasten, Lymphocyten und im Lebergewebe nachweisen.

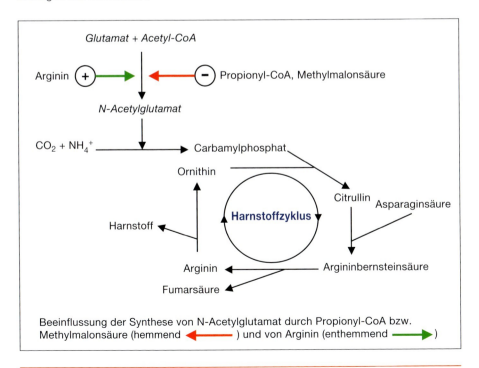

Beeinflussung der Synthese von N-Acetylglutamat durch Propionyl-CoA bzw. Methylmalonsäure (hemmend ⬅) und von Arginin (enthemmend ➡)

Die klinischen Symptome sind verursacht durch sekundäre Stoffwechselveränderungen. Methylmalonsäure bzw. das Propionyl-CoA hemmen die Acetylglutamatsynthetase. Acetylglutamat fehlt dann der Carbamylphosphatsynthetase als Cofactor, wodurch der Harnstoffzyklus blockiert ist. Hyperammonämien sind die Folge (siehe vorstehendes Stoffwechselschema).

Bei der neonatalen schweren Form findet man neben der metabolischen Acidose bzw. Ketoacidose auch Hypoglykämien aufgrund der Hemmung der Pyruvatcarboxylase, gelegentlich mit Hyperlaktatämien durch Hemmung der Pyruvatdehydrogenase. Eine andere Ursache der Laktatvermehrung im Kindesalter kann ein Mangel an Glutathion sein, der aber mit hohen Dosen an Vitamin C (120 mg Ascorbinsäure/kg KG und Tag) behoben werden kann [8].
Durch forcierte ß-Oxidation der Fettsäuren entstehen vermehrt Ketonkörper. Die Atmungskettenfunktion ist nicht beeinträchtigt.

Biochemische Befunde

Bei der gaschromatographisch/massenspektrometrischen Analyse findet man im Urin (und im Serum) der Patienten große Mengen von Methylmalonsäure, 3-Hydroxypropionat, Methylcitrat und Propionylglycin (siehe Tabelle 1).

Metabolit	normal	Methylmalonacidämie
	mmol/mol Kreatinin	
Methylmalonsäure	<2	150–15.500
3-Hydroxypropionsäure	3–10	20–2.000
Methylcitrat	0–12	150–2.800
Propionylglycin	<2	0–450
3-Hydroxyvaleriansäure	<2	0–1.200

Tab. 1: Ausscheidung der organischen Säuren mit dem Urin bei Methylmalonacidämie [9]

Die Cobalaminkonzentrationen im Blut sind in der Regel nicht vermindert [3] !

Die Blockierung des Harnstoffzyklus durch Methylmalonsäure bzw. Propionyl-CoA führt teilweise zu sehr schweren Hyperammonämien.

Hyperammonämie:
bei Neugeborenen = Ammoniakwerte im Blut über 150 µmol/l, entsprechend 255 µg/dl
im späteren Alter = Ammoniakwerte im Blut über 100 µmol/l, entsprechend 170 µg/dl

Bei noch ausreichender Kohlenhydratzufuhr sind dann die Aminosäuren Glutamin und Glutamat, häufig auch Alanin im Blut deutlich vermehrt.

Die Homocystin- oder Homocysteinkonzentration sind im Blut oder Urin nicht erhöht und die Orotatausscheidung mit dem Urin ist normal oder erniedrigt.

Die Konzentration von freiem Carnitin ist in Relation zum Gesamtcarnitin drastisch erniedrigt. Vermehrt ist Propionylcarnitin (Methylmalonylcarnitin findet sich nur in Spuren).

Im Neugeborenen- oder im späteren Alter (bei milderen Verlaufsformen) kann man zusätzlich zu den schon genannten Aminosäurenveränderungen die Vermehrung von Glycin feststellen, dessen Ursache eine Hemmung des Glycine-cleavage-Enzymkomplexes ist (ketotische Hyperglycinämie!).

Auch lässt sich gelegentlich als Folge einer Markhemmung eine Pancytopenie feststellen, zunächst als Thrombo- und Leukopenie erscheinend.

Die Harnsäurekonzentration ist erhöht, da die Methylmalonsäure deren tubuläre Sekretion hemmt.

Als Screeningmethoden bzw. Schnelltests stehen folgende Methoden zur Verfügung:

a) „Schütteltest" nach Humbel [10] zum qualitativen Nachweis der Methylmalonsäure, wobei Methylmalonsäure in Konzentrationen über 900 mg/l mit diazotisiertem p-Nitroanilin zu einem smaragdgrünen Farbstoff reagieren. (Diese Reaktion wird auch von Acetessigsäure und Ascorbinsäure eingegangen und von Antibiotika sowie Barbituraten maskiert.)
b) Dünnschichtchromatographische Trennung mit nachfolgender Anfärbung mit diazotisiertem p-Nitroanilin. Die Methode ist etwas sensibler als der einfache Schütteltest, unterliegt aber den gleichen Beeinflussungen [11].
c) Colorimetrische Bestimmung nach Giorgio und Plaut [12] auf der gleichen Basis und mit den gleichen Störfaktoren wie der Schütteltest.
d) Trotz der Aufwendigkeit der Methode wird besonders zur differentialdiagnostischen Klärung zu anderen Organoacidurien weltweit die gaschromatographisch/ massenspektrometrische Analyse der organischen Säuren im Urin angewendet. Mit ihr können nicht nur die Methylmalonsäure quantifiziert, sondern auch die anderen bei dieser Stoffwechselstörung vermehrt ausgeschiedenen Metaboliten erkannt werden [9].
e) Die Carnitinester der Propionsäure (C3) und der Methylmalonsäure (C4DC) lassen sich mittels Tandem-Massenspektrometrie relativ leicht messen. Auch sind die Konzentrationen des freien Carnitins (C0) und der Relation von Propionylcarnitin zu anderen Carnitinestern von differentialdiagnostischer Bedeutung. Aber selbst mit dieser Methode lassen sich die Methylamalonacidämien aufgrund eines Mutase-Defektes nicht von denen eines Adenosylcobalamin-Mangels unterscheiden [13-18].

Acylcarnitine	Auffälligkeiten
C0 (freies Carnitin)	erniedrigt
C3 (Propionylcarnitin)	erhöht
C4DC (Methylmalonylcarnitin)	erhöht
C3/C2	erhöht
C3/C16	erhöht

Leider sind nicht bei allen Neugeborenen mit Methylmalonacidämie die Veränderungen der Acylcarnitine so deutlich, dass die geforderte Sicherheit für die Etablierung dieses Tests als Massenscreening bei Neugeborenen gegeben ist und empfohlen wird [19]. Zur Kontrolle der Therapie einer bekannten Methylmalonacidämie ist die Tandem-massenspektrometische Methode jedoch geeignet.

Eine Früherfassung der Erkrankung durch Bestimmung von Glycin im Plasma als Screening ist nicht möglich, da die Hyperglycinämie in den ersten Lebenstagen noch nicht deutlich ausgeprägt ist.

Die Enzymaktivitäten lassen sich in kultivierten Hautfibroblasten und Lymphocyten nachweisen. Allerdings sind Diskrepanzen zwischen *in vivo* und *in vitro* hinsichtlich der Vitamin B_{12}-Sensibilität beschrieben. Zusätzlich zur Enzymaktivitätsmessung sind auch DNA-Analysen möglich, besonders auch zur Unterscheidung von mut 0- und mut⁻-Typen sowie für Familienuntersuchungen.

Genetische Befunde

Alle Adenosylcobalaminsynthese-Defekte werden autosmal rezessiv vererbt. Die Genloci sind folgende: [3, 20, 21]
- Cbl A   4q31.1-q31.2
  - Genetische Varianten: 4-bp del, 592ACTG; 8-bp ins, NT260; Q95X; Y207C.
- Cbl B   12q24
  - Genetische Varianten: R186W; IVS3, G-A, -1; 5-bp del, NT572.
- Cbl H   ?
  1990 wurde bei Untersuchungen von Fibroblasten eines Patienten mit der bisherigen Zuordnung als Cbl A-Defekt Komplementationsphänomene zu anderen Cbl A-Zelllinien gefunden [22]. Die gleiche auffällige Zellkultur wurde 2000 nachuntersucht und eine Komplementierung der Verstoffwechselung von Propionat in 28 Cbl A-Zelllinien gefunden. Der Mechanismus dieser Korrektur ist bisher ebenso unbekannt wie das zu dieser Mutation gehörige Gen oder Enzym [23].

Die Häufigkeit der Methylmalonacidämie aufgrund von Störungen der Synthese von Adenosylcobalamin wird etwas geringer als bei den Mutase-Defekten, auf 1:30-50.000, geschätzt.

Therapie

Bei den schweren neonatalen Formen stehen unabhängig von der differentialdiagnostischen Abklärung zwischen Apo- oder Coenzymmangel Maßnahmen zur Beseitigung der Ketoacidose und der Hyperammonämie im Vordergrund.

Erstversorgung (Akutbehandlung)

Prinzip der Akutbehandlung

Im Vordergrund der Akuttherapie stehen der Ausgleich der Acidose, die Vermeidung von Hypoglykämien und die Verhinderung bzw. Beseitigung von Hyperammonämien. Die Maßnahmen sind:

- Acidoseausgleich
- Reduktion/Stopp der Eiweißzufuhr
- Ausreichende Energiezufuhr (hochkalorische Ernährung)
- Coenzymgabe (OH-Cobalamin oder Adenosylcobalamin)
- Forcierte Diurese
- Argininsubstitution bei Hyperammonämie
- Natriumphenylbutyrat oder -acetat bei Hyperammonämie

Bei Ammoniakwerten über 400 µmol/l (700 µg/dl):
- Hämodiafiltration, Hämodialyse oder Hämofiltration jeweils in Etappen von 2-4 Stunden.
- Gabe von L-Carnitin (gegebenenfalls i. v.)

Zum Acidoseausgleich soll eine Infusion gegeben werden mit Natriumbicarbonat (1 molare Lösung = 8,4%ig) bis zu 3 ml/kg KG (in einer Verdünnung mit Wasser oder mit 5%-iger Glukoselösung im Verhältnis 1:1).
Die zu infundierende Menge an Bicarbonat wird berechnet:

Negativer Basenüberschuss (BE) x kg KG x 0,3 = fehlende Menge an Natriumbicarbonat in mmol

Bei extremer Acidose Gabe von THAM/TRIS (Trihydroxymethylaminomethan, Trometamol)-Puffer (0,3 mmol).

Dosierung:

Negativer Basenüberschuss (BE) x kg KG = n ml THAM/TRIS-Puffer, 0,3 mmol

n = Menge
Die Gesamtmenge der Flüssigkeitszufuhr soll dem Lebensalter entsprechend erfolgen

COBAL

(unter Berücksichtigung der Nierenfunktion!), Beginn der Dauerinfusion mit 10 g/kg KG Tag Glukose in Glukose-Elektrolytlösung (z.B. Jonosteril päd I). Die Glukosemenge kann auf 20-30 g/kg KG Tag gesteigert werden, wobei die Blutglukosekonzentration zwischen 80-200 mg/dl mit Insulin (0,01-0,5 I.E./kg KG Std.) eingestellt werden sollte. Ziel dieser Maßnahme ist eine möglichst hohe Kalorienzufuhr (>100 kcal/kg KG Tag), um den Katabolismus zu vermeiden. Lässt sich die Glukosekonzentration im Blut auch bei Gabe von 0,5 I.E. Insulin/kg KG Std. nicht unter 200 mg/dl (11,1 mmol/l) halten, muss die Glukosezufuhr reduziert werden. (Beachten, dass Catecholamingaben die Glukosekonzentration erhöhen!)

Die Diurese sollte forciert werden mittels Furosemid (Lasix) (1-2 mg oral oder 0,5-1 mg/kg KG i. v., alle 6-12 Stunden)

Folgende Medikamente sollten bei nachgewiesener Methylmalonsäurevermehrung gegeben werden:
- Hydroxycobalamin 10 mg/Tag (!) i. m. oder i. v. mehrere Tage hintereinander bis zur Klärung der Coenzymsensibilität des Enzyms (R. Baumgartner, Basel, persönliche Mitteilung) (Cyanocobalamin ist weniger wirksam). Seit kurzem ist auch Adenosylcobalamin erhältlich, das bei gleicher Dosierung besonders bei Cbl B-Defekten wirksamer als Hydroxycobalamin ist!
- L-Carnitin notfalls intravenös bis zu 250 mg/kg KG

Bei Vorliegen einer Hyperammonämie außerdem:
- Argininhydrochlorid initial 210 mg (1 mmol)/kg KG in 10%-iger Glukoselösung, 35 ml/kg KG über 2 Stunden oder mit der gleichen Wirkung auf die Synthese von N-Acetylglutamat: Carbamylglutamat oral 70 mg/kg KG [24].
- Natriumphenylbutyrat (Ammonaps®) 500 mg/kg KG Tag oral als 4%-ige Lösung (oder 250 mg/kg KG Natriumphenylacetat in 10%-iger Glukoselösung über 1–2 Stunden i. v.) bei konservativ zu behandelnder Hyperammonämie (oder alternativ dazu: Natriumbenzoat, wobei zur Entgiftung einer gleichen Ammoniakmenge doppel soviel saure Valenzen zugeführt werden müssen als bei Verwendung von Natriumphenylbutyrat).

Falls klinisch erforderlich, können Albumin oder Blutplasma ohne Berechnung einer Eiweißzufuhr gegeben werden.
Die Infusionsbehandlung muss spätestens nach 2 Tagen durch Proteingabe ergänzt werden. Beginn zunächst mit 0,5 g/kg KG Tag natürlichem Protein, schrittweise Steigerung auf die altersentsprechende Menge, gegebenenfalls unter Zugabe von Aminosäurenmischungen (siehe „Diätetische Behandlung") (unter klinischer und Laborkontrolle).

Spezifische Kontrollparameter der Akuttherapie:

- Säure-Basen-Status (Blutgase)
- Glukose im Blut

COBAL

- Ammoniak (<150 µmol/l, d. h. 263 µg/dl)
- Methylmalonsäure im Urin: Zielwert <1000 mg/g Kreatinin (<960 mmol/mol Kreatinin)
- Methylmalonsäure im Serum: Zielwert zwischen 50 und 80 µmol/l (normal: Spur bzw. nicht nachweisbar) (persönliche Mitteilung Dr. Korall, Reutlingen)
- Carnitin/Carnitinester im Blut (C3, C4DC, C3/C16) mittels Tandem-Massenspektometrie (25)

Langzeitbehandlung

Ziel der Langzeitbehandlung ist eine möglichst normale statomotorische und geistige Entwicklung des Kindes. Bei der Ernährungstherapie ist eine besonders exakte Einhaltung der Diät notwendig, so dass bei Essschwierigkeiten ohne Zögern eine Magenverweilsonde verwendet werden sollte.
Bei Erbrechen sollten Antiemetika verordnet werden.

Die Betroffenen sollten wie normale Kinder geimpft werden, zusätzlich auch gegen Varicellen und Pneumokokken. Eine gute Stoffwechseleinstellung sollte Voraussetzung für den Impftermin sein.

Ein gelegentlich zu beobachtender Minderwuchs sollte mit Wachstumshormon behandelt werden [26].

Eine Lebertransplantation und/oder Nierentransplantation ist in einzelnen Fällen notwendig. Durch Lebertransplantation wird der Stoffwechseldefekt korrigiert [27-32].

Medikamentöse Behandlung

Etwa 90% der Cbl A-Defekte sprechen sehr gut auf die Gabe von OH- und/oder Adenosylcobalamin an, bei den Cbl B-Defekten sind es nur etwa 40% [3].

Ziele der medikamentösen Behandlung sind:
- Verminderung der Ausscheidung von Methylmalonsäure und seiner Metaboliten
- Aufhebung der N-Acetylglutamatsynthetase-Hemmung und damit Vermeidung von Hyperammonämie durch Argininsubstitution
- Erhöhung (wenn möglich) der Aktivität der Methylmalonatmutase durch Gabe des Coenzyms Cobalamin (als Adenosyl- oder Hydroxycobalamin)
- Vermeidung von Nierenschäden

Ein großer Teil des mit dem Urin ausgeschiedenen Methylmalonats, des Methylcitrats und der 3-Hydroxypropionsäure stammen nicht aus dem Intermediärstoffwechsel des Patienten, sondern werden von anaeroben Bakterien im Darm besonders aus Pflanzenfasern produziert (via Propionsäure) und resorbiert. Deshalb lässt sich in vielen Fällen die Ausscheidung der Methylmalonsäure und der anderen Metaboliten durch Gabe von anaerobier-spezifischen Antibiotika (Nitroimidazole, z.B. Metronidazol) um bis zu 30% reduzieren. Außerdem sollten faserreiche Nahrungsmittel nur in geringen Mengen gegeben werden [33].

Dosierungen:
- L-Carnitin 100-250 mg/kg KG (oral)
- Argininhydrochlorid bei Neigung zu Hyperammonämien, bis zu 210 mg/kg KG Tag
- Hydroxycobalamin bei CblA-Mangel und Adenosylcobalamin bei Cbl B-Mangel 2 x 1 mg/wöchentlich (oder mehr!) i. m. oder i. v., wenn eine Coenzymsensibilität besteht, d.h. wenn sich dadurch die Metabolitenausscheidungen verringern lassen. Gelegentlich genügt eine sublinguale, selten eine orale Therapie mit täglichen Gaben von 10 mg. Die zu verabreichende Menge an Cobalaminen muss aber individuell austitriert werden.
- Metronidazol 20-30 mg/kg KG Tag oral (Gabe eventuell alternierend über mehrere Wochen)
- Die Beeinflussung der Bakterienpopulation durch Prä- bzw. Probiotika sollte nach Beendigung der Metronidazolgabe versucht werden.
- Die Resorption von Propionat und Ammoniak, die von den Bakterien im Darm gebildet wurden, lässt sich durch Erhöhung der Darmmotilität verringern [34].

Eine zusätzliche Behandlung wird bei bereits bestehendem Nierenschaden notwendig. Der Ausgleich der Elektrolyt- und Bicarbonatverluste ist dann erforderlich.

Diätetische Behandlung

Trotz der gerade beim Cbl A-Mangel oft deutlichen Verminderung der Ausscheidung von Methylmalonsäure mit dem Urin nach medikamentöser Behandlung tritt doch nie eine völlige Normalisierung ein, sodass in der Regel zusätzlich zu den Medikamenten eine dauerhafte diätetische Behandlung notwendig wird.

Behandlungsprinzip

Die diätetische Behandlung besteht in einer Eiweißrestriktion, mit der die Aufnahme von Isoleucin, Methionin, Threonin und Valin, den Vorstufen der toxischen Metabolite, zur Senkung der Methylmalonsäurebildung reduziert wird. Mit der eiweißarmen bzw. isoleucin-, methionin-, threonin- und valinberechneten Diät (je nach Einschränkung der Eiweißzufuhr) ist ein Verzicht auf eiweißreiche Lebensmittel wie z.B. Fleisch, Fisch, Milch, Eier, Getreideprodukte – außer berechneten Mengen an Muttermilch und Säuglingsmilch im Säuglingsalter – sowie eine begrenzte Aufnahme von genau berechneten Mengen an eiweißarmen Lebensmitteln wie z.B. Obst, Gemüse und Kartoffeln verbunden. Ist die Aufnahme von natürlichem Nahrungseiweiß so sehr eingeschränkt, dass sie kein normales Wachstum zulässt, ist zur Deckung des Bedarfs an Stickstoff und essentiellen Aminosäuren die Einnahme eines isoleucin-, methionin-, threonin- und valinfreien Aminosäurengemisches erforderlich. Das Aminosäurengemisch ist mit Vitaminen, Mineralstoffen und Spurenelementen angereichert, da die eiweißberechnete Diät kein tierisches Eiweiß und nur begrenzte Mengen an pflanzlichem Eiweiß zulässt, das reich an diesen Nährstoffen ist. Darüber hinaus ist auf eine ausreichende Energiezufuhr zu achten, um normale Wachstumsraten zu erzielen und Eiweißabbau zu verhindern. Dies wird im Wesentlichen mit industriell hergestellten eiweißarmen Speziallebensmitteln (eiweißarme Mehle, Nudeln, Gebäck, Brot, Milchgetränk), die eiweißreiche Lebensmittel ersetzen, sowie mit Fett (Streichfette und Öle) und Kohlenhydraten (z.B. Rohrzucker, zuckerhaltige Getränke) erreicht. Bei Essschwierigkeiten, die häufig auftreten, kann eine Magenverweilsonde notwendig werden [35].

Ziele der Ernährungsbehandlung

Mit der diätetischen Behandlung sollen folgende Ziele erreicht werden:

- Senkung der Ausscheidung der Methylmalonsäure im Urin (<1000 mg/g Kreatinin = <960 mmol/mol Kreatinin)
- Normalisierung des Blutammoniaks <110 µmol/l (187 µg/dl)
- Normale Wachstumsrate bei Säuglingen und Kindern und Gewichtserhaltung bei älteren Patienten
- Ausgeglichener Säure-Basen-Haushalt
- Vermeidung und schnelle Beendigung kataboler Zustände (z. B. bei fieberhaften Infekten, Erbrechen, Durchfall), die zu einem Anstieg der toxischen Metabolite führen, durch eine ausreichende Energiezufuhr und konsequentes Sondieren der Nahrung sowie häufige kleine Mahlzeiten
- Sondierung des Aminosäurengemisches bei Essschwierigkeiten, z.B. nur nachts und tagsüber normale Lebensmittel essen lassen; in schlimmen Fällen ein Gastrostoma (PEG) verwenden.

Diätvorschrift

Isoleucin, Methionin, Threonin, Valin

1. Die tolerierte Menge an den Aminosäuren ist unterschiedlich und muss in jedem Fall individuell ermittelt werden.
2. Die Berechnung der Diät basiert auf der individuellen Eiweißtoleranz; Isoleucin, Methionin, Threonin und Valin werden proportional mitgeliefert.

Eiweiß

1. Die tolerierte Eiweißmenge sollte durch schrittweise Steigerung der Zufuhr, beginnend mit 0,5 g natürlichem Eiweiß/kg KG, unter Kontrolle der Methylmalonsäureausscheidung, der Ketonurie, dem Säuren-Basen-Haushalt und Wachstum ermittelt werden. Dabei sollte soviel wie möglich natürliches Nahrungseiweiß verabreicht werden. Liegt die tolerierte Eiweißmenge deutlich unterhalb der empfohlenen altersgerechten Zufuhr und berücksichtigt man die Eiweißqualität des Nahrungseiweißes, wird die zusätzliche Gabe eines isoleucin-, methionin-, threonin- und valinfreien (imtv-freien) Aminosäurengemisches erforderlich (siehe Tabelle 2).
2. Die Eiweißzufuhr muss häufig kontrolliert werden (siehe Kontrolluntersuchungen). Die Veränderungen der Ausscheidung der organischen Säuren im Urin und/oder der Aminosäurenkonzentrationen im Serum können nur begrenzt Hinweise auf die optimale Menge geben.

Alter	natürliches Eiweiß	Eiweiß aus IMTV-freiem Aminosäurengemisch	Gesamteiweiß
	g/kg KG Tag	g/kg KG Tag	g/kg KG Tag
Säuglinge	1,0–1,5	0,5–1,0	1,5–2,0
Kleinkinder	0,8–1,3	0,5–1,0	1,8
Schulkinder	0,6–1,0	0,2–0,8	1,2–1,4

Tab. 2: Richtwerte für die Eiweißzufuhr bei Patienten mit Methylmalonacidurie [36]

Fett

Die Fettzufuhr soll im unteren Normbereich liegen und die empfohlene altersentsprechende Zufuhr von 30% der Gesamtkalorien und von 35-45% der Gesamtkalorien im Säuglingsalter nicht überschreiten. Eine altersabhängige Zufuhr von 2,5-4,0% der Gesamtkalorien als Linolsäure (n-6) sowie 0,5% als α-Linolensäure (n-3) wird empfohlen [37]. Dabei sollte ein Verhältnis n-6 zu n-3 von weniger als 5:1 angestrebt werden, das als präventiv wirksam angesehen wird und mit der Aufnahme von Soja-, Walnuss- und Rapsöl am besten zu erzielen ist. Auf eine ausreichende Aufnahme von Fett in Form von Streichfetten und Ölen ist zu achten, da Lebensmittel mit sog. „versteckten" Fetten, wie man sie in Fleisch, Wurst, Käse, Milch, Schokolade findet, im eiweißarmen Ernährungsplan nicht erlaubt sind und somit als Fettlieferanten nicht zur Verfügung stehen.

Energie

Die Energiezufuhr orientiert sich an den Empfehlungen der DGE 2000 [37] und soll ausreichend bis hochnormal sein – besonders im Neugeborenenalter. Sie soll eine normale

Gewichtszunahme bei Säuglingen und Kindern ermöglichen und zur Gewichtserhaltung bei älteren Patienten beitragen. Da die Energiezufuhr aus Fett begrenzt ist, sollte die Ernährung kohlenhydratreich sein und 10-20% über den Referenzwerten liegen. Ein Gewichtsverlust durch Energiemangel würde mit Eiweiß- und Fettgewebsabbau einhergehen und zu erhöhter Freisetzung der kritischen Aminosäuren bzw. der ungeradzahligen Fettsäuren führen und damit zu erhöhter Methylmalonsäurebildung.

Alter	kcal/Tag		kcal/kg KG Tag	
	m	w	m	w
0 – < 4 Monate	500	450	94	91
4 – <12 Monate	700	700	90	91
1 – < 4 Jahre	1.100	1.000	91	88
4 – < 7 Jahre	1.500	1.400	82	78
7 – <10 Jahre	1.900	1.700	75	68
10 – <13 Jahre	2.300	2.000	64	55
13 – <15 Jahre	2.700	2.200	56	47
15 – <19 Jahre	3.100	2.500	46	43
19 – <25 Jahre	3.000	2.400	41	40

Tab. 3: Richtwerte für die Energiezufuhr bei Methylmalonacidurie [37]

Flüssigkeit

Die empfohlene Flüssigkeitsmenge sollte möglichst über den Empfehlungen der DGE 2000 [37] liegen.

Alter	ml/kg KG Tag
0 – < 4 Monate	130
4 – <12 Monate	110
1 – < 4 Jahre	95
4 – < 7 Jahre	75
7 – <10 Jahre	60
10 – <13 Jahre	50
13 – <15 Jahre	40
15 – <19 Jahre	40
19 – <25 Jahre	35

Tab. 4: Richtwerte für die Flüssigkeitszufuhr (DGE 2000) [37]

Vitamine, Mineralstoffe und Spurenelemente

1. Die Vitamin-, Mineralstoff- und Spurenelementversorgung richtet sich nach den Empfehlungen der DGE 2000 [37]. Bei einer eiweißarmen Ernährung kommt es regelmäßig zu einer Unterversorgung an Vitaminen, Mineralstoffen und Spurenelementen, die die Zugabe eines Vitamin-, Mineralstoff-, Spurenelementpräparates (z.B. Seravit, SHS, Heilbronn) erforderlich macht. Der Bedarf wird normalerweise bei Einnahme eines isoleucin-, methionin-, threonin- und valinfreien Aminosäurengemisches zusammen mit Minus_1 Eiweißfrei oder basic-p (eiweißfreies Fett-Kohlenhydratgemisch) ausreichend gedeckt, die beide mit Vitaminen, Mineralstoffen und Spurenelementen angereichert sind (siehe Tabelle 5).
2. Eine Berechnung der Mikronährstoffzufuhr durch die Diät in größeren Abständen wird empfohlen.

Zubereitung nach Diätvorschrift

Eiweiß

1. Es wird die Menge an Muttermilch oder Säuglingsmilchnahrung berechnet, die zur Deckung des Bedarfs an natürlichem Eiweiß benötigt wird. Muttermilch ist gegenüber Säuglingsmilchnahrung wegen des geringeren Eiweißgehalts bei gleicher Energiezufuhr zu bevorzugen. In einigen Fällen kann sie ohne ein Aminosäurengemisch ausschließlich verwendet werden. Der Eiweißgehalt in Muttermilch beträgt durchschnittlich 1,1 g/100 ml; der Eiweißgehalt in Säuglingsmilchnahrungen ist der Nährwerttabelle zur Behandlung von angeborenen Aminosäurenstoffwechselstörungen [38] oder den Herstellerangaben zu entnehmen.
2. Beim Teilstillen bekommt der Säugling entweder bei jeder Mahlzeit eine kleine Menge imtv-freie Nahrung gefüttert und wird anschließend gestillt oder der Säugling wird bei jeder zweiten Mahlzeit gestillt und bekommt dazwischen eine imtv-freie Flaschennahrung. Die getrunkene Muttermilchmenge wird durch (gelegentliches) Wiegen des Säuglings vor und nach dem Anlegen festgestellt.
3. Bei Fütterung von Säuglingsmilchnahrung oder abgepumpter Muttermilch wird diese mit dem Messbecher abgemessen bzw. abgewogen. Die Tagesmenge wird auf die Anzahl der Mahlzeiten verteilt und die Teilmenge wird entweder zuerst gefüttert und anschließend die imtv-freie Flaschennahrung, oder sie wird mit der imtv-freien Flaschennahrung gemischt verabreicht.
4. Vom 5. Monat (spätestens 7. Monat) an wird die Milchnahrung teilweise durch feste Kost ersetzt. Die Lebensmittel werden entsprechend ihrem Eiweißgehalt aus der Nährwerttabelle zur Behandlung von angeborenen Aminosäurenstoffwechselstörungen [38] ausgewählt und die erlaubte Menge berechnet und abgewogen. Dabei sollten wenn möglich 30-50% der Eiweißzufuhr mit höherwertigem Eiweiß z.B. als Milch oder Milchprodukt verabreicht werden.

5. Es wird die erforderliche Menge an isoleucin-, methionin-, threonin- und valinfreiem Aminosäurengemisch berechnet, dessen Eiweißgehalt sich durch Division des Aminosäurengehalts mit dem Faktor 1,2 ergibt, d. h.1,2 g Aminosäuren entsprechen 1 g Eiweiß.

imtv-am Analog	zur Zubereitung der Flaschennahrung im Säuglingsalter (SHS, Heilbronn)
IMTV-AM 1	zur Anreicherung der Breikost im Säuglingsalter (SHS, Heilbronn)
IMTV-AM 2, imtv-am Anamix	für Klein- und Schulkinder (SHS, Heilbronn)
IMTV-AM 3, imtv-am Anamix	für Jugendliche und Erwachsene (SHS, Heilbronn)
os 1	für Säuglinge (Milupa, Friedrichsdorf)
os 2 os 2-prima	für Klein- und Schulkinder, Jugendliche und Erwachsene (Milupa, Friedrichsdorf) für Klein- und Schulkinder ab 1 Jahr (Milupa, Friedrichsdorf)
os 2-secunda	Schulkinder und Jugendliche ab 9 Jahre (Milupa, Friedrichsdorf)
os 3-advanta	Jugendliche und Erwachsene ab 15 Jahre (Milupa, Friedrichsdorf)

Tab. 5: Isoleucin-, methionin-, threonin- und valinfreie (imtv-freie) Aminosäurengemische, angereichert mit Vitaminen, Mineralstoffen und Spurenelementen

6. Das Aminosäurengemisch wird abgewogen und zusammen mit Minus_1 Eiweißfrei bzw. basic-p in der entsprechenden Menge in Muttermilch oder Säuglingsmilchnahrung verabreicht. Beim Stillen wird es im Wechsel mit der Brustmahlzeit oder in kleinen Mengen vor jeder Brustmahlzeit verabreicht. Später sollte es in Gemüse- bzw. Obstsäfte, Tee, Limonade etc. eingerührt oder gemixt (Schüttelbecher) und gemeinsam mit dem natürlichen Nahrungseiweiß in mindestens drei Einzelportionen gleichmäßig über den Tag verteilt eingenommen werden. Im Allgemeinen muss das Aminosäurengemisch nachts sondiert werden. Moderne Aminosäurenmischungen sind bereits portioniert, leichter löslich und mit Energiekomponenten versetzt, die eine verbesserte Verwertbarkeit und Verträglichkeit erwarten lassen und eine häufigere Einnahme ermöglichen, auch unabhängig von den Mahlzeiten.

Energie

1. Es wird der Energiegehalt aus Muttermilch oder Säuglingsmilchnahrung und/oder fester Kost und der isoleucin-, methionin-, threonin- und valinfreien Aminosäurenmischung berechnet.
2. Der berechnete Energiegehalt wird vom täglichen Energiebedarf abgezogen.
3. Ein restlicher Bedarf wird bei der Flaschen- und Beikostzubereitung mit Minus_1 Eiweißfrei oder basic-p (eiweißfreies Fett- und Kohlenhydratgemisch) und später mit

COBAL

Fetten (Streich- und Kochfett) und Ölen – bis zu 30% der Gesamtenergie – gedeckt, wobei nicht ausschließlich pflanzliche Fette, sondern auch tierische Fette wie Butter, Schmalz und Sahne verwendet werden sollten, um ein ausgewogenes Verhältnis zwischen gesättigten und ungesättigten Fettsäuren zu erzielen. Mit Maltodextrin (SHS, Heilbronn), Rohr- oder Traubenzucker, Duocal (SHS, Heilbronn) oder eiweißfreien Lebensmitteln und gesüßten Getränken wird ein weiteres Defizit ausgeglichen.

Flüssigkeit

Für die Flaschenzubereitung

- Trinkwasser abkochen, auf 60°C abkühlen lassen und 2/3 der erforderlichen Menge in ein steriles Fläschchen füllen
- Die verordnete Menge an Aminosäurengemisch, Säuglingsnahrung und Minus_1 Eiweißfrei bzw. basic-p abwiegen und hinzufügen
- Fläschchen verschließen und gut schütteln
- Mit abgekochtem Wasser auf die entsprechende Trinkmenge auffüllen
- Jedes Fläschchen frisch zubereiten

Bei Zubereitung der gesamten Tagestrinkmenge wird diese in die gewünschte Anzahl von Fläschchen verteilt und gut verschlossen im Kühlschrank aufbewahrt. Das Fläschchen wird vor dem Füttern auf Trinktemperatur erwärmt und sofort verwendet.

Für die Getränkezubereitung

Das Aminosäurengemisch ist portionsweise mit einer ausreichenden Menge Flüssigkeit einzunehmen (10–15 g in 150 ml Flüssigkeit), um eine hinreichend niedrige Osmolalität zu erreichen, die im Säuglingsalter unter 450 mOsm/kg und danach zwischen 450 und 700 (nicht >1000) mOsm/kg liegen sollte. Denn Diarrhoe, gastrointestinale Beschwerden, Übelkeit und Erbrechen können als Folge hyperosmolarer Nahrung auftreten.

Vitamine, Mineralstoffe und Spurenelemente

1. Es wird die Vitamin-, Mineralstoff- und Spurenelementzufuhr aus der Milchnahrung, der festen Kost, dem isoleucin-, methionin-, threonin- und valinfreien Aminosäurengemisch und Minus_1 Eiweißfrei bzw. basic-p berechnet.
2. Die berechnete Menge wird vom empfohlenen Bedarf abgezogen.
3. Ein Restbedarf wird mit Seravit (SHS, Heilbronn) gedeckt und den Getränken in kleinen Portionen zugefügt.

COBAL

Kontrolluntersuchungen bei Langzeitbehandlung

Allgemeine Kontrolluntersuchungen

Bei Patienten mit Methylmalonacidurie müssen die nachfolgenden Untersuchungen bzw. Parameter im Säuglingsalter mindestens alle zwei bis vier Wochen, im späteren Alter mindestens alle drei Monate durchgeführt bzw. kontrolliert werden:

- Körpergewicht, Länge, Kopfumfang
- Blutdruck
- Ammoniak im Blut
- Transaminasen, Ferritin, Natrium, Kalium, Calcium, Phosphat, Magnesium, Gesamteiweiß, Albumin, alkalische Phosphatase, Eisen, Harnstoff, Kreatinin im Blut
- Carnitin (gesamt und frei), im Blut
- Blutbild
- Neurologischer Status
- Zusätzlich evtl. Glukose, Laktat, Pyruvat, Harnsäure, Cholesterin

Jährlich sollten kontrolliert/durchgeführt werden:

- Spurenelemente (z.B. Selen, Zink)
- Knochenalter bzw. Osteodensitometrie
- EEG/MRT (Gehirn) (evtl. nur alle 2 Jahre)
- Nierenfunktionsprüfung (z.B. Kreatinin- und Phosphatclearence, Bicarbonatverlust)
- EKG, Echocardiographie
- Psychologische Untersuchung (u. a. IQ)

Spezielle Kontrolluntersuchungen

Monatlich sollten untersucht werden:

- Konzentration der Methylmalonsäure im Urin (oder Serum) sowie der Ketonkörper im Urin mittels GC-MS [9]

Alle 3 bis 6 Monate sollten kontrolliert werden:

- Acylcarnitine im Blut (C0, C3, C4DC, C3/C16) (mittels Tandem-Massenspektrometrie)
- Messung der langkettigen ungeradzahligen Fettsäuren in den Erythrocytenmembranen oder im Plasma [39]
- Quantitative Bestimmung der Aminosäuren im Plasma (besonders Isoleucin, Methionin, Threonin, Valin, Glycin und Glutamin, evtl. zusätzlich Tryptophan, wenn die Zufuhr niedrig gehalten wird)

COBAL

Folgende Plasmakonzentrationen der angegebenen Kontrollparameter sollten bei der Langzeittherapie angestrebt werden (Nüchternzustand!):

Threonin	>81 µmol/l
Glutamin	<800 µmol/l
Glycin	<400 µmol/l
Valin	>99 µmol/l
Methionin	>25 µmol/l
Isoleucin	>23 µmol/l
Tryptophan	>19 µmol/l
Ammoniak	<110 µmol/l (187 µg/dl)
ungeradzahligen Fettsäuren	<2%

Die Ausscheidung der Methylmalonsäure mit dem Urin (und die Konzentration der Methylmalonsäure im Plasma) sind großen Schwankungen unterworfen. Sie sollten aber bei normalem Wachstum so niedrig wie möglich liegen, auf alle Fälle im Urin unter 1000 mg/g Kreatinin (z.B. Testung nach/bei Metronidazoltherapie) und im Serum zwischen 50 und 80 µmol/l (normal: Spur bzw. nicht nachweisbar) (persönliche Mitteilung Dr. Korall, Reutlingen).

Die Eltern der betroffenen Kinder sollten zur Kontrolle bzw. bei Frühzeichen einer Stoffwechselentgleisung den Morgenurin auf die Ausscheidung von Ketonkörpern mit einem Ketostix (Teststreifen) kontrollieren und bei Vermehrung die notwendigen Maßnahmen einleiten (siehe Notfallbehandlung).

Lebenswichtig ist die Ausstellung eines Notfallausweises bzw. eines Notfallmedaillons mit den wichtigsten Erstinformationen zur Notfallbehandlung und Telefonnummern der behandelnden Ärzte und des zuständigen Stoffwechselzentrums.

Es wird empfohlen, die Patienten wie Gesunde zu impfen, zusätzlich gegen Pneumokokken und Windpocken.

Valproat sollte unbedingt vermieden werden.

Alle Patienten müssen einen vom betreuenden Stoffwechselzentrum erstellten Notfallplan besitzen, der die individuellen Besonderheiten des Betroffenen berücksichtigt.

Eine Notfallbehandlung ist bei drohender und/oder schon eingetretener Stoffwechselentgleisung (metabolische Acidose) des Patienten durchzuführen. Ziel der Notfallbehandlung ist die Wiederherstellung einer ausgeglichenen, anabolen Stoffwechsellage sowie die Ausscheidung von möglichst großen Mengen von Methylmalonsäure und anderen Metaboliten in gebundener Form.

Für eine Beurteilung der Stoffwechselsituation sind folgende Laborparameter unbedingt erforderlich:

- Säure-Basen-Status (Blutgase)
- Ketonkörper im Blut bzw. Urin
- Hämoglobin oder Hämatokrit (zur Kontrolle der Dehydratation/Rehydratation bei Erbrechen und/oder Durchfall)
- Elektrolyte im Blut (ab Stufe II)
- Glukose im Blut (ab Stufe II)
- Ammoniak

Die Blutkonzentration von Methylmalonsäure oder von deren Vorläufer-Aminosäuren und die Ausscheidung von Methylmalonsäure und 3-Hydroxypropionat im Urin sind keine Parameter, nach denen man die Notfallbehandlung richten könnte.

Das erste und oberste Prinzip ist die Vermeidung bzw. Behebung eines Katabolismus (Eiweißabbau übertrifft die Eiweißsynthese) durch ausreichende Kalorienzufuhr, Reduktion bzw. Stopp der Proteinzufuhr, Forcieren der Ausscheidung der Methylmalonsäure und seiner Vorläufer im Stoffwechsel, z.B. Propionsäure in Form von Carnitinestern.

Die nachstehenden Empfehlungen können nur allgemein sein und dürfen deshalb nur unter ständigen Kontrollen und Angleichungen an die individuellen Gegebenheiten angewendet werden. Entsprechend der klinischen Symptomatik, die man in drei Stufen einteilen kann, ist ein Stufenplan der Behandlung zu empfehlen. Dabei bietet sich bei den Stufen I und II eine orale (notfalls mit Magenverweilsonde) und/oder parenterale, ab Stufe III ausschließlich eine parenterale Behandlung an.
Von größter Wichtigkeit in der Behandlung ist die zusätzliche Gabe von Flüssigkeit und Zufuhr von reichlich Kalorien (Glukose/Insulin) bei gleichzeitiger Reduktion der Eiweißmenge bis zur eiweißfreien Ernährung. Diese darf aber nicht länger als zwei Tage dauern. Die schrittweise Zufuhr von natürlichem Eiweiß und/oder Aminosäurengemischen (falls solche bei der Behandlung des Patienten eingesetzt wurden) sollte nach Ausgleich der Stoffwechselparameter langsam erfolgen und sich über mehrere Tage erstrecken. Als Richtgrößen gelten: am 3. Tag 25%, am 4. Tag 50% und am 5. Tag 100% der ursprünglich verabreichten Eiweißmenge.

Klinische Symptomatik:

Stufe I Gelegentliches Erbrechen (Nachfüttern gelingt), Schwierigkeiten beim Essen (Appetitlosigkeit) und beim Trinken, Bewusstsein und neurologischer Status unbeeinträchtigt, keine Infektzeichen, keine erhöhte Körpertemperatur
Säure-Basen-Status ausgeglichen, keine Ketonkörpervermehrung
Hinsichtlich der „Infektzeichen" ist darauf hinzuweisen, dass bei einigen Pati-

enten mit Methylmalonacidämie eine Leukopenie besteht, und bei Infektionen die Leukocytenzahlen auch nicht in der gewohnten Weise ansteigen.

Stufe II Temperaturerhöhung, wiederholtes Erbrechen, Inappetenz, Durchfall, Übererregbarkeit, Ataxie und/oder Schläfrigkeit
Säure-Basen Status: leichte metabolische Acidose, Ketonkörper im Urin leicht vermehrt, Urin mit hoher Osmolalität

Stufe III Somnolenz, Hyperventilation, Krampfanfälle
Dehydratation
Säure-Basen-Status: schwere metabolische Acidose, starke Ketonkörpervermehrung, evtl. Hyperammonämie

Falls der Patient nicht oral ernährt werden kann (trotz Magenverweilsonde, z.B. wegen Erbrechens) oder sich der klinische Zustand verschlechtert, muss er in ein Stoffwechselzentrum gebracht werden. Für den Transport ist unbedingt ein venöser Zugang zu legen und Infusionen, wie unter der Therapie zu den Stufen II/III angegeben, zu verabreichen. Bei Stufe III sollte zum Transport vorsorglich intubiert werden!

Orale Notfallbehandlung

Orale Notfallbehandlungen sind nur bei Entgleisungen der Stufen I und II durchzuführen. Bei Stufe II mit Acidose, aber vor allem bei Stufe III ist eine sofortige parenterale Versorgung mindestens zusätzlich notwendig.

Stufe I

Therapie: Fortsetzung der oralen Ernährung und zusätzliche Verabreichung von (Glukose oder) Maltodextrinlösung nach den Vorschlägen von Dixon und Leonard [40] (siehe Tabelle 6), notfalls per Magenverweilsonde.
Erneute Beurteilung der Situation (Klinik, Labor) nach 2-4 Stunden

Alter in Jahren	Maltodextrinlösung		Tagesmengen
	%	kcal/100 ml	
0– 1	10	40	150–200 ml/kg KG
>1– 2	15	60	95 ml/kg KG
>2– 6	20	80	1.200–1.500 ml
>6–10	20	80	1.500–2.000 ml
>10	25	100	2000 ml

Tab. 6: Orale Notfallbehandlung von Patienten mit Methylmalonacidämie (nach Dixon and Leonard) [40]

COBAL

Stufe II

Therapie:
Unterbrechung der Proteinzufuhr
Orale Verabreichung von:
- Maltodextrinlösung (oder Glukose) nach den Vorschlägen von Dixon und Leonard (40) (siehe in Tabelle 6)
- L-Carnitin 100 mg/kg KG zusätzlich zur sonst täglich verabreichten Menge

Bei Vorliegen einer Vitamin B_{12}-Sensibilität Verabreichung von Adenosyl- oder Hydroxycobalamin 1 mg (!) i. m. oder i. v.

Bei Acidose mit einem aktuellen Blut pH <7,25 und/oder einem Standartbicarbonat <12 mmol/l ist zusätzlich eine Bicarbonatsubstitution erforderlich. Die erforderliche Menge (in mmol) berechnet sich aus:

Basenüberschuss (BE) x kg KG x 0,3 = zu verabreichende Menge Bicarbonat (mmol)

Intravenös zu geben, z.B. als 8,4%-ige (1 molar) Bicarbonatlösung (1 ml = 1 mmol) mit Wasser oder 5% Glukoselösung im Verhältnis 1:1 verdünnt.

Bei Fieber ist immer zu berücksichtigen, dass bei einer Temperaturerhöhung von nur 1°C der gesamte Energiestoffwechsel um 10–15% steigt und dann entsprechend mehr Kalorien, aber auch Flüssigkeit gegeben werden müssen!

Erneute Beurteilung der Situation (Klinik, Labor) nach 4 Stunden

Falls der Befund unverändert ist:
Maßnahmen um 4 Stunden verlängern und erneute Entscheidung
Bei zusätzlicher Erhöhung der Ammoniakkonzentration im Blut:
Gabe von Argininhydrochlorid bis zu 210 mg/kg KG Tag und von Natriumphenylbutyrat 100 mg/kg KG Tag (oder notfalls die gleiche bis doppelte Menge Benzoat, aber damit wird sowohl eine freie Säure als auch zusätzlich eine Substanz zugeführt, die Carnitin bindet).

Falls klinische Besserung und Normalisierung des Säure-Basen-Status zu verzeichnen sind, keine Hyperammonämie aufgetreten ist:
Rückkehr zur oralen Ernährung. Gabe von zunächst 25%, dann der Hälfte und schließlich der gesamten Menge der üblichen Zufuhr an natürlichem Eiweiß und an Aminosäurengemisch/Tag bei entsprechender Reduktion der zusätzlich verabreichten (Glukose bzw.) Maltodextrin- sowie Carnitinmenge

Erneute Beurteilung der Situation (Klinik, Labor) nach ca. 8 Stunden

Falls weitere Besserung bzw. Stoffwechselnormalisierung:
stufenweise Rückkehr zur üblichen Ernährung (innerhalb von 24-36 Stunden)

Parenterale Notfallbehandlung

Stufe II

Obwohl in der Stufe II eine orale Therapie meist noch möglich ist, muss bei vollständiger Nahrungsverweigerung oder Erbrechen mit einer parenteralen Behandlung begonnen werden. Therapie beginnen, ohne die Laboruntersuchungsergebnisse (außer evtl. Blutgasanalyse) abzuwarten:

Infusion von:
  Glukose-Elektrolytlösung (z.B. Jonosteril päd I) 120 ml/kg KG Tag
  + 20%-ige Glukoselösung, entsprechend einer Menge von 10 g Glukose/kg KG Tag
Bei Acidose mit einem aktuellen Blut-pH <7,25 und/oder einem Standard-Bicarbonat <12 mmol/l ist zusätzlich eine Bicarbonatsubstitution erforderlich. Einzelheiten siehe oben.
L-Carnitin 100 mg/kg KG Tag i. v. zusätzlich zur sonst täglich verabreichten Menge

Unterbrechung der Eiweißzufuhr für 4–6 Stunden

Nach 4-8 Stunden Laborkontrolle (Säure-Basen-Status, Ketonkörper, Elektrolyte, Glukose, Ammoniak, Laktat im Blut, Hämoglobin/Hämatokrit)

Falls die metabolische Acidose zugenommen hat:
  Glukosezufuhr erhöhen auf 20 g/kg KG evtl. unter zusätzlicher Gabe von Insulin.
  Einzelheiten siehe im Kapitel Akutbehandlung
  Weiterer Acidoseausgleich

Nach weiteren 4-8 Stunden Laborkontrolle (Säure-Basen-Status, Ketonkörper, Elektrolyte, Glukose, Ammoniak, Laktat im Blut, Hämoglobin/Hämatokrit)

Stufe III

Therapie:
Sofortiger Beginn einer Infusionstherapie wie unter Stufe II beschrieben:

  Evtl. gleich zu Beginn: 20 g Glukose/kg KG Tag
  Unterbrechung der Eiweißzufuhr, falls möglich Weiterführen der sonstigen oralen Ernährung incl. einer reichlichen Flüssigkeitszufuhr
  Acidoseausgleich wie oben beschrieben
  L-Carnitin 100-250 mg/kg KG i. v. (zusätzlich zur sonst täglich verabreichten Menge)

Bei Vorliegen einer Vitamin B12-Sensibilität Verabreichung von Adenosyl- oder Hydroxycobalamin 1 mg (!) i. m. oder i. v. täglich!

Bei Vorliegen einer Hyperammonämie (>110 µmol/l = 187 µg/dl) zusätzlich in die Infusionslösung:
Argininhydrochlorid 210 mg (1 M), 2 ml/kg KG Tag
(Evtl. zusätzlich Natrium Phenylacetat, 50–100 mg/kg KG Tag)
Evtl. kann zur Forcierung der Diurese zusätzlich Furosemid (Lasix) (1–2 mg oral oder 0,5-1 mg/kg KG i. v., alle 6–12 Stunden) verabreicht werden.

Klinische Beurteilung und Laboruntersuchungen 2 bis 3-stündlich

Falls nur geringgradige Normalisierung der Laborparameter zu beobachten ist:
Fortsetzung der Infusionstherapie

Falls klinische Besserung, weitgehende Normalisierung des Säure-Basen-Status und normale Ammoniakkonzentrationen vorliegen: Rückkehr zur üblichen Medikation und langsamer Übergang zur enteralen Ernährung mit Gabe von zunächst 25%, dann der Hälfte und schließlich der gesamten Menge der üblichen Zufuhr an natürlichem Eiweiß/Tag (und Aminosäurengemisch, evtl. auch im Verhältnis 1/3 natürliches Eiweiß und 2/3 Aminosäurengemisch) sowie entsprechender Reduktion der Infusionsmengen.
Sollte unter dieser Therapie die metabolische Acidose zunehmen und die Ammoniakkonzentration nicht abfallen, sind weitere Maßnahmen zu ergreifen, wie sie in der Akutbehandlung bereits beschrieben wurden (Gabe größerer Mengen von Glukose, evtl. zusammen mit Insulin und/oder forcierter Diurese), inklusive einer Erhöhung der Argininzufuhr bei persistierender Hyperammonämie.

Erneute Beurteilung der Situation (Klinik, Labor) nach weiteren 2-4 Stunden
Falls Besserung bzw. Stoffwechselnormalisierung, kann langsam wie oben beschrieben schrittweise zur üblichen Ernährung (natürliches Eiweiß und Aminosäurengemisch) unter entsprechender Reduktion der infundierten Lösungen innerhalb von 2-3 Tagen zurückgekehrt werden.
Falls sich auch nach den weiteren 2-4 Stunden keine Verbesserung der Stoffwechsellage abzeichnet, bleiben als mögliche und unbedingt zu nutzende Therapiemaßnahmen nur noch die Hämodiafiltration, ersatzweise Hämodialyse oder Hämofiltration.

Pränatale Diagnostik

Pränatale Diagnostik ist mit Chorionzotten- und Amnionzellen (Untersuchungen des Cobaliminstoffwechsels, gegebenenfalls DNA-Analysen bei bekannter Mutation), aus Fruchtwasser (Metaboliten) und gelegentlich im Urin der Schwangeren (Metabolitenbestimmungen) möglich [2,3]. Die (unzuverlässige) Vermehrung von Methylmalonsäure im Urin von Schwangeren tritt aber erst jenseits der 21. Schwangerschaftswoche auf.

Differentialdiagnostik

Differentialdiagnostisch kommen klinisch im Neugeborenenalter die häufigeren Erkrankungen Sepsis und Hirnblutungen in Frage.

An erster Stelle der Differentialdiagnostik bei nachgewiesener Methylmalonacidämie steht die Unterscheidung zwischen den Apoenzym-Defekten (Mutase-Defekte) und dem Coenzymmangel (Adenosylcobalamin-Synthesestörungen).

Methylmalonyl-CoA Mutase (OMIM 251000)

Klinisch gibt es keine Unterscheidungsmöglichkeit und meist sind auch die Cobalaminkonzentrationen im Blut unauffällig. Cobalamin-A-Defekte reagieren zu 91% sehr schnell auf Gabe von Hydroxy- bzw. Adenosylcobalamin, bei Cobalamin-B-Defekten sind es etwa 40% und bei Mut-Varianten des Mutase-Mangels immerhin noch 8%. Mut°-Varianten sprechen nicht auf Cobalaminsubstitution an [2,3]. Letztendlich bleiben zur Klärung nur die Aktivitätsbestimmung der Methylmalonyl-CoA Mutase in Lymphocyten oder Fibroblasten und für die Differenzierung der Synthesedefekte von Adenosylcobalamin die Komplementierungsuntersuchungen an Zelllinien.

Darüber hinaus kommen folgende angeborene Stoffwechseldefekte differentialdiagnostisch in Betracht:
- Propionacidämie (OMIM 232000, 232050),
- Methylmalonacidämie mit Homocystinurie   (Cobalamin C-Defekt, OMIM 277400; Cobalamin D-Defekt, OMIM 277410; Cobalamin F-Defekt, OMIM 277380)
- Alimentär bedingter Vitamin B_{12}-Mangel (41,42)
- Störung der Vitamin B_{12}-Resorption (z.B. Imerslund-Gräsbeck-Syndrom) (OMIM 261100),
- Vitamin B_{12}-Bindungs-Mangel (OMIM 193090)
- angeborener Transcobalamin II-Mangel (Transportprotein-Mangel) (OMIM 275350)
- Intrinsic Factor-Mangel (OMIM 261000; 243320)

sowie bei der akuten neonatalen Form auch Hyperammonämien verschiedener Ätiologie, besonders Harnstoffzyklus-Defekte:
- Carbamylphosphatsynthetase-Mangel (CPS) (OMIM 237300)
- N-Acetylglutamatsynthetase-Mangel (NAGS) (OMIM 237310)
- Ornithintranscarbamylase-Mangel (OTC) (OMIM 311250)
- Citrullinämie (OMIM 238970)

Das nachfolgende Schema zeigt das differentialdiagnostische Vorgehen bei Hyperammonämien.
In Tabelle 7 sind die verschiedenen Defekte, die zur Methylmalonacidämie und/oder Homocystinurie bzw. Homocysteinämie führen, aufgelistet.
In Abbildung 1 sind die verschiedenen Störungen des Cobalaminstoffwechsels aufgezeigt.

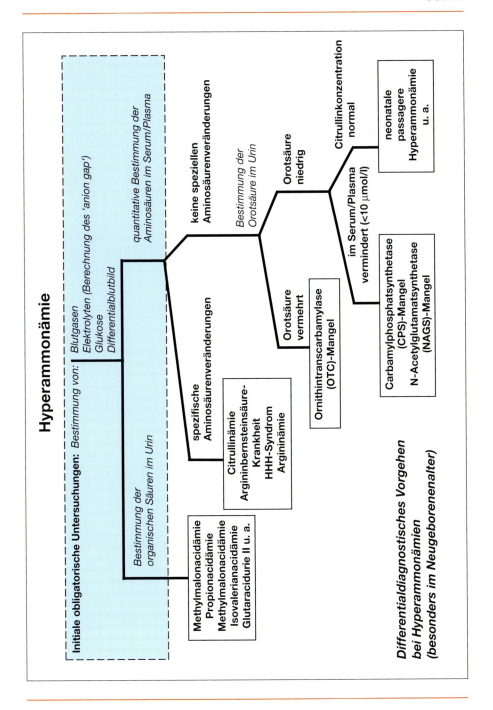

COBAL

Defekt	Methylmalonsäure	Acidose	Ketose	Homocystinurie, Homocystein im Serum	Methionin im Serum	Megaloblasten	Methyl-Cbl, Adeno-Cbl im Serum	Folat, Methylfol. im Serum	klinische Hauptsymptome	Therapie	OMIM
Homocystinurie (Cystathionin-β-Synthetase-Mangel)	0	0	0	150-320 μmol/g Krea	n Neugeb.↑	0	N	n	Thrombosen, Linsenluxation	Vit B_6	236200
Methylmalonacidurie (Mutase-Mangel)	>1 g/g Krea	+	+	0	n	0	N	n	NH_3↑, geistige Retardierung, Nierenschaden	Diät, Carnitin	251000
5,10-Methylentetrahydrofolat-Reduktase-Mangel (inkl. thermolabile Variante)	0	0	0	↑↑	n/(↓)	0	N	Folat im Liquor ↓	Encephalopathie, Krämpfe, Mikrocephalie, Neuropathie, Myopathie, Thromboembolien	Folat, Betain, Riboflavin	236250
5-Methylentetrahydrofolat-L-homocystein-methyl-transferase-Mangel	0	0	0	(0)/↑	n/(↓)	+		Methylfolat ↑	geistige Retardierung, Anämie, (Krämpfe)	Vit B_{12}, Betain (?)	156570

COBAL

Defekt	Methylmalon-säure	Acidose	Ketose	Homocystinurie, Homocystein im Serum	Methionin im Serum	Megaloblasten	Methyl-Cbl, Adeno-Cbl im Serum	Folat, Methylfol. im Serum	klinische Hauptsymptome	Therapie	OMIM
Cobalamin-A-Defekt*	↑	+	+	0	n	0	Ado ↓/n		geistige Retardierung, Krämpfe, Nierenschaden, Osteoporose, NH_3↑	OH-Vit B_{12}, Diät, Carnitin	251100
Cobalamin-B-Defekt*	↑	+	+	0	n	0	Ado ↓/n		geistige Retardierung, Krämpfe, Nierenschaden, Osteoporose, NH_3↑	OH-Vit B_{12}, Diät, Carnitin	251110
Cobalamin-C-Defekt***	↑	+		↑	↓	+/0	N	Methylfolat (↑)	geistige Retardierung, Anämie, Thromboembolien, Proteinurie	OH-Vit B_{12}, Betain, Carnitin	277400
Cobalamin-D-Defekt***	↑	+		↑	↓	(+)/0	N	Methylfolat (↑)	geistige Retardierung, Anämie, Thromboembolien, Proteinurie, Creatin ↓	OH-Vit B_{12}, Betain, Folat	277410

COBAL

Defekt	Methylmalon-säure	Acidose	Ketose	Homocystinurie, Homocystein im Serum	Methionin im Serum	Megaloblasten	Methyl-Cbl, Adeno-Cbl im Serum	Folat, Methylfol. im Serum	klinische Hauptsymptome	Therapie	OMIM
Cobalamin-E-Defekt**°	0			↑	↓	+	Vit B_{12} n	n	Microcephalie, psychomotorische Retardierung, Anämie	Folat, Betain, OH-Vit B_{12}, Carnitin	236270
Cobalamin-F-Defekt*** (lysosomaler releasing Defekt)	0/(↑)			0/↑	↓/n	(+)/0	N		Entwicklungsverzögerung, Stomatitis, Makrocytose	OH-Vit B_{12}, Folat, Betain, Carnitin	277380
Cobalamin-G-Defekt**°	0/(↑)			↑	↓	+	Met ↓	n	Entwicklungsverzögerung, geistige Retardierung, Anämie	OH-Vit B_{12}, Folat, Betain, Carnitin	250940
Cobalamin-H-Defekt*	↑	+	+	0	n	0	Ado ↓/n		geistige Retardierung, Krämpfe, Nierenschaden, Osteoporose, NH_3↑	OH-Vit B_{12}, Diät	606169

Defekt	Methylmalonsäure	Acidose	Ketose	Homocystinurie, Homocystein im Serum	Methionin im Serum	Megaloblasten	Methyl-Cbl, Adeno-Cbl im Serum	Folat, Methylfitol. im Serum	klinische Hauptsymptome	Therapie	OMIM
Intrinsic Factor-Mangel	↑			←		+	↓		stato-motorische/geistige Retardierung, Anämie, (Ikterus)	Intrinsic Faktor Vit B_{12}	261000 243320
Transcobalamin II-Mangel	↑			←		+	↓	Methylfolat ↑	geistige- und körperliche Retardierung, Anämie, Ataxie, Pancytopenie	OH-Vit B_{12}, Folat	275350
Imerslund-Gräsbeck-Syndrom	↑			←		+	↓	Methylfolat ↑	Entwicklungsverzögerung, Anämie, Proteinurie	Vit B_{12}	261100

Tab. 10: Störungen, die zur Vermehrung von Methylmalonsäure und/oder Homocyst(e)in führen

Homocystinurien bzw. Methylmalonacidämien findet man auch Vitamin B_{12}-Mangel, Folsäure-Mangel, als Nebenwirkung nach Gabe von NO (Oxidation von Methylcobalamin I), von Methotrexat (Hemmung der Dihydrofolatreduktase), von 6-Azauridintriacetat und von INH.   OH = Hydroxy
*) Störung im Stoffwechsel von Adenosylcobalamin,**) Störung im Stoffwechsel von Methylcobalamin,**) Störung im Stoffwechsel von Adenosylcobalamin und Methylcobalamin °) Funktioneller Methioninsynthetase-Mangel. [1,56-58 u.a.]

Stoffwechselwege von Cobalamin mit den bisher beschriebenen Defekten

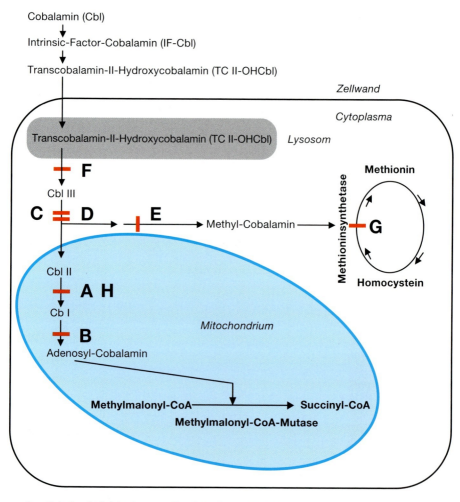

A = Cobalamindefekt A
B = Cobalamindefekt B
C = Cobalamindefekt C
D = Cobalamindefekt D
E = Cobalamindefekt E
F = Cobalamindefekt F
G = Cobalamindefekt G
H = Cobalamindefekt H

Sonderformen und Anmerkungen

Einige Fälle von kombiniertem Malon-, Methylmalon- und Äthylmalonsäure-Semialdehyd-dehydrogenase-Mangel wurden beschrieben. Bei diesem Defekt ist der Abbau von Valin, ß-Alanin und Allo-Isoleucin gestört. Bei diesen Patienten wurden im Urin 3-Hydroxyisobuttersäure und/oder 2-Ethylhydracrylsäure vermehrt nachgewiesen. Gelegentlich findet man bei diesen Patienten 3-Hydroxypropionat ebenfalls vermehrt [44].
Sollte bei Schwangeren eine Zunahme der Ausscheidung von Methylmalonsäure besonders nach der 21. Schwangerschaftswoche zu beobachten und eine cobalaminsensible Form der Methylmalonacidämie beim Kind nicht ausgeschlossen sein, sollte eine Therapie des Feten durch Vitamin B_{12}-Substitution der Mutter (bis zu 20 mg/Tag p. o.) versucht werden [45, 46]

In der Literatur findet sich ein Bericht einer mit einem gesunden Kind erfolgreich abgeschlossenen Schwangerschaft einer Patientin mit Methylmalonacidämie (schwere Form, wahrscheinlich Mut°-Defekt) [47-49].

2002 wurde von einem Kind berichtet, bei dem ein Mangel an Sepiapterinreduktase nachgewiesen wurde und eine leichte Methylmalonacidurie bestand. Klinisch zeigte sich eine spastische Parese [50].

LITERATUR

1. Matsui SM, Mahoney MJ, Rosenberg LE. The natural history of the inherited methylmalonic acidemias. *New Engl J Med* 1983; 308:857-861

2. Fenton WA, Gravel RA, Rosenblatt DS. Disorders of propionate and methylmalonate metabolism. In: Scriver CR, Beaudet AL, Valle D, Sly WS, Vogelstein B, Childs B, Kinzler KW. (Online Eds): The Metabolic and Molecular Bases of Inherited Disease. *McGraw-Hill, New York, Part 9 Organic acids* 2001-2004; Chapter 94

3. Rosenblatt DS, Fenton WA, Inherited Disorders of Folate and Cobalamin Transport and Metabolism. In: Scriver CR, Beaudet AL, Valle D, Sly WS, Vogelstein B, Childs B, Kinzler KW. (Online Eds): The Metabolic and Molecular Bases of Inherited Disease. *McGraw-Hill, New York, Part 17: Vitamins* 2001-2004; Chapter 155

4. Baumgartner ER, Viardot C, and 47 colleagues of 39 hospitals from 7 European countries. Long-term follow-up of 77 patients with isolated methylmalonic acidaemia. *J Inher Metab Dis* 1995; 18:136-142

5. Quereshi AA, Rosenblatt DS, Cooper BA. Inherited disorders of cobalamin metabolism. *Crit Rev Oncol/Hematol* 1994; 17:133-151

6. Baumgartner R, Wick H, Brandis M, Zimmerhackl B, Helmchen U. Chronic interstitial nephritis–a long-term complication of methylmalonic acidemias. *Pediatr Res* 1989; 26:506

7. Hörster F, Hoffmann GF. Pathophysiology, diagnosis, and treatment of methylmalonic aciduria-recent advances and new challenges. *Pediatr Nephrol. Aug 4 [Epub ahead of print]* 2004

8. Treacy E, Arbour L, Chessex P, Graham G, Kasprzak L, Casey K, Bell L, Mamer O, Scriver CR. Glutathione deficiency as a complication of methylmalonic acidemia: response to high doses of ascorbate. *J Pediatr* 1996; 129:445-448

9. Sweetman L. Organic acid analysis. In: Hommes FA (Ed.) Techniques in diagnostic human biochemical genetics. *Wiley-Liss, New York, pp.*1991; 143-176

10. Humbel R, Ludwig S, Kutter D. Ein einfacher Suchtest zum Nachweis einer Methylmalonacidämie. *Pädiat Prax* 1972; 11:275-276

11. Auray-Blais C, Giguére R, Paradis D, Lemieux B. Rapid thin-layer chromatographic method for the detection of urinary methylmalonic acid. *Clin Biochem* 1979; 12:43-45

12. Giorgio AJ, Plaut GWE. A method for the colorimetric determination of urinary methylmalonic acid in pernicious anemia. *J Lab Clin Med* 1965; 66:667-676

13. Rashed MS, Ozand PT, Bucknall MP, Little D. Diagnosis of inborn errors of metabolism from blood spots by acylcarnitines and amino acids profiling using automated electrospray tandem mass spectrometry. *Pediatr Res* 1995; 38:324-331

14. Sweetman L. Newborn screening by tandem mass spectrometry (MS-MS) *Clin Chem* 1996; 42:345-346

15. Naylor EW, Chace DH. Automated tandem mass spectrometry for mass newborn screening for disorders in fatty acid, organic acid, and amino acid metabolism. *J Child Neurol* 1999; 14(Suppl 1):4-8

16. Chace DH, DiPerna JC, Kalas TA, Johnson RW, Naylor EW. Rapid diagnosis of methylmalonic and propionic acidemias: quantitative tandem mass spectrometric analysis of propionylcarnitine in filter-paper blood specimens obtained from newborns. *Clin Chem* 2001; 47:2040-2044

17. Roscher AA, Fingerhut R, Liebl B, Olgemöller B. Erweiterung des Neugeborenenscreenings durch Tanedemmassenspektrometrie. *Mschr Kinderheilk* 2001; 149:1297-1303

18. Leonard JV, Vijayaraghavan S, Walter JH. The impact of screening for propionic and methylmalonic acidaemia. *Eur J Pediatr* 2003; 162(Suppl 1):21-24

19. Richtlinien zur Organisation und Durchführung des Neugeborenenscreenings auf

angeborene Stoffwechselstörungen und Endokrinopathien in Deutschland. *Mschr Kinderheilk* 2002; 150:1424-1440

20. Dobson CM, Wai T, Leclerc D, Kadir H, Narang M, Lerner-Ellis JP, Hudson TJ, Rosenblatt DS, Gravel RA. Identification of the gene responsible for the cblB complementation group of vitamin B12-dependent methylmalonic aciduria. *Hum Mol Genet* 2002; 11:3361-3369

21. Dobson CM, Wai T, Leclerc D, Wilson A, Wu X, Dore C, Hudson T, Rosenblatt DS, Gravel RA. Identification of the gene responsible for the cblA complementation group of vitamin B12-responsive methylmalonic acidemia based on analysis of prokaryotic gene arrangements. *Proc Natl Acad Sci U S A* 2002; 99:15554-15559

22. Cooper BA, Rosenblatt DS, Watkins D. Methylmalonic aciduria due to a new defect in adenosylcobalamin accumulation by cells *Am J Hematol* 1990; 34:115-120

23. Watkins D, Matiaszuk N, Rosenblatt DS. Complementation studies in the cblA class of inborn error of cobalamin metabolism: evidence for interallelic complementation and for a new complementation class (cblH). *J Med Genet* 2000; 37:510-513

24. Gebhardt B, Vlaho S, Fischer D, Sewell A, Böhles H. N-carbamylglutamate enhances ammonia detoxification in a patient with decompensated methylmalonic aciduria. *Mol Genet Metab* 2003; 79:303-304

25. Klupsch B, Göggerle M, Korall H, Trefz F. Acylcarnitine measurement for monitoring treated patients with propionic academia (PPA) and methylmalonic academia (MMA) *J Inher Metab Dis* 2000; 25(Suppl. 1):93

26. Touati G, Ogier de Baulny H, Rabier D, Rigal O, Souberbielle JC, Ruiz JC, Saudubray JM. Beneficial effect of growth hormone treatment in children with methylmalonic and propionic acidurias. *J Inher Metab Dis* 2003; 26(Suppl.2):40

27. van't Hoff WG, Dixon M, Taylor J, Mistry P, Rolles K, Rees L, Leonard JV. Combined liver-kidney transplantation in methylmalonic acidemia. *J Pediatr* 1998; 132:1043-1044

28. Van Calcar SC, Hardings CO, Lyne P, Hogan K, Banerjee R, Sollinger H, Rieselbach RE, Wolff JA. Renal transplantation in a patient with methylmalonic acidaemia. *J Inher Metab Dis* 1998; 21:729-737

29. Leonard JV, Walter JH, McKiernan PJ. The management of organic acidaemias: the role of transplantation. *J Inher Metab Dis* 2001; 24:309-311

30. Nyhan WL, Gargus JJ, Boyle K, Selby R, Koch R. Progressive neurologic disability in methylmalonic acidemia despite transplantation of the liver. *Eur J Pediatr* 2002; 161:377-379

31. Kayler LK, Merion RM, Lee S, Sung RS, Punch JD, Rudich SM, Turcotte JG, Campbell DA Jr, Holmes R, Magee JC. Long-term survival after liver transplantation in children with metabolic disorders. *Pediatr Transplant* 2002; 6:295-300

32. Lubrano R, Scoppi P, Barsotti P, Travasso E, Scateni S, Cristaldi S, Castello MA. Kidney transplantation in a girl with methylmalonic acidemia and end stage renal failure. *Pediatr Nephrol* 2001; 16:848-851

33. Thompson GN, Chalmers RA, Walter JH, Bresson JL, Lyonnet SL, Reed PJ, Saudubray JM, Leonard JV, Halliday D. The use of metronidazole in management of methylmalonic and propionic acidaemias. *Eur J Pediatr* 1990; 149:792-796

34. Prasad C, Nurko S, Borovoy J, Korson MS. The importance of gut motility in the metabolic control of propionic acidemia. *J Pediatr* 2004; 144:532-535

35. Ogier de Baulny H, Saudubray JM. Branched-Chain Organic Acidurias. In: Fernandes J, Saudubray JM, v.d.Berghe G (Eds): Inborn Metabolic Diseases. Diagnosis and Treatment. *Springer, Berlin,* 2000; pp. 196-212

36. Müller E. Propion- und Methylmalonacidurie. In: Müller E. Praktische Diätetik in der Pädiatrie. Grundlagen für die Ernährungstherapie. *sps Verlag, Heilbronn* 2003; S.120-5

37. Deutsche Gesellschaft für Ernährung, Österreichische Gesellschaft für Ernährung, Schweizerische Gesellschaft für Ernährungsforschung, Schweizerische Vereinigung für Ernährung. Referenzwerte für die Nährstoffzufuhr 1. Auflage, *Umschau/Braus, Frankfurt/M* 2000

38. Arbeitsgemeinschaft für Pädiatrische Diätetik (APD). Nährwerttabelle zur Behandlung von angeborenen Aminosäuren-Stoffwechselstörungen 2002

39. Wendel U, Eissler A, Sperl W, Schadewaldt P. On the differences between urinarymetabolite excretion and odd-numbered fatty acid production in propionic and methylmalonic acidaemias. *J Inher Metab Dis* 1995; 18:584-591

40. Dixon AM, Leonard JV. Intercurrent illness in inborn errors of intermediary metabolism. *Arch Dis Child* 1992; 67:1387-1391

41. Kuhne T, Bubl R, Baumgartner R. Maternal vegan diet causing a serious infantile neurological disorder due to vitamin B12 deficiency. *Eur J Pediatr* 1991; 150:205-208

42. Michaud JL, Lemieux B, Ogier H, Lambert MA. Nutritional vitamin B12 deficiency: two cases detected by routine newborn urinary screening. *Eur J Pediatr* 1992; 151:218-220

43. Fowler B. Genetic defects of folate and cobalamin metabolism. *Eur J Pediatr* 1998; 157 (Suppl 2):60-66

44. Gibson KM, Lee CF, Bennett MJ, Holmes, Nyhan WL. Combined malonic, methylmalonic and ethylmalonic acid semialdehyde dehydrogenase deficiencies: An inborn error of ß-alanine, L-valine and L-alloisoleucine. *J Inher Metab Dis* 1993; 16:563-567

45. Soda H, Ohura T, Yoshida I, Aramaki S, Aoki K, Inokuchi T, Mikami H, Narisawa K. Prenatal diagnosis and therapy for a patient with vitamin B12-responsive methylmalonic acidemia. *J Inher Metab Dis* 1995; 18:295-298

46. Zass R, Leupold D, Fernandez MA, Wendel U. Evaluation of prenatal treatment in newborns with cobalamine-responsive methylmalonic acidaemia. *J Inher Metab Dis* 1995; 18:100-101

47. Diss E, Iams J, Reed N, Roe DS. Methylmalonic aciduria in pregnancy: A case report. *Am J Obstet Gynecol* 1995; 172:1057-1059

48. Wasserstein MP, Gaddipati S, Snyderman SE, Eddleman K, Desnick RJ, Sansaricq C. Successful pregnancy in severe methylmalonic acidaemia. *J Inher Metab Dis* 1999; 22:788-794

49. Lind S, Westgren M, Angelin B, von Döbeln U. Successful pregnancy in a young woman with methylmalonic acidemia and a two-year follow-up of the child. *J Inher Metab Dis* 2002; 15(Suppl. 1):48

50. Abeling NGGN, Duran M, Bakker HD, van Gennip AH, van Cruchten AG, Stroomer AEM, Blau N, Poll-The BT. Sepiapterin reductase deficiency in a patient with mild methylmalonic aciduria and spastic paresis. *J Inher Metab Dis* 2002; 25(Suppl. 1):22

Methylmalonacidämie (Mutase-Defekt)

OMIM 251000

Definition

Bei dem autosomal rezessiv vererbten Mangel an Methylmalonyl-CoA-Mutase (EC 5.4.99.2) handelt es sich um eine relativ häufige Stoffwechselstörung im Abbau der beiden verzweigtkettigen Aminosäuren Valin und Isoleucin sowie von Threonin und Methionin, der ungeradzahligen Fettsäuren, von Thymin und Uracil und der Seitenkette des Cholesterins. Der Mutase-Defekt ist die häufigste Form der Methylmalonacidämie, bei der sich sowohl biochemisch als auch klinisch unterschiedliche Typen bzw. Verlaufsformen feststellen lassen [1,2].

Synonyme

Methylmalonacidurie, Methylmalonacidurie ohne Homocystinurie, Methylmalonat-CoA Mutase-Defekt, MMA, MMAurie, Ketotische Hyperglycinämie
Methylmalonic acidemia, methylmalonic aciduria, ketotic hyperglycinemia

Manifestationsalter

Bei den schweren Formen der Methylmalonacidämie aufgrund eines Mutase-Defekts treten die ersten klinischen Symptome bereits in den ersten Lebenstagen auf (schwere neonatale Verlaufsform oder „early onset"-Form, z.B. mut^0-Typ haben zu 80% in den ersten 7 Lebenstagen klinische Symptome). Mildere Formen finden sich vor allem bei noch vorhandener Restaktivität des Enzyms oder dessen Stimulierbarkeit durch das Coenzym Adenosylcobalamin (mildere infantile oder „late onset"-Formen, z.B. auch mut^--Typ; Aber auch diese Form wird zu 40% in den ersten Lebenstagen manifest, 40% nach Vollendung des ersten Lebensjahrs). Die Prognose, d.h. die Lebenserwartung ist bei den mut^--Typ-Patienten günstiger als bei denen mit mut^0-Typ [1-3].

Klinische Symptome

Bei schwereren Formen der Methylmalonacidämie (Mutase-Defekt) treten schon in den ersten Lebenstagen eine ausgeprägte metabolische Acidose (meist nach Proteinzufuhr), Ketose, Trinkschwäche, Erbrechen, Hyperventilation, Lethargie, Dehydratation, Krampfanfälle, Koma, Muskelhypotonie und Pancytopenie auf. 70% der Betroffenen

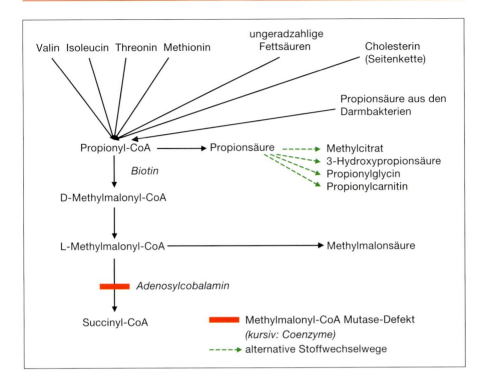

haben bereits Symptome in der ersten Lebenswoche! Bei den milderen Formen fallen im Säuglingsalter Gedeihstörungen, Pancytopenie, Muskelhypotonie, gelegentlich auch nur episodenhaft Acidose, häufig Osteoporose und Niereninsuffizienz, später besonders nach häufigeren Stoffwechselentgleisungen geistige Retardierung auf.

Auch bei gut und erfolgreich therapierten Patienten scheint sich spätestens im Kindes- bzw. Jugendalter eine interstitielle Nephritis auszubilden. Neurologische Veränderungen und Hirninfarkte sind beschrieben worden. Gelegentlich findet sich eine isolierte Neutropenie ohne Thrombocytopenie [3 -9].

Biochemische Grundlagen

Bei der Methylmalonyl-CoA-Mutase (EC 5.4.99.2) handelt es sich um ein mitochondriales Enzym, das zur Funktion das Coenzym Adenosylcobalamin benötigt. Das Verhältnis von Apo- zu Coenzym beträgt 1:1. Beim sogenannten mut^0-Typ der Methylmalonacidurie lässt sich bei den Betroffenen kein oder ein funktionsunfähiges Enzymprotein nachweisen. In anderen Fällen, mut$^-$-Typ, findet sich eine strukturell veränderte Mutase mit erniedrigter Stabilität und/oder veränderter Affinität zum Coenzym.

MMA

Die klinischen Symptome sind verursacht durch sekundäre Stoffwechselveränderungen. Methylmalonsäure bzw. das Propionyl-CoA hemmen die Acetylglutamatsynthetase. Acetylglutamat fehlt dann der Carbamylphosphatsynthetase als Cofactor, wodurch der Harnstoffzyklus blockiert ist. Hyperammonämien sind die Folge (siehe nachstehendes Stoffwechselschema).

Bei der neonatalen, schweren Form findet man neben der metabolischen Acidose bzw. Ketoacidose auch Hypoglykämien aufgrund der Hemmung der Pyruvatcarboxylase, gelegentlich mit Hyperlaktatämien durch Hemmung der Pyruvatdehydrogenase. Eine andere Ursache der Laktatvermehrung im Kindesalter kann ein Mangel an Glutathion sein, der aber mit hohen Dosen an Vitamin C (120 mg Ascorbinsäure/kg KG und Tag) behoben werden kann [10].

Durch forcierte ß-Oxidation der Fettsäuren entstehen vermehrt Ketonkörper. Die Atmungskettenfunktion ist nicht beeinträchtigt.

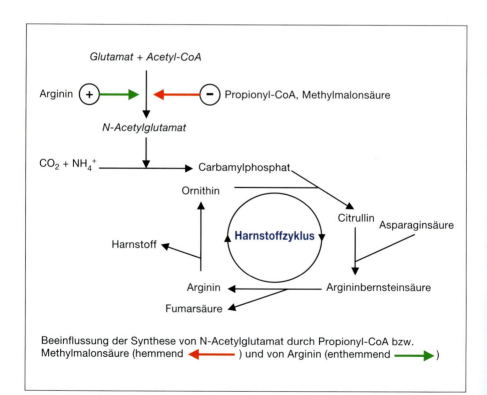

Beeinflussung der Synthese von N-Acetylglutamat durch Propionyl-CoA bzw. Methylmalonsäure (hemmend ⟵) und von Arginin (enthemmend ⟶)

Biochemische Befunde

Bei der gaschromatographisch/massenspektrometrischen Analyse findet man im Urin (und im Serum) der Patienten große Mengen von Methylmalonsäure, 3-Hydroxypropionat, Methylcitrat und Propionylglycin (siehe Tabelle 1).

Metabolit	normal	Methylmalonacidämie
	mmol/mol Kreatinin	
Methylmalonsäure	<2	150–15 500
3-Hydroxypropionsäure	3–10	20–2 000
Methylcitrat	0–12	150–2 800
Propionylglycin	<2	0–450
3-Hydroxyvaleriansäure	<2	0–1 200

Tab. 1: Ausscheidung der organischen Säuren mit dem Urin bei Methylmalonacidämie [11]

Die Blockierung des Harnstoffzyklus durch Methylmalonsäure bzw. Propionyl-CoA führt teilweise zu sehr schweren Hyperammonämien.

Hyperammonämie:
bei Neugeborenen = Ammoniakwerte im Blut über 150 µmol/l, entsprechend 255 µg/dl
im späteren Alter = Ammoniakwerte im Blut über 100 µmol/l, entsprechend 170 µg/dl

Bei noch ausreichender Kohlenhydratzufuhr sind dann die Aminosäuren Glutamin und Glutamat, häufig auch Alanin im Blut deutlich vermehrt.

Die Homocystinkonzentration im Blut oder Urin ist nicht erhöht, und die Orotatausscheidung mit dem Urin ist normal oder erniedrigt.

Die Konzentration von freiem Carnitin ist in Relation zum Gesamtcarnitin drastisch erniedrigt. Vermehrt ist Propionylcarnitin (Methylmalonylcarnitin findet sich nur in Spuren).

Bei Neugeborenen oder im späteren Alter (bei milderen Verlaufsformen) kann man zusätzlich zu den schon genannten Aminosäurenveränderungen die Vermehrung von Glycin feststellen, dessen Ursache eine Hemmung des Glycine-cleavage-Enzymkomplexes ist (Ketotische Hyperglycinämie!).

Auch lässt sich gelegentlich als Folge einer Markhemmung eine Pancytopenie feststellen, zunächst als Thrombo- und Leukopenie erscheinend.

Die Harnsäurekonzentration ist erhöht, da die Methylmalonsäure deren tubuläre Sekretion hemmt.

Als Screeningmethoden bzw. Schnelltests stehen folgende Methoden zur Verfügung:

a) „Schütteltest" nach Humbel [12] zum qualitativen Nachweis der Methylmalonsäure, wobei Methylmalonsäure in Konzentrationen über 900 mg/l mit diazotisiertem p-Nitroanilin zu einem smaragdgrünen Farbstoff reagieren. (Diese Reaktion wird auch von Acetessigsäure und Ascorbinsäure eingegangen und von Antibiotika sowie Barbituraten maskiert.)
b) Dünnschichtchromatographische Trennung mit nachfolgender Anfärbung mit diazotisiertem p-Nitroanilin. Die Methode ist etwas sensibler als der einfache Schütteltest, unterliegt aber den gleichen Beeinflussungen [13].
c) Colorimetrische Bestimmung nach Giorgio und Plaut [14] auf der gleichen Basis und mit den gleichen Störfaktoren wie der Schütteltest.
d) Trotz der Aufwendigkeit der Methode wird besonders zur differentialdiagnostischen Klärung zu anderen Organoacidurien weltweit die gaschromatographisch/ massenspektrometrische Analyse der organischen Säuren im Urin angewendet. Mit ihr können nicht nur die Methylmalonsäure quantifiziert, sondern auch die anderen bei dieser Stoffwechselstörung vermehrt ausgeschiedenen Metaboliten erkannt werden [11].
e) Die Carnitinester der Propionsäure (C3) und der Methylmalonsäure (C4DC) lassen sich mittels Tandem-Massenspektrometrie relativ leicht messen. Auch sind die Konzentrationen des freien Carnitins (C0) und der Relation von Propionylcarnitin zu anderen Carnitinestern von differentialdiagnostischer Bedeutung [15-20].

Acylcarnitine	Auffälligkeiten
C0 (freies Carnitin)	erniedrigt
C3 (Propionylcarnitin)	erhöht
C4DC (Methylmalonylcarnitin)	erhöht
C3/C2	erhöht
C3/C16	erhöht

Leider sind nicht bei allen Neugeborenen mit Methylmalonacidämie der Veränderungen der Acylcarnitine so deutlich, dass die geforderte Sicherheit für die Etablierung dieses Tests als Massenscreening bei Neugeborenen gegeben ist und empfohlen wird [21]. Zur Kontrolle der Therapie einer bekannten Methylmalonacidämie ist die tandem-massenspektrometische Methode jedoch geeignet.

Eine Früherfassung der Erkrankung durch Bestimmung von Glycin im Plasma als Screening ist nicht möglich, da die Hyperglycinämie in den ersten Lebenstagen noch nicht deutlich ausgeprägt ist.

Die Enzymaktivität läst sich in kultivierten Hautfibroblasten und Leukocyten nachweisen. Allerdings sind Diskrepanzen zwischen in vivo und in vitro hinsichtlich der Vitamin B_{12}-Sensibilität beschrieben. Zusätzlich zur Enzymaktivitätsmessung sind auch DNA-Analysen möglich, besonders auch zur Unterscheidung von mut^0- und mut$^-$-Typen sowie für Familienuntersuchungen.

Genetische Befunde

Bei der Methylmalonacidämie dieses Typs handelt es sich um eine autosomal rezessiv vererbte Störung. Das Gen der Methylmalonyl-CoA-Mutase ist auf dem Chromosom 6 lokalisiert (6p21).
Eine Vielzahl von Mutationen sind bekannt, die besonders den mut0-Typ betreffen [22].

mut^0-Typ	Gemischter Typ	mut$^-$-Typ
Q17X	R93H	G717V
W105R		E117X
A378E		2-BP DEL, FS, X
K54X		G623R
A137V		G703R
F174S		
620 insA		
G203R		
Q218		
A535		
H627R		
2085delG		
2270del4/ins5		
L328F		
N215S		
G215S		
N219Y		

Wegen der Möglichkeit der Zuordnung von Genotypen zu Phänotypen und einer pränatalen Diagnose ist eine genetische Untersuchung der Patienten sinnvoll.

Die Häufigkeit der Methylmalonacidämie aufgrund eines Mutase-Defekts wird auf ca. 1:50.000 geschätzt.

Therapie

Bei den schweren neonatalen Formen stehen Maßnahmen zur Beseitigung der Ketoacidose und der Hyperammonämie im Vordergrund.

MMA

Erstversorgung (Akutbehandlung)

Prinzip der Akutbehandlung

Im Vordergrund der Akuttherapie stehen der Ausgleich der Acidose, die Vermeidung von Hypoglykämien und die Verhinderung bzw. Beseitigung von Hyperammonämien. Die Maßnahmen sind:

- Acidoseausgleich
- Reduktion/Stop der Eiweißzufuhr
- Ausreichende Energiezufuhr (hochcalorische Ernährung)
- Coenzymgabe (OH-Cobalamin oder Adenosylcobalamin)
- Forcierte Diurese
- Argininsubstitution bei Hyperammonämie
- Natriumphenylbutyrat oder -acetat bei Hyperammonämie
  Bei Ammoniakwerten über 400 µmol/l (700 µg/dl):
- Hämodiafiltration, Hämodialyse oder Hämofiltration jeweils in Etappen von 2-4 Stunden.
- Gabe von L-Carnitin (gegebenenfalls i. v.)

Zum Acidoseausgleich soll eine Infusion gegeben werden mit Natriumbicarbonat (1 molare Lösung = 8,4%ig) bis zu 3 ml/kg KG (in einer Verdünnung mit Wasser oder mit 5%-iger Glukoselösung im Verhältnis 1:1).

Die zu infundierende Menge an Bicarbonat wird berechnet:

Negativer Basenüberschuss (BE) x kg KG x 0,3 = fehlende Menge an Natriumbicarbonat in mmol

Bei extremer Acidose Gabe von THAM/TRIS (Trihydroxymethylaminomethan, Trometamol)-Puffer (0,3 mmol).

Dosierung:

negativer Basenüberschuss (BE) x kg KG = n ml THAM/TRIS-Puffer, 0,3 mmol

n = Menge

Die Gesamtmenge der Flüssigkeitszufuhr soll dem Lebensalter entsprechend erfolgen (unter Berücksichtigung der Nierenfunktion!), Beginn der Dauerinfusion mit 10 g/kg KG Tag Glukose in Glukose-Elektrolytlösung (z.B. Jonosteril päd I). Die Glukosemenge kann auf 20-30 g/kg KG Tag gesteigert werden, wobei die Blutglukosekonzentration zwischen 80-200 mg/dl mit Insulin (0,01-0,5 I.E./kg KG Std.) eingestellt werden sollte. Ziel dieser Maßnahme ist eine möglichst hohe Kalorienzufuhr (>100 kcal/kg KG Tag), um den Katabolismus zu vermeiden. Lässt sich die Glukosekonzentration im Blut auch bei Gabe von 0,5 I.E. Insulin/kg KG Std nicht unter 200 mg/dl (11,1 mmol/l) halten, muss die Glukose-

zufuhr reduziert werden. (Beachten, dass Catecholamingaben die Glukosekonzentration erhöhen!)
Die Diurese sollte mittels Furosemid (Lasix) (1-2 mg oral oder 0,5-1 mg/kg KG i. v., alle 6-12 Stunden) forciert werden.

Folgende Medikamente sollten bei nachgewiesener Methylmalonsäurekonzentration gegeben werden:
- Hydroxycobalamin 10 mg/Tag (!) i. m. oder i. v. mehrere Tage hintereinander bis zur Klärung der Coenzymsensibilität des Enzyms (R. Baumgartner, Basel, persönliche Mitteilung) (Cyanocobalamin ist weniger wirksam). Seit kurzem ist auch Adenosylcobalamin erhältlich, das wahrscheinlich bei gleicher Dosierung noch wirksamer als Hydroxycobalamin ist!
- L-Carnitin notfalls intravenös bis zu 250 mg/kg KG

Bei Vorliegen einer Hyperammonämie außerdem:
- Argininhydrochlorid initial 210 mg (1 mmol)/kg KG in 10%-iger Glukoselösung, 35 ml/kg KG über 2 Stunden oder mit der gleichen Wirkung auf die Synthese von N-Acetylglutamat: Carbamyglutamat oral 70 mg/kg KG [23].
- Natriumphenylbutyrat (Ammonaps) 500 mg/kg KG Tag oral als 4%-ige Lösung (oder 250 mg/kg KG Natriumphenylacetat in 10%-iger Glukoselösung über 1-2 Stunden i. v.) bei konservativ zu behandelnder Hyperammonämie (oder alternativ dazu: Natriumbenzoat, wobei zur Entgiftung einer gleichen Ammoniakmenge doppelt soviel saure Valenzen zugeführt werden müssen als bei Verwendung von Natriumphenylbutyrat).

Falls klinisch erforderlich, können Albumin oder Blutplasma ohne Berechnung einer Eiweißzufuhr gegeben werden.

Die Infusionsbehandlung muss spätestens nach 2 Tagen durch Proteingabe ergänzt werden. Beginn zunächst mit 0,5 g/kg KG Tag natürlichem Protein, schrittweise Steigerung auf die altersentsprechende Menge, gegebenenfalls unter Zugabe von Aminosäurenmischungen (siehe „Diätetische Behandlung") (unter klinischer und Laborkontrolle).

Spezifische Kontrollparameter der Akuttherapie:

- Säure-Basen-Status (Blutgase)
- Glukose im Blut
- Ammoniak (<150 µmol/l, d. h. 263 µg/dl)
- Methylmalonsäure im Urin: Zielwert <1000 mg/g Kreatinin (<960 mmol/mol Kreatinin)
- Methylmalonsäure im Serum: Zielwert zwischen 50 und 80 µmol/l (normal: Spur bzw. nicht nachweisbar) (persönliche Mitteilung Dr. Korall, Reutlingen)
- Carnitin/Carnitinester im Blut
- C3, C4DC, C3/C16 im Blut mittels Tandem-Massenspektometrie [24]

Langzeitbehandlung

Ziel der Langzeitbehandlung ist eine möglichst normale statomotorische und geistige Entwicklung des Kindes. Bei der Ernährungstherapie ist eine besonders exakte Einhaltung der Diät notwendig, sodass bei Essschwierigkeiten ohne Zögern eine Magenverweilsonde verwendet werden sollte.
Bei Erbrechen sollten Antiemetika verordnet werden.
Die Betroffenen sollten wie normale Kinder geimpft werden, zusätzlich auch gegen Varicellen und Pneumokokken. Eine gute Stoffwechseleinstellung sollte Voraussetzung für den Impftermin sein.
Ein gelegentlich zu beobachtender Minderwuchs sollte mit Wachstumshormon behandelt werden [25].
Eine Lebertransplantation und/oder Nierentransplantation ist in einzelnen Fällen notwendig. Durch Lebertransplantation wird der Stoffwechseldefekt korrigiert [26-31,31a].

Die Behandlung muss lebenslang durchgeführt werden. Eine Lockerung der Diät ist ohne Gefährdung nicht möglich.
Die Langzeitprognose der Patienten mit Methylmalonacidämie ist deutlich abhängig vom Zeitpunkt der Erfassung der Krankheit – je früher um so erfolgreicher – und von der Güte der medikamentösen und diätetischen Therapie sowie von der Zahl der schweren Stoffwechselentgleisungen – je weniger um so günstiger. In den letzten 10 Jahren ist die Überlebensrate von Neugeborenen mit dieser Erkrankung deutlich gestiegen. Neben der offensichtlich nicht zu vermeidenden Nierenschädigung weisen viele Betroffene nach wie vor Intelligenzdefekte auf, an denen offensichtlich auch frühzeitige Leber- und Nierentransplantationen nichts wesentlich ändern [31b].

Medikamentöse Behandlung

Ziele der medikamentösen Behandlung sind:
- Verminderung der Ausscheidung von Methylmalonsäure und seiner Metaboliten
- Aufhebung der N-Acetylglutamatsynthetase-Hemmung und damit Vermeidung von Hyperammonämie durch Argininsubstitution
- Erhöhung (wenn möglich) der Aktivität der Methylmalonatmutase durch Gabe des Coenzyms Cobalamin (als Adenosyl- oder Hydroxycobalamin)
- Vermeidung von Nierenschäden

Ein großer Teil des mit dem Urin ausgeschiedenen Methylmalonats, des Methylcitrats und der 3-Hydroxypropionsäure stammen nicht aus dem Intermediärstoffwechsel des Patienten, sondern werden von anaeroben Bakterien im Darm besonders aus Pflanzenfasern produziert (via Propionsäure) und resorbiert (siehe auch: Spezielle Kontrolluntersuchungen). Deshalb lässt sich in vielen Fällen die Ausscheidung der Methylmalonsäure und der anderen Metaboliten durch Gabe von anaerobier-spezifischen Antibiotika (Nitroimidazole, z.B. Metronidazol) um bis zu 30% reduzieren. Außerdem sollten faserreiche Nahrungsmittel nur in geringen Mengen gegeben werden [32].

Dosierungen:
- L-Carnitin 100-250 mg/kg KG (oral)
- Argininhydrochlorid bei Neigung zu Hyperammonämien, bis zu 210 mg/kg KG Tag
- Adenosyl- oder Hydroxycobalamin bis zu 2 x 1 mg/wöchentlich (oder mehr!) i. m. oder i. v., wenn eine Coenzymsensibilität besteht und wenn sich dadurch die Metabolitenausscheidungen verringern lassen. Gelegentlich genügt eine sublinguale, selten eine orale Therapie mit täglichen Gaben von 10 mg
- Metronidazol 20-30 mg/kg KG Tag oral (Gabe eventuell alternierend über mehrere Wochen)
- Die Beeinflussung der Bakterienpopulation durch Prä- bzw. Probiotika sollte nach Beendigung der Metronidazolgabe versucht werden
- Die Resorption von Propionat und Ammoniak, die von den Bakterien im Darm gebildet wurden, lässt sich durch Erhöhung der Darmmotilität verringern [33].

Eine zusätzliche Behandlung wird bei bereits bestehendem Nierenschaden notwendig. Der Ausgleich der Elektrolyt- und Bicarbonatverluste ist dann erforderlich.

Diätetische Behandlung

Behandlungsprinzip

Die diätetische Behandlung besteht in einer Eiweißrestriktion, mit der die Aufnahme von Isoleucin, Methionin, Threonin und Valin, den Vorstufen der toxischen Metabolite, zur Senkung der Methylmalonsäurebildung reduziert wird. Mit dieser eiweißarmen bzw. isoleucin-, methionin-, threonin- und valinberechneten Diät (je nach Einschränkung der Eiweißzufuhr) ist ein Verzicht auf eiweißreiche Lebensmittel wie z.B. Fleisch, Fisch, Milch, Eier, Getreideprodukte–außer berechneten Mengen an Muttermilch und Säuglingsmilch im Säuglingsalter–verbunden sowie eine begrenzte Aufnahme von genau berechneten Mengen an eiweißarmen Lebensmitteln wie z.B. Obst, Gemüse und Kartoffeln. Bei sehr eingeschränkter Aufnahme von natürlichem Eiweiß, ist für ein optimales Wachstum und zur Deckung des Bedarfs an Stickstoff und essentiellen Aminosäuren die Einnahme eines isoleucin-, methionin-, threonin- und valinfreien Aminosäurengemisches erforderlich. Das Aminosäurengemisch muss mit Vitaminen, Mineralstoffen und Spurenelementen angereichert sein, da die isoleucin-, methionin-, threonin- und valin- berechnete Ernährung kein tierisches Eiweiß und nur begrenzte Mengen an pflanzlichem Eiweiß zulässt, die reich an diesen Nährstoffen sind. Darüber hinaus ist auf eine ausreichende Energiezufuhr zu achten, um normale Wachstumsraten zu erzielen und Eiweißabbau zu verhindern, die im Wesentlichen mit industriell hergestellten eiweißarmen Spezialebensmitteln (eiweißarme Mehle, Nudeln, Gebäck, Brot, Milchgetränk), die eiweißreiche Lebensmittel ersetzen, sowie mit Fett (Streichfette und Öle) und Kohlenhydraten (z.B. Rohrzucker, zuckerhaltige Getränke) erreicht wird. Bei Essschwierigkeiten, die häufig auftreten, kann eine Magenverweilsonde notwendig werden [34, 35].

Ziele der Ernährungsbehandlung

Mit der diätetischen Behandlung sollen folgende Ziele erreicht werden:
- Senkung der Ausscheidung der Methylmalonsäure im Urin (<1000 mg/g Kreatinin = <960 mmol/mol Kreatinin)
- Normalisierung des Blutammoniaks <110 µmol/l (187 µg/dl)
- Normale Wachstumsrate bei Säuglingen und Kindern und Gewichtserhaltung bei älteren Patienten
- Ausgeglichener Säure-Basen-Haushalt
- Vermeidung und schnelle Beendigung kataboler Zustände (z.B. bei fieberhaften Infekten, Erbrechen, Durchfall), die zu einem Anstieg der toxischen Metabolite führen, durch eine ausreichende Energiezufuhr und konsequentes Sondieren der Nahrung sowie häufige kleine Mahlzeiten
- Sondierung des Aminosäurengemisches bei Essschwierigkeiten, z.B. nur nachts und tagsüber normale Lebensmittel essen lassen; in schlimmen Fällen ein Gastrostoma (PEG) verwenden

Diätvorschrift

Isoleucin, Methionin, Threonin, Valin

1. Die tolerierte Menge an den Aminosäuren ist unterschiedlich und muss in jedem Fall individuell ermittelt werden. Sie ist abhängig von der Aktivität der Methylmalonyl-CoA-Mutase, dem Alter, der Wachstumsrate und dem Gesundheitszustand.
2. Zur Vereinfachung basiert die Berechnung der Diät auf der individuellen Eiweißtoleranz; Isoleucin, Methionin, Threonin und Valin werden proportional mitgeliefert.

Eiweiß

1. Die tolerierte Eiweißmenge sollte durch schrittweise Steigerung der Zufuhr, beginnend mit 0,5 g natürlichem Eiweiß/kg KG, unter Kontrolle der Methylmalonsäureausscheidung, der Ketonurie, des Säuren-Basen-Haushalts und Wachstums ermittelt werden. Dabei sollte soviel wie möglich natürliches Nahrungseiweiß verabreicht werden. Bei den milden Verlaufsformen richtet sich der Eiweißbedarf nach den Erfahrungswerten für die Eiweißzufuhr bei eiweißarmer Kost (Tabelle 2) [36]. Liegt die tolerierte Eiweißmenge deutlich unterhalb der empfohlenen altersgerechten Zufuhr und berücksichtigt

man sowohl die Eiweißqualität des Nahrungseiweißes als auch die Essgewohnheiten des Kindes und die eingeschränkte Lebensmittelauswahl, wird die zusätzliche Gabe eines isoleucin-, methionin-, threonin- und valinfreien Aminosäurengemisches erforderlich (siehe Tabelle 3).
2. Die Eiweißzufuhr muss häufig kontrolliert und an die Wachstumsrate (bei Wachstumsschub) angepasst werden (siehe Kontrolluntersuchungen). Die Veränderungen der Ausscheidung der organischen Säuren im Urin und/oder der Aminosäurenkonzentrationen im Serum können nur begrenzt Hinweise auf die optimale Menge geben.

Alter	Natürliches Eiweiß (g/kg KG Tag
0–2 Monate	Keine Reduktion
3–12 Monate	1,5–2,0
Kleinkinder	1,4–1,6
Schulkinder	1,3–1,6
Adoleszente	0,8–1,1

Tab. 2: Erfahrungswerte für die Eiweißzufuhr bei eiweißarmer Kost [36]

Alter	natürliches Eiweiß	Eiweiß aus isoleucin-, methionin-, threonin- und valin-freiem Aminosäurengemisch	Gesamteiweiß
	g/kg KG Tag	g/kg KG Tag	g/kg KG Tag
Säuglinge	1,0–1,5	0,5–1,0	1,5–2,0
Kleinkinder	0,8–1,3	0,5–1,0	1,8
Schulkinder	0,6–1,0	0,2–0,8	1,2–1,4

Tab. 3: Richtwerte für die Eiweißzufuhr bei Gabe von Aminosäurenmischung bei Patienten mit Methylmalonacidurie [35]

Fett

Die Fettzufuhr soll im unteren Normbereich liegen und die empfohlene altersentsprechende Zufuhr von 30% der Gesamtkalorien und von 35-45% der Gesamtkalorien im Säuglingsalter nicht überschreiten. Eine altersabhängige Zufuhr von 2,5-4,0% der Gesamtkalorien als Linolsäure (n-6) sowie 0,5% als α-Linolensäure (n-3) wird empfohlen [37]. Dabei sollte ein Verhältnis n-6 zu n-3 von weniger als 5:1 angestrebt werden, das als präventiv wirksam angesehen wird und mit der Aufnahme von Soja-, Walnuss- und Rapsöl am besten zu erzielen ist, da diese Öle einen hohen Gehalt an α-Linolensäure haben. Die Aufnahme von Fett erfolgt im Wesentlichen in Form von Streichfetten und Ölen, da Lebensmittel mit sog. „versteckten" Fetten, wie man sie in Fleisch, Wurst, Käse, Milch, Schokolade findet, im eiweißarmen Ernährungsplan nicht erlaubt sind und somit als Fettlieferanten nicht zur Verfügung stehen.

Energie

Die Energiezufuhr orientiert sich an den Empfehlungen der DGE 2000 [37] und soll ausreichend bis hochnormal sein – besonders im Neugeborenenalter. Sie soll eine normale Gewichtszunahme bei Säuglingen und Kindern ermöglichen und zur Gewichtserhaltung bei älteren Patienten beitragen. Da die Energiezufuhr aus Fett begrenzt ist, sollte die Ernährung kohlenhydratreich sein und 10-20% über den Referenzwerten liegen. Ein Gewichtsverlust durch Energiemangel würde mit Eiweiß- und Fettgewebsabbau einhergehen und zu erhöhter Freisetzung der kritischen Aminosäuren bzw. der ungeradzahligen Fettsäuren führen und damit zu erhöhter Methylmalonsäurebildung.

Alter	kcal/Tag		kcal/kg KG Tag	
	m	w	m	w
0 – < 4 Monate	500	450	94	91
4 – <12 Monate	700	700	90	91
1 – < 4 Jahre	1.100	1.000	91	88
4 – < 7 Jahre	1.500	1.400	82	78
7 – <10 Jahre	1.900	1.700	75	68
10 – <13 Jahre	2.300	2.000	64	55
13 – <15 Jahre	2.700	2.200	56	47
15 – <19 Jahre	3.100	2.500	46	43
19 – <25 Jahre	3.000	2.400	41	40

Tab. 4: Richtwerte für die Energiezufuhr bei Methylmalonacidurie [37]

Flüssigkeit

Die empfohlene Flüssigkeitsmenge sollte möglichst über den Empfehlungen der DGE 2000 [37] liegen

Alter	ml/kg KG Tag
0 – < 4 Monate	130
4 – <12 Monate	110
1 – < 4 Jahre	95
4 – < 7 Jahre	75
7 – <10 Jahre	60
10 – <13 Jahre	50
13 – <15 Jahre	40
15 – <19 Jahre	40
19 – <25 Jahre	35

Tab. 5: Richtwerte für die Flüssigkeitszufuhr (DGE 2000) [37]

Vitamine, Mineralstoffe und Spurenelemente

1. Die Vitamin-, Mineralstoff- und Spurenelementversorgung richtet sich nach den Empfehlungen der DGE 2000 [37]. Bei einer eiweißarmen Ernährung kommt es regelmäßig zu einer Unterversorgung an Vitaminen, Mineralstoffen und Spurenelementen, die die Zugabe eines Vitamin-, Mineralstoff-, Spurenelementpräparates (z.B. Seravit, SHS, Heilbronn) erforderlich macht. Der Bedarf wird normalerweise bei Einnahme eines isoleucin-, methionin-, threonin- und valinfreien Aminosäurengemisches zusammen mit Minus_1 Eiweißfrei oder basic-p (Fett-Kohlenhydratgemische) ausreichend gedeckt, die beide mit Vitaminen, Mineralstoffen und Spurenelementen angereichert sind (siehe Tabelle 6).
2. Eine Berechnung der Mikronährstoffzufuhr durch die Diät in größeren Abständen wird empfohlen.

Zubereitung nach Diätvorschrift

Eiweiß

1. Es wird die Menge an Muttermilch oder Säuglingsmilchnahrung berechnet, die zur Deckung des Bedarfs an natürlichem Eiweiß benötigt wird. Muttermilch ist gegenüber Säuglingsmilchnahrung wegen des geringeren Eiweißgehalts bei gleicher Energiezufuhr zu bevorzugen. In einigen Fällen kann sie ausschließlich ohne ein Aminosäurengemisch verwendet werden. Der Eiweißgehalt in Muttermilch beträgt durchschnittlich 1,1 g/100 ml; der Eiweißgehalt in Säuglingsmilchnahrungen ist der Nährwerttabelle zur Behandlung von angeborenen Aminosäurenstoffwechselstörungen [38] oder den Herstellerangaben zu entnehmen.
2. Beim Stillen wird die normale Muttermilchmenge nach Bedarf reduziert (sog. Teilstillen), indem entweder bei jeder Mahlzeit eine kleine Menge Minus_1 Eiweißfrei zusammen mit isoleucin-, methionin-, threonin- und valin-freier Aminosäurenmischung gefüttert und anschließend gestillt wird oder der Säugling bei jeder zweiten Mahlzeit gestillt wird und dazwischen Minus_1 Eiweißfreii zusammen mit einer isoleucin-, methionin-, threonin- und valin-freien Aminosäurenmischung bekommt. Die getrunkene Muttermilchmenge wird durch (gelegentliches) Wiegen des Säuglings vor und nach dem Anlegen festgestellt.
3. Bei Fütterung von Säuglingsmilchnahrung oder abgepumpter Muttermilch wird diese mit dem Messbecher abgemessen bzw. abgewogen. Die Tagesmenge wird auf die Anzahl der Mahlzeiten verteilt und die Teilmenge wird entweder zuerst gefüttert und anschließend Minus_1 Eiweißfrei zusammen mit isoleucin-, methionin-, threonin- und valin-freier Aminosäurenmischung oder sie wird mit Minus_1 Eiweißfrei und isoleucin-, methionin-, threonin- und valin-freier Aminosäurenmischung gemischt verabreicht.
4. Vom 5. Monat (spätestens 7. Monat) an wird die Milchnahrung teilweise durch feste Kost ersetzt. Die Lebensmittel werden entsprechend ihrem Eiweißgehalt aus der Nähr-

werttabelle zur Behandlung von angeborenen Aminosäurenstoffwechselstörungen [38] ausgewählt und die erlaubte Menge berechnet und abgewogen. Die Auswahl ist begrenzt auf Obst, Gemüse, Kartoffeln und kleine Mengen fettreicher tierischer Lebensmittel. Bei Verwendung von eiweißarmem Brot und Teigwaren können auch höherwertige Eiweißträger eingesetzt werden. Dabei sollten wenn möglich 30-50% der Eiweißzufuhr z.B. als Milch oder Milchprodukt verabreicht werden – besonders bei den milden Verlaufsformen. Bei Verwendung von normalen Getreideprodukten (z.B. Brot) sind tierische Eiweißträger nicht möglich [35].

5. Es wird die erforderliche Menge an isoleucin-, methionin-, threonin- und valinfreiem Aminosäurengemisch berechnet, dessen Eiweißgehalt sich durch Division des Aminosäurengehalts mit dem Faktor 1,2 ergibt, d. h.1,2 g Aminosäuren entsprechen 1 g Eiweiß.
6. Das Aminosäurengemisch wird abgewogen und zusammen mit Minus_1 *Eiweißfrei* bzw. basic-p in der entsprechenden Menge in Muttermilch oder Säuglingsmilchnahrung verabreicht. Beim Stillen wird es im Wechsel mit der Brustmahlzeit oder in kleinen Mengen vor jeder Brustmahlzeit verabreicht. Später sollte es in Gemüse- bzw. Obstsäfte, Tee, Limonade etc. eingerührt oder gemixt (Schüttelbecher) und gemeinsam mit dem natürlichen Nahrungseiweiß in mindestens drei Einzelportionen gleichmäßig über den Tag verteilt eingenommen werden. Moderne Aminosäurenmischungen sind bereits portioniert, leichter löslich und mit Energiekomponenten versetzt, die eine verbesserte Verwertbarkeit und Verträglichkeit erwarten lassen und eine häufigere Einnahme ermöglichen, auch unabhängig von den Mahlzeiten. Im Allgemeinen muss das Aminosäurengemisch nachts sondiert werden.

imtv-am Analog	zur Zubereitung der Flaschennahrung im Säuglingsalter (SHS, Heilbronn)
IMTV-AM 1	zur Anreicherung der Breikost im Säuglingsalter (SHS, Heilbronn)
IMTV-AM 2, imtv-am Anamix	für Klein- und Schulkinder (SHS, Heilbronn)
IMTV-AM 3, imtv-am Anamix	für Jugendliche und Erwachsene (SHS, Heilbronn)
os 1	für Säuglinge (Milupa, Friedrichsdorf)
os 2	für Klein- und Schulkinder, Jugendliche und Erwachsene (Milupa, Friedrichsdorf)
os 2-prima	für Klein- und Schulkinder ab 1 Jahr (Milupa, Friedrichsdorf)
os 2-secunda	Schulkinder und Jugendliche ab 9 Jahre (Milupa, Friedrichsdorf)
os 3-advanta	Jugendliche und Erwachsene ab 15 Jahre (Milupa, Friedrichsdorf)

Tab. 6: Isoleucin-, methionin-, threonin- und valinfreie (imtv-freie) Aminosäurengemische, angereichert mit Vitaminen, Mineralstoffen und Spurenelementen

Energie

1. Es wird der Energiegehalt aus Muttermilch oder Säuglingsmilchnahrung und/oder fester Kost und der isoleucin-, methionin-, threonin- und valinfreien Aminosäurenmischung berechnet.
2. Der berechnete Energiegehalt wird vom täglichen Energiebedarf abgezogen.
3. Ein restlicher Bedarf wird bei der Flaschen- und Beikostzubereitung mit Minus_1 *Eiweißfrei* oder basic-p (Fett- und Kohlenhydratgemische) und später mit Fetten (Streich- und Kochfett) und Ölen – bis zu 30% der Gesamtenergie – gedeckt, wobei nicht ausschließlich pflanzliche Fette, sondern auch tierische Fette wie Butter, Schmalz und Sahne verwendet werden sollten, um ein ausgewogenes Verhältnis zwischen gesättigten und ungesättigten Fettsäuren zu erzielen. Mit Maltodextrin (SHS, Heilbronn), Rohr- oder Traubenzucker, Duocal (SHS, Heilbronn) oder eiweißfreien Lebensmitteln und gesüßten Getränken wird ein weiteres Defizit ausgeglichen.

Flüssigkeit

Für die Flaschenzubereitung

- Trinkwasser abkochen, auf 60°C abkühlen lassen und 2/3 der erforderlichen Menge in ein steriles Fläschchen füllen
- Die verordnete Menge an Aminosäurengemisch, Säuglingsnahrung und Minus_1 *Eiweißfrei* bzw. basic-p abwiegen und hinzufügen
- Fläschchen verschließen und gut schütteln
- Mit abgekochtem Wasser auf die entsprechende Trinkmenge auffüllen
- Jedes Fläschchen frisch zubereiten

Bei Zubereitung der gesamten Tagestrinkmenge wird diese in die gewünschte Anzahl von Fläschchen verteilt und gut verschlossen im Kühlschrank aufbewahrt. Das Fläschchen wird vor dem Füttern auf Trinktemperatur erwärmt und sofort verwendet.

Für die Getränkezubereitung

Das Aminosäurengemisch ist portionsweise mit einer ausreichenden Menge Flüssigkeit einzunehmen (10-15 g in 150 ml Flüssigkeit), um eine hinreichend niedrige Osmolalität zu erreichen, die im Säuglingsalter unter 450 mOsm/kg und danach zwischen 450 und 700 (nicht >1000) mOsm/kg liegen sollte. Denn Diarrhoe, gastrointestinale Beschwerden, Übelkeit und Erbrechen können als Folge hyperosmolarer Nahrung auftreten.

Vitamine, Mineralstoffe und Spurenelemente

1. Es wird die Vitamin-, Mineralstoff- und Spurenelementzufuhr aus der Milchnahrung, der festen Kost, dem isoleucin-, methionin-, threonin- und valinfreien Aminosäurengemisch und Minus_1 *Eiweißfrei* bzw. basic-p berechnet.

MMA

2. Die berechnete Menge wird vom empfohlenen Bedarf abgezogen.
3. Ein Restbedarf wird mit Seravit (SHS, Heilbronn) gedeckt und den Getränken in kleinen Portionen zugefügt.

Kontrolluntersuchungen bei Langzeitbehandlung

Allgemeine Kontrolluntersuchungen

Bei Patienten mit Methylmalonacidämie müssen die nachfolgenden Untersuchungen bzw. Parameter im Säuglingsalter mindestens alle zwei bis vier Wochen, im späteren Alter mindestens alle drei Monate durchgeführt bzw. kontrolliert werden:

- Körpergewicht, Länge, Kopfumfang
- Blutdruck
- Ammoniak im Blut
- Transaminasen, Ferritin, Natrium, Kalium, Calcium, Phosphat, Magnesium, Gesamteiweiß, Albumin, alkalische Phosphatase, Eisen, Harnstoff, Kreatinin im Blut
- Carnitin (gesamt und frei) im Blut
- Blutbild
- Neurologischer Status
- Zusätzlich evtl. Glukose, Laktat, Pyruvat, Harnsäure, Cholesterin

Jährlich sollten kontrolliert/durchgeführt werden:
- Spurenelemente (z.B. Selen, Zink)
- Knochenalter bzw. Osteodensitometrie
- EEG/MRT (Gehirn) (evtl. nur alle 2 Jahre)
- Nierenfunktionsprüfung (z.B. Kreatinin- und Phosphatclearence, Bicarbonatverlust)
- EKG, Echocardiographie
- Psychologische Untersuchung (u. a. IQ)

Spezielle Kontrolluntersuchungen

Monatlich sollten untersucht werden:
- Konzentration der Methylmalonsäure im Urin (oder Serum) sowie der Ketonkörper im Urin mittels GC-MS [11]. Die Bestimmung der Harnstoff/Methylmalonsäure-Relation kann bei den Kontrollen von Nutzen sein. Werte zwischen 3,5-5 mmol/mmol sprechen dafür, dass die Methylmalonsäure vorwiegend aus Eiweißen stammt, während Relationen <1 für eine übermäßige Produktion z.B. aus den Darmbakterien sprechen [39].

Alle 3 bis 6 Monate sollten kontrolliert werden:
- Acylcarnitine im Blut (C0, C3, C4DC, C3/C16) (mittels Tandem-Massenspektrometrie)

- Messung der langkettigen ungeradzahligen Fettsäuren in den Erythrocytenmembranen oder im Plasma [40]
- Quantitative Bestimmung der Aminosäuren im Plasma (besonders Isoleucin, Methionin, Threonin, Valin, Glycin und Glutamin, evtl. zusätzlich Tryptophan, wenn die Zufuhr niedrig gehalten wird)

Folgende Plasmakonzentrationen der angegebenen Kontrollparameter sollten bei der Langzeittherapie angestrebt werden (Nüchternzustand!):

Threonin	>81 µmol/l
Glutamin	<800 µmol/l
Glycin	<400 µmol/l
Valin	>99 µmol/l
Methionin	>25 µmol/l
Isoleucin	>23 µmol/l
Tryptophan	>19 µmol/l
Ammoniak	<110 µmol/l (187 µg/dl)
ungeradzahligen Fettsäuren	<2%

Die Ausscheidung der Methylmalonsäure mit dem Urin (und die Konzentration der Methylmalonsäure im Plasma) sind großen Schwankungen unterworfen. Sie sollten aber bei normalem Wachstum so niedrig wie möglich liegen, auf alle Fälle im Urin unter 1000 mg/g Kreatinin (z.B. Testung nach/bei Metronidazoltherapie) und im Serum zwischen 50 und 80 µmol/l (normal: Spur bzw. nicht nachweisbar) (persönliche Mitteilung Dr. Korall, Reutlingen).

Die Eltern der betroffenen Kinder sollten zur Kontrolle bzw. bei Frühzeichen einer Stoffwechselentgleisung den Morgenurin auf die Ausscheidung von Ketonkörpern mit einem Ketostix (Teststreifen) kontrollieren und bei Vermehrung die notwendigen Maßnahmen einleiten (siehe Notfallbehandlung).

Lebenswichtig ist die Ausstellung eines Notfallausweises bzw. eines Notfallmedaillons mit den wichtigsten Erstinformationen zur Notfallbehandlung und Telefonnummern der behandelnden Ärzte und des zuständigen Stoffwechselzentrums.

Es wird empfohlen, die Patienten wie Gesunde zu impfen, zusätzlich gegen Pneumokokken und Windpocken.
Valproat sollte unbedingt vermieden werden.

Alle Patienten müssen einen vom betreuenden Stoffwechselzentrum erstellten Notfallplan besitzen, der die individuellen Besonderheiten des Betroffenen berücksichtigt.
Eine Notfallbehandlung ist bei drohender und/oder schon eingetretener Stoffwechselentgleisung (metabolische Acidose) des Patienten durchzuführen. Ziel der Notfallbehandlung ist die Wiederherstellung einer ausgeglichenen, anabolen Stoffwechsellage sowie die

Ausscheidung von möglichst großen Mengen von Methylmalonsäure und anderen Metaboliten in gebundener Form.

Für eine Beurteilung der Stoffwechselsituation sind folgende Laborparameter unbedingt erforderlich:
- Säure-Basen-Status (Blutgase)
- Ketonkörper im Blut bzw. Urin
- Hämoglobin oder Hämatokrit (zur Kontrolle der Dehydratation/Rehydratation bei Erbrechen und/oder Durchfall)
- Elektrolyte im Blut (ab Stufe II)
- Glukose im Blut (ab Stufe II)
- Ammoniak

Die Blutkonzentration von Methylmalonsäure oder von deren Vorläufer-Aminosäuren und die Ausscheidung von Methylmalonsäure und 3-Hydroxypropionat im Urin sind keine Parameter, nach denen man die Notfallbehandlung richten könnte.

Das erste und oberste Prinzip ist die Vermeidung bzw. Behebung eines Katabolismus (Eiweißabbau übertrifft die Eiweißsynthese) durch ausreichende Kalorienzufuhr, Reduktion bzw. Stopp der Proteinzufuhr, Forcieren der Ausscheidung der Methylmalonsäure und seiner Vorläufer im Stoffwechsel, z.B. Propionsäure in Form von Carnitinestern.

Die nachstehenden Empfehlungen können nur allgemein sein und dürfen deshalb nur unter ständigen Kontrollen und Angleichungen an die individuellen Gegebenheiten angewendet werden. Entsprechend der klinischen Symptomatik, die man in drei Stufen einteilen kann, ist ein Stufenplan der Behandlung zu empfehlen. Dabei bietet sich bei den Stufen I und II eine orale (notfalls mit Magenverweilsonde) und/oder parenterale, ab Stufe III ausschließlich eine parenterale Behandlung an.

Von größter Wichtigkeit in der Behandlung ist die zusätzliche Gabe von Flüssigkeit und Zufuhr von reichlich Kalorien (Glukose/Insulin) bei gleichzeitiger Reduktion der Eiweißmenge bis zur eiweißfreien Ernährung. Diese darf aber nicht länger als 2 Tage dauern. Die schrittweise Zufuhr von natürlichem Eiweiß und/oder Aminosäurengemischen (falls solche bei der Behandlung des Patienten eingesetzt wurden) sollte nach Ausgleich der Stoffwechselparameter langsam erfolgen und sich über mehrere Tage erstrecken. Als Richtgrößen gelten: am 3. Tag 25%, am 4. Tag 50% und am 5. Tag 100% der ursprünglich verabreichten Eiweißmenge.

Klinische Symptomatik:

Stufe I Gelegentliches Erbrechen (Nachfüttern gelingt), Schwierigkeiten beim Essen (Appetitlosigkeit) und beim Trinken, Bewusstsein und neurologischer Status unbeeinträchtigt, keine Infektzeichen, keine erhöhte Körpertemperatur

	Säure-Basen-Status ausgeglichen, keine Ketonkörpervermehrung

Säure-Basen-Status ausgeglichen, keine Ketonkörpervermehrung
Hinsichtlich der „Infektzeichen" ist darauf hinzuweisen, dass bei einigen Patienten mit Methylmalonacidämie eine Leukopenie besteht, und bei Infektionen die Leukocytenzahlen auch nicht in der gewohnten Weise ansteigen.

Stufe II Temperaturerhöhung, wiederholtes Erbrechen, Inappetenz, Durchfall, Übererregbarkeit, Ataxie und/oder Schläfrigkeit
Säure-Basen Status: leichte metabolische Acidose, Ketonkörper im Urin leicht vermehrt, Urin mit hoher Osmolalität

Stufe III Somnolenz, Hyperventilation, Krampfanfälle
Dehydratation
Säure-Basen-Status: schwere metabolische Acidose, starke Ketonkörpervermehrung, evtl. Hyperammonämie

Falls der Patient nicht oral ernährt werden kann (trotz Magenverweilsonde, z.B. wegen Erbrechens) oder sich der klinische Zustand verschlechtert, muss er in ein Stoffwechselzentrum gebracht werden. Für den Transport ist unbedingt ein venöser Zugang zu legen und Infusionen wie unter der Therapie zu den Stufen II/III angegeben zu verabreichen. Bei Stufe III sollte zum Transport vorsorglich intubiert werden!

Orale Notfallbehandlung

Orale Notfallbehandlungen sind nur bei Entgleisungen der Stufen I und II durchzuführen. Bei Stufe II mit Acidose, aber vor allem bei Stufe III ist eine sofortige parenterale Versorgung mindestens zusätzlich notwendig.

Stufe I

Therapie: Fortsetzung der oralen Ernährung und zusätzliche Verabreichung von (Glukose oder) Maltodextrinlösung nach den Vorschlägen von Dixon und Leonard [41] (siehe Tabelle 7), notfalls per Magenverweilsonde.

Erneute Beurteilung der Situation (Klinik, Labor) nach 2-4 Stunden

Alter in Jahren	Maltodextrinlösung %	kcal/100 ml	Tagesmengen
0– 1	10	40	150–200 ml/kg KG
>1– 2	15	60	95 ml/kg KG
>2– 6	20	80	1.200–1.500 ml
>6–10	20	80	1.500–2.000 ml
>10	25	100	2.000 ml

Tab. 7: Orale Notfallbehandlung von Patienten mit Methylmalonacidämie (nach Dixon and Leonard) [41]

MMA

Stufe II

Therapie:
Unterbrechung der Proteinzufuhr
Orale Verabreichung von:
- Maltodextrinlösung (oder Glukose) nach den Vorschlägen von Dixon und Leonard [41] (siehe in Tabelle 7)
- L-Carnitin 100 mg/kg KG zusätzlich zur sonst täglich verabreichten Menge

Bei Vorliegen einer Vitamin B_{12}-Sensibilität Verabreichung von Adenosyl- oder Hydroxycobalamin 1 mg (!) i. m. oder i. v.

Bei Acidose mit einem aktuellen Blut pH <7,25 und/oder einem Standartbicarbonat <12 mmol/l ist zusätzlich eine Bicarbonatsubstitution erforderlich. Die erforderliche Menge (in mmol) berechnet sich aus:

> **Negativer Basenüberschuss (BE) x kg KG x 0,3 = zu verabreichende Menge Natriumbicarbonat (mmol)**

Intravenös zu geben, z.B. als 8,4%-ige (1 molar) Bicarbonatlösung (1 ml = 1 mmol) mit Wasser oder 5% Glukoselösung im Verhältnis 1:1 verdünnt.

Bei Fieber ist immer zu berücksichtigen, dass bei einer Temperaturerhöhung von nur 1°C der gesamte Energiestoffwechsel um 10-15% steigt und dann entsprechend mehr Kalorien, aber auch Flüssigkeit gegeben werden müssen!

Erneute Beurteilung der Situation (Klinik, Labor) nach 4 Stunden

Falls der Befund unverändert ist:
Maßnahmen um 4 Stunden verlängern und erneute Entscheidung
Bei zusätzlicher Erhöhung der Ammoniakkonzentration im Blut:
Gabe von Argininhydrochlorid bis zu 210 mg/kg KG Tag und von Natriumphenylbutyrat 100 mg/kg KG Tag (oder notfalls die gleiche bis doppelte Menge Benzoat, aber damit wird sowohl eine freie Säure als auch zusätzlich eine Substanz zugeführt, die Carnitin bindet)

Falls klinische Besserung und Normalisierung des Säure-Basen-Status zu verzeichnen sind, keine Hyperammonämie aufgetreten ist:
Rückkehr zur oralen Ernährung. Gabe von zunächst 25%, dann der Hälfte und schließlich der gesamten Menge der üblichen Zufuhr an natürlichem Eiweiß und an Aminosäurengemisch/Tag bei entsprechender Reduktion der zusätzlich verabreichten (Glukose bzw.) Maltodextrin- sowie Carnitinmenge

Erneute Beurteilung der Situation (Klinik, Labor) nach ca. 8 Stunden

MMA

Falls weitere Besserung bzw. Stoffwechselnormalisierung:
stufenweise Rückkehr zur üblichen Ernährung (innerhalb von 24-36 Stunden)

b) Parenterale Notfallbehandlung

Stufe II

Obwohl in der Stufe II eine orale Therapie meist noch möglich ist, muss bei vollständiger Nahrungsverweigerung oder Erbrechen mit einer parenteralen Behandlung begonnen werden. Therapie beginnen, ohne die Laboruntersuchungsergebnisse (außer evtl. Blutgasanalyse) abzuwarten:

Infusion von:
  Glukose-Elektrolytlösung (z.B. Jonosteril päd I) 120 ml/kg KG Tag
  + 20%-ige Glukoselösung, entsprechend einer Menge von 10 g Glukose/kg KG Tag
Bei Acidose mit einem aktuellen Blut-pH <7,25 und/oder einem Standart-Bicarbonat <12 mmol/l ist zusätzlich eine Bicarbonatsubstitution erforderlich. Einzelheiten siehe oben.
L-Carnitin 100 mg/kg KG Tag i. v. zusätzlich zur sonst täglich verabreichten Menge

Unterbrechung der Eiweißzufuhr für 4-6 Stunden

Nach 4-8 Stunden Laborkontrolle (Säure-Basen-Status, Ketonkörper, Elektrolyte, Glukose, Ammoniak, Laktat im Blut, Hämoglobin/Hämatokrit)

Falls die metabolische Acidose zugenommen hat:
  Glukosezufuhr erhöhen auf 20 g/kg KG evtl. unter zusätzlicher Gabe von Insulin. Einzelheiten siehe im Kapitel Akutbehandlung.
  Weiterer Acidoseausgleich

Nach weiteren 4–8 Stunden Laborkontrolle (Säure-Basen-Status, Ketonkörper, Elektrolyte, Glukose, Ammoniak, Laktat im Blut, Hämoglobin/Hämatokrit)

Stufe III

Therapie:
Sofortiger Beginn einer Infusionstherapie wie unter Stufe II beschrieben:

  Evtl. gleich zu Beginn: 20 g Glukose/kg KG Tag
  Unterbrechung der Eiweißzufuhr, falls möglich Weiterführen der sonstigen oralen Ernährung incl. einer reichlichen Flüssigkeitszufuhr
  Acidoseausgleich wie oben beschrieben
  L-Carnitin 100-250 mg/kg KG i. v. (zusätzlich zur sonst täglich verabreichten Menge)

MMA

Bei Vorliegen einer Vitamin B_{12}-Sensibilität Verabreichung von Adenosyl- oder Hydroxycobalamin 1 mg (!) i. m. oder i. v. täglich!

Bei Vorliegen einer Hyperammonämie (>110 µmol/l = 187 µg/dl) zusätzlich in die Infusionslösung:
Argininhydrochlorid 210 mg (1 M), 2 ml/kg KG Tag
(Evtl. zusätzlich Natrium Phenylacetat, 50-100 mg/kg KG Tag)

Evtl. kann zur Forcierung der Diurese zusätzlich Furosemid (Lasix) (1-2 mg oral oder 0,5-1 mg/kg KG i. v., alle 6-12 Stunden) verabreicht werden.

Klinische Beurteilung und Laboruntersuchungen 2 bis 3-stündlich

Falls nur geringgradige Normalisierung der Laborparameter zu beobachten ist:
Fortsetzung der Infusionstherapie

Falls klinische Besserung, weitgehende Normalisierung des Säure-Basen-Status und normale Ammoniakkonzentrationen vorliegen: Rückkehr zur üblichen Medikation und langsamer Übergang zur enteralen Ernährung mit Gabe von zunächst 25%, dann der Hälfte und schließlich der gesamten Menge der üblichen Zufuhr an natürlichem Eiweiß/Tag (und Aminosäurengemisch, evtl. auch im Verhältnis 1/3 natürliches Eiweiß und 2/3 Aminosäurengemisch) sowie entsprechender Reduktion der Infusionsmengen.

Sollte unter dieser Therapie die metabolische Acidose zunehmen und die Ammoniakkonzentration nicht abfallen, sind weitere Maßnahmen zu ergreifen, wie sie in der Akutbehandlung bereits beschrieben wurden (Gabe größerer Mengen von Glukose, evtl. zusammen mit Insulin und/oder forcierte Diurese), inklusive einer Erhöhung der Argininzufuhr bei persistierender Hyperammonämie.

Erneute Beurteilung der Situation (Klinik, Labor) nach weiteren 2-4 Stunden

Falls Besserung bzw. Stoffwechselnormalisierung, kann langsam, wie oben beschrieben, schrittweise zur üblichen Ernährung (natürliches Eiweiß und Aminosäurengemisch) unter entsprechender Reduktion der infundierten Lösungen innerhalb von 2-3 Tagen zurückgekehrt werden.

Falls sich auch nach den weiteren 2–4 Stunden keine Verbesserung der Stoffwechsellage abzeichnet, bleiben als mögliche und unbedingt zu nutzende Therapiemaßnahmen nur noch die Hämodiafiltration, ersatzweise Hämodialyse oder Hämofiltration.

Pränatale Diagnostik

Pränatale Diagnostik ist mit Chorionzotten- und Amnionzellen (enzymatische Messungen, gegebenenfalls DNA-Analysen bei bekannter Mutation), aus Fruchtwasser (Metaboliten) und gelegentlich im Urin der Schwangeren (Metabolitenbestimmungen) möglich [2]. Die (unzuverlässige) Vermehrung von Methylmalonsäure im Urin von Schwangeren tritt aber erst jenseits der 21. Schwangerschaftswoche auf.

Differentialdiagnostik

Differentialdiagnostisch kommen klinisch im Neugeborenenalter die häufigeren Erkrankungen Sepsis und Hirnblutungen in Frage.

An erster Stelle der Differentialdiagnostik bei nachgewiesener Methylmalonacidämie steht die Unterscheidung zwischen den Apoenzym-Defekten (Mutase-Defekte) und dem Coenzymmangel (Adenosylcobalamin-Mangel).
Isolierte Methylmalonacidämien: Cobalamin-A-Defekt, OMIM 251100
Cobalamin-B-Defekt, OMIM 251110
Cobalamin-H-Defekt, OMIM 606169
Klinisch gibt es keine Unterscheidungsmöglichkeit und meist sind auch die Cobalaminkonzentrationen im Blut unauffällig. Cobalamin-A-Defekte reagieren zu 91% sehr schnell auf Gabe von OH- oder Adenosylcobalamin, bei Cobalamin B-Defekte sind es 38% und bei Mut-Varianten des Metasedefektes immerhin noch 8% [2]. Letztendlich bleiben zur Klärung nur die Aktivitätsbestimmung der Methylmalonyl-CoA-Mutase in Lymphocyten oder Fibroblasten und für die Differenzierung der Synthesedefekte von Adenosylcobalamin die Komplementierungsuntersuchungen an Zelllinien.

Darüber hinaus kommen folgende angeborene Stoffwechseldefekte differentialdiagnostisch in Betracht:

- Propionacidämie (OMIM 232000, 232050),
- Andere Methylmalonacidämien durch Störungen der Synthese von Adenosylcobalamin: Methylmalonacidämie mit Homocystinurie (Cobalamin C-Defekt, OMIM 277400;
Cobalamin D-Defekt, OMIM 277410;
Cobalamin F-Defekt, OMIM 277380)

- Alimentär bedingter Vitamin B_{12}-Mangel [42,43]
- Störung der Vitamin B_{12}-Resorption (z.B. Imerslund-Gräsbeck-Syndrom) (OMIM 261100),
- Vitamin B_{12}-Bindungs-Mangel (OMIM 193090)
- angeborener Transcobalamin II-Mangel (Transportprotein-Mangel) (OMIM 275350)
- Intrinsic Factor-Mangel (OMIM 261000; 243320)

MMA

- sowie bei der akuten neonatalen Form auch Hyperammonämien verschiedener Ätiologie, besonders Harnstoffzyklus-Defekte:
  Carbamylphosphatsynthetase-Mangel (CPS) (OMIM 237300)
  N-Acetylglutamatsynthetase-Mangel (NAGS) (OMIM 237310)
  Ornithintranscarbamylase-Mangel (OTC) (OMIM 311250)
  Citrullinämie (OMIM 238970)

Das nachfolgende Schema zeigt das differentialdiagnostische Vorgehen bei Hyperammonämien.

In Tabelle 7 *(ab Seite 502)* sind die verschiedenen Defekte, die zur Methylmalonacidämie und/oder Homocystinurie bzw. Homocysteinämie führen, aufgelistet.

In Abbildung 1 *(Seite 506)* sind die verschiedenen Störungen des Cobalaminstoffwechsels aufgezeigt.

Sonderformen und Anmerkungen

Einige Fälle von kombiniertem Malon-, Methylmalon- und Äthylmalonsäure-Semialdehyddehydrogenase-Mangel wurden beschrieben. Bei diesem Defekt ist der Abbau von Valin, ß-Alanin und Allo-Isoleucin gestört. Bei diesen Patienten wurden im Urin 3-Hydroxyisobuttersäure und/oder 2-Ethylhydracrylsäure vermehrt nachgewiesen. Gelegentlich findet man bei diesen Patienten 3-Hydroxypropionat ebenfalls vermehrt [45].

Sollte bei Schwangeren eine Zunahme der Ausscheidung von Methylmalonsäure besonders nach der 21. Schwangerschaftswoche zu beobachten und eine cobalaminsensible Form der Methylmalonacidämie beim Kind nicht ausgeschlossen sein, sollte eine Therapie des Feten durch Vitamin-B_{12}-Substitution der Mutter (bis zu 20 mg/Tag p. o.) versucht werden [46, 47].

In der Literatur findet sich ein Bericht einer mit einem gesunden Kind erfolgreich abgeschlossenen Schwangerschaft einer Patientin mit Methylmalonacidämie (schwere Form, wahrscheinlich Mut0-Defekt) [48-50].

2002 wurde von einem Kind berichtet, bei dem ein Mangel an Sepiapterinreduktase nachgewiesen wurde und eine leichte Methylmalonacidurie bestand. Klinisch zeigte sich eine spastische Parese [51].

Eine neue mitochondriale Encephalopathie mit Methylmalonazidurie wurde 2005 beschrieben [52].

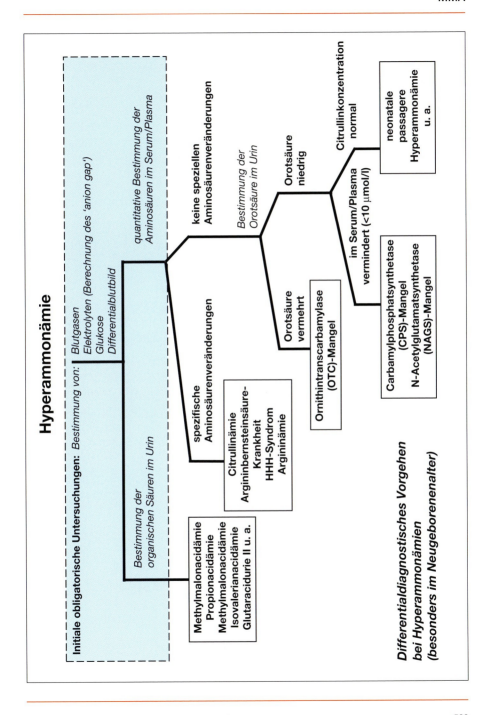

MMA

Defekt	Methylmalon-säure	Acidose	Ketose	Homocystinurie, Homocystein im Serum	Methionin im Serum	Megaloblasten	Methyl-Cbl, Adeno-Cbl im Serum	Folat, Methyltol. im Serum	klinische Hauptsymptome	Therapie	OMIM
Homocystinurie (Cystathionin-β-Synthetase-Mangel)	0	0	0	150-320 µmol/g Krea	n Neu-geb.↑	0	N	n	Thrombosen, Linsenluxation	Vit B_6	236200
Methylmalon-acidurie (Mutase-Mangel)	>1 g/ g Krea	+	+	0	n	0	N	n	NH_3 ↑, geistige Retardierung, Nierenschaden	Diät, Carnitin	251000
5,10-Methylen-tetrahydrofolat-Reduktase-Mangel (inkl. thermo-labile Variante)	0	0	0	↑↑	n/(↓)	0	N	Folat im Liquor ↓	Encephalo-pathie, Krämpfe, Micro-cephalie, Neuropathie, Myopathie, Thrombo-embolien	Folat, Betain, Riboflavin	236250
5-Methylentetra-hydrofolat-L-homocystein-methyl-transferase-Mangel	0	0	0	(0)/↑	n/(↓)	+	Methyl-folat ↑		geistige Retardierung, Anämie, (Krämpfe)	Vit B_{12}, Betain (?)	156570

MMA

Defekt	Methylmalonsäure	Acidose	Ketose	Homocystinurie, Homocystein im Serum	Methionin im Serum	Megaloblasten	Methyl-Cbl, Adeno-Cbl im Serum	Folat, Methylfol. im Serum	klinische Hauptsymptome	Therapie	OMIM
Cobalamin-A-Defekt*	↑	+	+	0	n	0	Ado ↓/n		geistige Retardierung, Krämpfe, Nierenschaden, Osteoporose, NH_3 ↑	OH-Vit B_{12}, Diät, Carnitin	251100
Cobalamin-B-Defekt*	↑	+	+	0	n	0	Ado ↓/n		geistige Retardierung, Krämpfe, Nierenschaden, Osteoporose, NH_3 ↑	OH-Vit B_{12}, Diät, Carnitin	251110
Cobalamin-C-Defekt***	↑	+	<	↑	↓	+/0	N	Methylfolat (↑)	geistige Retardierung, Anämie, Thromboembolien, Proteinurie	OH-Vit B_{12}, Betain, Carnitin	277400
Cobalamin-D-Defekt***	↑	+		↑	↓	(+)/0	N	Methylfolat (↑)	geistige Retardierung, Anämie, Thromboembolien, Proteinurie, Creatin ↓	OH-Vit B_{12}, Betain, Folat	277410

MMA

Defekt	Methylmalon-säure	Acidose	Ketose	Homocystinurie, Homocystein im Serum	Methionin im Serum	Megaloblasten	Methyl-Cbl, Adeno-Cbl im Serum	Folat, Methylfol. im Serum	klinische Hauptsymptome	Therapie	OMIM
Cobalamin-E-Defekt***°	0			↑	↓	+	Vit B_{12} n	n	Microcephalie, psychomotorische Retardierung, Anämie	Folat, Betain, OH-Vit B_{12}, Carnitin	236270
Cobalamin-F-Defekt*** (lysosomaler releasing Defekt)	0/(↑)			0/↑	↓/n	(+)/0	N	n	Entwicklungsverzögerung, Stomatitis, Makrocytose	OH-Vit B_{12}, Folat, Betain, Carnitin	277380
Cobalamin-G-Defekt***°	0/(↑)			↑	↓	+	Met ↓	n	Entwicklungsverzögerung, geistige Retardierung, Anämie	OH-Vit B_{12}, Folat, Betain, Carnitin	250940
Cobalamin-H-Defekt*	↑	+	+	0	n	0	Ado ↓/n		geistige Retardierung, Krämpfe, Nierenschaden, Osteoporose, NH_3↑	OH-Vit B_{12}, Diät	606169

MMA

Defekt	Methylmalonsäure	Acidose	Ketose	Homocystinurie, Homocystein im Serum	Methionin im Serum	Megaloblasten	Methyl-Cbl, Adeno-Cbl im Serum	Folat, Methylfitol im Serum	klinische Hauptsymptome	Therapie	OMIM
Intrinsic Factor-Mangel	↑			↑		+	→		statomotorische/ geistige Retardierung, Anämie, (Ikterus)	Intrinsic Faktor Vit B_{12}	261000 243320
Transcobalamin II-Mangel	↑			↑		+	→	Methylfolat ↑	geistige und körperliche Retardierung, Anämie, Ataxie, Pancytopenie	OH-Vit B_{12}, Folat	275350
Imerslund-Gräsbeck-Syndrom	↑			↑		+	→	Methylfolat ↑	Entwicklungsverzögerung, Anämie, Proteinurie	Vit B_{12}	261100

Tab. 7: Störungen, die zur Vermehrung von Methylmalonsäure und/oder Homocyst(e)in führen

Homocystinurien bzw. Methylmalonacidämien findet man auch bei Vitamin B_{12}-Mangel, Folsäure-Mangel, als Nebenwirkung nach Gabe von NO (Oxidation von Methylcobalamin I), von Methotrexat (Hemmung der Dihydrofolatreduktase), von 6-Azauridintriacetat und von INH.   OH = Hydroxy
*) Störung im Stoffwechsel von Adenosylcobalamin,**) Störung im Stoffwechsel von Methylcobalamin,***) Störung im Stoffwechsel von Adenosylcobalamin und Methylcobalamin °) Funktioneller Methioninsynthetase-Mangel. [2,44 u.a.]

Stoffwechselwege von Cobalamin mit den bisher beschriebenen Defekten

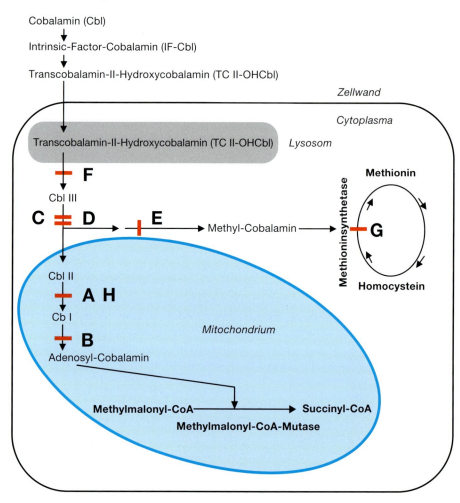

- **A** = Cobalamindefekt A
- **B** = Cobalamindefekt B
- **C** = Cobalamindefekt C
- **D** = Cobalamindefekt D
- **E** = Cobalamindefekt E
- **F** = Cobalamindefekt F
- **G** = Cobalamindefekt G
- **H** = Cobalamindefekt H

LITERATUR

1. Matsui SM, Mahoney MJ, Rosenberg LE. The natural history of the inherited methylmalonic acidemias. *New Engl J Med* 1983; 308:857-861

2. Fenton WA, Gravel RA, Rosenblatt DS (2001) Disorders of propionate and methylmalonate metabolism. In: Scriver CR, Beaudet AL, Valle D, Sly WS, Vogelstein B, Childs B, Kinzler KW (Online Eds): The Metabolic and Molecular Bases of Inherited Disease. *McGraw-Hill, New York, Part 9 Organic acids 2001–2004;* Chapter 94

3. Baumgartner ER, Viardot C, and 47 colleagues of 39 hospitals from 7 European countries. Long-term follow-up of 77 patients with isolated methylmalonic acidaemia. *J Inher Metab Dis* 1995; 18:136-142

4. Shevell MI, Matiaszuk N, Ledley FD, Rosenblatt DS. Varying neurological phenotypes among mut0 and mut– patients with methyl-malonyl CoA mutase deficiency. *Am J Med Genet* 1993; 45:619-624

5. Baumgartner R, Wick H, Brandis M, Zimmerhackl B, Helmchen U. Chronic interstitial nephritis – a long-term complication of methylmalonic acidemias. *Pediatr Res* 1989; 26:506

6. Treacy E, Clow C, Mamer OA, Scriver CR. Methylmalonic acidemia with a severe chemical and benign clinical phenotype. *J Pediatr* 1993; 122:428-429

7. Guerra-Moreno J, Barrios N, Santiago-Borrero PJ. Severe neutropenia in an infant with methylmalonic acidemia. *Bol Asoc Med* 2003; 95:17-20

8. Schmitt CP, Mehls O, Trefz FK, Horster F, Weber TL, Kolker S. Reversible end-stage renal disease in an adolescent patient with methylmalonic aciduria. *Pediatr Nephrol.* Jul 16 [Epub ahead of print] 2004

9. Hörster F, Hoffmann GF. Pathophysiology, diagnosis, and treatment of methylmalonic aciduria-recent advances and new challenges. *Pediatr Nephrol.* Aug 4 [Epub ahead of print] 2004

10. Treacy E, Arbour L, Chessex P, Graham G, Kasprzak L, Casey K, Bell L, Mamer O, Scriver CR. Glutathione deficiency as a complication of methylmalonic acidemia: response to high doses of ascorbate. *J Pediatr* 1996; 129:445-448

11. Sweetman L. Organic acid analysis. In: Hommes FA (Ed.Techniques in diagnostic human biochemical genetics. *Wiley-Liss, New York, pp.*1991; 143-176

12. Humbel R, Ludwig S, Kutter D. Ein einfacher Suchtest zum Nachweis einer Methylmalonacidämie. *Pädiat Prax* 1972; 11:275-276

13. Auray-Blais C, Giguére R, Paradis D, Lemieux B. Rapid thin-layer chromatographic method for the detection of urinary methylmalonic acid. *Clin Biochem* 1979; 12:43-45

14. Giorgio AJ, Plaut GWE. A method for the colorimetric determination of urinary methylmalonic acid in pernicious anemia. *J Lab Clin Med* 1965; 66:667-676

15. Rashed MS, Ozand PT, Bucknall MP, Little D. Diagnosis of inborn errors of metabolism from blood spots by acylcarnitines and amino acids profiling using automated electrospray tandem mass spectrometry. *Pediatr Res* 1995; 38:324-331

16. Sweetman L. Newborn screening by tandem mass spectrometry (MS-MS) *Clin Chem* 1996; 42:345-346

17. Naylor EW, Chace DH. Automated tandem mass spectrometry for mass newborn screening for disorders in fatty acid, organic acid, and amino acid metabolism. *J Child Neurol* 1999; 14(Suppl 1):4-8

18. Chace DH, DiPerna JC, Kalas TA, Johnson RW, Naylor EW. Rapid diagnosis of methylmalonic and propionic acidemias: quantitative tandem mass spectrometric analysis of propionylcarnitine in filter-paper blood specimens obtained from newborns. *Clin Chem* 2001; 47:2040-2044

19. Roscher AA, Fingerhut R, Liebl B, Olgemöller B. Erweiterung des Neugeborenenscreenings durch Tanedemmassenspektrometrie. *Mschr Kinderheilk* 2001; 149:1297-1303

20. Leonard JV, Vijayaraghavan S, Walter JH. The impact of screening for propionic and methylmalonic acidaemia. *Eur J Pediatr* 2003; 162(Suppl 1):21-24

21. Richtlinien zur Organisation und Durchführung des Neugeborenenscreenings auf angeborene Stoffwechselstörungen und Endokrinopathien in Deutschland. *Mschr Kinderheilk* 2002; 150:1424-1440

22. Fuchshuber A, Mucha B, Baumgartner ER, Vollmer M, Hildebrandt F. mut0 methylmalonic acidemia: eleven novel mutations of the methylmalonyl CoA mutase including a deletion-insertion mutation. *HumanMutat* 2000; 16:179

23. Gebhardt B, Vlaho S, Fischer D, Sewell A, Böhles H. N-carbamylglutamate enhances ammonia detoxification in a patient with decompensated methylmalonic aciduria. *Mol Genet Metab* 2003; 79:303-304

24. Klupsch B, Göggerle M, Korall H, Trefz F. Acylcarnitine measurement for monitoring treated patients with propionic academia (PPA) and methylmalonic academia (MMA) *J Inher Metab Dis* 2000; 25(Suppl. 1):93

25. Touati G, Ogier de Baulny H, Rabier D, Rigal O, Souberbielle JC, Ruiz JC, Saudubray JM. Beneficial effect of growth hormone treatment in children with methylmalonic and propionic acidurias. *J Inher Metab Dis* 2003; 26(Suppl.2):40

26. van't Hoff WG, Dixon M, Taylor J, Mistry P, Rolles K, Rees L, Leonard JV. Combined liver-kidney transplantation in methylmalonic acidemia. *J Pediatr* 1998; 132:1043-1044

27. Van Calcar SC, Hardings CO, Lyne P, Hogan K, Banerjee R, Sollinger H, Rieselbach RE, Wolff J. Renal transplantation in a patient with methylmalonic acidaemia. *J Inher Metab Dis* 1998; 21:729-737

28. Leonard JV, Walter JH, McKiernan PJ. The management of organic acidaemias: the role of transplantation. *J Inher Metab Dis* 2001; 24:309-311

29. Nyhan WL, Gargus JJ, Boyle K, Selby R, Koch R. Progressive neurologic disability in methylmalonic acidemia despite transplantation of the liver. *Eur J Pediatr* 2002); 161:377-379

30. Kayler LK, Merion RM, Lee S, Sung RS, Punch JD, Rudich SM, Turcotte JG, Campbell DA Jr, Holmes R, Magee JC. Long-term survival after liver transplantation in children with metabolic disorders. *Pediatr Transplant* 2002; 6:295-300

31. Lubrano R, Scoppi P, Barsotti P, Travasso E, Scateni S, Cristaldi S, Castello MA. Kidney transplantation in a girl with methylmalonic acidemia and end stage renal failure. *Pediatr Nephrol* 2001; 16:848-851

31a. Nagarajan S, Enns GM, Millan MT, Winter S, Sarwal MM. Management of methylmalonic acidaemia by combined liver-kidney transplantation. *J Inher Metab Dis.* 2005; 28: 517-524

31b. Ogier de Baulny H, Benoist JF, Rigal O, Touati G, Rabier D, Saudubray JM. Methylmalonic and propionic acidaemias: management and outcome. *J Inher Metab Dis.* 2005; 28: 415-423

32. Thompson GN, Chalmers RA, Walter JH, Bresson JL, Lyonnet SL, Reed PJ, Saudubray JM, Leonard JV, Halliday D. The use of metronidazole in management of methylmalonic and propionic acidaemias. *Eur J Pediatr* 1990; 149:792-796

33. Prasad C, Nurko S, Borovoy J, Korson MS. The importance of gut motility in the metabolic control of propionic acidemia. *J Pediatr* 2004; 144:532-535

34. Ogier de Baulny H, Saudubray JM. Branched-Chain Organic Acidurias. In: Fernandes J, Saudubray JM, v.d.Berghe G (Eds): Inborn Metabolic Diseases. Diagnosis and Treatment. *Springer, Berlin,* 2000; pp. 196-212

35. Müller E. Propion- und Methylmalonacidurie. In: Müller E. Praktische Diätetik in der Pädiatrie. Grundlagen für die Ernährungstherapie. *sps Verlag, Heilbronn* 2003; S.120-125

36. Müller E. Aminosäurenstoffwechselstörungen mit mildem Verlauf. In: Müller E. Praktische Diätetik in der Pädiatrie. Grundlagen für die Ernährungstherapie. *sps Verlag, Heilbronn* 2003; S.73-75

37. Deutsche Gesellschaft für Ernährung, Österreichische Gesellschaft für Ernährung, Schweizerische Gesellschaft für Ernährungsforschung, Schweizerische Vereinigung für Ernährung. Referenzwerte für die Nährstoffzufuhr 1. Auflage, *Umschau/Braus, Frankfurt/M* 2000

38. Arbeitsgemeinschaft für Pädiatrische Diätetik (APD). Nährwerttabelle zur Behandlung von angeborenen Aminosäuren-Stoffwechselstörungen 2002

39. Valayannopoulos V, Touati G, Rabier D, DeLonlay P; Saudubray JM. The urinary urea/methylmalonic acid molar ratio is a simple and efficient biological marker to guide long term dietary treatment in methylmalonic aciduria patients. *J Inher Metab Dis* 2004; 27(Suppl 1) 68

40. Wendel U, Eissler A, Sperl W, Schadewaldt P. On the differences between urinarymetabolite excretion and odd-numbered fatty acid production in propionic and methylmalonic acidaemias. J Inher Metab Dis 1995; 18:584-591

41. Dixon AM, Leonard JV. Intercurrent illness in inborn errors of intermediary metabolism. Arch Dis Child 1992; 67:1387-1391

42. Kuhne T, Bubl R, Baumgartner R. Maternal vegan diet causing a serious infantile neurological disorder due to vitamin B12 deficiency. Eur J Pediatr 1991; 150:205-208

43. Michaud JL, Lemieux B, Ogier H, Lambert MA. Nutritional vitamin B12 deficiency: two cases detected by routine newborn urinary screening. Eur J Pediatr 1992; 151:218-220

44. Fowler B. Genetic defects of folate and cobalamin metabolism. Eur J Pediatr 1998; 157 (Suppl 2):60-66

45. Gibson KM, Lee CF, Bennett MJ, Holmes, Nyhan WL. Combined malonic, methylmalonic and ethylmalonic acid semialdehyde dehydrogenase deficiencies: An inborn error of ß-alanine, L-valine and L-alloisoleucine. J Inher Metab Dis 1993; 16:563-567

46. Soda H, Ohura T, Yoshida I, Aramaki S, Aoki K, Inokuchi T, Mikami H, Narisawa K. Prenatal diagnosis and therapy for a patient with vitamin B12-responsive methylmalonic acidemia. J Inher Metab Dis 1995; 18:295-298

47. Zass R, Leupold D, Fernandez MA, Wendel U. Evaluation of prenatal treatment in newborns with cobalamine-responsive methylmalonic acidaemia. J Inher Metab Dis 1995; 18:100-101

48. Diss E, Iams J, Reed N, Roe DS. Methylmalonic aciduria in pregnancy: A case report. Am J Obstet Gynecol 1995; 172:1057-1059

49. Wasserstein MP, Gaddipati S, Snyderman SE, Eddleman K, Desnick RJ, Sansaricq C. Successful pregnancy in severe methylmalonic acidaemia. J Inher Metab Dis 1999; 22:788-794

50. Lind S, Westgren M, Angelin B, von Döbeln U. Successful pregnancy in a young woman with methylmalonic acidemia and a two-year follow-up of the child. J Inher Metab Dis 2002; 15(Suppl. 1):48

51. Abeling NGGN, Duran M, Bakker HD, van Gennip AH, van Cruchten AG, Stroomer AEM, Blau N, Poll-The BT. Sepiapterin reductase deficiency in a patient with mild methylmalonic aciduria and spastic paresis. J Inher Metab Dis 2002; 25(Suppl. 1):22

52. Deodato F, Brancati F, Valente EM, Carrozzo R, Di Rosa G, Boenzi S, Rizzo C, Bertini E, Santorelli FM, Dionisi-Vici C. MAMEL (methylmalonic aciduria mitochondrial encephalopathy leigh-like) a new metochondrial encephalopathy. J Inher Metab Dis. 2005;28(Suppl. 1):130

Mevalonaturie

OMIM 251170

Definition

Bei der Mevalonaturie handelt es sich um eine angeborene autosomal rezessiv vererbte Störung der Synthese von Cholesterin, Ubichinon (Coenzym Q10), Häm und anderen Isoprenoiden. Dieser seltenen Erkrankung liegt ein Defekt der in den Peroxisomen lokalisierten Mevalonatkinase (EC 2.7.1.36) zugrunde [1]. Der Defekt betrifft den Abbauweg des Leucins.
Der Mevalonatkinase-Mangel wird als peroxisomale Erkrankung eingestuft.

Synonyme

Mevalonatacidurie, Mevalonatkinase-Mangel, Mevalonsäure-Krankheit, Mevalonsäureurie, Mevalonacidurie, Mevalonacidämie, Mevalonic aciduria, Mevalonat 5-phosphotransferase deficiency.

Manifestationsalter

Bei der Mevalonaturie gibt es sehr unterschiedliche Verläufe. Sehr schwere Formen beginnen pränatal und zeigen klinische Symptome schon im Neugeborenen- bzw. frühen Säuglingsalter, mildere Formen erst im Kindesalter, vereinzelt auch bei Erwachsenen. Besonders bei den schwer verlaufenden Fällen ist die Prognose sehr schlecht [1-5].

Klinische Symptome

Bei den neonatalen Formen des Mevalonatkinase-Mangels findet man dysmorphe Stigmata, z.B. große tiefsitzende Ohren, tiefe Nasenwurzel, Mikrocephalie aufgrund einer im CT nachweisbaren Kleinhirnatrophie, Krämpfe, zentrale Katarakte, Retinadystrophie, Hepatosplenomegalie, kongenitale Anämie, Entwicklungsverzögerung, psychomotorische Retardierung, Hypotonie, rezidivierende Diarrhoe und Gedeihstörung.
Bei den milderen Formen stehen allgemeine Entwicklungsverzögerung, Hirnatrophie, Ataxie, Krämpfe, zentrale Katarakte, blaue Scleren und Encephalopathie im Vordergrund. Bei beiden Formen können Episoden mit Fieber, Thrombopenie und Leukocytose, Creatinkinaseaktivitätserhöhungen im Blut, Arthralgien, Lymphadenopathie, morbilliformem Exanthem und Ödeme auftreten und zum Tode führen [2,3,6-10].

MEV

Bei Mevalonaciduriepatienten verändert sich das klinische Bild im Lauf des Lebens. Mit zunehmendem Alter nehmen die Fieber- und Diarrhoeepisoden ab. Die Ataxien nehmen aber zu.

Eine Reihe von Patienten versterben bereits im Säuglings- und frühen Kindesalter [1,5].

Bei einer ganzen Reihe von Patienten mit Mevalonacidurie (besonders mildere Formen) besteht gleichzeitig eine Hyperimmunglobulinämie D mit periodischem Fieber [3,4,11-13] aber auch mit Erhöhung der Creatinkinase im Blut beschrieben [14].

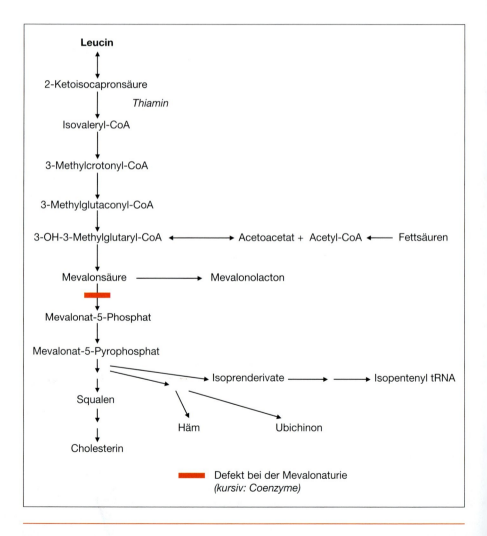

Biochemische Befunde

Der Nachweis und die Quantifizierung der Mevalonsäure im Urin und/oder im Serum erfolgt mittels Gaschromatographie/Massenspektrometrie (inkl. Isotopenverdünnungsmethode).

Die Mevalonsäurekonzentrationen sind in Tabelle 1 angegeben [1,15,16].

Urin	mmol/mol Creatinin	
	normal	Mevalonacidurie
Mevalonsäure	<3	9.000–56.000
Serum	**µmol/l**	
	normal	Mevalonacidurie
Mevalonsäure	0,04	38–542

Tab. 1: Mevalonsäurekonzentrationen in Urin und Serum

Obwohl die Aktivität der Mevalonatkinase im Cytoplasma und den Peroxisomen stark vermindert ist und die nachfolgenden Metaboliten nur in geringerer Menge synthetisiert werden, können die Patienten normale Cholesterinblutspiegel aufweisen. Die Hypocholesterinämie ist kein permanenter Befund bei der Mevalonacidurie. Die Konzentration von Ubichinon (Coenzym Q10) im Plasma ist in der Regel vermindert, insbesondere während fieberhafter Krisen.
In einer einzigen Publikation ist bisher eine Mutation mit einer thermolabilen Mevalonsäurekinase, die die Erhöhung von Mevalonsäure und das Absinken der Konzentration von Ubichinon erklären könnte, beschrieben worden [13].

Wegen der Aktivitätssteigerung der 3-Hydroxy-3-Methylglutaryl-CoA-Reduktase durch fehlende Hemmung durch Endprodukte ist die Mevalonsäuresynthese stimuliert (fehlende Rückkopplungshemmung), wodurch die beschriebenen hohen Blut- und Urinkonzentrationen entstehen. Grammmengen an Mevalonat werden täglich ausgeschieden. Trotz der hohen Konzentrationen von Mevalonsäure im Blut leiden die Patienten nicht unter einer Acidose. Auch sind bisher keine Störungen der mitochondrialen Funktionen gefunden worden. Entscheidend für die Ausprägung des klinischen Bildes scheinen Mangelzustände von Isoprenverbindungen, evtl. auch von Cholesterin zu sein.

Carnitinserumkonzentrationen (gesamt) im Blut wurden in einigen Fälle bis auf 23 µmol/l vermindert gefunden (normal 42-103 µmol/l) bei einem Anteil von nur 9 µmol/l an freiem Carnitin [16].
Im Urin der Patienten findet sich eine deutliche Erhöhung von Leukotrien E4, besonders während metabolischer Krisen, was als Steigerung der Synthese von Cysteinyl-Leukotrien bei Patienten mit Mevalonatkinase-Mangel angesehen wird [17].

Die Messung der Mevalonatkinaseaktivität ist in Fibroblasten, Lymphocyten und Lymphoblasten möglich. Bei Heterozygoten finden sich 43-52% (5) bzw. 38-42% [6] der Enzymaktivität von normalen Personen. Die an schweren Formen des Mevalonatkinase-Mangel leidenden Patienten haben Enzymrestaktivitäten von nur etwa 2% der Norm. Weder Mevalonsäureausscheidung noch Mevalonsäurekinaseaktivität korrelieren mit der Schwere der Erkrankung.

Genetische Befunde

Der Mevalonatkinase-Defekt ist eine peroxisomale Erkrankung, im Gegensatz zu den sonst in den Mitochondrien lokalisierten Enzymen des Leucinstoffwechsels, und wird autosomal rezessiv vererbt.

Das Gen liegt auf dem Chromosom 12, Position 12q.24 [18].
Mit folgenden Mutationen N301T; V377I(thermolabiles Protein); H20P; I268T; P165L; A334T; VL310M; [13] und weitere.

Insgesamt sind bisher weniger als 50 Patienten in der Literatur beschrieben worden. Es gibt unterschiedliche Mutationen, manche Patienten sind gemischt-heterozygot [18]. Die Kombination der Mevalonacidurie mit dem Hyper-IgD-Syndrom ist häufig und hat eventuell die gleiche genetische Ursache (OMIM 260920; Genlokalisation 12q24 !).

Therapie

Eine effektive Therapie gibt es bisher für den Mevalonatkinase-Mangel nicht.

Als Therapie ist die Gabe von Cholesterin versucht worden, um die mangelnde Cholesterinsynthese auszugleichen, jedoch ohne klinischen Erfolg [1]. Bei häufigerem Erbrechen und/oder rezidivierenden Durchfällen muss durch gezielte Substitutionen sicher gestellt werden, dass keine Energie-, Vitamin- und/oder Mineralienmangelzustände entstehen.

Die Gabe von Ubichinon (Coenzym Q10) (bis 3 mg/kg KG Tag) kann die erniedrigten Spiegel im Plasma und im LDL-Cholesterin erhöhen, die Oxidierbarkeit von LDL-Cholesterin günstig beeinflussen und den vermehrten Verbrauch von Vitamin E verhindern. Derartige Behandlungsversuche sind nur bei milden Verlaufsformen und Patienten im präsymptomatischen Stadium eventuell sinnvoll. Eine Corticoidbehandlung während fieberhafter Krisen und intermittierend bei milden Verlaufsformen hat sich in einigen Fällen als günstig erwiesen.
Strikt kontraindiziert ist die Gabe von 3-Hydroxy-3-Methylglutaryl-CoA-Reduktasehemmern (Lovastatin) [2, 19]! Nach Gabe solcher Medikamente sind klinische Symptome wie Myopathie, Ataxie, Durchfall und Erbrechen aufgetreten.

Diskutiert wurde die Möglichkeit der Knochenmarktransplantation als Therapie. Es ist aber unwahrscheinlich, dass eine solche Maßnahme die vor allem im zunehmendem Alter deutliche Störungen des Kleinhirn beeinflussen kann.

Kontrolluntersuchungen

Allgemeine Kontrolluntersuchungen

Folgende Parameter sollten bei den ambulanten Vorstellungsterminen (alle 3-6 Monate) kontrolliert (besonders bei Fieberepisoden und ausgeprägten Ernährungsstörungen) bzw. folgende Untersuchungen durchgeführt werden:

- Länge, Gewicht, Kopfumfang
- Cholesterin
- Creatinkinase
- Transaminasen
- Hämatokrit
- Blutbild
- Elektrolyte
- Neurologischer Status

Jährlich sollten veranlasst werden:

- Augenärztliche Untersuchung
- EEG/MRT (Gehirn)
- Bei Ernährungsschwierigkeiten z.B. häufigem Erbrechen evtl.:
- – Gesamteiweiß im Serum
- – Freie Aminosäuren und Harnstoff im Serum
- – Alkalische Phosphatase
- – Calcium, Magnesium, Eisen, Zink, Selen

Spezielle Kontrolluntersuchungen

- Bestimmung der Mevalonsäurekonzentration in Urin und Serum
- Immunglobulin D im Serum
- Leukotriene im Urin
- Ubichinon (Coenzym Q10) im Plasma
- Vitamin E (standardisiert auf Lipid) im Serum

Pränatale Diagnostik

Die pränatale Diagnostik der Mevalonacidurie ist durch Nachweis der Mevalonsäure in der Amnionflüssigkeit (z.B. Isotopenverdünnungsmethode) möglich. Außerdem besteht die Möglichkeit der Enzymaktivitätsbestimmung aus Chorionzottenbiopsat sowie aus kultivierten Amniocyten.

Differentialdiagnostik

Differentialdiagnostisch abzuklären wären bei ähnlicher klinischer Symptomatik verschiedene Störungen, wie z.B.:

- Smith-Lemli-Opitz-Syndrom (OMIM 270400)
- Fetales Alkohol-Syndrom
- Glutaracidurie Typ I (OMIM 231570)
- Hyperimmunglobulinämie D mit periodischem Fieber (OMIM 260920)

Sonderformen und Anmerkungen

Die deutlich vermehrte Ausscheidung von Leukotrien E4 als Folge der Steigerung der Synthese von Cysteinylleukotrien besonders während metabolischer Krisen bietet eventuell eine Therapiemöglichkeit der Erkrankung durch Blockierung der Leukotrienbiosynthese [16].

LITERATUR

1. Sweetman L, Williams JC Branched chain organic acidurias. In: In: Scriver CR, Beaudet AL, Valle D, Sly WS, Vogelstein B, Childs B, Kinzler KW (Online Eds): The Metabolic and Molecular Bases of Inherited Disease. *McGraw-Hill, New York, Part 9 Organic acids* 2001 -2004; Chapter 93

2. Hoffmann GF, Charpentier C, Mayatepek E, Mancini J, Leichsenring M, Gibson KM, Divry P, Hrebicek M, Lehnert W, Sartor K, Trefz FK, Rating D, Bremer HJ, Nyhan WL. Clinical and biochemical phenotype in 11 patients with mevalonic aciduria. *Pediatrics* 1993; 91: 915-921

3. Prietsch V, Mayatepek E, Krastel H, Haas D, Zundel D, Waterham HR, Wanders RJ, Gibson KM, Hoffmann GF. Mevalonate kinase deficiency: enlarging the clinical and biochemical spectrum. *Pediatrics*. 2003; 111:258-261

4. Simon A, Kremer HP, Wevers RA, Scheffer H, De Jong JG, Van Der Meer JW, Drenth JP. Mevalonate kinase deficiency: Evidence for a phenotypic continuum. *Neurology* 2004; 62:994-997

5. Raupp P, Varady E, Duran M, Wanders RJ, Waterham HR, Houten SM. Novel genotype of mevalonic aciduria with fatalities in premature siblings. *Arch Dis Child Fetal Neonatal Ed.* 2004; 89:F90-91

6. Berger R, Smit GPA, Schierbeek H, Bijsterveld K, le Coultre R. Mevalonic aciduria: an inborn error of cholesterol biosynthesis? *Clin Chim Acta* 1985; 152: 219-222

7. Hoffmann G, Gibson KM, Brandt IK, Bader PI, Wappner RS, Sweetman L. Mevalonic aciduria: an inborn error of cholesterol and nonsterol isoprene biosynthesis. *N Eng J Med* 1986; 314: 1610-1614

8. Gibson KM, Hoffmann G, Nyhan WL; Sweetman L, Berger R; le Coultre R, Smit GPA. Mevalonate kinase deficiency in a child with cerebellar ataxia hypotonia and mevalonic aciduria. *Eur J Pediat* 1988; 148: 250-252

9. Gibson KM, Hoffmann G, Nyhan WL, Sweetman L, Brandt IK, Wappner RS, Bader PI. Mevalonic aciduria: family studies in mevalonate kinase deficiency, an inborn error of cholesterol biosynthesis. *J Inh Metab Dis* 1987; 10 (Suppl 2): 282-285

10. Mancini J, Philip N, Chabrol B, Divry P, Rolland M-O, Pinsard N. Mevalonic aciduria in 3 siblings: a new recognizable metabolic encephalopathy. *Pediat Neurol* 1993; 9: 243-246

11. Houten SM, Kuis W, Duran M, de Koning TJ, van Royen-Kerkhof A, Romeijn GJ, Frenkel J, Dorland L, de Barse MMJ, Huijbers WAR, Rijkers GT, Waterham HR, Wanders RJA, Poll-The BT. Mutations in MVK, encoding mevalonate kinase, cause hyperimmunoglobulinaemia D and periodic fever syndrome. *Nature Genet* 1999; 22: 175-177

12. Tsimaratos M, Kone-Paut I, Divry P, Philip N, Chabrol B. Mevalonic aciduria and hyper-IgD syndrome: two sides of the same coin? *J Inher Metab Dis.* 2001; 24:413-414

13. Houten SM, Frenkel J, Rijkers GT, Wanders RJ, Kuis W, Waterham HR. Temperature dependence of mutant mevalonate kinase activity as a pathogenic factor in hyper-IgD and periodic fever syndrome. *Hum Mol Genet* 2002; 11:3115-3124

14. Houten SM, Romeijn GJ, Koster J, Gray RGF, Darbyshire P, Smit GPA, de Klerk JBC, Duran M, Gibson KM, Wanders RJA, Waterham HR. Identification and characterization of three novel missense mutations in mevalonate kinase cDNA causing mevalonic aciduria, a disorder of isoprene biosynthesis. Hum Mol Genet 8: 1523-1528

15. Sweetman L. Organic acid analysis. In: Hommes FA (Ed): Techniques in diagnostic human biochemical genetics. *Wiley-Liss, New York, pp.* 1991; 143-176

16. Gibson KM, Hoffmann GF, Sweetman L, Buckingham B (1997) Mevalonate kinase deficiency in a dizygotic twin with mild mevalonic aciduria. *J Inher Metab Dis* 1999; 20: 391-394

17. Mayatepek E, Tiepelmann B, Hoffmann GF. Enhanced excretion of urinary leukotrien E4 in mevalonic aciduria is not caused by an impaired peroxisomal degradation of cysteinyl leukotrienes. *J Inher Metab Dis* 1997; 20: 721-722

18. Schafer BL, Bishop RW, Kratunis VJ, Kalinowski SS, Mosley ST, Gibson KM, Tanaka RD. Molecular cloning of human mevalonate kinase and identification of a missense mutation in the genetic disease mevalonic aciduria. *Biol Chem* 1992; 267: 13229-13238

19. Hoffmann GF, Wiesmann UN, Brendel S, Keller RK, Gibson KM. Regulatory adaptation of isoprenoid biosynthesis and the LDL receptor pathway in fibroblasts from patients with mevalonate kinase deficiency. *Pediatr Res* 1997; 41: 541-546

Multipler Carboxylase-Defekt (Holocarboxylase-Synthetase-Defekt)

OMIM 253270

Definition

Bei dem Multiplen Carboxylase-Defekt handelt es sich um ein seltenes, autosomal rezessiv vererbtes Leiden mit Defekt der Holocarboxylase-Synthetase (EC 6.3.4.10). In dessen Folge treten Störungen im Kohlenhydratstoffwechsel (Pyruvatabbau), in der Fettsäurensynthese sowie im Abbau der Aminosäuren Leucin, Isoleucin, Valin, Threonin und Methionin auf.

Die ausbleibende bzw. ungenügende Ankopplung von Biotin an 4 Enzymproteine führt zu verminderten Aktivitäten der Pyruvatcarboxylase (EC 6.4.1.1), Propionyl-CoA-Carboxylase (EC 6.4.1.3), Acetyl-CoA-Carboxylase (EC 6.4.1.2) und 3-Methylcrotonyl-CoA-Carboxylase (EC 6.4.1.4). Mit Ausnahme der cytoplasmatisch gelegenen Acyl-CoA-Carboxylase handelt es sich um mitochondriale Enzyme. Die Aktivitätsminderungen bzw. der dadurch auftretende Substratstau führen offensichtlich zu sekundären Inhibitionen verschiedener Stoffwechselschritte und Zellfunktionen. Die durch die Pyruvatabbaustörung entstehende Hyperlaktatämie bzw. Laktatacidose prägen das klinische Bild [1,2].

Synonyme

Biotin-sensibler Holocarboxylase-Synthetase-Defekt; HLCD, Multipler Carboxylase-Defekt; MCD, multiple carboxylase deficiency (neonatal form), early onset form of multiple carboxylase defect.

Manifestationsalter

Die Erstmanifestation erfolgt häufig schon im Neugeborenenalter mit deutlicher Laktatacidose, oft mit Hyperammonämie assoziiert (im Gegensatz zum Biotinidase-Defekt, der sich in der Regel ohne Ammoniakvermehrung erst im späteren Säuglingsalter manifestiert) [3,4]. Aber auch late-onset-Formen mit Erstmanifestation im Kindesalter sind beschrieben worden [5,-8].

Klinische Symptome

Schon im Neugeborenenalter zeigen sich ausgeprägte Symptome mit „kongenitaler" Laktatacidose mit Erbrechen, Dehydratation, Tachypnoen, Stridor sowie muskulärer Hypotonie, später folgen periorales erythematöses Exanthem, Alopezie, Keratokonjunktivitis. In schweren Fällen treten zusätzlich Opticus- und/oder Acusticusatrophie, Lethargie, Ataxie und Krämpfe auf. Todesfälle sind beschrieben. Leukopenie oder Monocytopenie sowie Störungen der T-Lymphocytenfunktion bewirken rezidivierende Infektionen [1,3,7-10].

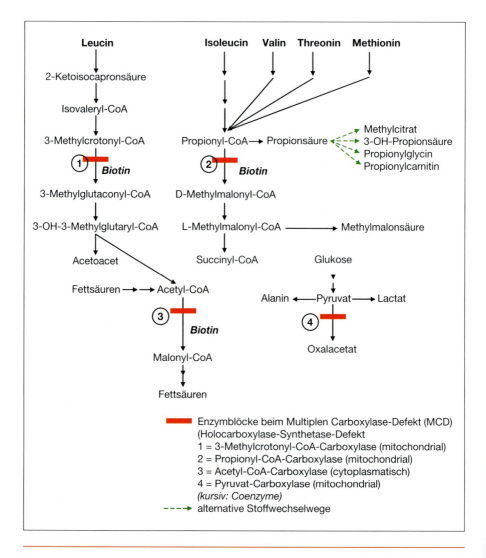

Biochemische Befunde

Die Holocarboxylase-Synthetase aktiviert die Carboxylasen (besonders die mitochondrial gelegenen) durch Ankopplung von Biotin. Entsprechend den Stoffwechselblockaden bei defekter Holocarboxylase-Synthetase stauen sich Substrate vor den inaktiv bleibenden Carboxylasen an, so dass man die Metaboliten wie bei der Methylcrotonylglycinurie (OMIM 210200), bei der Propionacidämie (OMIM 232000, 232050) sowie bei Störungen des Pyruvatabbaus (z.B. Pyruvatcarboxylase-Mangel [OMIM 266150] und Pyruvatdehydrogenasekomplex-Defekte) findet. Im Blut sind Laktat, Pyruvat, Propionat und meist auch Ammoniak vermehrt, im Urin 3-Hydroxypropionat, Methylcitrat, 3-Hydroxyisovaleriat, 3-Methylcrotonylglycin und Tiglylglycin sowie Laktat und Pyruvat [11-13].

Die Metaboliten lassen sich mittels Gaschromatographie/Massenspektrometrie analysieren. Bei massiver Ketose kann es allerdings gelegentlich schwierig werden, das spezifische Ausscheidungsmuster zu erkennen [14].

Das Metabolitenmuster des Urins bei Holocarboxylase-Mangel findet sich in Tabelle 1.

Neben der metabolischen Acidose sind es die vermehrt vorliegenden Metaboliten, die zu dem schweren Krankheitsbild führen. Sicher scheint aber, dass Biotinylhistone, die beim multiplen Carboxylasemangel erniedrigt sind, eine Rolle bei der Regulation der Genexpression und/oder Zellteilung haben [15].
Die Einzelheiten des Pathomechanismus die zum klinischen Erscheinungsbild dieser Erkrankung führen, sind im Detail bisher nicht bekannt.

Metabolit	normal	Multipler Carboxylase-Defekt/ Biotinidase-Mangel
		mmol/mol Kreatinin
Laktat	0–25	100–75.000
3-Hydroxyisovaleriansäure	0–46	250–3.600
3-Hydroxypropionsäure	3–10	45–1.300
3-Methylcrotonylglycin	<2	30–260
Methylcitrat	0–12	15–200

Tab. 1: Ausscheidung der organischen Säuren mit dem Urin beim Multiplen Carboxylase-Defekt (Holocarboxylase-synthase Mangel) [16]

Der direkte Enzymnachweis ist aus kultivierten Fibroblasten und aus Leukocyten (Lymphocyten) unter Verwendung von Apocarboxylcarrierprotein als Substrat möglich [17].
Bei einigen Mutationen weisen die Enzymproteine sehr abweichende Enzymkinetiken auf und benötigen zur vollen Aktivität sehr viel höhere Biotinkonzentrationen, worauf man bei der Substitutionstherapie achten muss [18].

Genetische Befunde

Die Häufigkeit des Defektes der Holocarboxylase-Synthetase ist wesentlich niedriger als beim Biotinidase-Mangel und wird mit weniger als 1:100.000 angegeben. Die Vererbung der Störung erfolgt autosomal rezessiv, der Genlocus wurde auf dem Chromosom 21 festgestellt (21q22.1).

Viele Mutationen des Holocarboxylase-Synthetase-Locus sind beschrieben worden. Das Ausmaß der Biotinsensibilität bzw. der Schweregrad der klinischen Erscheinungen scheinen im Zusammenhang mit den Mutationen zu stehen. Auch biotinresistente Varianten sind beschrieben worden [3,19-23].

1-bp Del, 780G; L237P; D571N; R508W; G581S; V550M; Ivs10,G-A, +5; 1-bp Ins. 655A; L216R; N511K; G582R; und weitere.

Therapie

Akutbehandlung/Erstversorgung

Bei den im Neugeborenenalter auftretenden Erstmanifestationen kann die Beseitigung der Laktatacidosen und Hypoglykämien (ketotische Hypoglykämie mit Laktatacidose) im Vordergrund der therapeutischen Maßnahmen stehen.
Bei Vorliegen einer Verdachtsdiagnose sollte sofort Biotin verabreicht werden:

- 50 bis zu 200 mg Biotin (freies Biotin) oral, ggf. parenteral [24]

In der akuten Phase der Erkrankung im Neugeborenenalter sollten untersucht werden:

Allgemeine Laboruntersuchungen

- Blutbild inkl. Thrombocytenzählung
- Elektrolyte im Blut
- Glukose im Blut
- Blutgasanalyse
- Laktat und Pyruvat im Blut
- Ammoniak im Blut
- Aminosäuren im Blut (besonders Alanin, Glycin und Glutamin)
- Organische Säuren im Urin

Spezielle Laboruntersuchungen

- Biotinkonzentration im Blut

Im Rahmen der Erstbetreuung sollten auch untersucht werden:

- Holocarboxylase-Synthetase-Aktivität in den Lymphocyten (oder Fibroblasten)
- verzweigtkettige Fettsäuren im Serum als Basis für spätere Therapiekontrollen

Bei Acidose mit einem aktuellen Blut-pH <7,25 und/oder einem Standardbicarbonat <12 mmol/l ist eine Bicarbonatsubstitution erforderlich. Die erforderliche Menge (in mmol) berechnet sich wie folgt:

**Negativer Basenüberschuss (BE) x kg KG x 0,3 =
zu verabreichende Menge Natriumbicarbonat (mmol)**

Intravenös zu geben z.B. als 8,4-%-ige (1 molar) Bicarbonatlösung (1 ml = 1 mmol) mit Wasser oder 5% Glukoselösung im Verhältnis 1:1 verdünnt.
Verabreichung:
1/3 innerhalb einer Stunde, die restlichen 2/3 innerhalb weiterer 5–8 Stunden.
(Wegen möglichem sehr hohem Bicarbonatbedarf muss gegebenenfalls auf THAM ausgewichen werden.)

Auf ausreichende Flüssigkeitssubstitution muss geachtet werden!

Diätetisch sind bei der Akutbehandlung keine krankheitsspezifischen Besonderheiten zu berücksichtigen!

Langzeitbehandlung

Im Wesentlichen besteht die Therapie in einer Verabreichung von Biotin.
Mit Ausnahme der Nervenatrophien sind alle klinischen Symptome bei ausreichender Substitutionstherapie reversibel.

Medikamentöse Behandlung

Prinzip

Das Prinzip der Langzeitbehandlung des Multiplen Carboxylase-Defekts besteht in der oralen Gabe von freiem Biotin.

Dosierung:
- 10-40 mg, bis zu 200 mg/Tag Biotin (freies Biotin) oral [24]

Bei bereits eingetretenen Hautveränderungen muss die Substitutionstherapie gelegentlich gesteigert werden bis auf:

- 100-200 mg Biotin pro Tag

Eine bereits eingetretene Opticus- und oder Acusticusatrophie ist trotz Substitutionstherapie nicht mehr zu beseitigen, bei rechtzeitigem Beginn aber zu verhindern [3,13].

Nebenwirkungen der Biotingabe in dieser Dosierung sind bisher nicht beschrieben worden.

Diätetische Behandlung

Eine diätetische Behandlung des Multiplen Carboxylase-Defekts ist in der Regel nicht erforderlich, jedoch können diätetische Maßnahmen die Therapie unterstützen, und zwar durch Reduktion oder Elimination von Avidin (ein im rohen Eiweiß der Eier vorkommendes Glycoprotein), welches Biotin irreversibel bindet. (Auch bei Gesunden kann es bei täglichem reichlichem Genuss an rohen Eiern zum Biotinmangel kommen!)

Kontrolluntersuchungen bei Langzeitbehandlung

Allgemeine Kontrolluntersuchungen

Ca. alle 3 Monate (und bei Infekten etc. öfter) sollten untersucht werden:

- Länge, Gewicht und Kopfumfang
- Neurologischer Status
- Blutbild
- Glukose im Blut
- Laktatkonzentration im Blut
- Ammoniak im Blut

Spezielle Kontrolluntersuchungen

Ca. alle 3-6 Monate sollten untersucht werden:

- Organische Säuren im Urin (3-Hydroxyisovaleriansäure, 3-Hydroxypropionsäure, Methylcrotonylglycin und Methylcitrat sollten nicht in erhöhten Konzentrationen ausgeschieden werden)
- Biotin im Serum
- Alternativ: Biocytin (Biotinyllysin) im Urin
- Verzweigtkettige Fettsäuren im Serum [25]

Zusätzlich 1mal jährlich:

- Hörprüfung
- Augenhintergrund/Visusuntersuchung
- EEG

Pränatale Diagnostik

Eine pränatale Diagnostik ist sowohl mittels Enzymaktivitätsmessung in kultivierten Amnionzellen als auch durch Bestimmung der Metaboliten im Fruchtwasser möglich [1,6]. Bei bekannter Mutation bietet sich auch eine genetische Untersuchung an.
Ist pränatal ein Holocarboxylase-Synthetasemangel nachgewiesen, besteht die Möglichkeit einer pränatalen Therapie durch Biotingabe der Mutter (z.B. 10 mg/Tag) [26,27]. Bei einem so behandelten klinisch gesundem Kind fand sich die Biotinkonzentration im Nabelschnurblut des Kindes 3- bis 4mal höher als im mütterlichen Blut. Die Autoren schlossen daraus, dass die Biotingabe der Mutter den betroffenen Feten vor dem funktionellen Mangel der Carboxylasen bewahrt [1,6].

Differentialdiagnostik

Differentialdiagnostisch muss vor allem an den Biotinidase-Mangel (OMIM 253260) gedacht werden (1,3). Im Gegensatz zum Biotinidase-Defekt tritt der Multiple Carboxylase-Defekt eher beim Neugeborenen als beim Säugling auf. Im Säuglingsalter sind die Stoffwechselentgleisungen häufig assoziiert mit Hyperammonämien. Steht die kongenitale Laktatacidose ganz im Vordergrund, muss auch an die Störungen der Pyruvatcarboxylase (OMIM 266150), des Pyruvatdehydrogenase-Komplexes und/oder an eine Mitochondriopathie gedacht werden. Bei großen Mengen von 3-Hydroxypropionat und Methylcitrat im Urin kommt besonders bei klinischer Manifestation in den ersten Lebenstagen differentialdiagnostisch eine isolierte Propionacidämie (OMIM 232000, 232050) in Betracht.

Bei besonders ausgeprägter Laktat- und Ketoacidose können die für den Holocarboxylase-Synthetasemangel typischen Metabolite maskiert werden [14].

Sekundärer Biotinmangel tritt bei reichlicher Aufnahme von rohem Hühnereiweiß auf.

Sonderformen und Anmerkungen

Neugeborenenscreeningtests wie beim Biotinidase-Mangel gibt es für den Holocarboxylase-Synthetase-Defekt nicht. Sowohl die Biotinidaseaktivität als auch die Biotinkonzentrationen im Serum sind normal.

Die Vermehrung der typischerweise beim Biotinidasemangel oder dem Holocarboxylase-Synthetasedefekt nachzuweisenden Urinmetaboliten ohne einen dieser genetischen Defekte oder einen nutritiv bedingten Biotinmangel wurde bei einem neurologische auffälligem 3 Jahre alten Jungen beschrieben [28]. Bei ihm konnte eine Störung im Biotintransport nachgewiesen werden, die erfolgreich mit Biotin behandelt werden konnte.

Über Embryo- und/oder Fetopathien durch Biotinmangel bei Biotinidase-Defekt der Mutter liegen bisher keine Informationen vor.

Als Besonderheit wird in der Literatur die Kombination von subependymalen Cysten mit einem Holocarboxylase-Synthetase-Defekt beschrieben [29].

LITERATUR

1. Wolf B. Disorders of Biotin Metabolism In: Scriver CR, Beaudet AL, Valle D, Sly WS, Vogelstein B, Childs B, Kinzler KW (Online Eds): The Metabolic and Molecular Bases of Inherited Disease. *McGraw-Hill, New York, Part 17 Vitamins* 2001 – 2004; Chapter 156

2. Thoene J, Sweetman L, Yoshino M. Biotin-responsive multiple carboxylase deficiency. (Abstract) *Am J Hum Genet* 1979; 31: 64A

3. Sweetman L, Nyhan, WL. Inheritable biotin-treatable disorders and associated phenomena. *Ann Rev Nutr* 1986; 6: 317-343

4. Packman S, Sweetman L, Baker H, Wall S. The neonatal form of biotin-responsive multiple carboxylase deficiency. *J Pediat* 1981; 99: 418-420

5. Gibson KM, Bennett MJ, Nyhan WL, Mize CE. Late-onset holocarboxylase synthetase deficiency. *J Inher Metab Dis* 1996; 19: 739-42

6. Suormala T, Fowler B, Jakobs C, Duran M, Lehnert W, Raab W, Wick H, Baumgartner ER. Late-onset holocarboxylase synthetase deficiency: pre- and postnatal diagnosis and evaluation of effectiveness of antenatal biotin therapy. *Eur J Pediatr* 1998; 157: 570-575

7. Touma E, Suormala T, Baumgartner ER, Gerbaka B, Ogier de Baulny H, Loiselet J. Holocarboxylase synthetase deficiency: report of a case with onset in late infancy. *J Inher Metab Dis* 1999; 22:115-122

8. Seymons K, De Moor A, De Raeve H, Lambert J. Dermatologic signs of biotin deficiency leading to the diagnosis of multiple carboxylase deficiency. *Pediatr Dermatol* 2004; 21:231-235

9. Burri BJ, Sweetman L, Nyhan WL. Heterogeneity of holocarboxylase synthetase in patients with biotin-responsive multiple carboxylase deficiency. *Am J Hum Genet* 1985; 37: 326-337

10. Sander JE, Malamud N, Cowan MJ, Packman S, Amman AJ, Wara DW. Intermittent ataxia and immunodeficiency with multiple carboxylase deficiencies: a biotin-responsive disorder. *Ann Neurol* 1980; 8: 544-547

11. Bartlett K, Ghneim HK, Stirk HJ, Wastell H. Enzyme studies in biotin-responsive disorders. *J Inher Metab Dis* 1985; 8 (Suppl 1): 46-52

12. Burri BJ, Sweetman L, Nyhan WL. Mutant holocarboxylase synthetase: evidence for the enzyme defect in early infantile biotin-responsive multiple carboxylase deficiency. *J Clin Invest* 1981; 68:1491-1495

13. Suormala T, Fowler B, Duran M, Burtscher A, Fuchshuber A, Tratzmuller R, Lenze MJ, Raab K, Baur B, Wick H, Baumgartner R. Five patients with a biotin-responsive defect in holocarboxylase formation: evaluation of responsiveness to biotin therapy in vivo and comparative biochemical studies in vitro. *Pediat Res* 1997; 41: 666-673

14. Carpente KH, Wilcken B, Christodoulou J, Thorburn DR. Holocarboxylase synthetase deficiency: urinary metabolites masked by gross ketosis. *J Inher Metab Dis* 2000; 23:845-846

15. Narang MA, Dumas R, Ayer LM, Gravel RA. Reduced histone biotinylation in multiple carboxylase deficiency patients: a nuclear role for holocarboxylase synthetase. *Hum Mol Genet* 2004; 13:15-23

16. Sweetman L. Organic acid analysis. In: Hommes FA (Ed): Techniques in diagnostic human biochemical genetics. *Wiley-Liss, New York, pp.* 1991; 143-176

17. Suzuki Y, Aoki Y, Sakamoto O, Li X, Miyabayashi S, Kazuta Y, Kondo H, Narisawa K. Enzymatic diagnosis of holocarboxylase synthetase deficiency using apocarboxyl carrier protein as a substrate. *Clin Chim Acta* 1996; 15: 41-52

18. Dupuis L, Campeau E, Leclerc D, Gravel RA. Mechanism of biotin responsiveness in biotin-responsive multiple carboxylase deficiency. *Mol Genet Metab* 1999; 66:80-89

19. Zhang XX, Leon-Del-Rio A, Gravel RA, Eydoux P. Assignment of holocarboxylase synthetase gene (HLCS) to human chromosome band 21q22.1 and to mouse chromosome band 16C4 by in situ hybridization. *Cytogenet Cell Genet* 1997; 76:179 (only)

20. Aoki Y, Suzuki Y, Li Y, Sakamoto O, Chikaoka H, Takita S, Narisawa K. Characterization of mutant holocarboxylase synthetase (HCS): a Km for biotin was not elevated in a patient with HCS deficiency. *Pediatr Res* 1997; 42:849-854

21. Aoki Y, Li X, Sakamoto O, Hiratsuka M, Akaishi H, Xu L, Briones P, Suormala T, Baumgartner ER, Suzuki Y, Narisawa K. Identification and characterization of mutations in patients with holocarboxylase synthetase deficiency. *Hum Genet* 1999; 104:143-148

22. Yang X, Aoki Y, Li X, Sakamoto O, Hiratsuka M, Kure S, Taheri S, Christensen E, Inui K, Kubota M, Ohira M, Ohki M, Kudoh J, Kawasaki K, Shibuya K, Shintani A, Asakawa S, Minoshima S, Shimizu N, Narisawa K, Matsubara Y, Suzuki Y. Structure of

human holocarboxylase synthetase gene and mutation spectrum of holocarboxylase synthetase deficiency. *Hum Genet* 2001; 109:526-534

23. Morrone A, Malvagia S, Donati MA, Funghini S, Ciani F, Pela I, Boneh A, Peters H, Pasquini E, Zammarchi. Clinical findings and biochemical and molecular analysis of four patients with holocarboxylase synthetase deficiency. *Am J Med Genet.* 2002; 111:10-18

24. Santer R, Muhle H, Suormala T, Baumgartner ER, Duran M, Yang X, Aoki Y, Suzuki Y, Stephani U. Partial response to biotin therapy in a patient with holocarboxylase synthetase deficiency: clinical, biochemical, and molecular genetic aspects. *Mol Genet Metab* 2003; 79:160-166

25. Coker M, de Klerk JB, Poll-The BT, Huijmans JG, Duran M. Plasma total oddchain fatty acids in the monitoring of disorders of propionate, methylmalonate and biotin metabolism. *J Inher Metab Dis* 1996; 19:743-751

26. Thuy LP, Jurecki E, Nemzer L, Nyhan WL. Prenatal diagnosis of holocarboxylase synthetase deficiency by assay of the enzyme in chorionic villus material followed by prenatal treatment. *Clin Chim Acta.* 1999; 284:59-68

27. Thuy LP, Belmont J, Nyhan WL. Prenatal diagnosis and treatment of holocarboxylase synthetase deficiency. *Prenat Diagn* 1999; 19:108-112

28. Mardach R, Zempleni J, Wolf B, Cannon MJ, Jennings ML, Cress S, Boylan J, Roth S, Cederbaum S, Mock DM. Biotin dependency due to a defect in biotin transport. *J Clin Invest* 2002; 109:1617-1623

29. Squires L, Betz B, Umfleet J, Kelley R. Resolution of subependymal cysts in neonatal holocarboxylase synthetase deficiency. *Dev Med Child Neurol* 1997; 39:267-269

N-Acetylglutamatsynthetase-Mangel

OMIM 237310

Definition

Bei dem autosomal rezessiv vererbten Mangel an mitochondrialer N-Acetylglutamatsynthetase (EC. 2.3.1.1) (NAGS) handelt es sich um einen Defekt der Harnstoffsynthese, bei dem das Coenzym der Carbamylphosphatsynthetase-I, das N-Acetylglutamat, nicht oder nicht ausreichend gebildet wird. Die Carbamylphosphatsynthetase wird nicht aktiviert und kein oder zu wenig Carbamylphosphat entsteht. Damit wird der Harnstoffzyklus blockiert [1-4].

Synonyme

NAGS, N-Acetylglutamate synthetase deficiency, N-Acetylglutamate synthase deficiency, Hyperammonemia due to N-Acetylglutamate synthetase deficiency.

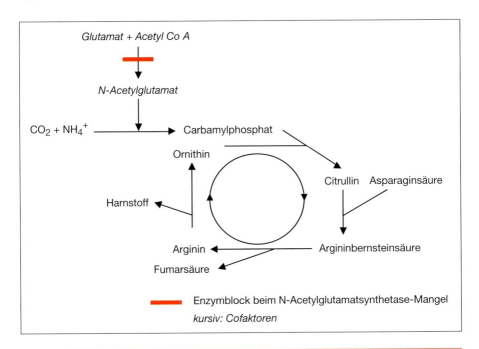

Manifestationsalter

Die charakteristischen Symptome der Proteinintoleranz mit schwerer Hyperammonämie zeigen sich bei den Betroffenen in der Regel bereits in den ersten Lebenstagen (neonatale Form). Ohne suffiziente Therapie versterben die Patienten in den ersten Lebenswochen im hyperammonämischen Koma.
Aber auch mildere Verlaufsformen sind beschrieben (späte Formen), bei denen es zu schweren neurologischen Veränderungen und Entwicklungsverzögerungen kommt.

Klinische Symptome

Bei der neonatalen Form treten bereits am ersten bis sechsten Lebenstag in Abhängigkeit von der Eiweißaufnahme (oral oder parenteral) zunächst Nahrungsverweigerung, dann Somnolenz, Lethargie, Koma, Ataxie, Tachypnoe und Krämpfe auf.

Die Mehrzahl der Kinder sind in der Neugeborenenperiode verstorben.

Werden die akuten Phasen mit Hyperammonämie überlebt, bleiben Ernährungsschwierigkeiten unterschiedlichster Ausprägung und die ständige Gefahr der Hyperammonämie mit den damit verbundenen klinischen Symptomen. Bei schwerer, mehrere Tage dauernder Hyperammonämie ist mit neurologischer Symptomatik aufgrund eines eingetretenen Hirnschadens zu rechnen [5].

Die sich spät manifestierende Variante dieser Krankheit ist gekennzeichnet durch ausgeprägte neurologische Symptome mit Gangstörungen, Ataxie, Verzögerung der statomotorischen Entwicklung, Gedeih- und Sehstörungen. Aversionen gegen proteinreiche Nahrung wurde beobachtet [6-8].

Biochemische Befunde

Das Kardinalmerkmal des N-Acetylglutamatsynthetase-Mangels ist die Hyperammonämie.

Normwerte der Ammoniakkonzentration im venösen Blutplasma liegen bei Neugeborenen, gemessen mit einer enzymatischen Methode, unter 110 µmol/l (187 µg/dl), im späteren Alter unter 80 µmol/l (136 µg/dl). Ist die Ammoniakkonzentration über 150 µmol/l (255 µg/dl) bei Neugeborenen oder über 100 µmol/l (170 µg/dl) bei Kindern erhöht, liegt eine Hyperammonämie vor.

Entsprechend der Hyperammonämie sind in der Regel Glutamin, Glutamat, Alanin und Asparagin stark vermehrt. Die Analyse der Aminosäuren im Urin und Plasma zeigt darü-

ber hinaus niedrige Konzentrationen von Citrullin und Arginin (wie auch von Harnstoff). Die Ausscheidung von Orotsäure mit dem Urin ist nicht erhöht [1,4].
Aufgrund der Metabolitenbestimmungen ist eine differentialdiagnostische Trennung zwischen N-Acetylglutamat- und Carbamylphosphatsynthetase-Mangel nicht möglich (siehe Kapitel Differentialdiagnose)! Auch die Gabe von Carbamylglutamat gibt keinen eindeutigen Hinweis. Falls die orale Verabreichung von Carbamylglutamat einen eindeutigen ammoniaksenkenden Erfolgt zeigt, ist dies nicht der Beweis für das Vorliegen eines NAGS-Mangels. Außerdem scheint es auch „Nonresponder"-Mutationen der N-Acetylglutamatsynthetaser zu geben.
Die Bestimmung der N-Acetylglutamatsynthetaseaktivität ist zur Sicherung der Diagnose unbedingt notwendig. Das Enzym ist in der Leber, in den Nieren und in der Dünndarmschleimhaut nachweisbar.

Genetische Befunde

N-Acetylglutamatsynthetase-Mangel wird autosomal rezessiv vererbt [4,5,7]. Der Genlocus dieses Enzyms liegt auf dem Chromosom 17 (17q21,31).

Der N-Acetylglutamatsynthetase-Mangel ist ein seltener angeborener Defekt des Harnstoffzyklus. Die Dunkelziffer ist wegen der schwierigen Unterscheidung zwischen N-Acetylglutamatsynthetase-Mangel und dem Carbamylphosphatsynthetase-Mangel wahrscheinlich hoch.
Trotz der geringen Zahl der bisher bekannt gewordenen Fälle liegen Informationen über Mutationen vor [5,9-11]:
W324X; c.1306_1307insT; L430P; E433S; W484R; c544delC.

Therapie

Als generelle Regel für Zustände mit Hyperammonämien bei Neugeborenen gilt, dass mindestens bis zum Abschluss der speziellen Untersuchungen und bis zum Vorliegen einer endgültigen Diagnose alle zur Verfügung stehenden Möglichkeiten zur Senkung des Ammoniakspiegels genutzt werden müssen. Hierzu stehen mehrere zu kombinierende Möglichkeiten zur Verfügung.
Die besten Behandlungserfolge, d.h. eine normale geistige und körperliche Entwicklung, weisen die Patienten auf, bei denen die Zeitspanne zwischen den ersten Symptomen und einer suffizienten Behandlung sehr kurz war [12] und die initialen Ammoniakwerte unter 180 bzw. 300 µmol/l lagen sowie die maximale Konzentration nicht 350 bzw. 500 µmol/l überschritten wurde (jeweils erster Wert aus [13], zweiter Wert persönliche Mitteilung C. Bachmann, Lausanne).
Schon beim Verdacht auf das Vorliegen eines N-Acetylglutamatsynthetase- oder Car-

bamylphosphatsynthetase-Mangels, d.h. auch vor dem Abschluss der enzymatischen Bestimmungen aus Lebergewebe bei hyperammonämischen Neugeborenen ohne Orotsäurevermehrung im Urin und ohne Hinweise auf das Vorliegen eines anderen Harnstoffzyklusdefekts aufgrund der Aminosäurenanalyse, sollte unbedingt Carbamylglutamat oral verabreicht werden. Carbamylglutamat hat ähnlich stimulierende Wirkung auf die Carbamylphosphatsynthetase wie Acetylglutamat, ist aber im Gegensatz zum Acetylglutamat zellmembranpermeabel.

Initiale Carbamylglutamat (Carbaglu®, ORPHAN Europe)-Dosierung:

100-250 (570) mg/kg KG Tag)   [1,7-9, Firmeninformation]

Erstversorgung/Behandlung der Hyperammonämie [1,4,14,15]

Bei Ammoniakkonzentrationen über 150 µmol/l (255 µg/dl) im Neugeborenenalter oder über 100 µmol/l (170 µg/dl) bei Kindern liegt eine Hyperammonämie vor.

Sind die Ammoniakwerte höher als 200 µmol/l (340 µg/dl), muss eine Akut-/Notfallbehandlung durchgeführt werden.

Prinzip der Erst-/Akutbehandlung

- Reduktion/Stop der Proteinzufuhr (für maximal 2 Tage)
- Hochkalorische Ernährung (Kohlenhydrate, Fett, Insulin)
- Forcierte Diurese
- Gabe von Medikamenten, die den Ammoniakspiegel senken
- Hämodiafiltration, ersatzweise Hämofiltration oder Hämodialyse bei Ammoniakspiegeln über 400 µmol/l (680 µg/dl)

Die Akutbehandlung sollte mit folgenden Infusionen begonnen werden:

- Natriumbenzoat 250 mg/kg KG in 10%-ger Glukoselösung, über 2 Stunden, und / oder
- Natriumphenylacetat oder Natriumphenylbutyrat 250 mg/kg KG in 10%-iger Glukoselösung über 1-2 Stunden, und
- Argininhydrochlorid 210 mg (1 mmol)/kg KG in 10%-iger Glukoselösung, über 2 Stunden.

Zusätzlich oral:
- Carbamylglutamat 100-250 (570) mg/kg KG Tag) [1,14-17,Firmeninformation] (Bei Dosierungen über 750mg/kg KG scheint Carbamylglutamat toxisch zu wirken!)

NAGS

Sollte sich nach der oralen Verabreichung von Carbamylglutamat eine deutliche Besserung (Normalisierung der Ammoniakkonzentration) zeigen, können alle anderen Medikamente unter strenger Beobachtung langsam abgesetzt und eine normale Eiweißzufuhr langsam wieder begonnen werden.

Die Infusionstherapie mit Natriumbenzoat wird fortgesetzt mit 250-350 mg/kg KG über 24 Stunden und/oder Natriumphenylacetat (alternativ dazu Natriumphenylbutyrat; Ammonaps®) bis zu 500 mg/kg KG über 24 Stunden und Argininhydrochlorid 420 mg (2 mmol)/kg KG über 24 Stunden. Sind die Ammoniakspiegel unter 200 µmol/l (340 µg/dl) abgesunken, kann die Zufuhr von Natriumbenzoat auf 250 mg/kg KG Tag und von Natriumphenylbutyrat auf 250 mg/kg KG Tag gesenkt werden.

Die Menge der notwendigen Flüssigkeitszufuhr hängt sowohl vom Alter als auch der Nierenfunktion des Patienten ab. Man sollte mit einer Infusion von mindestens 10 g Glukose/kg KG in Elektrolytlösung (z.B. Jonosteril päd I) für 24 Stunden beginnen. Die Glukosemenge kann bis auf 20-30 g/kg KG erhöht werden. Falls notwendig, kann zusätzlich Insulin (0,01-0,50 I.E./kg KG Stunde) verabreicht werden, um den Glukoseblutspiegel zwischen 80 und 200 mg/dl zu halten. Das Ziel der hohen Kaloriengabe (>100 kcal/kg KG Tag) ist die Vermeidung von Katabolismus. Zusätzlich sollte Fett infundiert werden (am Anfang 0,5-1 g/kg KG Tag und wenn möglich Steigerung auf 2-3 g/kg KG Tag unter Kontrolle der Triglyzeridkonzentrationen im Blut). Gelingt es nicht, die Blutglukosekonzentration unter 200 mg/dl (11,1 mmol/l) zu halten, selbst unter Infusion von 0,5 I.E. Insulin/kg KG Stunde, muss die Glukosezufuhr reduziert werden.

Die Diurese sollte forciert werden mittels Furosemid (Lasix) (1-2 mg oral oder 0,5-1 mg/kg KG i.v., alle 6-12 Stunden).

Falls die Möglichkeit einer oralen Zufuhr besteht, sollte eine 4%-ige Natriumphenylbutyratlösung, 500 mg/kg KG in 24 Stunden, verabreicht werden.

Prinzip der Ammoniakausschleusung mittels Benzoat und Phenylbutyrat: *(siehe Kasten nächste Seite)*

Bei der Erstversorgung sind die nachfolgend aufgeführten allgemeinen Maßnahmen zu befolgen:

- Intubation und umgehender Transport des Patienten in ein Stoffwechselzentrum!
- Keine Hyperventilation!
- Keine Infusion von Ketosäuren!

Bei Plasmaammoniakspiegeln über 400 µmol/l (680 µg/dl) sollte eine Hämodiafiltration, wahlweise Hämodialyse oder Hämofiltration veranlasst werden. Die Hämofiltration sollte alle 2-4 Stunden wiederholt werden [19].

NAGS

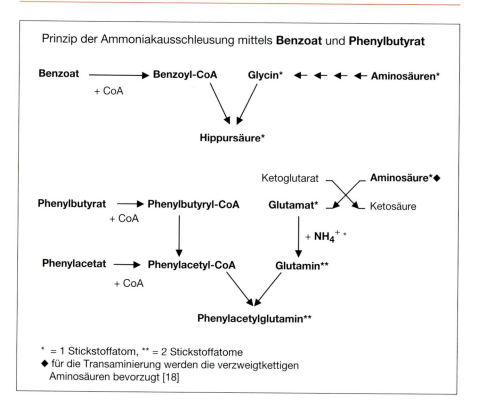

Blutaustauschtransfusionen sind wenig effektiv und mit Peritonealdialyse erfolgt die Ammoniakeliminierung viel zu langsam!

Die Infusionstherapie sollte am dritten Tag durch orale Proteingabe ergänzt werden. Beginn mit 0,5 g/kg KG Tag natürlichem Eiweiß, Steigerung bis auf 1 g/kg KG Tag unter zusätzlicher Gabe von 0,5 g Aminosäurenmischung/kg KG Tag (essentielle Aminosäuren) (siehe: Diätetische Behandlung).

Spezifische Kontrollparameter der Akuttherapie/Erstversorgung

Kontrolle der Blutkonzentrationen von:

Glutamin	<800-1000 µmol/l
Ammoniak	<150 µmol/l (263 µg/dl)
Arginin	100-200 µmol/l
Benzoat	<2 mmol/l (<24,4 mg/dl) (besonders bei intravenöser Natriumbenzoatgabe). Benzoat ist in höheren Konzentrationen (>~1000 mg/dl) toxisch und führt zu ähnlichen klinischen Symptomen wie bei Hyperammonämien.

NAGS

Langzeitbehandlung

Medikamentöse Behandlung

Bei der Behandlung des N-Acetylglutamatsynthetase-Mangels richtet sich das Augenmerk auf die Vermeidung übermäßiger Freisetzung und auf die Elimination von Ammoniak.

Zu verabreichende Medikamente bei Langzeittherapie (mg/kg KG Tag):
- Carbamylglutamat 10-100

Wenn keine ausreichende Wirkung von Carbamylglutamat zu verzeichnen ist, dann sollten zusätzlich folgende Medikamente verabreicht werden:
- Natriumbenzoat 250
- Natriumphenylbutyrat bis zu 500
- Argininhydrochlorid 210 (1 mmol)
- ggf. Gabe von Citrullin (äquimolar) anstatt Arginin
  (Citrullin kann im Gegensatz zu Arginin ein Stickstoffatom für die Harnstoffsynthese aufnehmen)
- L-Carnitin 30-50, nur wenn ein nachgewiesener Mangel besteht [20]
- Lactulose (3 x 4-20 g/Tag) (Dosis für Erwachsene! Bei Kindern die Dosierung so wählen, dass weiche, aber nicht wässrige Stühle und keine Bauchschmerzen auftreten) [21].

Gelegentlich werden bei Langzeitgabe von Natriumbenzoat Magenbeschwerden geäußert, die auf der Reizung der Magenschleimhaut beruhen und zur Dosisreduktion zwingen. Ein anderer Anlass zur Reduzierung der Benzoatmenge ist, wenn die Glycinkonzentration im Plasma/Serum unter 100 µmol/l abgesunken ist.

Als Nebenwirkung von Natriumphenylbutyrat treten selten Übelkeit, Stimmungslabilität, Atemfrequenzerhöhung, Magen- und Muskelschmerzen, Schwellungen der Füße und/oder Menstruationsstörungen auf (Persönliche Mitteilung F. Roels, Gent). Häufiger dagegen sind Amenorrhöen (bis zur 23% der behandelten Frauen). Außerdem ist zu berücksichtigen, dass nicht die gesamte Menge an verabreichtem Phenylbutyrat an Glutamin gekoppelt und ein nicht geringer Anteil unkonjugiert mit dem Urin ausgeschieden wird. Bei Phenylbutyratbehandlung ist auf die Konzentrationen der verzweigtkettigen Aminosäuren zu achten, da ein Großteil des gebundenen Glutamins aus Transaminierungen dieser Aminosäuren stammt [18,22,23].
Im Urin der mit Phenylbutyrat behandelten Patienten findet man eine Vielzahl von Metaboliten, außer Phenylbutyrat auch Phenylacetat, Phenylbutyrylglutamin und Phenylacetylglutamin [23].

Diätetische Behandlung

Behandlungsprinzip

Die diätetische Behandlung besteht in einer strengen Eiweiß- und Stickstoffrestriktion, bei der die Eiweißzufuhr bis auf den minimalen sicheren Bedarf zur Senkung des Ammoniakspiegels in den Normbereich reduziert wird. Mit der begrenzten exogenen Stickstoffzufuhr und der gleichzeitigen Verminderung des endogenen Eiweißabbaus (durch eine ausreichende Kalorienzufuhr!) soll der Freisetzung von Ammoniak entgegen gewirkt werden. Dabei liegt die tolerierte Eiweißmenge pro kg Körpergewicht im Säuglingsalter und in Phasen schnellen Wachstums höher als im Kindesalter.

Die strenge eiweißarme Diät ist mit einem Verzicht auf eiweißreiche Lebensmittel wie z.B. Fleisch, Fisch, Milch, Eier, Getreideprodukte – außer berechneten Mengen an Muttermilch und Säuglingsmilchnahrung im Säuglingsalter – sowie einer begrenzten Aufnahme von genau berechneten Mengen an eiweißarmen Lebensmitteln wie z.B. Obst, Gemüse und Kartoffeln verbunden.

Bei einer Eiweißtoleranz, die deutlich unterhalb der empfohlenen altersgerechten minimalen Eiweißzufuhr liegt, ist für ein optimales Wachstum und zur Deckung des Bedarfs an essentiellen Aminosäuren die Einnahme eines Gemisches aus essentiellen Aminosäuren erforderlich. Es werden mit dem Gemisch nur essentielle Aminosäuren zugeführt, damit der Körper überschüssigen Stickstoff für die Synthese von nicht-essentiellen Aminosäuren verwenden und auf diese Weise eliminieren kann [24]. Das Aminosäurengemisch muss mit Vitaminen, Mineralstoffen und Spurenelementen angereichert sein, da die eiweißarme Ernährung kein tierisches Eiweiß zulässt, das reich an diesen Nährstoffen ist. Darüber hinaus ist eine ausreichende Energiezufuhr von entscheidender Bedeutung, um normale Wachstumsraten zu erzielen und Eiweißabbau zu verhindern, die im Wesentlichen mit industriell hergestellten eiweißarmen Speziallebensmitteln (eiweißarme Mehle, Nudeln, Gebäck, Brot, Milchgetränk), die eiweißreiche Lebensmittel ersetzen, sowie mit Fett (Streichfette und Öle) und Kohlenhydraten (z.B. Rohrzucker, zuckerhaltige Getränke) erreicht wird. Eine Argininsupplementierung ist erforderlich (siehe medikamentöse Behandlung), da als Folge des Stoffwechseldefekts keine Argininsynthese stattfindet.

Ziele der Ernährungsbehandlung

Mit der diätetischen Behandlung sollen folgende Ziele erreicht werden:

- Senkung des Ammoniakspiegels auf Normalwerte (siehe Tabelle 1)

NAGS

Alter	Ammoniak (µmol/l)	Ammoniak (µg/dl)
Neugeborene	bis 110	bis 187
jenseits des Neugeborenenalters	<80	<136

(Blutabnahme aus ungestauter Vene)

Tab. 1: Normalwerte der Ammoniakkonzentration (venöses Plasma!, enzymatisch) [25]

- Vermeidung von hyperammonämischen Krisen
- Normale Wachstumsrate bei Säuglingen, Kindern und Gewichtserhaltung bei älteren Patienten
- Vermeidung und schnelle Beendigung von katabolen Zuständen (z.B. bei Infekten, Erbrechen, Durchfall, Gewichtsverlust), die zu einem Anstieg der Ammoniakkonzentration im Blut führen, durch eine ausreichende Energie- und angepasste Eiweißzufuhr evtl. auch durch konsequentes Sondieren der Nahrung sowie häufige kleine Mahlzeiten
- Normalisierung der Konzentrationen der Aminosäuren (Glutamin, Glycin, Valin, Leucin , Isoleucin, Arginin, Citrullin) im Blut, besonders bei medikamentöser Therapie.

Diätvorschrift

Eiweiß

1. Die tolerierte Eiweißmenge ist sehr unterschiedlich und muss bei jedem Patienten individuell durch Titrieren gegen die Blutammoniakkonzentration ermittelt werden. Sie ist abhängig von der Aktivität der HN-Acetylglutamatsynthetase, dem Alter, der Wachstumsrate und dem Gesundheitszustand.
2. Die Eiweißzufuhr, die normale „NH3-Spiegel" gewährleistet, orientiert sich an dem minimalen Eiweißbedarf (siehe Tabelle 2), der nur bei Aufnahme eines biologisch hochwertigen Eiweißes für einen altersabhängigen Erhaltungsbedarf und ein altersabhängiges Wachstum ausreichend ist. Liegt die tolerierte Eiweißmenge unterhalb des minimalen Bedarfs und berücksichtigt man die Eiweißqualität und Verdaulichkeit des Nahrungseiweißes, kann der Zusatz eines Gemisches aus essentiellen Aminosäuren für eine ausreichende Ernährung und normale Wachstumsrate erforderlich sein.
3. Eine 2-tägige eiweißfreie Ernährung bei Erstversorgung soll am 3. Tag beginnend mit 0,5 g natürlichem Eiweiß/kg KG Tag und schrittweiser Steigerung auf 1 g/kg KG Tag zusammen mit 0,5 g/kg KG Tag eines Gemisches aus essentiellen Aminosäuren ergänzt werden.
4. Die tolerierte Eiweißmenge erhöht sich, wenn Natriumbenzoat, -phenylacetat oder -phenylbutyrat verabreicht werden.
5. Die Zufuhr muss häufig (siehe Kontrolluntersuchungen) an die Veränderung der Ami-

nosäuren und die Ammoniak- und/oder Glutaminkonzentration im Serum bzw. Plasma angepasst werden.
6. Im Bedarfsfall sollte die Ernährung auch unter Verwendung einer Magenverweilsonde, gegebenenfalls über ein Gastrostoma (PEG), vorgenommen werden.

Alter	Eiweiß (g/kg KG Tag) * (natürliches Eiweiß mit/ohne Aminosäurengemisch)
Säuglinge	1,8–2,0
Kleinkinder	1,2–1,5
Schulkinder	1,0
Jugendliche/Erwachsene	<0,5 (0,6–v0,8 WHO)

* Der tatsächliche Bedarf kann von dem angegebenen erheblich abweichen.

Tab. 2: Durchschnittliche Eiweißzufuhr von Patienten mit Harnstoffzyklusstörungen [24]

Essentielle Aminosäuren

1. Reicht die Einschränkung der natürlichen Eiweißzufuhr bis zum minimalen Bedarf allein nicht aus oder wird sie von den Patienten nicht toleriert, muss ein Teil der natürlichen Eiweißmenge durch ein Gemisch aus essentiellen Aminosäuren (bis 0,7 g/kg Tag) ersetzt werden, das reich an verzweigtkettigen Aminosäuren und arm (jedoch bedarfsdeckend!) an Tryptophan (hilfreich bei Appetitmangel!) ist [26].
2. Dabei soll die Menge an natürlichem Eiweiß und an Gemisch aus essentiellen Aminosäuren etwa 1:1 betragen (z.B. 0,5 g/kg KG natürliches Eiweiß + 0,6 g/kg KG essentielle Aminosäuren) [26].
3. Ausgehend davon, dass 0,6 g essentielle Aminosäuren 1 g Eiweiß-Äquivalent entsprechen [15,27], werden mit 0,5 g/kg KG natürlichem Eiweiß plus 0,6 g/kg KG essentiellen Aminosäuren (= 1,0 g Eiweiß-Äquivalent) 1,5 g Eiweiß-Äquivalent/kg KG zugeführt, das den Bedarf für ein Kleinkind bei gleichzeitiger ausreichender Energiezufuhr deckt.

Alter	Natürliches Eiweiß g/kg KG Tag	Aminosäurengemisch* g/kg KG Tag
Säuglinge	0,5-1,3	0,3-0,6
Kleinkinder	0,5-1,0	0,3-0,5
Schulkinder	0,5-1,0	0,2-0,3

* 0,6 g essentielle Aminosäuren entsprechen 1 g Eiweiß-Äquivalent

Tab. 3: Erfahrungswerte für die Eiweißzufuhr bei Harnstoffzyklusstörungen [28]

Fett

Die Fettzufuhr soll in Abhängigkeit vom Alter bei 30-40% der Gesamtkalorien liegen. Im 1. Lebensjahr beträgt sie 4-5 g/kg KG (35-50% d. Gesamtkalorien). Eine altersabhängige Zufuhr von 2,5-4,0% der Gesamtkalorien als Linolsäure (n-6) sowie 0,5% als α-Linolensäure (n-3) wird empfohlen [29]. Dabei sollte ein Verhältnis n-6 zu n-3 von weniger als 5:1 (bis 15:1 bei Säuglingen) angestrebt werden, das als präventiv wirksam angesehen wird und mit der Aufnahme von Soja-, Walnuss- und Rapsöl am besten zu erzielen ist, da diese Öle einen hohen Gehalt an α-Linolensäure haben. Auf eine ausreichende Aufnahme von Fett in Form von Streichfetten und Ölen ist zu achten, da Lebensmittel mit sog. „versteckten" Fetten, wie man sie in Fleisch, Wurst, Käse, Milch, Schokolade findet, im eiweißarmen Ernährungsplan nicht erlaubt sind und als Fettlieferanten nicht zur Verfügung stehen.

Energie

Die Energiezufuhr richtet sich nach den Empfehlungen der DGE 2000 [29] und soll ausreichend bis hochnormal (10-20% über den Richtwerten) sein – besonders im Neugeborenenalter (siehe Tabelle 4). Bei Infekten und hyperammonämischen Krisen ist sie bis auf 120% der Richtwerte zu erhöhen (z.B. mit Minus_1 *Eiweißfrei* [SHS, Heilbronn] oder basic-p [Milupa, Friedrichsdorf]). Sie soll eine normale Gewichtszunahme bei Säuglingen und Kindern ermöglichen und zur Gewichtserhaltung bei älteren Patienten beitragen.

Alter	kcal/Tag		kcal/kg KG Tag	
	m	w	m	w
0 – < 4 Monate	500	450	94	91
4 – <12 Monate	700	700	90	91
1 – < 4 Jahre	1.100	1.000	91	88
4 – < 7 Jahre	1.500	1.400	82	78
7 – <10 Jahre	1.900	1.700	75	68
10 – <13 Jahre	2.300	2.000	64	55
13 – <15 Jahre	2.700	2.200	56	47
15 – <19 Jahre	3.100	2.500	46	43
19 – <25 Jahre	3.000	2.400	41	40

Tab. 4: Richtwerte für die Energiezufuhr bei mittlerer körperlicher Aktivität (DGE 2000) [29]

Flüssigkeit

Die empfohlene Flüssigkeitsmenge richtet sich nach den Empfehlungen der DGE 2000 [29] (siehe Tabelle 5). Unter normalen Bedingungen ist eine minimale Flüssigkeitszufuhr von 1 ml/kcal zu verabreichen.

Alter	ml/kg KG Tag
0 – < 4 Monate	130
4 – <12 Monate	110
1 – < 4 Jahre	95
4 – < 7 Jahre	75
7 – <10 Jahre	60
10 – <13 Jahre	50
13 – <15 Jahre	40
15 – <19 Jahre	40
19 – <25 Jahre	35

Tab. 5: Richtwerte für die Flüssigkeitszufuhr (DGE 2000) [29]

Vitamine, Mineralstoffe und Spurenelemente

1. Die Vitamin-, Mineralstoff- und Spurenelementversorgung richtet sich nach den Empfehlungen der DGE 2000 [29]. Bei starker Einschränkung der Zufuhr an natürlichem Eiweiß kommt es regelmäßig zu einer Unterversorgung, die die Zugabe eines Vitamin-, Mineralstoff- und Spurenelementpräparates (z.B. Seravit, SHS, Heilbronn) erforderlich macht. Bei Zugabe eines Gemisches essentieller Aminosäuren und Minus_1 *Eiweißfrei* bzw. basic-p, die beide mit Vitaminen, Mineralstoffen und Spurenelementen angereichert sind, wird der Bedarf normalerweise gedeckt (siehe Tabelle 6).
2. Eine Berechnung der Mikronährstoffzufuhr durch die Diät in größeren Abständen wird empfohlen.

Zubereitung nach Diätvorschrift

Eiweiß

1. Es wird die Menge an Muttermilch oder Säuglingsmilchnahrung berechnet, die der tolerierten Menge an natürlichem Eiweiß entspricht. Muttermilch ist gegenüber Säuglingsmilchnahrung wegen des geringeren Eiweißgehalts bei gleicher Energiezufuhr und der bifidogenen Wirkung auf die Darmflora zu bevorzugen. Der Eiweißgehalt in Muttermilch beträgt durchschnittlich 1,1 g/100 ml; der Eiweißgehalt in Säuglingsmilchnahrungen ist der Nährwerttabelle zur Behandlung von angeborenen Aminosäurenstoffwechselstörungen [30] oder den Herstellerangaben zu entnehmen.
2. Beim Stillen wird die normale Muttermilchmenge nach Bedarf reduziert (sog. Teilstillen), indem der Säugling entweder bei jeder Mahlzeit eine kleine Menge Minus_1 *Eiweißfrei* zusammen mit einem Gemisch aus essentiellen Aminosäuren bekommt und anschließend gestillt wird oder der Säugling bei jeder zweiten Mahlzeit gestillt wird und dazwischen Minus_1 *Eiweißfrei* zusammen mit einem Gemisch aus essentiellen Ami-

nosäuren bekommt. Die getrunkene Muttermilchmenge wird durch (gelegentliches) Wiegen des Säuglings vor und nach dem Anlegen festgestellt.
3. Bei Fütterung von Säuglingsmilchnahrung oder abgepumpter Muttermilch wird diese mit dem Messbecher abgemessen bzw. abgewogen. Die Tagesmenge wird auf die Anzahl der Mahlzeiten verteilt und die Teilmenge wird entweder zuerst gefüttert und anschließend Minus_1 *Eiweißfrei* zusammen mit einem Gemisch aus essentiellen Aminosäuren oder mit Minus_1 *Eiweißfrei* und einem Gemisch aus essentiellen Aminosäuren gemischt verabreicht.
4. Vom 5. Monat (spätestens 7. Monat) an wird die Milchnahrung teilweise durch feste Kost ersetzt. Sie wird aus der Nährwerttabelle zur Behandlung von angeborenen Aminosäurenstoffwechselstörungen ausgewählt und die erlaubte Menge abgewogen [30]. Bei Patienten mit milden Verlaufsformen sollte ca. 30-50% des natürlichen Eiweißes in biologischer hochwertiger Form, z.B. als Milch und Milchprodukte verabreicht werden.
5. Es wird die erforderliche Menge an dem Gemisch essentieller Aminosäuren berechnet, dessen Eiweißäquivalentgehalt sich durch Division des Aminosäurengehalts mit dem Faktor 0,6 ergibt, da 0,6 g essentielle Aminosäuren 1 g Eiweißäquivalent entsprechen [15, 27].
6. Das Aminosäurengemisch wird zusammen mit Minus_1 *Eiweißfrei* bzw. basic-p abgewogen und in der entsprechenden Menge mit Muttermilch oder Säuglingsmilchnahrung verabreicht. Beim Stillen kann es entweder im Wechsel mit der Brustmahlzeit oder in kleinen Mengen vor jeder Brustmahlzeit verabreicht werden. Später sollte es in Gemüse- bzw. Obstsäfte, Tee, Limonade etc. eingerührt oder gemixt (Schüttelbecher) und gemeinsam mit dem natürlichen Nahrungseiweiß in mindestens drei Einzelportionen gleichmäßig über den Tag verteilt eingenommen werden. Moderne Aminosäurenmischungen sind bereits portioniert, leichter löslich und mit Energiekomponenten versetzt, die eine verbesserte Verwertbarkeit und Verträglichkeit erwarten lassen und eine häufigere Einnahme ermöglichen auch unabhängig von den Mahlzeiten.

E-AM 1	für die Zubereitung der Flaschennahrung und Anreicherung der Beikost im 1. Lebensjahr (SHS, Heilbronn)
E-AM 2 e-am Anamix	für Klein- und Schulkinder (SHS, Heilbronn)
UCD 1	für Säuglinge (Milupa, Friedrichsdorf)
UCD 2	für Klein- und Schulkinder, Jugendliche und Erwachsene (Milupa, Friedrichsdorf)

Tab. 6: *Gemische essentieller Aminosäuren, angereichert mit Vitaminen, Mineralstoffen und Spurenelementen*

Energie

1. Es wird der Energiegehalt aus Muttermilch oder Säuglingsmilchnahrung und/oder fester Kost und dem Gemisch essentieller Aminosäuren berechnet.

NAGS

2. Der berechnete Energiegehalt wird vom täglichen Energiebedarf abgezogen
3. Der restliche Bedarf wird bei der Flaschen- und Beikostzubereitung mit Minus_1 Eiweißfrei (SHS, Heilbronn) bzw. basic-p (Milupa, Friedrichsdorf) (Fett- und Kohlenhydratgemisch mit Vitaminen, Mineralstoffen, Spurenelementen) und später mit Fetten (Streich- und Kochfett) und Ölen – bis zu 45-30% der Gesamtenergie – gedeckt, wobei nicht ausschließlich pflanzliche Fette, sondern auch tierische Fette wie Butter, Schmalz und Sahne verwendet werden sollten, um ein ausgewogenes Verhältnis zwischen gesättigten und ungesättigten Fettsäuren zu erzielen. Mit Maltodextrin (SHS, Heilbronn), Rohr- oder Traubenzucker, Duocal (SHS, Heilbronn) oder eiweißfreien Lebensmitteln und gesüßten Getränken wird ein weiteres Defizit ausgeglichen.

Flüssigkeit

Für die Flaschenzubereitung

- Trinkwasser abkochen, auf 60°C abkühlen lassen und 2/3 der erforderlichen Trinkmenge in ein Fläschchen füllen
- Die verordnete Menge an Aminosäurengemisch, Säuglingsmilchnahrung und Minus_1 Eiweißfrei bzw. basic-p abwiegen und hinzufügen
- Fläschchen gut verschließen und schütteln
- Mit abgekochtem Wasser auf die entsprechende Trinkmenge auffüllen
- Jedes Fläschchen frisch zubereiten

Bei Zubereitung der gesamten Tagestrinkmenge wird diese in die gewünschte Anzahl von Fläschchen verteilt und gut verschlossen im Kühlschrank aufbewahrt. Das Fläschchen wird vor dem Füttern auf Trinktemperatur erwärmt und sofort verwendet.

Für die Getränkezubereitung

Das Aminosäurengemisch ist portionsweise mit einer ausreichenden Menge Flüssigkeit einzunehmen (5-10 g in 150 ml Flüssigkeit), um eine hinreichend niedrige Osmolalität zu erreichen, die im Säuglingsalter unter 450 mOsm/kg und danach zwischen 450 und 700 (nicht >1000) mOsm/kg liegen soll. Denn Diarrhoe, gastrointestinale Beschwerden, Übelkeit und Erbrechen können als Folge hyperosmolarer Nahrung auftreten.

Vitamine, Mineralstoffe und Spurenelemente

1. Es wird die Vitamin-, Mineralstoff- und Spurenelementzufuhr aus der Milchnahrung, der festen Kost, dem essentiellen Aminosäurengemisch und Minus_1 Eiweißfrei oder basic-p berechnet.
2. Die berechnete Menge wird vom empfohlenen Bedarf abgezogen.
3. Ein Restbedarf wird mit Seravit (SHS, Heilbronn) gedeckt und der Flaschennahrung und/oder dem Getränk in kleinen Portionen zugefügt.

NAGS

Kontrolluntersuchungen bei Langzeitbehandlung

Allgemeine Kontrolluntersuchungen

Im Rahmen der Langzeitbehandlung von Patienten mit N-Acetylglutamatsynthetase-Mangel sollten im Säuglingsalter alle zwei bis vier Wochen und im Kindesalter alle 3 Monate folgende Parameter kontrolliert werden:

- Körpergewicht, Länge, Kopfumfang
- Quantitative Bestimmung der Aminosäuren, besonders die Plasmakonzentration von Arginin, Citrullin, Glutamin, Alanin, Isoleucin, Leucin und Valin.
- Ammoniak, Blutzucker, Transaminasen, Eisen, Ferritin, Transferrin, Natrium, Kalium, Calcium, Phosphat, Magnesium, Selen, Eiweiß, Albumin, Prä-Albumin, Harnstoff, alkalische Phosphatase und Carnitin (besonders bei Benzoatgabe, da Benzoylcarnitin vermehrt ausgeschieden wird!).
- Gerinnungsstatus, Blutbild

Spezielle Kontrolluntersuchungen

- Benzoat im Blut
- Phenylbutyrat im Blut und Urin

Folgende Plasmakonzentrationen der angegebenen Kontrollparameter sollten bei der Langzeittherapie angestrebt werden (Nüchternzustand!), wenn eine spezielle Diät verordnet ist:

Ammoniak	<150 µmol/l (263 µg/dl)
Threonin	>81 µmol/l
Glutamin	<800 µmol/l
Glycin	>100 µmol/l
Alanin	<800 µmol/l
Citrullin	>15 µmol/l
Valin	>99 µmol/l
Isoleucin	>23 µmol/l
Leucin	>59 µmol/l
Arginin	100-150 µmol/l
Benzoat	<2 mmol/l (24,4 mg/dl)

Ist die ausschließliche Therapie mit Carbamylglutamat erfolgreich, genügt es, folgende Plasmaaminosäurenkonzentrationen zu kontrollieren:

Ammoniak	<150 µmol/l (263 µg/dl)
Alanin	<800 µmol/l
Glutamin	<800 µmol/l

Folgende Medikamente und Nahrungsmittel sollten bei der Behandlung von Patienten mit N-Acetylglutamatsynthetase-Mangel vermieden werden:
- Valproat
- Lakritze

Wichtig für jeden Patienten ist, dass er einen Notfallausweis mit allen wichtigen klinischen Daten besitzt, die für eine Notfallbehandlung erforderlich sind, mit der Telefonnummer des den Patienten betreuenden Stoffwechselzentrums und Angaben über die ersten unverzüglich durchzuführenden medizinischen Maßnahmen.
Es wird empfohlen, die Patienten wie Gesunde zu impfen, zusätzlich gegen Windpocken und Pneumokokken.

Notfallbehandlungen bei N-Acetylglutamatsynthetase-Mangel

Alle Patienten müssen einen vom betreuenden Stoffwechselzentrum erstellten Notfallplan besitzen, der die individuellen Besonderheiten des Betroffenen berücksichtigt.
Eine Notfallbehandlung ist bei drohender und/oder schon eingetretener metabolischer Stoffwechselentgleisung (Hyperammonämie) des Patienten durchzuführen. Ziel der Notfallbehandlung ist die Wiederherstellung einer ausgeglichenen anabolen Stoffwechsellage, im besonderen die Senkung der Ammoniakblutkonzentrationen in den Normbereich.

Für eine Beurteilung der Stoffwechselsituation sind folgende Laborparameter unbedingt erforderlich:

- Ammoniak im Blut
- Säure-Basen-Status (Astrup)
- Ketonkörper im Blut bzw. Urin
- Hämoglobin oder Hämatokrit (zur Kontrolle der Dehydratation/Rehydratation bei Erbrechen und/oder Durchfall)
- Elektrolyte im Blut (ab Stufe II)
- Glukose im Blut (ab Stufe II)
- Laktat im Blut (ab Stufe II)
- Transaminasen (ab Stufe II)
- Aminosäuren (quantitativ, innerhalb von 3-5 Stunden!) (ab Stufe II)

Folgende Medikamente bzw. Infusionslösungen sollten für die Behandlung bereitstehen:

- Argininhydrochlorid (21,0% = 1 mol)   oral oder i. v.
- Carbamylglutamat   oral
- Natriumbenzoat   oral (oder i. v.)
- Natriumbicarbonatlösung 8,4%   i. v.
- Natriumphenylbutyrat (Ammonaps)   oral

NAGS

- (Natriumphenylacetat	i. v.)
- L-Carnitinlösung	oral oder i. v.
- Glukoselösung 10%	i. v.
- Glukoselösung 20%	i. v.
- Glukoselösung 50%	i. v.
- Glukose-Elektrolytlösung, z.B. Jonosteril päd I	i. v.
- Maltodextrin	oral
- Insulin	subkutan, i. v.
- Lasix	oral

Die Berechnung des Anion gap (Anionenlücke) ist nur sinnvoll und aussagekräftig, wenn die Blutlaktatkonzentration noch nicht erhöht ist (z.b. aufgrund von Kreislaufzentralisierung):

A N I O N E N   L Ü C K E   (G A P) : $Na^+ + K^+ - (Cl^- + HCO_3^-) = 16 \pm 4$ (normal)

Das oberste Prinzip der Notfallbehandlung ist die Vermeidung bzw. Behebung eines Katabolismus (Eiweißabbau überwiegt Eiweißsynthese) durch ausreichende Verabreichung von Kalorien, Reduktion bzw. Stopp der Proteinzufuhr, Forcieren der Bindung und Ausscheidung von Ammoniak bzw. von Aminogruppen durch Gabe von Medikamenten sowie der Ausgleich des Säure-Basen-Status.

Entsprechend der klinischen Symptomatik, die in drei Stufen eingeteilt wird (in Anlehnung an M. Lindner, Ulm/Heidelberg, persönliche Mitteilung), ist ein situationsentsprechendes Vorgehen zu empfehlen. Dabei bietet sich je nach Gegebenheit bei den Stufen I und II eine orale und/oder parenterale, ab Stufe II A ausschließlich eine parenterale Behandlung an.

Das Prinzip der Behandlung ist die zusätzliche Gabe von Flüssigkeit und Zufuhr von reichlich Kalorien (Glukose/Insulin, Fett) und die gleichzeitige Reduktion der Eiweißmenge bis zur eiweißfreien Ernährung. Diese darf aber nicht länger als 2 Tage dauern, da sonst als Folge des Eiweißkatabolismus eine vermehrte Freisetzung von Ammoniak nicht zu vermeiden ist. Die schrittweise Zufuhr von natürlichem Eiweiß mit/ohne Aminosäurengemisch nach Ausgleich der Stoffwechselparameter sollte langsam über mehrere Tage in kleinen Schritten erfolgen. Als Richtgrößen gelten: am 3. Tag 25%, am 4. Tag 50% und am 5. Tag 100% der ursprünglich verabreichten Eiweißmenge.

Klinische Symptomatik:

Stufe I	Gelegentliches Erbrechen (Nachfüttern gelingt), Schwierigkeiten beim Essen (Appetitlosigkeit), Bewusstsein und neurologischer Status unbeeinträchtigt, keine Infektzeichen, keine erhöhte Körpertemperatur
Ammoniak <60 µmol/l (102 µg/dl), Säure-Basen-Status ausgeglichen, keine Ketonkörpervermehrung

NAGS

Stufe II Gegebenenfalls Temperaturerhöhung, wiederholtes Erbrechen, Inappetenz, Durchfall, Übererregbarkeit oder Schläfrigkeit Ammoniak <100 μmol/l (<170 μg/l)
Stufe II A Klinische Zeichen wie Stufe II, aber Ammoniak 100-200 μmol/l (170-340 μg/l)
Stufe III Somnolenz, Hyperventilation, Krampfanfälle und/oder Ammoniak >200 μmol/l (>340 μg/l)

Falls der Patient nicht oral ernährt werden kann (trotz Magenverweilsonde, z.B. wegen Erbrechens) oder sich der klinische Zustand verschlechtert, muss er in ein Stoffwechselzentrum gebracht werden. Für den Transport ist unbedingt ein venöser Zugang zu legen und Infusionen wie unter der Therapie zu den Stufen II/III angegeben zu verabreichen. Bei Stufe III sollte zum Transport vorsorglich intubiert werden!

a) Orale Notfallbehandlung

Orale Notfallbehandlungen sind nur bei Entgleisungen der oben genannten Stufen I und II durchzuführen. Schon bei der Stufe II A und selbstverständlich bei Stufe III ist zusätzlich mindestens eine sofortige parenterale Versorgung notwendig.
Für die Wahl der jeweiligen Therapie sind die klinischen Symptome entscheidender als die Ammoniakspiegel im Blut! Andererseits sollten erhöhte Ammoniakkonzentrationen bei Fehlen klinischer Symptome nicht als „Laborfehler" abgetan werden.

Stufe I

Therapie:
Fortsetzung der oralen Ernährung und der oralen Gabe der Medikamente, Verabreichung von Glukose oder Maltodextrinlösung nach den Vorschlägen von Dixon und Leonard [31] (siehe Tabelle 7), notfalls per Magenverweilsonde,
Erneute Beurteilung der Situation (Klinik, Labor) nach 6 Stunden

Alter in Jahren	Maltodextrinlösung		Tagesmengen
	%	kcal/100 ml	
0–1	10	40	150–200 ml/kg KG
≤1–2	15	60	95 ml/kg KG
>2–6	20	80	1.200–1.500 ml
>6–10	20	80	1.500–2.000 ml
>10		25	2.000 ml

Tab. 7: *Orale Notfallbehandlung von Patienten mit NAGS-Mangel (nach Dixon and Leonard) [31]*

NAGS

Stufe II

Therapie:
Unterbrechung der oralen Ernährung in der bisherigen Zusammensetzung.
Fortsetzung der oralen Medikamentengabe. Erhöhung der Dosis von Natriumbenzoat bzw. von Phenylbutyrat um ca. 25% bei Einzelmedikation (Vorsicht vor Natriumbenzoatüberdosierung!) bzw. je 10% bei Doppelmedikation.
Verabreichung von Glukose oder Maltodextrinlösung nach den Vorschlägen von Dixon und Leonard [31] (siehe Tabelle 7)
Erneute Beurteilung der Situation (Klinik, Labor) nach 4 Stunden

Falls die Befunde unverändert sind:
    Maßnahmen um 4 Stunden verlängern und erneute Entscheidung
Falls Übergang zur Stufe II A:
    unverzüglicher Beginn der parenteralen Notfallbehandlung
Falls klinische Besserung und Abfall der Ammoniakkonzentration:
    Rückkehr zur üblichen Medikation, Gabe von zunächst 25% der üblichen Menge an natürlichem Eiweiß/Tag

Erneute Beurteilung der Situation (Klinik, Labor) nach ca. 8 Stunden

Falls weitere Besserung bzw. Stoffwechselnormalisierung:
Rückkehr zur üblichen Ernährung, zunächst aber nur mit 50% der Menge an natürlichem Eiweiß und nach weiteren 8-24 Stunden zu der gesamten ursprünglichen Menge

b) Parenterale Notfallbehandlung

Stufe II

Therapie beginnen, ohne die Laboruntersuchungsergebnisse (außer von Ammoniak) abzuwarten: Zentralen Zugang legen!

Infusion von:
    120 ml/kg KG Tag Glukose-Elektrolytlösung (z.B. Jonosteril päd I)
    + 30-50 ml/kg KG Tag Glukose 20%
    + Argininhydrochlorid 210 mg (1 M), 2 ml/kg KG Tag
    + Natriumbenzoat 200 mg/kg KG Tag
    (+ Natriumphenylacetat, falls verfügbar, in gleicher Dosierung wie Natriumbenzoat)
    + L-Carnitin 100 mg/kg KG Tag (bei bekannter Carnitinsensitivität)
    Zusätzlich oral:
    Carbamylglutamat 100-250 (570) mg/kg KG Tag)

Unterbrechung der Eiweißzufuhr für 4 Stunden

NAGS

Nach 4 Stunden Laborkontrolle (Ammoniak, Glukose, Säure-Basen-Status, Laktat, Ketonkörper, Elektrolyte, Hämoglobin/Hämatokrit)

Falls Ammoniak zwischen 100 und 200 µmol/l (170 und <340 µg/dl)
(das entspricht den Ammoniakkonzentrationen der Stufe II A):
  Natriumbenzoatzufuhr erhöhen auf 250 mg/kg KG Tag
  Evtl. Glukosezufuhr erhöhen (falls Laktat <4 mmol/l d.h. <36 mg/dl)

Nach weiteren 4 Stunden Laborkontrolle (Ammoniak, Säure-Basen-Status, Glukose, Laktat, Hämoglobin/Hämatokrit), danach in Abhängigkeit von der Ammoniakkonzentration (weiterer Anstieg oder Abfall) wie in der Stufe II A angegeben (siehe unten).

Stufe II A

Therapie:
Unterbrechung der Eiweißzufuhr. Sofort intravenöse Infusion von
  150 ml/kg KG Tag Glukose-Elektrolytlösung (z.B. Jonosteril päd I)
  mit 50 ml Glukose 50% pro 500 ml (Mischung herstellen)
  + Argininhydrochlorid 210 mg (1 M), 2 ml/kg KG Tag
  + Natriumbenzoat 250 mg/kg KG Tag
  (+ Natriumphenylacetat, falls verfügbar, in gleicher Dosierung wie Natriumbenzoat)
  + L-Carnitin 100 mg/kg KG Tag (bei bekannter Carnitinsensitivität)
  + Evtl. Insulin 0,01-0,5 I.E./kg KG
  zusätzlich oral: Carbamylglutamat 100-250 (570) mg/kg KG Tag)

Klinische Beurteilung und Laborkontrolluntersuchungen nach 4 Stunden
(Ammoniak, Glukose, Säure-Basen-Status, Laktat, Ketonkörper, Elektrolyte, Transaminasen, Hämoglobin/Hämatokrit)

Falls Ammoniak >200 µmol (>340 µg/dl) angestiegen:
  weiteres Vorgehen wie in Stufe III angegeben
Falls Ammoniak immer noch zwischen 100 und 200 µmol/l (170-340 µg/dl):
  Fortsetzung der obigen Infusionstherapie
Falls Ammoniak <100 µmol/l (170 µg/dl):
  Fortsetzung der Infusionstherapie mit Natriumbenzoat 250 mg/kg KG Tag, weiter wie bei Stufe I

Stufe III

Therapie:
Unterbrechung der Eiweißzufuhr
Sofortige Kurzinfusion (zentraler Zugang) über 90 Minuten mit Natriumbenzoat 200 mg/kg KG

NAGS

Argininhydrochlorid 21% (1 M) 3 ml/kg KG in 30 ml Glukose 10%/kg KG
Danach zusätzlich
Infusion (zentraler Zugang) für 24 Stunden:
  150 ml/kg KG Tag Glukose-Elektrolytlösung (z.B. Jonosteril päd I) mit 50 ml Glukose
  50% pro 500 ml (Mischung herstellen)
  + Argininhydrochlorid 210 mg (1 M), 3 ml/kg KG Tag
  + Natriumbenzoat 300 mg/kg KG Tag
  (+ Natriumhenylacetat, falls verfügbar, in gleicher Dosierung wie Natriumbenzoat)
  + L-Carnitin 100 mg/kg KG Tag (bei bekannter Carnitinsensitivität)
  + evtl. Insulin 0,01-0,5 I.E./kg KG
  zusätzlich oral:
  Carbamylglutamat 100-250 (570) mg/kg KG Tag)

Eventuell kann zur Forcierung der Diurese zusätzlich Furosemid (Lasix) (1-2 mg oral oder 0,5-1 mg/kg KG i.v., alle 6-12 Stunden) verabreicht werden

Klinische Beurteilung und Laboruntersuchungen 2 bis 3-stündlich

Bei zusätzlich aufgetretener Acidose (Laktatvermehrung) mit einem aktuellen Blut pH- <7,25 und einem Standardbicarbonat <12 mmol/l ist zusätzlich eine Puffertherapie erforderlich. Die erforderliche Bicarbonatmenge (in mmol) berechnet sich aus:

**Negativer Basenüberschuss (BE) x kg KG x 0,3 =
zu verabreichende Menge Natriumbicarbonat (mmol)**

Intravenös zu geben z.B. als 8,4%-ige (1 molare) Bicarbonatlösung (1 ml = 1 mmol) mit Wasser oder 5%-iger Glukoselösung im Verhältnis 1:1 verdünnt. Der Ausgleich des Basendefizits sollte langsam erfolgen, z.B. 1/3 der zu infundierenden Menge innerhalb von 2 Stunden, ein weiteres Drittel in den folgenden 6-8 Stunden und das letzte Drittel innerhalb weiterer 8-12 Stunden.

Eine Acidose sollte aber nicht völlig ausgeglichen werden, da diese die Bildung von Ammoniumionen fördert. Ammoniumionen passieren die Blut-Liquorschranke schlecht. Gegebenenfalls ist sogar eine Ansäuerung indiziert, was aber meist schon durch die Gabe von Argininhydrochlorid geschieht.

Falls die Ammoniakkonzentration abgefallen ist, aber noch >200 μmol/l (>340 μg/dl):
Fortsetzung der Infusionstherapie

Falls die Ammoniakkonzentration abgefallen ist auf Werte zwischen 100 bis 200 μmol/l (170-340 μg/l):
  Fortsetzung der Infusionstherapie
Falls die Ammoniakkonzentration abgefallen ist auf <100 μmol/l (170 μg/l):

Fortsetzung der Infusionstherapie mit Natriumbenzoat 250 mg/kg KG Tag.

Falls klinische Besserung und Abfall der Ammoniakkonzentration:
Rückkehr zur üblichen Medikation, langsamer Übergang zur enteralen Ernährung mit Gabe von zunächst 25%, dann der Hälfte, schließlich der gesamten üblichen Menge an natürlichem Eiweiß/Tag.

Sollten unter dieser Therapie die Ammoniakkonzentrationen im Blut nicht oder nur sehr langsam absinken, sind gegebenenfalls Maßnahmen zu ergreifen, wie sie in der Akutbehandlung bereits beschrieben wurden (Gabe größerer Mengen von Glukose evtl. zusammen mit Insulin und/oder forcierte Diurese).

Erneute Beurteilung der Situation (Klinik, Labor) nach ca. 8 Stunden

Falls weitere Besserung bzw. Stoffwechselnormalisierung:
Schrittweise Rückkehr zur üblichen Ernährung innerhalb von 2 Tagen wie oben angegeben.

Falls kein signifikanter Abfall des Ammoniaks nach 8 Stunden zu verzeichnen ist, verbleiben nur noch die Hämodiafiltration, ersatzweise Hämofiltration oder Hämodialyse als weitergehende therapeutische Möglichkeiten.

Pränatale Diagnostik

Eine pränatale Diagnostik ist bisher in der Literatur nicht beschrieben worden. Theoretisch besteht aber die Möglichkeit, aus Chorionzotten oder Amnionzellen Mutationsanalysen durchzuführen [9].

Differentialdiagnostik

Ammoniakvermehrungen im Blut und die daraus folgenden klinischen Symptome sind die typischen Zeichen von Störungen des Harnstoffzyklus. Insgesamt sind sechs angeborene Störungen des Harnstoffzyklus bekannt:
- Carbamylphosphatsynthetase-Mangel (CPS) (EC 2.3.4.16) (OMIM 237300)
- N-Acetylglutamatsynthetase-Mangel (NAGS) (EC 6.3.11) (OMIM 237310)
- Ornithintranscarbamylase-Mangel (OTC) (EC 2.1.3.3.) (OMIM 311250)
- Citrullinämie (EC 6.3.4.5) (OMIM 238970)
- Argininbernsteinsäure-Krankheit (EC 4.3.2.1.) (OMIM 207900)
- Hyperargininämie (EC 3.5.3.1.) (OMIM 207800)

Hyperammonämien können auch durch andere angeborene Störungen des Aminosäu-

renstoffwechsels oder des -transports, aber auch durch Störungen der Leberfunktion verursacht sein:
- HHH-Syndrom (Hyperammonämie, Hyperornithinämie, Homocitrullinämie) (OMIM 238970)
- Lysinurische Proteinintoleranz (OMIM 222700)
- Glutamatdehydrogenase-Defekt mit Hyperammonämie und Hyperinsulinismus (mit Hypoglycämien) (OMIM 138130)
- angeborene Hepatitis
- Tyrosinose Typ I (OMIM 276700)
- Galaktosämie (Galactose-1-Phosphat-Uridyltransferase-Mangel) (OMIM 230400)
- Mitochondriopathien
- alpha-1-Antitrypsin-Mangel (OMIM 107410)
- Synthesestörungen der Gallensäuren
- Pyrrolin-5'-Carboxylatsynthetase-Mangel (OMIM 138250)
- Leberbypass
- vorübergehende, reifungsbedingte Hyperammonämien bei Neugeborenen.

Darüber hinaus kann die Harnstoffsynthese bei Organoacidurie sekundär blockiert sein, wie z.B. bei:
- Propionacidurie (OMIM 232000)
- Methylmalonacidurie (OMIM 251000)
- Andere Organoacidurien (z.B. Isovalerianacidämie [OMIM 243500]), die ebenfalls mit Hyperammonämien einhergehen können.

Folgende Untersuchungen bei Hyperammonämien bringen innerhalb weniger Stunden eine differentialdiagnostische Klärung. Die Unterscheidung zwischen N-Acetylglutaman- und Carbamyphosphatsynthetase-Mangel geling dabei aber nicht! Diese muss dann später durch Enzymaktivitätsbestimmungen erfolgen:
- Messung der freien Aminosäuren im Blut und Quantifizierung der Harnstoffzyklusmetaboliten Citrullin, Ornithin, Arginin und Argininbernsteinsäure sowie von Glutamin, Glutamat, Alanin, Homocitrullin, Lysin, Ornithin und Arginin im Urin.
- Gaschromatographisch/massenspektrometrische Analyse der organischen Säuren im Urin.
- Bestimmung der Orotsäurekonzentration im Urin.

Das nachfolgende Schema *(siehe nächste Seite)* symbolisiert das diagnostische Vorgehen zur Klärung der Ursache einer Hyperammonämie.

Sonderformen und Anmerkungen

Die Erfassung von Heterozygoten ist mittels Mutationsanalysen möglich. Klinisch sind die Überträger/innen gesund.

NAGS

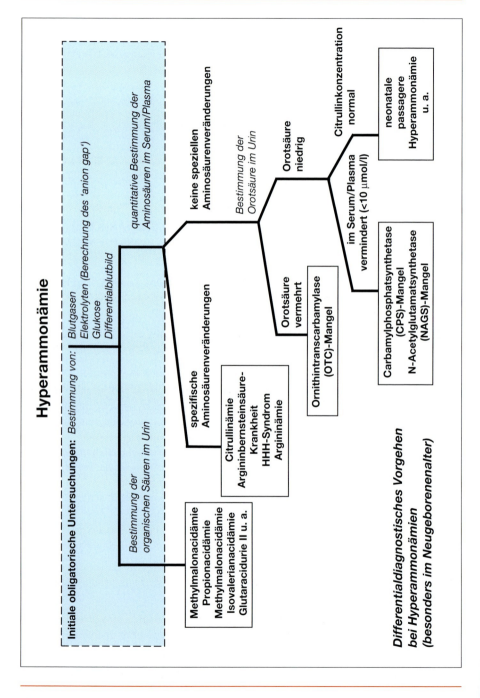

NAGS

LITERATUR

1. Bachmann C, Colombo JP, Jaggi K. N-acetyl-glutamate synthetase (NAGS) deficiency: diagnosis, clinical observations and treatment. *Adv Exp Med Biol* 1981; 153:313-319

2. Bachmann C, Krähenbuhl S, Colombo JP, Schubiger G, Jaggi K, Tonz O. N-acetylglutamate synthetase deficiency: a disorder of ammonia detoxication (Letter). *New Eng J Med* 1981; 304:543

3. Bachmann C, Brandis M, Weissenbarth-Riedel E, Burghard R, Colombo JP. N-acetylglutamate synthetase deficiency, a second patient. *J Inher Metab Dis* 1988; 11:191-193

4. Brusilow SW, Horwich AL Urea Cycle Enzymes. In: Scriver CR, Beaudet AL, Valle D, Sly WS, Vogelstein B, Childs B, Kinzler KW (Online Eds): The Metabolic and Molecular Bases of Inherited Disease. *McGraw-Hill, New York, Part 8 Amino Acids* 2001–2004; Chapter 85

5. Elpeleg O, Shaag A, Ben-Shalom E, Schmid T, Bachmann C. N-acetylglutamate synthase deficiency and the treatment of hyperammonemic encephalopathy. *Ann Neurol* 2002; 52:845-849

6. Burlina AB, Bachmann C, Wermuth B, Bordugo A, Ferrari V, Colombo JP, Zacchello F. Partial N-acetylglutamate synthetase deficiency: a new case with uncontrollable movement disorders. *J Inher Metab Dis* 1992; 15: 395-398

7. Elpeleg ON, Colombo JP, Amir N, Bachmann C, Hurvitz H. Late-onset form of partial N-acetylglutamate synthetase deficiency. *Eur J Pediatr* 1990; 149:634-636

8. Plecko B, Erwa W, Wermuth B. Partial N-acetylglutamate synthetase deficiency in a 13-year-old girl: diagnosis and response to treatment with N-carbamylglutamate. *Eur J Pediatr* 1998; 157:996-998

9. Caldovic L, Morizono H, Panglao MG, Cheng SF, Packman S, Tuchman M. Null mutations in the N-acetylglutamate synthase gene associated with acute neonatal disease and hyperammonemia. *Hum Genet* 2003; 112:364-368

10. Haberle J, Schmidt E, Pauli S, Kreuder JG, Plecko B, Galler A, Wermuth B, Harms E, Koch HG. Mutation analysis in patients with N-acetylglutamate synthase deficiency. *Hum Mutat* 2003; 21:593-597

11. Haberle J, Koch HG. Genetic approach to prenatal diagnosis in urea cycle defects. *Prenat Diagn* 2004; 24:378-383

12. Bachmann C. Long-term outcome of patients with urea cycle disorders and the question of neonatal screening. *Eur J Pediatr* 2003; 162 (Suppl 1):29-33

13. Uchino T, Endo F, Matsuda I. Neurodevelopmental outcome of long-term therapy of urea cycle disorders in Japan. *J Inher Metab Dis* 1998; 21 (Suppl 1):151-159

14. Schubiger G, Bachmann C, Barben P, Colombo J-P, Tonz O, Schupbach D. N-acetylglutamate synthetase deficiency: diagnosis, management and follow-up of a rare disorder of ammonia detoxication. *Eur J Pediatr* 1991; 150:353-356

15. Mönch E, Hoffmann GF, Przyrembel H, Colombo J-P, Wermuth B, Leonard JV. Diagnose und Behandlung des Ornithintranscarbamylase (OTC)-Mangels. *Mschr Kinderheilk* 1998; 146:652-658

16. Guffon N, Vianey-Saban C, Bourgeois J, Rabier D, Colombo JP, Guibaud P. A new case of N-acetylglutamate synthetase deficiency treated by carbamylglutamat. *J Inher Metab Dis* 1995; 18: 61-65

17. Morris AAM, Richmond SWJ, Oddie SJ, Pourfarzam M, Worthington V, Leonard JV. N-Actylglutamate synthetase deficiency: Favourable experience with carbamylglutamate. *J Inher Metab Dis* 1998; 21:867-868

18. Scaglia F, Carter S, O'Brien WE, Lee B. Effect of alternative pathway therapy on branched chain amino acid metabolism in urea cycle disorder patients. *Mol Genet Metab* 2004; 81 (Suppl 1):79-85

19. Ermisch B, Hildebrandt E, Zimmerhackl LB, Pohl M, Gordjani N, Niederhoff H, Matern D, Seydewit HH, Lehnert W, Leititis JU, Brandis M . Behandlung des hyperammonämischen Komas bei Neugeborenen und Säuglingen durch Hämodialyse oder Hämofiltration. *Mschr Kinderheilk* 1997; 145:714-718

20. Mori T, Tsuchiyama A, Nagai K, Nagao M, Oyanagi K, Tsugawa S. A case of carbamylphosphate synthetase I deficiency associated with secondary carnitine deficiency. L-carnitine treatment of CPS-1 deficiency. *Eur J Pediatr* 1990; 149:272-274

21. Müting D. Behandlung chronisch Leberkranker mit Laktulose und Bifidum-Milch. Grundlagen und Probleme (Treatment of chronic liver disease with lactulose and bifidum-milk. Basic considerations and problems). *Fortschr Med* 1988; 106:369-372

22. Comte B, Kasumov T, Pierce BA, Puchowicz MA, Scott ME, Dahms W, Kerr D, Nissim I, Brunengraber H. Identification of phenylbutyrylglutamine, a new metabolite of phenylbutyrate metabolism in humans. *J Mass Spectrom* 2002; 37:581-590

23. Kasumov T, Brunengraber LL, Comte B, Puchowicz MA, Jobbins K, Thomas K, David F, Kinman R, Wehrli S, Dahms W, Kerr D, Nissim I, Brunengraber H. New secondary metabolites of phenylbutyrate in humans and rats. *Drug Metab Dispos* 2004; 32:10-19

24. Leonard JV. Disorders of the urea cycle. In: Fernandes J, Saudubray JM, v. d. Berghe G. (Eds): Inborn Metabolic Diseases. Diagnosis and Treatment. *Springer, Berlin,* 2000; pp. 214-222

25. Clayton BE, Jenkins P, Round JM. Paediatric Chemical Pathology Tests and Reference Ranges. Blackwell, Oxford 1980

26. Bachmann C. Urea cycle disorders. In: Fernandes J, Saudubray JM, Tada K (Eds): Inborn Metabolic Diseases. Diagnosis and Treatment. *Springer, Berlin,* 1990; pp-211-228

27. Przyrembel H. Störungen des Aminosäurenstoffwechsels. In: Palitzsch D (Ed): Jugendmedizin. *Urban & Fischer, München,* 1999; S. 198-210

28. Müller E. Harnstoffzyklusstörungen. In: Müller E. Praktische Diätetik in der Pädiatrie. Grundlagen für die Ernährungstherapie. *sps Verlag, Heilbronn* 2003; S.89-94

29. Deutsche Gesellschaft für Ernährung, Österreichische Gesellschaft für Ernährung, Schweizerische Gesellschaft für Ernährungsforschung, Schweizerische Vereinigung für Ernährung. Referenzwerte für die Nährstoffzufuhr 1. Auflage, *Umschau/Braus, Frankfurt/M 2000*

30. Arbeitsgemeinschaft für Pädiatrische Diätetik (APD). Nährwerttabelle zur Behandlung von angeborenen Aminosäuren-Stoffwechselstörungen 2002

31. Dixon AM, Leonard JV. Intercurrent illness in inborn errors of intermediary metabolism. *Arch Dis Child* 1992; 67:1387-1391

Nichtketotische Hyperglycinämie

OMIM P-Protein 238300
T-Protein 238310
H-Protein 238330
L-Protein 238331(bisher kein Defekt bekannt)

Definition

Bei der nichtketotischen Hyperglycinämie (NKH) handelt es sich um autosomal rezessive vererbte Defekte im Abbau von Glycin. In Folge des metabolischen Blocks kommt es zu einer generellen Erhöhung der Glycinkonzentrationen im Körper, besonders aber im Liquor cerebrospinalis. Schwere Hirnschäden sind die Folge.
Der Glycin-abbauende Enzymkomplex besteht aus 4 Proteinen (P, T, H und L-Protein). Mit wenigen Ausnahmen handelt es sich um eine im Neugeborenenalter symptomatisch werdende schwere Erkrankung [1].

Synonyme

Glycinencephalopathie, Glycine cleavage system defect, Glycine encephalopathia, Non-ketotic Hyperglycinemia, NKH .

Manifestationsalter

Typischerweise treten die ersten klinischen Symptome bei Patienten mit nichtketotischer Hyperglycinämie nach dem zweiten Lebenstag, meist zwischen dem 6. und 8. Tag auf [1,2]. Oft lassen sich bei genauen Untersuchungen bereits pränatal entstandene Hirnschäden nachweisen.
Atypische Formen mit Auffälligkeiten erst im Säuglingsalter, sehr selten auch im späteren Lebensalter (bis zu Erwachsenen) [3-5] sind ebenso beschrieben wie milde, episodenhafte und passagere neonatale Verläufe [6-9].

Klinische Befunde

Erste Symptome von Neugeborenen mit nichtketotischer Hyperglycinämie sind Lethargie und extreme Muskelhypotonie. Relativ schnell verschlechtert sich das klinische Bild, es treten Ernährungsprobleme auf (die Kinder trinken nicht) sowie Ateminsuffizienz, sodass eine maschinelle Beatmung notwendig wird; danach folgen häufig Koma, Ophthalmoplegie mit und ohne Blindheit sowie Krampfanfälle. Im EEG findet man ein typisches Burst-

Suppression-Muster. Bei Gehirnuntersuchungen mittels MRT/CT lassen sich nicht selten fehlerhafte Entwicklungen oder totales Fehlen des Corpus callosum nachweisen (auch schon pränatal!). Viele Kinder sterben in dieser Phase.
Die Überlebenden entwickeln in der Regel neben ihrer extremen Hypotonie ein Krampfleiden, meist beginnend mit „myoclonic jerks", sind geistig retardiert, häufig blind. Die Hypotonie wird später überdeckt von einer Spastizität. Bei neurologischen Untersuchungen findet man sowohl Hyper- als auch Hyporeflexie.
Einige Betroffen zeigen eine günstigere Entwicklung, lernen laufen und etwas sprechen. Im Säuglings- bzw. Kindesalter wechselt der EEG-Befund von dem „Burst-Suppression-Muster" bis zur Hypsarrhythmie.
Weitere aber seltener zu beobachtende Symptome sind pulmonale Hypertonie und Hydrocephalie infolge kontinuierlichen Verlustes weißer Hirnsubstanz [1].
Eine Relation zwischen Glycinkonzentrationen in Blut und Liquor und dem klinischen Bild lassen sich zumindest im Neugeborenenalter nicht sicher feststellen. Zuverlässige prognostische Aussagen sind nicht zu machen [10]. Das Gleiche gilt auch für die milderen und transienten Formen, die sich in den ersten Lebenstagen bzw. -wochen von den schweren Formen weder klinisch noch biochemisch unterscheiden lassen.

Prinzip des Stoffwechsels im glycinabbauenden Komplex: *(siehe Kasten nächste Seite)*

Biochemische Befunde

Der aus vier Proteinen bestehende gylcinabbauende Enzymkomplex (Glycine cleavage system) lässt sich in der Leber, im Gehirn, in den Nieren und in geringer Ausprägung auch in Lymphoblasten und Chorionzotten nachweisen. Es handelt sich um folgende Proteine:
 P-Protein = Glycindecarboxylase (pyridoxalphosphatabhängig)
 T-Protein = Tetrahydrofolat benötigendes Protein
 H-Protein = Liponsäure enthaltendes Protein (mit einer S-S-Brücke)
 L-Protein = Lipoamiddehydrogenase

Bei Patienten mit nichtketotischer Hyperglycinämie sind bisher nur Defekte in den P-, T- und H-Proteinen gefunden worden. In der Regel liegen bei den schweren Formen der NKH Defekte im P-, seltener auch im T-Protein vor. Bei milderen Formen finden sich Defekte in T- und H-Proteinen [2]. Die Mehrzahl der Betroffenen sind gemischt heterozygot, was die biochemische und klinische Vielfalt erklärt.
Die zu einer Diagnose führenden Parameter sind die absoluten Konzentrationen von Glycin in Plasma und Liquor cerebrospinalis (und Urin) sowie die Liquor/Plasma-Relation.

In der Regel werden die Glycinkonzentrationen in den Körperflüssigkeiten mittels Ionenaustauschchromatographie gemessen. Die direkte *in vivo*-Bestimmung von Glycin im Gehirn mittels Protonenmagnetresonanzspektroskopie (H-MRS) ist möglich, jedoch sind die apparativen Voraussetzungen nur in wenigen Kliniken vorhanden [1,12].

NKH

Die klinischen Symptome und deren Veränderungen mit zunehmendem Alter lassen sich aus den pharmakologischen Wirkungen von Glycin erklären:
a) inhibitorischer Transmitter
b) excitatorischer Transmitter

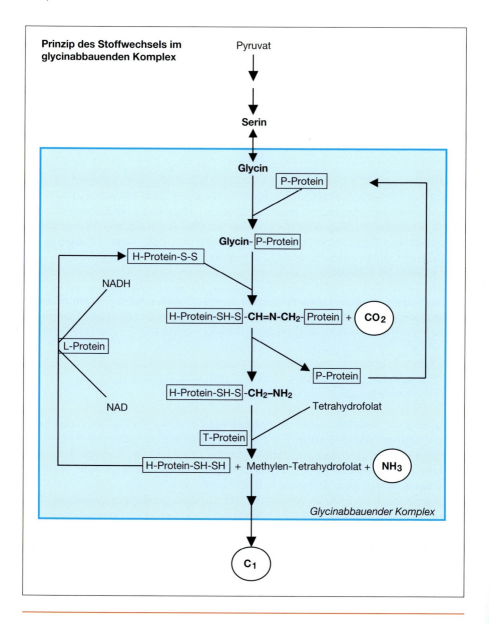

NKH

NKH-Formen	Glycin µmol/l		Relationen
	Plasma	Liquor	Liquor / Plasma
Normal (1,2)	56–308	2,93–10,4	0,012–0,040
Klassische NKH (1,2)	920–1827	83–280	0,09–0,25
Atypische NKH (1,2)	447, 793	42, 72	0,094–0,097
Milde NKH-Form (11)			<0,08

Tab. 1: Konzentrationen von Glycin im Plasma und Liquor cerebrospinalis

Darüber hinaus ist Glycin Ausgangsprodukt für viele wichtige Körpersubstanzen, z.B. Creatin, δ-Aminolaevulinsäure und damit Häm, Purine, Glutathion und schließlich auch als Konjugat zur Ausschleusung von Toxinen. Über Auffälligkeiten hinsichtlich der genannten Substanzen bei Patienten mit nichtketotischer Hyperglycinämie ist nicht berichtet worden.

Zu a) Spezifische Glycinrezeptoren mit inhibitorischem Effekt gibt es besonders am Hirnstamm und im zervikalen Bereich des Rückenmarks. Durch Untersuchungen mit radioaktiv markiertem Strychnin, einem Antagonisten von Glycin an diesen Rezeptoren, konnten diese in besonderer Ausprägung im den Kernen des Trigeminus und des Hygoglossus nachgewiesen werden. Insgesamt spielen diese Rezeptoren eine Rolle in der Ausbildung des Muskeltonus. Bei extremer Reizung der Rezeptoren resultieren Atmungsprobleme bis zum Stillstand, Ophthalmoplegie und z.B. unstillbarer Schluckauf.

Zu b) In der Gruppe der drei exzitatorischen Glutamatrezeptoren lässt sich einer, der N-Methyl-D-Aspartat (NMDA)-Rezeptor, durch Glycin stimulieren. Bei Überstimulation dieses Rezeptors kommt es zu Krampfanfällen und zum „exzitativen Tod der Neuronen". Diese Stimulation kann blockiert und damit das Absterben der Nervenzellen verhindert werden durch Kynurensäure, einem Abbauprodukt von Tryptophan, sowie durch einige GABA-Analoge [1].

Genetische Befunde

Der glycinabbauende Komplex umfasst insgesamt vier Proteine. Deren Gene sind auffolgenden Chromosomen lokalisiert:
P-Protein (Glycindecarboxylase, OMIM 238300)   9q22
T-Protein (Aminomethyltransferase, OMIM 238310)   3p21.2-p21.1
H-Protein (OMIM 238330)   16q24
L-Protein (OMIM 238331)   (bisher kein Defekt bekannt)

Folgende Mutationen sind beispielsweise beschrieben: [13-15,15a,15b]
P-Protein: S564I; F756del; 30-kb del, R515S; G761R; A802V; R515S; A802V; R739H (milde Form); IVS I9+1g >a (atypische Form);
T-Protein: G269D; G47R; H42R; 1-bp del, 183C; D276H; R320H; Q192X; ivs7-1,G<A; E211K; R296H; N145I.

In der Mehrzahl der Fälle sind die Patienten gemischt heterozygot. Eine Genotyp/Phänotyp-Relation konnte nur in wenigen homozygoten Fällen hergestellt werden [16].

Therapie

Die Behandlung der nichtketotischen Hyperglycinämie erfolgt sowohl medikamentös als auch diätetisch mit dem Ziel der Senkung der Glycinkonzentrationen sowie der Reduktion der pharmakologischen Wirkung von Glycin und damit Verhinderung oder Verlangsamung der Hirnschädigung und Vermeidung von Krampfanfällen.

Medikamentöse Behandlung

Für die medikamentöse Behandlung werden verwendet:
a) **Benzoat** zur Bindung von Glycin und Ausscheidung der entstehenden Hippursäure mit dem Urin.
b) **Strychnin** als Antagonist zur neuroinhibitorischen Wirkung von Glycin am Hirnstamm und Verbesserung der Atmungsfunktion.
c) **Dextromethorphan** als Antagonist des durch Glycin stimulierten NMDA-Kanals und dadurch Reduktion der Zahl der Krampfanfälle.

Weitere symptomatische Behandlung mit:
Carbamazepin gegen Krampfanfälle (Barbiturate und Phenytoin sind in der Regel wirkungslos und Valproat kontraindiziert)
Felbamat, ebenfalls NMDA-Rezeptorblocker gegen Krampfanfälle
L-Carnitin, da das in großen Mengen zugeführte Benzoat Carnitin bindet (Benzoylcarnitin) und es zu sekundären Hypocarnitinämien kommt.
Versuche der Zufuhr von möglicherweise durch die Blockade des Glycinabbaues bei der nichtketotischen Hyperglycinämie fehlenden C1-Molekülen in Form von Folat, Methionin, Cholin und/oder Leukovorin blieben ohne Erfolg [1].

Zu a) Die senkende Wirkung von Benzoat auf die Glycinkonzentration im Blut ist unbestritten. Gleiches scheint aber für den Liquor cerebrospinalis nicht zu gelten. Die Langzeiteffekte von Benzoatgaben werden unterschiedlich bewertet, scheinen aber günstiger zu sein, wenn mit einer hochdosierten Behandlung frühzeitg begonnen wird.
Empfohlen sind Benzoatmengen von:

500-750 mg/kg KG und Tag

Bei Unterdosierungen, aber auch bei zu hohen Benzoatspiegeln (über 200 µmol/l) können Krämpfe auftreten.
Eine regelmäßige Kontrolle sowohl der Benzoat- als auch der (freies)-Carnitin Blutspiegel

sind wegen möglicherweise entstehender sekundärer Hypocarnitinämien notwendig [17-21].
Es empfiehlt sich Benzoat in einer magenschleimhautschonenden Zubereitung zu verabreichen, da die freie Säure bei der Höhe der empfohlenen Dosierungen zu schmerzhaften Gastritiden führen kann.

Zu b) Ein typisches klinisches Zeichen der nichtketotischen Hyperglycinämie stellt die Atemdepression durch die inhibitorische Wirkung von Glycin auf den Hirnstamm dar. In der Regel wird eine meist nur begrenzte Zeit notwendige maschinelle Beatmung unausweichlich. Bei einigen Neugeborenen ließ sich durch Verabreichung von Strychnin (infolge seiner exzitatorischen Wirkung am Hirnstamm) die Atemdepression mindern und die Intubation und Beatmung vermeiden [22-26].

Dosierungsempfehlung **0,3–2,0 mg/kg KG und Tag**

Eine erfolgreiche Dauerbehandlung mit Strychnin ist bisher nicht beschrieben worden. Sie ist auch nicht notwendig, da nach einigen Wochen in der Regel eine Spontanatmung wieder einsetzt.

Zu c) Die zu Krampfanfällen führende excitatorische Wirkung von Glycin beruht auf der Stimulierung des Glutamat bzw. N-Methyl-D-Aspartat-Rezeptors (NMDA-Rezeptor) und damit der Veränderung von Ionenkanälen in der postsynaptischen Membran der Nervenzellen. Das als Antitussivum bekannte Dextromethorphan entwickelt seine Wirkung auf der Basis der Blockierung des NMDA-Rezeptors. Die für die Behandlung der nichtketotischen Hyperglycinämie empfohlene Dosierung ist:

Dextromethorphan 35 mg (–40 mg)/kg KG und Tag

(Bei Verwendung als Hustensaft: 3 mg/kg KG und Tag!)
Blutkonzentrationen von 50 – 100 ng/ml scheinen eine ausreichende antikonvulsive Wirkung zu haben. Zu Beginn der Dextromethorphanbehandlung muss die individuell notwendige Menge des Medikamentes bis zum Erreichen des therapeutisch erwünschten Blutspiegel ermittelt werden. Dextromethorphan wird über das in individuell unterschiedlich aktivem Cytochrom-P 450-System abgebaut [1].

Die Eltern der Kinder müssen darüber unterrichtet werden, dass bei Dextromethorphanbehandlung der Hustenreflex der Kinder unterdrückt wird und deshalb eine erhöhte Gefahr einer Aspiration besteht!

(Eine ähnliche Wirkung wie Dextromethorphan hat offensichtlich Ketamin (5mg/kg KG und Tag) [25], das in der Anästhesie Verwendung findet, und wahrscheinlich auch in hohen Dosen verabreichtes Tryptophan infolge der Erhöhung der dann in der Leber synthetisierten Kynurensäure mit ihrem NMDA-rezeptorblockierenden Effekten) [27].

NKH

Bei einigen Patienten mit nichtketotischer Hyperglycinämie sind Schluckstörungen so ausgeprägt, dass die Anlegung eines perkutanen Gastrostomas notwendig wird.

Alle genannten medikamentösen Therapien scheinen aber langfristig die sich entwickelnde geistige Retardierung nicht entscheidend beeinflussen zu können.
Die Prognose der Patienten mit nichtketotischer Hyperglycinämie ist nicht zu optimistisch zu sehen, obwohl einige in der Neugeborenenzeit schwer auffällige Patienten immerhin Laufen und Sprechen gelernt haben und sonderschulfähig wurden [1,16,26,28].

Diätetische Behandlung

Behandlungsprinzip

Die diätetische Behandlung erfolgt mit einer eiweißarmen Diät, bei der die Aufnahme von Glycin und auch Serin (eine Vorstufe von Glycin) zur Senkung der Glycinkonzentration reduziert wird. Die glycin- und serinarme Ernährung ist je nach Einschränkung der Eiweißzufuhr mit einem Verzicht auf eiweißreiche Lebensmittel wie z.B. Fleisch, Fisch, Milch, Eier, Getreideerzeugnisse – außer berechneten Mengen an Muttermilch und Säuglingsmilch im Säuglingsalter – verbunden sowie mit einer begrenzten Aufnahme von eiweißarmen Lebensmitteln wie z.B. Obst, Gemüse und Kartoffeln. Bei einer sehr strengen Eiweißrestriktion, bei der ein optimales Wachstum nicht möglich und der Bedarf an Stickstoff und essentiellen Aminosäuren nicht gedeckt ist, ist die Einnahme eines Gemisches aus essentiellen Aminosäuren, das mit Vitaminen, Mineralstoffen und Spurenelementen angereichert ist, versucht worden. Darüber hinaus ist auf eine ausreichende Energiezufuhr zu achten, um normale Wachstumsraten zu erzielen und Eiweißabbau zu verhindern, was im Wesentlichen mit industriell hergestellten eiweißarmen Speziallebensmitteln (eiweißarme Mehle, Nudeln, Gebäck, Brot, Milchgetränk), die eiweißreiche Lebensmittel ersetzen, sowie mit Fett (Streichfette und Öle) und Kohlenhydraten (z.B. Rohrzucker, zuckerhaltige Getränke) erreicht wird.

Die diätetische Behandlung vermag zwar die Glycinkonzentrationen im Plasma zu senken, nicht aber die Konzentrationen im CSF, so dass mit der eiweißarmen Ernährung keine wesentliche Verbesserung des klinischen Verlaufs erzielt werden konnte [29].

Ziele der Ernährungsbehandlung

Mit der diätetischen Behandlung sollen folgende Ziele erreicht werden:
- Senkung und Normalisierung der Glycinkonzentrationen im Blut und Urin (s. Tabelle 1)
- Normale statomotorische und geistige Entwicklung
- Normale Gewichtszunahme bei Säuglingen und Kindern und Gewichtserhaltung bei älteren Patienten

NKH

- Vermeidung von katabolen Zuständen, z.B. bei Gewichtsverlust, Infekten (Eiweißabbau überwiegt vor Eiweißsynthese), durch eine erhöhte Energie- und angepasste Eiweißzufuhr

Diätvorschrift

Glycin

1. Der Bedarf an Glycin ist unterschiedlich und muss bei jedem Patienten individuell ermittelt werden.
2. Er ist abhängig von der Aktivität des glycinabbauenden Enzymkomplexes, dem Alter, der Wachstumsrate, der Energie- und Eiweißzufuhr und dem Gesundheitszustand.
3. Da es keine Angaben zum Glycingehalt in Lebensmitteln gibt und dieser in den Lebensmitteln sehr unterschiedlich ist, basiert die Diätberechnung auf der individuellen Eiweißtoleranz; Glycin und Serin werden proportional mitgeliefert.
4. Die Zufuhr muss häufig (siehe Kontrolluntersuchung) an die Veränderung der Konzentrationen von Glycin im Plasma angepasst werden.

Eiweiß

Bei eiweißarmer Ernährung richtet sich der Eiweißbedarf nach den Erfahrungswerten für die Eiweißzufuhr bei eiweißarmer Kost (Tabelle 2) [30]. Liegt die tolerierte Eiweißmenge deutlich unterhalb der empfohlenen altersgerechten Zufuhr und berücksichtigt man die Eiweißqualität des Nahrungseiweißes und die restriktive Lebensmittelauswahl, kann die zusätzliche Gabe eines Gemisches aus essentiellen Aminosäuren bis zum altersgerechten Bedarf erforderlich sein. Es ist darauf zu achten, dass die Eiweißzufuhr niemals unterhalb der entsprechenden Empfehlung liegt.

Alter	Natürliches Eiweiß (g/kg KG Tag)
0–2 Monate	Keine Reduktion
3–12 Monate	1,5–2,0
Kleinkinder	1,4–1,6
Schulkinder	1,3–1,6
Jugendliche	0,8–1,1

Tab. 2: Erfahrungswerte für die Eiweißzufuhr bei eiweißarmer Kost [30]

Fett

Die Fettzufuhr soll in Abhängigkeit vom Alter bei 30-40% der Gesamtkalorien liegen. Im 1. Lebensjahr beträgt sie 4-5 g pro kg KG (35-50% der Gesamtkalorien). Eine altersanhängige Zufuhr von 2,5-4,0% der Gesamtkalorien als Linolsäure (n-6) sowie 0,5% als α-Linolensäure (n-3) wird empfohlen [31]. Dabei sollte ein Verhältnis n-6 zu n-3 von 5:1 angestrebt werden, das als präventiv wirksam angesehen wird und mit der Aufnahme von Soja- und Rapsöl am besten zu erzielen ist. Auf eine ausreichende Aufnahme von Fett in Form von Streichfetten und Ölen ist zu achten, da fettreiche Lebensmittel mit sog. „versteckten" Fetten, wie man sie in Fleisch, Wurst, Käse, Milch, Schokolade findet, im eiweißarmen Ernährungsplan nicht erlaubt sind und somit als Fettlieferanten nicht zur Verfügung stehen. Besonders in Phasen schnellen Wachstums – während der ersten Lebensjahre und während eines Pubertäts-Wachstumsschubes – wird ein zusätzlicher Energiebedarf durch einen erhöhten Fettanteil in der Nahrung leichter befriedigt.

Energie

Die Energiezufuhr soll ausreichend sein und richtet sich nach den Empfehlungen der DGE 2000 [31] (siehe Tabelle 3). Sie soll Eiweißkatabolismus verhindern und eine normale Gewichtszunahme bei Säuglingen und Kindern gewährleisten bzw. zur Gewichtserhaltung bei älteren Patienten beitragen.

Alter	kcal/Tag		kcal/kg KG Tag	
	m	w	m	w
0 – < 4 Monate	500	450	94	91
4 – <12 Monate	700	700	90	91
1 – < 4 Jahre	1.100	1.000	91	88
4 – < 7 Jahre	1.500	1.400	82	78
7 – <10 Jahre	1.900	1.700	75	68
10 – <13 Jahre	2.300	2.000	64	55
13 – <15 Jahre	2.700	2.200	56	47
15 – <19 Jahre	3.100	2.500	46	43
19 – <25 Jahre	3.000	2.400	41	40

Tab. 3: Richtwerte für die Energiezufuhr bei mittlerer körperlicher Aktivität (DGE 2000) [31]

Flüssigkeit

Die empfohlene Flüssigkeitsmenge richtet sich nach den Empfehlungen der DGE 2000 [31] (siehe Tabelle 4). Unter normalen Bedingungen ist eine minimale Flüssigkeitszufuhr von 1 ml/kcal zu verabreichen.

NKH

Alter	ml/kg KG Tag
0 – < 4 Monate	130
4 – <12 Monate	110
1 – < 4 Jahre	95
4 – < 7 Jahre	75
7 – <10 Jahre	60
10 – <13 Jahre	50
13 – <15 Jahre	40
15 – <19 Jahre	40
19 – <25 Jahre	35

Tab. 4: Richtwerte für die Flüssigkeitszufuhr (DGE 2000) [31]

Vitamine, Mineralstoffe und Spurenelemente

1. Die Vitamin-, Mineralstoff- und Spurenelementversorgung richtet sich nach den Empfehlungen der DGE 2000 [31]. Bei starker Einschränkung der Zufuhr an natürlichem Eiweiß und eingeschränkter Lebensmittelauswahl kommt es regelmäßig zu einer Unterversorgung, die die Zugabe eines Vitamin-, Mineralstoff- und Spurenelementpräparates (z.B. Seravit, Fa. SHS, Heilbronn) erforderlich macht. Bei der Gabe eines Gemisches aus essentiellen Aminosäuren, das mit Vitaminen, Mineralstoffen und Spurenelementen angereichert ist, wird der Bedarf normalerweise ausreichend gedeckt.
2. Eine Berechnung der Mikronährstoffzufuhr durch die Diät in größeren Abständen wird empfohlen.

Zubereitung nach Diätvorschrift

Eiweiß

1. Es wird die Menge an Muttermilch oder Säuglingsmilchnahrung berechnet, die die tolerierte Menge an natürlichem Eiweiß enthält. Muttermilch ist gegenüber Säuglingsmilchnahrung wegen des geringeren Eiweißgehalts bei gleicher Energiezufuhr und der bifidogenen Wirkung auf die Darmflora zu bevorzugen. In den meisten Fällen kann sie ohne ein Aminosäurengemisch ausschließlich verwendet werden. Der Eiweißgehalt in Muttermilch beträgt durchschnittlich 1,1 g/100 ml; der Eiweißgehalt in Säuglingsmilchnahrungen ist der Nährwerttabelle zur Behandlung von angeborenen Aminosäurenstoffwechselstörungen [32] oder den Herstellerangaben zu entnehmen.
2. Beim Stillen wird die getrunkene Muttermilchmenge durch (gelegentliches) Wiegen des Säuglings vor und nach dem Anlegen festgestellt (s.S. 543).
3. Bei Fütterung von Säuglingsmilchnahrung oder abgepumpter Muttermilch wird diese

mit dem Messbecher abgemessen bzw. abgewogen und die Menge wird auf die Anzahl der Mahlzeiten verteilt (s.S. 543).
4. Vom 5. Monat (spätestens vom 7. Monat) an wird die Milchnahrung teilweise durch feste Kost (Beikost) ersetzt. Sie wird aus der Nährwerttabelle zur Behandlung von angeborenen Aminosäurenstoffwechselstörungen [32] ausgewählt und die erlaubte Menge berechnet und abgewogen bzw. geschätzt. Bei eiweißarmer Ernährung sollten wenn möglich 25-50% der Eiweißzufuhr aus berechneten Mengen an tierischen Eiweißträgern, z.B. in Form von Milch oder Milchprodukten verabreicht werden. Bei Verwendung von normalen Getreideprodukten sind tierische Eiweißträger nicht möglich; in einzelnen Fällen können eiweißarme Nudeln und Gebäck notwendig werden [30].
5. Es wird die erforderliche Menge an dem Gemisch essentieller Aminosäuren berechnet, dessen Eiweißäquivalentgehalt sich durch Division des Aminosäurengehaltes mit dem Faktor 0,6 ergibt, da 0,6 g essentielle Aminosäuren 1 g Eiweißäquivalent entsprechen [33].Das Aminosäurengemisch wird zusammen mit Minus_1 *Eiweißfrei* bzw. basic-p mit Muttermilch oder Säuglingsnahrung verabreicht (s.S. 543).

Energie

1. Es wird der Energiegehalt aus Muttermilch, Säuglingsmilchnahrung und/oder fester Kost und dem Gemisch essentieller Aminosäuren berechnet.
2. Der berechnete Energiegehalt wird vom täglichen Energiebedarf abgezogen.
3. Ein restlicher Bedarf wird zunächst mit Fetten (Streich- und Kochfett) und Ölen – bis zu 30-45% der Gesamtenergie – gedeckt, wobei nicht ausschließlich pflanzliche Fette, sondern auch tierische Fette wie Butter, Schmalz und Sahne verwendet werden sollten, um ein ausgewogenes Verhältnis zwischen gesättigten und ungesättigten Fettsäuren zu erzielen. Anschließend wird mit Maltodextrin (SHS, Heilbronn), Rohr- oder Traubenzucker, Duocal (SHS, Heilbronn) oder eiweißfreien Lebensmitteln und gesüßten Getränken ein weiteres Defizit ausgeglichen.

Vitamine, Mineralstoffe und Spurenelemente

1. Es wird die Vitamin-, Mineralstoff- und Spurenelementzufuhr aus der Milchnahrung, der festen Kost und evtl. dem Gemisch aus essentiellen Aminosäuren berechnet.
2. Die berechnete Menge wird vom empfohlenen Bedarf abgezogen.
3. Ein Restbedarf wird mit Seravit (SHS, Heilbronn) gedeckt und der Flaschennahrung oder alsGetränk in kleinen Portionen zugefügt.

NKH

Kontrolluntersuchungen bei Langzeitbehandlung

Allgemeine Kontrolluntersuchungen

1-2 x / Jahr
- Gewicht, Länge
- Blutbild, Transaminasen, Kreatinin, Harnstoff, Gesamteiweiß, Albumin

Spezielle Kontrolluntersuchungen

- Glycin und Serin im Blut und Urin   2-4 x /Jahr
- Benzoat im Blut   2-4 x/Jahr
- Carnitin, freies   2-4 x/Jahr
- Hippursäure im Urin   2-4 x/Jahr
- Bei Dextromethorphangabe:
- Blutkonzentration   1-2 x/Jahr
- Bei Gabe von Antikonvulsiva ebenfalls regelmäßige Blutspiegelkontrolle.
- EEG / MRT   1 x /Jahr

Kontrollen der Glycinkonzentration im Liquor sollten bei Therapiebeginn durchgeführt werden, später nur, wenn klinische Besonderheiten wie deutliche Zunahme der Krampfanfälle auftreten.

Die Eltern der betroffenen Kinder sollten angehalten werden, ein regelmäßiges Protokoll über Häufigkeit und Dauer von Krampfanfällen zu führen.

Bei allen Patienten mit nichtketotischer Hyperglycinämie ist eine krankengymnastische Behandlung erforderlich, evtl. auch eine logopädische Betreuung.

Pränatale Diagnostik

Die pränatale Diagnostik der nichtketotischen Hyperglycinämie ist nicht mit Sicherheit möglich. Am häufigsten wird eine Aminosäurenbestimmung im Fruchtwasser empfohlen, wobei die Glycin/Serin-Ratio deutlich pathologisch sein kann. Die Relation dieser beiden Aminosäuren verändert sich jedoch im Laufe der Schwangerschaft und die Untersuchungsergebnisse sind mit großer Vorsicht zu interpretieren.
Die Messung des Glycinabbaus durch unkultiviertes Chorionzottenmaterial weisen in etwa 1% der Fälle falsch-normale Ergebnisse auf. Die Enzymaktivitäten in Chorionzotten sind innsgesamt so niedrig, dass es zu Überschneidungen zwischen normalen und NKH-Zellen kommt [1,34,35].
Da die Mehrzahl der Patienten mit nichtketotischer Hyperglycinämie doppelt heterozygot sind, gestaltet sich auch die molekulargenetische Untersuchung aus Chorionzotten

schwierig [34]. Auch mit dieser Methodik hat es sowohl falsch-normale als auch falsch-pathologische Ergebnisse gegeben.
Der Verdacht auf das Vorliegen einer nichtketotischen Hyperglycinämie kann auch bei pränataler Objektivierung einer Corpus callosus-Aplasie oder –Hypoplasie geäußert werden [36].

Differentialdiagnostik

Bei der Vermehrungen von Glycin in Blut und Urin sind differentialdiagnostische Abklärungen gegenüber anderen Störungen notwendig:
Vermehrung von Glycin im Blut findet man bei einer Gruppe von angeborenen Stoffwechselstörungen, den sogenannten ketotischen Hyperglycinämien:
- Propionacidurie (OMIM 232000)
- Methylmalonacidurie (OMIM 251000)
- Andere Organoacidurien (z.B. Isovalerianacidämie [OMIM 243500]), die ebenfalls mit Hyperglycinämie einhergehen können.

Im Gegensatz zur nichtketotischen Hyperglycinämie lassen sich bei diesen Erkrankungen große Mengen organischer Säuren (die die Ketose verursachen) im Blut und/oder Urin gaschromatographisch/massen-spektrometrisch nachweisen. Allerdings findet man bei diesen Erkrankungen die Hyperglycinämien erst im Säuglingsalter, typischerweise nicht bei Neugeborenen.
Hyperglycinämie findet sich auch bei Valproattherapie.

Glycinvermehrung im Urin gibt es bei vielen Störungen, die sich aber durch Messung der Glycinkonzentrationen im Blut und Liquor leicht von der nichtketotischen Hyperglycinämie unterscheiden lassen.
Klinisch ähnliche Bilder wie bei der nichtketotischen Hyperglycinämie findet man auch bei Störungen der Serinsynthese [37].

Sonderformen und Anmerkungen

In der Literatur ist ein Bericht über zwei erfolgreiche Schwangerschaften bei einer Frau mit einer atypischen nichtketotischen Hyperglycinämie verzeichnet worden [38].

LITERATUR

1. Hamosh A, Johnston MV: Nonketotic hypergylcinemia, In: Scriver CR, Beaudet AL, Valle D, Sly WS, Vogelstein B, Childs B, Kinzler KW (Online Eds): The Metabolic and Molecular Bases of Inherited Disease. *McGraw-Hill, New York, Part 8 Amino Acids* 2001–2004; Chapter 90

2. Hayasaka K, Tada K, Fueki N, Nakamura Y, Nyhan WL, Schmidt K, Packman S, Seashore MR, Haan E, Danks DM, Schutgens RBH. Nonketotic hyperglycinemia: analyses of glycine cleavage system in typical and atypical cases. *J Pediatr* 1987; 110:873-877

3. Steiner RD, Sweetser DA, Rohrbaugh JR, Dowton SB, Toone JR, Applegarth DA. Nonketotic hyperglycinemia: atypical clinical and biochemical manifestations. *J Pediatr* 1996; 128:243-246

4. Tanaka Y, Miyazaki M, Tsuda M, Murai K, Kuzuhara S. Blindness due to non-ketotic hyperglycinemia: report of a 38-year-old, the oldest case to date. Intern Med 1993; 32:641-642

5. Hall DA, Ringel SP. Adult nonketotic hyperglycinemia (NKH. crisis presenting as severe chorea and encephalopathy. *Mov Disord* 2004; 19:485-486

6. Jackson AH, Applegarth DA, Toone JR, Kure S, Levy HL. Atypical nonketotic hyperlycinemia with normal cerebrospinal Fluid to plasma glycine ratio. *J Chil Neurol* 1999; 14:464-467

7. Maeda T, Inutsuka M, Goto K, Izumi T. Transient nonketotic hyperglycinemia in an asphyxiated patient with pyridoxine-dependent seizures. *Pediatr Neurol* 2000; 22:225-257

8. Kure S, Kojima K, Ichinohe A, Maeda T, Kalmanchey R, Fekete G, Berg SZ, Filiano J, Aoki Y, Suzuki Y, Izumi T, Matsubara Y. Heterozygous GLDC and GCSH gene mutations in transient neonatal hyperglycinemia. *Ann Neurol* 2002; 52:643-646

9. Aliefendioglu D, Tana Aslan A, Coskun T, Dursun A, Cakmak FN, Kesimer M. Transient nonketotic hyperglycinemia: two case reports and literature review. *Pediatr Neurol* 2003; 28:151-155

10. Kure S, Ichinohe A, Kojima K, Sato K, Kizaki Z, Inoue F, Yamanaka C, Matsubara Y. Mild variant of nonketotic hyperglycinemia with typical neonatal presentations: mutational and in vitro expression analyses in two patients. *J Pediatr* 2004; 144:827-829

11. Van Hove JLK, Mahieu V, Schollen E, Vande Kerckhove K, Hennermann J, Applegarth D, Toone J, Mathijs G. Prognosis in nonketotic hyperglycinemia. *J Inher Metab Dis* 2003; 26 (Suppl 2):71

12. Huisman TA, Thiel T, Steinmann B, Zeilinger G, Martin E. Proton magnetic resonance spectroscopy of the brain of a neonate with nonketotic hyperglycinemia: in vivo-in vitro (ex vivo) correlation. *Eur Radiol* 2002; 12:858-861

13. Toone JR, Applegarth DA, Coulter-Mackie MB, James ER. Recurrent mutations in P- and T-proteins of the glycine cleavage complex and a novel T-protein mutation (N145I): a strategy for the molecular investigation of patients with nonketotic hyperglycinemia (NKH). *Mol Genet Metab* 2001; 72:322-325

14. Toone JR, Applegarth DA, Levy HL, Coulter-Mackie MB, Lee G. Molecular genetic and potential biochemical characteristics of patients with T-protein deficiency as a cause of glycine encephalopathy (NKH). *Mol Genet Metab* 2003; 79:272-280

15. Korman SH, Boneh A, Ichinohe A, Kojima K, Sato K, Ergaz Z, Gomori JM, Gutman A, Kure S. Persistent NKH with transient or absent symptoms and a homozygous GLDC mutation. *Ann Neurol.* 2004; 56:139-143

15a. Rodriguez C, Arranz JA, Pintos G, Eril M, Del Toro M, Herrero MV, Riudor E. Favourable long-term evolution in atypical non-ketotic hyperglycinaemia with a novel mutation in the GLDC gene. *J Inher Metab Dis* 2005; 28 (Suppl. 1):55

15b. Rolland M-O, Conter C, Bonnet V. Maire I, Froissart R. Genetic heterogeneity of GLDC gene in 27 unrelated patients with glycine encephalopathy. *J Inher Metab Dis* 2005; 28 (Suppl. 1):56

16. Applegarth DA, Toone JR. Glycine encephalopathy (nonketotic hyperglycinaemia): review and update. *J Inherit Metab Dis.* 2004; 27:417-422

17. Van Hove JL, Kishnani P, Muenzer J, Wenstrup RJ, Summar ML, Brummond MR, Lachiewicz AM, Millington DS, Kahler SG. Benzoate therapy and carnitine deficiency in non-ketotic hyperglycinemia. *Am J Med Genet* 1995; 59:444-453

18. Hamosh A, Maher JF, Bellus GA, Rasmussen SA, Johnston MV. Long-term use of high-dose benzoate and dextromethorphan for the treatment of nonketotic hyperglycinemia. *J Pediatr* 1998; 132:709-713

19. Neuberger JM, Schweitzer S, Rolland MO, Burghard R. Effect of sodium benzoate in the treatment of atypical nonketotic hyperglycinaemia. *J Inherit Metab Dis* 2000; 23:22-26

20. Wiltshire EJ, Poplawski NK, Harrison JR, Fletcher JM. Treatment of late-onset nonketotic hyperglycinaemia: effectiveness of imipramine and benzoate. *J Inherit Metab Dis* 2000; 23:15-21

21. Chien YH, Hsu CC, Huang A, Chou SP, Lu FL, Lee WT, Hwu WL. Poor outcome for neonatal-type nonketotic hyperglycinemia treated with high-dose sodium benzoate and dextromethorphan. *J Child Neurol* 2004; 19:39-42

22. Gitzelmann R, Seinmann B, Cuenod M. Strychnine for the treatment of nonketotic hyperglycinemia. *N Engl J Med* 1978; 298:1424

23. Steinmann B, Gitzelmann R. Strychnine treatment attempted in newborn twins with severe nonketotic hyperglycinemia. *Helv Paediatr Acta* 1979; 34:589-599

24. Warburton D, Boyle RJ, Keats JP, Vohr B, Peuschel S, Oh W. Nonketotic hyperglycinemia. Effects of therapy with strychnine. *Am J Dis Child* 1980; 134:273-275

25. Tegtmeyer-Metzdorf H, Roth B, Gunther M, Theisohn M, Heinemann U, Adams HA, Sticht G. Ketamine and strychnine treatment of an infant with nonketotic hyperglycinaemia. *Eur J Pediatr* 1995; 154:649-653

26. Deutsch SI, Rosse RB, Mastropaolo J. Current status of NMDA antagonist interventions in the treatment of nonketotic hyperglycinemia. *Clin Neuropharmacol* 1998; 21:71-79

27. Matsuo S, Inoue F, Takeuchi Y, Yoshioka H, Kinugasa A, Sawada T. Efficacy of tryptophan for the treatment of nonketotic hyperglycinemia: a new therapeutic approach for modulating the N-methyl-D-aspartate receptor. *Pediatrics* 1995; 95:142-146

28. Boneh A, Degani Y, Harari M. Prognostic clues and outcome of early treatment of nonketotic hyperglycinemia. *Pediatr Neurol* 1996; 15:137-141

29. Tada K. Nonketotic hyperglycinemia. In: Fernandes J, Saudubray JM, v.d. Berghe G. (Eds): Inborn Metabolic Diseases. Diagnosis and Treatment. *Springer Verlag, Berlin,* 2000; pp. 255-258

30. Müller E. Aminosäurenstoffwechselstörungen mit mildem Verlauf. In: Müller E. Praktische Diätetik in der Pädiatrie. Grundlagen für die Ernährungstherapie. *sps Verlag, Heilbronn* 2003; S.73-75

31. Deutsche Gesellschaft für Ernährung, Österreichische Gesellschaft für Ernährung, Schweizerische Gesellschaft für Ernährungsforschung, Schweizerische Vereinigung für Ernährung. Referenzwerte für die Nährstoffzufuhr 1. Auflage, Umschau/Braus, Frankfurt/M 2000

32. Arbeitsgemeinschaft für Pädiatrische Diätetik (APD). Nährwerttabelle zur Behandlung von angeborenen Aminosäuren-Stoffwechselstörungen 2002

33. Mönch E, Hoffmann GF, Przyrembel H, Colombo J-P, Wermuth B, Leonard JV. Diagnose und Behandlung des Ornithintranscarbamylase (OTC)-Mangels. *Mschr Kinderheilk* 1998; 146:652-658

34. Applegarth DA, Toone JR, Rolland MO, Black SH, Yim DK, Bemis G. Non-concordance of CVS and liver glycine cleavage enzyme in three families with non-ketotic hyperglycinaemia (NKH) leading to false negative prenatal diagnoses. *Prenat Diagn* 2000; 20:367-370

35. Applegarth DA, Toone JR. Nonketotic hyperglycinemia (glycine encephalopathy): laboratory diagnosis. *Mol Genet Metab* 2001; 74:139-146

36. Paupe A, Bidat L, Sonigo P, Lenclen R, M M, Ville Y. Prenatal diagnosis of hypoplasia of the corpus callosum in association with non-ketotic hyperglycinemia. *Ultrasound Obstet Gynecol* 2002; 20:616-619

37. Jaeken J, Detheux M, Van Maldergem L, Frijns JP, Alliet P, Foulon M, Carchon H, Van Schaftingen E. 3-Phosphoglycerate dehydrogenase deficiency and 3-phosphoserine phosphatase deficiency: inborn errors of serine biosynthesis. *J Inher Metab Dis* 1996; 19:223-226

38. Ellaway CJ, Mundy H, Lee PJ. Successful pregnancy outcome in atypical hyperglycinaemia. *J Inherit Metab Dis* 2001; 24:599-600

OTC

Ornithintranscarbamylase (OTC)-Mangel
OMIM 311250

Definition

Bei dem X-chromosomal vererbten Mangel an Ornithintranscarbamylase (EC 2.1.3.3.) handelt es sich um die häufigste intramitochondrial lokalisierte Störung in der Harnstoff-Synthese. Nicht nur betroffene Jungen, sondern auch heterozygote Mädchen können klinische Symptome entwickeln.

Synonyma

OTC-Mangel, OTC-Defekt, OTCD, Ornithincarbamoyltransferase-Mangel, Ornithine Transcarbamylase Deficiency, OTC-Deficiency.

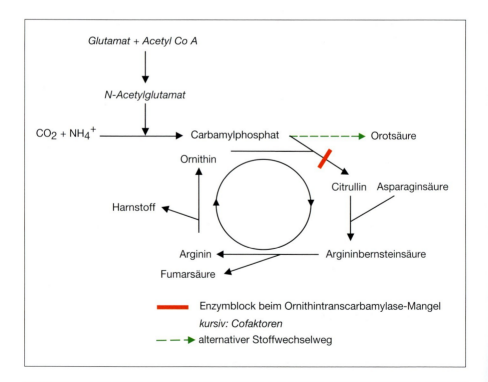

OTC

Manifestationsalter

Die charakteristischen Symptome der Proteinintoleranz mit Hyperammonämie zeigen sich bei betroffenen Jungen in der Regel bereits in den ersten Lebenstagen. Häufig versterben diese Patienten in den ersten Lebenswochen durch eine therapeutisch nicht effektiv beeinflussbare Hyperammonämie im hyperammonämischen Koma [1-7]. Aber auch mildere Verlaufsformen sind beschrieben, bei denen es erst in Situationen des Stoffwechselstresses oder bei Eiweißbelastungen (z.b. auch durch postoperative Aminosäureninfusion) zu Hyperammonämie und deren klinischen Manifestationen, z.b. Encephalopathie und verschiedensten klinischen, altersabhängigen Ausdrucksformen kommt [1,3,4,7-10]. Die klinische und biochemische Ausprägung bei heterozygoten Mädchen und Frauen variiert in Abhängigkeit von der genetischen Heterogenität sowie der Ausprägung von Zellmosaiken.

Klinische Symptome

Am ersten bis dritten Lebenstag treten in Abhängigkeit von der Eiweißaufnahme mit der Nahrung bei betroffenen Jungen Lethargie, Koma und Krämpfe, Erbrechen, evtl. Hyperventilation, Hypotonie und Hepatomegalie auf. Werden die akuten Phasen von Hyperammonämie überlebt, bleiben Ernährungsschwierigkeiten mit häufigem Erbrechen, aber auch Hypotonie und Ataxie. Bei den milderen Varianten zeigt sich später vorwiegend geistige Retardierung. [1,3,4,7]

Über die Ursache der schweren Encephalopathie bei Hyperammonämie ist nur wenig bekannt. So findet im Gehirn eine Ammoniakdetoxifizierung durch Bildung von Glutamat und Glutamin statt, was zur Verarmung an α-Ketoglutarat und anderen Citratzyklusmetaboliten und damit zum Energiemangel führt. Dieses ist zumindest eine Ursache des sich ausbildenden Hirnödems. Außerdem werden Bildung und Speicherung verschiedener Neurotransmitter und deren Rezeptoren beeinflusst [1,11].

Mindestens 10% der heterozygoten Mädchen weisen klinische Symptome auf, die je nach Restenzymaktivität, Zellmosaiken und letztendlich nach Zahl und Schwere der Hyperammonämie unterschiedliche Ausprägung haben. Bei schweren hyperammonämischen Krisen gleicht das klinische Bild dem der betroffenen Jungen. Häufiger beobachtet werden nach eiweißreicher Nahrung Erbrechen, Ataxie, Kopfschmerzen; auch Lethargie, episodenhafte Krisen sind typisch [1,11,12].

Biochemische Grundlagen

Bei der Ornithintranscarbamylase (EC 2.1.3.3.) handelt es sich um ein mitochondriales Enzym mit Tetramerstruktur, welches Carbamylphosphat an Ornithin koppelt. Es entsteht

OTC

Citrullin. Bei Mangel an Ornithintranscarbamylase wird das überschüssige Carbamylphosphat mit Hilfe der cytoplasmatischen Aspartatcarbamyltransferase mit Asparaginsäure verknüpft. Das gebildete Carbamylaspartat wird weiter zu Dihydroorotat und Orotat abgebaut, das deutlich vermehrt im Urin ausgeschieden wird. Dieser Stoffwechselweg ist aber nicht effektiv genug, um so große Mengen an Stickstoff aus dem Körper zu eliminieren, dass eine Hyperammonämie vermieden werden könnte.

Ammoniak ist die wesentliche, bei der Behinderung des Harnstoffzyklus in großer Menge entstehende toxische Substanz. Glutamin, Glutamat, Asparagin und Alanin sind die Aminosäuren, die als Folge der Ammoniakvermehrung ebenfalls erhöht gefunden werden. Die Synthese dieser Aminosäuren kann aber nur erfolgen, wenn die dazu nötigen Kohlenwasserstoffgerüste vorhanden sind (z.B. aus Glukose). Bei Hypoglykämien und/oder Energiemangel können Hyperammonämien auch ohne die Erhöhung der Aminosäurenkonzentrationen auftreten.

Evtl. infolge einer Akkumulation von Glutamin im Gehirn kommt es zu osmotisch bedingtem Einströmen von Wasser in die Zellen und damit zum Hirnödem mit der möglichen Folge von Einklemmungserscheinungen.

Biochemische Befunde

Das Kardinalmerkmal bei Vorliegen eines OTC-Mangels ist die Hyperammonämie. Normwerte der mit einer enzymatischen Methode im venösen Blutplasma gemessenen Ammoniakkonzentrationen liegen bei Neugeborenen unter 110 µmol/l (187 µg/dl), im späteren Alter unter 80 µmol/l (136 µg/dl). Ist die Ammoniakkonzentration über 150 µmol/l (255 µg/dl) bei Neugeborenen oder über 100 µmol/l (170 µg/dl) bei Kindern erhöht, liegt eine Hyperammonämie vor.

Der Nachweis hoher Konzentrationen von Orotsäure im Urin (häufig über 1000 µmol/mol Creatinin, normal 1-11 µmol/mol Creatinin) ermöglicht schnell eine Diagnose des OTC-Mangels. Die Analyse der Aminosäuren im Urin und Plasma zeigt als Charakteristikum lediglich niedrige Konzentrationen von Citrullin und Arginin (möglicherweise auch von Harnstoff). Entsprechend der Hyperammonämie sind in der Regel Glutamin, Glutamat und Asparagin stark vermehrt [4,7,8,10]. Bei zunehmender Kreislaufinsuffizienz mit Zentralisierung steigt die Laktatkonzentration im Blut an, so dass trotz Hyperammonämie eine Acidose nachgewiesen werden kann. Aus diesem Grund muss man vor einer zu großen Gewichtung der berechneten Anionenlücke (Anion gap) bei der Diagnostik warnen (siehe auch Kapitel Notfallbehandlung).
Auch im erweiterten Neugeborenenscreening mittels Tandem-Massenspektrometrie ist eine Verdachtsdiagnose auf einen OTC-Defekt nicht zu stellen. Hilfreich für differentialdiagnostische Klärungen sind aber die zu messenden niedrigen Konzentrationen von Citrullin sowie die Vermehrungen von Glutamin und Alanin [7].

Die Messung der OTC-Aktivität im Lebergewebe (mit geringerer Zuverlässigkeit auch in der Darmschleimhaut) sowie die genomische Analyse aus Fibroblasten werden nur zur Sicherung der Diagnose und zur genetischen Beratung benötigt [14].

OTC befindet sich in der Leber, im Gehirn, in der Darmschleimhaut und in sehr geringer Aktivität auch in den Nieren. Das Enzym in der Leber und den Darmzotten ist genetisch identisch und kann zu diagnostischen Zwecken herangezogen werden. Viele genetische Varianten des Enzyms sind bekannt. Sie führen zu unterschiedlichen Substrataffinitäten und pH-Optima. Untersuchungen hinsichtlich kinetischer oder pH-Mutanten sind unserer Meinung nach nur bei neuen oder seltenen genetischen Varianten gerechtfertigt.

Genetische Befunde

Das OTC-Gen befindet sich auf dem kurzen Arm des X-Chromosoms (Xp21.1). Die molekulargenetische Analytik von Patienten mit OTC-Mangel wird durch die hohe Zahl der verschiedenen Mutationen kompliziert. Bis heute sind mehr als 200 verschiedene Punktmutationen, Deletionen und Insertionen identifiziert worden [15-19] Die meisten Mutationen finden sich nur in jeweils einer Familie. Neumutationen sind 50mal häufiger in männlichen als in weiblichen Embryonen zu finden [15,20].

Hier einige der ersten identifizierten Mutationen:
R109Q;, GT-GC, Int 7: IVS4AS, A-T, -2 ; GTA-GTG, Intron 7; 1-bp Del, FS, NT403; IVS2AS, G-A,-1; L148P
und mindestens 200 weitere

Eine sichere Genotyp-Phänotyp-Relation ist nur bei wenigen Mutationen nachzuvollziehen [5, 15,18,21,21a].

Der OTC-Mangel ist der häufigste Defekt in der Harnstoffsynthese und tritt in einer Frequenz von ca. 1:30.000 Neugeborenen auf. Harnstoffsynthesedefekte insgesamt findet man in einer Häufigkeit von ca. 1:8.000 [4].

Eine japanische Familie wurde beschrieben, in der drei Mädchen mit homozygotem OTC-Mangel aufgrund der Vererbung eines ebenfalls mutierten paternalen Gens verstarben. Ihr Vater wies in Lymphoccyten und Spermatozoen ein Mosaik mit einem mutierten Allel auf (12). Ein weiterer Fall von paternaler Übertragung ist bekannt [15].

Molekulargenetische Untersuchungen basieren generell auf der Bestimmung von Fragmentlängenpolymorphismen (restriction fragment length polymorphisms [RFLP]) oder seit Kurzem auf einer direkten DNA-Sequenzierung (Übersicht in [1]). Da die RFLP-Informationen bei nur einem Betroffenen in der Familie nicht zur Identifikation verwendet werden können, sind zusätzliche Untersuchungen der Verwandten und biochemische Tests (z.B.

OTC

Allopurinol-Belastungstest) durchzuführen. Praktisch bei allen Familien sind die Defekte auf genomischer Ebene zu identifizieren.

Der Grad der Ausprägung von Krankheitssymptomen bei heterozygoten Mädchen hängt nicht nur von der genetischen Mutation ab, sondern auch vom Grad der Bevorzugung bzw. Unterdrückung des die Mutation tragenden X-Chromosoms (ungleichmäßige Lyonisierung) und ist deshalb nicht vorhersehbar [1,4,13].

Therapie

Als generelle Regel für Zustände mit Hyperammonämien bei Neugeborenen gilt, dass mindestens bis zum Abschluss der speziellen Untersuchungen und Vorliegen einer endgültigen Diagnose alle zur Verfügung stehenden Möglichkeiten zur Senkung des Ammoniakspiegels genutzt werden müssen.

Die besten Behandlungserfolge, d. h. eine normale geistige und körperliche Entwicklung, weisen die Patienten auf, bei denen die Zeitspanne zwischen den ersten Symptomen und einer suffizienten Behandlung sehr kurz war [22,22a] und die initialen Ammoniakwerte unter 180 bzw. 300 µmol/l lagen sowie die maximale Konzentration nicht 350 bzw. 500 µmol/l überschritt (jeweils erster Wert aus [23], zweiter Wert persönliche Mitteilung C. Bachmann, Lausanne).

Erstversorgung/Behandlung der Hyperammonämie [(5)]

Bei Ammoniakkonzentrationen über 150 µmol/l (255 µg/dl) im Neugeborenenalter oder über 100 µmol/l (170 µg/dl) bei Kindern liegt eine Hyperammonämie vor.

Sind die Ammoniakwerte höher als 200 µmol/l (340 µg/dl), muss eine Akut-/Notfallbehandlung durchgeführt werden.

Prinzip der Erst-/Akutbehandlung

- Reduktion/Stopp der Proteinzufuhr (für maximal 2 Tage)
- Hochkalorische Ernährung (Kohlenhydrate, Fett, Insulin)
- Forcierte Diurese
- Gabe von Medikamenten, die den Ammoniakspiegel senken
- Hämodiafiltration, ersatzweise Hämofiltration oder Hämodialyse bei Ammoniakspiegeln über 400 µmol/l (680 µg/dl)

Die Akutbehandlung sollte mit folgenden Infusionen begonnen werden:
- Natriumbenzoat 250 mg/kg KG in 10%-iger Glukoselösung, über 2 Stunden,

OTC

> und/oder
> - Natriumphenylacetat oder Natriumphenylbutyrat (Ammonaps®, ORPHAN Europe) 250 mg/kg KG in 10%-iger Glukoselösung, über 1-2 Stunden, und
> - Argininhydrochlorid 210 mg (1 mmol)/kg KG in 10%-iger Glukoselösung über 2 Stunden

Die Infusionstherapie mit Natriumbenzoat wird fortgesetzt mit 250-350 mg/kg KG über 24 Stunden und/oder Natriumphenylbutyrat bis zu 500 mg/kg KG über 24 Stunden und Argininhydrochlorid 420 mg (2 mmol)/kg KG über 24 Stunden. Sind die Ammoniakspiegel unter 200 µmol/l (340 µg/dl) abgesunken, kann die Zufuhr von Natriumbenzoat auf 250 mg/kg KG über 24 Stunden und von Natriumphenylbutyrat auf 250 mg/kg KG über 24 Stunden gesenkt werden.

Die Menge der notwendigen Flüssigkeitszufuhr hängt sowohl vom Alter als auch der Nierenfunktion des Patienten ab. Man sollte mit einer Infusion von mindestens 10 g/kg KG Glukose mit Elektrolyten für 24 Stunden beginnen. Die Glukosemenge kann bis auf 20–30 g/kg KG erhöht werden. Falls notwendig, kann zusätzlich Insulin (0,01-0,5 I.E./kg KG Stunde) verabreicht werden, um den Glukoseblutspiegel zwischen 80 und 200 mg/dl zu halten. Das Ziel der hohen Kaloriengabe (>100 kcal/kg KG Tag) ist die Vermeidung von Katabolismus. Zusätzlich sollte Fett infundiert werden (am Anfang 0,5-1 g/kg KG Tag und wenn möglich Steigerung auf 2-3 g/kg KG Tag unter Kontrolle der Triglyzeridkonzentrationen im Blut). Gelingt es nicht, die Blutglukosekonzentration unter 200 mg/dl (11,1 mmol/l) zu halten, selbst unter Infusion von 0,5 I.E. Insulin/kg KG Stunde, muss die Glukosezufuhr reduziert werden.

Die Diurese sollte forciert werden mittels Furosemid (Lasix) (1-2 mg oral oder 0,5 -1 mg/kg KG i. v., alle 6-12 Stunden).
Falls die Möglichkeit einer oralen Zufuhr besteht, sollte eine 4%-ige Natriumphenylbutyratlösung, 500 mg/kg KG in 24 Stunden, verabreicht werden.

Prinzip der Ammoniakausschleusung mittels **Benzoat** und **Phenylbutyrat**: *(siehe Kasten nächste Seite)*

Bei der Erstversorgung sind die nachfolgend aufgeführten allgemeinen Maßnahmen zu befolgen:

> - Intubation und umgehender Transport des Patienten in ein Stoffwechselzentrum!
> - Keine Hyperventilation!
> - Keine Infusion von Ketosäuren!

Bei Plasmaammoniakspiegeln über 400 µmol/l (680 µg/dl) sollte eine Hämodiafiltration, wahlweise Hämodialyse oder Hämofiltration veranlasst werden. Die Hämofiltration sollte alle 2-4 Stunden wiederholt werden [25,26].

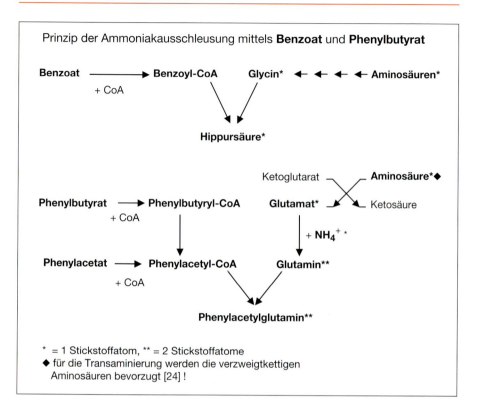

Blutaustauschtransfusionen sind wenig effektiv und mit Peritonealdialyse erfolgt die Ammoniakeliminierung viel zu langsam!

Die Infusionstherapie sollte am dritten Tag durch orale Proteingabe ergänzt werden. Beginn mit 0,5/kg KG Tag natürlichem Eiweiß, Steigerung bis auf 1 g/kg KG Tag unter zusätzlicher Gabe von 0,5 g Aminosäurenmischung/kg KG Tag (essentielle Aminosäuren) (siehe Diätetische Behandlung).

Spezifische Kontrollparameter der Akuttherapie/Erstversorgung

Kontrolle der Blutkonzentrationen von:

Glutamin	<800-1000 µmol/l
Ammoniak	<150 µmol/l (263 µg/dl)
Arginin	100-200 µmol/l
Benzoat	<2 mmol/l (<24,4 mg/dl) (besonders bei intravenöser Natriumbenzoatgabe)
	Benzoat ist in höheren Konzentrationen (>~1000 mg/dl) toxisch und führt zu ähnlichen klinischen Symptomen wie bei Hyperammonämien.

OTC

Langzeitbehandlung

Medikamentöse Behandlung

Bei der Behandlung des OTC-Mangels richtet sich das Augenmerk auf die Vermeidung einer übermäßigen Freisetzung und die Eliminierung von Ammoniak. Die medikamentöse Behandlung muss immer zusammen mit einer diätetischen Therapie erfolgen!

Zu verabreichende Medikamente bei Langzeittherapie (mg/kg KG Tag):

- Natriumbenzoat 250
- Natriumphenylbutyrat bis zu 500
- Argininhydrochlorid 210 (1 mmol)
- Gegebenenfalls Gabe von Citrullin (äquimolar) anstatt Arginin (Citrullin bindet doppelt so viel NH_3!)
- L-Carnitin 30-50, nur, wenn ein nachgewiesener Mangel besteht [27]
- Gabe von Vitaminen, Mineralien und Spurenelementen, besonders von Folsäure, Vitamin B_6, Ca, Se (z.B. als Seravit, SHS, Heilbronn)
- Laktulose (3 x 4-20 g Tag) (Dosis für Erwachsene! Bei Kindern die Dosierung so wählen, dass weiche, aber nicht wässrige Stühle und keine Bauchschmerzen auftreten) [28].

Gelegentlich werden bei Langzeitgabe von Natriumbenzoat Magenbeschwerden geäußert, die auf der Reizung der Magenschleimhaut beruhen und zur Dosisreduktion zwingen. Ein anderer Anlass zur Reduzierung der Benzoatmenge ist, wenn die Glycinkonzentration im Plasma/Serum unter 100 µmol/l abgesunken ist.

Als Nebenwirkung von Natriumphenylbutyrat treten selten Übelkeit, Stimmungslabilität, Atemfrequenzerhöhung, Magen- und Muskelschmerzen, Schwellungen der Füße und/oder Menstruationsstörungen auf (Persönliche Mitteilung F. Roels, Gent). Häufiger dagegen sind Amenorrhöen (bis zur 23% der behandelten Frauen). Außerdem ist zu berücksichtigen, dass nicht die gesamte Menge an verabreichtem Phenylbutyrat an Glutamin gekoppelt und ein nicht geringer Anteil unkonjugiert mit dem Urin ausgeschieden wird. Bei Phenylbutyratbehandlung ist auf die Konzentrationen der verzweigtkettigen Aminosäuren zu achten, da ein Großteil des gebundenen Glutamins aus Transaminierungen dieser Aminosäuren stammt [24,29,30].
Im Urin der mit Phenylbutyrat behandelten Patienten findet man eine Vielzahl von Metaboliten, außer Phenylbutyrat auch Phenylacetat, Phenylbutyrylglutamin und Phenylacetylglutamin [30].

OTC

Diätetische Behandlung

Behandlungsprinzip

Die diätetische Behandlung besteht in einer strengen Eiweiß- und Stickstoffrestriktion, bei der die Eiweißzufuhr bis auf den minimalen sicheren Bedarf zur Senkung des Ammoniakspiegels in den Normbereich reduziert wird. Mit der begrenzten exogenen Stickstoffzufuhr und der gleichzeitigen Verminderung des endogenen Eiweißabbaus (durch eine ausreichende Kalorienzufuhr!) soll der Freisetzung von Ammoniak entgegen gewirkt werden. Dabei liegt die tolerierte Eiweißmenge pro kg Körpergewicht im Säuglingsalter und in Phasen schnellen Wachstums höher als im Kindesalter.
Die strenge eiweißarme Diät ist mit einem Verzicht auf eiweißreiche Lebensmittel wie z.B. Fleisch, Fisch, Milch, Eier, Getreideprodukte – außer berechneten Mengen an Muttermilch und Säuglingsmilchnahrung im Säuglingsalter – sowie einer begrenzten Aufnahme von genau berechneten Mengen an eiweißarmen Lebensmitteln wie z.B. Obst, Gemüse und Kartoffeln verbunden.

Bei einer Eiweißtoleranz, die deutlich unterhalb der empfohlenen altersgerechten minimalen Eiweißzufuhr liegt, ist für ein optimales Wachstum und zur Deckung des Bedarfs an essentiellen Aminosäuren die Einnahme eines Gemisches aus essentiellen Aminosäuren erforderlich. Es werden mit dem Gemisch nur essentielle Aminosäuren zugeführt, damit der Körper überschüssigen Stickstoff für die Synthese von nicht-essentiellen Aminosäuren verwenden und auf diese Weise eliminieren kann [7]. Das Aminosäurengemisch muss mit Vitaminen, Mineralstoffen und Spurenelementen angereichert sein, da die eiweißarme Ernährung kein tierisches Eiweiß zulässt, das reich an diesen Nährstoffen ist. Darüber hinaus ist eine ausreichende Energiezufuhr von entscheidender Bedeutung, um normale Wachstumsraten zu erzielen und Eiweißabbau zu verhindern, was im Wesentlichen mit industriell hergestellten eiweißarmen Speziallebensmitteln (eiweißarme Mehle, Nudeln, Gebäck, Brot, Milchgetränk), die eiweißreiche Lebensmittel ersetzen, sowie mit Fett (Streichfette und Öle) und Kohlenhydraten (z.B. Rohrzucker, zuckerhaltige Getränke) erreicht wird [31]. Eine Argininsupplementierung ist erforderlich (siehe Medikamentöse Behandlung), da als Folge des Stoffwechseldefekts keine Argininsynthese stattfindet.

Ziele der Ernährungsbehandlung

Mit der diätetischen Behandlung sollen folgende Ziele erreicht werden:
- Senkung des Ammoniakspiegels auf Normalwerte (siehe Tabelle 1)
- Vermeidung von hyperammonämischen Krisen
- Normale Wachstumsrate bei Säuglingen und Kindern und Gewichtserhaltung bei älteren Patienten.
- Vermeidung und schnelle Beendigung von katabolen Zuständen (z.B. bei Infekten, Erbrechen, Durchfall, Gewichtsverlust), die zu einem Anstieg der Ammoniakkonzentra-

OTC

tion im Blut führen, durch eine ausreichende Energiezufuhr und angepasste Eiweißaufnahme evtl. auch durch konsequentes Sondieren der Nahrung sowie häufige kleine Mahlzeiten.
- Normalisierung der Konzentrationen der Aminosäuren (Glutamin, Glycin, Valin, Leucin, Isoleucin, Arginin, Citrullin) im Blut besonders bei medikamentöser Therapie.

Alter	Ammoniak (µmol/l)	Ammoniak (µg/dl)
Neugeborene	bis 110	bis 187
jenseits des Neugeborenenalters	<80	<136

Tab. 1: Normalwerte der Ammoniakkonzentration (venöses Plasma!, enzymatisch) [32]

Diätvorschrift

Eiweiß

1. Die tolerierte Eiweißmenge ist sehr unterschiedlich und muss bei jedem Patienten individuell durch Titrieren gegen die Blutammoniakkonzentration ermittelt werden. Sie ist abhängig von der Aktivität der Ornithintranscarbamylase, dem Alter, der Wachstumsrate und dem Gesundheitszustand. Im frühen Säuglingsalter kann sie bei 1,8-2,0 g/kg Tag und in Phasen schnellen Wachstums auch darüber liegen [7].
2. Die Eiweißzufuhr, die normale „NH_3-Spiegel" gewährleistet, orientiert sich an dem minimalen Eiweißbedarf (siehe Tabelle 2), der nur bei Aufnahme eines biologisch hochwertigen Eiweißes für einen altersabhängigen Erhaltungsbedarf und ein altersabhängiges Wachstum ausreichend ist. Liegt die tolerierte Eiweißmenge unterhalb des minimalen Bedarfs und berücksichtigt man die Eiweißqualität und Verdaulichkeit des Nahrungseiweißes, kann der Zusatz eines Gemisches aus essentiellen Aminosäuren für eine ausreichende Ernährung und normale Wachstumsrate erforderlich sein.
3. Eine 2-tägige eiweißfreie Ernährung bei Erstversorgung soll am 3. Tag beginnend mit 0,5 g natürlichem Eiweiß/kg KG Tag und schrittweiser Steigerung auf 1 g/kg KG Tag zusammen mit 0,5 g /kg KG Tag eines Gemisches aus essentiellen Aminosäuren ergänzt werden.
4. Die tolerierte Eiweißmenge erhöht sich, wenn Natriumbenzoat, Natriumphenylacetat oder -phenylbutyrat verabreicht werden.
5. Die Zufuhr muss häufig an die Veränderung der Aminosäurenwerte und die Plasma Ammoniak- und/oder Glutaminkonzentrationen im Serum (oder Plasma) angepasst werden (siehe Kontrolluntersuchungen).
6. Im Bedarfsfall sollte die Ernährung auch unter Verwendung einer Magenverweilsonde, gegebenenfalls über ein Gastrostoma (PEG) vorgenommen werden.

OTC

Alter	Eiweiß (g/kg KG Tag) * (natürliches Eiweiß mit/ohne Aminosäurengemisch)
Säuglinge	1,8–2,0
Kleinkinder	1,2–1,5
Schulkinder	1,0
Jugendliche/Erwachsene	<0,5 (0,6-0,8 WHO)

* Der tatsächliche Bedarf kann von dem angegebenen erheblich abweichen.

Tab. 2: Durchschnittliche Eiweißzufuhr von Patienten mit Harnstoffzyklusstörungen [7]

Essentielle Aminosäuren

1. Reicht die Einschränkung der Zufuhr an natürlichem Nahrungseiweiß bis zum minimalen Bedarf allein nicht aus oder wird sie von den Patienten nicht toleriert, muss ein Teil der natürlichen Eiweißmenge durch ein Gemisch aus essentiellen Aminosäuren (bis 0,7 g/kg KG Tag) ersetzt werden (siehe Tabelle 3), das reich an verzweigtkettigen Aminosäuren und arm (jedoch bedarfsdeckend!) an Tryptophan ist. (Hohe Tryptophankonzentrationen führen zu Appetitmangel!) [3].
2. Dabei soll die Menge an natürlichem Eiweiß und an Gemisch aus essentiellen Aminosäuren etwa 1:1 betragen (z.B. 0,5 g/kg KG natürliches Eiweiß + 0,6 g/kg KG essentielle Aminosäuren) [3] bzw. 0,7 g/kg Tag natürliches Eiweiß + 0,7 g/kg Tag essentielle Aminosäuren im Säuglingsalter [33]).
3. Ausgehend davon, dass 0,6 g essentielle Aminosäuren 1 g Eiweiß-Äquivalent entsprechen (5,34), werden mit 0,5 g/kg KG natürlichem Eiweiß plus 0,6 g/kg KG essentiellen Aminosäuren (= 1,0 g Eiweiß-Äquivalent) 1,5 g Eiweiß-Äquivalent/kg KG zugeführt, das den Bedarf für ein Kleinkind bei gleichzeitiger ausreichender Energiezufuhr deckt.

Alter	Natürliches Eiweiß g/kg KG Tag	Aminosäurengemisch* g/kg KG Tag
Säuglinge	0,5–1,3	0,3–0,6
Kleinkinder	0,5–1,0	0,3–0,5
Schulkinder	0,5–1,0	0,2–0,3

* 0,6 g essentielle Aminosäuren entsprechen 1 g Eiweiß-Äquivalent

Tab. 3: Erfahrungswerte für die Eiweißzufuhr bei Harnstoffzyklusstörungen [31]

Fett

Die Fettzufuhr soll in Abhängigkeit vom Alter bei 30-40% der Gesamtkalorien liegen. Im 1. Lebensjahr beträgt sie 4-5 g/kg KG (35-50% d. Gesamtkalorien). Eine altersabhängige

Zufuhr von 2,5-4,0% der Gesamtkalorien als Linolsäure (n-6) sowie 0,5% als α-Linolensäure (n-3) wird empfohlen [35]. Dabei sollte ein Verhältnis n-6 zu n-3 von weniger als 5:1 (bis 15:1 bei Säuglingen) angestrebt werden, das als präventiv wirksam angesehen wird und mit der Aufnahme von Soja-, Walnuss- und Rapsöl am besten zu erzielen ist, da diese Öle einen hohen Gehalt an α-Linolensäure haben. Auf eine ausreichende Aufnahme von Fett in Form von Streichfetten und Ölen ist zu achten, da Lebensmittel mit sog. „versteckten" Fetten, wie man sie in Fleisch, Wurst, Käse, Milch, Schokolade findet, im eiweißarmen Ernährungsplan nicht erlaubt sind und als Fettlieferanten nicht zur Verfügung stehen. Besonders in Phasen schnellen Wachstums – während der ersten Lebensjahre und während eines Pubertäts-Wachstumsschubes – wird ein zusätzlicher Energiebedarf durch einen erhöhten Fettanteil in der Nahrung leichter befriedigt.

Energie

Die Energiezufuhr richtet sich nach den Empfehlungen der DGE 2000 [35] und soll ausreichend bis hochnormal (10-20% über den Richtwerten) sein – besonders im Neugeborenenalter (siehe Tabelle 4). Bei Infekten und hyperammonämischen Krisen ist sie bis auf 120% der Richtwerte zu erhöhen (z.B. mit Minus_1 *Eiweißfrei* [SHS, Heilbronn] bzw. basic-p [Milupa, Friedrichsdorf]). Sie soll eine normale Gewichtszunahme bei Säuglingen und Kindern ermöglichen bzw. zur Gewichtserhaltung bei älteren Patienten beitragen.

Alter	kcal/Tag		kcal/kg KG Tag	
	m	w	m	w
0 – < 4 Monate	500	450	94	91
4 – <12 Monate	700	700	90	91
1 – < 4 Jahre	1.100	1.000	91	88
4 – < 7 Jahre	1.500	1.400	82	78
7 – <10 Jahre	1.900	1.700	75	68
10 – <13 Jahre	2.300	2.000	64	55
13 – <15 Jahre	2.700	2.200	56	47
15 – <19 Jahre	3.100	2.500	46	43
19 – <25 Jahre	3.000	2.400	41	40

Tab. 4: Richtwerte für die Energiezufuhr bei mittlerer körperlicher Aktivität (DGE 2000) [35]

Flüssigkeit

Die empfohlene Flüssigkeitsmenge richtet sich nach den Empfehlungen der DGE 2000 [35] (siehe Tabelle 5). Unter normalen Bedingungen ist eine minimale Flüssigkeitszufuhr von 1 ml/kcal zu verabreichen.

OTC

Alter	ml/kg KG Tag
0 – < 4 Monate	130
4 – <12 Monate	110
1 – < 4 Jahre	95
4 – < 7 Jahre	75
7 – <10 Jahre	60
10 – <13 Jahre	50
13 – <15 Jahre	40
15 – <19 Jahre	40
19 – <25 Jahre	35

Tab. 5: Richtwerte für die Flüssigkeitszufuhr (DGE 2000) [35]

Vitamine, Mineralstoffe und Spurenelemente

1. Die Vitamin-, Mineralstoff- und Spurenelementversorgung richtet sich nach den Empfehlungen der DGE 2000 (35). Bei starker Einschränkung der Zufuhr an natürlichem Eiweiß kommt es regelmäßig zu einer Unterversorgung, die die Zugabe eines Vitamin-, Mineralstoff- und Spurenelementpräparates (z.B. Seravit, Fa. SHS, Heilbronn) erforderlich macht. Bei Zugabe eines Gemisches essentieller Aminosäuren und Minus_1 *Eiweißfrei* bzw. basic-p, die beide mit Vitaminen, Mineralstoffen und Spuerenelementen angereichert sind, wird der Bedarf normalerweise gedeckt (siehe Tabelle 6).
2. Eine Berechnung der Mikronährstoffzufuhr durch die Diät in größeren Abständen wird empfohlen.

Zubereitung nach Diätvorschrift

Eiweiß

1. Es wird die Menge an Muttermilch oder Säuglingsmilchnahrung berechnet, die die tolerierte Menge an natürlichem Eiweiß enthält. Muttermilch ist gegenüber Säuglingsmilchnahrung wegen des geringeren Eiweißgehalts bei gleicher Energiezufuhr und der bifidogenen Wirkung auf die Darmflora zu bevorzugen. Der Eiweißgehalt in Muttermilch beträgt durchschnittlich 1,1 g/100 ml; der Eiweißgehalt in Säuglingsmilchnahrungen ist der Nährwerttabelle zur Behandlung von angeborenen Aminosäurenstoffwechselstörungen [36] oder den Herstellerangaben zu entnehmen.
2. Beim Stillen wird die normale Muttermilchmenge nach Bedarf reduziert (sog. Teilstillen), indem der Säugling entweder bei jeder Mahlzeit eine kleine Menge Minus_1 *Eiweißfrei* zusammen mit einem Gemisch aus essentiellen Aminosäuren bekommt und anschließend gestillt wird oder der Säugling bei jeder zweiten Mahlzeit gestillt wird und

OTC

dazwischen Minus_1 *Eiweißfrei* zusammen mit einem Gemisch aus essentiellen Aminosäuren bekommt. Die getrunkene Muttermilchmenge wird durch (gelegentliches) Wiegen des Säuglings vor und nach dem Anlegen festgestellt.
3. Bei Fütterung von Säuglingsmilchnahrung oder abgepumpter Muttermilch wird diese mit dem Messbecher abgemessen bzw. abgewogen. Die Tagesmenge wird auf die Anzahl der Mahlzeiten verteilt und die Teilmenge wird entweder zuerst gefüttert und anschließend Minus_1 *Eiweißfrei* zusammen mit einem Gemisch aus essentiellen Aminosäuren oder wird mit Minus_1 *Eiweißfrei* und einem Gemisch aus essentiellen Aminosäuren gemischt verabreicht.
4. Vom 5. Monat (spätestens 7. Monat) an wird die Milchnahrung teilweise durch feste Kost ersetzt. Sie wird aus der Nährwerttabelle zur Behandlung von angeborenen Aminosäurenstoffwechselstörungen [36] ausgewählt und die erlaubte Menge berechnet und abgewogen. Bei Patienten mit milden Verlaufsformen sollte ca. 30-50% des natürlichen Eiweißes in biologischer hochwertiger Form, z.B. als Milch und Milchprodukte verabreicht werden.
5. Es wird die erforderliche Menge an dem Gemisch essentieller Aminosäuren berechnet, dessen Eiweißäquivalentgehalt sich durch Division des Aminosäurengehalts mit dem Faktor 0,6 ergibt, da 0,6 g essentielle Aminosäuren 1 g Eiweißäquivalent entsprechen [5, 34].

E-AM 1	für die Zubereitung der Flaschennahrung und Anreicherung der Beikost im 1. Lebensjahr (SHS, Heilbronn)
E-AM 2 e-am Anamix	für Klein- und Schulkinder (SHS, Heilbronn)
UCD 1	für Säuglinge (Milupa, Friedrichsdorf)
UCD 2	für Klein- und Schulkinder, (Milupa, Friedrichsdorf)

Tab. 6: Gemische essentieller Aminosäuren, angereichert mit Vitaminen, Mineralstoffen und Spurenelementen

6. Das Aminosäurengemisch wird zusammen mit Minus_1 *Eiweißfrei* bzw. basic-p abgewogen und in der entsprechenden Menge mit Muttermilch oder Milchnahrung verabreicht. Beim Stillen kann es entweder im Wechsel mit der Brustmahlzeit oder in einer kleinen Menge vor jeder Brustmahlzeit verabreicht werden. Später sollte es in Gemüse- bzw. Obstsäfte, Tee, Limonade etc. eingerührt oder gemixt (Schüttelbecher) und gemeinsam mit dem natürlichen Nahrungseiweiß in mindestens drei Einzelportionen gleichmäßig über den Tag verteilt eingenommen werden. Moderne Aminosäurenmischungen sind bereits portioniert, leichter löslich und mit Energiekomponenten versetzt, die eine verbesserte Verwertbarkeit und Verträglichkeit erwarten lassen und eine häufigere Einnahme ermöglichen, auch unabhängig von den Mahlzeiten.

OTC

Energie

1. Es wird der Energiegehalt aus Muttermilch oder Säuglingsmilchnahrung und/oder fester Kost und der Mischung essentieller Aminosäuren berechnet.
2. Der berechnete Energiegehalt wird vom täglichen Energiebedarf abgezogen
3. Der restliche Bedarf wird bei der Flaschen- und Beikostzubereitung zunächst mit Minus_1 *Eiweißfrei* (SHS, Heilbronn) bzw. basic-p (Milupa, Friedrichsdorf) (Fett-und Kohlenhydratgemisch mit Vitaminen, Mineralstoffen, Spurenelementen) und später mit Fetten (Streich- und Kochfett) und Ölen – bis zu 30-45% der Gesamtenergie – gedeckt, wobei nicht ausschließlich pflanzliche Fette, sondern auch tierische Fette wie Butter, Schmalz und Sahne verwendet werden sollten, um ein ausgewogenes Verhältnis zwischen gesättigten und ungesättigten Fettsäuren zu erzielen. Mit Maltodextrin (SHS, Heilbronn), Rohr- oder Traubenzucker, Duocal (SHS, Heilbronn) oder eiweißfreien Lebensmitteln und gesüßten Getränken wird ein weiteres Defizit ausgeglichen.

Flüssigkeit

Für die Flaschenzubereitung
- Trinkwasser abkochen, auf 60°C abkühlen lassen und 2/3 der erforderlichen Trinkmenge in ein Fläschchen füllen.
- Die verordnete Menge an Aminosäurengemisch, Säuglingsnahrung und Minus_1 *Eiweißfrei* bzw. basic-p abwiegen und hinzufügen
- Fläschchen gut verschließen und schütteln
- Mit abgekochtem Wasser auf die entsprechende Trinkmenge auffüllen
- Jedes Fläschchen frisch zubereiten

Bei Zubereitung der gesamten Tagestrinkmenge wird diese in die gewünschte Anzahl von Fläschchen verteilt und gut verschlossen im Kühlschrank aufbewahrt. Das Fläschchen wird vor dem Füttern auf Trinktemperatur erwärmt und sofort verwendet.

Für die Getränkezubereitung

Das Aminosäurengemisch soll portionsweise mit einer ausreichenden Menge Flüssigkeit eingenommen werden (5-10 g in 150 ml Flüssigkeit), um eine hinreichend niedrige Osmolalität zu erreichen, die im Säuglingsalter unter 450 mOsm/kg KG und danach zwischen 450-700 (nicht >1000) mOsm/kg KG liegen sollte. Denn Diarrhoe, gastrointestinale Beschwerden, Übelkeit und Erbrechen können als Folge hyperosmolarer Nahrung auftreten.

Vitamine, Mineralstoffe und Spurenelemente

1. Es wird die Vitamin-, Mineralstoff- und Spurenelementzufuhr aus der Milchnahrung, der festen Kost, ggf. dem essentiellen Aminosäurengemisch und dem Minus_1 *Eiweißfrei* bzw. basic-p berechnet.

OTC

2. Die berechnete Menge wird vom empfohlenen Bedarf abgezogen.
3. Ein Restbedarf wird mit Seravit (SHS, Heilbronn) gedeckt und der Flaschennahrung und/oder dem Getränk in kleinen Portionen zugefügt.

Kontrolluntersuchungen bei Langzeitbehandlung

Allgemeine Kontrolluntersuchungen

Im Rahmen der Langzeitbehandlung von Patienten mit Ornithintranscarbamylase-Mangel sollten im Säuglingsalter alle zwei bis vier Wochen und im Kindesalter alle 3 Monate folgende Parameter kontrolliert werden:
- Körpergewicht, Länge, Kopfumfang.
- Quantitative Bestimmung der Aminosäuren, besonders. die Plasmakonzentration von Arginin, Citrullin, Glutamin, Glycin, Alanin, Isoleucin, Leucin und Valin.
- Ammoniak, Transaminasen, Ferritin, Transferrin, Natrium, Kalium, Calcium, Phosphat.
- Eisen, Magnesium, Selen, Eiweiß, Albumin, Prä-Albumin, alkalische Phosphatase und Carnitin (besonders bei Natriumbenzoatgabe, da Benzoylcarnitin vermehrt ausgeschieden wird!).
- Gerinnungsstatus, Blutbild.

Spezielle Kontrolluntersuchungen
- Benzoat im Blut
- Phenylbutyrat im Blut und im Urin

Die quantitative Bestimmung von Orotsäure im Urin oder Plasma ist für die Therapieüberwachung nicht unbedingt notwendig.

Folgende Plasmakonzentrationen der angegebenen Kontrollparameter sollten bei der Langzeittherapie angestrebt werden (Nüchternzustand!):

Ammoniak	<110 µmol/l (187 µg/dl)
Threonin	>81 µmol/l
Glutamin	<800 µmol/l
Glycin	>100 µmol/l
Alanin	<800 µmol/l
Valin	>99 µmol/l
Isoleucin	>23 µmol/l
Leucin	>59 µmol/l
Arginin	100-150 µmol/l
Benzoat	<2 mmol/l (<24,4 mg/dl)

OTC

Folgende Medikamente und Nahrungsmittel sollten bei der Behandlung von Patienten mit OTC-Mangel vermieden werden:

- Valproat
- Lakritze

Jeder Patient muss einen Notfallausweis mit allen klinischen Daten besitzen, die für eine Notfallbehandlung wichtig sind, mit der Telefonnummer des den Patienten betreuenden Stoffwechselzentrums und Angaben über die ersten unverzüglich durchzuführenden medizinischen Maßnahmen.

Es wird empfohlen, die Patienten wie Gesunde zu impfen, zusätzlich gegen Windpocken und Pneumokokken.

Notfallbehandlungen bei OTC-Mangel

Alle Patienten müssen einen vom betreuenden Stoffwechselzentrum erstellten Notfallplan besitzen, der die individuellen Besonderheiten des Betroffenen berücksichtigt.

Eine Notfallbehandlung ist bei drohender und/oder schon eingetretener metabolischer Stoffwechselentgleisung (Hyperammonämie) des Patienten durchzuführen. Ziel der Notfallbehandlung ist die Wiederherstellung einer ausgeglichenen, anabolen Stoffwechsellage, im besonderen die Senkung der Ammoniakblutkonzentrationen bis in den Normbereich.

Für eine Beurteilung der Stoffwechselsituation sind folgende Laborparameter unbedingt erforderlich:

- Ammoniak im Blut
- Säure-Basen-Status (Astrup)
- Ketonkörper im Blut bzw. Urin
- Hämoglobin oder Hämatokrit
  (zur Kontrolle der Dehydratation/Rehydratation bei Erbrechen und/oder Durchfall)
- Elektrolyte im Blut (ab Stufe II)
- Glukose im Blut (ab Stufe II)
- Laktat im Blut (ab Stufe II)
- Transaminasen (ab Stufe II)
- Aminosäuren (quantitativ, innerhalb von 3-5 Stunden!) (ab Stufe II); Die Bestimmung der Aminosäuren mittel Tandem-Massenspektrometrie würde in diesen Fällen ausreichen, wobei wegen molekularer Interferenzen die Ornithinwerte kritisch betrachtet werden müssen!

OTC

Folgende Medikamente bzw. Infusionslösungen sollten für die Behandlung bereitstehen:

- Argininhydrochlorid (21,0% = 1mol)   oral oder i v.
- Natriumbenzoat   oral (oder i.v.)
- Natriumbicarbonat-Lösung 8,4%   i. v.
- Phenylbutyrat (Ammonaps)   oral
- (Natriumphenylacetat   i. v.)
- L-Carnitinlösung   oral oder i.v.
- Glukoselösung 10%   i. v.
- Glukoselösung 20%   i .v.
- Glukoselösung 50%   i. v.
- Glukose-Elektrolytlösung, z.B. Jonosteril päd I   i. v.
- Maltodextrin   oral
- Insulin   subkutan
- Lasix   oral

Die Berechnung des „anion gap" (Anionenlücke) ist nur sinnvoll und aussagekräftig, wenn die Blutlaktatkonzentration noch nicht erhöht ist (z.B. aufgrund von Kreislaufzentralisierung).

A N I O N E N   L Ü C K E (G A P) : $Na^+ + K^+ - (Cl^- + HCO_3^-) = 16 \pm 4$ **(normal)**

Das oberste Prinzip der Notbehandlung ist die Vermeidung bzw. Behebung eines Katabolismus (Eiweißabbau überwiegt Eiweißsynthese) durch ausreichende Verabreichung von Kalorien, Reduktion bzw. Stopp der Proteinzufuhr, Forcieren der Bindung und Ausscheidung von Ammoniak bzw. von Aminogruppen durch Gabe von Medikamenten sowie der Ausgleich des Säure-Basen-Status.

Entsprechend der klinischen Symptomatik, die in drei Stufen eingeteilt wird (in Anlehnung an M. Lindner, Ulm/Heidelberg, persönliche Mitteilung), ist ein situationsentsprechendes Vorgehen zu empfehlen. Dabei bietet sich je nach Gegebenheit bei den Stufen I und II eine orale und/oder parenterale, ab Stufe II A ausschließlich eine parenterale Behandlung an.

Das Prinzip der Behandlung ist die zusätzliche Gabe von Flüssigkeit und Zufuhr von reichlich Kalorien (Glukose/Insulin, Fett) und die gleichzeitige Reduktion der Eiweißmenge bis zur eiweißfreien Ernährung. Diese darf aber nicht länger als 2 Tage dauern, da sonst als Folge des Eiweißkatabolismus eine vermehrte Freisetzung von Ammoniak nicht zu vermeiden ist. Die schrittweise Zufuhr von natürlichem Eiweiß mit/ohne Aminosäurengemisch nach Ausgleich der Stoffwechselparameter sollte langsam über mehrere Tage in kleinen Schritten erfolgen. Als Richtgrößen gelten: am 3. Tag 25%, am 4. Tag 50% und am 5. Tag 100% der ursprünglich verabreichten Eiweißmenge.

OTC

Klinische Symptomatik

Stufe I   Gelegentliches Erbrechen (Nachfüttern gelingt), Schwierigkeiten beim Essen (Appetitlosigkeit), Bewusstsein und neurologischer Status unbeeinträchtigt, keine Infektzeichen, keine erhöhte Körpertemperatur
Ammoniak <60 µmol/l (102 µg/l), Säure-Basen-Status ausgeglichen, keine Ketonkörpervermehrung

Stufe II   Gegebenenfalls Temperaturerhöhung, wiederholtes Erbrechen, Inappetenz, Durchfall, Übererregbarkeit oder Schläfrigkeit. Ammoniak <100 µmol/l (<170 µg/l)

Stufe II A   Klinische Zeichen wie Stufe II, aber Ammoniak 100–200 µmol/l (170-340 µg/l)

Stufe III   Somnolenz, Hyperventilation, Krampfanfälle und/oder Ammoniak >200 µmol/l (>340 µg/l)

Falls der Patient nicht oral ernährt werden kann (trotz Magenverweilsonde, z.B. wegen Erbrechens) oder sich der klinische Zustand verschlechtert, muss er in ein Stoffwechselzentrum gebracht werden. Für den Transport ist unbedingt ein venöser Zugang zu legen und Infusionen wie unter der Therapie zu den Stufen II/III angegeben zu verabreichen. Bei Stufe III sollte zum Transport vorsorglich intubiert werden!

a) Orale Notfallbehandlung

Orale Notfallbehandlungen sind nur bei Entgleisungen der oben genannten Stufen I und II durchzuführen. Schon bei der Stufe II A und selbstverständlich bei Stufe III ist zusätzlich mindestens eine sofortige parenterale Versorgung notwendig.

Für die Wahl der jeweiligen Therapie sind die klinischen Symptome entscheidender als die Ammoniakspiegel im Blut! Andererseits sollten erhöhte Ammoniakkonzentrationen bei Fehlen klinischer Symptome nicht als „Laborfehler" abgetan werden.

Stufe I

Therapie: Fortsetzung der oralen Ernährung und der oralen Gabe der Medikamente. Verabreichung von Glukose oder Maltodextrinlösung nach den Vorschlägen von Dixon und Leonard [37] (siehe Tabelle 7), notfalls per Magenverweilsonde.
Erneute Beurteilung der Situation (Klinik, Labor) nach 6 Stunden

OTC

Alter in Jahren	Maltodextrinlösung %	kcal/100 ml	Tagesmengen
0–1	10	40	150–200 ml/kg KG
≤1–2	15	60	95 ml/kg KG
>2–6	20	80	1.200–1.500 ml
>6–10	20	80	1.500–2.000 ml
>10	25	100	2.000 ml

Tab. 7: Orale Notfallbehandlung von Patienten mit OTC-Mangel (nach Dixon and Leonard) [37]

Stufe II

Therapie:
Unterbrechung der oralen Ernährung in der bisherigen Zusammensetzung.
Fortsetzung der oralen Medikamentengabe. Erhöhung der Dosis von Natriumbenzoat bzw. von Natriumphenylbutyrat um ca. 25% bei Einzelmedikation (Vorsicht vor Natriumbenzoatüberdosierung!) bzw. je 10% bei Doppelmedikation Verabreichung von Glukose oder Maltodextrinlösung nach den Vorschlägen von Dixon und Leonard [37] (siehe Tabelle 7).

Erneute Beurteilung der Situation (Klinik, Labor) nach 4 Stunden

Falls die Befunde unverändert sind:
    Maßnahmen um 4 Stunden verlängern und erneute Entscheidung

Falls Übergang zur Stufe II A:
    unverzüglicher Beginn der parenteralen Notfallbehandlung
    Falls klinische Besserung und Abfall der Ammoniakkonzentration:
    Rückkehr zur üblichen Medikation. Gabe von zunächst 25% der üblichen Menge an natürlichem Eiweiß/Tag

Erneute Beurteilung der Situation (Klinik, Labor) nach ca. 8 Stunden

Falls weitere Besserung bzw. Stoffwechselnormalisierung:
    Rückkehr zur üblichen Ernährung, zunächst aber nur mit 50% der Menge an natürlichem Eiweiß und nach weiteren 8-24 Stunden der gesamten ursprünglichen Menge.

b) Parenterale Notfallbehandlung

Stufe II

Therapie beginnen, ohne die Laboruntersuchungsergebnisse (außer von Ammoniak) abzuwarten: Zentralen Zugang legen!

OTC

Infusion von:
> 120 ml/kg KG Tag Glukose-Elektrolytlösung (z.B. Jonosteril päd I)
> + 30-50 ml/kg KG Tag Glukose 20%
> + Argininhydrochlorid 210 mg (1 M), 2 ml/kg KG Tag
> + Natriumbenzoat 200 mg/kg KG Tag
> (+ Natriumphenylacetat, falls verfügbar, in gleicher Dosierung wie Natriumbenzoat)
> + L-Carnitin 100 mg/kg KG Tag (bei bekannter Carnitinsensitivität)
> Unterbrechung der Eiweißzufuhr für 4 Stunden

Nach 4 Stunden Laborkontrolle (Ammoniak, Säure-Basen-Status, Laktat, Hämoglobin/Hämatokrit)
Falls Ammoniak >100 µmol/l und <200 µmol/l (>170 µg/l und <340 µg/l) (das entspricht den Ammoniakkonzentrationen der Stufe II A):
    Natriumbenzoatzufuhr erhöhen auf 250 mg/kg KG Tag
    Evtl. Glukosezufuhr erhöhen (falls Laktat <4 mmol/l d. h. <36 mg/dl)

Nach weiteren 4 Stunden Laborkontrolle (Ammoniak, Säure-Basen Status, Glukose, Laktat, Hämoglobin/Hämatokrit), danach in Abhängigkeit von der Ammoniakkonzentration (weiterer Anstieg oder Abfall) wie in der Stufe II A angegeben (siehe unten).

Stufe II A

Therapie:
Unterbrechung der Eiweißzufuhr
Sofort intravenöse Infusion von:
> 150 ml/kg KG Tag Glukose-Elektrolytlösung (z.B. Jonosteril päd I)
> mit 50 ml Glukose 50% pro 500 ml (Mischung herstellen)
> + Argininhydrochlorid 210 mg (1 M), 2 ml/kg KG Tag
> + Natriumbenzoat 250 mg/kg KG Tag
> (+ Natriumphenylacetat, falls verfügbar, in gleicher Dosierung wie Natriumbenzoat)
> + L-Carnitin 100 mg/kg KG Tag (bei bekannter Carnitinsensitivität)
> + evtl. Insulin 0,01-0,5 I.E./kg KG

Klinische Beurteilung und Laborkontrolluntersuchungen nach 4 Stunden (Ammoniak, Glukose, Säure-Basen-Status, Laktat, Ketonkörper, Elektrolyte, Transaminasen, Hämoglobin/Hämatokrit)
Falls Ammoniak >200 µmol (>340 µg/dl) angestiegen:
    weiteres Vorgehen wie in Stufe III angegeben
    Falls Ammoniak immer noch zwischen 100-200 µmol/l (170-340 µg/dl):
    Fortsetzung der obigen Infusionstherapie
    Falls Ammoniak <100 µmol/l (170 µg/dl):
    Fortsetzung der Infusionstherapie mit Natriumbenzoat 250 mg/kg KG Tag, weiter wie bei Stufe I

OTC

Stufe III

Therapie:
Unterbrechung der Eiweißzufuhr
 Sofortige Kurzinfusion (zentraler Zugang) über 90 Minuten mit Natriumbenzoat
 200 mg/kg KG
 Argininhydrochlorid 21% (1 M) 3 ml/kg KG in 30 ml Glukose 10%/kg KG

Danach zusätzlich Infusion (zentraler Zugang) für 24 Stunden:
 150 ml/kg KG Tag Glukose-Elektrolytlösung (z.B. Jonosteril päd I) mit 50 ml Glukose
 50% pro 500 ml (Mischung herstellen)
 + Argininhydrochlorid 210 mg (1 M), 3 ml/kg KG Tag
 + Natriumbenzoat 300 mg/kg KG Tag
 (+ Natriumphenylacetat, falls verfügbar, in gleicher Dosierung wie Natriumbenzoat)
 + L-Carnitin 100 mg/kg KG Tag (bei bekannter Carnitinsensitivität)
 + evtl. Insulin 0,01-0,5 I.E./kg KG Tag

Eventuell kann zur Forcierung der Diurese zusätzlich Furosemid (Lasix)
(1-2 mg oral oder 0,5-1 mg/kg KG i.v., alle 6-12 Stunden) verabreicht werden

Klinische Beurteilung und Laboruntersuchungen 2- bis 3-stündlich

Bei zusätzlich aufgetretener Acidose (Laktatvermehrung) mit einem aktuellen Blut-pH <7,25 und einem Standardbicarbonat <12 mmol/l ist zusätzlich eine Puffertherapie erforderlich. Die erforderliche Bicarbonatmenge (in mmol) berechnet sich aus:

Negativer Basenüberschuss (BE) x kg KG x 0,3 = zu verabreichende Menge Natriumbicarbonat (mmol)

intravenös zu geben z.B. als 8,4%-ige (1 molare) Bicarbonatlösung (1 ml = 1 mmol) mit Wasser oder 5%-iger Glukoselösung im Verhältnis 1:1 verdünnt.

Eine Acidose sollte aber nicht völlig ausgeglichen werden, da diese die Bildung von Ammoniumionen fördert. Ammoniumionen passieren die Blut-Liquorschranke schlecht. Gegebenenfalls ist sogar eine Ansäuerung indiziert, was aber meist schon durch die Gabe von Argininhydrochlorid geschieht.
Falls die Ammoniakkonzentration abgefallen, aber noch >200 µmol/l (>340 µg/l):
 Fortsetzung der Infusionstherapie

Falls die Ammoniakkonzentration abgefallen auf Werte zwischen 100-200 µmol/l
(170-340 µg/l):
 Fortsetzung der Infusionstherapie

OTC

Falls die Ammoniakkonzentration abgefallen <100 µmol/l (170 µg/l):
Fortsetzung der Infusionstherapie mit Natriumbenzoat 250 mg/kg KG Tag

Falls klinische Besserung und Abfall der Ammoniakkonzentration:
Rückkehr zur üblichen Medikation, langsamer Übergang zur enteralen Ernährung mit Gabe von zunächst 25%, dann der Hälfte, schließlich der gesamten üblichen Menge an natürlichem Eiweiß/Tag

Sollten unter dieser Therapie die Ammoniakkonzentrationen im Blut nicht oder nur sehr langsam absinken, sind gegebenenfalls Maßnahmen zu ergreifen, wie sie in der Akutbehandlung bereits beschrieben wurden (Gabe größerer Mengen von Glukose eventuell zusammen mit Insulin und/oder forcierte Diurese).

Erneute Beurteilung der Situation (Klinik, Labor) nach ca. 8 Stunden.

Falls weitere Besserung bzw. Stoffwechselnormalisierung:
schrittweise Rückkehr zu üblichen Ernährung innerhalb von 2 Tagen wie oben angegeben.

Falls nach 8 Stunden kein signifikanter Abfall des Ammoniaks zu verzeichnen ist, verbleiben nur noch die Hämodiafiltration, ersatzweise Hämofiltration oder Hämodialyse als weitergehende therapeutische Möglichkeiten.

Pränatale Diagnostik

Eine pränatale Diagnostik ist in vertretbarer Weise nur über molekulargenetische Untersuchungen fetaler Zellen im Vergleich zu der in der Familie bekannten Mutation durchführbar. Prinzipiell besteht auch die Möglichkeit einer Enzymmessung in bioptisch gewonnener fetaler Leber. Die fetale Leberbiopsie ist jedoch mit einem sehr hohen Risiko für das Kind verbunden und wird deshalb nicht empfohlen.
Überträgerinnen können mittels eines Allopurinol- oder Eiweißbelastungstests erkannt werden (siehe später).

Differentialdiagnostik

Ammoniakvermehrungen im Blut und die daraus folgenden klinischen Symptome sind die typischen Zeichen von Störungen des Harnstoffzyklus. Insgesamt sind sechs angeborene Störungen des Harnstoffzyklus bekannt:

- Carbamylphosphatsynthetase-Mangel (CPS) (EC 2.3.4.16) (OMIM 237300)
- N-Acetylglutamatsynthetase-Mangel (NAGS) (EC 6.3.11) (OMIM 237310)

OTC

- Ornithintranscarbamylase-Mangel (OTC) (EC 2.1.3.3) (OMIM 311250)
- Citrullinämie (EC 6.3.4.5) (OMIM 238970)
- Argininbernsteinsäure-Krankheit (EC 4.3.2.1) (OMIM 207900)
- Hyperargininämie (EC 3.5.3.1) (OMIM 207800)(nur selten mit hohen Ammoniakwerten)

Hyperammonämien können auch durch andere angeborene Störungen des Aminosäurenstoffwechsels oder des -transports, aber auch durch Störungen der Leberfunktion verursacht sein:

- HHH-Syndrom (Hyperammonämie-Hyperornithinämie-Homocitrullinämie) (OMIM 238970)
- Lysinurische Proteinintoleranz (OMIM 222700)
- Glutamatdehydrogenase-Defekt mit Hyperammonämie und Hyperinsulinismus (mit Hypoglykämien) [38,39] (OMIM 138130)
- angeborene Hepatitis
- Tyrosinose Typ I (OMIM 276700)
- Galaktosämie (Galaktose-1-Phosphaturidyltransferase-Mangel) (OMIM 230400)
- Mitochondropathien
- α-1-Antitrypsin-Mangel (OMIM 107410)
- Synthesestörungen der Gallensäuren
- Pyrrolin-5'-Carboxylatsynthetase Mangel (OMIM 138250)
- Leberbypass
- vorübergehende, reifungsbedingte Hyperammonämien bei Neugeborenen

Darüber hinaus kann die Harnstoffsynthese bei Organoacidurie sekundär blockiert sein, wie z.B. bei:

- Propionacidurie (OMIM 232000)
- Methylmalonacidurie (OMIM 251000)
- Andere Organoacidurien (z.B. Isovalerianacidämie [OMIM 243500]), die ebenfalls mit Hyperammonämien einhergehen können.

Orotsäurevermehrungen gibt es auch bei:

- Citrullinämie (OMIM 238970)
- Lysinurische Proteinintoleranz (OMIM 222700)
- Oroticacidurie I und II (Orotidylpyrophosphatase/Orotidyldecarboxylase-Defekt) (OMIM 258900)
- Formiminotransferase/Cyclodeaminase-Defekt (40)
- als Sekundäreffekt bei einer Reihe von Medikamenten (z.B. Azauridin)

Folgende Untersuchungen bringen innerhalb weniger Stunden eine differentialdiagnostische Klärung bei Hyperammonämien:

OTC

- Messung der freien Aminosäuren im Blut: Citrullin, Lysin, Ornithin, Arginin und Argininbernsteinsäure z.B. mittels Tandem-Massenspektrometrie)
- Messung der freien Aminosäuren im Urin: Glutamin, Glutamat, Alanin, Homocitrullin, Lysin, Ornithin, Argininbernsteinsäure und Arginin
- Gaschromatographisch/massenspektrometrische Analyse der organischen Säuren im Urin bzw. Bestimmung der Carnitinester von Isovaleriansäure, Propionsäure und Methylmalonsäure mittels Tandem-Massenspektrometrie.
- Bestimmung der Orotsäurekonzentration im Urin [41,42]

Das Schema auf der Seite 597 symbolisiert das diagnostische Vorgehen zur Klärung der Ursache einer Hyperammonämie.

Allopurinol-Test
zur Erfassung der Heterozygotie für Ornithintranscarbamylase-Mangel

Es wurden verschiedene klinische Tests zur Erfassung von heterozygoten Mädchen und Frauen sowie von milden Formen (late onset) eines OTC-Mangels bei Jungen beschrieben, z.B. Belastungstests mit Alanin, Eiweiß oder Allopurinol.
Zu bevorzugen ist der Allopurinol-Test, weil dieser im Gegensatz zur Alanin- oder Eiweißbelastung [41] nicht zur Hyperammonämie führt [44-46].
Allopurinol blockiert die Orotidinmonophosphatdecarboxylase mit der Folge eines signifikanten Anstiegs von Orotidin und Orotat, weil bei Vorliegen eines OTC-Mangels die Orotidinsynthese den einzigen metabolischen Abbauweg darstellt *(zur Verdeutlichung siehe Stoffwechselschema auf Seite 598)*.

Der Toleranztest wird vor allem für die Erfassung asymptomatischer Überträgerinnen des OTC-Mangels, aber auch zur Diagnostik sowohl weiblicher als auch männlicher Patienten verwendet. Zwischen hyperammonämischen Krisen kann die Ausscheidung der Orotsäure dieser Patienten normal sein, besonders dann, wenn sie sich eiweißreduziert ernähren [47].

Untersuchung erwachsener Frauen:

Hauser et al. empfehlen [44] 300 mg Allopurinol als oralen Bolus (7-10 Tage nach dem Beginn eines Menstruationszyklus). Urin sollte über 24 Stunden in sechsstündigen Perioden/Portionen gesammelt werden.

1. Periode (Portion)	0–6. Stunde
2. Periode (Portion)	7.–12. Stunde
3. Periode (Portion)	13.–18. Stunde
4. Periode (Portion)	19.–24. Stunde

OTC

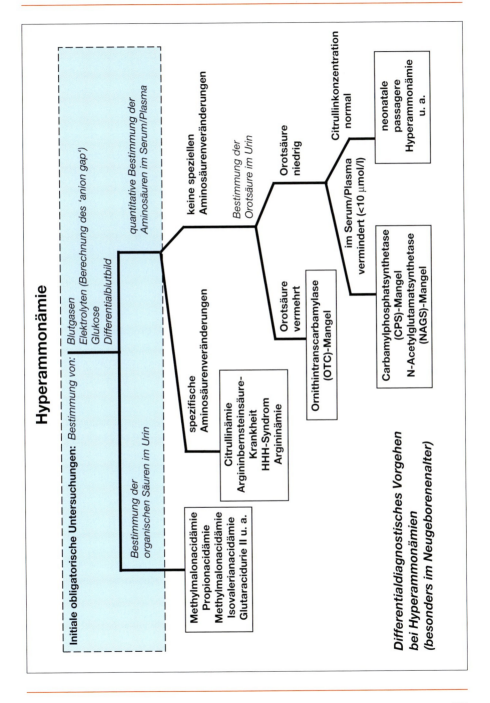

OTC

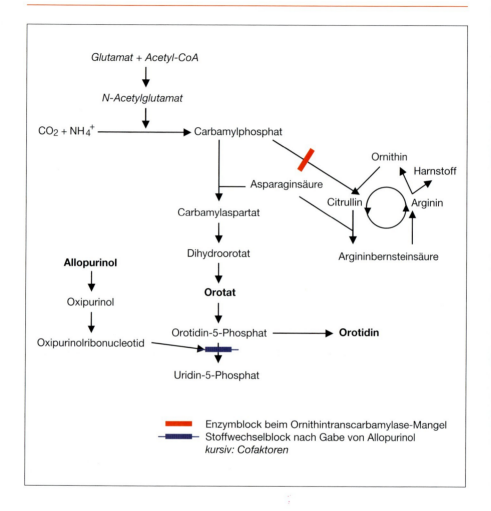

Die tägliche Flüssigkeitsaufnahme sollte einen Liter nicht überschreiten. Nahrungsmittel mit Koffein, Alkohol und/oder Benzoat (z.B. in Erfrischungsgetränken) sind nicht erlaubt. In den 4 Urinportionen werden Orotat und Orotidin gemessen. Dazu sollen 10 ml jeder Portion unmittelbar nach Beendigung der Sammelperiode und Messung der Menge eingefroren werden. (Bitte alle in den 24 Stunden verabreichten Medikamente aufschreiben und mitteilen!)

Orotsäure und Orotidin sollten mit HPLC und nicht mittels einer kolorimetrischen Methode gemessen werden [41].

OTC

	Orotsäure	Orotidin
vor Allopurinolgabe	<0,8	<0,8
Periode 1 0-6 h	4,1 +/− 3,1 (<0,8-14,2)	1,0 +/− 0,5 (<0,8–3,0)
Periode 2 7-12 h	5,4 +/− 3,0 (<0,8-12,6)	2,0 +/− 1,2 (<0,8–4,6)
Periode 3 13-18 h	3,5 +/− 3,2 (<0,8–15,5)	3,0 +/− 1,5 (<0,8–6,5)
Periode 4 19-24 h	2,1 +/− 1,5 (<0,8–7,6)	3,1 +/− 2,0 (<0,8–7,2)

Tab. 8: Referenzwerte (obere Grenze + 3 SD) für Orotsäure und Orotidin in μmol/mmol Creatinin [44]

Hauser et al. (44) geben +/- 3 SD-Grenze als Limit für die Ausscheidung von Orotidin und Orotsäure (SD = Standardabweichung) an (siehe Tabelle). Wenn ein oder mehrere Werte in der zweiten, dritten oder vierten Portion über diesem Limit liegen, ist das Testergebnis „positiv". In der Regel weisen obligatorische Überträgerinnen des OTC-Mangels Orotat und Orotidin im Urin über der + 3-SD-Grenze auf (44). Wir glauben, dass nur ein einziger Wert über dem oberen Limit keine verlässliche Aussage ermöglicht, zumal dieser auch das Resultat einer Fehlbestimmung sein kann. In einem solchen Fall sollte der Allopurinol-Test wiederholt werden.

Untersuchung von Mädchen:

Für die Untersuchungen von Mädchen empfehlen Burlina et al. [45] andere Allopurinoldosierungen als bei Frauen (siehe Tabelle 8). In Tabelle 9 sind die Referenzwerte zur Beurteilung des Belastungstests verzeichnet.

Allopurinolgabe	
Alter	Dosis per os
0– 6 Jahre	100 mg
6–10 Jahre	200 mg
>10 Jahre	300 mg

Tab. 9: Altersabhängige Dosierungen beim Allopurinol-Belastungstest bei Mädchen [45]

OTC

Alter	6 Monate–6 Jahre	>6–10 Jahre	>10–17 Jahre
vor Allopurinolgabe	0,1–2,3 (0,3)	<0,01–1,8 (0,2)	<0,01–0,8 (0,2)
Periode 1 0–6 h	0,2–6,5 (1,3)	0,1–7,4 (1,3)	0,2–4,0 (0,8)
Periode 2 7–12 h	0,7–13,0 (2,7)	0,3–9,3 (1,7)	0,1–4,8 (2,0)
Periode 3 13–18 h	0,1–5,0 (1,1)	0,3–6,3 (1,9)	0,1–10,2 (1,4)
Periode 4 19–24 h	0,1–3,0 (0,9)	0,3–4,6 (1,1)	0,1–2,8 (0,7)

Angegeben sind der Minimal- und der Maximalwert als Bereich sowie der Mittelwert.

Tab. 10: Referenzwerte für den Allopurinol-Belastungstest nach Burlina et al. [45], angegeben in µmol Orotsäure/mmol Creatinin

In den letzten Jahren sind gehäuft Fälle von normalen Allopurinol-Tests bei sicherer Heterozygotie beobachtet worden, aber auch falsch positive Testergebnisse bei Gesunden und bei Patienten mit mitochondrialer Erkrankungen [42,48-51]. Aus diesem Grund ist die Proteinbelastung trotz Gefahr einer Hyperammonämie nach wie vor zur Heterozygotenerfassung empfohlen [43].

Sonderformen und Anmerkungen

Auf Sonderformen und Varianten ist bereits im Kapitel „Differentialdiagnostik" hingewiesen worden.

Wegen der ständigen Gefahr der hirnschädigenden hyperammonämischen Krisen bei den „milderen" Varianten und bei den heterozygoten Mädchen hat mittlerweile die Lebertransplantation, die möglichst früh vorgenommen werden sollte, einen hohen Stellenwert bekommen [22a,52,53].

Eine andere Art der Behandlung wurde 2003 bei einem männlichen Neugeborenen mit einer pränatal diagnostizierten schweren Form des OTC-Mangels durchgeführt. Ihm wurden große Mengen von Spenderhepatocyten in die Nabelvene injiziert. Der zunächst gute Erfolg hinsichtlich der Eiweißtoleranz ohne weitere ammoniaksenkende Therapie endete abrupt. Die Autoren nehmen an, dass die immunsuppressive Therapie ungenügend war [54].

In den letzten Jahren sind eine Reihe von Versuchen der Gentherapie bei Mäusen mit OTC-Defekt durchgeführt worden. Mittels Adeno- oder Rotaviren-vermittelten Gentransfers gelang eine unterschiedlich lange Korrektur des Enzymmangels. Eindrucksvoll war stets das schnelle Verschwinden der Hyperammonämien. Bei einem Patienten mit einer milderen Form des OTC-Mangels wurde eine derartige Gentherapie versucht, die jedoch

OTC

nur einen kurzzeitigen Erfolg brachte. Ein weiterer Versuch einer Gentherapie endete mit einer schweren Infektion durch die transferierten Viren fatal [55,56]. OTC-heterozygote Frauen sind in der Regel fertil. Berichtet wird von einer normal verlaufenen Schwangerschaft bei einer betroffenen Frau unter Dauertherapie mit Phenylbutyrat [57] und von einem weiteren Fall ausschließlich unter eiweißreduzierter Diät [58].

Zu einem ungewöhnlichen Zwischenfall mit fatalem Ausgang kam es im Anschluss an eine Lebertransplantation. Die Spenderleber stammte von einem Patienten, der an Hirnödem verstorben war. Nach der operativ erfolgreichen Transplantation stiegen die Ammoniakwerte beim Empfänger enorm an (bis 3793 µmol/l). Bei der postmortalen Untersuchung konnte eine Spätform des OTC-Mangels diagnostiziert werden [59].
Nach eigenen Erfahrungen löst die Stickstoffzufuhr in Form der Aminosäureninfusionen postoperativ bei den Patienten mit Spätformen des OTC-Mangels die hyperammonämischen Krisen aus.

LITERATUR

1. Brusilow SW, Horwich AL Urea Cycle Enzymes. In: Scriver CR, Beaudet AL, Valle D, Sly WS, Vogelstein B, Childs B, Kinzler KW (Online Eds): The Metabolic and Molecular Bases of Inherited Disease. *McGraw-Hill, New York, Part 8 Amino Acids* 2001–2004; Chapter 85

2. Campbell AGM, Rosenberg LE, Snodgrass PJ, Nuzum CT. Ornithine transcarbamylase deficiency: a cause of lethal neonatal hyperammonemia in males. *N Engl J Med* 1973; 288: 1-6

3. Bachmann C. Urea cycle disorders. In: Fernandes J, Saudubray JM, Tada K (Eds): Inborn Metabolic Diseases. Diagnosis and Treatment. *Springer Verlag, Berlin,* 1990; pp. 211-228

4. Brusilow SW, Maestri NE. Urea cycle disorders: Diagnosis, pathophysiology, and therapy. Advances in Pediatrics, vol. 43. *Morby-Year Book, Inc., pp.* 1996; 127-170

5. Mönch E, Hoffmann GF, Przyrembel H, Colombo J-P, Wermuth B. Diagnose und Behandlung des Ornithintranscarbamylase (OTC)-Mangels. *Mschr Kinderheilk* 1998; 146:652-658

6. Maestri NE, Clissold D, Brusilow SW. Neonatal onset ornithine transcarbamylase deficiency: A retrospective analysis. *J Pediatr* 1999; 134:268-272

7. Leonard JV. Disorders of the Urea Cycle In: Fernandes J, Saudubray JM, v.d. Berghe G. (Eds): Inborn Metabolic Diseases. Diagnosis and Treatment. *Springer Verlag, Berlin,* 2000; pp. 215-222

8. Finkelstein JE, Hauser ER, Leonard CO, Brusilow SW. Late onset ornithine transcarbamylase deficiency in male patients. *J Pediatr* 1990; 117:897-902

9. von Buch C, Hoppe B, Lüchtrath M, Wendel U, Keuth B, Vierzig A, Roth B. Hyperammonämisches Koma bei Ornithin-Transcarbamylase-Mengel. *Mschr Kinderheilk* 2000; 148:997-1000

10. Rohininath T, Costello DJ, Lynch T, Monavari A, Tuchman M, Treacy EP. Fatal presentation of ornithine transcarbamylase deficiency in a 62-year-old man and family studies. *J Inher Metab Dis* 2004; 27:285-288.

11. Maestri NE, Brusilow SW, Clissold DB, Banett SS. Long-term treatment of girls with ornithine transcarbamylase deficiency. *N Engl J Med* 1996; 335:855-859

12. Komaki S, Matsuura T, Oyanagi K, Hoshide R, Kiwaki K, Endo F, Shimadzu M, Matsuda I. Familial lethal inheritance of a mutated paternal gene in females causing x-linked ornithine transcarbamylase (OTC) deficiency. *Am J Med Genet* 1997; 69:171-181

13. Pelet A, Rotig A, Bonaiti-Pellie C, Rabier D, Cormier V, Toumas E, Hentzen D, Saudubray JM, Munnich A. Carrier detection in a partially dominant x-linked disease: ornithine transcarbamylase deficiency. *Hum Genet* 1990; 84:167-171

14. Rapp B, Haberle J, Linnebank M, Wermuth B, Marquardt T, Harms E, Koch HG. Genetic analysis of carbamoylphosphate synthetase I and ornithine transcarbamylase deficiency using fibroblasts. *Eur J Pediatr* 2001; 160:283-287

15. Slomski R, Braulke I, Behrend C, Schröder E, Colombo JP, Reiss K. Ornithin transcarbamylase (OTC) deficiency in a female patient with a de nova deletion of the paternal X chromosome. *Hum Genet* 1992; 89:632-634

16. Tuchman M, McCullough BA, Yudkoff M. The molecular basis of ornithine transcarbamylase deficiency. *Eur J Pediatr* 2000; 159 (Suppl 3):196-198

17. Tuchman M, Jaleel N, Morizono H, Sheehy L, Lynch MG. Mutations and polymorphisms in the human ornithine transcarbamylase gene. *Hum Mutat* 2002; 19:93-107

18. McCullough BA, Yudkoff M, Batshaw ML, Wilson JM, Raper SE, Tuchman M. Genotype spectrum of ornithine transcarbamylase deficiency: correlation with the clinical and biochemical phenotype. *Am J Med Genet* 2002; 14;93:313-319

19. Genet S, Cranston T, Middleton-Price HR. Mutation detection in 65 families with a possible diagnosis of ornithine carbamoyltransferase deficiency including 14 novel mutations. *J Inher Metab Dis* 2000; 23:669-676

20. Tuchman M, Matsuda I, Munnich A, Malcolm S, Strautnieks S, Briede T. Proportions of spontaneous mutations in males and females with ornithine transcarbamylase deficiency. *Am J Med Genet* 1995; 55:67-70

21. Boneh A, Shaw JH, Forrest SM, Sheffield L, du Sart D. Genotype and phenotype spectra in OTC deficiency in 19 families. *J Inher Metab* 2001; Dis 25 (Suppl. 1):27

21a. Watanabe Y, Harada E, Yoshino M. Ornithine transcarbamylase deficiency: Recurrence of mutations associated with late-onset disease in male patients in unrelated families and phenotypic variability. *J Inher Metab Dis* 2005;28 (Suppl. 1):67

OTC

22. Bachmann C. Long-term outcome of patients with urea cycle disorders and the question of neonatal screening. *Eur J Pediatr* 2001; 162 (Suppl 1):29-33

22a. Nassogne MC, Heron B, Touati G, Rabier D, Saudubray JM. Urea cycle defects: management and outcome. *J Inher Metab Dis*. 2005;28:407-414

23. Uchino T, Endo F, Matsuda I. Neurodevelopmental outcome of long-term therapy of urea cycle disorders in Japan. *J Inher Metab Dis* 1998; 21 (Suppl 1):151-159

24. Scaglia F, Carter S, O'Brien WE, Lee B. Effect of alternative pathway therapy on branched chain amino acid metabolism in urea cycle disorder patients. *Mol Genet Metab* 2004; 81 (Suppl 1):79-85

25. Ermisch B, Hildebrandt E, Zimmerhackl LB, Pohl M, Gordjani N, Niederhoff H, Matern D, Seydewit HH, Lehnert W, Leititis JU, Brandis M. Behandlung des hyperammonämischen Komas bei Neugeborenen und Säuglingen durch Hämodialyse oder Hämofiltration. *Mschr Kinderheilk* 1997; 145:714-718

26. Chen CY, Chen YC, Fang JT, Huang CC. Continous arteriovenous hemodiafiltrartion in the acute treatment of hyperammonämia due to ornithin transcarbamylase deficiency. *Ren Fail* 2000; 22:823-836

27. Mori T, Tsuchiyama A, Nagai K, Nagao M, Oyanagi K, Tsugawa S. A case of carbamylphosphate synthetase I deficiency associated with secondary carnitine deficiency. L-carnitine treatment of CPS-1 deficiency. *Eur J Pediatr* 1990; 149:272-274

28. Müting, D. Behandlung chronisch Leberkranker mit Laktulose und Bifidum-Milch. Grundlagen und Probleme (Treatment of chronic liver disease with lactulose and bifidum-milk. Basic considerations and problems). *Fortschr Med* 1988; 106:369-372

29. Comte B, Kasumov T, Pierce BA, Puchowicz MA, Scott ME, Dahms W, Kerr D, Nissim I, Brunengraber H. Identification of phenylbutyrylglutamine, a new metabolite of phenylbutyrate metabolism in humans. *J Mass Spectrom* 2002; 37:581-590

30. Kasumov T, Brunengraber LL, Comte B, Puchowicz MA, Jobbins K, Thomas K, David F, Kinman R, Wehrli S, Dahms W, Kerr D, Nissim I, Brunengraber H. New secondary metabolites of phenylbutyrate in humans and rats. *Drug Metab Dispos* 2004; 32:10-19

31. Müller E. Harnstoffzyklusstörungen. In: Müller E. Praktische Diätetik in der Pädiatrie. Grundlagen für die Ernährungstherapie. *sps Verlag, Heilbronn* 2003; S.89-94

32. Clayton BE, Jenkins P, Round JM. Paediatric Chemical Pathology Tests and Reference Ranges. Blackwell Oxford 1980

33. Berry GT, Steiner RD. Long-term management of patients with urea cycle disorders. *J Pediatr* 2001; 138:56-61

34. Przyrembel H. Störungen des Aminosäurenstoffwechsels. In: Palitzsch D (Ed): Jugendmedizin. *Urban & Fischer, München,* 1999; pp. 198-210

35. Deutsche Gesellschaft für Ernährung, Österreichische Gesellschaft für Ernährung, Schweizerische Gesellschaft für Ernährungsforschung, Schweizerische Vereinigung für Ernährung. Referenzwerte für die Nährstoffzufuhr 1. Auflage, Umschau/Braus, Frankfurt/M 2000

36. Arbeitsgemeinschaft für Pädiatrische Diätetik (APD). Nährwerttabelle zur Behandlung von angeborenen Aminosäuren-Stoffwechselstörungen 2002

37. Dixon AM, Leonard JV. Intercurrent illness in inborn errors of intermediary metabolism. *Arch Dis Child* 1992; 67:1387-1391

38. Stanley CA, Lieu YK, Hsu BY, Burlina AB, Greenberg CR, Hopwood NJ, Perlman K, Rich BH, Zummarchi E, Koncz M. Hyperinsulinism and hyperammonemia in infants with regulatory mutations of the glutamate dehydrogenase gene. *N Engl J Med* 1998; 338:1352-1357

39. Stanley CA. Hyperinsulinism/hyperammonemia syndrome: insights into the regulatory role of glutamate dehydrogenase in ammonia metabolism. *Mol Genet Metab* 2004; 81 (Suppl 1): 45-51

40. Shin YS, Reiter S, Zelger O, Brunstler I, von Rucker A. Orotic aciduria, homocystinuria, formiminoglutamic aciduria and megaloblastosis associated with the formiminotransferase/cyclodeaminase deficiency. *Adv Exp Med Biol* 1986; 195:71-76

41. Bachmann C, Colombo JP. Diagnostic value of orotic acid excretion in heritable disorders of the urea cycle and in hyperammonemia due to organic acidurias. *Eur J Pediatr* 1980; 134: 109-113

42. Carpenter KH, Potter M, Hammond JW, Wilcken B. Benign persistent orotic aciduria and the possibility of misdiagnosis of OTC deficiency. *J Inher Metab Dis* 1996; 19 (Suppl 1):1 (abstract)

43. Potter M, Hammond JW, Sim K-G, Green K, Wilcken B. Ornithine carbamoyltransferase deficiency: Improved sensitivity of testing for protein tolerance in the diagnosis of heterozygotes. *J Inher Metab Dis* 2001; 24, 5-14

44. Hauser ER, Finkelstein JE, Valle D, Brusilow SW. Allopurinol induced orotidinuria. A test for mutations at the ornithine carbamoyltransferase locus in women. *N Engl J Med* 1990; 322: 1641-1645

45. Burlina AB, Ferrari V, Dionisi-Vici C, Bordugo A, Zacchello F, Tuchman M. Allopurinol challenge test in children. *J Inher Metab Dis* 1992; 15:707-712

46. Sebesta I, Krijt J, Fairbanks D, Simmonds HA. The allopurinol loading test in detecting obligate heterzygotes for OTC deficiency. *J Inher Metab Dis* 1994; 17:133-134

47. Riudor E, Arranz JA, Rodes M, Rubio V, Sentis M, Burlina AB. Influence of dose and age on the response of the allopurinol test for ornithine carbamoyltransferase deficiency in control infants. *Inher Metab Dis* 2000; 23:662-668

48. Bonham JR, Guthrie P, Downing M, Allen JC, Tanner MS, Sharrard M, Rittey C, Land JM, Fensom A, O'Neill D, Duley JA, Fairbanks D. The allopurinol load test lacks specificy for primary urea cycle defects but may indicate unrecognized mitochondrial disease. *J Inher Metab Dis* 2000; 22: 174-184

49. Barshop BA, Nyhan WL, Climent C, Rubio V. Pittfalls in the detection of heterozygosity by allopurinol in a variant form of ornithin carbamoyltransferase deficiency, *J Inher Metab Dis* 2001; 24:513-514

50. Scholl S, Schneppenheim R, Anter R, Lücke T, Schweitzer S, Das A. Low specificity of the allopurinol test: Failure to detect mutations in OTC gene in females tested positive. *J Inher Metab Dis* 2002; 25 (Suppl 1): 28

51. Grünewald S, Fairbanks L, Genet S, Cranston T, Hüsing J, Leonard JV, Champion MP. How reliable is the allopurinol load in detecting carriers for ornithine transcarbamylase deficiency? *J Inher Metab Dis* 2004; 27:179-186

51a. Kostalova E, Stastna S, Martincova O, Dvorakova L. Biochemical diagnostics in a family with late-onset ornithine transcarbamylase deficiency. *J Inher Metab Dis* 2005; 28(Suppl. 1):67

52. Saudubray JM, Touati G, Delonlay P, Jouvet P, Narcy C, Laurent J, Rabier D, Kamoun P, Jan D, Revillon Y. Liver transplantation in urea cycle disorders. *Eur J Pediatr* 1999; 158 (Suppl 2):55-59

53. McBridge KL, Miller G, Carter S, Goss J, Lee B. Development outcome in early liver transplantation for urea cycle disorders. *J Inher Metab Dis* 2003; 26(Suppl. 2):77

54. Horslen SP, McCowan TC, Goertzen TC, Warkentin PI, Cai HB, Strom SC, Fox IJ. Isolated hepatocyte transplantation in an infant with a severe urea cycle disorder. *Pediatrics* 2003; 111:1262-1267

55. Raper SE, Wilson JM, Yudkoff M, Robinson MB, Ye X, Batshaw ML. Developing adenoviral-mediated in vivo gene therapy for ornithine transcarbamylase deficiency. *J Inher Metab Dis* 1998; 21(Suppl 1):119-137

56. Raper SE, Chirmule N, Lee FS, Wivel NA, Bagg A, Gao GP, Wilson JM, Batshaw ML. Fatal systemic inflammatory response syndrome in a ornithine transcarbamylase deficient patient following adenoviral gene transfer. *Mol Genet Metab* 2003; 80:148-158

57. Redonnet-Vernhet I, Rouanet F, Pedespan JM, Hocke C, Parrot F. A successful pregnancy in a heterozygote for OTC deficiency treated with sodium phenylbutyrate. *Neurology* 2000; 22;54:1008

58. Cordero DR, Baker J, Dorinzi D, Toffle R. Ornithine transcarbamylase deficiency in pregnancy. *J Inher Metab Dis*. 2005;28:237-240

59. Plöchl W, Plöchl E, Pokorny H, Kozek-Langenecker S, Zacherl J, Stöckler-Ipsiroglu S, Wermuth B, Spiss CK, Muhlbacher F. Multiorgan donation from a donor with unrecognized ornithine transcarbamylase deficiency. *Transpl Int* 2001; 14:196-201

Phenylalanin-Embryopathie
Maternale Phenylketonurie

(OMIM 261600)

Definition

Bei der Phenylalanin-Embryopathie handelt es sich um eine Embryofetopathie, hervorgerufen durch hohe Phenylalaninspiegel der Mutter, die an einer Phenylketonurie (Phenylalaninhydroxylase-Mangel) leidet (maternale Phenylketonurie). Die Schädigungen treten unabhängig vom genetischen Status des Kindes (heterozygot oder homozygot für Phenylketonurie) auf.

Synonyme

Maternale PKU, Maternale Phenylketonurie, Phenylalanin-Embryofetopathie, Phenylketonurie der Mutter, maternal phenylketonuria.

Klinische Symptome

Die meisten Kinder von Müttern mit hohen Phenylalaninspiegeln zeigen in Relation zu der Höhe der Spiegel in zunehmender Häufigkeit ein niedriges Geburtsgewicht, geistige Retardierung, Mikrocephalie und/oder kardiale Fehlbildungen [1,2]. Mehr als 90% der Kinder weisen eines oder mehrere Symptome auf. Insgesamt ähnelt das klinische Bild der Alkoholembryofetopathie [3]. Im Neugeborenenscreening auf Phenylketonurie sind diese Kinder unauffällig, falls sie nicht homozygote Phenylketonuriker sind.

Häufigkeit und Schweregrad der Fehlbildungen korrelieren mit der Höhe des maternalen Phenylalaninspiegels. Aufgrund eines aktiven Phenylalanintransports über die Plazenta sind die fetalen Blutspiegel etwa doppelt so hoch wie die der Mütter.

Frauen mit PKU sollten schon vor der Konzeption eine phenylalaninreduzierte Diät beginnen mit dem Ziel, die Phenylalaninblutwerte nicht über 4 mg/dl (242 µmol/l) ansteigen zu lassen und bis zum Ende der Schwangerschaft beizubehalten. Je später die Diät während der Schwangerschaft begonnen wird, um so eher ist mit Schäden bei dem Kind zu rechnen. Sicher sind Schäden zu erwarten, wenn hohe Phenylalaninspiegel auch noch nach der 8. Schwangerschaftswoche bestehen. Die Einhaltung einer phenylalaninarmen Diät während der Schwangerschaft senkt zwar das Risiko der Embryofetopathie, bietet aber keine absolute Sicherheit! Die schwersten Defekte sind bei mütterlichen Phenylalaninkonzentrationen über 20 mg/dl (1210 µmol/l) beobachtet worden [4-11]. Es können auch weitere Faktoren wie ein Mangel an Tyrosin, Eiweiß und/oder Energie und Vitaminen (Vitamin B_{12}) sowie eine zu geringe Gewichtszunahme eine zusätzliche Rolle spielen [11].

Therapie

Die Behandlung erfolgt ausschließlich diätetisch. Die Patientinnen benötigen einen speziellen Notfallausweis und entsprechende Eintragungen in den Mutterpass mit Anweisungen für die Behandlung z.B. nach einem Unfall sowie mit den Adressen und Telefonnummern des betreuenden Gynäkologen bzw. der Hebamme und des behandelnden Stoffwechselspezialisten bzw. des Stoffwechselzentrums. Alle den Stoffwechsel beeinflussenden Maßnahmen müssen abgestimmt werden. Für den Fall schwerer Schwangerschaftskomplikationen und/oder Stoffwechselentgleisungen sollten Absprachen zwischen Gynäkologen/Geburtshelfern und den Stoffwechselspezialisten vorab darüber getroffen werden, wo die Patientin gegebenenfalls stationär gemeinsam betreut werden kann und soll. Gelegentlich kann es notwendig werden, Aminosäuren parenteral zu verabreichen.

Zur Vermeidung einer Fetoembryopathie sollte bei geplanter Schwangerschaft schon vor der Konzeption mit der strengen Diät begonnen werden. Spätestens aber bis zur 8. Schwangerschaftswoche müssen die mütterlichen Blutspiegel auf die empfohlene Höhe eingestellt sein, um Sicherheit für eine ungestörte Kindesentwicklung zu haben. Wird die strenge Diät später begonnen, steigt das Risiko einer Fehlentwicklung des Kindes.

Phenylalaninfreie und tyrosinangereicherte Aminosäurenmischungen zur Infusion können im Notfall kurzfristig hergestellt werden.

Frauen mit persistierender, nicht behandelter Hyperphenylalaninämie, die einen Serum-Phenylalaninspiegel zwischen 6-10 mg/dl (363-605 µmol/l) bei freier Kost haben, müssen mindestens zu Beginn einer Schwangerschaft diätetisch behandelt werden. Die Diät kann aber, wenn das Kind selbst keine PKU hat, extrem gelockert werden [12]. Dagegen benötigen Frauen mit Phenylalaninspiegeln <6 mg/dl (363µmol/l) (bei freier Kost) keine diätetische Behandlung [9,10,13].

Diätetische Behandlung

Behandlungsprinzip

Die diätetische Behandlung besteht in einer strengen Eiweißrestriktion, mit der die Zufuhr an Phenylalanin bis zu der Menge reduziert wird, die zur Senkung und Aufrechterhaltung des gewünschten Phenylalaninspiegels benötigt wird. Im Verlauf der Schwangerschaft nimmt die tolerierte Phenylalaninmenge zu. Eine zusätzliche Gabe von Tyrosin kann bei niedrigen Tyrosinspiegeln im Plasma erforderlich sein, da Tyrosin wegen des Stoffwechselblocks nicht aus Phenylalanin gebildet werden kann und vom Fetus für sein Wachstum in steigender Menge benötigt wird. Eine phenylalaninarme Ernährung, die bereits vor der Konzeption beginnen sollte, bedeutet einen Verzicht auf eiweißreiche Lebensmittel wie z.B. Fleisch, Fisch, Milch, Eier, Getreideerzeugnisse sowie eine begrenzte Aufnahme von genau berechneten Mengen an eiweißarmen Lebensmitteln wie z.B. Obst, Gemüse und Kartoffeln. Wegen der eingeschränkten Aufnahme von natürlichem Nahrungseiweiß (60-80% niedriger als bei Gesunden), ist zur Deckung des Bedarfs an Stickstoff, essentiellen Aminosäuren und Tyrosin die Einnahme eines phenylalaninfreien, tyrosinangereicherten Aminosäurengemisches erforderlich. Das Aminosäurengemisch muss mit Vitaminen, Mineralstoffen und Spurenelementen angereichert sein, da die phe-arme Ernährung kein tierisches Eiweiß und nur begrenzte Mengen an pflanzlichem Eiweiß zulässt, das reich an diesen Nährstoffen ist. Darüber hinaus ist eine ausreichende Energiezufuhr von entscheidender Bedeutung, um die empfohlene Gewichtszunahme zu erzielen und Eiweißabbau zu verhindern. Im Wesentlichen wird dies mit industriell hergestellten eiweißarmen Spezi-allebensmitteln (eiweißarme Mehle, Nudeln, Gebäck, Brot, Milchgetränk), die eiweißreiche Lebensmittel ersetzen sollen, sowie Fett (Streichfette und Öle) und Kohlenhydraten (z.B. Rohrzucker, zuckerhaltigen Getränke, eiweißfreien Fett-Kohlenhydrat-Gemische) erzielt.

Ziele der Ernährungsbehandlung

Mit der diätetischen Behandlung sollen folgende Ziele erreicht werden:

- Senkung und Aufrechterhaltung der Phenylalaninblutkonzentration von >0,7 bis <4,0 mg/dl (42-242 µmol/l) vor der Konzeption und während der Schwangerschaft (siehe Tabelle 7)
- Rasche Senkung der Phenylalaninblutkonzentration bei einer bestehenden Schwangerschaft (innerhalb der ersten 8 Schwangerschaftswochen!!) oder geplanten Schwangerschaft (mindestens 3 Monate vor Konzeption)
- Aufrechterhaltung normaler Tyrosinkonzentrationen im Plasma nicht <0,33 umol/l (<0,6 mg/dl) [13].
- Ausreichende und stetige Gewichtszunahme (abhängig vom Ausgangsgewicht!, siehe Tabelle 1), insbesondere während des 1. Schwangerschaftstrimesters, da Gewichtsverlust zu Katabolismus mit einer Erhöhung des Phenylalaninspiegels führt.
- Vermeidung und schnelle Beendigung kataboler Zustände (z.B. bei Erbrechen, Gewichtsverlust, Infekten), die zu einem Anstieg von Phenylalanin führen, durch eine ausreichende Energiezufuhr und phenylalaninfreie Eiweißzufuhr.

Mat PKU

Ausgangsgewicht	Im I. SST* (kg)	Pro Woche im II. und III SST* (kg)	nach 40. SSW** (kg)
normal	1,6	0,4	11–16
untergewichtig	2,3	0,5	12,5–18
übergewichtig	0,9	0,3	7–11,5

* SST = Schwangerschaftstrimester; ** SSW= Schwangerschaftswoche

Tab. 1: Empfohlene Gewichtszunahme während der Schwangerschaft [14,15]

Diätvorschrift

Phenylalanin, Tyrosin

1. Der Phenylalaninbedarf ist sehr unterschiedlich und muss individuell ermittelt werden. Er ist abhängig von der Aktivität der Phenylalaninhydroxylase (dem Genotyp), der Gewichtszunahme, dem Schwangerschaftsalter sowie der Energie- und Eiweißversorgung und dem Gesundheitszustand.
2. Bei Behandlungsbeginn (nach einer gelockerten Diät) sollte mit der niedrigsten empfohlenen Phenylalaninzufuhr von 200 mg/Tag (siehe Tabelle 2) begonnen werden, um eine möglichst rasche Senkung des Phenylalaninspiegels zu erzielen und die Phenylalanintoleranz festzustellen. Bei bereits eingetretener Schwangerschaft sollte mit einer Phenylalaninzufuhr von 100 mg/Tag bis zur Erreichung des Normalwertes begonnen werden. Die tägliche Phenylalanintoleranz liegt bei Frauen mit klassischer Phenylketonurie zwischen 200 und 600 mg Phenylalanin, bei milderen Formen auch bis 1200 mg [13,15,16]
3. Der Phenylalaninbedarf steigt während der 20.-22. Schwangerschaftswoche an. Bis zum Ende der Schwangerschaft kann die Phenylalaninzufuhr um das 2-3-fache erhöht werden [12,16].
4. Die Zufuhr von Phenylalanin und Tyrosin muss bei jeder Kontrolluntersuchung an die Veränderungen der Phenylalanin- und Tyrosinplasmawerte und die mütterliche Gewichtszunahme angepasst werden.
5. In keinem Fall sollte die Phenylalaninzufuhr unter dem Bedarf liegen, da ansonsten die mütterliche Gewichtszunahme und die fetale Entwicklung zu gering ausfallen kann [13].
6. Der Tyrosinbedarf liegt bei ungefähr 5-7 g/Tag [14]. Er steigt mit zunehmendem Schwangerschaftsalter an, so dass es bei zu geringer Zufuhr an Tyrosin (z.B. wenn zu wenig Aminosäurenmischung verordnet oder eingenommen wurde!) zu einem Absinken der Plasmawerte unter die Normalwerte kommen kann. Eine Substitution mit L-Tyrosin als kristalline Aminosäure im Grammbereich ist erforderlich, wenn der Plasmawert mehrmals unter 0,6 mg/dl (33 µmol/l) [13] oder den vom Labor vorgegebenen Normalwert absinkt. Vor Beginn einer Tyrosinsubstitution sollte ein Tagesprofil der Tyrosinblutkonzentration erstellt werden. L-Tyrosin ist in Wasser sehr schlecht löslich.

Deshalb wird L-Tyrosin in Speisen eingerührt und verabreicht, z.B. in Fruchtpüree. Auf eine gleichmäßige Verteilung des Tyrosins über den Tag verteilt ist zu achten, um gleichmäßige Tyrosinspiegel zu erreichen [18]. Normalerweise wird der Bedarf bei zuverlässiger Einnahme der verordneten Menge an phenylalaninfreiem Aminosäurengemisch gedeckt, das zusätzliche Mengen an Tyrosin enthält.

Schwangerschafts-Trimester und Alter		Phenylalanin mg/Tag
I.	15–<19 Jahre	200 <820
	>19 Jahre	180 <800
II.	15–<19 Jahre	200 <1.000
	>19 Jahre	180 <1.000
III.	5–<19 Jahre	330 <1.200
	>19 Jahre	310 <1.200

Tab. 2: Phenylalaninbedarf bei maternaler PKU [16]
Der tatsächliche Bedarf kann von dem angegebenen erheblich abweichen.

Eiweiß

Die Eiweißzufuhr richtet sich nach den Empfehlungen der APS [13] (siehe Tabelle 3). Da ein hoher prozentualer Anteil der Gesamteiweißzufuhr aus Aminosäurengemisch und ein kleiner Anteil aus vorwiegend pflanzlichem Eiweiß besteht, übersteigt die empfohlene Zufuhr die Empfehlungen der DGE 2000 [19]. Mit diesem Zuschlag soll die geringere Eiweißqualität und die Verdaulichkeit der Eiweiße und die sehr schnelle Resorption und Verstoffwechselung von Aminosäuren [20-23] ausgeglichen sowie eine ausreichende Versorgung mit Mikronährstoffen erreicht werden. In jedem Fall sollte die Eiweißzufuhr niemals unterhalb der entsprechenden Empfehlung liegen.

Insgesamt sollte eine Eiweißzufuhr von 75 (74-76) g/Tag (natürliches Eiweiß + phenylalaninfreie Aminosäurenmischung) in jedem Schwangerschaftstrimenon erzielt werden [14,15], da ein Zusammenhang zwischen der Aufnahme von Eiweiß und den Körpermaßen des Neugeborenen bei der Geburt und dem Auftreten von Herzfehlern besteht [11,14,24-27].

Schwangerschaftstrimenon	Eiweiß (natürliches Eiweiß + Aminosäurengemisch) g/kg KG Tag
I.	1,1
II.	1,3–1,5
III.	1,3–1,5

Tab. 3: Empfohlene Eiweißzufuhr bei maternaler Phenylketonurie [13]

Fett

Die Fettzufuhr sollte bei 30-35% der Gesamtkalorien liegen [19]. Sie kann bis zu 100 g Fett pro Tag betragen, das in Form von Streich- und Kochfetten oder Ölen (u. a. Raps- und Walnussöl) verabreicht werden soll, da Lebensmittel mit sog. „versteckten" Fetten wie man sie in Fleisch, Wurst, Käse, Milch, Schokolade findet, im phenylaninarmen Ernährungsplan nicht erlaubt sind und als Fettlieferanten nicht zur Verfügung stehen. Eine Zufuhr von 2,5% der Gesamtkalorien an Linolsäure und 0,5% an α-Linolensäure wird während der Schwangerschaft empfohlen [19]. Es sollte dabei ein Verhältnis n-6 zu n-3 von 5:1 angestrebt werden, das als präventiv wirksam angesehen wird und mit der Aufnahme von Soja- und Rapsöl am besten zu erzielen ist [27]. Eine Supplementierung mit Arachidonsäure und Decosahexaensäure (long-chain polyunsaturated fatty acids = LC-PUFA) wird bei diätetisch behandelten Müttern mit erniedrigten Werten empfohlen [28,29], wobei die optimale Dosierung noch erprobt werden muss. Auch eine Supplementierung mit Carnitin wird bei niedrigen Plasmawerten empfohlen [13,29].

Energie

Die Energiezufuhr orientiert sich an den Empfehlungen der APS [13] (siehe Tabelle 4). Sie ist abhängig vom Ausgangsgewicht der Schwangeren und sollte für eine ausreichende Gewichtszunahme, insbesondere zu Beginn der Schwangerschaft, hochkalorisch sein. Sie sollte niemals unter 35 kcal/kg KG Tag liegen, da eine zu niedrige Energieaufnahme mit einer geringeren mütterlichen Gewichtszunahme, hohen Plasma Phe-Werten und niedrigeren Körpermaßen beim Neugeborenen bei Geburt verbunden ist [11,14,15,24].

Schwangerschaftstrimenon	kcal/kg KG Tag
I.	35
II.	40–45
III.	40–45

Tab. 4: Richtwerte für die Energiezufuhr [13]

Flüssigkeit

Die empfohlene Flüssigkeitsmenge richtet sich nach den Empfehlungen der DGE, 2000, wonach die Wasseraufnahme für Schwangere bei 2700 ml/Tag liegen soll [19].

Vitamine, Mineralstoffe und Spurenelemente

1. Die Vitamin-, Mineralstoff- und Spurenelementversorgung richtet sich nach den Empfehlungen der DGE 2000 [19]. Die Zugabe eines Vitamin-, Mineralstoff-und Spurenelementpräparates (z.B. Seravit, SHS Heilbronn) ist bei Unterversorgung empfohlen, z.B. für Frauen, die vor der Schwangerschaft eine gelockerte Diät ohne Aminosäurengemisch eingehalten oder zu wenig Aminosäurengemisch eingenommen haben. Normalerweise wird der Bedarf mit dem phenylalaninfreien Aminosäurengemisch, das Vitamine, Mineralstoffe und Spurenelemente enthält, ausreichend gedeckt (siehe Tabelle 6).
2. Es kann ein relativer Mangel an Selen, Carnitin und Vitamin B_{12} nach Langzeitbehandlung und gelockerter Diät bei Beginn einer Schwangerschaft vorliegen, ebenso an Eisen (Plasmaferritin <12 ng/ml) und Zink, der eine Substitiution erforderlich macht [13,30,31].
3. Eine Berechnung der Mikronährstoffzufuhr durch die Diät in größeren Abständen wird deshalb empfohlen.

Zubereitung nach Diätvorschrift

Phenylalanin

Es werden Lebensmittel aus der Nährwerttabelle [32] (siehe Tabelle 5) und aus dem Angebot eiweißarmer Speziallebensmittel ausgewählt und die erlaubte Menge berechnet und abgewogen bzw. geschätzt. Im Durchschnitt enthält Nahrungsmittelprotein zwischen 4-6% Phenylalanin bzw. 40-60 mg Phenylalanin / g Nahrungseiweiß. Bei Anstieg der Phenylalanintoleranz ab der 20. Schwangerschaftswoche können neben Obst, Gemüse und Kartoffeln auch kleine Mengen Milch und Milchprodukte, auch fettreiche Wurstsorten oder Normalbrot in den Diätplan aufgenommen werden [17].

Lebensmittelgruppe	Phenylalaningehalt (%)
Obst	2,7
Gemüse	3,5
Kartoffelprodukte	4,9
Milchprodukte	5,1
Getreide	5,5
Fleisch, Wurst	4,6

Tab. 5: Durchschnittlicher Phenylalaningehalt in Lebensmitteln (in% vom Eiweißgehalt) [32]

Tyrosin

Bei Bedarf wird L-Tyrosin (SHS, Heilbronn) wegen der schlechten Löslichkeit vom Apotheker in kleinen Mengen in phenylalaninfreie Kapseln abgefüllt und gleichmäßig über den Tag verteilt eingenommen oder in Speisen – nicht in Getränke – eingerührt.

Eiweiß

1. Es wird die Eiweißmenge aus den Lebensmitteln berechnet.
2. Die Eiweißmenge wird vom errechneten Eiweißbedarf abgezogen.
3. Der restliche Eiweißbedarf wird mit dem phenylalaninfreien, tyrosinangereicherten Aminosäurengemisch gedeckt, dessen Eiweißgehalt sich durch Division des Aminosäurengehalts mit dem Faktor 1,2 ergibt, d.h.1,2 g Aminosäuren entsprechen 1 g Eiweiß [33].

P-AM maternal p-am Anamix	für die Zeit vor der Konzeption und während der Schwangerschaft (SHS, Heilbronn)
PKU 3	für die Zeit vor der Konzeption und während der Schwangerschaft (Milupa, Friedrichsdorf)

Tab. 6: *Phenylalaninfreie, tyrosinangereicherte Aminosäurengemische, angereichert mit Vitaminen, Mineralstoffen und Spurenelementen*

4. Die Aminosäurenmischung wird in Gemüse- bzw. Obstsäfte, Tee, Limonade etc. eingerührt oder im Schüttelbecher gemixt und zu den Mahlzeiten in mindestens drei Einzelportionen über den Tag verteilt eingenommen. Sie sollte mit einer ausreichenden Menge Flüssigkeit verabreicht werden (10–15 g in 150 ml Flüssigkeit), um eine hinreichend niedrige Osmolalität zu erreichen, die zwischen 450 und 700 mOsm/kg und niemals über 1000 mOsm/kg liegen sollte [34]. Diarrhoe, gastrointestinale Beschwerden, Übelkeit und Erbrechen können als Folge hyperosmolarer Nahrung auftreten. Moderne Aminosäurenmischungen sind bereits portioniert, leichter löslich und mit Energiekomponenten versetzt, die eine verbesserte Verwertbarkeit und Verträglichkeit erwarten lassen und eine häufigere Einnahme ermöglichen, auch unabhängig von den Mahlzeiten.

Energie

1. Es wird der Energiegehalt aus den Lebensmitteln und dem phenylalaninfreien Aminosäurengemisch berechnet.
2. Der berechnete Energiegehalt wird vom täglichen Energiebedarf abgezogen.
3. Ein restlicher Bedarf wird zunächst mit Fetten (Streich- und Kochfett) und Ölen – bis zu 35-30% der Gesamtenergie – gedeckt, wobei nicht ausschließlich pflanzliche Fette, sondern auch tierische Fette wie Butter, Schmalz und Sahne verwendet werden soll-

Mat PKU

ten, um ein ausgewogenes Verhältnis zwischen gesättigten und ungesättigten Fettsäuren zu erzielen. Mit Maltodextrin (SHS, Heilbronn), Rohr- oder Traubenzucker, Duocal (SHS, Heilbronn) oder eiweißfreien Lebensmitteln und gesüßten Getränken wird ein weiteres Defizit ausgeglichen.

Vitamine, Mineralstoffe und Spurenelemente

1. Es wird die Vitamin-, Mineralstoff- und Spurenelementzufuhr aus den Lebensmitteln und dem phenylalaninfreien Aminosäurengemisch berechnet.
2. Die berechnete Menge wird von der empfohlenen Zufuhr abgezogen.
3. Ein Restbedarf wird mit Seravit (SHS, Heilbronn) gedeckt und dem Getränk in kleinen Portionen zugefügt.

Kontrolluntersuchungen bei Langzeitbehandlung

Allgemeine Kontrolluntersuchungen

- Körpergewicht, Bauchumfang
- Blutdruck
- Gesamteiweiß, Albumin, Calcium, Phosphat, Magnesium, Eisen, Ferritin, Transferrin, Harnstoff und alkalische Phosphatase im Blut.
- Blutglukose
- Blutbild
- Eiweiß, Glukose und Leukocyten im Urin

In der Frühschwangerschaft sollten die Blutkonzentrationen von Carnitin, Vitamin B_{12}, Zink und Selen bestimmt werden.
Blutgruppenbestimmungen und serologische Tests in der Frühschwangerschaft erfolgen nach den Mutterschaftsrichtlinien.

Spezielle Kontrolluntersuchungen

Der wichtigste spezielle Kontrollparameter ist die Phenylalaninkonzentration im Blut (Serum/Plasma), die mit einer klinisch-chemischen Methode bestimmt werden muss (kein bakteriologischer Hemmtest nach Guthrie!).

Seit 1995 liegt in Deutschland eine Stellungnahme über den Phenylalaninkonzentrationsbereich im Serum/Plasma bei maternaler PKU vor: <6 mg/dl (363µmol/l) [13]. Nach theoretischen Überlegungen empfehlen wir Werte zwischen 0,7 und 4 mg/dl (42-242 µmol/l) (in Anlehnung an die Empfehlungen von 1997) [33] (siehe Tabelle 7). Da die Phenylalanin-

Konzentrationen im fetalen Kreislauf 1,5- bis 2mal höher sind als bei der Mutter und postnatal permanent erhöhte Phenylalaninspiegel über 8 mg/dl (484 µmol/l) in den ersten Lebensjahren zu Schäden führen, halten wir 6 mg/dl im mütterlichen Blut, d.h. 9 bis 12 mg/dl (545-726 µmol/l) beim Feten, für zu hoch und empfehlen zur Vermeidung eines unnötigen Risikos eine maximale Phenylalaninkonzentration von 4 mg/dl (242 µmol/l). Auch erscheint es uns zur Vermeidung von Phenylalaninmangelzuständen sinnvoll, eine Minimalphenylalaninkonzentration im mütterlichen Blut von 0,7 mg/dl (42 µmol/l) zu nennen, die nicht unterschritten werden darf.

	Phenylalaninkonzentrationen im Serum/Plasma			
	niedrigster Wert		höchster Wert	
	mg/dl	µmol/l	mg/dl	µmol/l
Schwangere	0,7	42	4,0	242
	Phenylalanin (und Tyrosin)	weitere Laboruntersuchungen	klinische Untersuchungen	
Schwangere	2 mal pro Woche	alle 3–4 Wochen	wöchentlich	

Tab.7 oben: Empfehlungen über mütterliche Phenylalaninkonzentrationen und Angaben zur Häufigkeit der Kontrolluntersuchungen
unten: Häufigkeit laborchemischer und klinischer Untersuchungen [in Anlehnung an 13,25]

Mindestens einmal im Monat sollten folgende Untersuchungen durchgeführt werden:

- Quantitative Bestimmung der Serum-/Plasmaaminosäuren (im Nüchternzustand); besonders die Konzentrationen von Tyrosin, Threonin, Isoleucin, Leucin und Valin sollten im Normbereich liegen!

Es ist selbstverständlich, dass die Phenylalaninbestimmung im Blut innerhalb von 24 Stunden nach Blutabnahme vorgenommen wird und sich unmittelbar daran eine Diätberatung anschließt!

Sonderformen und Anmerkungen

Schon ab der Frühschwangerschaft, gegebenenfalls präkonzeptionell bei geplanter Schwangerschaft, sollten Gynäkologen bzw. Geburtshelfer und Stoffwechselspezialisten eng zusammenarbeiten. Vor dem Entbindungstermin muss die von der Schwangeren ausgewählte Entbindungseinrichtung oder die bei Hausgeburten betreuende Hebamme über den Termin einer Blutentnahme zur Phenylalaninbestimmung beim Neugeborenen benachrichtigt werden. Auf alle Fälle sollte selbst bei Unklarheit des genetischen Status

des Kindesvaters (heterozygot für PKU oder homozygot gesund) das Neugeborene gestillt werden. Im Fall des Vorliegens einer PKU des Kindes wird die für die Erkrankung zur Verfügung stehende übliche diätetische Behandlung begonnen.
Die geringen Mengen an freiem Phenylalanin in der Milch der Mutter mit Phenylketonurie stellen kein Stillhindernis dar. Die Phenylalaninhydroxylaseaktivität in der Leber des heterozygoten Neugeborenen reicht für einen ausgeglichen Stoffwechsel aus.

LITERATUR

1. Lenke RR, Levy HL. Maternal phenylketonuria and hyperphenylalaninemia: An international survey of the outcome of untreatet and treated pregnancies. *New Engl J Med* 1980; 303: 1202-1208

2. Scriver CR, Kaufman S: Hyperphenylalaninemia: Phenylalanine Hydroxylase Deficiency. In: Scriver CR, Beaudet AL, Valle D, Sly WS, Vogelstein B, Childs B, Kinzler KW. (Online Eds): The Metabolic and Molecular Bases of Inherited Disease. *McGraw-Hill, New York, Part 8 Amino Acids* 2001–2004; Chapter 77

3. Costa LG, Guizzetti M, Burry M, Oberdoerster J. Developmental neurotoxicity: do similar phenotypes indicate a common mode of action? A comparison of fetal alcohol syndrome, toluene embryopathy and maternal phenylketonuria. *Toxicol Lett* 2002; 127:197-205

4. Lynch BC, Pitt DB, Maddison TG, Wraith JE, Danks DM. Maternal phenylketonuria: successful outcome in four pregnancies treated prior to conception. *Eur J Pediatr* 1988; 148:72-75

5. Smith I, Glossop J, Beasley M. Fatal damage due to maternal phenylketonuria: effects of dietary treatment and maternal phenylalanine concentrations around the time of conception (an interim report from the IK Phenylketonuria Register). *J Inher Metab Dis* 1990; 13:651-657

6. Platt LD, Koch R, Azen C, Hanley WB, Levy HL, Matalon R, Rouse B, de la Cruz F, Walla CA. Maternal phenylketonuria collaborative study, obstetric aspects and outcome: the first 6 years. *Am J Obstet Gynecol* 1992; 166: 1150-1160

7. Medical Research Council Working Party on Phenylketonuria. Phenylketonuria due to phenylalanine hydroxylase deficiency: an unfolding story. *Brit Med J* 1993; 306: 115-119

8. Möslinger D, Scheibenreiter S, Spoula E, Stöckler-Ipsiroglu S. Maternale Phenylketonurie: Diätetische Behandlung einer Zweitgenerationserkrankung. *Z Geburtshilfe Neonatol* 2000; 204:163-169

9. Levy HL, Waisbren SE, Guttler F, Hanley WB, Matalon R, Rouse B, Trefz FK, de la Cruz F, Azen CG, Koch R. Pregnancy experiences in the woman with mild hyperphenylalaninemia. *Pediatrics* 2003; 112:1548-1552

10. Rouse B, Azen C. Effect of high maternal blood phenylalanine on offspring congenital anomalies and developmental outcome at ages 4 and 6 years: the importance of strict dietary control preconception and throughout pregnancy. *J Pediatr.* 2004; 144:235-239

11. Matalon KM, Acosta PB, Azen C. Role of nutrition in pregnancy with phenylketonuria and birth defects. *Pediatrics* 2003; 112:1534-1536

12. Levy HL, Waisbren SE, Güttler F, Hanley WB, Matalon R, Rouse B, Trefz FK, de la Cruz F, Azen CG, Koch R. Pregnancy experiences in the women with mild hyperphenylalaninemia. *Pediatrics* 2003; 112:1548-1552

13. Stellungnahme der Arbeitsgemeinschaft für Pädiatrische Stoffwechselkrankheiten (APS). Prophylaxe und Behandlung der maternalen Phenylketonurie (MPKU). *Mschr Kinderheilk* 1995; 143: 898-899

14. Matalon K, Acosta PB, Castiglioni L, Austin V, Rohr F, Wenz E, Funk-Wentzel P.: Protocol for nutrition support of maternal PKU. U.S. National Institute of Child Health and Human Development 1998

15. Funk-Wentzel P. Diätetische Behandlung bei maternaler Phenylketonurie und Hyperphenylalaninämie in: F.K. Trefz, P. Funk-Wentzel, J. Heimann: Maternale PKU, *sps Verlag Heilbronn* 2005

16. Elsas LJ, Acosta PB. Nutritional support of inherited metabolic disease. In: Shils ME, Olson JA, Shike M, Ross AC (Eds): Modern Nutrition in Health and Disease. *Lea & Febiger, Philadelphia, ed.9*, 1999; pp. 1003-1056

17. Müller E. Maternale Phenylketonurie. In: Müller E. Praktische Diätetik in der Pädiatrie. Grundlagen für die Ernährungstherapie. *sps Verlag, Heilbronn* 2003: S. 113-119

18. van Spronsen FJ, van Rijn M, Bekhof J, Koch R, Smit PGA. Phenylketonuria: tyrosine supplementation in phenylalanine-restricted diets. *Am J Clin Nutr* 2001; 73:153-157

19. Deutsche Gesellschaft für Ernährung, Österreichische Gesellschaft für Ernährung, Schweizerische Gesellschaft für Ernährungsforschung, Schweizerische Vereinigung für Ernährung. Referenzwerte für die Nährstoffzufuhr 1. Auflage, *Umschau Verlag, Frankfurt* 2000

20. Bremer HJ, Mönch E, Przyrembel H. Eiweißzufuhr von Patienten mit Phenylketonurie. *Mschr Kinderheilk* 1995; 143: 548-549

21. Report of MRC Working Party on Phenylketonuria. Recommendations on the dietary management of phenylketonuria. *Arch Dis Child* 1993; 68: 426-427

22. Gropper S, Acosta PB. The effect of simultaneous ingestion of L-amino acids and whole protein on plasma amino acid concentrations. *JPEN* 1991; 15: 48-53

23. Herrmann ME, Brösicke HG, Keller M, Mönch E, Helge H. Dependence of the utilization of a phenylalanine-free amino acid mixture on different amounts of single dose ingested. A case report. *Eur J Pediatr* 1994; 153: 501-503

24. Acosta PB, Matalon K, Castiglioni L, Rohr FJ, Wenz E, Austin V, Azen C. Intake of major nutrients by women in the Maternal PKU Study and effects on plasma phenylalanine concentrations. *Am J Clin Nutr* 2001; 73: 792-6

25. Michals K, Acosta PB, Austin V, Castiglioni L, Rohr F, Wenz S, Azen C. Nutrition and reproductive outcome in maternal phenylketonuria. *Eur J Pediatr* 1996; 155(Suppl 1): 165-168

26. Rohr FJ, Doherty LB, Waisbren ES, Bailey IV, Ampola MG, Benacerraf B, Levy HL. New England maternal PKU project: Prospective study of untreated and treated pregnancies and their outcomes. *J Pediatr* 1987; 110: 391-398

27. Acosta PB, Yannicelli S, Singh R, Eisas L, Kennedy J, Bernstein L, Rohr F, Trahms C, Koch R, Breck J. Intake and blood levels of fatty acids in treated patients with phenylketonuria. *J Pediatr Gastro Nutr* 2001; 33: 253-259

28. Infante JP, Huszagh VA. Impaired arachidonic (20:4n-6) and docosahexaenoic (22:6n-3) acid synthesis by phenylalanine metabolites as etiological factors in the neuropathology of phenylketonuria. *Mol Genet Metab* 2001; 72(3): 185-98

29. Giovannini M, Biasucci G, Agostoni C, Bellu R, Riva E. Fatty acid supplementation in a case of maternal phenylketonuria. *J Inher Metab Dis* 1994, 17: 630-631

30. Lombeck I, Jochum F, Terwolbeck K. Selenium status in infants and children with phenylketonuria and in maternal phenylketonuria. *Eur J Pediatr* 1996; 155: 140-144

31. Hanley WB, Feigenbaum A, Clarke JT, Schoonheyt W, Austin V. Vitamin B12 deficiency in adolescents and young adults with phenylketonuria. Lancet 342:997 (letter) and (1996) *Eur J Pediatr* 1993; 155 (Suppl 1): 145-147

32. Arbeitsgemeinschaft für Pädiatrische Diätetik (APD). Nährwerttabelle zur Behandlung von angeborenen AS-Stoffwechselstörungen 2002

33. Empfehlung der Arbeitsgemeinschaft für Pädiatrische Stoffwechselstörungen (APS). Therapie von Patienten mit Phenylketonurie. *Mschr Kinderheilk* 1997; 145: 961-962

34. Smith JL, Heymsfield SB. Eneteral Nutrition support: Formula preparation from modular ingredients. *J Parent Ent Nutr* 1983; 7:280-288

Phenylketonurie
Hyperphenylalaninämie

OMIM 261600

Definition

Der autosomal rezessiv vererbte Defekt der Phenylalaninhydroxylase (EC 1.14.16.1) führt durch die Blockierung bzw. Behinderung des Umbaus von Phenylalanin zu Tyrosin zu einer Vermehrung von Phenylalanin in allen Körpergeweben. In Abhängigkeit von der noch vorhandenen Restenzymaktivität steigt die Phenylalaninkonzentration im Körper des Betroffenen unterschiedlich schnell und hoch an.
In Relation zur Höhe der Phenylalaninkonzentrationen treten bei den unbehandelten Patienten klinische Symptome auf, im Extremfall die einer klassischen Phenylketonurie (Phenylalaninhydroxylaseaktivität in der Leber unter 1% der Norm).

Im deutschen Sprachraum bezeichnet man als Hyperphenylalaninämie einen Phenylalaninhydroxylase-Defekt mit einer deutlich messbaren Restaktivität. Bei Patienten mit einer Hyperphenylalaninämie ist eine milde Form zu erwarten, in deren Verlauf die Phenylalaninblutspiegel auch bei normaler Eiweißzufuhr nie über 10 mg/dl (602 µmol/l) ansteigen. Die Grenze zwischen Phenylketonurie und Hyperphenylalaninämie ist willkürlich gelegt.

Gebräuchlich ist auch in Deutschland – besonders aus klinischer Sicht – eine Einteilung der Phenylalaninhydroxylase-Defekte entsprechend dem Schweregrad der Störungen in:
- Klassische PKU: Phenylalaninkonzentrationen bei freier Kost über 20 mg/dl (>1205 µmol/l), Phenylalanintoleranz unter 400 mg/Tag
- Milde PKU: Phenylalaninkonzentrationen bei freier Kost zwischen 10 und 20 mg/dl (zwischen 602 und 1205 µmol/l), Phenylalanintoleranz zwischen 400 und 600 mg/Tag
- Hyperphenylalaninämie: Phenylalaninkonzentrationen bei freier Kost nie über 10 mg/dl (>603 µmol/l)

In jüngster Zeit ist noch eine weitere Kategorie hinzugekommen:
- Tetrahydrobiopterin(BH4)-sensibler Phenylalaninhydroxylasedefekt mit einer maximalen Phenylalaninblutkonzentration in der Regel nicht über 20 mg/dl (1205 µmol/l).

In der englischsprachigen Literatur werden unter „hyperphenylalaninemia" alle Zustände mit Phenylalaninvermehrungen im Blut ohne Berücksichtigung der Ursache, also nicht beschränkt auf einen Phenylalaninhydroxylase-Defekt, verstanden.
Namensgebend für die Erkrankung ist die bei einer Phenylalaninerhöhung zusätzlich nachzuweisende vermehrte Ausscheidung von Phenylketon, der Phenylbrenztraubensäure, einem direkten Abbauprodukt von Phenylalanin [1].

PKU

Bei der sogenannten „maternalen Phenylketonurie" handelt es sich um kein eigenständiges Krankheitsbild. „Maternale Phenylketonurie" bezeichnet den Zustand, bei der die Gefahr besteht, dass eine schwangere Phenylketonuriepatientin durch hohe Phenylalaninkonzentrationen im Blut ihr Kind *in utero* schädigen kann (Phenylalanin-Embryopathie, maternale PKU).

Synonyme

PKU, PKU I, Morbus Fölling, Fölling'sche Krankheit, Imbecillitas phenylpyruvica, Phenylalaninhydroxylase-Defekt, Hyperphenylalaninämie, Klassische Phenylketonurie, Phenylbrenztraubensäureschwachsinn.
Dazugehörig: Maternale Phenylketonurie, Phenylalanin-Embryopathie

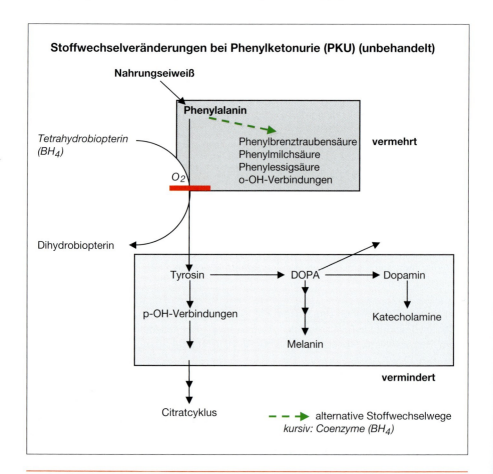

PKU

Manifestationsalter

Bei unbehandelter klassischer Phenylketonurie fällt frühestens mit 5-6 Monaten eine Verzögerung in der statomotorischen Entwicklung auf. Der spezielle „mäuseartige" Geruch und die Neigung zu Ekzemen können in diesem Alter, gelegentlich aber auch schon früher, zu beobachten sein.

In den ersten Lebensjahren werden dann die mangelhafte Gehirnentwicklung mit Mikrocephalie, geistiger, psychosozialer und statomotorischer Retardierung, die helle Haut und die blonden Haare immer deutlicher [2,3].

Bei unbehandelter Hyperphenylalaninämie (Phenylalaninhydroxylasedefekt mit relativ hoher Restaktivität) können die Symptome später auftreten und diskreter ausfallen, so dass nicht selten Entwicklungsrückstände erst bei der Untersuchung zur Einschulung erkannt werden [4].

Klinische Symptome

Die für die Klassische Phenylketonurie typischen klinischen Symptome treten nur bei unbehandelten, spät erkannten und/oder schlecht eingestellten Patienten auf [2,3]. Sie sind gekennzeichnet durch:
- geistige Retardierung (Intelligenzquotient unter 50)
- statomotorische Retardierung
- Mikrocephalie
- EEG-Veränderungen in 50% der Fälle
- Krampfleiden in 20% der Fälle
- Hyperaktivität
- übersteigerte Sehnenreflexe
- häufiges Erbrechen
- blondere Haare und blauere Augen als die Geschwister/Familie
- Neigung zu Seborrhoe oder Ekzemen
- ungewöhnlicher, typischer Geruch (Phenylbrenztraubensäure)

Seltener:
- prominenter Unterkiefer
- weit auseinanderstehende Zähne
- Zahnschmelzhypoplasie
- Katarakte
- Minderwuchs (Wachstumshormonmangel)

Als Regel gilt: Je höher die Restaktivität der Phenylalaninhydroxylase ist und je geringer die Blutphenylalaninwerte dadurch ansteigen, um so weniger ausgeprägt sind die klinischen Symptome. Restaktivitäten unter 2% des Normalen (100%) scheinen zum Krankheitsbild der klassischen PKU zu führen.

PKU

Intelligenzdefizite treten auf, wenn die Phenylalaninblutkonzentrationen im Neugeborenen-, Säuglings- und Kindesalter permanent über 8 mg/dl (484 µmol/l) liegen. Schon bei Erhöhungen auf 13 mg/dl (792 µmol/l) lassen sich signifikant häufig Aufmerksamkeitsstörungen bei PKU-Kindern nachweisen [5].

In der Literatur sind einige symptomfreie Personen mit sehr hohen Phenylalaninblutkonzentrationen beschrieben worden. Weshalb es bei ihnen nicht zur Ausprägung des Krankheitsbildes kam, ist bisher nicht bekannt. Im Gegensatz zu den Erkrankten sind allerdings die Phenylalaninkonzentrationen in den Gehirnzellen niedriger [6,7].

Bei der maternalen Phenylketonurie kommt es aufgrund der hohen Phenylalaninspiegel im mütterlichen und damit auch im kindlichen Blut zu Embryopathien mit Behinderungen der Gehirnentwicklung des Kindes (Mikrocephalie), Herzfehlern, Dysmorphien, intrauteriner Wachstumshemmung usw. [2,8].

Das klinische Bild ähnelt dem einer Alkoholembryopathie.

Biochemische Grundlagen

Über den Pathomechanismus der Entwicklung des schweren Hirnschadens durch hohe Phenylalaninkonzentrationen gibt es viele Untersuchungen mit Hinweisen darauf, dass es sich höchstwahrscheinlich um einen multifaktoriellen Vorgang handelt. Die für das Gehirn besonders wichtigen Aminosäuren Phenylalanin, Tyrosin und Tryptophan, aber auch die verzweigtkettigen Aminosäuren Leucin, Isoleucin und Valin sowie Lysin und Histidin werden mit einem gemeinsamen, energieverbrauchenden Carrier transportiert (siehe erstes nachstehendes Schema). Durch die enorme Aminosäurenimbalanz im Fall einer Phenylketonurie mit sehr hohen Phenylalaninspiegeln bei normalen oder sogar erniedrigten Konzentrationen der anderen Aminosäuren kommt es zu einer Überladung des Carriers und somit zu einer Verdrängung der anderen Aminosäuren (siehe zweites nachstehendes Schema). Das Resultat sind niedrige intrazelluläre Konzentrationen besonders von Tyrosin und Tryptophan [8-11]. Dies führt vor allem durch den Mangel an Tryptophan zu Aggregationsstörungen der Polyribosomen, woraus eine Reduzierung der Eiweißsynthese folgt [12,13]. Der Tryptophanmangel allein stellt schon einen limitierenden Faktor der Eiweißsynthese dar. Zusätzlich wird die Sulfatidsynthese wahrscheinlich durch die Reduktion von zyklischem AMP und Phosphoadenosin-5-Phosphorsulfat gehemmt, das zur Sulfatidsynthese benötigt wird [14]. Schon bei früheren Untersuchungen an verstorbenen PKU-Patienten war eine reduzierte Zerebrosidsynthese aufgrund erniedrigter Zerebrosidkonzentrationen vermutet worden.

PKU

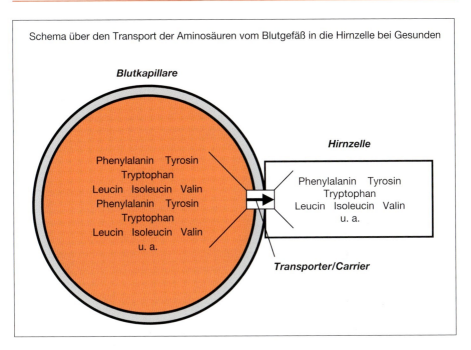

Schema über den Transport der Aminosäuren vom Blutgefäß in die Hirnzelle bei Gesunden

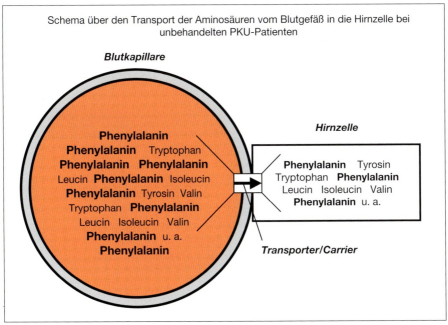

Schema über den Transport der Aminosäuren vom Blutgefäß in die Hirnzelle bei unbehandelten PKU-Patienten

Neueste Untersuchungen an PKU-Mäusen weisen noch auf einen weiteren Effekt von erhöhten Phenylalaninkonzentrationen hin, nämlich die Blockierung der cerebralen Cholesterinsynthese mit nachfolgender Funktionsänderung der Oligodendrocyten und damit Verminderung der Myelinsynthese [15], außerdem fand man eine Hemmung der Synaptogenese in neuronalen Zellkulturen [16].

Ob die Kombinationen von Hemmungen der Eiweißsynthese, des Energiestoffwechsels, der Cholesterin-, der Zerebrosid- bzw. Sulfatidsynthese die Hauptursachen der von Pathologen gefundenen Myelinisierungsstörung und der deutlichen morphologischen Hirnstrukturveränderungen sind, ist nach wie vor ungeklärt.

Die Verminderung von Tyrosin und Tryptophan in den Nervenzellen hat darüber hinaus bzw. davon unabhängig noch eine weitere Bedeutung. Aus Tyrosin wird DOPA und daraus Dopamin synthetisiert, ein wichtiger Neurotransmitter, dessen Konzentration bei der Phenylketonurie nachweislich verringert ist. Auch durch Liquoruntersuchungen konnte dies bestätigt werden. Von nicht minderer Bedeutung ist die ebenfalls eingeschränkte Synthese von Serotonin aus Tryptophan. Die niedrigen Konzentrationen der Neurotransmitter haben mehrere Wirkungen. Wahrscheinlich führt der Mangel an Neurotransmittern im sich entwickelnden Gehirn zu einer mangelhaften Ausbildung von Dendriten und damit zu einer Veränderung der Hirnfunktion und Verlusten kognitiver Leistungen. Allerdings bestreiten einige Autoren, dass der Neurotransmittermangel bei der PKU strukturelle Veränderungen bewirkt, ohne jedoch die Störungen der Funktion zu leugnen [17]. Weit besser untersucht ist der Funktionsverlust durch Mangel an Neurotransmittern. Studien in den letzten Jahren haben gezeigt, dass beispielsweise Reizreaktionsabläufe und kognitive Funktionen in deutlicher Abhängigkeit von der Serotonin- bzw. 5-Hydroxyindolessigsäurekonzentration im Liquor ablaufen, die wiederum aus bereits genannten Gründen stark abhängig von Phenylalaninkonzentrationen sind. Phenylalanin hat also in mehrfacher Hinsicht Wirkungen auf den Hirnstoffwechsel [18].

Über den Mangel an Dopamin aufgrund der intrazellulären Verminderung von Tyrosin wurde berichtet. Eine weitere, eventuell entscheidendere Ursache der herabgesetzten Dopaminsynthese ist die direkte Hemmung der Tyrosinhydroxylase durch L-Phenylalanin. Bei einer Phenylalaninkonzentration von ca. 15 mg/dl wird die Tyrosinhydroxylaseaktivität sogar schon zu 80% gehemmt [19]. Diese Beobachtung ist als eine weitere Erklärung für den Neurotransmittermangel sehr wichtig. Es bestehen nämlich Zweifel an der Bedeutung der Hemmung des Aminosäurentransports als wesentliche Ursache der bei der PKU zu beobachtenden strukturellen und funktionellen Hirnveränderungen. Bei der Tyrosinose Typ II und der Histidinämie werden ähnlich hohe Aminosäurenimbalanzen am gemeinsam benutzten Carrier beobachtet, ohne dass dadurch Neurotransmitterveränderungen auftreten [14].

Biochemische Befunde

Es besteht eine enorme Vermehrung von Phenylalanin im Blut bei normalem oder erniedrigtem Tyrosinwert. Mit dem Urin werden vermehrt Phenylbrenztraubensäure (Phenylpyruvat), Phenylmilchsäure (Phenyllaktat), Phenylessigsäure (Phenylacetat), Mandelsäure und 2-Hydroxyphenylverbindungen ausgeschieden [20] (siehe Tabellen 1 und 2).

Status	Phenylalanin		Tyrosin	
	mg/dl	µmol/l	mg/dl	µmol/l
normal (Neugeborenenalter bis 3. Monat)	bis 3,0	bis 182	bis 3,6	bis 196
normal (3. Monat bis 14 Jahre, nicht nüchtern)	0,3–2,2	21–133	0,6–1,8	32–99
normal (3. Monat bis 14 Jahre, nüchtern)	0,5–1,0	34–62	0,6–1,4	35–76
Klassische PKU, wenn älter als 72 Stunden	>3	>182	<1,0	<55
Klassische PKU spätestens ab Säuglingsalter *	>15	>908	<1,0	<55

* unbehandelt

Tab. 1: Phenylalanin- und Tyrosinkonzentrationen im Serum/Plasma [21]

Metabolit mmol/mol Creatinin	normal mmol/mol Creatinin	Klassische Phenylketonurie
Phenylpyruvat	0–4	300–1.000
Phenyllaktat	<2	200–1.000
2-Hydroxyphenylacetat	<2	50–2.000

Tab. 2: Ausscheidung der organischen Säuren mit dem Urin bei Phenylketonurie (unbehandelt!) [22]

Da die Phenylalaninhydroxylase (EC 1.14.16.1) in messbarer Aktivität nur in der Leber exprimiert ist, sind direkte Enzymaktivitätsmessungen nur aus Leberbiopsat möglich, wobei die Wahl der Coenzyme von entscheidender Bedeutung für die Messmethode ist. Aufgrund der Untersuchungen aus Nadelbiopsat weiß man, dass Enzymaktivitäten unter 1% zum Krankheitsbild der Klassischen PKU und über 5% (bis 35%) zu Hyperphenylalaninämien bzw. milderen Formen der Phenylketonurie führen [2]. Die indirekte Messung der Enzymaktivität *in vivo* unter Verwendung von deuterisiertem Phenylalanin wurde nur an sehr wenigen Patienten vorgenommen und hat keine weite Verbreitung gefunden [2].

PKU

Genetische Befunde

Der Phenylalaninhydroxylase-Defekt wird autosomal rezessiv vererbt. Das Gen der Phenylalaninhydroxylase liegt auf dem Chromosom 12q21-q24.1.
Mittlerweile sind weltweit über 400 Mutationen des Phenylalaninhydroxylasegens bekannt [2,23-26]. Schwere und leichte PKU-Formen weisen spezifische Mutationen auf.

In Deutschland lassen sich folgende Mutationen besonders häufig feststellen:
R408W (40%), IVS12+1G>A (8,2%), IVS10-11G>A (3%).

In Relation zur Ausprägung des Hydroxylasedefektes finden sich folgende Mutationen:

- Klassische PKU:
M1V, Q20X, IVS1t5g>t, F39L, L48S, F55L, F55fsdelT, IVS2nt5<c, I65T, D84Y, P89fsinsC, I94S, R111X, R158Q, I174T, R176X, W187X, L194P, L197fsdel122bp, Y198fsdel122bp, Y204X, Y206X, A221D222fsdelAG, S231P, G239S, R243Q, R243X, R252G, R252W, A259V, R261X, I269N, G272X,K274fsdel11bp, E280K, P281L, IVS7nt1g>a, IVS7nt5g>a, D282N, H285Y, S295X, F299C, IVSnt1g>a, IVS8nt7a>g, S310fsdel11bp, L311P, F331L, Q336X, A342T, A342fsdelG, A346fsdelG, G346R,S349P, G243R, IVS10nt-11g>a, IVS10nt-3c>t, IVS10nt-1g>a, Y356X, S359X, K363fsdelG, R365fsinsC, A395P, IVS11nt1g>a,P407fsdelC, R408W, IVS12nt1g>a, 532fsinsA.

- Milde PKU:
L48S, IVS2nt5g>c, F39L, G46S, L48S, T63P, H64N, I65T, R68S, A104D, IVS4nt-5c>g, R158Q, E6nt-96a>g, I164T, V177A, R241H, R243Q, R261P, R261Q, A246V, Y277D, L311P, G344S, L348V, V388M, R408Q, Y414C.

- Hyperphenylalaninämie: A47V, S87R, T92I, R155H, G171A, R176L, E178G, V190A, V230I, R241C, V245A, A300S, I306V, T380M, E390G, IVS12+Ig>a, A403V, R413S,D415N.

- BH4-sensible Formen: L48S, R111X, V190A, R241C, R243Q, R243X, A300S, A313T, R341C,Y356X, , A373T, A403V, P407S, , IVS4>A.

In Deutschland tritt die klassische Phenylketonurie in einer Häufigkeit von ca. 1:10.000 auf, mildere Formen (Hyperphenylalaninämien) sind geringgradig häufiger [27].
In einigen Ländern ist die Phenylketonurie häufiger (1:5.000 in der Türkei oder in Irland), in anderen seltener (1:20.000 in Schweden und nicht berechenbar gering in Finnland). In Japan ist die Hyperphenylalaninämie häufiger als die klassische Phenylketonurie [2].
Zur Heterozygotenerfassung bestehen folgende Möglichkeiten:

1. Eiweiß- oder Phenylalaninbelastung (100 mg/kg KG L-Phenylalanin oder die entspre-

chende Eiweißmenge) mit Messung der Phenylalanin- und Tyrosinkonzentrationen im Blut, die Berechnung des Phenylalanin/Tyrosin-Quotienten sowie der Differenzierung der Metaboliten dieser beiden Aminosäuren im Urin.
2. Die Bestimmung der Aktivität der Phenylalaninhydroxylase aus Lebergewebe.
3. Die Phenylalaninumsatzbestimmung mit nichtstrahlend markiertem Phenylalanin (z.B. ^{13}C-Atemgastest) [28].
4. Feststellung der Mutation sowohl zur Carrier-Ermittlung als auch zur pränatalen Diagnostik, wenn ein Indexfall vorhanden ist [2].

Aus bisher unbekannten Gründen treffen sich Heterozygote überdurchschnittlich häufig.

Neugeborenenscreening

Das Prinzip des Neugeborenenscreenings ist die Erfassung des sich vor dem Stoffwechselblock anstauenden Metaboliten (Phenylalanin) mit einer auch bei geringeren Konzentrationserhöhungen sicher quantifizierenden Methode (enzymatisch, fluorimetrisch, chromatographisch, massenspektrometrisch usw.). Wegen seiner geringen Sensibilität wird der bakteriologische Hemmtest nach Guthrie nicht mehr empfohlen! In Deutschland wird seit 2004 das Screening auf angeborene Stoffwechselstörungen, u.a. auf Phenylketonurie, ausschließlich mittels Tandem-Massenspektrometrie durchgeführt [29].
Der optimale Zeitpunkt der Blutabnahme für das Neugeborenenscreening zur Früherfassung der Phenylketonurie ist der 3. Lebenstag. Wegen der immer häufiger werdenden ambulanten Entbindungen besagt die deutsche Richtlinie [29], dass in jedem Fall bei der Entlassung aus der Wochenstation bzw. dem Kreißsaal Blut abgenommen werden soll (unabhängig vom Lebensalter, aber nicht später als am 5. Lebenstag). Da die Phenylalaninblutspiegel bei PKU-Patienten auch in kataboler Stoffwechsellage (Hunger) ansteigen, ist auf eine ausreichende Ernährung als Voraussetzung für den Test nicht zu achten. Mittels Tandem-Massenspektrometrie, bei der sowohl die Phenylalalinkonzentration als auch die Relation zwischen Phenylalanin und Tyrosin bestimmt wird, ist die Früherfassung der PKU-Patienten schon in den ersten 36 Lebensstunden sicher möglich. Verdächtig hinsichtlich einer Phenylalaninabbaustörung sind Phenylalaninblutkonzentrationen am dritten Lebenstag von über 2,4 mg/dl und eine Phenylalanin/Tyrosin-Relation von über 2.
Bei allen Neugeborenen, bei denen Blut bereits in den ersten 36 Stunden abgenommen wurde, ist eine zweite Blutabnahme am 3.-5. Lebenstag notwendig (Zweitscreening)!

Therapie

Seit Anfang der 1950er Jahre ist sicher, dass man Patienten mit Phenylketonurie und Hyperphenylalaninämie dann erfolgreich behandeln kann [30], d. h. eine normale geistige und körperliche Entwicklung ermöglichen kann, wenn schon in der Neugeborenenzeit mit einer Diät begonnen und diese konsequent mindestens bis zur Pubertät fortgesetzt wird [3,31]. (Zur Frage der Beendigung der Diät siehe später).

In jüngster Zeit sind Fälle beschrieben worden, bei denen es nach Gabe von Tetrahydrobiopterin im Rahmen der Differentialdiagnostik der Hyperphenylalaninämie zu einem Abfall der Phenylalaninblutkonzentrationen kam (oft erst 8-24 Stunden nach BH4-Gabe), ohne dass eine Störung im Biopterinstoffwechsel vorlag. Die maximalen Phenylalaninblutkonzentrationen lagen bei diesen Kindern in der Regel unter 20 mg/dl (1205 µmol/l). Bei Untersuchungen der Phenylalaninhydroxylasegens fanden sich sehr unterschiedliche Mutationen. Bei einigen dieser Patienten ließen sich die Phenylalaninkonzentrationen im Blut dauerhaft ausschließlich durch BH4-Substitution ohne weitere diätetische Behandlung in den Normbereich senken [32-37] (siehe später).

Die diätetisch behandelten Patienten benötigen einen Notfallausweis mit Anweisungen zur Behandlung nach einem Unfall (Vorsicht bei Aminosäureninfusionen) und der Adresse und Telefonnummer des behandelnden Arztes bzw. des Stoffwechselzentrums.

Erstversorgung und Langzeitbehandlung

Phenylalaninvermehrungen führen zu keinen akuten klinischen Symptomen, weshalb auch kein Regime einer Notfallbehandlung existiert, wie sie bei anderen angeborenen Stoffwechselstörungen lebensnotwendig ist.

Die Behandlung besteht in der Regel in einer phenylalaninreduzierten und tyrosinangereicherten Diät, die sofort nach Diagnosestellung begonnen werden sollte.

Nachdem eine Phenylalaninvermehrung im Screening bei einem Neugeborenen erfasst wurde, muss als erstes die differentialdiagnostische Klärung zum Ausschluss eines Defekts im Biopterinstoffwechsel erfolgen (Tetrahydrobiopterin ist Coenzym der Phenylalaninhydroxylase). Hierzu führt man unter Beibehaltung der bisherigen Ernährung (z.B. Muttermilch) eine standardisierte Belastung mit 20 mg Tetrahydrobiopterin (6-R-BH4) pro kg KG und einer Beobachtungszeit von mindestens 24 Stunden durch. Die Phenylalaninwerte des Neugeborenen sollten über 6,0 mg/dl (364 µmol/l) liegen (optimale Untersuchungsvoraussetzung) [37].

Ist die Ursache der Phenylalaninvermehrung ein Mangel an Coenzym der Phenylalaninhydroxylase, z.B. aufgrund eines Synthesedefektes, kommt es nach oraler Verabreichung von BH4 zu einem rasanten Abfall der Phenylalaninkonzentration und zum Anstieg von Tyrosin. Zusätzlich werden die verschiedenen Pteridine im Urin vor und nach der BH4-Gabe sowie die Aktivität der Dihydropteridinreduktase im getrockneten Blut für die Differenzierung der BH4-Stoffwechseldefekte untersucht.

PKU

Bei BH4-sensiblen Formen des Phenylalaninhydroxylasedefektes kommt es dagegen meist erst nach 24 Stunden auf alle Fälle später als 8 Stunden) zu einem deutlichen Abfall der Phenylalaninkonzentrationen im Blut (siehe nachfolgendes Schema).

Erst wenn ein BH4-Mangel bzw. eine Sensibilität ausgeschlossen ist, wird mit der phenylalaninarmen Behandlung bei Phenylalaninkonzentrationen über 8 mg/dl (485 µmol/l) begonnen [38].

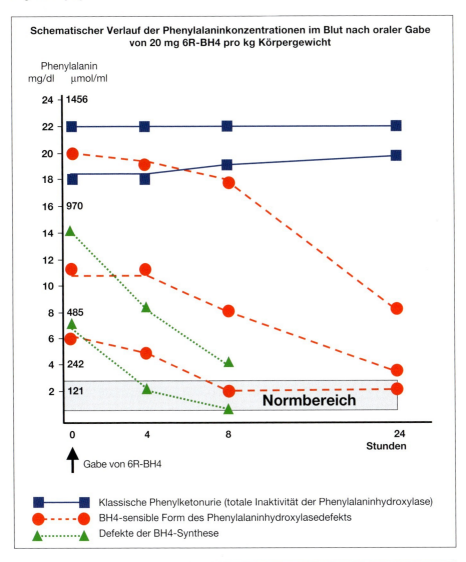

Diätetische Behandlung

Prinzip

Die diätetische Behandlung besteht in einer strengen Eiweißrestriktion, mit der die Zufuhr an Phenylalanin bis zu der Menge reduziert wird, die der Körper für seine Eiweißsynthese benötigt. Im Säuglingsalter und in Phasen schnellen Wachstums (z.B. Pubertäts-Wachstumsschub) liegt die tolerierte Phenylalaninmenge pro kg Körpergewicht höher als im Kindesalter. Da Tyrosin wegen des Stoffwechselblocks nicht aus Phenylalanin gebildet werden kann, ist eine zusätzlich Gabe von Tyrosin erforderlich. Die phenylalaninarme Ernährung ist verbunden mit einem Verzicht auf eiweißreiche Lebensmittel wie z.B. Fleisch, Fisch, Milch, Eier, Getreideerzeugnisse – außer berechneten Mengen an Muttermilch und Säuglingsmilch im Säuglingsalter – sowie einer begrenzten Aufnahme von genau berechneten Mengen an eiweißarmen Lebensmitteln wie z.B. Obst, Gemüse und Kartoffeln. Wegen der eingeschränkten Aufnahme von natürlichem Nahrungseiweiß (60-80% niedriger als bei Gesunden) ist zur Deckung des Bedarfs an Stickstoff, essentiellen Aminosäuren und Tyrosin die Einnahme eines phenylalaninfreien, tyrosinangereicherten Aminosäurengemisches erforderlich. Das Aminosäurengemisch muss mit Vitaminen, Mineralstoffen und Spurenelementen angereichert sein, da die phenylalaninarme Ernährung kein tierisches Eiweiß und nur begrenzte Mengen an pflanzlichem Eiweiß zulässt, das reich an diesen Nährstoffen ist. Darüber hinaus ist eine ausreichende Energiezufuhr von entscheidender Bedeutung, um normale Wachstumsraten zu erzielen und Eiweißabbau zu verhindern. Im Wesentlichen wird dies mit industriell hergestellten eiweißarmen Speziallebensmitteln (eiweißarme Mehle, Nudeln, Gebäck, Brot, Milchgetränk) erzielt, die eiweißreiche Lebensmittel ersetzen, sowie mit Fett (Streichfette und Öle) und Kohlenhydraten (z.B. Rohrzucker, zuckerhaltige Getränke) [39].
Die diätetische Therapie sollte lebenslang eingehalten werden, wobei vom 10. Lebensjahr an eine graduelle Lockerung der Diät einsetzt [31] (siehe später).

Bei den milden Formen (Hyperphenylalaninämien) besteht eine höhere Phenylalanintoleranz, so dass eine eiweißarme Diät ohne Zusatz einer phenylalaninfreien Aminosäurenmischung ausreichend sein kann. Eine Hyperphenylalaninämie mit Plasma-Phenylalaninwerten <600 µmol/l (<10 mg/dl) bedarf keiner diätetischen Behandlung [40].

Vor der Konzeption und während einer Schwangerschaft muss bei allen Formen von Hyperphenylalaninämie wieder eine strenge phenylalaninarme Diät mit Zusatz einer phenylalaninfreien, tyrosinangereicherten Aminosäurenmischung eingehalten werden (siehe Phenylalanin-Embryopathie) [41].

Bei den Biopterinstoffwechselstörungen genügt häufig die Gabe von Tetrahydrobiopterin (BH4).

PKU

Ziele der Ernährungsbehandlung

Mit der diätetischen Behandlung sollen folgende Ziele erreicht werden:

- Senkung und Aufrechterhaltung der empfohlenen Phenylalaninblutkonzentration (siehe Tabelle 9)
- Aufrechterhaltung einer normalen Plasmatyrosinkonzentration (siehe Tabelle 1)
- Normale statomotorische und geistige Entwicklung
- Normale Gewichtszunahme bei Säuglingen und Kindern und eine Gewichtserhaltung bei älteren Patienten
- Vermeidung von katabolen Zuständen (Eiweißabbau überwiegt die Eiweißsynthese), die durch eine nicht ausreichende Energie- und/oder Eiweißzufuhr entstehen und zu einem Anstieg von Phenylalanin führen kann
- Schnelle Beendigung kataboler Zustände (wie bei Fieber, Erbrechen, Durchfall, körperlichen Anstrengungen, Gewichtsverlust) durch eine hohe Energie- und ausreichende Eiweißzufuhr

Ersteinstellung beim Neugeborenen:

Nachdem der oben beschriebene BH4-Test abgeschlossen wurde und kein Pterinstoffwechseldefekt nachgewiesen werden konnte, wird mit einer phenylalaninfreien Ernährung über ca. 3 Tage begonnen (Diät mit einem totalen Entzug von natürlichem Protein und von Phenylalanin). Dazu wird der Mutter des Kindes geraten, die Muttermilch abzupumpen und einzufrieren und die Milchproduktion zu erhalten, um später weiter stillen zu können. Ernährt wird das Neugeborene lediglich mit einer phenylalaninfreien Flaschennahrung, die aus synthetischen L-Aminosäuren, Fett und Kohlenhydraten besteht und angereichert ist mit Mineralstoffen, Spurenelementen und Vitaminen. Das erste Ziel dieser Behandlung ist die Absenkung des Phenylalaninblutspiegels auf Konzentrationen unter 4 mg/dl (242 µmol/l).

Aus Erfahrung kann man davon ausgehen, dass der Phenylalaninspiegel bei Stopp der Phenylalaninzufuhr beim Neugeborenen täglich um ca. 4 mg/dl (242 µmol/l) fällt. Ist der Phenylalaninblutspiegel auf etwa 8 mg/dl (484 µmol/l) abgesunken, kann langsam mit der Zufuhr von natürlichem Eiweiß begonnen werden, z.B. mit der Gabe von Muttermilch. Etwa 30 mg Phenylalanin/kg KG (ca. 65 ml Muttermilch/kg KG) können anfangs verabreicht werden (s. unter Zubereitung nach Diätvorschrift). Danach kann entsprechend den Phenylalaninblutkonzentrationen mehr oder weniger natürliches Protein gefüttert werden und die zu verabreichende Phenylalaninmenge festgelegt werden. Wieviel Phenylalanin dem Säugling zugeführt wurde, ergibt sich beim Stillen aus der getrunkenen Milchmenge, die man z.B. durch Wiegen vor und nach dem Anlegen erhält, oder bei Flaschenfütterung aus der abgemessenen Menge an Muttermilch bzw. Säuglingsmilchnahrung.

PKU

Diätvorschrift

Phenylalanin

1. Der Phenylalaninbedarf ist sehr unterschiedlich und muss bei jedem Patienten individuell ermittelt werden. Er ist abhängig von der Aktivität der Phenylalaninhydroxylase, dem Alter und der Wachstumsrate sowie der Energie- und Eiweißzufuhr und dem Gesundheitszustand.
2. Der Bedarf liegt in den ersten Lebensmonaten zwischen 30 und 50 mg Phenylalanin/kg KG Tag [42]. Die Ernährung sollte mit 25-30 mg Phenylalanin/kg KG begonnen werden. Diese Phenylalaninmenge ist etwa in der Hälfte der normalen Muttermilchmenge enthalten, d. h. etwa die Hälfte der normalen Muttermilchmenge kann verabreicht werden [43], (Tabelle 3 und 7).
3. Die durchschnittliche tägliche Phenylalanintoleranz ist ab dem 3. Lebensjahr ziemlich konstant und liegt für Kleinkinder zwischen 10-20 mg/kg KG (Tagesmenge von 200-400 mg), für Schulkinder und Jugendliche <10 mg/kg KG (Tagesmenge von 250-400 mg bzw. 250-600-1000 mg in Abhängigkeit von der angestrebten Behandlungsempfehlung).
4. Die Zufuhr muss häufig an die Veränderungen der Plasmaphenylalaninwerte und die Wachstumsrate angepasst werden. Der Tyrosinbedarf wird mit der tyrosinangereicherten Aminosäurenmischung gedeckt. Der Plasma-Tyrosinspiegel sollte nicht unter <0,6 mg/dl bzw. 32 µmol/l liegen.

Alter (Monate)	Phenylalanin mg/kg KG Tag
6	34 (27–41)
12	28 (21–35)
18	26 (20–32)
24	23 (18–28)
30	22 (17–27)
36	20 (15–25)
42	19 (14–24)
48	18 (13–23)
54	17 (12–23)
60	17 (12–23)
66	16 (12–20)
72	15 (10–20)

Tab. 3: Empfohlene Phenylalaninzufuhr für Patienten mit Phenylketonurie [42]

Eiweiß

Der Eiweißbedarf entspricht dem von Stoffwechselgesunden und orientiert sich an den Empfehlungen der DGE 2000 und der APS [44,45]. Da ein hoher prozentualer Anteil der

Gesamteiweißzufuhr aus Aminosäurengemisch und ein kleiner Anteil aus vorwiegend pflanzlichem Eiweiß besteht, wird der Bedarf jedoch meist höher angesetzt. Mit diesem Zuschlag soll der geringeren Eiweißqualität und Verdaulichkeit der Eiweiße und der sehr schnellen Resorption und Verstoffwechselung von Aminosäuren [46-50] sowie einer ausreichenden Versorgung mit Mikronährstoffen Rechnung getragen werden. Aus diesem Grund liegt die Eiweißzufuhr häufig über den Empfehlungen und richtet sich erfahrungsgemäß nach den DGE-Empfehlungen 1985 [51], die über denen von 2000 [45] liegen (siehe Tabelle 4). In jedem Fall sollte die Eiweißzufuhr niemals unterhalb der entsprechenden Empfehlung liegen (siehe Phenylalaninmangel).

Alter	Eiweiß (natürliches Eiweiß + Aminosäurengemisch)
Monate	g/kg KG Tag
0–2	2,3
3–5	2,1
6–11	2,0
Jahre	g/Tag
1–3	22
4–6	32
7–9	40
10–12	45
13–14	55–60
15–18	50–60

Tab. 4: Empfohlene Eiweißzufuhr (DGE 1985) [51] bei Phenylketonurie

Fett

Die Fettzufuhr soll in Abhängigkeit vom Alter bei 30-40% der Gesamtkalorien liegen. Im 1. Lebensjahr beträgt sie 4-5 g/kg KG Tag (35-50% der Gesamtkalorien). Eine altersabhängige tägliche Zufuhr von 2,5-4,0% der Gesamtkalorien als Linolsäure (n-6) sowie 0,5% als α-Linolensäure (n-3) wird empfohlen [45]. Dabei sollte ein Verhältnis n-6 zu n-3 von 5:1 angestrebt werden, das als präventiv wirksam angesehen wird und mit der Aufnahme von Soja-, Walnuss- und Rapsöl am besten zu erzielen ist [52] Eine Supplementierung mit LC-PUFA (langkettige mehrfach ungesättigte Fettsäuren) wird aufgrund erniedrigter Werte bei diätetisch behandelten Säuglingen [53], Kindern [54,55] und älteren Patienten [56] empfohlen, wobei die optimale Dosierung noch erprobt werden muss. Auf eine ausreichende Aufnahme von Fett in Form von Streichfetten und Ölen ist zu achten, da Lebensmittel mit sogenannten „versteckten" Fetten, wie man sie in Fleisch, Wurst, Käse, Milch, Schokolade findet, im eiweißarmen Ernährungsplan nicht erlaubt sind und als Fettlieferanten nicht zur Verfügung stehen. Besonders in Phasen schnellen Wachstums – während der ersten Lebensjahre und während eines Pubertäts-Wachstumsschubes – wird ein zusätzlicher Energiebedarf durch einen erhöhten Fettanteil in der Nahrung leichter befriedigt.

PKU

Energie

Die Energiezufuhr soll ausreichend sein und richtet sich nach den Empfehlungen der DGE 2000 [45] (siehe Tabelle 5). Sie soll eine normale Gewichtszunahme bei Säuglingen und Kindern ermöglichen bzw. zur Gewichtserhaltung bei älteren Patienten beitragen.

Alter	kcal/Tag		kcal/kg KG Tag	
	m	w	m	w
0 – < 4 Monate	500	450	94	91
4 – <12 Monate	700	700	90	91
1 – < 4 Jahre	1.100	1.000	91	88
4 – < 7 Jahre	1.500	1.400	82	78
7 – <10 Jahre	1.900	1.700	75	68
10 – <13 Jahre	2.300	2.000	64	55
13 – <15 Jahre	2.700	2.200	56	47
15 – <19 Jahre	3.100	2.500	46	43
19 – <25 Jahre	3.000	2.400	41	40

Tab. 5: Richtwerte für die Energiezufuhr bei mittlerer körperlicher Aktivität (DGE 2000) [45]

Flüssigkeit

Die empfohlene Flüssigkeitsmenge richtet sich nach den Empfehlungen der DGE 2000 [45] (siehe Tabelle 6). Unter normalen Bedingungen ist eine minimale Flüssigkeitszufuhr von 1ml/kcal zu verabreichen.

Alter	ml/kg KG Tag
0 – < 4 Monate	130
4 – <12 Monate	110
1 – < 4 Jahre	95
4 – < 7 Jahre	75
7 – <10 Jahre	60
10 – <13 Jahre	50
13 – <15 Jahre	40
15 – <19 Jahre	40
19 – <25 Jahre	35

Tab. 6: Richtwerte für die Flüssigkeitszufuhr (DGE 2000) [45]

PKU

Vitamine, Mineralstoffe und Spurenelemente

1. Die Vitamin-, Mineralstoff- und Spurenelementversorgung richtet sich nach den Empfehlungen der DGE 2000 [45]. Normalerweise wird der Bedarf mit dem phenylalaninfreien Aminosäurengemisch, das mit Vitaminen, Mineralstoffen und Spurenelementen angereichert ist, ausreichend gedeckt (siehe Tabelle 8). Im Einzelfall, insbesondere bei höherer Phenylalanintoleranz, d. h. eiweißarmer Ernährung ohne Aminosäurengemisch, kann jedoch die Zugabe eines Vitamin-, Mineralstoff- und Spurenelementpräparates (z.B. Seravit, SHS, Heilbronn) notwendig werden.
2. Bei behandelten Patienten kann es zu niedrigen Konzentrationen an Selen im Blut kommen [57,58], die bei Verwendung eines mit Selen angereicherten Aminosäurengemisches vermieden werden. Trotz ausreichender Eisenzufuhr wurde bei Kindern mit PKU ein niedriger Eisenstatus festgestellt, dessen Ursachen noch nicht eindeutig geklärt sind [59-62]. Auch niedrige Carnitinspiegel werden mit einer schlechten Eisenverfügbarkeit in Zusammenhang gebracht [62]. die eine Substitution mit Eisen und Carnitin erforderlich machen könnten. Bei älteren PKU-Patienten auf einer „gelockerten", insbesondere vegetarischen Diät ohne Aminosäurengemisch ist mit einer geringen Aufnahme von Kalzium, Folsäure und Eisen, Vitamin B_1, B_2, B_6 [63] und einem Vitamin-B_{12}-Mangel zu rechnen [63,65].
3. Eine Berechnung der Mikronährstoffzufuhr durch die Diät in größeren Abständen wird deshalb in jedem Alter empfohlen.

Zubereitung nach Diätvorschrift

Phenylalanin

1. Bei Beginn der Behandlung wird zur schnellen Absenkung des Phenylalaninspiegels die phenylalaninfreie Flaschennahrung (z.B. p-am Analog oder PKU 1-Mix) in der erforderlichen Trinkmenge berechnet.
2. Ist der Phenylalaninwert gesunken, wird zur Deckung des Phenylalaninbedarfs die Menge an Muttermilch oder Säuglingsmilchnahrung (falls Muttermilchfütterung nicht möglich) berechnet, die den Phenylalaninspiegel im therapeutischen Bereich hält. Muttermilch ist gegenüber Säuglingsmilchnahrung wegen des geringeren Phenylalaningehalts bei gleicher Energiezufuhr zu bevorzugen (siehe Tabelle 7). Bei hoher Phenylalanintoleranz kann sie ohne ein Aminosäurengemisch ausschließlich verwendet werden.
3. Beim Stillen wird die normale Muttermilchmenge auf die Hälfte reduziert (sog. Teilstillen), indem entweder bei jeder Mahlzeit eine kleine Menge phenylalninfreie Nahrung gefüttert und anschließend gestillt wird oder der Säugling bei jeder zweiten Mahlzeit gestillt wird und dazwischen eine phenylalaninfreie Flaschennahrung bekommt. Die getrunkene Muttermilchmenge wird durch (gelegentliches) Wiegen des Säuglings vor und nach dem Anlegen festgestellt.

PKU

4. Bei Fütterung von Säuglingsmilchnahrung oder abgepumpter Muttermilch wird diese mit dem Messbecher abgemessen bzw. abgewogen. Die Tagesmenge wird auf die Anzahl der Mahlzeiten verteilt und die Teilmenge wird entweder zuerst gefüttert und anschließend die phenylalninfreie Flaschennahrung oder sie wird mit der phenylalninfreien Flaschennahrung gemischt verabreicht.
5. Vom 5. Monat (spätestens vom 7. Monat) an wird die Milchnahrung teilweise durch feste Kost (Beikost) ersetzt. Sie wird aus der Nährwerttabelle zur Behandlung von angeborenen Aminosäurenstoffwechselstörungen [66] und dem Angebot an eiweißarmen Speziallebensmitteln ausgewählt und die erlaubte Menge wird berechnet und abgewogen.
6. Bei Kindern, Jugendlichen und Erwachsenen werden die erlaubten Lebensmittel aus der Nährwerttabelle zur Behandlung von angeborenen Aminosäurenstoffwechselstörungen [66] ausgewählt, die den Eiweiß- und Phenylalaningehalt in Lebensmitteln angibt, und die erlaubte Menge wird berechnet und abgewogen bzw. geschätzt. Im Durchschnitt enthält Nahrungsmittelprotein zwischen 4-6% Phenylalanin bzw. 40-60 mg Phenylalanin / g Nahrungseiweiß. In einer neueren Untersuchung konnte gezeigt werden, dass Obst und Gemüse mit Phenylalaningehalten bis <75 mg Phenylalanin pro 100 g ohne Berechnung aufgenommen werden können, ohne dass es zu einem Anstieg des Phenylalanin-Plasmaspiegels kommt [67].

Lebensmittelgruppe	Phenylalaningehalt (%)
Obst	2,7
Gemüse	3,5
Kartoffelprodukte	4,9
Milchprodukte	5,1
Brot	5,8
Getreide	5,5
Fleisch, Wurst	4,6

Tab. 7: Durchschnittlicher Phenylalaningehalt in Lebensmitteln (in% vom Eiweißgehalt) [66]

Der Phenylalaningehalt in Muttermilch beträgt durchschnittlich 45 mg/100 ml; der Phenylalaningehalt in Säuglingsmilchnahrungen ist der Nährwerttabelle zur Behandlung von angeborenen Aminosäurenstoffwechselstörungen [66] oder den Herstellerangaben zu entnehmen.

Eiweiß

1. Es wird die Eiweißmenge aus der Muttermilch, Säuglingsmilchnahrung und/oder festen Kost berechnet.
2. Die Eiweißmenge wird vom errechneten Eiweißbedarf abgezogen.

PKU

3. Der restliche Eiweißbedarf wird mit dem phenylalaninfreien, tyrosinangereicherten Aminosäurengemisch gedeckt, dessen Eiweißgehalt sich durch Division des Aminosäurengehalts mit dem Faktor 1,2 ergibt, d. h.1,2 g Aminosäuren entsprechen 1 g Eiweiß [44].
4. Die Aminosäurenmischung wird abgewogen und in der entsprechenden Menge mit Muttermilch oder Säuglingsmilchnahrung verabreicht. Beim Stillen wird sie entweder im Wechsel mit der Brustmahlzeit oder in kleinen Mengen vor jeder Brustmahlzeit gefüttert. Später sollte sie in Gemüse- bzw. Obstsäfte, Tee, Limonade etc. eingerührt oder gemixt (Schüttelbecher) werden und gemeinsam mit natürlichen Lebensmitteln in mindestens drei Einzelportionen über den Tag verteilt eingenommen werden. Bei noch häufigerer Einnahme der Aminosäurenmischung (4-6 Einzelportionen über 14 bzw. 24 Stunden verteilt) werden stabilere und niedrigere Plasma-Phenylalaninwerte erzielt, die zu einer höheren Phenylalanintoleranz führen können [68]. Moderne Aminosäurenmischungen sind bereits portioniert, leichter löslich und mit Energiekomponenten versetzt, die eine verbesserte Verwertbarkeit [50] und Verträglichkeit erwarten lassen und eine häufigere Einnahme ermöglichen, auch unabhängig von den Mahlzeiten.

p-am Analog	für Säuglinge zur Zubereitung der Flaschennahrung (SHS, Heilbronn)
P-AM 1	zur Anreicherung der Beikost vom 6. Lebensmonat bis 3. Lebensjahr (SHS, Heilbronn)
P-AM 2	für Klein- und Schulkinder vom 4. bis 12. Lebensjahr (SHS, Heilbronn)
P-AM 3	für Jugendliche und Erwachsene vom 13. Lebensjahr an (SHS, Heilbronn)
p-am Anamix	für Schulkinder, Jugendliche und Erwachsene vom 4. Lebensjahr an (SHS, Heilbronn)
p-am Easiphen	für Schulkinder, Jugendliche und Erwachsene vom 8. Lebensjahr an (SHS, Heilbronn)
PKU 1 Mix	für Säuglinge zur Zubereitung der Flaschennahrung (Milupa, Friedrichsdorf)
PKU 1	für Säuglinge (Milupa, Friedrichsdorf)
PKU 2 PKU 2 Prima	für Klein- und Schulkinder (Milupa, Friedrichsdorf) (Milupa, Friedrichsdorf)
PKU 3 PKU 3 ADVANTA	für Jugendliche und Erwachsene (Milupa, Friedrichsdorf) (Milupa, Friedrichsdorf)

Tab. 8: Phenylalaninfreie, tyrosinangereicherte Aminosäurengemische, angereichert mit Vitaminen, Mineralstoffen und Spurenelementen

PKU

Energie

1. Es wird der Energiegehalt aus Muttermilch oder Säuglingsmilchnahrung und/oder fester Kost und dem phenylalaninfreien Aminosäurengemisch berechnet.
2. Der Energiegehalt wird vom täglichen Energiebedarf abgezogen.
3. Ein restlicher Bedarf wird zunächst mit Fetten (Streich- und Kochfett) und Ölen (vornehmlich Soja-, Raps- und Walnussöl) – bis zu 45-30% der Gesamtenergie – gedeckt, wobei nicht ausschließlich pflanzliche Fette, sondern auch tierische Fette wie Butter, Schmalz und Sahne verwendet werden sollten, um ein ausgewogenes Verhältnis zwischen gesättigten und ungesättigten Fettsäuren zu erzielen. Mit Maltodextrin (SHS, Heilbronn), Rohr- oder Traubenzucker, Duocal (SHS Heilbronn) oder eiweißfreien Lebensmitteln und gesüßten Getränken wird ein weiteres Defizit ausgeglichen.

Flüssigkeit (Trinkmenge)

Für die Flaschenzubereitung:

- Trinkwasser abkochen, auf 60°C abkühlen lassen und 2/3 der erforderlichen Menge in ein steriles Fläschchen füllen
- Die verordnete Menge Aminosäurengemisch mit oder ohne Milchnahrung abwiegen und hinzufügen
- Fläschchen verschließen und gut schütteln
- Mit abgekochtem Wasser auf die entsprechende Trinkmenge auffüllen
- Jedes Fläschchen frisch zubereiten

Bei Zubereitung der gesamten Tagestrinkmenge wird diese in die gewünschte Anzahl von Fläschchen verteilt und gut verschlossen im Kühlschrank aufbewahrt. Das Fläschchen wird vor dem Füttern auf Trinktemperatur erwärmt und sofort verwendet.

Für die Getränkezubereitung

Das Aminosäurengemisch ist portionsweise mit einer ausreichenden Menge Flüssigkeit einzunehmen (10-15 g in 150 ml Flüssigkeit), um eine hinreichend niedrige Osmolalität zu erreichen, die im Säuglingsalter unter 450 mOsm/kg und danach zwischen 450 und 700 (nicht >1000) mOsm/kg liegen sollte. Denn Diarrhoe, gastrointestinale Beschwerden, Übelkeit und Erbrechen können als Folge hyperosmolarer Nahrung auftreten [69].

Vitamine, Mineralstoffe und Spurenelemente

1. Es wird die Vitamin-, Mineralstoff- und Spurenelementzufuhr aus der Milchnahrung, der festen Kost und dem phenylalaninfreien Aminosäurengemisch berechnet.
2. Die berechnete Menge wird vom empfohlenen Bedarf abgezogen.

3. Ein Restbedarf wird mit Seravit (SHS-Heilbronn) gedeckt, das der Flaschennahrung und/oder dem Getränk in kleinen Portionen zugefügt wird.

Phenylalaninmangel

Im Rahmen der diätetischen Behandlung kann es auch passieren, dass eine zu geringe Menge an Phenylalanin zugeführt wird. Phenylalaninmangel führt zur katabolen Stoffwechsellage, so dass es zum Abbau von körpereigenem Eiweiß kommt. Da das Körpereiweiß in gleicher Menge Phenylalanin enthält wie anderes tierisches Protein, ist eine Erhöhung der Phenylalaninkonzentration im Blut die Folge. Nicht selten ist es dann schwierig, zwischen einem Diätfehler mit zu hoher Eiweißzufuhr und der Katabolie zu unterscheiden. Bei Säuglingen geht eine zu geringe Zufuhr der essentiellen Aminosäure Phenylalanin mit Gewichtsstillstand, Inappetenz und Erbrechen einher. Bei mehrwöchigem Mangel wird das epiphysäre Knochenwachstum bei Säuglingen radiologisch gut nachweisbar behindert („Ausfransungen" der Epiphysenenden durch ungleichmäßiges Wachstum); das Skelettalter erscheint retardiert.

Die Messung sogenannter „Katabolie"-Aminosäuren wie 3-Methylhistidin im Urin hat sich nicht als hilfreich erwiesen. Einige Autoren glauben anhand der Erhöhung der verzweigtkettigen Aminosäuren nach deren Messung im Blut eine katabole Stoffwechsellage erkennen zu können [70], die sich nach einer Energiezugabe normalisiert. Gelegentlich bleibt zur Klärung der Situation nur das kontrollierte Experiment zusätzlicher Phenylalaninzufuhr (natürliches Eiweiß) unter Beobachtung der Phenylalaninblutspiegel.

Beendigung der Diät im Erwachsenenalter

Obwohl bei Magnetresonanzuntersuchungen des Gehirns Veränderungen in der weißen Substanz ab 6 mg/dl (363 µmol/l) Phenylalanin gefunden wurden (evtl. Wassereinlagerung), die bei niedrigeren Konzentrationen wieder restlos verschwanden, scheinen höhere Phenylalaninkonzentrationen für kürzere Zeit in der Regel zu keinen Schäden oder gravierenden, neurophysiologisch und psychologisch nachweisbaren Schäden oder Funktionsstörungen bei Erwachsenen zu führen. Wie sich allerdings hohe Phenylalaninkonzentrationen über ein oder mehrere Jahrzehnte auf ein bislang normal entwickeltes Gehirn auswirken, wissen wir heute noch nicht zuverlässig. Es wird vermutet, dass bei den meisten Patienten mit klassischer Phenylketonurie bereits 4 bis 7 Jahre nach Beendigung der Diät und kontinuierlich hohen Blutphenylalaninkonzentrationen deutlich messbare Veränderungen und klinische Symptome auftreten. Aus diesem Grund wird empfohlen, bei Lockerung der Diät die Phenylalaninspiegel nicht über 20 mg/dl (1211 µmol/l) ansteigen zu lassen. Sollten beim Versuch der Beendigung/Lockerung der Diät neurologische und/oder psychologische Auffälligkeiten auftreten, z.B. Nachlassen der kognitiven Leistungen, muss sofort zu einer strengeren Phenylalaninrestriktion zurückgekehrt werden [3,71-79].

PKU

„Krampfbereite" PKU-Patienten (Zustand nach Krampfanfall und/bzw. mit entsprechenden EEG-Veränderungen) sollten die Diät unbedingt beibehalten.

Einen völlig neuen Aspekt für die Fortsetzung der phenylalaninrestriktiven Diät geben neuere Arbeiten [72]. Bei Experimenten mit Zellkulturen von embryonalen Neuronen zeigte sich eine signifikante Verminderung der Neuronenzellzahlen in Abhängigkeit von der Phenylalaninkonzentration (300-1200 µmol/l; ca. 5-20 mg/dl). Die Zahl der apoptotischen (durch genetische Informationen absterbende) Neuronen hatte sich nach Phenylalaninexposition durch eine unnormale genetische Expression drastisch erhöht. Falls diese Beobachtungen auch für Neuronen reifer Gehirne zutrifft, ist langfristig auch bei erwachsenen PKU-Patienten bei erhöhten Phenylalaninspiegeln auch unter 20 mg/dl mit Hirnschäden (1205 µmol/l) zu rechnen.

Weltweit wird eine lebenslange Beibehaltung der phenylalaninreduzierten Diät empfohlen. Unterschiedlicher Auffassung ist man lediglich darüber, welche Phenylalaninkonzentration bei Erwachsenen im Blut nicht überschritten werden sollten [81].

Kontrolluntersuchungen bei Langzeitbehandlung

Allgemeine Kontrolluntersuchungen

Mindestens alle 3 Monate sollten kontrolliert werden (Untersuchungshäufigkeit in Abhängigkeit vom Alter (siehe Tabelle 10):
- Körpergewicht, Länge, Kopfumfang
- Neurologischer Status
- Blutbild
- Blutdruck (im Erwachsenenalter)

Jährlich sollten kontrolliert/durchgeführt werden:
- Gesamteiweiß, Natrium, Calcium, Phosphat, Magnesium, Eisen, Harnstoff und alkalische Phosphatase im Blut
- Serumkonzentrationen der Spurenelemente im Blut (besonders Selen und Zink)
- Carnitinkonzentration im Blut
- EEG
- Radiologische Osteoporosediagnostik/Bestimmung des Knochenalters
- Psychologische Untersuchung (u. a. IQ)

Fakultative zusätzliche Parameter:
- T3, T4, TSH
- Ferritin, Transferrin, Eisen
- Vitamin B_{12}

PKU

- Immunglobuline
- Creatinin
- Transaminasen
- Blutzucker
- Cholesterin, Triglyzeride
- RAST
- Glutathionperoxidase in den Erythrocyten
- Nierenfunktionsprüfung [81a]

Spezielle Kontrolluntersuchungen

Der wichtigste spezielle Kontrollparameter ist die Phenylalaninkonzentration im Blut (Serum/Plasma), die mit einer klinisch-chemischen Methode bestimmt werden muss (kein bakteriologischer Hemmtest nach Guthrie!).

Seit 1997 liegen in Deutschland Empfehlungen über Phenylalaninkonzentrationsbereiche im Serum/Plasma für eine optimale Betreuung der Phenylketonuriepatienten vor [82] (siehe Tabelle 9).

Alter in Jahren	Phenylalaninkonzentrationen im Serum/Plasma			
	niedrigster Wert		höchster Wert	
	mg/dl	µmol/l	mg/dl	µmol/l
0-10	0,7	42	4,0	242
11-16	0,7	42	15	908
über 16	0,7	42	20	1211

Tab. 9: Empfohlene Phenylalaninkonzentration im Serum bzw. Plasma in Abhängigkeit vom Alter [82]

Alter in Jahren	Laboruntersuchungen	klinische Untersuchungen
<1	alle 1–2 Wochen	alle 3 Monate
1-9	alle 2–4 Wochen	alle 3–6 Monate
10-15	alle 4 Wochen	alle 6 Monate
>15	alle 2–3 Wochen	alle 6–12 Monate

Tab. 10: Empfohlene Häufigkeit laborchemischer und klinischer Untersuchungen [82]

Mindestens einmal im Jahr sollten folgende Untersuchungen durchgeführt werden: Quantitative Bestimmung der Serum-/Plasmaaminosäuren (im Nüchternzustand). Besonders die Plasmakonzentrationen der nachfolgend genannten Aminosäuren sollten im Normbereich liegen (siehe Tabelle 11).

PKU

Aminosäure	3 Monate bis 14 Jahre	
	µmol/l	mg/dl
Tyrosin	32–76	0,58–1,38
Threonin	76–200	0,90–2,38
Valin	145–305	1,70–3,57
Isoleucin	36–84	0,45–1,10
Leucin	69–161	0,90–2,11

Tab. 11: Normbereiche einiger bei der PKU-Behandlung essentieller Aminosäuren im Plasma (Nüchternzustand)

Weitere Möglichkeiten der Therapie der Phenylketonurie bzw. Hyperphenylalaninämie:

Zur Behandlung von Phenylalainvermehrungen aufgrund von Phenylalaninhydroxylasedefekten werden folgende Möglichkeiten diskutiert bzw. erwogen, von denen aber nur die unter 1. genannte medikamentöse Therapie in ausgesuchten Fällen (meist Hyperphenylalaninämien) in absehbarer Zeit klinisch eingesetzt werden kann:
1. Gabe von Tetrahydrobiopterin bei BH4-sensiblen Phenylalaninhydroxylasedefekten
2. Verabreichung von großen Mengen neutraler Aminosäuren anstelle der phenylalninarmen Diättherapie
3. Verabreichung von Phenylalaninammoniumlyase (PAL) zum Abbau von Phenylalanin
4. Gentherapie

Zu 1. Die Wirksamkeit der Behandlung von coenzymsensiblen Phenylalaninhydroxylasedefekten mit BH4 ist erwiesen und in vielen Fällen einer Hyperphenylalaninämie so effektiv, dass auf eine Diät verzichtet werden kann. Erfahrungen mit Langzeitgaben von BH4 und Erkenntnisse über Nebenwirkungen liegen im Rahmen der Tetrahydrobiopterinsynthesestörungen vor, bei denen jedoch das Coenzym fehlt und ersetzt wird und nicht dem vorhandenen Coenzym bis zu einer unphysiologischen Menge zugesetzt wird. Deshalb kann derzeit keine allgemeine Empfehlung zur BH4 Therapie der coenzymsensiblen Phenylalaninhydroxylasedefekte gegeben werden, da BH4 nirgendwo in der Welt als Medikament für diese Indikation zugelassen ist und deshalb die erheblichen Kosten von den Krankenkassen (im Gegensatz zu den Fällen von BH4-Synthesestörungen) in der Regel nicht übernommen werden. Problematisch sind im Moment auch die Empfehlungen zur täglichen Dosis von BH4. Sie reichten in den bisherigen Publikationen von 2 bis 20 mg/kg KG und Tag, die in einer oder bis zu drei Dosen verabreicht wird. Außerdem gibt es Formen der BH4-Sensibilität, bei denen trotz BH4 Gabe auf eine Diät nicht verzichtet werden kann, die Phenylalanintoleranz aber ansteigt, woraus eine Lockerung der Diätführung resultiert (Therapie mit BH4 + weniger strikte Diät). Die anlaufenden Studien zur Anerkennung von BH4 als Orphan Drug mögen in naher

Zukunft in den wesentlichen Punkten Abhilfe schaffen und den Zugang zu dieser Behandlungsform öffnen [32-37].

Zu 2. Wie oben beschrieben hemmen hohe Phenylalaninkonzentrationen einen ausreichenden Transport insbesondere von Tyrosin und Tryptophan in die Hirnzellen [10,83]. Die Überlegungen zur Therapie mit Gabe von großen Mengen neutraler (bes. essenzieller) Aminosäuren (Tyrosin, Tryptophan, Valin, Leucin, Isoleucin, Histidin, Methionin und Threonin) (Präparat PreKUnil, Tabletten) beruhen darauf, dass man mit den hohen Dosen auf ein ähnliches Konzentrationsniveau gelangen möchte wie mit Phenylalanin, damit wieder eine ausgeglichene Inanspruchnahme des Aminosäurentransporters an den Nervenzellen entsteht. Dass die Verabreichung großer Mengen dieser Aminosäuren tatsächlich die intrazellulären Aminosäuremuster verbessern, ist nachgewiesen [84]. Wieweit aber eine solche Behandlung bei klassischer Phenylketonurie einen wirklich protektiven Effekt hat, ist nicht in Studien belegt. Diese Art der Therapie wird vor allem für erwachsene PKU-Patienten ohne Diät empfohlen (z.B. 72 Tabletten à 0,5 g Aminosäuren; d.h. etwa 20% des täglichen Proteinbedarfs). Nachgewiesen ist eine Erhöhung der Tyrosinblutkonzentration nach Einnahme der Tabletten. Bisher liegen aber keine umfangreichen Studien mit dieser Art der Behandlung vor [85-87,87a-c].

Zu 3. Die Phenylalaninhydroxylase ist nicht das einzige Enzym, das Phenylalanin verstoffwechseln kann. Die Phenylalaninammoniumlyase (EC 4.3.1.5.) ist ein weiteres, in Hefezellen und einigen Bakterien vorkommendes Ferment, das L-Phenylalanin (und offensichtlich auch L-Tyrosin) zu Ammoniak und ungiftigem Trans-Cinnamat abbaut. Die Idee bei dieser Art der Therapie ist, zusammen mit der Nahrung Phenylalaninammoniumlyse zu verabreichen und schon im Darm Phenylalanin abbauen zu lassen. Dass eine solche Metabolisierung möglich ist, steht außer Zweifel. Schwierigkeiten gibt es aber mit der Dosierung des Enzyms und dessen Abbau im Darm, natürlich unter Verlust der Aktivität. Experimentiert wird derzeit mit speziellen Zubereitungen des Enzyms (Maskierungen), damit es im Darm länger funktionsfähig bleibt. Das Problem der Steuerung des Phenylalaninabbaues aus der Nahrung bleibt aber unverändert. Zunächst ist daran gedacht, das Enzym PKU-Patienten ohne Diät zu verabreichen, um schon im Darm Phenylalanin abzubauen. Klinische Studien dazu liegen aber noch nicht vor. Die Injektion des Enzyms zur Senkung der Phenylalaninblutkonzentrationen ist an PKU-Mäusen erprobt worden [88-89]. Wegen der Gefahr der Antikörperbildung gegen das Fremdprotein ist das Verfahren bei Menschen nicht angewendet worden.

Zu 4. Die Gentherapie des Phenylalaninhydroxylase-Mangels ist bei Mäusen mit dem Gentransfer gelungen. Der Effekt hält aber leider bei retrovirenvermitteltem Transfer wegen der Antikörperbildung gegen die Viren nicht lange an [90]. Andere Experimente mit Injektionen von Vektoren in die Pfortader sind erfolgreicher [91], solche unter Verwendung von Plasmid stehen noch ganz am Anfang [92]. Derzeit gibt es kein in Tierversuchen erprobtes, dauerhaft erfolgreiches Verfahren, das in absehbarer Zeit Erprobungen am Menschen in Aussicht stellt.

Pränatale Diagnostik

Die pränatale Diagnostik einer Phenylketonurie ist in der Regel leicht möglich, wenn ein Indexfall mit bekannten Mutationen in der Familie vorhanden ist. Für eine genomische Identifizierung bei bekannten Mutationen sind Chorionzotten und Amniocyten geeignet [2]. Unabhängig von der Möglichkeit der pränatalen Diagnostik wird die Phenylketonurie als eine so gut behandelbare Krankheit angesehen, dass nur in wenigen Ausnahmefällen pränatale Analysen indiziert sind.

Differentialdiagnostik

Bei Erhöhungen der Phenylalaninkonzentration im Blut kommen neben den Störungen der Phenylalaninhydroxylase (in verschiedener Ausprägung) vor allem die angeborenen Defekte im Pterinstoffwechsel („Atypische Phenylketonurie") differentialdiagnostisch in Betracht:

- GTPCH-Mangel = Guanosintriphosphate cyclohydrolase (OMIM 233910)
- PTPS-Mangel = 6-Pyruvoyl-tetrahydropterin synthase (Phenylketonuria Type III, Dihydrobiopterinsynthetase-Mangel) (OMIM 261640)
- DHPR-Mangel = Dihydropteridine reductase („Maligne Phenylketonurie", Phenylketonuria Type II) (OMIM 261630)
- PCD-Mangel = pterin-4a-carbinolamine dehydratase (Hyperphenylalaninemia with primapterinuria) (OMIM 264070)

Diese werden vor Beginn einer phenylalaninrestriktiven Diät mit dem BH4-Test (20 mg Tetrahydrobiopterin/kg KG oral als Bolus) erkannt bzw. ausgeschlossen [38].
Erhöhte Phenylalaninkonzentrationen können aber auch bei der
- Hypertyrosinämie Typ I   (OMIM 276700),
- Hypertyrosinämie Typ II (OMIM 276600),
- Hypertyrosinämie Typ III (OMIM 276710),

bei Leberschaden, z.B. bei Hepatitis usw., auftreten. Im Gegensatz zu den Störungen der Phenylalaninhydroxylase findet man bei den Hypertyrosinämien und bei Leberschädigungen neben Phenylalaninvermehrungen auch hohe Blutkonzentrationen von Tyrosin (und evtl. zusätzlich von Methionin) sowie ein völlig anderes Metabolitenmuster im Urin mit Überwiegen von 3-hydroxyphneolischen Verbindungen.

Sonderformen und Anmerkungen

Neben vielen Mutationen im Phenylalaninhydroxylase-Gen auch innerhalb einer Familie gibt es Kombinationen von PAH-Genmutationen und Störungen des Tetrahydrobiopterinstoffwechsels, so dass bei Untersuchungen der PKU-Genotypen deutliche Differenzen zwischen Genotypen und Phänotypen auftreten können [24].

Durch erhöhte Phenylalaninkonzentrationen im Blut von Neugeborenen, das am ersten Lebenstag abgenommen wurde, konnten bisher unerkannte und klinisch unauffällige milde Hyperphenylalaninämien der Mütter erfasst werden (eigene Beobachtungen). Die Phenylalaninspiegel lagen nach 3 Tagen im Normbereich.

Eine besondere Situation stellt die „Maternale PKU" dar, bei der eine Schädigung des Feten durch hohe Phenylalaninspiegel der Mutter erfolgt (siehe anhängendes Kapitel: Phenylalanin-Embryopathie).
Unabhängig davon treten bei Frauen mit Phenylketonurie häufiger Spontanaborte auf als bei Gesunden [93,94].

LITERATUR

1. Fölling A. Über Ausscheidung von Phenylbrenztraubensäure in den Harn als Stoffwechselanomalie in Verbindung mit Imbezillität. *Zschr Physiol Chem* 1934; 227: 169-176

2. Scriver CR, Kaufman S: Hyperphenylalaninemia: Phenylalanine Hydroxylase Deficiency. In: Scriver CR, Beaudet AL, Valle D, Sly WS, Vogelstein B, Childs B, Kinzler KW. (Online Eds): The Metabolic and Molecular Bases of Inherited Disease. *McGraw-Hill, New York, Part 8 Amino Acids* 2001–2004; Chapter 77

3. Pietz J. Neurological aspects of adult phenylketonuria. *Current Opinion in Neurology* 1998; 11:679-688

4. Vetter, U. Persönliche Mitteilung 1996

5. Arnold GL, Vladutiu CJ, Orlowski CC, Blakely EM, DeLuca J. Prevalence of stimulant use for attentional dysfunction in children with phenylketonuria. *J Inher Metab Dis* 2004; 27:137-143

6. Primrose DA. Phenylketonuria with normal intelligence. *J Ment Defic Res* 1983; 27:239-246

7. Weglage J, Möller HE, Wiedermann D, Cipcic-Schmidt S, Zschocke J, Ullrich K. In vivo NMR spectroscopy in patients with phenylketonuria: clinical significance of interindividual differences in brain phenylalanine concentrations. *J Inher Metab Dis* 1998; 1:81-82

8. Medical Research Council Working Party on Phenylketonuria. Phenylketonuria due to phenylalanine hydroxylase defiency: an unfolding story. *Brit Med J* 1993; 306:115-119.

9. Daniel PM, Moorhouse SR, Pratt OE. Amino acid precursors of monoamine neurotransmitters and some factors influencing their supply to the brain. *Psychol Med* 1976; 6:277-286

10. Weglage J, Wiedermann D, Denecke J, Feldmann R, Koch HG, Ullrich K, Harms E, Moller HE. Individual blood-brain barrier phenylalanine transport determines clinical outcome in phenylketonuria. *Ann Neurol* 2001; 50:463-467

11. Weglage J, Wiedermann D, Denecke J, Feldmann R, Koch HG, Ullrich K, Moller HE. Individual blood-brain barrier phenylalanine transport in siblings with classical phenylketonuria. *J Inher Metab Dis.* 2002; 25:431-436

12. Aoki K, Siegal FA. Hyperphenylalaninemia: disaggregation of brain polysomes in young rats. *SCIENCE* 1970; 168:129-130

13. Sourkes TL. Effect of alpha-methyl-tryptophan on tryptophan, 5-hydroxy-tryptamine and protein metabolism in the brain. In: Aromatic Amino Acids in Brain. *Ciba Foundation Symptosium 22 (New Series. Elsevier, Amsterdam, pp.*1974; 361-378.

14. Hommes FA, Eller AG, Taylor EH. The effect of phenylalanine on myelin metabolism in adolescent rats. In: Cockburn F, Gitzelmann R (Eds): Inborn errors of metabolism in humans. *MTP Press Ltd, Lancaster, pp.* 1982; 193-199

15. Dyer CA, Kendler A, Philibotte T, Gardiner P, Cruz J, Levy HL. Evidence for central nervous system glial cell plasticity in phenylketonuria. *J Neuropathol Exp Neurol* 1996; 55:795-814

16. Hörster F, Schwab MA, Sauer S, Pietz J, Hoffmann GF, Okun JG, Kölker S. Phenylalanin hemmt die Synaptogeneses in neuronalen Zellkulturen. *Mschr Kinderheilk* 2004; 152:713

17. Hommes FA. The role of the blood-brain barrier in the aetiology of permanent brain dysfunction in hyperphenylalaninemia. *J Inher Metab Dis* 1989; 12:41-46

18. Lou HC, Güttler F, Lykkelund C, Bruhn P, Niederwieser A. Decreased vigilance and neurotransmitter synthesis after discontinuation of dietary treatment for phenylketonuria in adolescents. *Eur J Pediatr* 1985; 144:17-20

19. Nagatsu T, Levitt M, Udenfriend S. Tyrosine hydroxylase. The initial step in norepinephrine biosynthesis. *J Biol Chem* 1964; 239:2910-2916

20. Mönch E, Kneer J, Jakobs C, Arnold M, Diehl H, Batzler U. Examination of urine metabolites in the newborn period and during protein loading tests at 6 month of age. *Eur J Pediatr* 1990; 149 (Suppl 1): S17-S24

21. Clayton BE, Jenkins P, Round JM. Pediatric Chemical Pathology – Clinical Tests and Reference Range. Blackwell, Oxford 1980 (siehe auch Dörner K: Ausgewählte allgemeine Referenzwerte. In: Bachmann K-D et al. [Hrsg.]: Pädiatrie in Praxis und Klinik, Bd. III, S.1163 ff, *Fischer & Thieme,* Stuttgart 1990) 1980

22. Sweetman L. Organic acid analysis. In: Hommes FA (ed): Techniques in diagnostic human biochemical genetics. *Wiley-Liss, New York, pp.* 1991; 143–176

23. Ledley FD. Clinical application of genotypic diagnosis for phenylketonuria: theoretical considerations. *Eur J Pediatr* 1991; 150:752-756

24. Hennermann JB, Vetter B, Wolf C, Windt E, Bürdel P, Seidel J, Mönch E, Kulozik AE. Phenylketonuria and hyperphenylalaninemia in Eastern Germany: A characteristic molecular profile and 15 novel mutations. *Hum Mutat* 2000; 15:254-260

25. Podskarbi T. Molekulargenetik des Phenylalaninhydroxylase-Mangels (PAH) In: Zabransky (Hrsg.) Screening auf angeborene endokrine und metabole Störungen. *Springer, Wien* 2002; 216-217

26. Zschocke J. Phenylketonuria mutations in Europe. *Hum Mutat.* 2003; 21:345-356

27. Fingerhut R. Persönliche Mitteilung. Labor Becker, Olgemöller und Kollegen, München. Unter 1.000.000 gescreenten Neugeborenen in Deutschland fanden sich 99 mit PKU (1: 10.100) und 101 mit Hyperphenylalaninämie (1:9.900) (2005)

28. Brösicke HG, Labahn S, de Veer I, Mönch E, Helge H. 13C-phenylalanine breath test to distinguish heterozygotes of classical phenylketonuria (PKU) and hyperphenylalaninemia (HPA). In: Matsua T (Ed): Proceedings of the Kyoto '92 International Conference on Biological Mass Spectrometry. San-ei Publishing Co, Kyoto, Japan, pp. 100-101 Brösicke H, de Veer I, Mönch E, Helge H (1993) Phenylketonurie (PKU) Heterozygotentest mit ringmarkiertem 13C-Phenylalanin. *Mschr Kinderheilk* 1992; 141(Suppl 1) S42

29. Richtlinien zur Organisation und Durchführung des Neugeborenenscreenings auf angeborene Stoffwechselstörungen und Endokrinopathien in Deutschland. *Mschr Kinderheilk* 2002; 150:1424-1440

30. Bickel H, Gerrard J, Hickmans EM. The influence of phenylalanine-intake on the chemistry and behaviour of a phenylketonuric child. *Acta Peadiat* 1954; 43: 64-77

31. Burgard P, Bremer HJ, Bührdel P, Clemens PC, Mönch E, Przyrembel H, Trefz FK, Ullrich K. Rationale for the German recommendations for phenylalanine level control in phenylketonuria 1997. *Eur J Pediatr* 1999; 158:46-54

32. Kure S, Hou D-C, Ohura T, Iwamoto H, Suzuki S, Sugiyama N, Sakamoto O, Fujii K, Matsubara Y, Narisawa K. Tetrahydrobiopterin-responsive phenylalanine hydroxylase deficiency. *Pediat* 1999; 135, 375-378

33. Kure S, Hou D-C, Ohura T, Iwamoto H, Suzuki S, Sugiyama N, Sakamoto O, Fujii K, Suzuki, Matsubara Y, Narisawa K. Tetrahydrobiopterin-responsive phenylalanine hydroxylase deficiency – A novel clinical entity. *J Inher Metab Dis* 2000; 23, Suppl. 1, 45A

34. Spaapen LJM, Bakker JA, Velter C, Loots W, Rubio ME, Forget PP, Duran M, Dorland

L, Poll-The BT, Ploos van Amstel HK, Bekhof J, Blau N. Tetrahydrobiopterin-responsive hyperphenylalaninemia (HPA) in dutch neonates. *J Inher Metab Dis* 2000; 23, Suppl. 1, 45A

35. Trefz FK, Blau N, Aulela-Scholz C, Korall H, Frauendienst-Egger G. Treatment of mild phenylketonuria by tetrahydrobiopterin, Mitteilung des Diagnostikzentrums Reutlingen 2000

36. Muntau AC, Röschinger W, Habich M, Demmelmair H, Hoffmann B, Sommerhoff CP Roscher AA. Tetrahydrobiopterin as an alternative treatment for mild phenylketonuria. *N Engl J Med* 2002; 347:2122-2132

37. Bernegger C, Blau N. High frequency of tetrahydrobiopterin-responsiveness among hyperphenylalaninemias: a study of 1919 patients observed from 1988 to 2002. *Mol Genet Metab* 2002; 77:304-313

38. Blau N. The Hyperphenylalaninemias. A Differential Diagnosis and International Database of Tetrahydrobiopterin Deficiencies. Tectum Verlag, Marburg 1996

39. Teffelen-Heithoff A. Diätbehandlung bei Phenylketonurie (PKU). *Akt Ernähr-Med* 1999; 24: 123-128

40. Weglage J, Ullrich K, Pietsch M, Fünders B, Zaß R, Koch HG. Untreated non-Phenylketonuric-hyperphenylalaninemia: intellectual and neurological outcome. *Eur J Pediatr* 1996; 155: S26-S28

41. Trefz FK, Ullrich K, Cipcic-Schmidt S, Fünders-Bücker B, van Teeffelen-Heitzoff A, Przyrembel H. Prophylaxe und Behandlung der maternalen Phenylketonurie: Stellungnahme der APS. *Mschr Kinderheilk* 1995; 143, 898-899

42. Wendel U, Ullrich K, Schmidt H, Batzler U. Six year follow-up of phenylalanine intakes and plasma phenylalanine concentrations. *Eur J Pediatr* 1990; 149, 13-16

43. Greve LC, Wheeler MD, Green-Burgeson DK, Zorn EM. Breast-feeding in the management of the newborn with PKU. *J Am Diet Assoc* 1994; 94: 305--309

44. Bremer HJ, Mönch E, Przyrembel H. Eiweißzufuhr von Patienten mit Phenylketonurie. *Mschr Kinderheilk* 1995; 143,548-549

45. Deutsche Gesellschaft für Ernährung, Österreichische Gesellschaft für Ernährung, Schweizerische Gesellschaft für Ernährungsforschung, Schweizerische Vereinigung für Ernährung. Referenzwerte für die Nährstoffzufuhr 1. Auflage, *Umschau/Braus, Frankfurt/M* 2000

46. Report of MRC Working Party on Phenylketonuria. Recommendations on the dietary management of phenylketonuria. *Arch Dis Child* 1993; 68:426-427

47. Gropper S, Acosta PB. The effect of simultaneous ingestion of L-amino acids and whole protein on plasma amino acid concentrations. *JPEN* 1991; 15:48-53

48. Herrmann ME, Brösicke HG, Keller M, Mönch E, Helge H. Dependence of the utilization of a phenylalanine-free amino acid mixture on different amounts of single dose ingested. A case report. *Eur J Pediatr* 1994; 153(7):501-503

49. Metges CC, El-Khoury AE, Selvaraj AB, Tsay RH, Atkinson A, Regan MM, Bequette BJ, Young VR. Kinetics of L-[1-(13)C]leucine when ingested with free amino acids, unlabeled or intrinsically labeled casein. *Am J Physiol Endocrinol Metab.* 2000; 278:E1000-9

50. Knerr I, Topf HG, Gröschl M, Link R, Rascher W, Rauh M. Endocrine responses of dietary amino acids, insulin, ghrelin and leptin responses to a single dose of essential amino acids. *J Inherit Metab Dis* 2004; 27:44

51. Deutsche Gesellschaft für Ernährung. Empfehlungen für die Nährstoffzufuhr. 4. Erweiterte Überarbeitung, *Umschau Verlag, Frankfurt* 1985

52. Acosta PB, Yannicelli S, Singh R, Eisas L, Kennedy J, Bernstein L, Rohr F, Trahms C, Koch R, Breck J. Intake and blood levels of fatty acids in treated patients with phenylketonuria. *J Pediatr Gastro Nutr* 2001; 33:253-259

53. Herzog M, Schenk Uv, Böhles HJ, Mönch E, Seidel J, Wendel U, Koletzko B. LCPUFA status of infants with PKU during the first year of life: a randomised trial. *J Inherit Metab Dis* 1998; 21: 12

54. Beblo S, Reinhardt H, Muntau AC, Müller-Felber W, Roscher AA, Koletzko B. Fish oil supplementation improves visual evoked potentials in children with phenylketonuria. *Neurology* 2001; 57:1488-1491

55. Agostoni C, Massetto N, Biasucci G, Rottoli A, Bonvissuto M, Bruzzese MG, Giovannini M, Riva E. Effects of long-chain polyunsaturated fatty acid supplementation on fatty acid status and visual function in treated children with hyperphenylalaninemia. *J Pediatr* 2000; 137: 504-9

56. Moseley K, Koch R, Moser AB. Lipid status and long-chain polyunsaturated fatty acid concentrations in adults and adolescents with phenylketonuria on phenylalanine–restricted diet. *J Inherit Metab Dis* 2002; 25:56-64

57. Lombeck I, Jochum F, Terwolbeck K. Selenium status in infants and children with phenylketonuria and in maternal phenylketonuria. *Eur J Pediatr* 1996; 155:140-144

58. van Bakel MM, Printzen G, Wermuth B, Wiesmann UN. Antioxidant and thyroid hormone status in selenium-deficient phenylketonuric and hyperphenylalaninemic patients. *Am J Clin Nutr.* 2000; 72:976-81

59. Acosta P, Yannicelli S, Singh R, Elsas L, Modifi S, Steiner R. Iron status of children with PKU undergoing nutrition therapy assessed by transferring receptors. *Genet. Med* 2004; 6, 96-101

60. Gropper S, Yannicelli S, White BD, Medeiros DM. Plasma phenylalanine concentrati-

ons are associated with hepatic iron content in a murine model for PKU. *Mol Gen Metab* 2004); 82, 76-82

61. Arnold GL, Kirby R. Preston C, Blakely E. Iron and protein sufficiency and red cell indices in phenylketonuria. *J Am Coll Nutr* 2001; 20:65-70

62. Böhles H, Ullrich K, Endres W, Behbehani AW, Wendel U. Inadequate iron availability as a possible cause of low serum carnitine concentrations in patients with phenylketonuria. 1991; 150:425-428

63. Schulz B, Bremer HJ. Nutrient intake and food consumption of adolescents and young adults with phenylketonuria. *Acta Paediatr* 1995; 84: 743-8

64. Hanley WB, Feigenbaum AS, Clarke JT, Schoonheyt WE, Austin VJ. Vitamin B12 deficiency in adolescents and young adults with phenylketonuria. *Eur J Pediatr* 1996; 155: S145-S147

65. Robinson M, White FJ, Cleary MA, Wraith E, Lam WK, Walter JH. Increased risk of vitamin B12 deficicncy in patients with phenylketonuria on an unrestricted or relaxed diet. *J Pediatr* 2000; 136:545-7

66. Arbeitsgemeinschaft für Pädiatrische Diätetik (APD). Nährwerttabelle zur Behandlung von angeborenen Aminosäuren-Stoffwechselstörungen 2002

67. MacDonald A, Rylance G, Davies P, Asplin D, Hall SK, Booth IW. Free use of fruits and vegetables in phenylketonuria. *J Inherit Metab Dis* 2003; 26:327-338

68. MacDonald A, Rylance G, Davies P, Asplin D, Hall SK, Booth IW. Administration of protein substitute and quality of control in PKU: A randomized study. *J Inherit Metab Dis* 2003; 26:319-326

69. Smith JL, Heymsfield SB. Eneteral Nutrition support: Formula preparation from modular ingredients. *J Parent Ent Nutr* 1983; 7:280-288

70. Illsinger S, Meyer U,Lücke T, Vaske B, Das AM. Verzweigtkettige Aminosäuren als Parameter für Katabolie bei PKU. *Mschr Kinderheilk* 2004; 152:719

71. Weglage J, Bick U, Schuierer G, Pietsch M, Sprinz A, Zass R, Ullrich K. Progression of cerebral white matter abnormalities in early treated patients with phenylketonuria uring adolescence (letter). *Neuropediatrics* 1997; 28:239-240

72. Griffiths P, Ward N, Harvie A, Cockburn F. Neuropsychological outcome of experimental manipulation of phenylalanine intake in treated phenylketonuria. *J Inher Metab Dis* 1998; 21:29-38

73. Seashore MR, Friedman E, Novelly RA, Bapat V. Loss of intellectual function in children with phenylketonuria after relaxation of dietary phenylalanine restriction. *Pediatrics* 1985; 75:226-232

74. Villasana D, Butler IJ, Williams JC, Roongta SM. Neurological deterioration in adult phenylketonuria. *J Inher Metab Dis* 1989; 12:451-457

75. Waisbren SE, Levy HL. Agoraphobia in phenylketonuria. *J Inher Metab Dis* 1991; 14:755-764

76. Pietz J, Schmidt E, Matthis P, Kobialka B, Kutscha A, de Sonneville L. EEGs in phenylketonuria. I: Follow-up to adulthood; II: Short-term diet-related changes in EEGs and cognitive function. *Dev Med Child Neurol* 1993; 35:54-64

77. Cerone R, Schiaffino MC, Di Stefano S, Veneselli E. Phenylketonuria: diet for life or not? *Acta Paediatr* 1999; 88:664-666

78. Koch R, Burton B, Hoganson G, Peterson R, Rhead W, Rouse B, Scott R, Wolff J, Stern AM, Guttler F, Nelson M, de la Cruz F, Coldwell J, Erbe R, Geraghty MT, Shear C, Thomas J, Azen C. Phenylketonuria in adulthood: a collaborative study. *J Inher Metab Dis* 2002; 25:333-346

79. Feldmann R, Denecke J, Pietsch M, Grenzebach M, Weglage J. Phenylketonuria: no specific frontal lobe-dependent neuropsychological deficits of early-treated patients in comparison with diabetics. *Pediatr Res* 2002; 51:761-765

80. Gu XF, Yang XW, Chen RW. Evidence for neuron apoptosis induced by phenylalanine. *J Inher Metab Dis* 2000; 23, Suppl. I, 22A

81. National Institutes of Health Consensus Development Conference Statement: Phenylketonuria: Screening and Management, October 16-18, 2000. *Pediatrics* 2001; 108:972-982

81a. Hennermann JB, Roloff S, Gellermann J, Vollmer I, Mönch E. Renal function in adolescent and adult patients with phenylketonuia. *J Inher Metab Dis.* 2005; 28 (Suppl. 1): 18

82. Empfehlung der Arbeitsgemeinschaft für Pädiatrische Stoffwechselstörungen (APS). Therapie von Patienten mit Phenylketonurie. *Mschr Kinderheilk* 1997; 145:961-962

83. Boado RJ. Blood-brain barrier large neutral amino acid transporter. *J Inher Metab Dis* 2002; 25:609

84. Pietz J, Kreis R, Rupp A, Mayatepek E, Rating D, Bremer HJ, Boesch C. Large n eutral amino acids block verebral uptake of phenylalanine (PHE) in Patients with phenylketonuria (PKU): An alternative treatment approach for PKU? *J Inher Metab Dis* 2002; 25:611

85. Moseley K, Koch R, Yano S, Moats R. Large neutral amino acid therapy for phenylketonuria. *J Inher Metb Dis* 2002; 25(Suppl1):14

86. Lou HC, Andresen J, Miranda M. Cognition in adolescents with PKU on a relaxed diet supplemented with high tyrosine and tryptophane, non-Phe essential amino acid tablets: a controlled study. *J Inher Metab Dis* 2002; 25:617

87. Ahring KK, Kalkanoglu HS, Moller LB, Guldberg P, Romstad A, Mikkelsen I, Loe HC, Nielsen JB, Güttler F. Behaviioural effect of phenylalanine-free amino acid tablet sup-

plementation in patients with untreated phenylketonuria and intellectual disability. *J Inher Metab Dis* 2003; 26(Suppl.2):210

87a. Matalon R, Michals-Matalon K, Nsen J, Ahring K, Brammer L, Navikov P, Grechanina E. Effect of LNAA on blood phenylalanine in PKU. *J Inher Metab Dis.* 2005; 28 (Suppl. 1): 21

87b. Moseley K, Brown MD, Yano S, Koch R. Increased tolerance of phenylalanine in the treatment of phenylketonuria (PKU) with the use if large neutral amino acids. *J Inher Metab Dis.* 2005; 28 (Suppl. 1): 21

87c. Marsden D, Mulkern R, Young-Poussaint T, Rohr F, Waibren S. Large neutral amino acid treatment in adult patients with PKU - A pilot study. *J Inher Metab Dis.* 2005; 28 (Suppl. 1): 22

88. Sarkissian CN, Shao Z, Blain F, Peevers R, Su H, Heft R, Chang TM, Scriver CR. A different approach to treatment of phenylketonuria: phenylalanine degradation with recombinant phenylalanine ammonia lyase. *Proc Natl Acad Sci U S A* 1999; 96:2339-2344

89. Sarkissian CN, Mamer OA, Boulais DM, Shao Z, Su H, Blain F, Peevers R, Pedneault M, Heft R, Scriver CR. Enzyme substitution therapy with phenylalanine ammonia lyase; A different approach to PKU treatment. *J Inher Met Dis* 2002; 25:616-617

90. Liu TJ, Kay MA, Darlington GJ, Woo SL. Reconstitution of enzymatic activity in hepatocytes of phenylalanine hydroxylase-deficient mice. *Somat Cell Mol Genet* 1992; 18:89-96

91. Laipis PJ, Charron C, Ross K, Reyes L, Alexander JJ, Song S, Steele HA, Berns KI, Zori R, Flotte TR. Long-term correction of phenylketonuria in an animal model by recombinant AVV-based gene Therapy. *J Inher Metab Dis* 2002; 25:615-616

92. Jensen TG, Dagnaes-Hansen F, Güttler F, Christensen R. PKU gene therapy using skin and liver cells. *J Inher Metab Dis* 2002; 25:616

93. Cramer DW, Wise LA. The epidemiology of recurrent pregnancy loss. *Semin Reprod Med* 2000; 18:331-339

94. Rohr F, Munier A, Sullivan D, Bailey I, Gennaccaro M, Levy H, Brereton H, Gleason S, Goss B, Lesperance E, Moseley K, Singh R, Tonyes L, Vespa H, Waisbren S. The Resource Mothers Study of Maternal Phenylketonuria: preliminary findings. *J Inher Metab Dis* 2004; 27:145-155

… PROP

Propionacidämie

OMIM 606054
OMIM PCCA 232000
OMIM PCCB 232050

Definition

Bei dem autosomal rezessiv vererbten Mangel an Propionyl-CoA-Carboxylase (EC 6.4.1.3) handelt es sich um eine relativ häufige Stoffwechselstörung im Abbau der verzweigtkettigen Aminosäuren Valin und Isoleucin, von Threonin und Methionin, der ungeradzahligen Fettsäuren, von Thymin und Uracil sowie der Seitenkette des Cholesterins [1,2].

Synonyme

Propionacidurie Typ A (OMIM 232000), Type I, pccA complementation group
Propionacidurie Typ B (OMIM 232050), Type II, pcc BC complementation group
Propionacidämie Typ I, Propionacidämie Typ II
Propionyl-CoA carboxylase deficiency
Hyperglycinämie mit Ketoacidose und Leukopenie
Ketotische Hyperglycinämie

Manifestationsalter

Bis auf wenige Ausnahmen treten bei der Propionacidämie klinische Symptome bereits in den ersten Lebenstagen mit einem Maximum am 6. Lebenstag auf (schwere neonatale Verlaufsform). Mildere Formen mit klinischen Symptomen jenseits des 1. Lebensjahres sind nur in wenigen Fällen beschrieben worden (chronische, intermittierende Verläufe).

Klinische Symptome

Bei den schweren Formen treten nach einem kurzen freien Intervall schon in den ersten Lebenstagen eine ausgeprägte metabolische Acidose (meist nach Milchzufuhr) gekoppelt mit Hypoglykämie und Hyperammonämie, Leukopenie, Trinkschwäche, Erbrechen, Hyperventilation, Lethargie, Krampfanfälle, Apnoe, Koma, Muskelhypotonie und im späteren Alter häufig geistige Retardierung auf. Ohne sofortige konsequente Behandlung sterben diese Patienten im Neugeborenenalter.
Bei milderen Formen fallen im Säuglingsalter Gedeihstörung, Pancytopenie, Muskelhypo-

tonie, selten dilatative Kardiomyopathie, gelegentlich auch nur episodenhaft Acidose, häufig Osteoporose, seltener Pankreatitis, Niereninsuffizienz und Opticusatrophie, später evtl. geistige Retardierung auf [1-4].

Es ist nicht sicher, ob sich im Jugendalter ebenso häufig wie bei der Methylmalonacidämie eine interstitielle Nephritis ausbildet. Neurologische Veränderungen (Basalganglien können betroffen sein) und Hirninfarkte mit Folgeerscheinungen entsprechend den Ausmaßen des Insultes sind beschrieben worden. Gelegentlich findet sich statt einer isolierten Neutropenie zusätzlich Thrombocytopenie oder Anämie [5-10].

Klinisch lassen sich die Typen I und II der Propionacidämie nicht unterscheiden.

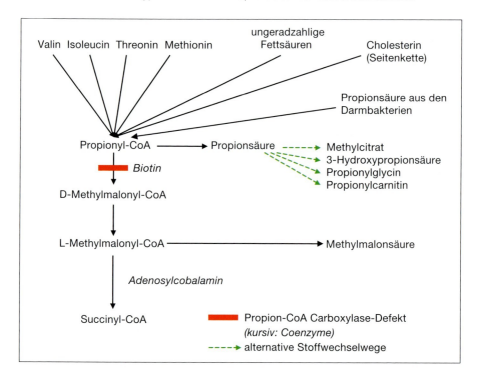

Biochemische Grundlagen

Die Propionyl-CoA-Carboxylase (PCC, EC 6.4.1.3) ist ein mitochondriales Enzym, das aus sechs Paaren der nicht identischen Untereinheiten α und β besteht. Die α-Untereinheiten binden das Coenzym Biotin. Untersuchungen an Zellen von Patienten mit Propionacidämie führten zur Einteilung in 2 komplementäre Gruppen, pccA und pccB sowie einer Subgruppe pccBC bzw. pccC. Das Gen für pccA wurde auf dem Chromosom 3

(3q21-3q22), das für pccB auf dem Chromosom 13 (13q32) lokalisiert. Ersteres kodiert für die Untereinheit α, letzteres für β (Propionacidämie Typ I und Typ II).
Die Enzymaktivität lässt sich in kultivierten Hautfibroblasten und Leukocyten, aber auch im Lebergewebe nachweisen (Die Enzymaktivität ist aber in älteren Fibroblastenkulturen niedriger als in frischen, d. h. die Aktivität nimmt im Lauf der Zeit ab!). Während sich bei Heterozygoten mit Defekten in den α -Untereinheiten wie erwartet nur 50% der Enzymaktivität eines homozygot Gesunden finden, weisen die Heterozygoten mit Defekten in der ß-Untereinheit normale Enzymaktivitäten auf. Die Erklärung dafür liegt in der 2- bis 3-fach höheren Syntheserate von β- als von α-Untereinheiten (d. h. in jedem Fall wird eine ausreichende Menge an β-Untereinheiten gebildet).

In vitro fanden sich Fibroblasten von Patienten mit Propionacidämie, deren Enzymaktivitäten sich mit Biotin stimulieren ließen. Allerdings sind bisher keine gesicherten Fälle mit klinischer Biotinsensibilität gefunden worden [2,7,10].
Die klinischen Symptome werden teilweise durch sekundäre Stoffwechselveränderungen verursacht. Propionyl-CoA hemmt (wie auch Methylmalonsäure) die Acetylglutamatsynthetase. Acetylglutamat fehlt dann der Carbamylphosphatsynthetase als Cofactor, wodurch der Harnstoffzyklus blockiert ist. Hyperammonämien sind die Folge.
Bei der neonatalen schweren Form findet man neben der metabolischen Acidose bzw. Ketoacidose auch Hypoglykämien aufgrund der Hemmung der Pyruvatcarboxylase, gelegentlich mit Hyperlaktatämien durch Hemmung der Pyruvatdehydrogenase.

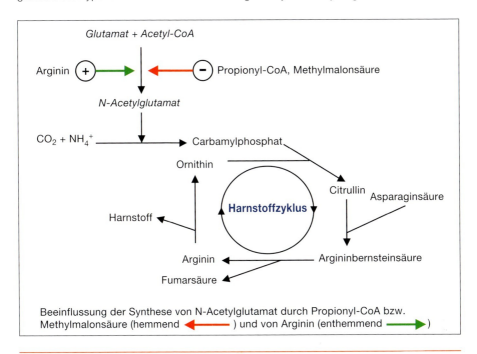

Beeinflussung der Synthese von N-Acetylglutamat durch Propionyl-CoA bzw. Methylmalonsäure (hemmend ⬅) und von Arginin (enthemmend ➡)

Durch forcierte ß-Oxidation der Fettsäuren entstehen vermehrt Ketonkörper.
Eine Hemmung der Stammzellenproliferation im Knochenmark durch Propionsäure ist beschrieben, der Pathomechanismus aber unbekannt [7].

Biochemische Befunde

Bei 80-90% der Patienten treten die ersten Symptome im Neugeborenenalter auf. Neben einer schweren metabolischen Acidose bzw. Ketoacidose finden sich auch Hypoglykämien aufgrund der Hemmung der Pyruvatcarboxylase, häufig gepaart mit Hyperlaktatämien durch Hemmung der Pyruvatdehydrogenase. Durch forcierte ß-Oxidation der Fettsäuren entstehen vermehrt Ketonkörper.
Klinisch bedeutsam sind die teilweise dramatischen Hyperammonämien mit Ammoniakblutkonzentrationen über 1000 µmol/l bzw. 1704 µg/dl durch die Hemmung der N-Acetylglutamatsynthetase.

> **Hyperammonämie:**
> bei Neugeborenen = Ammoniakwerte im Blut über 150 µmol/l, entsprechend 255 µg/dl
> im späteren Alter = Ammoniakwerte im Blut über 100 µmol/l, entsprechend 170 µg/dl

Isoleucin, Methionin, Threonin und Valin, die Vorstufen in der Propionsäuresynthese, weisen auch bei schweren metabolischen Krisen normale Plasmakonzentrationen auf. Häufiger vermehrt sind dagegen Lysin (Hemmung der Lysinketoglutaratreduktase) und bei ausreichender Kohlenhydratzufuhr und Hyperammonämie auch Glutamin sowie bei Hyperammonämie und/oder Hyperlaktatämie Alanin. Zusätzlich zu den schon genannten Aminosäurenveränderungen kann man die Vermehrung von Glycin feststellen, deren Ursache eine Hemmung des Glycine-Cleavage-Enzymkomplexes ist (Ketotische Hyperglycinämie!) [1].

Bei der gaschromatographisch/massenspektrometrischen Analyse lassen sich im Urin der Propionacidämie-Patienten große Mengen von 3-Hydroxypropionat, Methylcitrat, Propionylglycin und 3-Hydroxyvaleriansäure nachweisen (siehe Tabelle 1).

Metabolit	in mmol/mol Kreatinin	
	Normal	Propionacidämie
3-Hydroxypropionsäure	3–10	20–2.000
Methylcitrat	0–12	150–2.800
Propionylglycin	<2	0–450
3-Hydroxyvaleriansäure	<2	0–1.200

Tab. 1: Ausscheidung der organischen Säuren mit dem Urin bei Propionacidämie [11]

Die Konzentration von freiem Carnitin ist in Relation zum Gesamtcarnitin drastisch erniedrigt. Im Neugeborenenscreening lassen sich mittels Tandem-Massenspektrometrie die für die Krankheiten typischen Carnitinester im Blut (getrocknet auf einer Filterpapier [Guthrie]-Karte) in erhöhter Konzentration und deren Relation zu anderen Carnitinverbindungen nachweisen [12-17]:

Abnorme Acylcarnitine	
C0 (freies Carnitin)	erniedrigt
C3 (Propionylcarnitin)	erhöht
C3/C0	deutlich erhöht
C3/C2	erhöht
C3/C16	erhöht

Die Absolutwerte sowie die Relationen sind methoden- und laborspezifisch und werden deshalb nicht als Zahlenwerte angegeben.
Allerdings lassen sich nicht bei allen Neugeborenen mit Propionacidämie die typischen Acylcarnitine in erhöhter Konzentration nachweisen, sodass trotz Tandem-Massenspektrometrie einige Betroffene nicht im Neugeborenenscreening erfasst wurden (persönliche Mitteilungen: Seidel, Jena und Sander, Hannover). In der Richtlinie für das Neugeborenenscreening in Deutschland ist die Propionacidämie nicht genannt! [18].

Genetische Befunde

Bei der Propionacidämie handelt es sich um zwei genetisch unterschiedliche, autosomal rezessiv vererbte Störungen.

OMIM 232000 (PCCA, Propionacidämie Typ I)
4-bp del, 1824IVS, +3; 9-bp del, 1771IVS, -2; 2 bp ins,1824IVS, +3; R288X; M348K; R313X; G142D;IVS21+3de14, IVS22-2A>G.

OMIM 232050 (PCCB, Propionacidämie Typ II)
R412W; 8-bp del, NT3; 12 bp ins, 14-bp del, NT1218; 1-bp, 1170insT; E168K;14bp del/12bp ins; A497V; L17M; E168K; 1bpins, 1170T; T428I; A497V; K218R; R410W; L519P; R512C; R67S; R165Q; IVS10-11del6; 3-bpins, 1540CCC; Y435C.

Neben vielen Mutationen sind auch gemischt-heterozygote Patienten beschrieben worden [19-24]. Eine Zuordnung von Phänotypen zu Genotypen ist bisher nicht möglich, obwohl anscheinend die pccA-Defekte einerseits die schwereren Verlaufsformen aufweisen und andererseits biotin-sensibel sein können.

Die Häufigkeit der Propionacidämie wird auf 1:40.000–50.000 geschätzt.

Therapie

Bei den schweren neonatalen Formen stehen Maßnahmen zur Beseitigung der Ketoacidose und der Hyperammonämie im Vordergrund.

Akutbehandlung/Erstversorgung

Prinzip der Akutbehandlung

Im Vordergrund der Akuttherapie stehen der Ausgleich der Acidose, die Vermeidung von Hypoglykämien und die Verhinderung bzw. Beseitigung von Hyperammonämien. Die Maßnahmen sind:

- Acidoseausgleich
- Reduktion/Stopp der Eiweißzufuhr
- Ausreichende Energiezufuhr (hochkalorische Ernährung)
- Coenzymgabe (Biotin)
- Forcierte Diurese
- Argininsubstitution und Gabe von N-Carbamylglutamat [25] bei Hyperammonämie
- Natriumphenylbutyrat oder -acetat bei Hyperammonämien
- Bei Ammoniakwerten über 400 µmol/l (700 µg/dl) Hämodiafiltration, ersatzweise Hämodialyse oder Hämofiltration jeweils in Etappen von 2-4 Stunden
- Gabe von L-Carnitin (gegebenenfalls i. v.)

Zum Acidoseausgleich:
Infusion von Natriumbicarbonat (1 molare Lösung = 8,4-%ig) bis zu 3 ml/kg KG (in einer Verdünnung mit Wasser oder mit 5%-iger Glukoselösung im Verhältnis 1:1).

Die zu infundierende Menge an Bicarbonat wird berechnet:

Negativer Basenüberschuss (BE) x kg KG x 0,3 = fehlende Menge an Natriumbicarbonat in mmol

Bei extremer Acidose:
Gabe von THAM/TRIS (Trihydroxymethylaminomethan, Trometamol)-Pufferlösung (0,3 molar). Dosierung:

negativer Basenüberschuss (BE) x kg KG = n ml THAM/TRIS-Puffer, 0,3 molar

n = Menge

Die Gesamtmenge der Flüssigkeitszufuhr soll dem Lebensalter entsprechend erfolgen (unter Berücksichtigung der Nierenfunktion!), Beginn der Dauerinfusion mit 10 g/kg KG Tag Glukose in Glukose-Elektrolytlösung (z.B. Jonosteril päd I). Die Glukosemenge kann auf 20-30 g/kg KG Tag gesteigert werden, wobei die Blutglukosekonzentration zwischen

80 und 200 mg/dl mit Insulin (0,01-0,5 I.E./kg KG Std.) eingestellt werden sollte. Ziel dieser Maßnahme ist eine möglichst hohe Kalorienzufuhr (>100 kcal/kg KG Tag), um den Katabolismus zu vermeiden. Lässt sich die Glukosekonzentration im Blut auch bei Gabe von 0,5 I.E. Insulin/kg KG Std. nicht unter 200 mg/dl (11,1 mmol/l) halten, muss die Glukosezufuhr reduziert werden. (Beachten, dass Catecholamingaben die Glukosekonzentration erhöhen!)

- L-Carnitin notfalls intravenös bis zu 250 mg/kg KG
- Argininhydrochlorid initial 210 mg (1 mmol)/kg KG in 10%-iger Glukoselösung, über 2 Stunden
- N-Carbamylglutamat 10mg/ KG Tag (25)
- Biotin 10-20 mg/Tag in der Hoffnung auf eine Biotinsensibilität des Enzyms
- Natriumphenylbutyrat 500 mg/kg KG Tag oral als 4%-ige Lösung oder als Tablette à 500 mg (oder 250 mg/kg KG Natriumphenylacetat in 10%-iger Glukoselösung über 1-2 Stunden i. v.) bei konservativ zu behandelnder Hyperammonämie (oder alternativ dazu: Natriumbenzoat, wobei zur Entgiftung einer gleichen Ammoniak menge die doppelte Menge zugeführt werden muss wie bei Verwendung von Natriumphenylbutyrat)

Die Diurese sollte forciert werden mittels
- Furosemid (Lasix) (1-2 mg oral oder 0,5-1 mg/kg KG i. v., alle 6-12 Stunden)

Die Infusionsbehandlung muss spätestens nach 2 Tagen durch Proteingabe ergänzt werden. Beginn zunächst mit 0,5 g/kg KG Tag natürlichem Protein, Steigerung bis zu 1 g/kg KG Tag unter zusätzlicher Gabe von 0,5 g spezieller Aminosäurenmischung) (siehe Diätetische Behandlung).

Spezifische Kontrollparameter der Akuttherapie (26-31):

- Säure-Basen-Status (Blutgase)
- Glukose im Blut
- Ammoniak im Blut (<150 µmol/l d. h. 263 µg/dl)
- Glycin, Glutamat und Glutamin im Blut
- 3-Hydroxypropionat und Methylcitrat (ev. auch Citrat) im Urin
- Carnitin/Carnitinester (C0; C3/C16; C3/C2) im Blut

Langzeitbehandlung

Ziel der Langzeitbehandlung ist eine möglichst normale statomotorische und geistige Entwicklung des Kindes. Bei der Ernährungstherapie ist eine besonders exakte Einhaltung der Diät notwendig, so dass bei Essschwierigkeiten ohne Zögern eine Magenverweilsonde verwendet werden sollte.

PROP

Bei Erbrechen sollten Antiemetika verordnet werden.

Die Behandlung muss lebenslang durchgeführt werden. Eine Lockerung der Diät ist ohne Gefährdung nicht möglich.
Die Langzeitprognose der Patienten mit Propionacidämie ist deutlich abhängig vom Zeitpunkt der Erfassung der Krankheit – je früher um so erfolgreicher – und von der Güte der medikamentösen und diätetischen Therapie sowie von der Zahl der schweren Stoffwechselentgleisungen – je weniger um so günstiger. In den letzten 10 Jahren ist die Überlebensrate von Neugeborenen mit dieser Erkrankung deutlich gestiegen. Bei vielen Betroffenen treten nach wie vor Intelligenzdefekte (bis zu 60% mit einem IQ unter 75%) auf. [31a].

Medikamentöse Behandlung

Ziel der medikamentösen Behandlung ist die Verminderung der Produktion von Propionat und seiner Metaboliten bzw. die Förderung ihrer Ausscheidung, die Vermeidung der Blockierung der N-Acetylglutamatsynthetase mit der Folge einer Hyperammonämie durch Argininstimulation und die Erhöhung (wenn möglich) der Restaktivität der Propionyl-CoA-Carboxylase durch das Coenzym Biotin.

Ein großer Teil des mit dem Urin ausgeschiedenen Methylcitrats und der 3-Hydroxypropionsäure stammt nicht aus dem Intermediärstoffwechsel des Patienten, sondern wird von anaeroben Bakterien im Darm produziert (via Propionsäure) und resorbiert. Deshalb lässt sich in vielen Fällen die Ausscheidung des Methylcitrats, des 3-Hydroxypropionates und anderer Propionatmetabolite durch die Gabe von anaerobier-spezifischen Antibiotika (Nitroimidazole, z.B. Metronidazol) um bis zu 30% reduzieren [26].

- L-Carnitin 100-250 mg/kg KG
- Argininhydrochlorid bei Neigung zu Hyperammonämien, bis zu 180 mg/kg KG Tag
- Biotin 10-20 mg/Tag, besonders, wenn sich dadurch die Metabolitenausscheidungen bis die C3-Carnitinesterkonzentration und der Carnitinesterrelationen untereinander im Blut verringern bzw. normalisieren lassen
- Metronidazol 20-30 mg/kg KG Tag oral (Gabe evtl. alternierend über mehrere Wochen)

Diätetische Behandlung

Behandlungsprinzip

Die diätetische Behandlung besteht in einer Eiweißrestriktion, mit der die Aufnahme von Isoleucin, Methionin, Threonin und Valin, den Vorstufen der toxischen Metabolite, reduziert wird [32]. Mit der eiweißarmen bzw. isoleucin-, methionin-, threonin- und valinberechneten Diät (je nach Einschränkung der Eiweißzufuhr) ist ein Verzicht auf eiweißreiche Lebensmittel wie z.B. Fleisch, Fisch, Milch, Eier, Getreideprodukte – außer berechneten

Mengen an Muttermilch und Säuglingsmilch im Säuglingsalter verbunden – sowie eine begrenzte Aufnahme von genau berechneten Mengen an eiweißarmen Lebensmitteln wie z.B. Obst, Gemüse und Kartoffeln. Bei sehr eingeschränkter Aufnahme von natürlichem Eiweiß ist für ein optimales Wachstum und zur Deckung des Bedarfs an Stickstoff und essentiellen Aminosäuren die Einnahme eines isoleucin-, methionin-, threonin- und valinfreien Aminosäurengemisches erforderlich. Das Aminosäurengemisch muss mit Vitaminen, Mineralstoffen und Spurenelementen angereichert sein, da die isoleucin-, methionin-, threonin- und valin-berechnete Ernährung kein tierisches Eiweiß und nur begrenzte Mengen an pflanzlichem Eiweiß zulässt, das reich an diesen Nährstoffen ist. Darüber hinaus ist auf eine ausreichende Energiezufuhr zu achten, um normale Wachstumsraten zu erzielen und Eiweißabbau zu verhindern, was im Wesentlichen mit industriell hergestellten eiweißarmen Speziallebensmitteln (eiweißarme Mehle, Nudeln, Gebäck, Brot, Milchgetränk), die eiweißreiche Lebensmittel ersetzen, sowie mit Fett (Streichfette und Öle) und Kohlenhydraten (z.B. Rohrzucker, zuckerhaltige Getränke) erreicht wird.

Essschwierigkeiten sind außerordentlich häufig. Es besteht die Möglichkeit, entweder die eiweißarmen und eiweißfreien Lebensmittel selbst essen zu lassen und das Aminosäurengemisch u. a. Eiweiß zu sondieren oder mittels einer Magenverweilsonde nachts zu sondieren und tagsüber essen zu lassen. In schlimmen Fällen ist eine PEG erforderlich.

Ziele der Ernährungsbehandlung

Mit der diätetischen Behandlung sollen folgende Ziele erreicht werden:
- Senkung der Ausscheidung der organischen Säuren im Urin möglichst bis in den Normbereich (siehe Tabelle 1)
- Normalisierung des Blutammoniaks <110 µmol/l (187 µg/dl)
- Normale Wachstumsrate bei Säuglingen und Kindern und Gewichtserhaltung bei älteren Patienten
- Ausgeglichener Säuren-Basen-Haushalt
- Vermeidung und schnelle Beendigung kataboler Zustände (z.B. bei fieberhaften Infekten Erbrechen, Durchfall), die zu einem Anstieg der toxischen Metaboliten führen, durch eine ausreichende Energiezufuhr und konsequentes Sondieren der Nahrung sowie häufige kleine Mahlzeiten

Diätvorschrift

Isoleucin, Methionin, Threonin, Valin

- Die tolerierte Menge an den Aminosäuren ist unterschiedlich und muss in jedem einzelnen Fall individuell ermittelt werden. Sie ist abhängig von der Aktivität der Propionyl-CoA-Carboxylase, dem Alter, der Wachstumsrate und dem Gesundheitszustand.
- Zur Vereinfachung basiert die Berechnung der Diät auf der individuellen Eiweißtoleranz; Isoleucin, Methionin, Threonin und Valin werden proportional mitgeliefert.

Eiweiß

1. Die tolerierte Eiweißmenge sollte durch schrittweise Steigerung der Zufuhr, beginnend mit 0,5 g natürlichem Eiweiß/kg KG, unter Kontrolle der Ausscheidung der organischen Säuren, dem Säure-Basen-Haushalt und Wachstum ermittelt werden. Es sollte soviel wie möglich natürliches Nahrungseiweiß gegeben werden. Bei den milden Verlaufsformen richtet sich der Eiweißbedarf nach den Erfahrungswerten für die Eiweißzufuhr bei eiweißarmer Kost (Tabelle 2) [33]. Liegt die tolerierte Eiweißmenge deutlich unterhalb der empfohlenen altersgerechten Zufuhr und berücksichtigt man sowohl die Eiweißqualität des Nahrungseiweißes als auch die Essgewohnheiten des Kindes und die eingeschränkte Lebensmittelauswahl, wird die zusätzliche Gabe eines isoleucin-, methionin-, threonin- und valin-freien Aminosäurengemisches erforderlich (siehe Tabelle 3).
2. Die Bedarfsberechnung muss häufig kontrolliert werden und an die Wachstumsrate angepasst werden (siehe Kontrolluntersuchungen) [34]. Die Veränderungen der Ausscheidung der organischen Säuren im Urin und/oder der Aminosäurenkonzentrationen im Serum können nur begrenzt Hinweise auf die optimale Menge geben.

Alter	Natürliches Eiweiß (g/kg KG Tag)
0–2 Monate	Keine Reduktion
3–12 Monate	1,5–2,0
Kleinkinder	1,4–1,6
Schulkinder	1,3–1,6
Adoleszente	0,8–1,1

Tab. 2: Erfahrungswerte für die Eiweißzufuhr bei eiweißarmer Kost [33]

Alter	Natürliches Eiweiß g/kg KG Tag	Eiweiß aus isoleucin-, methionin-, threonin-, valinfreiem Aminosäurengemisch g/kg KG Tag	Gesamteiweiß g/kg KG Tag
Beginn	0,5		
Säuglinge	1,0–1,5	0,5–1,0	1,5–2,0
Kleinkinder	0,8–1,3	0,5–1,0	1,8
Schulkinder	0,6–1,0	0,2–0,8	1,2–1,4

Tab. 3: Richtwerte für die Eiweißzufuhr bei Gabe von Aminosäurenmischung bei Patienten mit Propionacidämie [35]

Fett

Die Fettzufuhr soll im unteren Normbereich liegen und die empfohlene altersentsprechende Zufuhr von 30% der Gesamtkalorien und von 35-45% der Gesamtkalorien im Säuglingsalter nicht überschreiten. Eine altersabhängige Zufuhr von 2,5–4,0% der Gesamtkalorien als Linolsäure (n-6) sowie 0,5% als α-Linolensäure (n-3) wird empfohlen (36). Dabei sollte ein Verhältnis n-6 zu n-3 von weniger als 5:1 angestrebt werden, das als präventiv wirksam angesehen wird und mit der Aufnahme von Soja-, Walnuss- und Rapsöl am besten zu erzielen ist, da diese Öle einen hohen Gehalt an α-Linolensäure haben. Die Aufnahme von Fett erfolgt im wesentlichen in Form von Streichfetten und Ölen, da Lebensmittel mit sog. „versteckten" Fetten, wie man sie in Fleisch, Wurst, Käse, Milch, Schokolade findet, im eiweißarmen Ernährungsplan nicht erlaubt sind und somit als Fettlieferanten nicht zur Verfügung stehen.

Energie

Die Energiezufuhr orientiert sich an den Empfehlungen der DGE 2000 (36) und soll ausreichend bis hochnormal sein – besonders im Neugeborenenalter. Sie soll eine normale Gewichtszunahme bei Säuglingen und Kindern ermöglichen und zur Gewichtserhaltung bei älteren Patienten beitragen. Da die Energiezufuhr aus Fett begrenzt ist, sollte die Ernährung kohlenhydratreich sein und 10-20% über den Referenzwerten liegen. Ein Gewichtsverlust durch Energiemangel würde mit Eiweiß- und Fettgewebsabbau einhergehen und zu erhöhter Freisetzung der kritischen Aminosäuren bzw. der ungeradzahligen Fettsäuren führen und damit zu erhöhter Propionsäurebildung.

Alter	kcal/Tag		kcal/kg KG Tag	
	m	w	m	w
0 – < 4 Monate	500	450	94	91
4 – <12 Monate	700	700	90	91
1 – < 4 Jahre	1.100	1.000	91	88
4 – < 7 Jahre	1.500	1.400	82	78
7 – <10 Jahre	1.900	1.700	75	68
10 – <13 Jahre	2.300	2.000	64	55
13 – <15 Jahre	2.700	2.200	56	47
15 – <19 Jahre	3.100	2.500	46	43
19 – <25 Jahre	3.000	2.400	41	40

Tab. 4: Richtwerte für die Energiezufuhr bei Propionacidämie [36]

Flüssigkeit

Die empfohlene Flüssigkeitsmenge sollte möglichst über den Empfehlungen der DGE 2000 [36] liegen.

PROP

Alter	ml/kg KG Tag
0 – < 4 Monate	130
4 – <12 Monate	110
1 – < 4 Jahre	95
4 – < 7 Jahre	75
7 – <10 Jahre	60
10 – <13 Jahre	50
13 – <15 Jahre	40
15 – <19 Jahre	40
19 – <25 Jahre	35

Tab. 5: Richtwerte für die Flüssigkeitszufuhr (DGE 2000) [36]

Vitamine, Mineralstoffe und Spurenelemente

1. Die Vitamin-, Mineralstoff- und Spurenelementversorgung richtet sich nach den Empfehlungen der DGE 2000 [36]. Bei strenger Einschränkung der Eiweißzufuhr kommt es regelmäßig zu einer Unterversorgung an Vitaminen, Mineralstoffen und Spurenelementen, die die Zugabe eines Vitamin-, Mineralstoff- und Spurenelementpräparates (z.B. Seravit, SHS, Heilbronn) erforderlich macht. Der Bedarf wird normalerweise gedeckt, wenn ein isoleucin-, methionin-, threonin- und valinfreies Aminosäurengemisch zusammen mit Minus_1 *Eiweißfrei* oder basic-p (Fett-Kohlenhydratgemisch) eingenommen wird, da beide mit Vitaminen, Mineralstoffen und Spurenelementen angereichert sind (siehe Tabelle 6).
2. Eine Berechnung der Mikronährstoffzufuhr durch die Diät in größeren Abständen wird empfohlen.

Zubereitung nach Diätvorschrift

Eiweiß

1. Es wird die Menge an Muttermilch oder Säuglingsmilchnahrung berechnet, die zur Deckung des Bedarfs an natürlichem Eiweiß benötigt wird. Muttermilch ist gegenüber Säuglingsmilchnahrung wegen des geringeren Eiweißgehalts bei gleicher Energiezufuhr zu bevorzugen. In einigen Fällen kann sie ohne ein Aminosäurengemisch ausschließlich verwendet werden. Der Eiweißgehalt in Muttermilch beträgt durchschnittlich 1,1 g/100ml; der Eiweißgehalt in Säuglingsmilchnahrungen ist der Nährwerttabelle zur Behandlung von angeborenen Aminosäurenstoffwechselstörungen [37] oder den Herstellerangaben zu entnehmen. In vielen Fällen kann sie ausschließlich verwendet werden ohne ein Aminosäurengemisch.

2. Beim Stillen wird die normale Muttermilchmenge nach Bedarf reduziert (sog. Teilstillen), indem entweder bei jeder Mahlzeit eine kleine Menge Minus_1 *Eiweißfrei* zusammen mit isoleucin-, methionin-, threonin-, valinfreier Aminosäurenmischung gefüttert und anschließend gestillt wird oder der Säugling bei jeder zweiten Mahlzeit gestillt wird und dazwischen Minus_1 *Eiweißfrei* zusammen mit einer isoleucin-, methionin-, threonin-, valinfreien Aminosäurenmischung bekommt. Die getrunkene Muttermilchmenge wird durch (gelegentliches) Wiegen des Säuglings vor und nach dem Anlegen festgestellt.
3. Bei Fütterung von Säuglingsmilchnahrung oder abgepumpter Muttermilch wird diese mit dem Messbecher abgemessen bzw. abgewogen. Die Tagesmenge wird auf die Anzahl der Mahlzeiten verteilt und die Teilmenge wird entweder zuerst gefüttert und anschließend Minus_1 *Eiweißfrei* zusammen mit isoleucin-, methionin-, threonin-, valinfreier Aminosäurenmischung oder sie wird mit Minus_1 *Eiweißfrei* und isoleucin-, methionin-, threonin-, valinfreier Aminosäurenmischung gemischt verabreicht.
4. Vom 5. Monat (spätestens 7. Monat) an wird die Milchnahrung teilweise durch feste Kost ersetzt. Die Lebensmittel werden entsprechend ihrem Eiweißgehalt aus der Nährwerttabelle zur Behandlung von angeborenen Aminosäurenstoffwechselstörungen [37] ausgewählt und die erlaubte Menge berechnet und abgewogen. Die Auswahl ist begrenzt auf Obst, Gemüse, Kartoffeln und kleine Mengen fettreicher tierischer Lebensmittel. Bei Verwendung von eiweißarmem Brot und Teigwaren können auch höherwertige Eiweißträger eingesetzt werden. Dabei sollten wenn möglich 30-50% der Eiweißzufuhr z.B. als Milch oder Milchprodukt verabreicht werden – besonders bei den milden Verlaufsformen. Bei Verwendung von normalen Getreideprodukten (z.B. Brot) sind tierische Eiweißträger nicht möglich [33].
5. Es wird die erforderliche Menge an isoleucin-, methionin-, threonin- und valinfreiem Aminosäurengemisch berechnet, dessen Eiweißgehalt sich durch Division des Aminosäurengehalts mit dem Faktor 1,2 ergibt, d. h. 1,2 g Aminosäuren entsprechen 1 g Eiweiß.

imtv-am Analog	zur Zubereitung der Flaschennahrung im Säuglingsalter (SHS, Heilbronn)
IMTV-AM 1	zur Anreicherung der Breikost im Säuglingsalter (SHS, Heilbronn)
IMTV-AM 2 imtv-am Anamix	für Klein- und Schulkinder (SHS, Heilbronn)
IMTV-AM 3 imtv-am Anamix	für Jugendliche und Erwachsene (SHS, Heilbronn)
os 1	für Säuglinge (Milupa, Friedrichsdorf)
os 2 os 2-prima	für Klein- und Schulkinder ab 1 Jahr (Milupa, Friedrichsdorf) für Klein- und Schulkinder ab 1 Jahr (Milupa, Friedrichsdorf)
os 2-secunda	Schulkinder und Jugendliche ab 9 Jahre (Milupa, Friedrichsdorf)
os 3-advanta	Jugendliche und Erwachsene ab 15 Jahre (Milupa, Friedrichsdorf)

Tab. 6: Isoleucin-, methionin-, threonin- und valinfreie (imtv-freie) Aminosäurengemische, angereichert mit Vitaminen, Mineralstoffen und Spurenelementen

6. Das Aminosäurengemisch wird abgewogen und zusammen mit Minus_1 *Eiweißfrei* bzw. basic-p in der entsprechenden Menge mit Muttermilch oder Säuglingsmilchnahrung verabreicht. Beim Stillen wird es im Wechsel mit der Brustmahlzeit oder in einer kleinen Menge vor jeder Brustmahlzeit verabreicht. Später sollte es in Gemüse- bzw. Obstsäfte, Tee, Limonade etc. eingerührt oder gemixt (Schüttelbecher) und gemeinsam mit dem natürlichen Nahrungseiweiß in mindestens drei Einzelportionen gleichmäßig über den Tag verteilt eingenommen werden. Moderne Aminosäurenmischungen sind bereits portioniert, leichter löslich und mit Energiekomponenten versetzt, die eine verbesserte Verwertbarkeit und Verträglichkeit erwarten lassen und eine häufigere Einnahme ermöglichen, auch unabhängig von den Mahlzeiten. Im Allgemeinen muss das Aminosäurengemisch nachts sondiert werden.

Energie

1. Es wird der Energiegehalt aus Muttermilch, Säuglingsmilchnahrung und/oder fester Kost und dem isoleucin-, methionin-, threonin- und valinfreien Aminosäurengemisch berechnet.
2. Der berechnete Energiegehalt wird vom täglichen Energiebedarf abgezogen.
3. Ein restlicher Bedarf wird bei der Flaschen- und Beikostzubereitung mit Minus_1 *Eiweißfrei* oder basic-p (Fett- und Kohlenhydratgemische) und später mit Fetten (Streich- und Kochfett) und Ölen – bis zu 30% der Gesamtenergie – gedeckt, wobei nicht ausschließlich pflanzliche Fette, sondern auch tierische Fette wie Butter, Schmalz und Sahne verwendet werden sollten, um ein ausgewogenes Verhältnis zwischen gesättigten und ungesättigten Fettsäuren zu erzielen. Mit Maltodextrin (SHS, Heilbronn), Rohr- oder Traubenzucker, Duocal (SHS, Heilbronn) oder eiweißfreien Lebensmitteln und gesüßten Getränken wird ein weiteres Defizit ausgeglichen.

Flüssigkeit (Trinkmenge)

Für die Flaschenzubereitung

- Trinkwasser abkochen, auf 60°C abkühlen lassen und 2/3 der erforderlichen Trinkmenge in ein Fläschchen füllen
- Die verordnete Menge an Aminosäurengemisch, Säuglingsnahrung und Minus_1 *Eiweißfrei* bzw. basic-p abwiegen und hinzufügen
- Fläschchen gut verschließen und schütteln
- Mit abgekochtem Wasser auf die entsprechende Trinkmenge auffüllen
- Jedes Fläschchen frisch zubereiten

Bei Zubereitung der gesamten Tagestrinkmenge wird diese in die gewünschte Anzahl von Fläschchen verteilt und gut verschlossen im Kühlschrank aufbewahrt. Das Fläschchen wird vor dem Füttern auf Trinktemperatur erwärmt und sofort verwendet.

Für die Getränkezubereitung

Das Aminosäurengemisch ist portionsweise mit einer ausreichenden Menge Flüssigkeit einzunehmen (10-15 g in 150 ml Flüssigkeit), um eine hinreichend niedrige Osmolalität zu erreichen, die im Säuglingsalter unter 450 mOsm/kg und danach zwischen 450 und 700 (nicht >1000) mOsm/kg liegen sollte [38]. Denn Diarrhoe, gastrointestinale Beschwerden, Übelkeit und Erbrechen können als Folge hyperosmolarer Nahrung auftreten.

Vitamine, Mineralstoffe und Spurenelemente

1. Es wird die Vitamin-, Mineralstoff- und Spurenelementzufuhr aus der Milchnahrung, der festen Kost, dem isoleucin-, methionin-, threonin- und valinfreien Aminosäurengemisch und Minus_1 *Eiweißfrei* bzw. basic-p berechnet.
2. Die berechnete Menge wird vom empfohlenen Bedarf abgezogen.
3. Ein Restbedarf wird mit Seravit (SHS, Heilbronn) gedeckt und den Getränken in kleinen Portionenen zugefügt.

Kontrolluntersuchungen bei Langzeitbehandlung

Allgemeine Kontrolluntersuchungen

Bei Patienten mit Propionacidämie müssen die nachfolgenden Untersuchungen bzw. Parameter im Säuglingsalter mindestens alle zwei bis vier Wochen, im späteren Alter mindestens alle drei Monate durchgeführt bzw. kontrolliert werden:
- Körpergewicht, Länge, Kopfumfang
- Ammoniak im Blut
- Transaminasen, Ferritin, Eisen, Natrium, Kalium, Calcium, Phosphat, Magnesium, Gesamteiweiß, Albumin, alkalische Phosphatase, Kreatinin, Harnstoff im Blut
- Carnitin (gesamt und frei) im Blut
- Blutbild inkl. Thrombocytenzählung
- Neurologischer Status
- Zusätzlich evtl. Glukose, Laktat und Pyruvat, Amylase, Lipase, Harnsäure, Cholesterin, freie Fettsäuren (nüchtern), Triglyzeride im Blut

Jährlich sollten kontrolliert/durchgeführt werden:
- Spurenelemente (z.B. Selen, Zink) im Blut
- Knochenalter bzw. Osteodensitometrie
- EEG/MRT (Gehirn)
- Nierenfunktionsprüfung (besonders der tubulären Funktionen)
- EKG
- Psychologische Untersuchung (u. a. IQ)

Spezielle Kontrolluntersuchungen

Alle 3-6 Monate sollten folgende Untersuchungen vorgenommen werden:
- Bestimmung von Methylcitrat und 3-Hydroxypropionsäure (evtl. Propionylglycin) sowie der Ketonkörper im Urin mittels GC-MS [11]
- Messung von freiem Carnitin und der Acylcarnitine sowie deren Relationen (z.B. C0, C3, C3/C0, C3/C2, C3/C16) im Blut mittels Tandem-Massenspektrometrie [27-29]
- Quantitative Bestimmung der Aminosäuren im Plasma (besonders Isoleucin, Methionin, Threonin, Valin, Glycin, Glutamat und Glutamin, evtl. Tryptophan, wenn die Zufuhr niedrig gehalten wird)
- (evtl. Messung der langkettigen ungeradzahligen Fettsäuren in den Erythrocytenmembranen oder im Plasma [39]

Folgende Konzentrationen der angegebenen Kontrollparameter sollten bei der Langzeittherapie angestrebt werden (Nüchternzustand!):

im Plasma:	
Threonin	>81 µmol/l
Glutamin	<800 µmol/l
Glycin	<400 µmol/l
Valin	>99 µmol/l
Methionin	>25 µmol/l
Isoleucin	>23 µmol/l
Tryptophan	>19 µmol/l
ungeradzahlige Fettsäuren	<2% der Gesamtfettsäuren
Propionsäure	<20-100 µmol/l [26]
Ammoniak	<150 µmol/l (263 µg/dl)

im Urin	
Hydroxypropionsäure	<1-2 µmol/kg Stunde [26]
Methylcitrat	(patientenbezogener interner Vergleich, da Substanz nicht käuflich zu erwerben)

Die Ausscheidung der Propionatmetaboliten mit dem Urin (oder die Konzentrationen im Plasma) sind großen Schwankungen unterworfen, so dass keine exakten anzustrebenden Zielwerte angegeben werden können. Sie sollten aber bei normalem Wachstum so niedrig wie möglich liegen (z.B. Testung nach/bei Metronidazoltherapie) [26].
Neben der Metronidazolgabe sollte auch darauf geachtet werden, dass die Darmmotilität ausreichend ist, da bei Darmträgheit mehr Hydroxypropionsäure gebildet und resorbiert wird [40].

Die Eltern der betroffenen Kinder können als Therapiekontrolle bzw. Frühzeichen einer Stoffwechselentgleisung den Morgenurin mit einem Ketostix (Teststreifen) auf die Ausscheidung von Ketonkörpern kontrollieren und bei Vermehrung die notwendigen Maßnahmen einleiten (siehe Notfallbehandlung).

Lebenswichtig ist die Ausstellung eines Notfallausweises bzw. eines Notfallmedaillons mit den wichtigsten Erstinformationen zur Notfallbehandlung und Telefonnummern der behandelnden Ärzte und des zuständigen Stoffwechselzentrums.

Die Gabe von Valproat sollte unbedingt vermieden werden.

Die Betroffenen sollten wie normale Kinder geimpft werden, zusätzlich auch gegen Varicellen und Pneumokokken (entsprechend den neuen Impfempfehlungen). Eine gute Stoffwechseleinstellung sollte Voraussetzung für den Impftermin sein.

Prinzipiell besteht die Möglichkeit einer therapeutischen Lebertransplantation. Die Ergebnisse sind relativ zufriedenstellend [41-44].

Notfallbehandlung bei Propionacidämie

Eine Notfallbehandlung ist bei drohender und/oder schon eingetretener metabolischer Stoffwechselentgleisung (metabolischer Acidose) des Patienten durchzuführen. Ziel der Notfallbehandlung ist die Wiederherstellung einer ausgeglichenen anabolen Stoffwechsellage sowie die Ausscheidung von möglichst großen Mengen von Propionsäure in gebundener Form.
Für eine Beurteilung der Stoffwechselsituation sind folgende Laborparameter unbedingt erforderlich:

- Säure-Basen-Status (Blutgase)
- Ketonkörper im Blut bzw. Urin
- Hämoglobin oder Hämatokrit (zur Kontrolle der Dehydratation/Rehydratation bei Erbrechen und/oder Durchfall)
- Elektrolyte im Blut (ab Stufe II)
- Glukose im Blut (ab Stufe II)
- Ammoniak im Blut

Die mit dem Urin ausgeschiedenen Mengen von Propionsäure, Hydroxypropionat und Propionylglycin sind keine Parameter, nach denen man die Notfallbehandlung richten könnte.

In der Regel gibt es für Patienten, die lebensbedrohliche Stoffwechselentgleisungen erleiden können, einen vom betreuenden Stoffwechselzentrum erstellten Notfallplan, der die individuellen Besonderheiten des Betroffenen berücksichtigt. Liegt ein solcher Notfallplan nicht vor, ist das erste und oberste Prinzip die Vermeidung bzw. Behebung eines Katabolismus (endogener Eiweißabbau) durch ausreichende Kalorienzufuhr, Reduktion bzw. Stopp der Proteinzufuhr, Forcieren der Ausscheidung der Propionsäure und ihrer Metaboliten, z.B. in Form von Carnitinestern.

Die nachstehenden Empfehlungen können nur allgemein sein und dürfen deshalb nur unter ständigen Kontrollen und Angleichungen an die individuellen Gegebenheiten angewendet werden. Entsprechend der klinischen Symptomatik, die man in drei Stufen einteilen kann, ist ein situationsentsprechendes Vorgehen zu empfehlen. Dabei bietet sich je nach Gegebenheit bei den Stufen I und II eine orale (notfalls mit Magenverweilsonde) und/oder parenterale, ab Stufe III ausschließlich eine parenterale Behandlung an [32,45,46].

Meist ist das Prinzip der Behandlung die zusätzliche Gabe von Flüssigkeit und Zufuhr von reichlich Kalorien (Glukose/Insulin) bei gleichzeitiger Reduktion der Eiweißmenge bis zur eiweißfreien Ernährung. Diese darf aber nicht länger als 2-3 Tage dauern, da sonst ein Eiweißkatabolismus nicht zu vermeiden ist. Die schrittweise Zufuhr von natürlichem Eiweiß und/oder Aminosäurengemischen (falls solche bei der Behandlung des Patienten eingesetzt wurden) sollte nach Ausgleich der Stoffwechselparameter langsam erfolgen und sich über mehrere Tage erstrecken. Als Richtgrößen gelten: am 3. Tag 25%, am 4. Tag 50% und am 5. Tag 100% der ursprünglich verabreichten Eiweißmenge.

Klinische Symptomatik:

Stufe I Gelegentliches Erbrechen (Nachfüttern gelingt), Schwierigkeiten beim Essen (verminderte Appetenz) und beim Trinken, Bewusstsein und neurologischer Status unbeeinträchtigt, keine Infektzeichen, keine erhöhte Körpertemperatur
Säure-Basen-Status ausgeglichen, keine Ketonkörpervermehrung
Hinsichtlich der „Infektzeichen" ist darauf hinzuweisen, dass bei einer ganzen Reihe von Patienten mit Propionacidämie eine Leukopenie besteht und bei Infektionen die Leukocytenzahlen auch nicht in der gewohnten Weise ansteigen!

Stufe II Temperaturerhöhung, wiederholtes Erbrechen, Inappetenz, Durchfall, Übererregbarkeit, Ataxie und/oder Schläfrigkeit
Säure-Basen-Status: leichte metabolische Acidose, Ketonkörper im Urin leicht vermehrt, evtl. Hyperammonämie, Urin mit hoher Osmolalität

Stufe III Somnolenz, Hyperventilation, Krampfanfälle
Säure-Basen-Status: schwere metabolische Acidose, starke Ketonkörpervermehrung, evtl. Hyperammonämie.

Falls der Patient nicht oral ernährt werden kann (trotz Magenverweilsonde, z.B. wegen Erbrechens) oder sich der klinische Zustand verschlechtert, muss er in ein Stoffwechselzentrum gebrachtwerden. Für den Transport ist unbedingt ein venöser Zugang zu legen

PROP

und Infusionen wie unter der Therapie zu den Stufen II/III angegeben zu verabreichen. Bei Stufe III sollte zum Transport vorsorglich intubiert werden!

a) Orale Notfallbehandlung

Orale Notfallbehandlungen sind nur bei Entgleisungen der oben genannten Stufen I und IIdurchzuführen. Bei Stufe II mit Acidose, aber vor allem bei Stufe III ist mindestens zusätzlich eine sofortige parenterale Versorgung notwendig.

Stufe I

Therapie: Fortsetzung der oralen Ernährung und zusätzliche Verabreichung von (Glukose oder) Maltodextrinlösung nach den Vorschlägen von Dixon und Leonard [45] (siehe Tabelle 7), notfalls per Magenverweilsonde

Erneute Beurteilung der Situation (Klinik, Labor) nach 2-4 Stunden

Alter in Jahren	Maltodextrinlösung %	kcal/100 ml	Tagesmengen
0–1	10	40	150–200 ml/kg KG
≤ 1– 2	15	60	95 ml/kg KG
> 2– 6	20	80	1200–1500 ml
> 6–10	20	80	1500–2000 ml
>10	25	100	2000 ml

Tab. 7: Orale Notfallbehandlung von Patienten mit Propionacidämie (nach Dixon und Leonard) [45]

Stufe II

Therapie:
Unterbrechung der Proteinzufuhr
Orale Verabreichung von:
 Maltodextrinlösung (oder Glukose) nach den Vorschlägen von Dixon und Leonard [45] (siehe Tabelle 7)
 L-Carnitin 100 mg/kg KG zusätzlich zur sonst täglich verabreichten Menge

Bei Vorliegen einer Biotin-Sensibilität Verabreichung von Biotin 10-20 mg/Tag zusätzlich. Bei Acidose mit einem aktuellen Blut-pH <7,25 und/oder einem Standardbicarbonat <12 mmol/l ist eine Bicarbonatsubstitution erforderlich. Die erforderliche Menge (in mmol) berechnet sich aus:

PROP

> **Negativer Basenüberschuss (BE) x kg KG x 0,3 =
> zu verabreichende Menge mmol Natriumbicarbonat**

intravenös zu geben, z.B. als 8,4%-ige (1 molare) Bicarbonatlösung (1 ml = 1 mmol) mit Wasser oder 5% Glukoselösung im Verhältnis 1:1 verdünnt.

Bei Fieber ist immer zu berücksichtigen, dass bei einer Temperaturerhöhung von nur 1°C der gesamte Energiestoffwechsel um 10-15% steigt und dann entsprechend mehr Kalorien, aber auch Flüssigkeit gegeben werden müssen!

Erneute Beurteilung der Situation (Klinik, Labor) nach 4 Stunden

Falls der Befund unverändert ist:
    Maßnahmen um 4 Stunden verlängern und erneute Entscheidung.
Bei zusätzlicher Erhöhung der Ammoniakkonzentration im Blut, Gabe von:
- Argininhydrochlorid bis zu 210 mg/kg KG Tag und
- Natriumphenylbutyrat 100 mg/kg KG Tag (oder notfalls die gleiche bis doppelte Menge Natriumbenzoat, aber damit wird sowohl eine freie Säure als auch zusätzlich eine Substanz zugeführt, die Carnitin bindet)

Falls klinische Besserung und Normalisierung des Säure-Basen-Status zu verzeichnen sind und keine Hyperammonämie aufgetreten ist:
    Rückkehr zur oralen Ernährung. Gabe von zunächst 25%, dann der Hälfte und schließlich der gesamten Menge der üblichen Zufuhr an natürlichem Eiweiß und an Aminosäurengemisch/Tag bei entsprechender Reduktion der zusätzlich verabreichten (Glukose bzw.) Maltodextrin- sowie Carnitinmenge.

Erneute Beurteilung der Situation (Klinik, Labor) nach ca. 8 Stunden.

Falls weitere Besserung bzw. Stoffwechselnormalisierung:
    stufenweise Rückkehr zur üblichen Ernährung (innerhalb von 24-36 Stunden)

b) Parenterale Notfallbehandlung

Stufe II

Obwohl in der Stufe II eine orale Therapie meist noch möglich ist, muss bei Nahrungsverweigerung oder Erbrechen mit einer parenteralen Behandlung begonnen werden.

Therapie beginnen, ohne die Laboruntersuchungsergebnisse (außer evtl. Blutgasanalyse) abzuwarten:

Infusion von:
> Glukose-Elektrolytlösung (z.B. Jonosteril päd I) 120 ml /kg KG Tag
> + 20%-ige Glukoselösung, entsprechend einer Menge von 10 g Glukose/kg KG Tag
> Bei Acidose mit einem aktuellen Blut-pH <7,25 und/oder einem Standardbicarbonat <12 mmol/l ist zusätzlich eine Bicarbonatsubstitution erforderlich. Einzelheiten siehe oben.
> L-Carnitin 100 mg/kg KG Tag i. v. zusätzlich zur sonst täglich verabreichten Menge

Unterbrechung der Eiweißzufuhr für 4-6 Stunden

Nach 4-8 Stunden Laborkontrolle (Säure-Basen-Status, Ketonkörper, Elektrolyte, Glukose, Ammoniak, Laktat im Blut, Hämoglobin/Hämatokrit)

Falls sich der Säure-Basenhaushalt weiter in Richtung metabolische Acidose entwickelt hat, Glukosezufuhr erhöhen auf 20 g/kg KG, evtl. unter zusätzlicher Gabe von Insulin, Einzelheiten siehe im Kapitel Akutbehandlung
Weiterer Acidoseausgleich

Nach weiteren 4-8 Stunden Laborkontrolle (Säure-Basen-Status, Ketonkörper, Elektrolyte, Glukose im Blut, Hämoglobin/Hämatokrit, Ammoniak, Laktat)

Stufe III

Therapie:
Sofortiger Beginn einer Infusionstherapie wie unter Stufe II beschrieben
Zentralen Zugang legen!

> Evtl. gleich zu Beginn: 20 g Glukose/kg KG Tag
> Unterbrechung der Eiweißzufuhr
> Falls möglich Weiterführen der sonstigen oralen Ernährung inkl. einer reichlichen Flüssigkeitszufuhr
> Acidoseausgleich wie oben beschrieben
> L-Carnitin 100-250 mg/ kg KG Tag zusätzlich zur sonst täglich verabreichten Menge
>
> Evtl. Gabe von L-DOPA (Levodopa, z.B. Madopar®, 2 mg/kg KG Tag) [47]
>
> Biotin 10-20 mg/Tag bei Biotinsensibilität (zusätzlich)
>
> Bei Vorliegen einer Hyperammonämie (>110 µmol/l = 187 µg/dl) zusätzlich in die Infusionslösung:
> Argininhydrochlorid 210 mg (1 M)/kg KG Tag
> (evtl. zusätzlich Natriumphenylacetat 50-100 mg/kg KG Tag)

Zur Forcierung der Diurese kann zusätzlich Furosemid (Lasix) (1-2 mg oral oder 0,5-1 mg/kg KG i. v., alle 6-12 Stunden) verabreicht werden

Klinische Beurteilung und Laboruntersuchungen 2 bis 3-stündlich

Falls eine nur geringgradige Normalisierung der Laborparameter zu beobachten ist:
Fortsetzung der Infusionstherapie

Falls klinische Besserung und weitgehende Normalisierung des Säure-Basen-Status und normale Ammoniakkonzentrationen vorliegen:
Rückkehr zur üblichen Medikation und langsamer Übergang zur enteralen Ernährung mit Gabe von zunächst 25%, dann der Hälfte und schließlich der gesamten Menge der üblichen Zufuhr an natürlichem Eiweiß /Tag (und Aminosäurengemisch, evtl. auch im Verhältnis 1/3 natürliches Eiweiß und 2/3 Aminosäurengemisch) sowie entsprechender Reduktion der Infusionsmengen.

Sollte sich unter dieser Therapie der Säure-Basen-Status weiter in Richtung einer metabolischen Acidose entwickeln, die Ammoniakkonzentration nicht abfallen, sind weitere Maßnahmen zu ergreifen, wie sie in der Akutbehandlung bereits beschrieben wurden (Gabe größerer Mengen von Glukose, evtl. zusammen mit Insulin und/oder forcierte Diurese), inklusive einer Erhöhung der Argininzufuhr (Argininhydrochlorid 210 mg [1 M]/kg KG Tag) bei persistierender Hyperammonämie (wenn möglich Infusion von Natriumphenylacetat, 50-100 mg/kg KG Tag).

Erneute Beurteilung der Situation (Klinik, Labor) nach weiteren 2-4 Stunden

Falls weitere Besserung bzw. Stoffwechselnormalisierung, kann langsam wie oben beschrieben schrittweise zur üblichen Ernährung (natürliches Eiweiß und Aminosäurengemisch) unter entsprechender Reduktion der infundierten Lösungen innerhalb von 2-3 Tagen zurückgekehrt werden.

Falls sich auch nach den weiteren 2-4 Stunden keine Verbesserung der Stoffwechsellage abzeichnet, bleiben als mögliche und unbedingt zu nutzende Therapiemaßnahmen nur noch die Hämodiafiltration, ersatzweise Hämodialyse oder Hämofiltration.

Pränatale Diagnostik

Pränatale Diagnostik kann mittels des Nachweises von Methylcitrat und/oder der Acylcarnitine im Fruchtwasser vorgenommen werden, ist aber nicht in jedem Fall zuverlässig [48-51]. Auch die Konzentrationen der langkettigen ungeradzahligen Fettsäuren sind im Fruchtwasser erhöht.

Die Messung der Aktivität der Propionyl-CoA-Carboxylase in Chorionzotten- und Amnionzellen ist möglich.

Eine DNA-Analytik zur pränatalen Diagnostik bietet sich nur an, wenn in der Familie bereits ein Indexfall vorhanden und analysiert ist [52].

Bei gesicherter Diagnose ist eine pränatale Therapie durch Gabe von L-Carnitin (z.B. 2 g/Tag) der Mutter zu versuchen [53].

Differentialdiagnostik

Differentialdiagnostisch kommen im Neugeborenenalter die häufigeren Erkrankungen wie Sepsis und Hirnblutungen in Frage.

Darüber hinaus sind andere angeborene Stoffwechseldefekte auszuschließen:

- Methylmalonacidämien, Mutase-Defekt (OMIM 251000)
- Andere Methylmalonacidämien durch Störungen der Synthese von Adenosylcobalamin:
  - Isolierte Methylmalonacidämie (Cobalamin A-Defekt, OMIM 251100
    Cobalamin B-Defekt, OMIM 251110)
  - Methylmalonacidämie mit Homocystinurie (Cobalamin C-Defekt, OMIM 277400
    Cobalamin D- Defekt, OMIM: 277410
    Cobalamin F- Defekt, OMIM: 277380)
- Isovalerianacidämie (OMIM 243500)
- Ahornsirup-Krankheit (OMIM 248600)
- Multipler Carboxylase-Defekt (Holocarboxylase-Synthetase-Mangel) (OMIM 253270)
- Biotinidase-Mangel (OMIM 253260)

sowie bei der akuten neonatalen Form:

- Störungen mit Hyperammonämien verschiedener Ätiologie, besonders Harnstoffzyklus-Defekte:
- Carbamylphosphatsynthetase-Mangel (CPS) (OMIM 237300)
- N-Acetylglutamatsynthetase-Mangel (NAGS) (OMIM 237310)
- Ornithintranscarbamylase-Mangel (OTC) (OMIM 311250)
- Citrullinämie (OMIM 238970)

Folgende Untersuchungen bei Hyperammonämien bringen innerhalb weniger Stunden eine differentialdiagnostische Klärung:

- Messung der freien Aminosäuren im Blut und Quantifizierung der Harnstoffzyklusmetaboliten Citrullin, Ornithin, Arginin und Argininbernsteinsäure sowie von Glutamin, Glutamat, Alanin, Homocitrullin, Lysin, Ornithin und Arginin im Urin.

PROP

- Gaschromatographisch/massenspektrometrische Analyse der organischen Säuren im Urin.
- Bestimmung der Orotsäurekonzentrationen im Urin.

Hierzu siehe nachfolgendes Schema *(Seite 677)* des differentialdiagnostischen Vorgehens bei Vorliegen einer Hyperammonämie.

Besonders wichtig in differentialdiagnostischer Hinsicht bei Propionacidämieverdacht ist die Leukocytenzahl, die bei dieser Krankheit meist vermindert ist!

Sonderformen und Anmerkungen

Eine Früherfassung der Erkrankung durch Bestimmung von Glycin im Plasma als Screening ist nicht möglich, da die Hyperglycinämie in den ersten Lebenstagen noch nicht deutlich ausgeprägt ist.

Mittels biochemischer Untersuchungen sind Personen mit Propionacidämie ohne klinische Symptome gefunden worden.

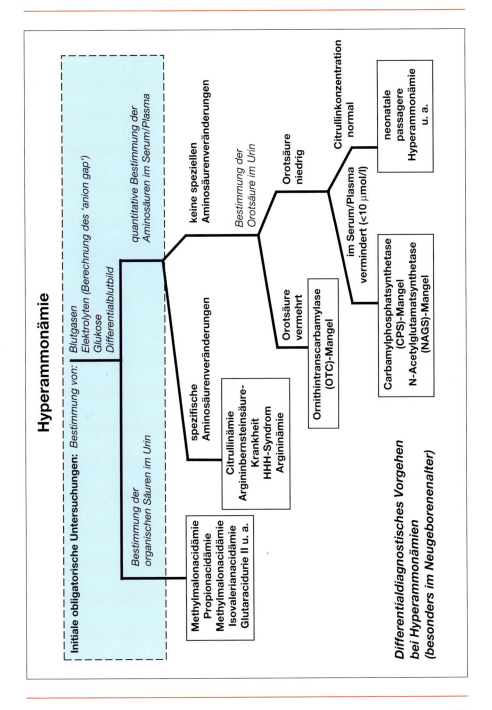

LITERATUR

1. Childs B, Nyhan WL, Borden M, Bard L, Cooke RE. Idiopathic hyperglycinemia and hperglycinuria: a new disorder of amino acid metabolism. *Pediatrics* 1961; 27:522-538

2. Fenton WA, Gravel RA, Rosenblatt DS (2001) Disorders of propionate and methylmalonate metabolism. In: Scriver CR, Beaudet AL, Valle D, Sly WS, Vogelstein B, Childs B, Kinzler KW. (Online Eds): The Metabolic and Molecular Bases of Inherited Disease. *McGraw-Hill, New York, Part 9* 2001–2004; Chapter 94

3. Skladal D, Baumgartner D, Konstantopoulou V, Sperl JO, Schweigmann U. Prolonged QT Intervals in propionic academia. *J Inher Metab Dis* 2002; 25(Suppl.1):49

4. Ianchulev T, Kolin T, Moseley K, Sadun A. Optic nerve atrophy in propionic acidemia. *Ophthalmology* 2003; 110:1850-1854

5. Wolf B, Hsia YE, Sweetman L, Gravel R, Harris DJ, Nyhan WL. Propionic acidemia: A clinical update. *J Pediatr* 1981; 99:835-846

6. Surtees RAH, Matthewa EE, Leonard JV. Neurologic outcome of propionicacidemia. *Pediat Neurol* 1992; 8:333-337

7. Lehnert W, Sperl W, Suormala T, Baumgartner ER. Propionic acidaemia: clinical, biochemical and therapeutic aspects, Experience in 30 patients. *Eur J Pediatr* 1994; 155(Suppl 1):68-80

8. Massoud AF, Leeonard JV. Cardiomyopathy in propionic acidemia. *Eur J Pediatr* 1993; 152:441-445

9. Harding BN, Leonard JV, Erdohazi M. Propionic acidemia: a neuropathological study of two patients presenting in infancy. *Neuropathol Appl Neurobiol* 1991; 17:133-138

10. Barnes ND, Hull D, Balgobin L and Gompertz D. Biotin-responsive propionic acidemia. *Lancet II* 1970; 244-245

11. Sweetman L. Organic acid analysis. in: Hommes FA (Ed) Techniques in diagnostic human biochemical genetics. *Wiley-Liss, New York, pp.*1991; 143-176

12. Rashed MS, Ozand PT, Bucknall MP, Little D. Diagnosis of inborn errors of metabolism from blood spots by acylcarnitines and amino acids profiling using automated electrospray tandem mass spectrometry. *Pediatr Res* 1995; 38:324-331

13. Sweetman L. Newborn screening by tandem mass spectrometry (MS-MS). *Clin Chem* 1996; 42:345-346

14. Naylor EW, Chace DH. Automated tandem mass spectrometry for mass newborn screening for disorders in fatty acid, organic acid, and amino acid metabolism. *J Child Neurol* 1999; 14(Suppl 1):4-8

15. Chace DH, DiPerna JC, Kalas TA, Johnson RW, Naylor EW. Rapid diagnosis of methylmalonic and propionic acidemias: quantitative tandem mass spectrometric analysis of propionylcarnitine in filter-paper blood specimens obtained from newborns. *Clin Chem* 2001; 47:2040-2044

16. Roscher AA, Fingerhut R, Liebl B, Olgemöller B. Erweiterung des Neugeborenenscreenings durch Tanedemmassenspektrometrie. *Mschr Kinderheilk* 2001; 149:1297-1303

17. Leonard JV, Vijayaraghavan S, Walter JH. The impact of screening for propionic and methylmalonic acidaemia. *Eur J Pediatr* 2003; 162(Suppl 1):21-24

18. Richtlinien zur Organisation und Durchführung des Neugeborenenscreenings auf angeborene Stoffwechselstörungen und Endokrinopathien in Deutschland. *Mschr Kinderheilk* 2002; 150:1424-1440

19. Richard E, Desviat LR, Perez B, Perez-Cerda C, Ugarte M. Three novel splice mutations in the PCCA gene causing identical exon skipping in propionic academia patients. *Hum Genet* 1997; 101:93-96

20. Perez-Cerda C, Merinero B, Marti M, Cabrera JC, Pena L, Garcia MJ, Gangoiti J, Sanz P, Rodriguez-Pombo P, Hoenicka J, Richard E, Muro S, Ugarte M. An unusual late-onset case of propionic acidaemia: biochemical investigations, neuroradiological findings and mutation analysis. *Eur J Pediatr* 1998; 157:50-52

21. Heptinstall LE, Needham D, Kleijer W, Ozand PT, Besley GTN. Mutation analysis in 51 patients with propionic acidemia. *J Inher Metab. Dis* 2002; 25(Suppl. 1):52

22. Perez B, Desviat LR, Rodriguez-Pombo P, Clavero S, Navarrete R, Perez-Cerda C, Ugarte M. Propionic acidemia: identification of twenty-four novel mutations in Europe and North America. *Mol Genet Metab* 2003; 78:59-67

23. Perez-Cerda C, Clavero S, Perez B, Rodriguez-Pombo P, Desviat LR, Ugarte M. Functional analysis of PCCB mutations causing propionic acidemia based on expression studies in deficient human skin fibroblasts. *Biochim Biophys Acta* 2003; 1638:43-49

24. Clavero S, Perez B, Rincon A, Ugarte M, Desviat LR. Qualitative and quantitative analysis of the effect of splicing mutations in propionic acidemia underlying non-severe phenotypes. *Hum Genet* 2004; 115:239-247

25. Gebhardt B, S. Dittrich S, Parbel S, Vlaho S. Matiska O, Böhles H. N-Acetylglutymate protects patients with decompensated propionic aciduria from hyperammonaemia. *J Inher Matab Dis.* 2005;28:241-244

26. Thompson GN, Chalmers RA, Walter JH, Bressom JL, Lyonnet SL, Reed PJ, Saudubray JM, Leonard JV, Halliday D. The use of metronidazole in management of methylmalonic and propionic acidemias. *Eur J Pediatr* 1990; 149:792-796

27. Klupsch B, Göggerle M, Korall H, Trefz F. Acylcarnitine measurement for monitoring

treated patients with propionic academia (PPA) and methylmalonic academia (MMA). *J Inher Metab Dis* 2000; 25(Suppl. 1):93

28. Horvath GA, Vallance H, Bowling FG, Davidson AGF, Wong LTK. Biochemical markers of metabolic decompensation in propionic academia. *J Inher Metab Dis* 2002; 25(Suppl. 1):50

29. Sharrad MJ, Manning NJ, Heap SJ, Watkinson JM, Allen JC, Olpin SE, Bonham JR. C3/C16 acyl carnitine ratio and methylcitrate excretion as alternatives in the monitoring of propionic acidemia. *J Inher Metab Dis* 2002; 25(Suppl.1):50

30. Al-Hassnan ZN, Boyadjiev SA, Praphanphoj V, Hamosh A, Braverman NE, Thomas GH, Geraghty MT. The relationship of plasma glutamine to ammonium and of glycine to acid-base balance in propionic acidaemia. *J Inher Metab Dis* 2003; 26:89-91

31. Arnold GL, Mooney RA, McCall KB, Kirby RS. Methylcitrate/Citrate ratio as an predictor of clinical control in propionic academia. *J Inher Metab Dis* 2003; 25(Suppl. 2):37

31a. Ogier de Baulny H, Benoist JF, Rigal O, Touati G, Rabier D, Saudubray JM. Methylmalonic and propionic acidaemias: management and outcome. *J Inher Metab Dis.* 2005;28:415-423

32. Ogier de Baulny H, Saudubray JM. Branchesd-Chain Organic Aciduria. In: Fernandes J, Saudubray JM, v. d. Berghe G (Eds): Inborn Metabolic Diseases. Diagnosis and Treatment. *Springer, Berlin,* 2000; pp. 196-212

33. Müller E. Propion- und Methylmalonacidurie. In: Müller E. Praktische Diätetik in der Pädiatrie. Grundlagen für die Ernährungstherapie. *sps Verlag, Heilbronn* 2003; S.120-125

34. Scholl-Bürgi S, Grissenauer G, Fendl A, Baumgartner S, Konstantopoulou V, Skladal D. Dietary therapy in propionic acidemia:recommended versus real protein supply. *J Inherit Metab Dis* 2004; 27: 43

35. Müller E. Aminosäurenstoffwechselstörungen mit mildem Verlauf. In: Müller E. Praktische Diätetik in der Pädiatrie. Grundlagen für die Ernährungstherapie. *sps Verlag, Heilbronn* 2003; S.73-75

36. Deutsche Gesellschaft für Ernährung, Österreichische Gesellschaft für Ernährung, Schweizerische Gesellschaft für Ernährungsforschung, Schweizerische Vereinigung für Ernährung. Referenzwerte für die Nährstoffzufuhr 1. Auflage, *Umschau/Braus, Frankfurt/M* 2000

37. Arbeitsgemeinschaft für Pädiatrische Diätetik (APD). Nährwerttabelle zur Behandlung von angeborenen AS-Stoffwechselstörungen 2002

38. Elsas LJ, Acosta PB. Nutritional support of inherited metabolic disease. In: Shils ME, Olson JA, Shike M, Ross AC (Eds): Modern Nutrition in Health and Disease, *Lea & Febiger, Philadelphia, 9th ed.*1999; p. 1003-1056

39. Wendel U, Eissler A, Sperl W, Schadewaldt P. On the differences between urinarymetabolite excretion and odd-numbered fatty acid production in propionic and methylmalonic acidaemias. *J Inher Metab Dis* 1995; 18:584-591

40. Prasad C, Nurko S, Borovoy J, Korson MS. The importance of gut motility in the metabolic control of propionic acidemia. *J Pediatr* 2004; 144:532-535

41. Leonard JV, Walter JH, McKiernan PJ. The management of organic acidaemias: the role of transplantation. *J Inher Metab Dis* 2001; 24:309-311

42. Yorifuji T, Muroi J, Uematsu A, Nakahata T, Egawa H, Tanaka K. Living-related liver transplantation for neonatal-onset propionic acidemia. *Pediatr* 2000; 137:572-574

43. Kayler LK, Merion RM, Lee S, Sung RS, Punch JD, Rudich SM, Turcotte JG, Campbell DA Jr, Holmes R, Magee JC. Long-term survival after liver transplantation in children with metabolic disorders. *Pediatr Transplant* 2002; 6:295-300

44. Yorifuji T, Kawai M, Mamada M, Kurokawa K, Egawa H, Shigematsu Y, Kohno Y, Tanaka K, Nakahata T. Living-donor liver transplantation for propionic acidaemia. *J Inher Metab Dis* 2004; 27:205-210

45. Dixon AM, Leonard JV. Intercurrent illness in inborn errors of intermediary metabolism. *Arch Dis Child* 1992; 67:1387-1391

46. Kahler SG, Millington DS, Cederbaum SD, Vargas J, Bond LS, Maltby DA, Gale DS, Roe CR. Parenteral nutrition in propionic and methylmalonic acidemia. *J Pediatr* 1989; 115:235-241

47. Burlina AP, Baracchini C, Carollo C, Burlina AB. Propionic acidaemia with basal ganglia stroke: treatment of acute extrapyramidal symptoms with L-DOPA. *J Inher Metab Dis* 2001; 24:596-598

48. Kamoun PP, Chadefoux B. Eleventh week amniocentesis for prenatal diagnosis of some metabolic diseases. *Pretat Diagn* 1991; 11:691-696

49. van Hove JL, Chace DH, Kahler SG, Millington. Acylcarnitines in amniotic fluid:application to the prenatal diagnosis of propionic acidemia. *J Inherit Metab Dis* 1993; 16:361-367

50. Inoue Y, Kuhara T. Rapid and sensitive method for prenatal diagnosis of propionic acidemia using stable isotope dilution gas chromatography-mass spectrometry and urease pretreatment. *J Chromatogr B Analyt Technol Biomed Life Sci* 2002; 25;776:71-77

51. Sweetman, L. Persönliche Mitteilung 2003

52. Ohura T, Miyabayshi S, Narisawa K, Tada K Genetic heterogeneity of propionic acidemia: analysis of 15 Japanese patients. *Hum Genet* 1991; 87:41-44

53. Bowling FC, Internetmitteilung über ‚metab-l@franken.de' am 29.01.2003

Liste von Medikamenten, die bei der Behandlung von angeborenen Stoffwechselstörungen verwendet werden.

Die Liste erhebt weder hinsichtlich der Präparate noch der Hersteller Anspruch auf Vollständigkeit

Wirkstoffname	Präparate	Hersteller	Verwendung bei:
Acetylsalicylsäure (ASA)	ASS ratiopharm Aspirin u. a.	Ratiopharm Bayer Vital	Homocystinurie Typ I (HOMO I)
Adenosylcobalamin	Calomide-S	Yamanouchi Pharma GmbH	Methylmalonacidämie (MMA)
Allopurinol (zu Testzwecken)	Allopurinol ratiopharm Jenapurinol u. a.	Ratiopharm Jenapharm	Ornithintranscarbamylase-Mangel (OTC)
L-Arginin + L-Citrullin-Lösung (5%ig)	Reine Aminosäuren (Lösung als Spezialanfertigung)	SHS Heilbronn	Lysinurische Proteinintoleranz (LYSINUR)
L-Argininhydrochlorid	L-Arginin-Hydrochlorid 21,0% L-Arginin-Hydrochlorid-einmolar 1 M-L-Argininhydrochloridlösung	Braun Fresenius Delta-Pharma	Argininbernsteinsäure-Krankheit (ARGIBERN) Carbamylphosphatsynthetase-Mangel (CPS) Citrullinämie (CITR) Isovalerianacidämie (ISOVAL) Lysinurische Proteinintoleranz (LYSINUR) Methylmalonacidämie (MMA) Methylmalonacidämie (COBAL) N-Acetylglutamatdehydrogenase-Mangel (NAGS) Ornithintranscarbamylase-Mangel (OTC) Propionacidämie (PROP)
Ascorbinsäure (Vitamin C)	Ascorvit Cebion Vitamin C u. a.	Jenapharm Merck Produkte Worwag u. a.	Alkaptonurie (ALKAP) Hypertyrosinämie Typ III (TYR III)

Wirkstoffname	Präparate	Hersteller	Verwendung bei:
Baclofen	Baclofen-ratiopharm Lioresal u. a.	Ratiopharm Novalis Pharma/ DuPont Pharma	Glutaracidurie Typ I (GLUT I)
Benzoesäure (Natriumbenzoat)	Nur als Chemikalie B3420 Benzoic acid sodium salt 10629 Natriumbenzoat	Sigma Merck	Argininbernsteinsäure-Krankheit (ARGIBERN) Carbamylphosphatsynthetase-Mangel (CPS) Citrullinämie (CITR) HHH-Syndrom (HHH) Hyperargininämie (HYPERARG) Isovalerianacidämie (ISOVAL) Lysinurische Proteinintoleranz (LYSINUR) Methylmalonacidämie (MMA) Methylmalonacidämie (COBAL) N-Acetylglutamatdehydrogenase-Mangel (NAGS) Nichtketotische Hyperglycinämie (NKH) Ornithintranscarbamylase-Mangel (OTC) Propionacidämie (PROP)
Betainanhydrid (Betaindihydrogencitrat ist wegen des hohen Sorbitgehalts nicht geeignet → Durchfälle)	Cystadane (Flacar Granulat)	Orphan Europe GmbH (Schwabe)	Homocystinurie Typ I (HOMO I) Homocystinurie Typ II (HOMO II)
Biotin	Biotin-ratiopharm Medobiotin u.a.	Ratiopharm Medopharm	Biotinidase-Mangel (BIO) Multipler Carboxylase-Defekt (MULT) Propionacidämie (PROP)
Bicarbonat siehe Natriumbicarbonat			
Carbamazepin	Carbamazepin	Ratiopharm Rotleben Sandoz u.a.	Nichtketotische Hyperglycinämie (NKH)

Wirkstoffname	Präparate	Hersteller	Verwendung bei:
N-Carbamoyl-L-Glutamat	Carbaglu	Orphan Europe GmbH	N-Acetylglutamatdehydrogenase-Mangel (NAGS) Methylmalonacidämie (MMA) Propionacidämie (PROP)
L-Carnitin (Levocarnitin)	Biocarn L-Carn Nefrocarnit	Medice Sigma Tau Medice	Ahorn-Sirup-Krankheit (MSUD) Argininbernsteinsäure-Krankheit (ARGIBERN) Carbamylphosphatsynthetase-Mangel (CPS) Citrullinämie (CITR) Glutaracidurie Typ I (GLUT I) HHH-Syndrom (HHH) Isovalerianacidämie (ISOVAL) Lysinurische Proteinintoleranz (LYSINUR) 3-Methylcrotonylglycinurie ⎫ 3-Methylglutaconurie ⎬ (METHCROT) 3-Hydroxy-3-Methylglutarturie ⎭ Methylmalonacidämie (MMA) Methylmalonacidämie (COBAL) Propionacidämie (PROP)
Cholin (Cholincitrat)	Neurotropan	Phönix	Homocystinurie Typ I (HOMOI)
Citrat siehe Natriumcitrat			
L-Citrullin	L-Citrullin (reine Aminosäure)	SHS Heilbronn	Argininbernsteinsäure-Krankheit (ARGIBERN) Carbamylphosphatsynthetase-Mangel (CPS) Lysinurische Proteinintoleranz (LYSINUR) N-Acetylglutamatdehydrogenase-Mangel (NAGS) Ornithintranscarbamylase-Mangel (OTC)
Clomethiazol	Distraneurin	Astra	Glutaracidurie Typ I (GLUT I)

Wirkstoffname	Präparate	Hersteller	Verwendung bei:
Cobalamin (Vitamin B_{12}) Cyanocobalamin Hydroxycobalamin	B_{12} „Ankermann" (Cyano) Cytobion (Cyano) Novidroxin (Hydroxy) u. a.	Wörwag Merck Fatol	Homocystinurie Typ I (HOMO I) Homocystinurie Typ II (HOMO II) Methylmalonacidämie (MMA) Methylmalonacidämie (COBAL)
Coenzym Q_{10} siehe Ubichinon			
Cortison	Cortison CIBA	Novartis Pharma	Mevalonaturie (MEVA)
Creatin / Kreatin	Nur als Chemialie		Glutaracidurie Typ I (GLUT I) Hyperornithinämie (HYPERORNI)
Dextrometorphan	Hustenstiller-ratiopharm u. a.	ratiopharm	Glutaracidurie Typ I (GLUT I) Nichtketotische Hyperglycinämie (NKH)
Digoxin	Lanicor u. a.	Roche	3-Methylcrotonylglycinurie 3-Methylglutaconurie 3-Hydroxy-3-Methylglutarturie } (METHCROT)
Diphenylhydramin	Benadryl u. a.	Warner-Lambert	Glutaracidurie Typ I (GLUT I)
Felbamat	Taloxa	Essex-Pharma	Nichtketotische Hyperglycinämie (NKH)
Folsäure	Folarell Folsäure Hevert u. a.	Sanorell Hevert	Homocystinurie Typ I (HOMO I) Homocystinurie Typ II (HOMO II)
Furosemid	Furisemid-ratiopharm Lasix u. a.	Ratiopharm Hoechst-Manon- Roussel	Ahorn-Sirup-Krankheit (MSUD) Carbamylphosphatsynthetase-Mangel (CPS) Glutaracidurie Typ I (GLUT I) Isovalerianacidämie (ISOVAL) Lysinurische Proteinintoleranz (LYSINUR) 3-Methylcrotonylglycinurie 3-Methylglutaconurie 3-Hydroxy-3-Methylglutarturie } (METHCROT)

Wirkstoffname	Präparate	Hersteller	Verwendung bei:
Furosemid (Forts.)			Methylmalonacidämie (COBAL)
			Methylmalonacidämie (MMA)
			N-Acetylglutamatdehydrogenase-Mangel (NAGS)
			Ornithintranscarbamylase-Mangel (OTC)
			Propionacidämie (PROP)
Glukose-Lösung 10%, 20%, 30%	Glukose Braun Infusionslösung	Braun	Ahorn-Sirup-Krankheit (MSUD)
	Glukose-Lösung-Infusionslösung	Delta-Pharma	Argininbernsteinsäure-Krankheit (ARGIBERN)
	Glucostril Traubenzuckerlösung	Fresenius Kabi	Carbamylphosphatsynthetase-Mangel (CPS)
	u. a.		Citrullinämie (CITR)
			Glutaracidurie Typ I (GLUT I)
			HHH-Syndrom (HHH)
			Isovalerianacidämie (ISOVAL)
			Lysinurische Proteinintoleranz (LYSINUR)
			3-Methylcrotonylglycinurie
			3-Methylglutaconurie } (METHCROT)
			3-Hydroxy-3-Methylglutarturie
			Methylmalonacidämie (COBAL)
			Methylmalonacidämie (MMA)
			N-Acetylglutamatdehydrogenase-Mangel (NAGS)
			Ornithintranscarbamylase-Mangel (OTC)
			Propionacidämie (PROP)
Glukose-Elektrolytlösung	Jonosteril päd I u. a.	Fresenius Kabi	Ahorn-Sirup-Krankheit (MSUD)
			Argininbernsteinsäure-Krankheit (ARGIBERN)
			Carbamylphosphatsynthetase-Mangel (CPS)
			Citrullinämie (CITR)
			Glutaracidurie Typ I (GLUT I)
			HHH-Syndrom (HHH)
			Isovalerianacidämie (ISOVAL)

Wirkstoffname	Präparate	Hersteller	Verwendung bei:
Glukose-Elektrolytlösung (Forts.)			Lysinurische Proteinintoleranz (LYSINUR) 3-Methylcrotonylglycinurie ⎫ 3-Methylglutaconurie ⎬ (METHCROT) 3-Hydroxy-3-Methylglutarturie ⎭ Methylmalonacidämie (COBAL) Methylmalonacidämie (MMA) N-Acetylglutamatdehydrogenase-Mangel (NAGS) Ornithintranscarbamylase-Mangel (OTC) Propionacidämie (PROP)
Glycin	Glycin (reine Aminosäure)	SHS Heilbronn	Isovalerianacidämie (ISOVAL)
Idebenone	Daruma Mnesis u. a.	Cyaamid Italien Takeda, Italien	Glutaracidurie Typ I (GLUT I)
Insulin	Humaninsulin Insulin Actrapid u. a.	Lilly Novo Nordisk	Ahorn-Sirup-Krankheit (MSUD) Argininbernsteinsäure-Krankheit (ARGIBERN) Carbamylphosphatsynthetase-Mangel (CPS) Citrullinämie (CITR) HHH-Syndrom (HHH) Isovalerianacidämie (ISOVAL) Lysinurische Proteinintoleranz (LYSINUR) 3-Methylcrotonylglycinurie ⎫ 3-Methylglutaconurie ⎬ (METHCROT) 3-Hydroxy-3-Methylglutarturie ⎭ Methylmalonacidämie (COBAL) Methylmalonacidämie (MMA) N-Acetylglutamatdehydrogenase-Mangel (NAGS) Ornithintranscarbamylase-Mangel (OTC) Propionacidämie (PROP)

Wirkstoffname	Präparate	Hersteller	Verwendung bei:
L-Isoleucin	L-Isoleucin (reine Aminosäure)	SHS Heilbronn	Ahorn-Sirup-Krankheit (MSUD)
Lactulose	Lactofalk	Falk	Argininbernsteinsäure-Krankheit (ARGIBERN)
	Lactulose STADA	Stada	Carbamylphosphatsynthetase-Mangel (CPS)
	u. a.		Citrullinämie (CITR)
			N-Acetylglutamatdehydrogenase-Mangel (NAGS)
			Ornithintranscarbamylase-Mangel (OTC)
Lamotrigen	Lamictal	Glaxo Wellcome/ Desitin	Glutaracidurie Typ I (GLUT I)
Lasix siehe Furosemid			
Lovastatin	Mevinactor	MSD	Adrenoleukodystrophie (ADRENO)
L-Lysin	L-Lysin (reine Aminosäure)	SHS Heilbronn	Hyperornithinämie (HYPERORNI)
Maltodextrin	Maltodextrin_6	SHS Heilbronn	Ahorn-Sirup-Krankheit (MSUD)
	Maltodextrin_19	SHS Heilbronn	Carbamylphosphatsynthetase-Mangel (CPS)
			Citrullinämie (CITR)
			Glutaracidurie Typ I (GLUT I)
			HHH-Syndrom (HHH)
			Homocystinurie Typ I (HOMO I)
			Hyperargininämie (HYPERARG)
			Isovalerianacidämie (ISOVAL)
			Lysinurische Proteinintoleranz (LYSINUR)
			3-Methylcrotonylglycinurie ⎫
			3-Methylglutaconurie ⎬ (METHCROT)
			3-Hydroxy-3-Methylglutarturie ⎭
			Methylmalonacidämie (MMA)
			Methylmalonacidämie (COBAL)
			Propionacidämie (PROP)
L-Methionin	L-Methionin (reine Aminosäure)	SHS Heilbronn	Homocystinurie Typ II (HOMO II)

Wirkstoffname	Präparate	Hersteller	Verwendung bei:
Metronidazol	Clont Metronidazol-ratiopharm u. a.	Bayer Vital Ratiopharm	Isovalerianacidämie (ISOVAL) Methylmalonacidämie (MMA) Methylmalonacidämie (COBAL) Propionacidämie (PROP)
Natriumbenzoat siehe Benzoesäure			
Natriumbicarbonat Lösung 8,4% Natriumhydrogen- carbonat 8,4%-Lösung	Natriumhydrogencarbonat 8,4%-Lösung	Braun Fresenius Pharmacia Kabi Köhler	Ahorn-Sirup-Krankheit (MSUD) Isovalerianacidämie (ISOVAL) Lysinurische Proteinintoleranz (LYSINUR) 3-Methylcrotonylglycinurie 3-Methylglutaconurie } (METHCROT) 3-Hydroxy-3-Methylglutarturie Methylmalonacidämie (MMA) Methylmalonacidämie (COBAL)
Natriumcitrat	Nur als Chemikalie S 4641 Sodium citrate 106431 tri-Natriumcitrat- 5,5-hydrat	Sigma Merck	Argininbernsteinsäure-Krankheit (ARGIBERN)
Natriumphenylacetat	Nur als Chemikalie (P 4514Phenylacetic acid) (820993 Phenylessigsäure)	Sigma Merck	Adrenoleukodystropie (ADRENO) Argininbernsteinsäure-Krankheit (ARGIBERN) Carbamylphosphatsynthetase-Mangel (CPS) Citrullinämie (CITR) HHH-Syndrom (HHH) Lysinurische Proteinintoleranz (LYSINUR) N-Acetylglutamatdehydrogenase-Mangel (NAGS) Propionacidämie (PROP)

Wirkstoffname	Präparate	Hersteller	Verwendung bei:
Natriumphenylbutyrat	Ammonaps	Orphan Europe GmbH	Argininbernsteinsäure-Krankheit (ARGIBERN) Carbamylphosphatsynthetase-Mangel (CPS) Citrullinämie (CITR) HHH-Syndrom (HHH) Hyperargininämie (HYPERARG) Lysinurische Proteinintoleranz (LYSINUR) N-Acetylglutamatdehydrogenase-Mangel (NAGS) Propionacidämie (PROP)
2-(2-Nitro-4-trifluor-methylbenzoyl)-1,3-cyclohexadion	Orfadin (NTBC)	Orphan Europe GmbH	Alkaptonurie (ALKAP) Hypertyrosinämie Typ I (TYR I)
L-Prolin	L-Prolin (reine Aminosäure)	SHS Heilbronn	Hyperornithinämie (HYPERORNI)
Pantothensäure (Panthenol)	Bepanthen Panthenol Jena-Pharm	Roche-Nicholas Jenapharm	3-Methylcrotonylglycinurie 3-Methylglutaconurie 3-Hydroxy-3-Methylglutarturie } (METHCROT)
Pyridoxalphosphat (Vitamin B_6) Pyridoxin	Lophacomp Vitamin B_6-Jenapharm Vitamin B_6-Ratiopharm u. a.	Lomapharm Jenapharm Ratiopharm	Homocystinurie Typ I (HOMO I) Homocystinurie Typ II (HOMO II) Hyperornithinämie (HYPERORNI) Hypertyrosinämie Typ II (TYR II)
Riboflavin (Vitamin B_2)	Vitamin B_2-Jenapharm u. a.	Jenapharm	Glutaracidurie Typ I (GLUT I)
Strychnin	Strichninum nitricum (oder als Chemikalie)	Eifelfang (auf Anfrage)	Nichtketotische Hyperglycinämie (NKH)
Tetrahydrobiopterin (BH_4) zu Testzwecken	BH_4	Dr. B. Schirks Laboratories CH 8645 Jona	Phenylketonurie (PKU)
Tetrahydrofolat siehe Folat			

Wirkstoffname	Präparate	Hersteller	Verwendung bei:
Thiamin	Aneurin Betabion Vitamin B1-Ratiopharm u. a.	TEVA Generics Merck Ratiopharm	Ahorn-Sirup-Krankheit (MSUD), Glutacidurie Typ I (GLUT I)
Ubichinon (Coenzym Q_{10})	Q10 pur Coenzym Q 10 u. a.	Bio Energie Synopharm	Glutaracidurie Typ I (GLUT I) Mavalonaturie (MEVA)
L-Valin	L-Valin (reine Aminosäure)	SHS Heilbronn	Ahorn-Sirup-Krankheit (MSUD)
Vigabatrin (γ-venyl-GABA)	Sabril	Hoechst-Maion- Roussel	Glutaracidurie Typ I (GLUT I)
Vitamin B_6 siehe Pyridoxalphosphat			
Vitamin B_{12} siehe Cobalamin			
Vitamin C siehe Ascorbinsäure			

Zusammensetzung der Aminosäurenmischungen der Fa. SHS Heilbronn zur Behandlung von angeborenen Aminosäurenstoffwechselstörungen.

In 100 g sind enthalten:

Aminosäurenmischungen		p-am Analog ilv-am Analog lt-am Analog leu-am Annalog m-am Annalog pt-am Analog	P-AM 1 ILV-AM 1 LT-AM 1 LEU-AM 1 M-AM 1 PT-AM 1	P-AM 2 ILV-AM 2 LT-AM 2 LEU AM 2 M-AM 2 PT-AM 2	P-AM 3 ILV-AM 3 LT-AM 3M M-AM 3 PT-AM 3	p-am Anamix Waldbeeren/ Tropenfrüchte/ Frucht-Vanille	Ilv-am Anamix m-am Anamix leu-am Anamix pt-am Anamix imtv-am Anamix Frucht-Vanille	P-AM maternal
Nährstoffe								
Energie	kj	1990	1275	1275	1275	1571	1571	1317
	kcal	475	300	300	300	374	374	310
Eiweiß	g	13	75	75	75	29	29	77,5
Aminosäuren	g	15,5	90	90	90	35	35	93
Kohlenhydrate	g	54	0	0	0	34	34	0
Fett	g	23	0	0	0	13,5	13,5	0
Mineralstoffe								
Natrium	mg	110	0	0	0	115	680	0
Kalium	mg	540	500	1100	900	425	980	1606
Calcium	mg	270	2610	2300	2121	900	580	1300
Magnesium	mg	33	105	300	850	135	165	360
Eisen	mg	7	40	23	20	8,9	14	50
Phosphor	mg	208	1610	1700	1558	695	480	680
Chlorid	mg	240	0	0	0	177	525	0

Spurenelemente							
Kupfer	mg	0,3	2	2	1	0,8	1,05	1,2
Mangan	mg	0,85	2,3	4,9	7,5	1,8	0,8	3,8
Zink	mg	2,5	8	15	23	5,4	10	12
Molybdän	µg	14,5	230	170	100	65	43	70
Chrom	µg	6	160	140	110	54	28	70
Jod	µg	40	350	350	350	126	100	280
Fluorid	mg	0,5	3	1,8	1,5	0,7	0	1,2
Selen	µg	10	40	55	70	21	56	40
Vitamine								
Vitamin A	mg	0,7	4,0	0,9	0,4	0,33	0,57	0,2
Vitamin D_3	µg	20	25	13,2	10	5	14	6,3
Vitamin E	mg	4	6,7	4	0	2,2	6,0	0
Vitamin K_1	µg	19	0	0	0	15	25	0
Vitamin C	mg	63	0	0	0	20	55	50
Vitamin B_1	mg	0,4	2,0	2,1	3	0,8	0,93	1,3
Vitamin B_2	mg	0,5	1,7	2,4	2	0,9	1,07	1,7
Nicotinamid	mg	4,0	30	24	32	9,3	15	17
Vitamin B_6	mg	0,2	1	1,0	1,9	0,4	1,28	2,1
Folsäure	µg	39	200	300	350	116	100	350
Pantothensäure	mg	2,6	13	9,5	10	3,7	3,85	7,8
Vitamin B_{12}	µg	1,3	5	5,8	7	2,2	1,3	5,6
Biotin	µg	7	20	25	57	10	35	47
myo-Inositol	mg	100	0	0	0	35	35	0
Cholin	mg	50	326	0	0	80	80	0

Zusammensetzung der Aminosäurenmischungen der Fa. SHS Heilbronn zur Behandlung von angeborenen Aminosäurenstoffwechselstörungen.

In 100 g sind enthalten:

Aminosäurenmischungen		E-AM 1	E-AM 2	e-am Anamix	IMTV-AM 1	IMTV-AM 2	IMTV-AM3
Nährstoffe							
Energie	kj	1100	1255	1772	1160	1320	1320
	kcal	260	295	423	275	310	310
Eiweiß	g	64,8	73,7	15	68,3	77,5	77,5
Aminosäuren	g	77,8	88,4	18	82	93	93
Kohlenhydrate	g	0	0	46,6	0	0	0
Fett	g	0	0	19,6	0	0	0
Mineralstoffe							
Natrium	mg	1030	0	680	1030	0	0
Kalium	mg	2806	1364	980	3042	1347	1347
Calcium	mg	2070	1308	580	2572	1308	1170
Magnesium	mg	348	181	165	348	187	356
Eisen	mg	41	25	14	41	25	30
Phosphor	mg	1776	934	480	1387	934	830
Chlorid	mg	4131	1236	525	2609	0	0
Spurenelemente							
Kupfer	mg	3,6	3	1,05	3,6	3	3
Mangan	mg	3,5	4	0,8	3,5	4	6
Zink	mg	29	21	10	29	21	26

Molybdän	µg	233	522	43	233	522	515
Chrom	µg	145	0	28	145	0	0
Jod	µg	353	309	100	353	309	380
Fluorid	µg	818	824	0	818	824	0
Selen	µg	0	0	56	0	0	0

Vitamine

Vitamin A	mg	2,7	1,4	0,57	2,7	1,4	1,2
Vitamin D$_3$	µg	55	9	14	55	9	11
Vitamin E	mg	29	18	6,0	29	18	18
Vitamin K$_1$	µg	67	60	25	67	60	0
Vitamin C	mg	200	0	55	200	0	0
Vitamin B$_1$	mg	2,7	2,2	0,93	2,7	2,2	2,5
Vitamin B$_2$	mg	4	2,5	1,07	4	2,5	3,2
Nicotinamid	mg	24	24	15	24	24	32
Vitamin B$_6$	mg	2,7	2,5	1,28	2,7	2,5	3,2
Folsäure	µg	200	300	100	200	300	400
Pantothensäure	mg	20	13	3,85	20	13	13
Vitamin B$_{12}$	µg	7	5	1,3	7	5	8
Biotin	µg	100	300	35	100	300	300
myo-Inositol	mg	0	0	35	0	0	0
Cholin	mg	326	0	80	326	0	0
L-Carnitin	mg	50	0	17,5	50	0	0

Zusammensetzung der Aminosäurenmischungen der Fa. Milupa, Friedrichsdorf zur Behandlung von angeborenen Aminosäurenstoffwechselstörungen.

In 100 g sind enthalten:

Aminosäuren-mischungen		HOM 1-Mix MSUD 1-Mix TYR 1-Mix	HOM 1 LEU 1* LYS 1* TYR 1*	HOM 2-prima LEU 2-prima* LYS 2-prima* MSUD 2-prima* TYR 2-prima* GA 2-prima*	HOM 2-sec MSUD 2-sec* TYR2 -sec*	MSUD 2	HOM 3-ad OS 3-ad* MSUD 3-ad* TYR 3-ad*
Nährstoffe							
Energie	kj	2150	1195	1231	1240	1346	1265
	kcal	514	281	290	292	317	298
Eiweiß	g	10,1	51,6	60	70	54,3	70
Aminosäuren	g	12,1	61,9	72	84	65,2	84
Kohlenhydrate	g	56,3	18,7	12,4	2,9	24,9	4,4
Fett	g	27,6	0	0	0	0	0
Mineralstoffe							
Natrium	mg	250	1067	475	<3	515	<3
Kalium	mg	500	2332	1055	1400	1075	1275
Calcium	mg	480	2400	2020	1680	1065	1375
Magnesium	mg	60	334	300	350	155	355
Eisen	mg	6,8	34	26,4	20	14	13,4
Phosphor	mg	250	1860	1215	990	820	685
Chlorid	mg	340	1647	790	<1	800	<1
Spurenelemente							
Kupfer	mg	0,35	3,3	1,77	1,4	1,6	0,51
Mangan	mg	0,4	2,4	3,1	2,8	2,5	1,3

Zink	mg	4,1	26	25,4	20	7,4	15,5
Molybdän	µg	35	107	85	90	200	32
Chrom	µg	20	40	105	42	19	22
Jod	µg	45	230	300	230	180	230
Fluorid	µg	150	0	1500	1,4	0	0
Selen	µg	11,5	0	45	60	0	45
Vitamine							
Vitamin A	mg	0,45	2,5	1,2	1,07	1,1	0,58
Vitamin D$_3$	µg	7	26,5	18	11	5,5	6
Vitamin E	mg	4	34	21	15	18	9,5
Vitamin K$_1$	µg	21	33,8	57	51	35	62
Vitamin C	mg	42	200	180	105	80	65
Vitamin B$_1$	mg	0,3	2,4	1,8	1,8	1,6	1,2
Vitamin B$_2$	mg	0,4	4	2,4	2,2	2	1,3
Nicotinamid	mg	4	15	12,6	13,1	22,5	15,1
Vitamin B$_6$	mg	0,4	2,7	2,7	2,5	1,8	1,3
Folsäure	µg	31	160	290	294	350	215
Pantothensäure	mg	3	15	11,3	8,2	12	5,3
Vitamin B12	µg	1	7,9	3,6	3,5	3	3
Biotin	µg	17	80	76	70	300	52
myo-Inositol	mg	10	500	235	315	243	310
Cholin	mg	100	434	685	630	211	630
L-Carnitin	mg	9	0	150	150	0	140

*Bei diesem Produkt besteht eine kleine Abweichung im Energie-, KH- oder Eiweiß- und Aminosäurengehalt vom angegebenen Wert. Der genaue Wert ist den Firmenangaben zu entnehmen.

Zusammensetzung der Aminosäurenmischungen der Fa. Milupa, Friedrichsdorf zur Behandlung von angeborenen Aminosäurenstoffwechselstörungen.

In 100 g sind enthalten:

Aminosäuren-mischungen		PKU 1-Mix	PKU 1	PKU 2-mix	PKU 2-prima	PKU 2-secunda	PKU 2-shake Erdbeer-Vanille/Schoko-Karamell
Nährstoffe							
Energie	kj	2150	1200	1881	1189	1306	1591/1771
	kcal	514	282	448	280	307	375/420
Eiweiß	g	10,1	50,3	27	60	70	23,3
Aminosäuren	g	12,1	60,3	32,4	72	84	28
Kohlenhydrate	g	56,3	20,3	42,5	10	6,8	64,8/55,8
Fett	g	27,6	0	18,9	0	0	2,5/11,5
Mineralstoffe							
Natrium	mg	250	1067	240	540	<3	8/14
Kalium	mg	500	2332	540	1200	1400	470
Calcium	mg	480	2400	1035	2300	1680	560
Magnesium	mg	60	334	135	300	350	120
Eisen	mg	6,8	34	13,5	30	20	6,6
Phosphor	mg	250	1860	620	1380	990	330
Chlorid	mg	340	1647	405	900	<1	14/13
Spurenelemente							
Kupfer	mg	0,35	3,3	0,9	2,1	1,4	0,46
Mangan	mg	0,35	2,4	1,6	3,6	2,8	0,9

Zink	mg	4,1	26	13	30	20	6,4
Molybdän	µg	35	107	43	95	90	30
Chrom	µg	20	40	54	120	42	14
Jod	µg	45	230	254	340	230	77
Fluorid	µg	150	0	0,8	1,8	1,4	0,5
Selen	µg	11,5	0	23	50	60	20
Vitamine							
Vitamin A	mg	0,45	2,5	0,54	1,2	1,1	0,36
Vitamin D$_3$	µg	7,1	26,5	8	18	11	4
Vitamin E	mg	4	34	11	21	14,5	5
Vitamin K$_1$	µg	21	33,8	25,7	57	51	17
Vitamin C	mg	42	200	81	180	105	35
Vitamin B$_1$	mg	0,3	2,4	0,8	1,8	1,8	0,6
Vitamin B$_2$	mg	0,4	4	1,1	2,4	2,2	0,7
Nicotinamid	mg	4	15	5,7	12,6	13,1	4,4
Vitamin B$_6$	mg	0,4	2,7	1,2	2,7	2,5	0,8
Folsäure	µg	31	160	130	288	294	98
Pantothensäure	mg	3	15	12	11,4	8,2	2,7
Vitamin B$_{12}$	µg	1	7,9	1,6	3,6	3,5	1,2
Biotin	µg	17	80	30	90	70	23
myo-Inositol	mg	10	500	119	265	315	105
Cholin	mg	100	434	351	780	630	210
L-Carnitin	mg	9	0	67,5	150	150	47

Zusammensetzung der Aminosäurenmischungen der Fa. Milupa, Friedrichsdorf zur Behandlung von angeborenen Aminosäurenstoffwechselstörungen.

In 100 g sind enthalten:

Aminosäuren-mischungen		PKU 3 Advanta	PKU 3-shake Pink-orange	PKU 3-tablets	OS 1	OS 2-prima	OS 2-secunda	UCD 1	UCD 2
Nährstoffe									
Energie	kj	1270	1535	923	1229	1224	1233	1070	1152
	kcal	299	362	217	289	288	290	252	271
Eiweiß	g	70	33,3	44,8	42,3	60	70	56,4	66,7
Aminosäuren	g	84	40	53,8	50,7	72	84	67,7	80
Kohlenhydrate	g	4,7	51,5	9,5	30	12	2,5	6,5	1,1
Fett	g	0	2,5	0	0	0	0	0	0
Mineralstoffe									
Natrium	mg	<3	11	<3	1067	475	<3	1260	600
Kalium	mg	1275	605	815	2332	1055	1400	2752	1340
Calcium	mg	1375	654	880	2400	2020	1680	2832	2410
Magnesium	mg	355	170	227	330	300	350	360	330
Eisen	mg	13,4	6,4	8,6	34	26,4	20	51	35
Phosphor	mg	685	325	438	1860	1215	990	2195	1780
Chlorid	mg	<1	14	<1	1647	790	<1	1943	1000
Spurenelemente									
Kupfer	mg	0,51	0,24	0,33	3,3	1,77	1,4	3,9	2,6
Mangan	mg	1,3	0,6	0,8	2,4	3,1	2,8	2,8	2,6
Zink	mg	15,5	7,4	9,9	26	25,4	20	31	30

Molybdän	µg	32	15	20	107	85	90	130	160
Chrom	µg	22	10	14	40	105	42	40	135
Jod	µg	230	109	147	230	300	230	270	380
Fluorid	µg	0	<0,03	0	0	1500	1400	0	700
Selen	µg	45	21	29	0	45	60	0	0

Vitamine

Vitamin A	mg	0,58	0,27	0,37	2	1,2	1,07	3,1	1,6
Vitamin D$_3$	µg	6	3	3,8	21,2	18	11	30	20
Vitamin E	mg	9,5	4,5	6,1	27,2	21	15	41	20
Vitamin K$_1$	µg	62	30	40	27	57	51	42	63
Vitamin C	mg	65	31	42	160	180	105	250	166
Vitamin B$_1$	mg	1,2	0,6	0,8	1,9	1,8	1,8	3	2,7
Vitamin B$_2$	mg	1,3	0,6	0,8	3,2	2,4	2,2	4,8	3,3
Nicotinamid	mg	15,1	7,2	9,7	12	12,6	13,1	19	14
Vitamin B$_6$	mg	1,3	0,6	0,8	2,2	2,7	2,5	3,4	4
Folsäure	µg	215	102	137	130	290	294	200	250
Pantothensäure	mg	5,3	2,5	3,4	12	11,3	8,2	19	12,6
Vitamin B$_{12}$	µg	3	1,4	1,9	6,3	3,6	3,5	8	4
Biotin	µg	52	25	33	64	76	70	100	230
myo-Inositol	mg	310	145	199	500	235	315	590	290
Cholin	mg	630	300	405	434	685	630	438	250
L-Carnitin	mg	140	67	90	0	150	150	0	0

Zusammensetzung der Nahrungssupplemente der Firmen Milupa, Friedrichsdorf und SHS, Heilbronn

In 100 g sind enthalten:

Supplemente		Seravit mit Geschmack SHS	Seravit SHS	Instant Duocal SHS	Minus 1 eweißfrei SHS	basic-p Milupa
Nährstoffe						
Energie	kj	1139	1275	2061	2059	2238
	kcal	268	300	497	492	536
Eiweiß	g	0	0	0	0	0
Aminosäuren	g	0	0	0	0	0
Kohlenhydrate	g	67	75	72,7	66,7	62
Fett	g	0	0	22,3	25	32
Mineralstoffe						
Natrium	mg	<20	<20	<20	120	205
Kalium	mg	<30	<30	<5	420	400
Calcium	mg	2570	2570	<5	325	410
Magnesium	mg	357	357	0<5	34	40
Eisen	mg	69	69	0	7	6,4
Phosphor	mg	1714	1714	<5	230	240
Chlorid	mg	<20	<40	<20	290	270
Spurenelemente						
Kupfer	mg	4,6	4,6		0,45	0,34
Mangan	mg	4,6	4,6		0,6	0,5
Zink	mg	46	46		5	3,9

Molybdän	µg	351	35	24
Chrom	µg	137	15	20
Jod	µg	332	47	57
Fluorid	µg	0	0	0,2
Selen	µg	137	15	6

Vitamine				
Vitamin A	mg	4,2	0,53	0,4
Vitamin D_3	µg	55,5	8,5	7
Vitamin E	mg	29	3,3	6
Vitamin K_1	µg	166	21	22,1
Vitamin C	mg	400	40	45
Vitamin B_1	mg	3,2	0,39	0,3
Vitamin B_2	mg	4,4	0,6	0,4
Nicotinamid	mg	35	4,5	4,6
Vitamin B_6	mg	3,4	0,52	0,4
Folsäure	µg	303	38	50
Pantothensäure	mg	17	2,65	2,5
Vitamin B_{12}	µg	8,6	1,25	0,9
Biotin	µg	214	26	22
myo-Inositol	mg	700	100	100
Cholin	mg	350	50	90
L-Carnitin	mg	0	0	0

Zusammensetzung der Aminosäurenmischungen der Fa. Milupa, Friedrichsdorf zur Behandlung von angeborenen Aminosäurenstoffwechselstörungen.

In 100 g sind enthalten:

Aminosäuren-mischungen		GA 1	GA 2 LEU 2* LYS 2*	UCD 1	UCD 2	MSUD 1 / OS 1
Nährstoffe						
Energie	kj	1231	1312	1070	1152	1233 / 1229
	kcal	290	309	252	271	290 / 289
Eiweiß	g	48,3	63,6	56,4	66,7	40,9 / 42,3
Aminosäuren	g	58	76,3	67,7	80	49,1 / 50,7
Kohlenhydrate	g	24,1	13,6	6,5	1,1	31,6 / 30
Fett	g	0	0	0	0	0 / 0
Mineralstoffe						
Natrium	mg	1067	640	1260	600	1067
Kalium	mg	2332	1330	2752	1340	2332
Calcium	mg	2400	1310	2832	2410	2400
Magnesium	mg	334	155	360	330	330
Eisen	mg	34	15	51	35	34
Phosphor	mg	1860	1015	2195	1780	1860
Chlorid	mg	1647	985	1943	1000	1647
Spurenelemente						
Kupfer	mg	3,3	2	3,9	2,6	3,3
Mangan	mg	2,4	3,1	2,8	2,6	2,4

Zink	mg	26	9,1	31	30	26
Molybdän	µg	107	250	130	160	107
Chrom	µg	40	40	39	135	40
Jod	µg	230	220	270	380	230
Fluorid	µg	0	0	0	700	0
Selen	µg	0	0	0	0	0
Vitamine						
Vitamin A	mg	2,5	1,1	3,1	1,6	2
Vitamin D$_3$	µg	26,5	5,5	30	20	21,2
Vitamin E	mg	34	18	41	20	27,2
Vitamin K$_1$	µg	33,8	35	42	63	27
Vitamin C	mg	200	80	250	166	160
Vitamin B$_1$	mg	2,4	1,6	3	2,7	1,9
Vitamin B$_2$	mg	4	2	4,8	3,3	3,2
Nicotinamid	mg	15	22,5	19	14	12
Vitamin B$_6$	mg	2,7	1,8	3,4	4	2,2
Folsäure	µg	160	350	200	250	130
Pantothensäure	mg	15	12	19	12,6	12
Vitamin B$_{12}$	µg	7,9	3	8	4	6,3
Biotin	µg	80	300	100	230	64
myo-Inositol	mg	500	300	590	290	500
Cholin	mg	434	260	438	250	434
L-Carnitin	mg	0	0	0	0	0

*Bei diesem Produkt besteht eine kleine Abweichung im Energie-, KH- oder Eiweiß- und Aminosäurengehalt vom angegebenen Wert. Der genaue Wert ist den Firmenangaben zu entnehmen.